Übersetzung: Gerald Bosch

Gesamtherstellung: KOMET MA-Service und Verlagsgesellschaft mbH, Frechen

ISBN 3-89836-140-3

NICO VERMEULEN

DIE ENZYKLOPÄDIE DER KRÄUTER

KOMET

DIE ENZYKLOPÄDIE DER
KRÄUTER

Inhaltsverzeichnis

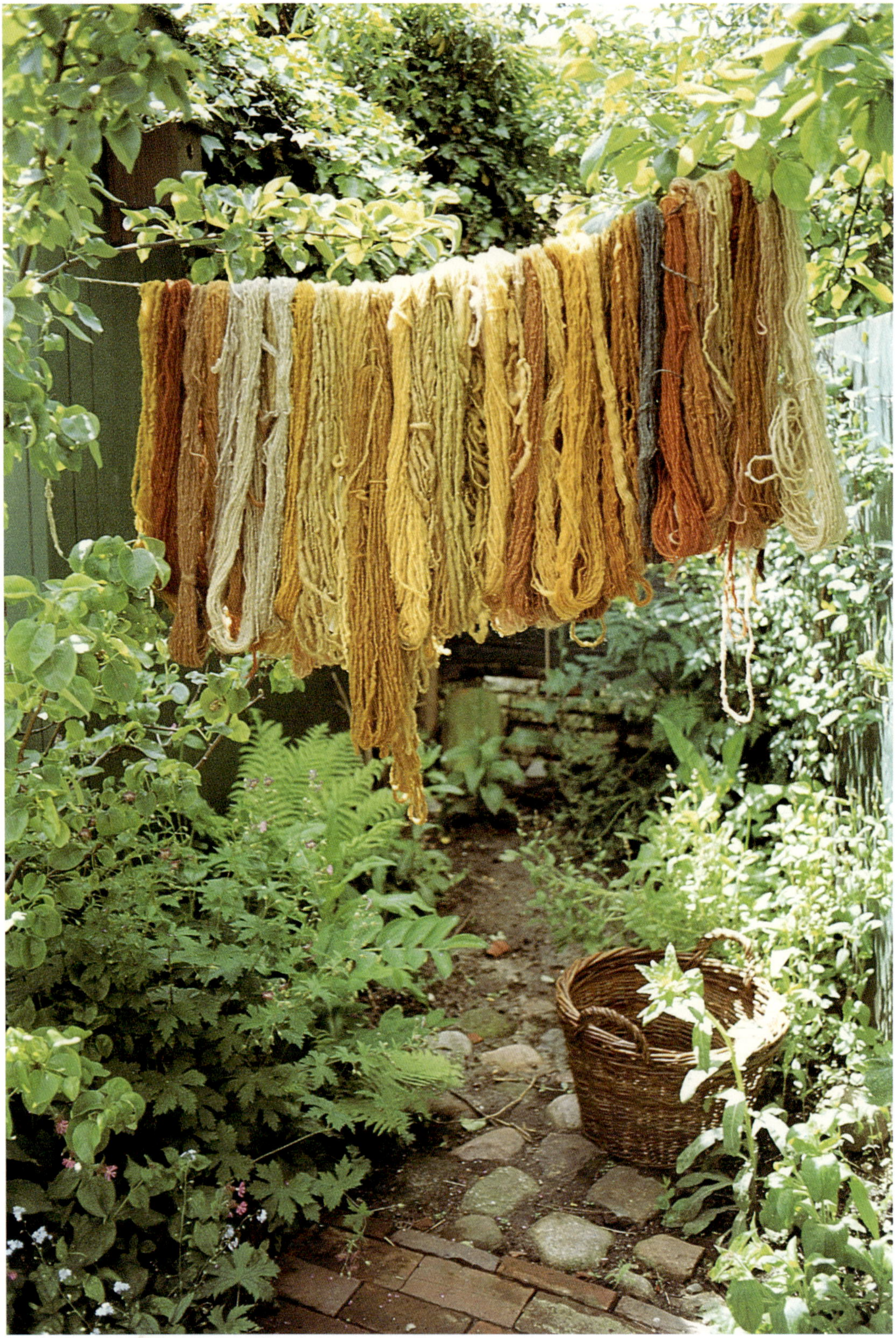

Einführung

Allen Pflanzen, die in diesem Buch vorkommen, ist eines gemeinsam: Sie nützen dem Menschen auf die eine oder andere Weise. Unter diesen Nutzpflanzen sind solche nicht aufgeführt, die ausschließlich als Obst, Getreide oder Gemüse angebaut werden; ansonsten findet der Leser hier jedoch eine breite Palette von Pflanzen, die zum Färben, Gerben oder Würzen, zur Herstellung von Rauschmitteln, Arzneien, Giften und Duftstoffen oder als Harze, Heilpflanzen, Küchenkräuter oder Pflanzenschutzmittel verwendet werden.

Diese breit gefächerte Darstellung der verschiedenen wirtschaftlichen Nutzungsmöglichkeiten ist das Grundmotiv dieses Buches und deshalb sind hier mehr und andere Pflanzen aufgeführt als in herkömmlichen Nachschlagewerken zu diesem Thema, die sich meist strenger auf die Bereiche der pharmakologischen oder kulinarischen Nutzung beschränken. Mitunter werden in solchen Werken nur typische krautige Küchenpflanzen abgehandelt, jedoch kein Wort über Bäume und Sträucher (z. B. Lorbeer) verloren, die ebenfalls bedeutende Gewürzpflanzen sind. Eine andere Kategorie befasst sich nur mit heimischen Nutz- und Gewürzpflanzen und lässt Exoten wie Paprika, Muskatnuss oder Gewürznelke außen vor. Das vorliegende Buch versucht, eine Ausnahme zu sein und will möglichst viele Heil- und Gewürzpflanzen ungeachtet ihrer geographischen Herkunft oder botanischen Zugehörigkeit vorstellen. Allerdings soll auch hier der Schwerpunkt auf heimischen Kräutern liegen, da bei der Beschreibung einzelner Arten auch kulturelle, regionale Aspekte nicht unter den Tisch fallen sollen.

Aus Sicherheitsgründen wird hier nicht beschrieben, wie man eigene Rezepturen aus heimischen Pflanzen herstellen kann. Viele Kräuter besitzen Inhaltsstoffe, die richtig dosiert heilen können, in zu hoher Menge aber schädlich, ja sogar tödlich sind. Erschwerend kommt hinzu, dass die richtige Dosierung auch individuell verschieden ist – manche können außerdem noch Allergien hervorrufen, und andere wirken nur in Kombination mit anderen Substanzen giftig. Vor Anwendung von Heilpflanzen sollte also immer ein Fachmann oder Arzt befragt werden. Das Buch ist nicht als Fachführer für medizinal nutzbare Pflanzen gedacht, Autor und Verlag lehnen daher eine Verantwortung für solche Schäden ab, die durch falsche Anwendung oder Missbrauch einer der hier genannten Pflanzen hervorgerufen wurden.

Der wissenschaftliche Name des Ruhr- oder Großen Flohkrauts (Pulicaria [syn. Inula] dysenterica) *zeigt an, dass diese Pflanze gegen Ruhr (Dysenterie) hilft.*

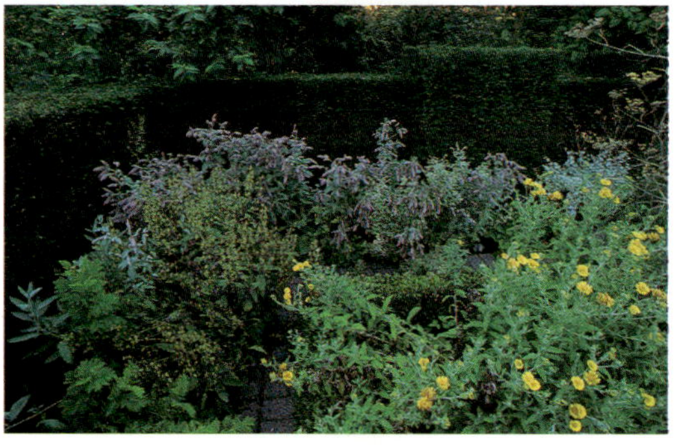

Links: Nach jedem Färbebad werden die Wollstränge zum Trocknen aufgehängt.

Erklärung der Piktogramme

⚕ *Heilkräuter*

Der wohl wichtigste Verwendungszweck vieler krautiger Pflanzen ist derjenige als Heil- oder Arzneipflanze gewesen. Da viele Drogen synthetisch hergestellt werden, nimmt die Nutzung als Gewürzkräuter heute den ersten Rang ein. In der Vergangenheit stellten Heilkräuter oft die einzige Form der Therapie dar. Abgesehen von meist stümperhaft durchgeführten Amputationen durch Bader und Feldscher gab es bis zur Renaissance in Europa keine chirurgischen Eingriffe, wie wir sie kennen; ohne Heilkräuter hätten viele Menschen ihr Leben vorzeitig verloren, weshalb diesen Pflanzen und denjenigen, die ihre Verwendung kannten, ein großer Stellenwert zukam. Das waren nicht nur studierte Apotheker, sondern vor allem Kräuterfrauen, die ihre Patienten mit Tees, Kräutertränken und Breiumschlägen heilten. Leider bescherte die Renaissance den Menschen nicht nur die Aufklärung und die Anfänge der heutigen wissenschaftlichen Medizin, sondern auch die Hexenverfolgungen, im Zuge derer das

Im Botanischen Garten der niederländischen Universitätsstadt Leiden ist ein 400 Jahre alter Kräutergarten maßstabsgetreu rekonstruiert worden.

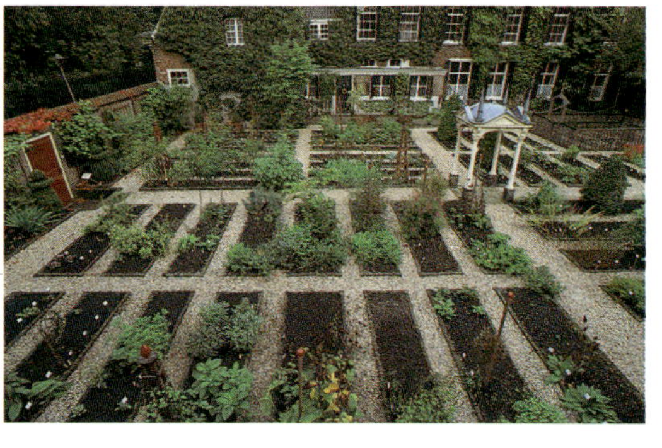

Gros des Wissens über die Verwendung von Heilkräutern in Europa verloren ging. Im 16. und 17. Jh. waren es Klostergärten und später die ersten botanischen Gärten der Universitäten, in denen viele Kräuter überlebten, insbesondere weil sich die angehenden Doctores für ihre Inhaltsstoffe interessierten. Als dann Chemiker seit Ende des 19. Jh.s im Stande waren, diese Wirkstoffe auch künstlich herzustellen, ging die Verwendung natürlicher Kräuter weiter zurück und blieb auf die Hausmittel der Volksmedizin beschränkt.

Im Zuge eines gestiegenen Umweltbewusstseins und des verstärkten Wunsches nach „natürlichen" bzw. „ganzheitlichen Heilmethoden" erleben Arzneipflanzen eine zweite Renaissance. Die Schulmedizin mit ihren Spezialisten gerät immer mehr in den Ruf, rein mechanistisch die Symptome zu kurieren, ohne die eigentlichen Ursachen zu erforschen oder zu berücksichtigen - Ursachen, die möglicherweise in einem anderen Organ liegen oder auf Dingen oder Ereignissen beruhen, die augenscheinlich mit der Erkrankung nichts zu tun haben. Demgegenüber betrachten Homöopathen, Heilpraktiker und Naturheilkundler den Menschen als Einheit („ganzheitlich") und versuchen, alle Aspekte bei der Diagnose zu berücksichtigen. (Leider gibt es auch hier schwarze Schafe, die ohne profunde Kenntnisse der Medizin ihre Patienten mit teilweise obskuren Methoden zu heilen versuchen. Im glücklichsten Fall können derart „behandelte" Menschen nur hoffen, dass ihre „Medizin" keinerlei Wirkstoffe enthielt.) Mittlerweile ist aber eine Tendenz festzustellen, dass viele approbierte Ärzte - auch aus Gründen der Kostenersparnis - häufiger auf Kräutermedizinen zurückgreifen. Alle Pflanzen, die als Arznei oder sonstwie medizinal verwendet werden können, sind in diesem Buch durch das Symbol des Äskulapstabs ⚕ gekennzeichnet.

Natürlich gefärbte Wollstränge.

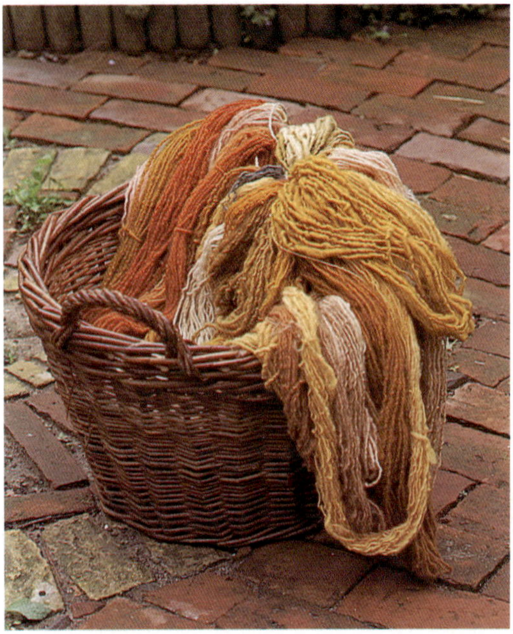

Foto: Maya Roozen

Färbepflanzen

Bereits in frühesten menschlichen Kulturen stellten Farben eine Abwechslung im grauen Alltag dar. Leder, Wolle und andere Stoffe für Kleidung und Schuhwerk wurden gefärbt, während Menschen, die gar keine Kleidung trugen, oft ihre Körper bemalten. Manchen Farben kam eine symbolische Bedeutung zu, oder sie ließen auf die Zugehörigkeit zu einem Stamm oder Clan schließen, wie das auch

Färberginster *(Genista tinctoria).*

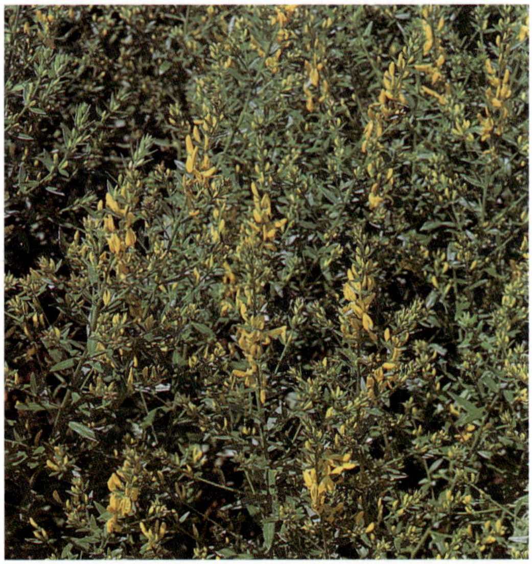

Pflanzenfarbstoffe können Wolle intensiv färben.

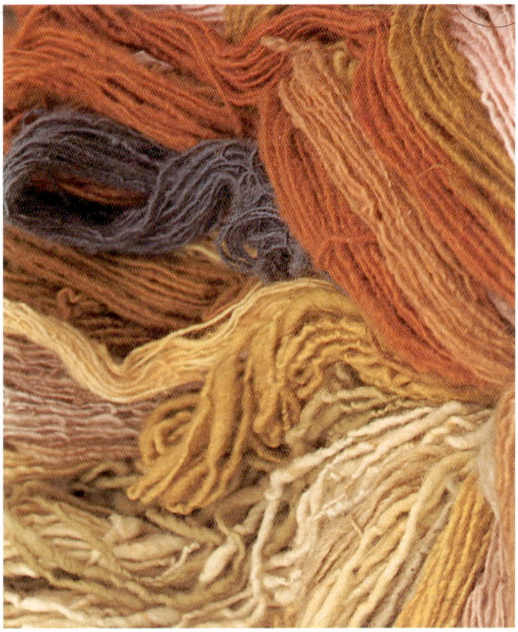

Foto: Maya Roozen

heute noch bei den unterschiedlichen Tartanmustern schottischer Hochlandclans der Fall ist. Andererseits werden „Schottenmuster“ auch gerne von Menschen getragen, die nicht aus diesem Teil Großbritanniens stammen.
Bis zur Entwicklung des Anilins gegen Ende des 19. Jh.s waren synthetische Farbstoffe unbekannt; gefärbt wurde mit Naturpigmenten und Pflanzenfarbstoffen. Die verschiedenen Färbeverfahren waren im Laufe der Jahrhunderte immer mehr verbessert und mit ihnen hervorragende Ergebnisse erzielt worden. Ausschlaggebend für synthetische Farben waren nicht mangelnde Qualität, sondern letztlich die niedrigeren Kosten und der geringere Zeitaufwand bei ihrer Herstellung sowie ihre zweifellos bessere Lichtechtheit und Leuchtkraft, die auch nach mehrmaligem Waschen nicht nachließ. Pflanzliche Farbstoffe werden heute nur noch von Liebhabern, jedoch mit großem Erfolg, benutzt. Welcher Farbton bei solchen Färbeprozessen herauskommt, lässt sich nie exakt vorhersagen – zu viele Faktoren spielen hier eine Rolle: Welche Pflanze bzw. welche ihrer Teile wurden verwendet? Welche Art von Stoff? Wurde der Stoff vorgebeizt, nachgefärbt oder nachgebleicht? Alle Pflanzen, die zum Färben von Leder, Wolle oder anderen Textilien verwendet werden, sind im alphabetischen Teil dieses Buches durch das Piktogramm eines Pinsels gekennzeichnet .

Duftpflanzen

Viele Kräuter duften, manche stinken, aber sehr viele Duftnoten empfindet die menschliche Nase als angenehm. Diese Eigenschaften der Pflanzen wurden vom Menschen wohl schon erkannt, bevor er sie im eigentlichen Sinn nutzte, und bereits in historischen Zeiten wurden Pflanzen als Duftspender genutzt. In freier Natur geschieht dies oft versehentlich, wenn man Blüten oder Blätter berührt bzw. zertritt, was findige Köpfe darauf brachte, die duftverbreitenden Pflanzenteile zu sammeln und in menschliche Behausungen zu bringen. Dort wurden sie auf den Boden gestreut und wirkten – wenn man sie beim Hin- und Hergehen zertrat – als „biologische Raumsprays“. Diese Art der Parfümierung wurde im Mittelalter noch verfeinert: Man säumte die Wege von Ziergärten mit aromatischen Duftpflanzen, deren Blüten durch die Rocksäume vorbeischreitender Damen zerdrückt wurden, so dass diese durch ein wahres Meer aus Düften flanieren konnten. Getrocknete Kräuter wurden als Füllung von Duftkissen verwendet oder in Schalen als Potpourris aufgestellt.
Als man entdeckte, dass manche Düfte intensiver werden, wenn man die Pflanzenteile, aus denen sie stammen, in Öl einlegt, war die Duftlampe geboren, die sich gerade in den letzten Jahren wachsender Beliebtheit erfreute. Neben dieser Ölextraktion von Duftstoffen besteht die Möglichkeit, Aromen durch Destillation von Kräutern zu gewinnen und zu Parfüms zu verarbeiten. Duftpflanzen sind im alphabetischen Teil des Buches durch das Piktogramm eines Flacons gekennzeichnet.

Im Sommer duften die Berge des Mittelmeerraums intensiv nach Wildem Majoran; die in ihm enthaltenen ätherischen Öle dienen aber nicht nur der Parfümherstellung.

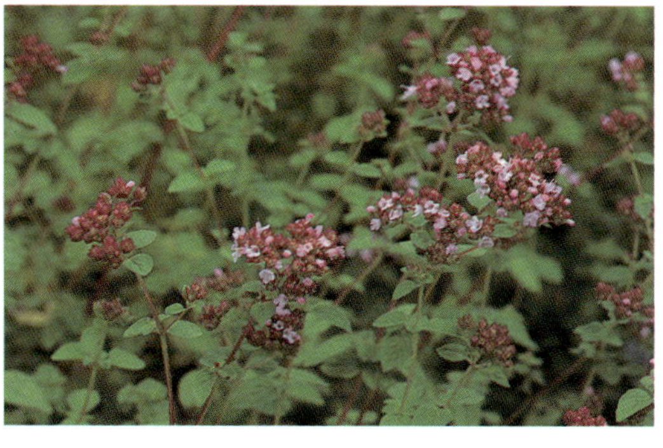

Gewürz- und Küchenkräuter

Beim Begriff Kräuter denken viele automatisch an Küchenkräuter. Erfahrene Köche wissen genau, wie man welches Kraut zum Abschmecken eines Gerichts dosieren muss: Es darf nie dominieren, sondern sollte das Eigenaroma der übrigen Zutaten harmonisch ergänzen oder abrunden. Das Endergebnis hängt aber nicht nur von der Menge des verwendeten Krauts ab, entscheidend ist auch, wie frisch es ist, zu welchem Zeitpunkt des Kochprozesses es hinzugefügt wird und ob es überhaupt zum jeweiligen Gericht passt. Im Allgemeinen eignen sich frische Kräuter am besten, auf dem zweiten Rang folgen tiefgefrorene, danach solche, die vor kurzem getrocknet wurden; manche Kräuter, wie z. B. Basilikum, sind jedoch getrocknet würziger als frisch gepflückt. Küchenfertig gemahlene oder geschnittene Kräuter verlieren bei

Wer gerne kocht, würde seine Kräuter am liebsten gleich neben den Herd pflanzen.

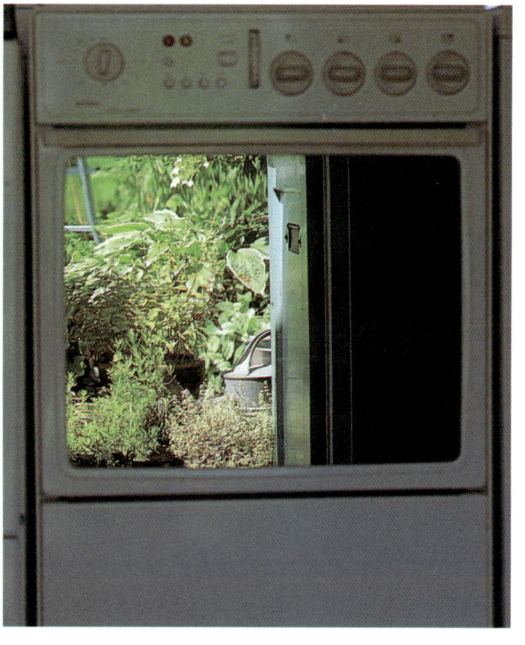

Basilikum sollte in keinem guten Kräutergarten fehlen.

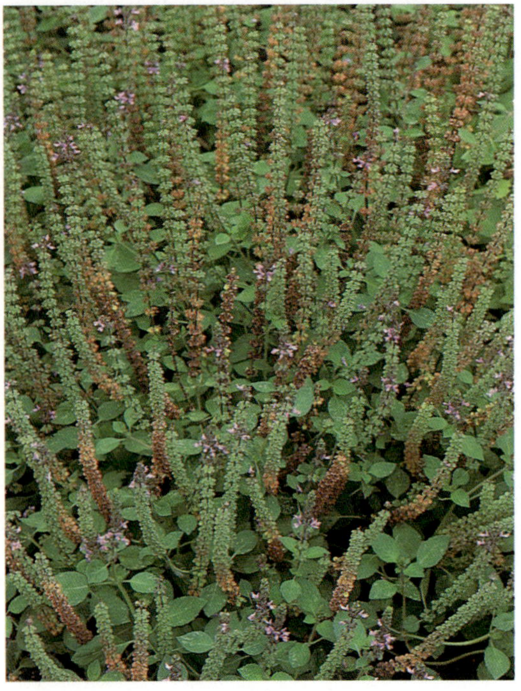

längerer Lagerung vollständig ihr Aroma, daher sollte man sie nicht ewig aufbewahren. Zu den häufigsten Fehlern zählt das Überwürzen. Jedoch ist es auch überaus wichtig, wann man eine Speise würzt. Lorbeerblätter kann man beispielsweise problemlos mitkochen lassen, während viele andere Kräuter ihr Aroma beim Kochen komplett verlieren; daher ist es meist besser, sie vor dem Ende der Garzeit hinzuzufügen. Welche Nahrungsmittel nun mit welchem Gewürz oder Kraut harmonieren, ist letztlich Geschmackssache, kann mit etwas Experimentiergeist aber immer zu interessanten Überraschungen führen. Ein Piktogramm aus zwei Kochlöffeln signalisiert dem Leser im alphabetischen Teil, dass man diese Pflanze zum Würzen verwenden kann.

Pflanzen mit kosmetischem Wert

Nicht selten findet man Namen oder Abbildungen von Pflanzen auf Zahnpastatuben, Seifenschachteln, Shampoo-Flaschen oder Cremetöpfchen. Die Inhaltsstoffe dieser Pflanzen wirken meist pflegend und stärkend auf Haar und Haut. Kosmetisch genutzte Pflanzen werden im Hauptteil des Buches durch das Piktogramm zweier Schminktöpfchen gekennzeichnet.

✳ *Sonstige Heil- und Nutzpflanzen*

Eine Reihe von Giftpflanzen können ganz gezielt Insekten oder Schnecken töten, andere wurden früher dazu verwendet, Säugetiere wie Ratten, Wölfe oder Füchse umzubringen. Andere Pflanzen wiederum sondern Stoffe ab, die Insekten oder andere Tiere verscheuchen. Pflanzen mit narkotischen Wirkstoffen wurden - nicht sehr waidmännisch - zum Angeln verwendet, indem man sie ins Wasser warf und die betäubt nach oben treibenden Fische einfach abfischte. Darüber hinaus gibt es weltweit zahlreiche Menschen, die sich durch Rauchen oder Verzehr bestimmter Pflanzen selbst in einen Rausch- oder Betäubungszustand versetzen. Tabak, Betelnuss und Marihuana sind nur einige Beispiele. Alle Pflanzen, die nicht als Arznei, Kosmetika, Gewürz oder Färbemittel verwendet werden, sind im alphabetischen Teil durch ein Sternchen ✳ gekennzeichnet.

Erläuterung einiger Abkürzungen und Fachbegriffe

Abkochung (Dekokt): Bei einer Abkochung werden härtere Pflanzenteile (Rinde, Wurzeln, Ästchen, Samen und Beeren) zerkleinert, in kaltem Wasser aufgesetzt und zum Kochen gebracht. Wenn das Wasser kocht, lässt man die Mischung bei geschlossenem Deckel 10 min bis 1 h köcheln. Anschließend wird die Abkochung abgeseit und kann warm bzw. kalt verwendet werden.
Eine häufige Menge sind 100–150 g frisches Kraut auf 1500 ml Wasser, bei getrockneten Kräutern die halbe Menge (50–75 g). Insgesamt erhält man ca. 1 l Abkochung, der wie ein Aufguss verwendet werden kann.

Aufguss: Einen Aufguss bereitet man ähnlich wie einen Kräutertee mit heißem Wasser zu; häufig wird der Begriff „Kräutertee“ oder „Tee“ verwendet, obwohl „Aufguss“ korrekter ist. Hierzu wird frisch gebrühtes Wasser über das Pflanzenmaterial, am besten geeignet sind Blüten, Blattstängel und junge Blätter, gegossen; dann lässt man die Mischung 5–10 min ziehen. Anschließend abseien. Einen Aufguss kann man heiß oder kalt trinken. Über die genaue Dosierung der Kräutermenge entscheidet - zumindest bei Kräutertee, den man bedenkenlos in größeren Mengen trinken kann - der individuelle Geschmack: In der Regel kommen 100–150 g frisches Kraut auf 1 l Wasser, bei getrockneten Kräutern nimmt man die halbe Menge.
Für einige Aufgüsse wird genau angegeben, wie viel

Lavendel ist ein häufiger Bestandteil von Seifen und Badezusätzen.

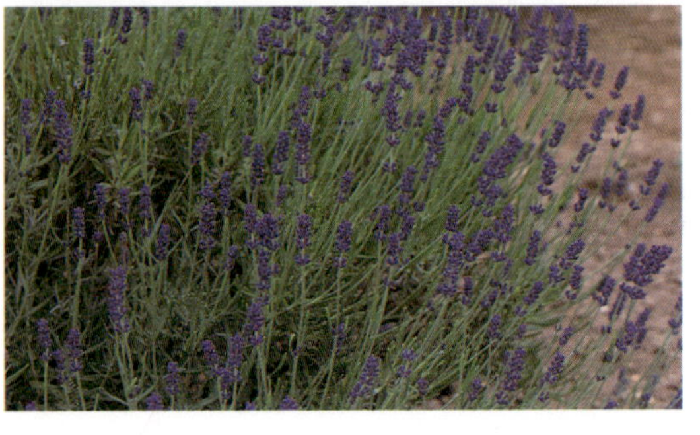

Kraut man nehmen und wie lange der Tee ziehen darf. Kräutertee sollte täglich frisch zubereitet und 3-mal täglich eine Tasse getrunken werden.

Emulsion: Emulsionen sind Gemische zweier Flüssigkeiten, die aus einer öligen und einer wässrigen Phase bestehen. Die Wirkstoffe der Pflanzen können sich in beiden Phasen verteilen. Emulsionen bieten gegenüber Salben den Vorteil, dass sie leichter in die Haut eindringen können.

Homöopathie: Heilmethode nach Hahnemann, bei der Wirkstoffe von Arzneipflanzen und anderen Substanzen durch eine spezielle Behandlung hoch verdünnt, in ihrer Wirkung jedoch potenziert werden. Das Besondere dabei ist, dass homöopathische Mittel bei Gesunden in hoher Konzentration die gleichen Krankheitssymptome hervorrufen, die sie in verdünnter Form bei Kranken kurieren.

Kompresse: Bei Kompressen wirken Heilkräuter bzw. ihre Inhaltsstoffe äußerlich, d. h. direkt auf der Haut. In der Regel tränkt man ein Stück Mull oder Tuch mit dem Aufguss, der Abkochung oder Lotion der betreffenden Heilpflanze, wringt es aus und legt es auf die Haut. Man kann aber auch frische Kräuter, die zuvor angequetscht oder kurz blanchiert wurden, direkt auf die Haut legen und mit einer Mull- oder Stoffbinde fixieren.

Kräuteressig: In Essig eingelegte Kräuter geben ihr Aroma an den Essig ab. Nimmt man diesen Essig später zum Kochen oder Würzen, gelangt auch das Kräuteraroma an die Speisen. Da Kräuter in Essig meist ihre Form und Farbe behalten, kann so ein Kräuteressig in der Küche auch sehr dekorativ aussehen.

L.: Abkürzung für den Erstbeschreiber botanischer Arten Carl von Linné.

Salbe: Salben bestehen aus Öl, Paraffinwachs oder Fett, enthalten also im Gegensatz zur Emulsion kein Wasser. Daher müssen die medizinisch aktiven Bestandteile von Heilpflanzen, die einer Salbe zugesetzt werden, fettlöslich sein. Salben schützen die Haut vor Feuchtigkeitsverlust, Verletzungen und Entzündungen.

Sirup: Ein Sirup enthält den wässrigen oder alkoholischen Auszug einer Heilpflanze (bzw. ihrer Wirkstoffe) in Honig- oder Zuckerlösung. Hierdurch wird die Arznei zum einen haltbar gemacht, zum Zweiten schmeckt sie besser, vor allem Kindern. Normalerweise löst man 500 g bis 1 kg Raffinade-, Rohrzucker oder Honig in 1 l Aufguss oder Abkochung auf. Zur Herstellung eines Sirups auf Tinkturbasis wird zunächst Zuckerwasser hergestellt, indem man 500 ml Wasser erhitzt und 1 kg Raffinade-, Rohrzucker oder Honig hinzufügt. Anschließend löst man den Zucker bei schwacher Hitze unter Rühren auf und nimmt den Topf nach einmaligem Aufkochen vom Feuer. Für die fertige Mischung gibt man 1 Teil Tinktur zu 3 Teilen Zuckerwasser.

Tabakpflanzen liefern nicht nur Blätter für den „blauen Dunst", sondern auch ein äußerst starkes Insektizid.

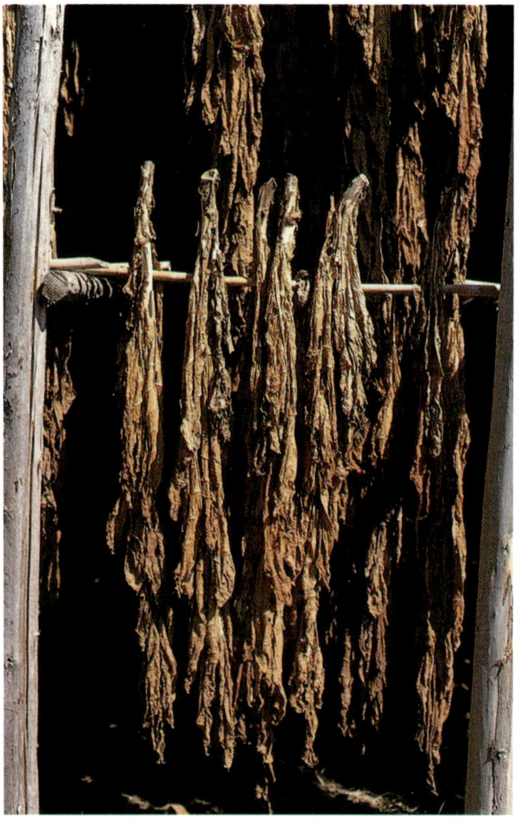

spec./sp.: Spezies/Art.

ssp.: Subspezies/Unterart.

syn.: Synonym(e).

Ten.: Abkürzung für den Erstbeschreiber botanischer Arten Michele Tenore.

Tinktur: Tinkturen erhält man durch alkoholische Extraktion: Dies geschieht, indem man die entsprechenden Pflanzenteile in Alkohol (Ethanol) einweichen lässt, so dass die enthaltenen Wirkstoffe herausgelöst werden. In der Regel verwendet man kein reines Ethanol, sondern mit Wasser verdünnten Alkohol, der je nach späterer Verwendung der Tinktur 20%ig bis 90%ig ist. Der Kräuter-Alkohol-Ansatz wird kühl und dunkel gelagert und regelmäßig geschüttelt; nach ca. 2 Wochen wird die Flüssigkeit durch ein Sieb gegossen, die festen Teile durchgepresst und die verbleibenden Rückstände verworfen. Die aufgefangene Flüssigkeit ist die Tinktur, die bei kühler Aufbewahrung in dunklen, sterilen Flaschen 2 Jahre haltbar ist.

var.: Varietät/Sorte (Rasse).

Wilder Majoran, Zitronenthymian, Ringelblume, Kapuzinerkresse lassen sich zu exotischem Kräuteressig verarbeiten.

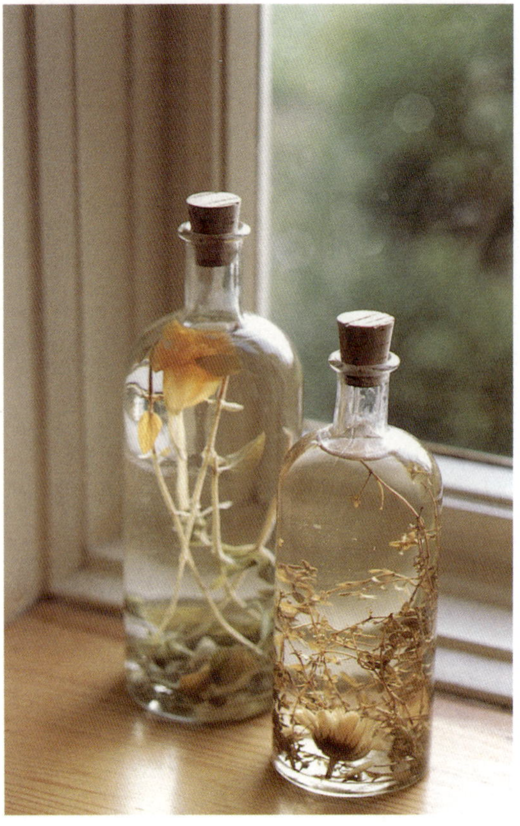

Holunderblüten, die einige Tage zusammen mit Zitronenscheiben in Zuckerwasser ziehen, ergeben einen erfrischenden „Holdersekt".

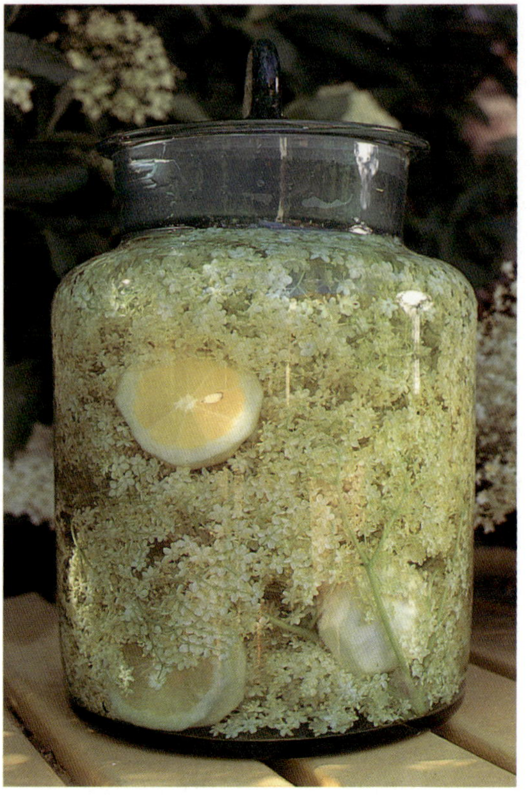

Natürliche biochemische Abwehrstoffe

Viele pflanzliche Inhaltsstoffe, die wir nutzen, sind ursprünglich dazu gedacht, die Pflanze zu schützen. Wenn beispielsweise die Rinde einer Fichte verletzt wird, soll das aus der „Wunde" austretende Harz verhindern, dass Viren und Pilze in das Holz gelangen und den Baum infizieren. Häufig ist das pflanzliche Abwehrsystem aber weitaus komplizierter, und Pflanzen bedienen sich eines ganzen Arsenals chemischer Waffen, um sich vor Fressfeinden, Parasiten und Krankheitserregern zu schützen. Jeder Organismus hat seine eigene artspezifische Überlebensstrategie – Tiere, Pilze, Viren und Schmarotzerpflanzen nutzen Pflanzen als Nahrungsquelle oder Wirt, Pflanzen hingegen sind bestrebt, sich zu vermehren, ohne gefressen, parasitiert oder infiziert zu werden. Viele Insekten und deren Larven sind Pflanzenfresser, die zum Teil so gefräßig sind, dass Pflanzenkeimlinge absterben und ausgewachsene Pflanzen geschwächt werden. Von daher ist es nur logisch, dass die Pflanze Stoffe bildet, die diese Fressfeinde abschreckt oder tötet. Ein wirksames Gift verschafft ihr eine kurze Ruhepause, allerdings passen sich auch die Insekten mit jeder neuen Generation dieser Entwicklung an und werden zunehmend resistenter gegen dieses Gift. Dadurch bedingt entwickeln sie sich zu Nahrungsspezialisten, die sich als Einzige nur noch von dieser Pflanze ernähren, da sie für andere Pflanzenfresser zu giftig geworden ist.
Aber auch die Pflanze entwickelt sich weiter und adaptiert sich an die neue Situation, und in den nachfolgenden Generationen wird es ein paar Individuen geben, die ein wirksameres oder vielleicht ein anderes Gift als ihre „Geschwister" besitzen. Folglich werden ihre Fressfeinde diese „Mutanten" in Ruhe lassen und sich über die anderen, weniger giftigen Pflanzen hermachen. Auf diese Weise schaffen die Tiere aber Freiraum für die besser adaptierten Pflanzen.
Selbstverständlich werden sich die Insekten ebenfalls anpassen, und so geht das biologische „Wettrüsten" immer weiter – Evolutionsvorgänge, die sich über Millionen von Jahren hinweg abspielen. Daher wundert es nicht, dass Pflanzen so viele chemische Substanzen hervorgebracht haben. Manche dieser Stoffe haben ihre ursprüngliche Giftigkeit für die Fressfeinde verloren, weil deren Evolution ebenfalls fortgeschritten ist und sie Resistenzen entwickelt haben. Andere entfalten nur noch in Kombination mit anderen Substanzen ihre toxische Wirkung – quasi als Gift-Cocktail. So haben offenbar Pflanzen mit einer Vielzahl „chemischer Abwehrwaffen" die besten Chan-

cen, nicht von Insekten gefressen oder von Pilzen und Bakterien befallen zu werden. Bei der Synthese dieser Gifte stellt sich den Pflanzen jedoch ein weiteres Problem, denn wie alle Lebewesen brauchen sie dazu Energie – Energie, die aber auch zum Wachstum, zur Bildung von Speicherstoffen und zur Fortpflanzung (Blühen, Fruchten) benötigt wird. Folglich muss die Pflanze mit den Energievorräten, die sie aus der Photosynthese bezieht, haushalten. Zwar ist sie in dieser Form der Energiegewinnung autark, dennoch muss sie mit anderen Pflanzen um wichtige Voraussetzungen für die Photosynthese, wie Sonnenlicht und Standort, konkurrieren. Es ist also nicht unbedingt sinnvoll, die ganze Energie in die Verteidigung gegen Fressfeinde zu investieren, da die Pflanze sonst Gefahr läuft, im Schatten ihrer Konkurrenten zu verkümmern. Auch in Bezug auf dieses Dilemma haben Pflanzen verschiedene Strategien entwickelt – manche schießen rasch in die Höhe und überflügeln so ihre Konkurrenten, sie bilden so gut wie keine Substanzen zur Insektenabwehr und nehmen den Verlust einiger Blätter und Zweige in Kauf. Andere wehren die Insekten zumindest am Anfang mit der chemischen Keule ab, während wiederum andere sehr viele Toxine bilden, dafür aber langsam wachsen. Schließlich gibt es auch noch sog. Opportunisten, die eine Synthese schützender Giftstoffe von der jeweiligen Situation abhängig machen, wie beispielsweise das Jakobs-Greiskraut *(Senecio jacobaea)*. In vollem Sonnenlicht – also unter optimalen Bedingungen – werden in der Pflanze viele giftige Pyrrolizidinalkaloide gebildet; Exemplare, die im Schatten wachsen, synthetisieren hingegen weniger Toxine, da sie mehr Energie in ihr Wachstum investieren. Evolution ist kein gleichmäßiger, ruhiger Prozess – auf eine sprunghafte Entwicklung können längere Perioden der Ruhe folgen. In solchen „Kampfpausen" sieht es oft so aus, als ob Pflanze oder Fressfeind die Oberhand gewonnen hätten. Im beschriebenen Falle des Jakobsgreiskrauts, das sich sehr erfolgreich mit giftigen Alkaloiden wie Seneciphyllin, Senecionin und Jacobin gegen Fraß schützt, meidet das Weidevieh das Kraut, nicht jedoch die Raupen des Jakobskraut- oder Karminbären *(Tyria jacobaeae)*. Diese vertilgen das Kraut völlig unbeschadet in großen Mengen und reichern dadurch so viele dieser Alkaloide in ihrem Körper an, dass sie für Vögel und andere Fressfeinde ebenfalls gefährlich werden. Durch ihre gelb-schwarze Warnfärbung zeigen die Raupen ihre Giftigkeit an. Das Jakobsgreiskraut überlebt zwar den Raupenfraß, blüht aber nicht bei zu starkem Raupenaufkommen. In solchen Jahren gelangt aber ein Großteil der Bärenraupen, die sich gegenseitig Konkurrenz machen und zu wenig Futter finden, nicht zur Verpuppung und überlebt den Winter nicht. Das Greiskraut hingegen überwintert als Rhizom und blüht im Folgejahr, wenn es automatisch weniger Raupen gibt. Obwohl dieser Fall sehr kompliziert klingt, ist er nur ein einfaches Beispiel aus dem ewigen Kampfstoffkreislauf zwischen Pflanzen und Pflanzenfressern. Immer wieder werden neue Substanzen, Methoden und Wege entwickelt, um den Gegner auszutricksen. Dies beweist wiederum, dass Pflanzen gar nicht so passiv sind, wie allgemein angenommen wird. Wenn beispielsweise das

Weinraute (Ruta graveolens) *kann verbrennungsartige Hautreizungen hervorrufen.*

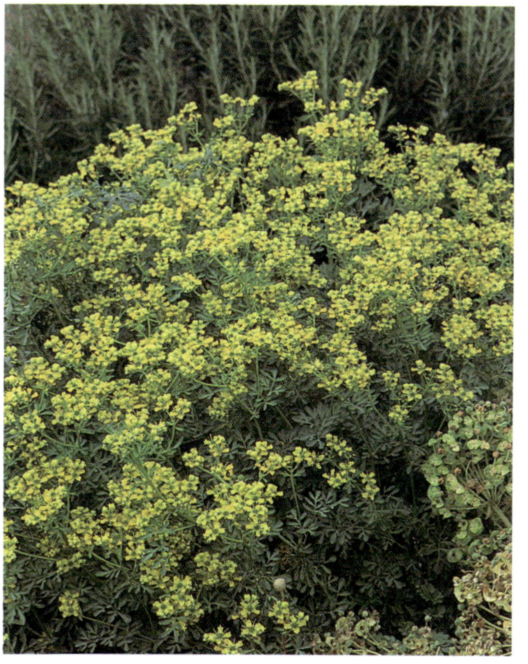

Laub eines Apfelbaums von Spinnmilben befallen wird, entsteht in den verletzten Blättern ein Botenstoff, der Raubmilben anlockt, die sich über die Spinnmilben hermachen und vertilgen – man könnte sagen, der Apfelbaum „funkt" SOS-Düfte, um sich von den Raubmilben helfen zu lassen.

Apfelbäume haben aber noch andere Abwehrsysteme ausgeklügelt. So zeigen einige Apfelsorten offenbar Resistenz gegen den Apfelschorf, eine durch *Venturia inaequalis* verursachte Pilzkrankheit. Tatsächlich sind die Bäume nicht immun gegen den Pilz, sondern sorgen nur dafür, dass er nicht Fuß fassen kann. Wie Versuche ergaben, beginnen nach Auftreten des ersten Pilzbefalls alle umliegenden Blätter zu welken. Offenbar sondert der Pilz einen Stoff aus, den das Blatt erkennt; der Baum reagiert darauf, indem er alle benachbarten Blätter opfert. Durch diesen Schachzug wird dem Pilz die Nahrungsgrundlage entzogen, und der Rest des Baums wird nicht angesteckt.

In diesem Machtkampf zwischen Pflanzen einerseits, Pilzen, Viren, Bakterien und Pflanzen fressenden Tieren anderseits sind alle jene Substanzen entstanden, die wir wegen ihrer Eigenschaften in Heil-, Duft-, Färbe- oder sonstigen Nutzpflanzen so schätzen.

Wer einmal die komplizierten chemischen Wechselbeziehungen der Inhaltsstoffe von Pflanzen erkannt hat, wird über das Wissen der Kräuterexperten vergangener Zeiten höchst erstaunt sein. Zwar besaßen sie keine ausgeklügelten Analysegeräte wie wir heute, dennoch wussten sie die Kräuter gezielt und wirksam anzuwenden. Gelegentlich gelingt es der modernen Wissenschaft zwar, die angebliche Heilkraft der einen oder anderen Pflanze zu widerlegen; häufiger jedoch bestätigt sie nur, was unsere Altvorderen bereits wussten: Viele alte Heilkräuter machen tatsächlich gesund.

Heil- und Giftpflanzen

Viele Pflanzen enthalten Substanzen, die uns gesund machen oder erkranken lassen – in welchem Ausmaß, das hängt individuell von den jeweiligen Beschwerden, der eingenommenen Dosis und der Empfänglichkeit für die betreffende Substanz ab. Viele glauben fälschlicherweise, natürliche Stoffe seien weniger schädlich als synthetisch hergestellte. Das Gift einiger Pflanzen ist so stark, dass winzige Mengen ausreichen, einen Menschen zu töten. Des ungeachtet sind Vergiftungen mit Todesfolge oder schwerer Erkrankung nach Einnahme von Heilkräutern relativ selten. Eine wesentlich größere Gefahr besteht darin, eine Überdosis von Arzneien einzunehmen, die aus Heilpflanzen hergestellt wurden. Für manche Applikationsformen werden die Wirkstoffe im Präparat künstlich angereichert. Hierdurch kann es dann sehr oft zu Vergiftungen kommen.

Schutzvorkehrungen für Kinder vor Giftpflanzen

Viele Eltern, Lehrer und andere Erziehungsberechtigte sorgen sich um die Sicherheit ihrer Kinder im Umgang mit Giftpflanzen in Haus und Garten. Leider werden Kinder daher sehr oft mit Schauermärchen über diese Pflanzen traktiert, so dass sie als Erwachsene Vorurteile zu diesem Thema hegen. Diese lassen sich dann später nur schwer ausräumen.

Die schwarze Einzelfrucht der Einbeere ist giftig.

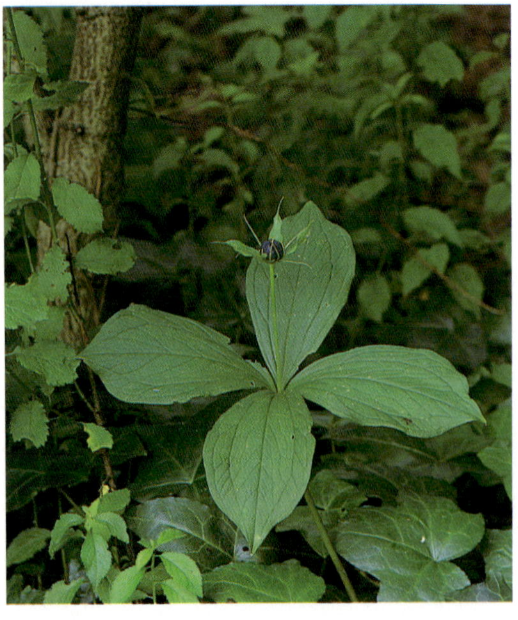

Die Fakten zeigen, dass nach dem Verzehr giftiger Pflanzen und Pilze nur wenige Vergiftungen mit Todesfolge bei Kindern tatsächlich auftraten. Dass 1- bis 3-Jährige ihre Umwelt hauptsächlich mit dem Mund entdecken, ist bekannt; gefährliche Mengen an Giftpflanzen können sie aber selten aufnehmen, da die Kinder tatsächlich meist nur wenig davon verzehren. Für die wenigen Vergiftungen, die wirklich auftraten, waren Notärzte oder Unfallambulanzen zur Stelle, und kaum eine endete tödlich. Giftpflanzen sind für Kinder im Prinzip nicht gefährlicher als eine Hand voll Murmeln oder Lego-Steine, denn laut Statistik gibt es jedes Jahr mehrere Fälle, bei denen Kinder an Murmeln o. Ä. ersticken.

Nach dieser Einschätzung der Gefährlichkeit von Giftpflanzen sollen nun Eltern, Lehrern und anderen Erziehungsberechtigten zwei Altersgruppen genannt werden, für die eine potenzielle Gefahr durch Giftpflanzen besteht:

1. Krabbelkinder, die alles in den Mund stecken, um es zu erkunden. Kinder unter 4 Jahren sollte man in der Nähe von Giftpflanzen nie unbeaufsichtigt lassen.
2. Laut Forschungsberichten sind Teenager ebenfalls gefährdet, da sie gerne mit Drogen experimentieren, darunter auch mit pflanzlichen. Weil die Jugendlichen oft nicht wissen, wie sie eine genaue Dosierung erreichen, können sie sich u. U. selbst in große Gefahr bringen.

Kinder sollten ab dem 4. Lebensjahr lernen, welche

Kinder sollten wichtige Giftpflanzen, wie beispielsweise den Fingerhut, kennen.

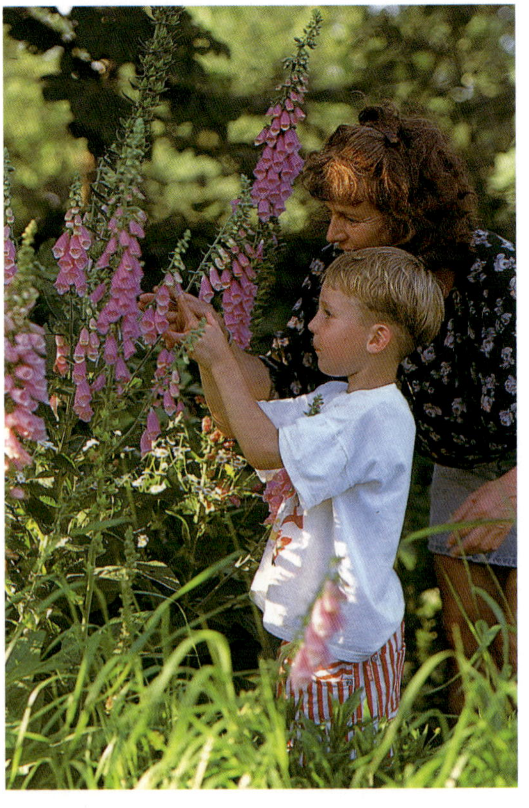

Schaden bringenden Pflanzen es gibt, und sollten die stärksten Giftpflanzen auch kennen – Riesenbärenklau, der Hautreizungen bewirkt, oder Einbeere *(Paris quadrifolia)* und Maiglöckcken, deren Früchte giftig sind. Im Alter von 12 Jahren sollte man den Kindern beibringen, dass die Wirkstoffe, die in der Pflanze enthalten sind, je nach Menge unterschiedlich wirken.

Küchenkräuter und Gewürzpflanzen

Unter Gewürzen versteht man meist Pflanzenteile, die einer Speise zugesetzt werden, um sie in Geschmack und Aroma zu verbessern. Dies gilt auch für Küchenkräuter. Viele Gewürze stammen sehr häufig aus fernen Ländern und schmecken pikant oder scharf; bekannte Beispiele sind Muskatnuss, Gewürznelken und Pfeffer. Ein gutes Beispiel ist die Gewürznelke: Sie zählt mit zu den ältesten Handelsgewürzen überhaupt (sie wurde 176

Blüten des Nelkenbaums.

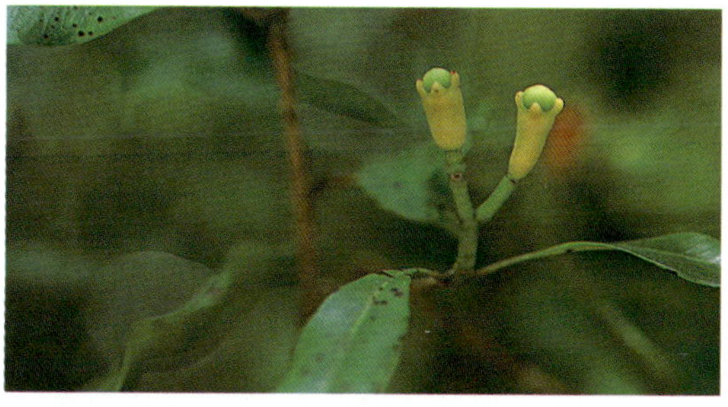

Zum Trocknen ausgebreitete Nelkenknospen.

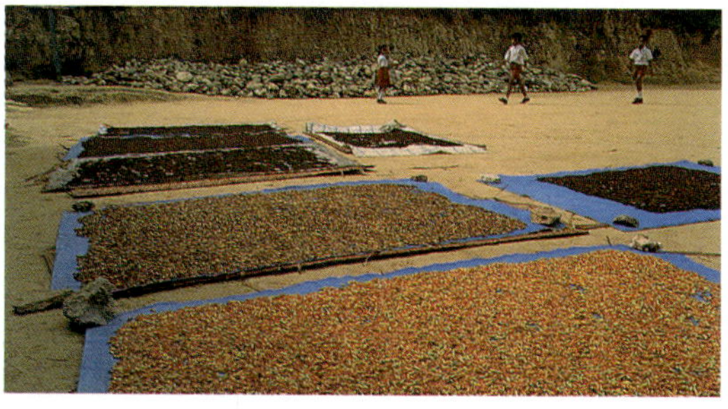

Getrocknete Gewürznelken.

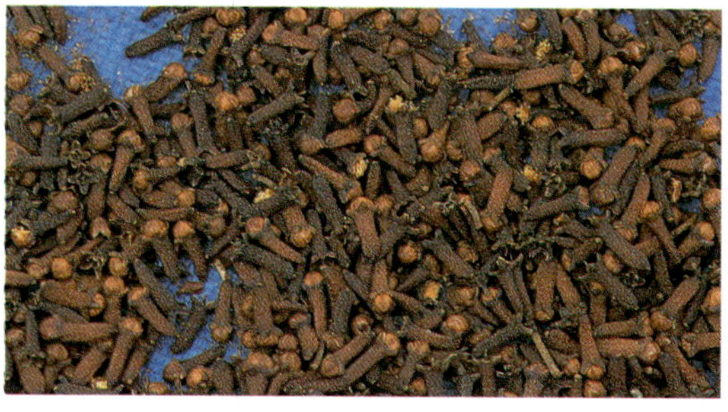

Ältester Gewürznelkenbaum auf Ternate; zur Zeit, als er auf der Insel gepflanzt wurde, stand darauf noch die Todesstrafe.

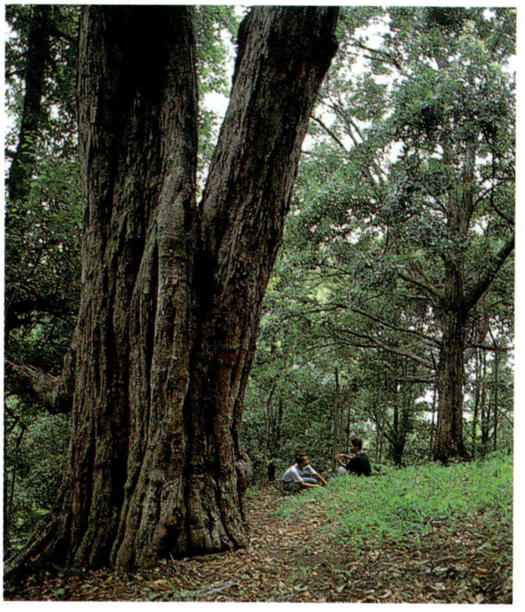

n. Chr. in Alexandria eingeführt und gelangte von dort nach Europa). Hierbei handelt es sich um getrocknete Blütenknospen des Gewürznelkenbaums (*Eugenia caryophyllata*), eines Myrtengewächses, das auf den Molukken (Indonesien) beheimatet ist. Alte Schriftrollen aus China beweisen, dass die Chinesen sie schon seit einigen Jahrtausenden als Heilpflanze kannten, und chinesische Höflinge mussten vor einer Audienz mit dem Kaiser ein paar Gewürznelken kauen, um den Herrscher nicht mit Mundgeruch zu behelligen.

Jahrhundertelang lag der Nelkenhandel in den Händen arabischer Seeleute, die ihre Segelschiffe von den wechselnden Winden des Monsuns zwischen Nordafrika und Südostasien hin- und hertreiben ließen. Im 17. und 18. Jh. wurden sie nach und nach von europäischen Kaufleuten verdrängt, und namentlich die Holländer mit ihrer Ostindienkompanie machten sich den Handel in Indonesien und somit das Nelkenmonopol zu Eigen. Sie konzentrierten den Nelkenanbau auf die Insel Ambon, fällten aber gleichzeitig alle Nelkenbäume auf der Nachbarinsel Ternate, um jegliche Konkurrenz auszuschalten. Wer dennoch Nelkenbäume pflanzte, wurde mit dem Tod bestraft.

Jeglicher Widerstand wurde brutal unterdrückt; so wurde ein Zehntel der Bevölkerung der Banda-Inseln durch den Piraten Piet Hein nur deshalb getötet, weil ihr Häuptling sich geweigert hatte, die holländischen Zwangsmaßnahmen anzunehmen.

Das Nelkenmonopol brachte die holländische Ostindienkompanie in die Lage, schwindelerregende Preise für das Gewürz zu verlangen. Zu Spitzenzeiten kostete ein Kilogramm Nelken so viel wie ein Kilogramm Gold. Zahlreiche Glücksritter versuchten daher ihr Glück, das

Ein Arbeiter wiegt Gewürznelken ab.

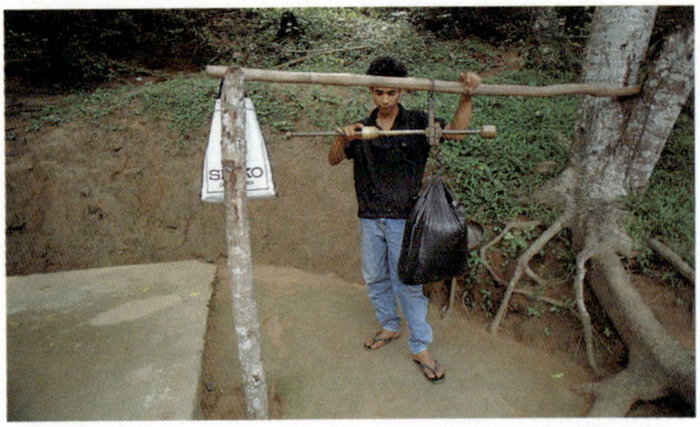

Indonesische Kräuterzigaretten mit Nelkenaroma.

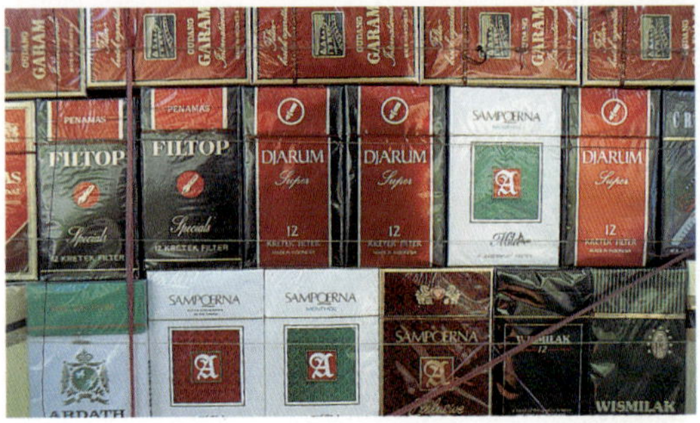

Diesem Mann aus Indonesien schmecken die Zigaretten.

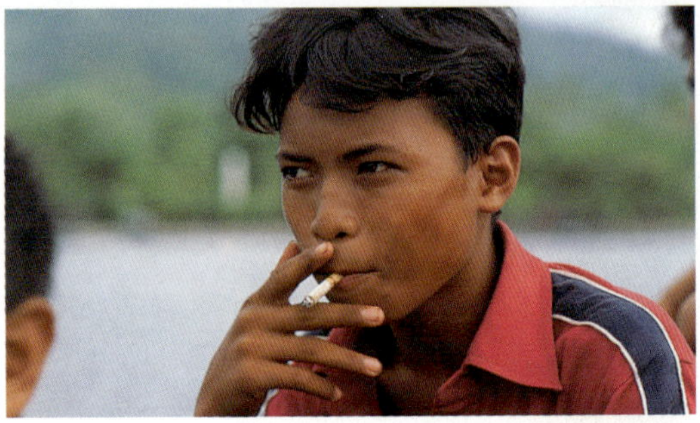

Kräuter hängt man zum Trocknen an einen gut durchlüfteten, schattigen Ort.

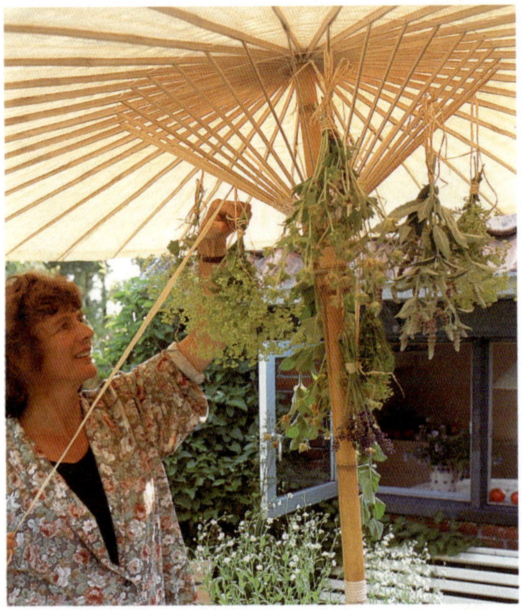

Monopol zu durchbrechen. Schließlich gelang es einem, einen Setzling aus Ambon herauszuschmuggeln, und das war der Anfang weiterer Nelkenplantagen auf Madagaskar und Sansibar. Ironischerweise wird ein Großteil der madegassischen Nelkenernte heute wieder nach Indonesien exportiert, wo die weltweit höchste Nachfrage nach diesem Gewürz besteht. Gewürznelken werden dort nämlich nicht nur zum Würzen von Speisen verwendet, sondern dienen auch der Aromatisierung von Zigaretten. Auch heute rauchen die meisten Indonesier diese parfümierten „Nelkenzigaretten".

Das Sammeln und Ernten von Kräutern

Alte Kräuterbücher empfehlen, manche Kräuter nur zu bestimmten Zeiten zu ernten, etwa bei Mondschein in der Johannisnacht, da sie dann die besten „Zauberkräfte" enthielten. Obwohl dies in unseren Ohren ein bisschen nach Hokuspokus klingt, gibt es tatsächlich günstigere und weniger günstige Momente, um Kräuter zu pflücken. Die Konzentrationen der pflanzlichen Wirkstoffe schwanken nämlich je nach Jahres- und sogar Tageszeit. Wissenschaftlich belegt ist dies beispielsweise für den Mohn, der je nach Erntezeit enorme Schwankungen in der Opiumausbeute zeigt. Sicherlich haben die meisten Pflanzen ihre individuellen Spitzenzeiten, was die Wirkstoffkonzentration anbelangt, dennoch gelten ein paar Faustregeln für alle Pflanzen. Bei den meisten Pflanzen ist die Konzentration unmittelbar vor der Blüte am höchsten. Sofern die Wirkstoffe sich nicht in der Wurzel ansammeln, sind sie meist in den Spitzen konzentriert. Beste Pflückzeit sind die frühen Morgenstunden, nachdem der Tau verdunstet ist.

Das Trocknen von Kräutern

Gewerbliche Kräutersammler verfügen über ausgeklügelte Trockenschränke, in denen die Kräuter so rasch getrocknet werden, dass kaum Wirkstoffe verloren gehen. Obgleich für jedes Kraut sicherlich eigene Regeln gelten, treffen die nachfolgenden Faustregeln wohl auf alle zu. Kräuter sollte man möglichst rasch, aber nie direkt in der vollen Sonne trocknen lassen; vor allem bei Pflanzen mit ätherischen Ölen können diese durch Verdunstung verloren gehen. Am besten hängt man sie trocken und luftig auf, um Verpilzen zu vermeiden. Nach etwa 1 Woche sind die Kräuter getrocknet und können nun weiterverarbeitet werden. Später verlieren sie dann zusehends an Frische, Aroma und Wirkung.

Kräutergärten

Anfangs wurden Kräuter nur in der Natur gesammelt, bis man entdeckte, dass sich ganze Pflanzen auch mitnehmen und daheim anpflanzen ließen, so dass man immer einen Vorrat frischer Kräuter zur Hand hatte. So entstanden wahrscheinlich die ersten Gärten, die wohl reine Kräutergärten waren. Sicherlich mag den ersten Gärtnern auch die Schönheit ihrer Pflanzen gefallen haben; denn die meisten Heil- und Gewürzpflanzen sind auch sehr dekorativ, wie die Abbildungen in diesem Buch zeigen. So war es kaum verwunderlich, dass praktischer Nutzen und Ästhetik kombiniert wurden, und so entstanden wunderbare Kräuterziergärten. Auch heute noch gewinnt manches Nutzbeet durch einen Saum hübsch blühender Küchenkräuter. Je nach persönlichem Geschmack kann man beispielsweise Salbei formal zurechtstutzen oder ihn frei und natürlich zu einem Busch wachsen lassen.

Hohe Salbeiblütenstände in einem Nutzgarten.

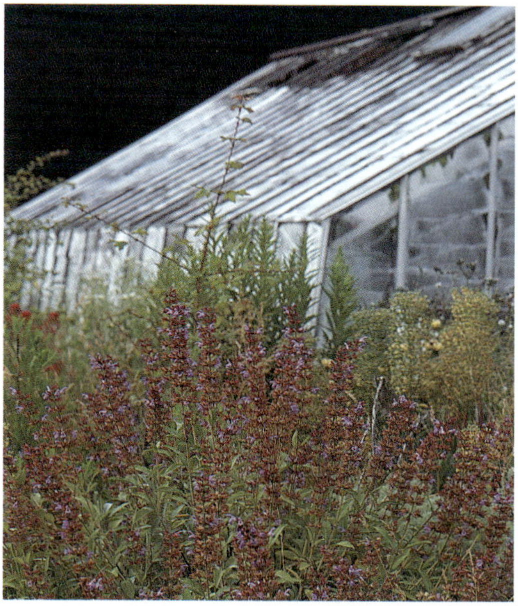

Salbei (Salvia officinalis) *dient als Einfassung des Beets.*

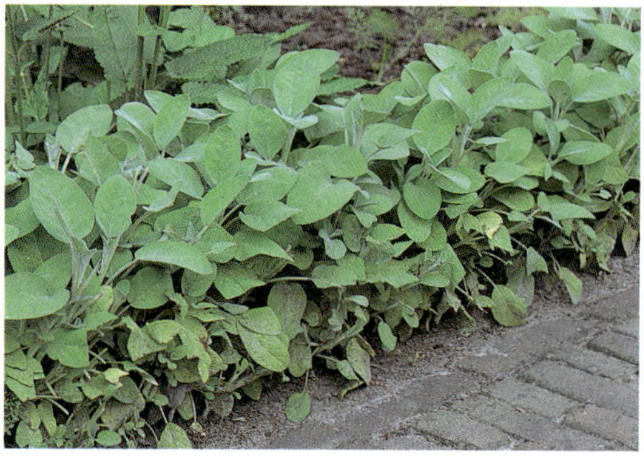

Kräutergärten wie dieser können auch großzügig wie ein Zierpark angelegt werden.

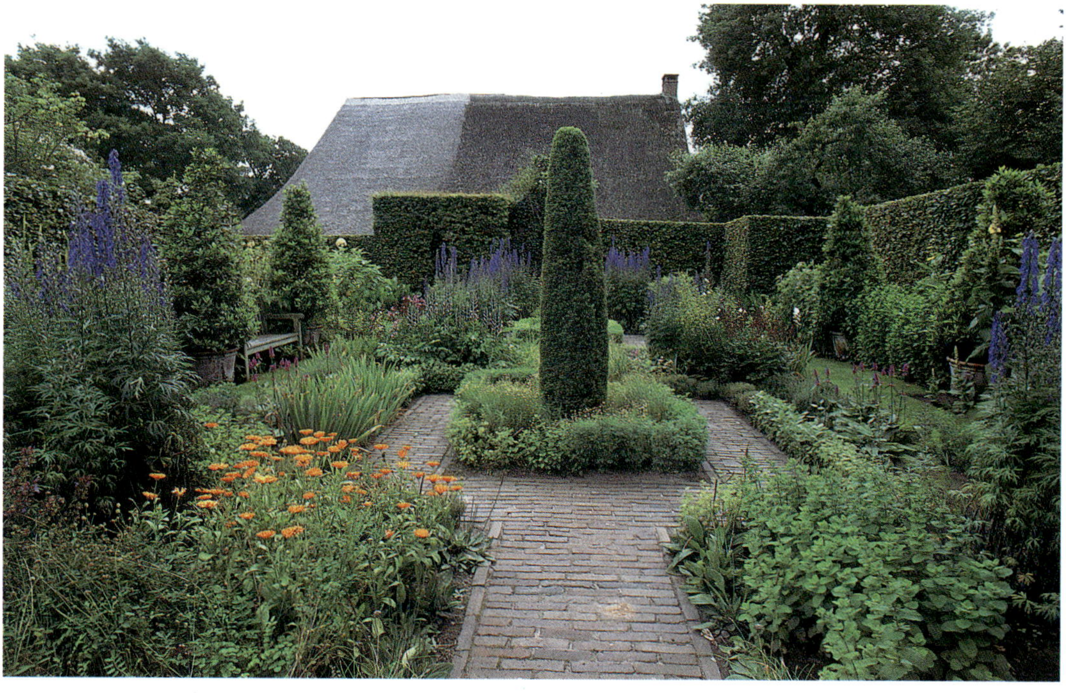

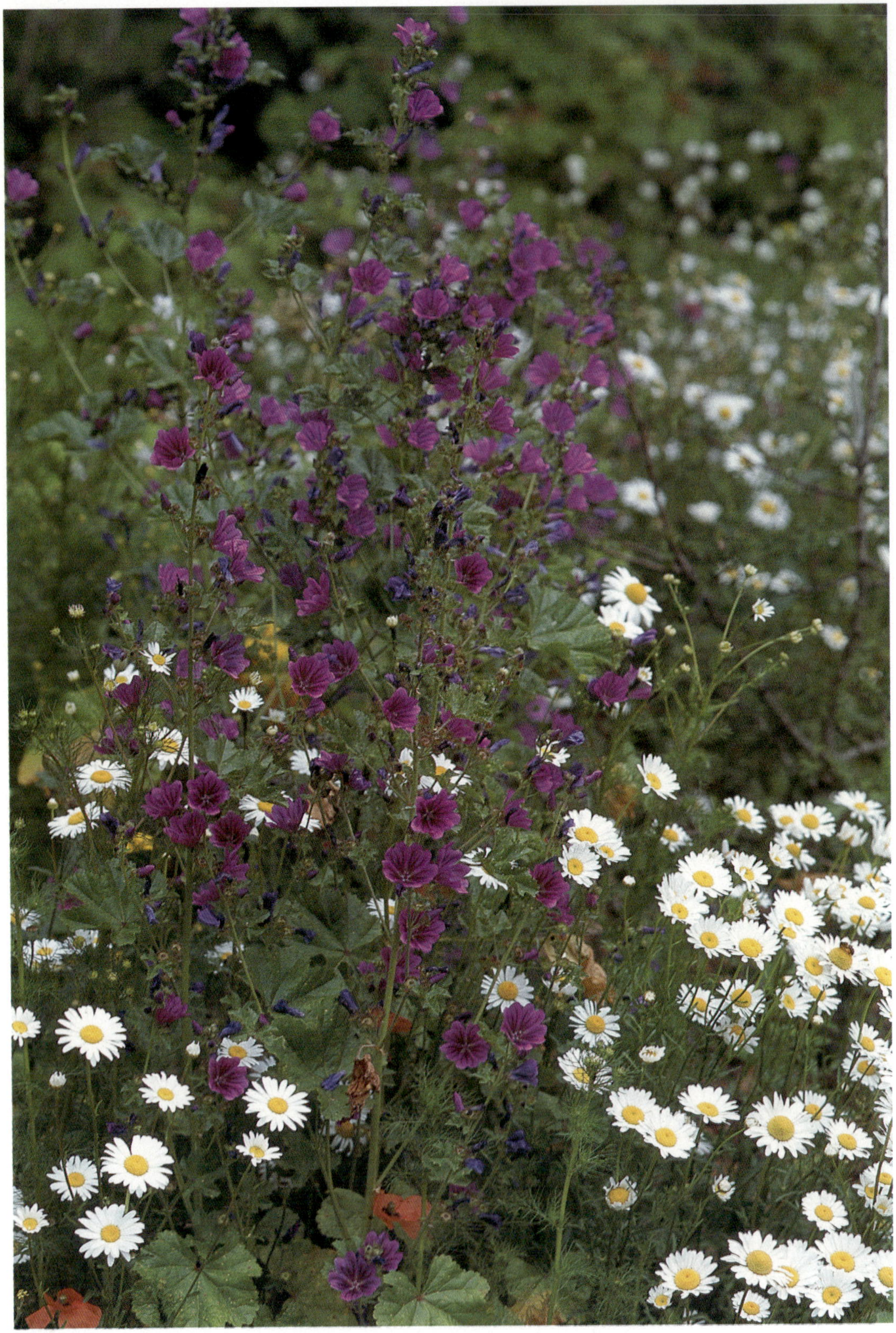

A

Acanthus hungaricus.

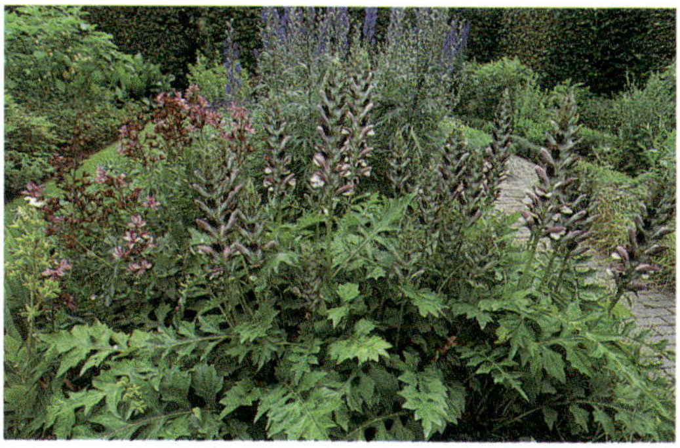

Acanthus hungaricus.

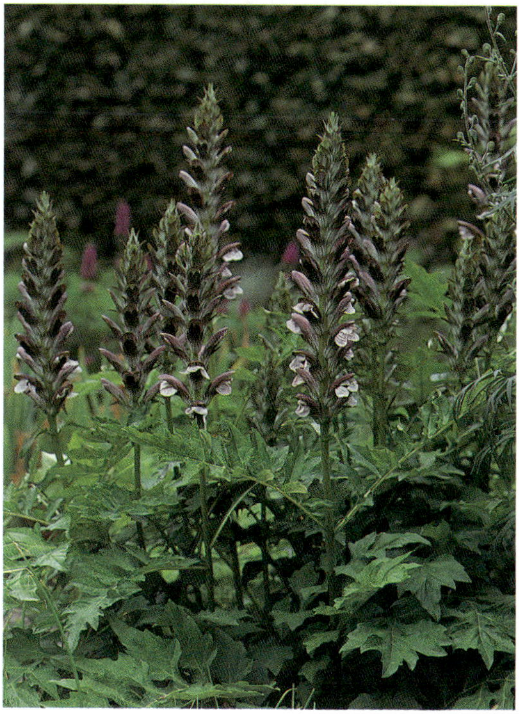

Acanthus hungaricus syn. *A. balcanicus, A. longifolius*

Die Blüten von *Acanthus hungaricus* haben große Ähnlichkeit mit denen des wohl bekannten Akanthus (*A. mollis*), wo sie gleichmäßig in einer Ähre angeordnet

Links: *Aus einem Meer von Margeriten ragt diese Malve* (Malva sylvestris) *hervor.*

sind; bei *A. hungaricus* stehen die Blüten vielmehr in vier deutlichen Reihen übereinander. Natürliches Verbreitungsgebiet dieser Art ist das Felshochland des Balkans bis südwärts nach Nordgriechenland, wo sie meist im Halbschatten wächst. Hauptblütezeit ist der Juli, die verblühten Ähren sehen aber noch bis in den Herbst hinein sehr hübsch aus. In seiner Heimat überdauert dieser Akanthus sogar kalte Winter, sofern er nicht auf feuchtem Boden wächst. Daher sollte man ihn in Hochbeeten oder auf gut drainiertem Boden ziehen. Zur Nutzung siehe *Acanthus mollis.*

Acanthus mollis.

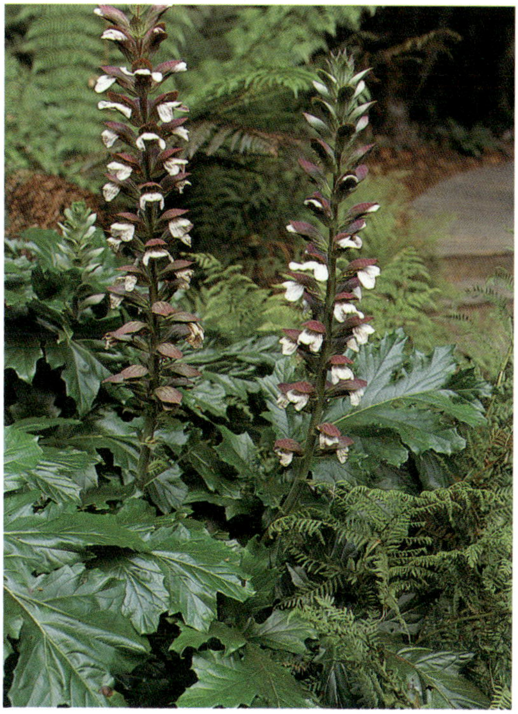

Acanthus mollis

Möglicherweise schmückten Griechen und Römer ihre Tempelsäulen tatsächlich mit echten Akanthusblättern. Jedenfalls erinnern die gemeißelten Kapitelle der so genannten Korinthischen Säulen an stilisierte Blätter von *Acanthus mollis*, weswegen Kunsthistoriker diese Form der Kapitelle auch als Akanthustyp bezeichnen. Zur Zucht siehe *A. hungaricus* (oben). Gern werden Sorten der 'Latifolius'-Gruppe im Garten gepflanzt, da ihre breiteren Blätter resistenter gegen feuchtkalte Witterung sind.

Auf Grund der häufigen Bastardbildung lassen sich die einzelnen *Acanthus*-Arten nur schwer auseinander halten. Daher weiß man auch nicht, welche Arten genau in alten Kräuterbüchern beschrieben wurden. Heilende Eigenschaften werden meist *A. mollis* zugesprochen, was aber nicht heißt, dass andere Arten diese nicht besitzen. Modernen Forschungen zufolge enthält gerade *Acanthus mollis* viele Tannine, wobei Sorten der 'Latifolius'-Gruppe den größten Gerbstoffgehalt aufweisen. Kompressen aus Blättern wirken abschwellend; aus den Wurzeln blutet oft ein Schleim aus, der als Umschlag bei Verbrennungen, Verstauchungen und Gicht hilft. Innerlich angewendet wirkt *Acanthus* auch gegen Durchfall.

⚕

Acanthus spinosus.

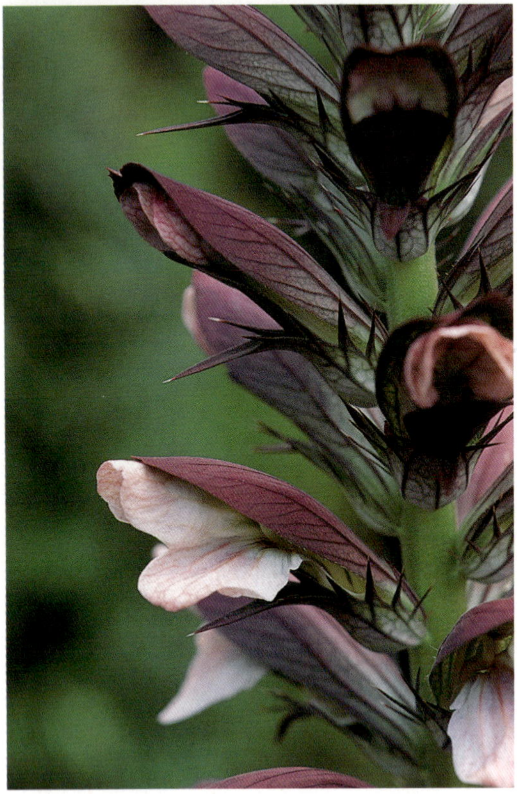

Acanthus spinosus

STACHELIGER BÄRENKLAU

Die Blüten von *Acanthus spinosus* sehen fast genauso aus wie die von *A. mollis*; die Pflanzen unterscheiden sich am deutlichsten in den Blättern. Die Blätter dieser Art sind oft bis zur Mittelrippe eingeschnitten und am Rande bestachelt. *A. spinosus* stammt ursprünglich aus dem östlichen Mittelmeerraum. Zur Nutzung s. *A. mollis*.

⚕

Gewöhnliche Schafgarbe (Achillea millefolium).

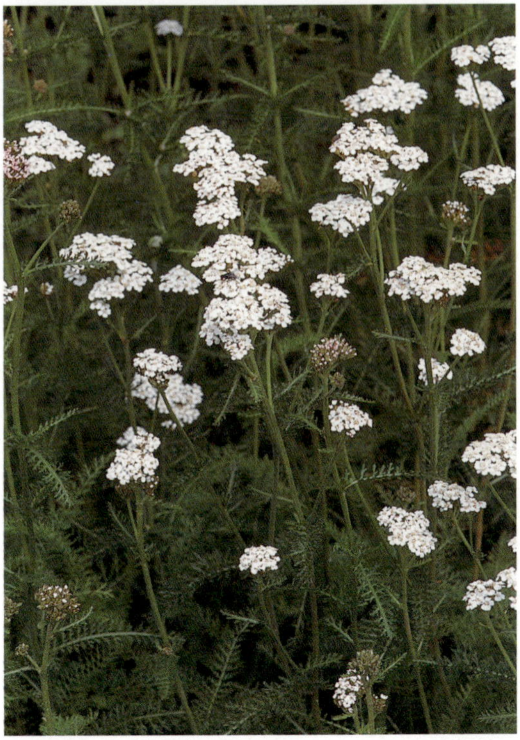

Foto: De Kruidhof, Buitenpost

Achillea millefolium

GEWÖHNLICHE SCHAFGARBE

Der griechischen Sage nach soll der Held Achilles vor Troja die blutenden Wunden seiner Kameraden mit den fein gefiederten Blättern dieses Krauts gestillt haben, das seitdem seinen Namen trägt. In heutigen Haushalten lassen sich Blätter von *Achillea* zur Stillung von weniger martialischen Wunden verwenden, indem man sie einfach auf die Wunde legt und die Blutung so stoppt. Das Kraut wirkt zudem noch desinfizierend. Im Juli erscheinen die weißen bis zartrosa Blüten in flachen Trugdolden. Schafgarbe wächst meist am Wegrand und auf Magerrasen. Auf gut drainiertem Boden gedeiht sie am besten; sie breitet sich über ihre Wurzeln rasch aus.

Schafgarbe enthält viele unterschiedliche Wirkstoffe: Die Bitterstoffe wurden früher statt Hopfen bei der Bierherstellung verwendet. Nach dem berühmten Pflanzenkundler Linné sollte man davon schneller betrunken werden. Die ätherischen Öle, die den typischen Geruch der Pflanze ausmachen (woran man sie auch im Freiland „erriechen" kann), werden auch als Badezusatz verwendet. Am besten pflückt man voll erblühte Schafgarbenblüten, um daraus Farbstoffe zu gewinnen, mit denen man Wolle in Gelb-, Orange- und Brauntönen färben kann.

Bei längerer Anwendung wird die Haut empfindlich gegen Sonnenlicht, und nach Auftragen von Schafgarbensaft auf die Haut kann es zu Photoreaktionen (Verbrennungen) kommen.

Gewöhnliche Schafgarbe (Achillea millefolium).

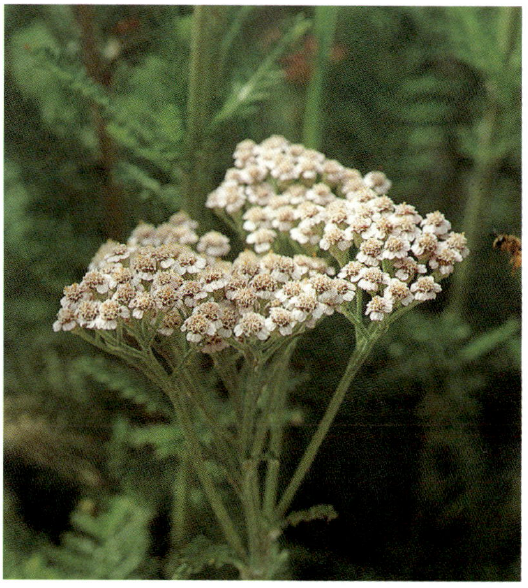

Sumpf- oder Bertramsgarbe (Achillea ptarmica).

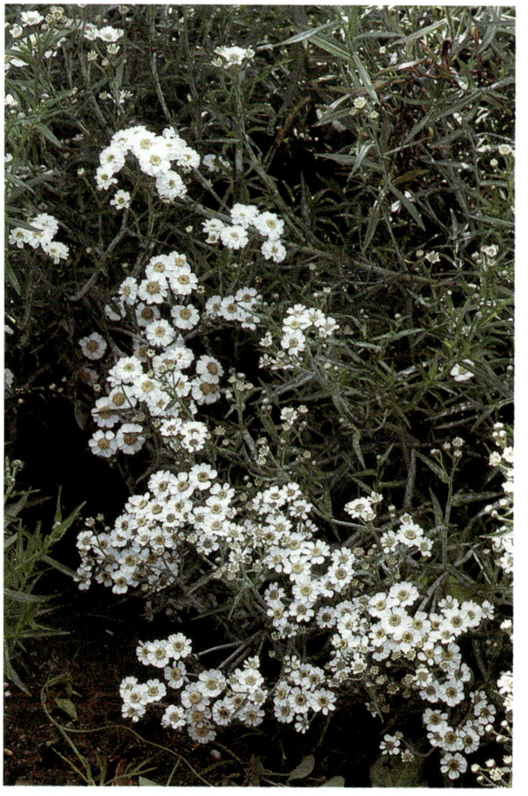

Trugdolde einer Sumpfgarbe (Achillea ptarmica).

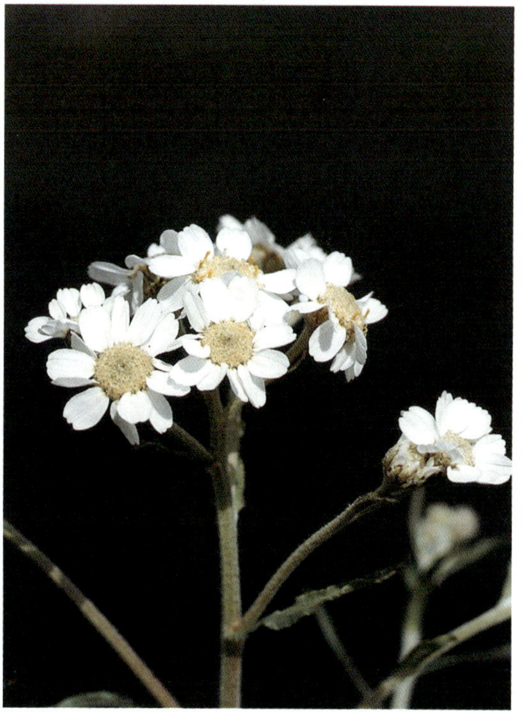

Als Arznei lässt sich Schafgarbe sehr vielseitig verwenden: Ein bitter schmeckender Tee aus Blüten und Blättern wirkt blutreinigend, beugt Erkältungen, Fieber sowie Magen- und Darmgrippe vor. Zudem regt er den Appetit an. Früher war es üblich, dass man bei Zahnschmerz auf einem Schafgarbenblatt kaute. In der Schulmedizin gilt die Pflanze als wirksames Mittel gegen Menstruationskrämpfe und Bluthochdruck, allerdings sollte man *Achillea* nur entsprechend der Anweisung des Arztes einnehmen. Schwangeren wird generell von dieser Heilpflanze abgeraten.
Sowohl bei innerlicher wie äußerer Anwendung kann es zu allergischen Reaktionen kommen; es gibt sogar Menschen, denen dies passierte, nachdem sie nur auf einer Wiese mit Schafgarbe gelegen hatten; daher ist eine gewisse Vorsicht bei Risikopersonen geboten.
Junge, zarte Blättchen verleihen Suppen und Salaten eine frische, aber auch bittere Note. Schafgarbe erleichtert die Verdauung, vor allem fetter Speisen.

⚕ 🖌 ⚗ ‖ *

Achillea ptarmica

SUMPFGARBE, BERTRAMSGARBE, WEISSER DORANT

In freier Natur wachsen Sumpfgarben – wie der Name schon verrät – besonders gerne und üppig an feuchten Standorten wie Uferzonen, Mooren und auf schweren Tonböden. Die Hauptblüte erfolgt im Juli; die weißen Blüten sind größer als die der Schafgarbe, die Trugdolden bestehen jedoch aus weniger Einzelblüten. Je nach Bodenfeuchte und Nährstoffgehalt wird die Pflanze 50–150 cm hoch. Früher nutzte man gemahlene Wurzeln, die einen bitter schmeckenden Saft enthalten, gegen Zahnschmerzen; auch das Kauen ganzer Wurzeln soll geholfen haben.

⚕

Achillea ptarmica *'Perry's White'.*

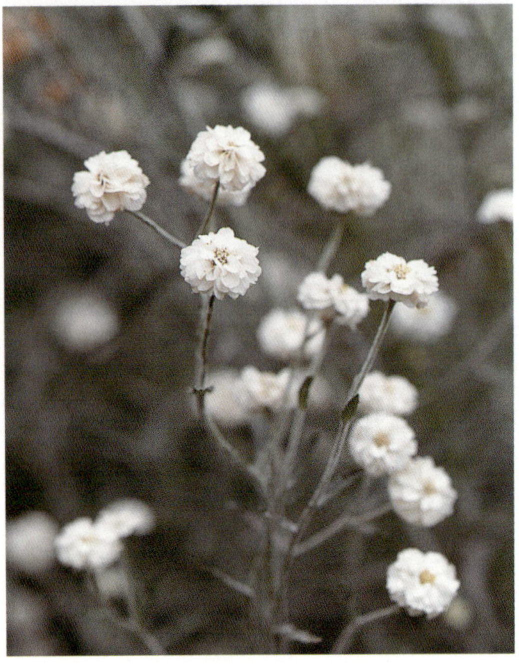

Achillea ptarmica 'Perry's White'

Bei dieser Sumpfgarbensorte handelt es sich um eine doppelt gefüllte Sorte von *A. ptarmica*, der in Ziergärten angepflanzt wird. Ob die Sorte die gleichen Wirkstoffe enthält wie wild wachsende Sumpfgarbe, ist nicht bekannt. Weitere gefüllte Sorten dieser Art sind 'Boule de Neige' (syn. *A. ptarmica* 'Schneeball') und 'The Pearl'.

Aconitum napellus

BLAUER EISENHUT, ECHTER STURMHUT, BLAUE MÖNCHSKAPPE, VENUSWAGEN

Blauer Eisenhut zählt mit zu den stärksten einheimischen Giftpflanzen. Da man in Indien und Japan auch in jüngerer Zeit Eisenhutsaft als Pfeilgift genutzt hat, nimmt man an, dass dies wahrscheinlich auch im Altertum in Europa der Fall war. Der Saft enthält ein Gemisch toxischer Substanzen, darunter das Alkaloid Aconitin, das die etwa 1 m hohe Pflanze wahrscheinlich vor Verbiss durch Wild oder Vieh schützt, insbesondere auf Almen und Bergwiesen, wo sie gerade an feuchten Standorten zu den wenigen relativ hochwüchsigen Stauden zählt. Eisenhut blüht von Mai bis August. Die tödliche Dosis

Blauer Eisenhut (Aconitum napellus).

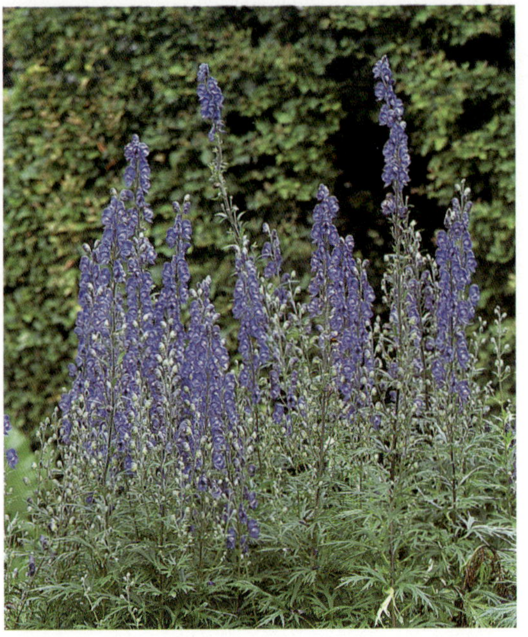

Blütenstand des Blauen Eisenhuts (Aconitum napellus).

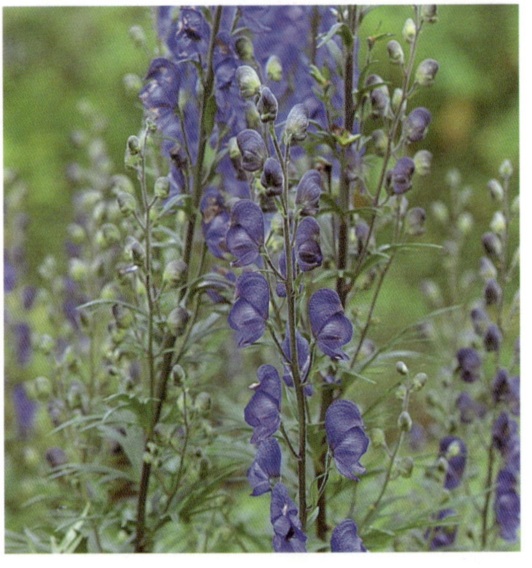

Aconitin beträgt für einen Erwachsenen 3–6 mg. Zunächst tritt eine totale Lähmung auf, gefolgt von Herzversagen oder Ersticken. Glücklicherweise schmeckt die Pflanze sehr bitter. Zuchtformen gelten allgemein als weniger toxisch, doch sollte man auch hier sehr vorsichtig sein und die Pflanze nur mit Handschuhen anfassen, da das Gift auch durch die Haut aufgenommen wird; diese wird zunächst gefühllos und taub und schwillt dann an.

In der Medizin wird Aconitin als neuralgisches Schmerzmittel verwendet, z. B. äußerlich als Salbe gegen rheu-

matische Beschwerden. Darüber hinaus hilft es gegen Gicht, Hexenschuss sowie starken, schmerzenden Husten. In der Homöopathie ist Aconitum ein wichtiges Mittel gegen akute Beschwerden, wie Schock, Grippe, Fieber, Hyperventilation, Angstzustände und starke Schmerzen. In einigen Ländern unterliegt sein Gebrauch gesetzlichen Auflagen.
Nur unter ärztlicher Aufsicht anwenden. Mit verblühten Pflanzen lassen sich darüber hinaus Wolle und Stoffe grün färben.

Aconitum lycoctonum *ssp.* vulparia.

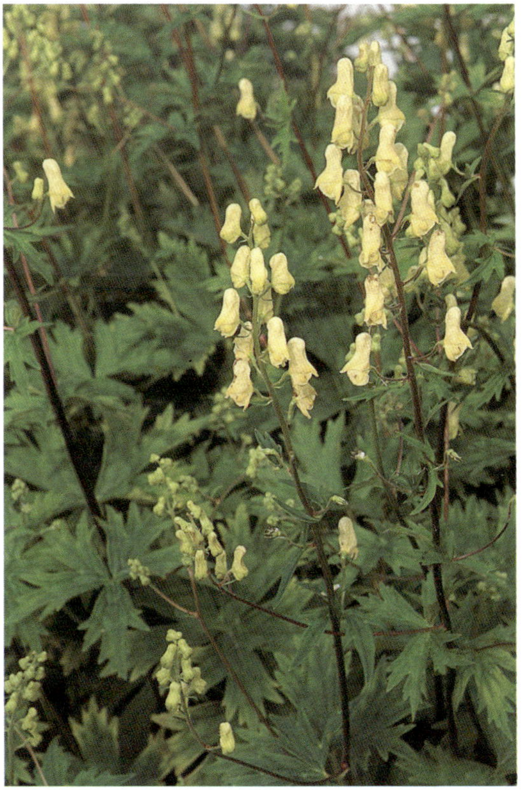

Aconitum lycoctonum ssp. *vulparia*

GELBER EISENHUT, FUCHS-EISENHUT, WOLFSEISENHUT, GELBE MÖNCHSKAPPE

Der wissenschaftliche Artname des Gelben Eisenhuts verrät, wozu man ihn seit alters her verwendet: *Vulpes* heißt lateinisch „Fuchs", und *lycoctonum* leitet sich aus dem Altgriechischen *lyko ktonein* ab, was so viel wie „Wölfe tötend" bedeutet. Der Saft dieser Pflanze wurde also genutzt, um damit Köder für Wölfe und Füchse zu vergiften. Gelber Eisenhut ist ebenso giftig wie sein blauer Verwandter, kommt aber häufiger in der Natur vor. Er wächst in tiefen Lagen genauso wie im Gebirge bis 2100 m Höhe, gerne in Ufernähe, Auenwäldern und auf fruchtbaren, kalkreichen Böden. In Mitteleuropa sehr häufig, trifft man die Art in Nordwesteuropa seltener an. Die Staude blüht zwischen Juni und August, sie wird zwischen 50–100 cm hoch und bringt viele Seitentriebe hervor, weshalb sie buschiger wirkt als der aufrecht wachsende Blaue Eisenhut.

✳

Kalmus (Acorus calamus).

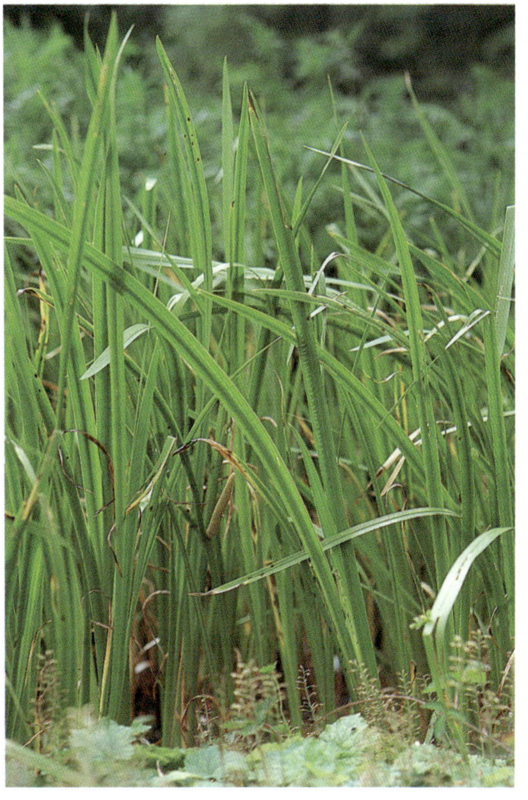

Acorus calamus

ECHTER KALMUS, MAGENWURZ, DEUTSCHER INGWER

Dieses aus Indien stammende Aronstabgewächs wurde im 16. Jahrhundert bei uns eingeführt und ist dann erfolgreich verwildert, seine Wurzeln hat man bereits schon im Mittelalter – u. a. als Mittel gegen die Pest – eingeführt. Da sich Kalmus nicht selbst aussät, erfolgte die erfolgreiche Verwilderung sehr wahrscheinlich durch Rhizomstücke, die von Fließgewässern weggeschwemmt wurden.
Ätherisches Kalmusöl wird medizinal verwendet, sollte aber nur unter ärztlicher Aufsicht verabreicht werden. Man unterscheidet bei *Acorus calamus* drei verschiedene Formen: Davon enthält die europäische, aber in noch

Actaea rubra *syn.* A. erythrocarpa.

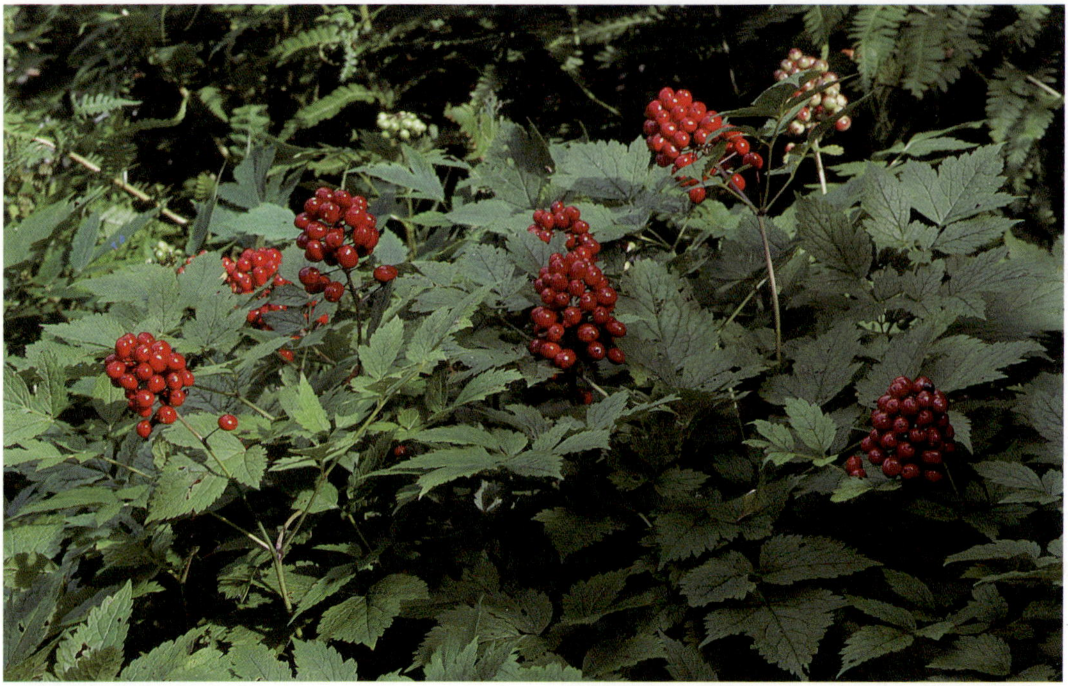

stärkerem Maße die ostasiatische Form, den Wirkstoff cis-Asaron, der krebserregend ist. Die in den USA und Sibirien angebaute Form enthält kein cis-Asaron, weshalb man vorwiegend aus dieser Arzneien herstellen sollte.

Kalmusöl wirkt gegen Husten, Grippe und Tuberkulose, vor allem aber gegen Magenleiden wie Koliken, Blähungen und Appetitlosigkeit; als Zusatz von starken alkoholischen Getränken wirkt der Bitterstoff ebenfalls appetitanregend. Auf Grund des intensiven Duftes wird Kalmus gerne als Bade- und Parfümzusatz verwendet; aber auch in Zahnpasta oder als Küchenkraut findet er Verwendung. Zerstoßene Rhizome wurden früher auf den Boden gestreut und dienten so als eine Art „Raumspray", da durch das Zertreten feine Mengen Kamusöl freigesetzt wurden und in die Luft strömten. In Indien, wo die Pflanze *bacc* heißt, fand man heraus, dass verdampfte Kalmusöle manche Insektenarten unfruchtbar macht und so deren Vermehrung verhindert.

Actaea rubra syn. *A. erythrocarpa*

(ROTES) CHRISTOPHSKRAUT

Dieses Hahnenfußgewächs ist das nordamerikanische Pendant des in Europa wachsenden Christophkrauts (*Actaea spicata*). Manche Botaniker erachten die im Westen der USA und Kanadas wachsende Pflanze nur als Varietät von *A. spicata*, die Unterschiede sind jedoch deut-

Actaea rubra

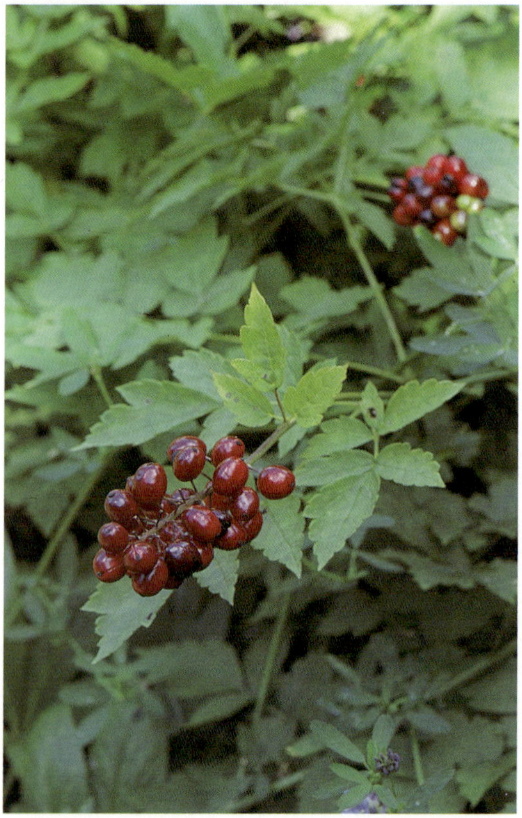

lich: Ihre reifen Beeren sind leuchtend rot, die des Christophskraut hingegen schwarz. Die ganze Pflanze ist extrem giftig, und nur die Wurzeln finden als Mittel gegen Menstruationsstörungen medizinale Verwendung.

⚕

Acataea spicata syn. *A. nigra*

CHRISTHOPHSKRAUT, ÄHRENCHRISTHOPHSKRAUT

Christophskraut wurde in Europa meist zu zwielichtigen Zwecken verwendet: Den Saft der reifen Beeren soll Wilhelm der Eroberer (11. Jh.) angeblich auf die Sättel seiner Widersacher gestrichen haben, was bei den armen Rittern zu Hautreizungen und stark juckenden Blasen führte. Der Trivialname Christophskraut beruht weniger auf der Aufgabe des hl. Christopherus als Schutzpatron der Reisenden; angeblich entstand er, weil die Pflanze im Mittelalter von Grabräubern, die den Heiligen ebenfalls zum Patron erkoren hatten, dazu benutzt wurde, die Geister aus den von ihnen geschändeten Gräbern abzuwehren. *A. spicata* wächst in den schattigen, krautreichen Buchen-Misch- und Schluchtwäldern Mitteleuropas. Die medizinische Aufbereitung dieser äußerst giftigen Pflanze – Todesfälle bisher unbekannt – sollte von Experten durchgeführt werden. Früher gab man sie äußerlich als Mittel gegen Veitstanz und Zahnschmerz sowie innerlich zur Erzeugung von Erbrechen. In der modernen Homöopathie wird ein Extrakt der Wurzel gegen rheumatische Beschwerden in Hand- und Fußgelenken verwendet.

⚕

Sommeradonisröschen (Adonis aestivalis).

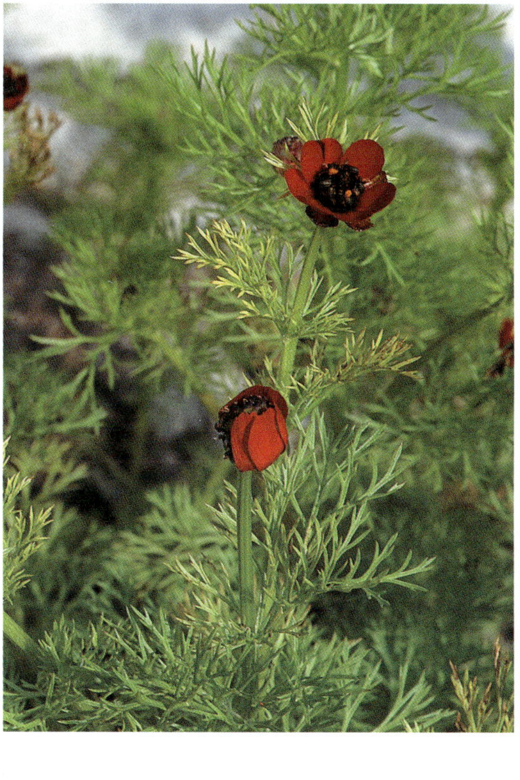

Adonis aestivalis

SOMMERADONISRÖSCHEN, SOMMERBLUTSTRÖPFCHEN, KLEINES TEUFELSAUGE

Adonis aestivalis ist eine 1-jährige, krautige, etwa 40 cm hohe Pflanze, die von Mai bis August dunkelrote Blüten mit schwarzer Mitte hervorbringt und schmale, fiederspaltige Blätter trägt. Alle Teile der Pflanze enthalten Adonin (Adonitoxin), ein giftiges Glykosid. Obgleich *Adonis aestivalis* geringere Glykosidkonzentrationen als das verwandte Frühlingsadonisröschen (*Adonis vernalis*) aufweist, ist es dennoch sehr giftig und darf nur unter ärztlicher Aufsicht verabreicht werden. In Form von Tee gibt man *Adonis aestivalis* als Schlaf- und harntreibendes Mittel sowie gegen Husten.
Verschiedene *Adonis*-Arten, insbesondere *A. vernalis* (Frühlingsadonisröschen), werden wegen ihres Gehaltes an Herzglykosiden in der Medizin verwendet. Der Vorteil gegenüber anderen Herzglykosiden, wie beispielsweise denen des Fingerhuts (*Digitalis*), besteht darin, dass Adonitoxine leicht beruhigend wirken und auch für Patienten mit Arrhythmien oder Tachykardien (also mit ungleichmäßigem bzw. zu schnellem Herzschlag) geeignet sind.

⚕

Aegopodium podagraria

ZAUN-GIERSCH, GEISSFUSS

Zaun-Giersch zählt mit zu den aggressivsten Gartenunkräutern, da sich die Rhizome unter der Erde rasch ausbreiten und dann oberirdisch ausschlagen. Besonders üppig wächst der Doldenblütler auf humösen Ton- und Lehmböden. Diese ursprünglich europäische Waldpflanze ist erfolgreich in anderen Kontinenten eingebürgert worden. In den USA ist Zaun-Giersch ein beliebter Bodendecker. Die panaschierte Sorte *A. podagraria* 'Variegatum' wuchert nicht so heftig und wird oft in Gärten gepflanzt.

Aegopodium podagraria *'Variegatum' (vorne im Bild).*

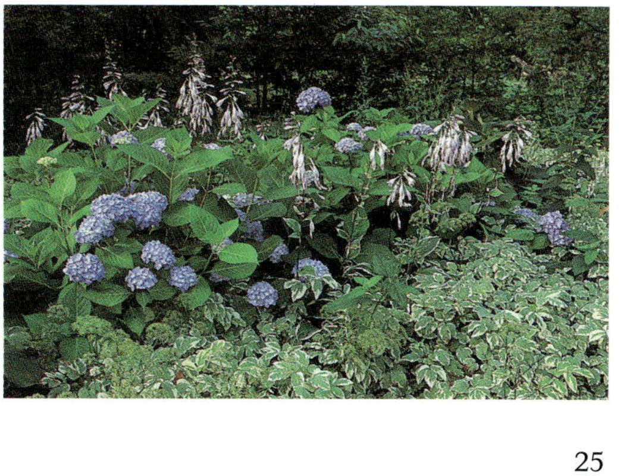

Zaun-Giersch (Aegopodium podagraria).

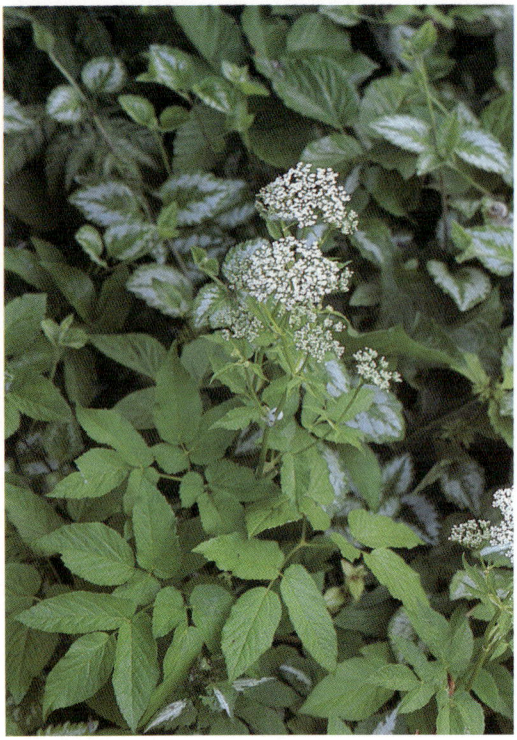

Seit dem Mittelalter wird Zaun-Giersch als Mittel gegen Gicht verschrieben; innerlich hilft es bei Hexenschuss, äußerlich bereitet man aus den Blättern eine Kompresse, der auf gichtige Füße gelegt wird. Vom lat. Wort für Gicht (podagra) leitet sich auch der wissenschaftliche Artname *podagraria* ab. Das Kraut enthält auch ein natürliches Fungizid.

Junge Blätter kann man roh als Salat oder gekocht wie Spinat verzehren. Die Pflanze ist nicht giftig, kann u. U. aber mit ähnlich aussehenden giftigen Doldenblütlern wie dem Schierling verwechselt werden. Aus der ganzen Pflanze wird ein Farbstoff gewonnen, mit dem man – je nach Vorbehandlung – Wolle und Tuch grüngelb bis dunkelorange färben kann; durch Nachbeizen erzielt man auch Brauntöne.

Aesculus hippocastanum

GEMEINE ROSSKASTANIE

Die ursprünglich in den Bergwäldern des Balkans und Westasiens heimische Rosskastanie gelangte 1576 über Konstantinopel – wo man sie bereits als Medizin einsetzte – als Schatten spendender Alleebaum in andere Teile Europas. Zunächst heilte man mit der Rinde des Baums das so genannte Wechselfieber – eine Krankheit, die heute eher als Malaria bekannt ist. Als Mittel gegen diese Krankheit erwies sich das aus der Rinde des südamerikanischen Chinarindenbaums

Gewöhnliche Rosskastanie (Aesculus hippocastanum).

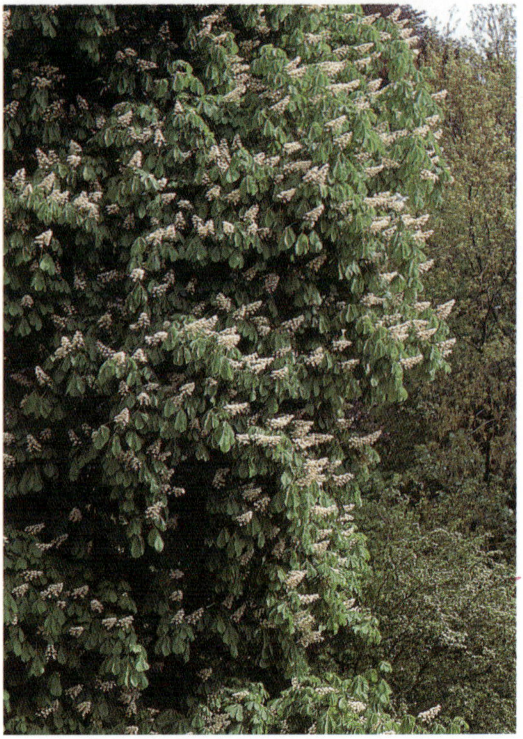

Gewöhnl. Rosskastanie, Blütenstand (A. hippocastanum).

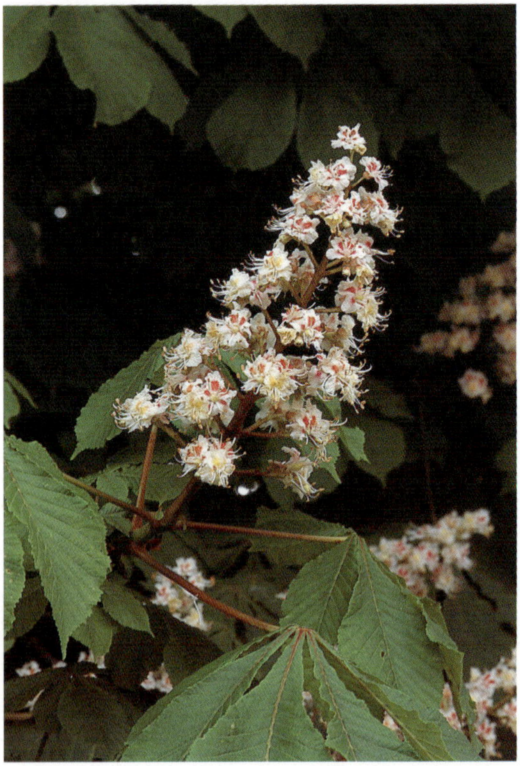

(*Cinchona* ssp.) gewonnene Chinin als wesentlich wirkungsvoller.
Heute werden die in der Rosskastanie enthaltenen Substanzen, besonders das Aescin, auf Grund von adstringierenden und entzündungshemmenden Eigenschaften vor allem bei Erkrankungen der Blutgefäße wie Hämorrhoiden und Krampfadern, als Salbe auch gegen Frostbeulen und Beingeschwüre eingesetzt.
Aus den Blättern und grünen Samenkapseln wird ein Farbstoff gewonnen, mit dem man lichtechte, kräftige Farben (Gelb, Orange und Braun) für Woll- und Baumwollstoffe erzielt.

Agastache foeniculum syn. *A. anethiodora*

ANIS-YSOP, RIESEN-YSOP, DUFTNESSEL

Sogar der Honig, der aus dem Pollen dieses Lippenblütlers stammt, schmeckt nach Anis. Daher wird *A. foeniculum* in Amerika von Imkern in großen Feldern als Bienenweide angebaut. Den ursprünglich aus Nordamerika stammenden Anis-Ysop findet man in Europa vor allem als Zierpflanze; er kann jedoch hier ebenso wie von den Indianern als nach Anis schmeckender Tee genossen werden. Das Kraut wirkt gut gegen Erkältungen, da es die Poren öffnet und Schweiß treibt, hilft aber auch bei Halsschmerzen und verschleimten Atemwegen. Die ganze Pflanze besitzt Lakritzaroma, schmeckt aber nach Anis. Aus den Blättern lässt sich ein erfrischender, köstlicher Salat bereiten.
Im Beet wird *Agastache foeniculum* bis zu 1 m hoch und blüht von Juli bis August mit Ähren aus blaurosa Einzelblüten. Sofern sie nicht auf schwerem, feuchtem Boden wächst, toleriert sie Frost bis –20 °C. Sie ähnelt stark der verwandten *Agastache rugosa*.

Anis-Ysop (Agastache foeniculum).

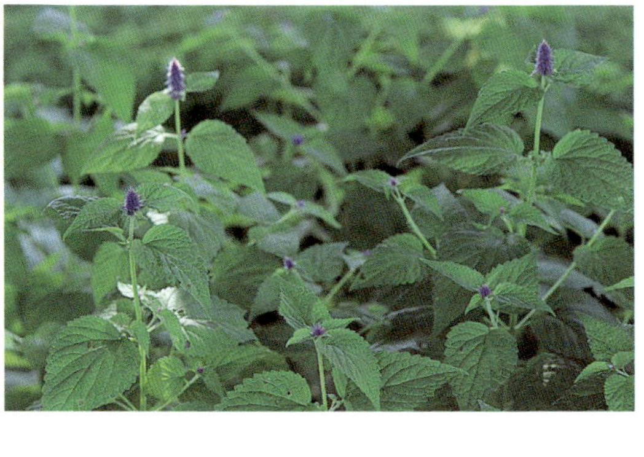

Anis-Ysop (A. foeniculum), *Blütenstände*.

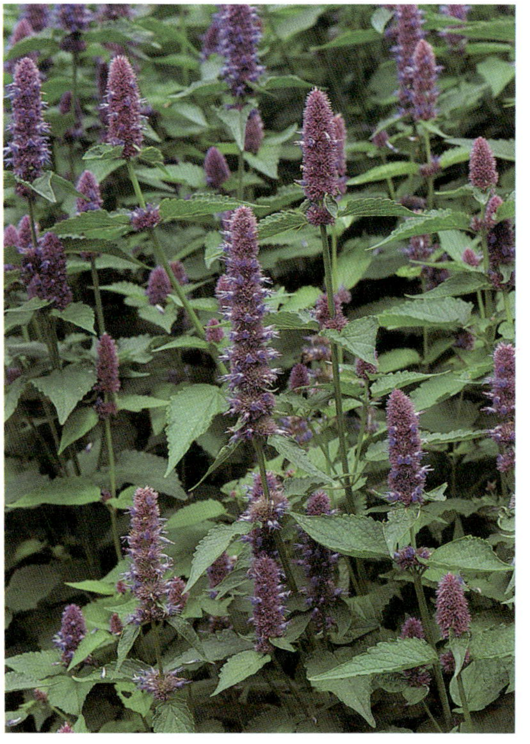

Koreanische Minze (Agastache rugosa).

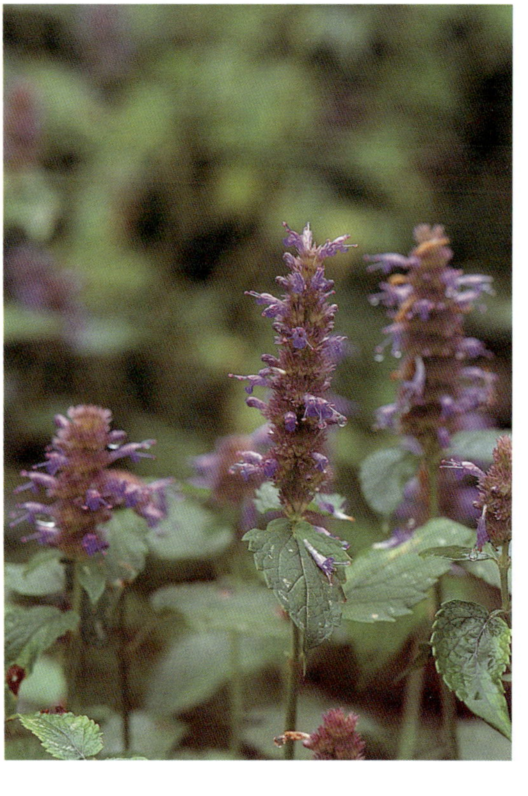

Agastache rugosa syn. *Lopanthus rugosus, Cedronella japonica*

KOREANISCHE MINZE, HUO XIANG

Wie der Name schon verrät, ist die Pflanze in China, Korea und Japan beheimatet, und obwohl Anis-Ysop und Koreanische Minze weit voneinander entfernt wachsen, ähneln sie sich so sehr, dass sie selbst von erfahrenen Botanikern nur schwer unterschieden werden können. Man kann vermuten, dass sie über die Bering-Straße eingeschleppt wurde; jahrhundertelang wurde *A. rugosa* in Korea auf ähnliche Weise als Heilpflanze genutzt wie von den Indianern Nordamerikas. In der Traditionellen Chinesischen Medizin (TCM) werden dem Kraut wärmende Eigenschaften zugeschrieben. Der leicht nach Anis schmeckende Tee lindert Erkältungsbeschwerden, hilft gegen Übelkeit und regt den Appetit an. Die Wirkstoffe sind in erster Linie schweißtreibend und verdauungsfördernd; darüber hinaus haben Forscher gefunden, dass die Pflanze auch gegen Pilzinfektionen wirkt.

Agastache urticifolia

Die Tragblätter dieser Art sind länger als bei den anderen hier genannten Vertretern von *Agastache*, ansonsten unterscheidet sie sich im Blütenbau mit ihren etwa 15 cm langen, rosa bis blauen Ähren kaum von diesen. *A. urticifolia* stammt aus dem Westen der USA und wird ähnlich verwendet wie Anis-Ysop und Huo Xiang.

Agave americana syn. *A. altissima*

AGAVE, HUNDERTJÄHRIGE ALOE

Agave americana besitzt eine imposante Blattrosette, die oft mehrere Meter Durchmesser erreicht. Nach 10- bis 20-jährigem kontinuierlichem Wachstum bildet sie aus der Mitte der Rosette einen bis zu 10 m hohen Blütenstängel aus; nach der Blüte stirbt die gesamte Pflanze ab. Der Name „100-jährige Aloe“ ist in zweierlei Hinsicht falsch: Erstens erreicht sie nie ein so hohes Alter, und zweitens ist sie mit der in Afrika beheimateten Aloe nicht verwandt. In Mitteleuropa lassen sich Agaven nur als Kübelpflanzen halten, da sie nicht frosthart sind.

A. americana stammt aus Zentralamerika, wo man sie als Heil- und Zierpflanze nutzt. Schneidet man die Stängel junger Pflanzen ab, strömt reichlich Saft heraus. In Mexiko fängt man diesen auf und lässt ihn zu Tequila, Pulque und Mescal vergären, beliebten alko-

Agave (Agave americana).

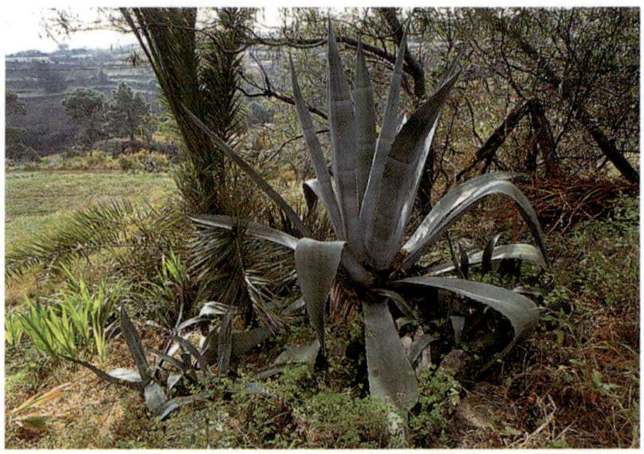

Agastache urticifolia.

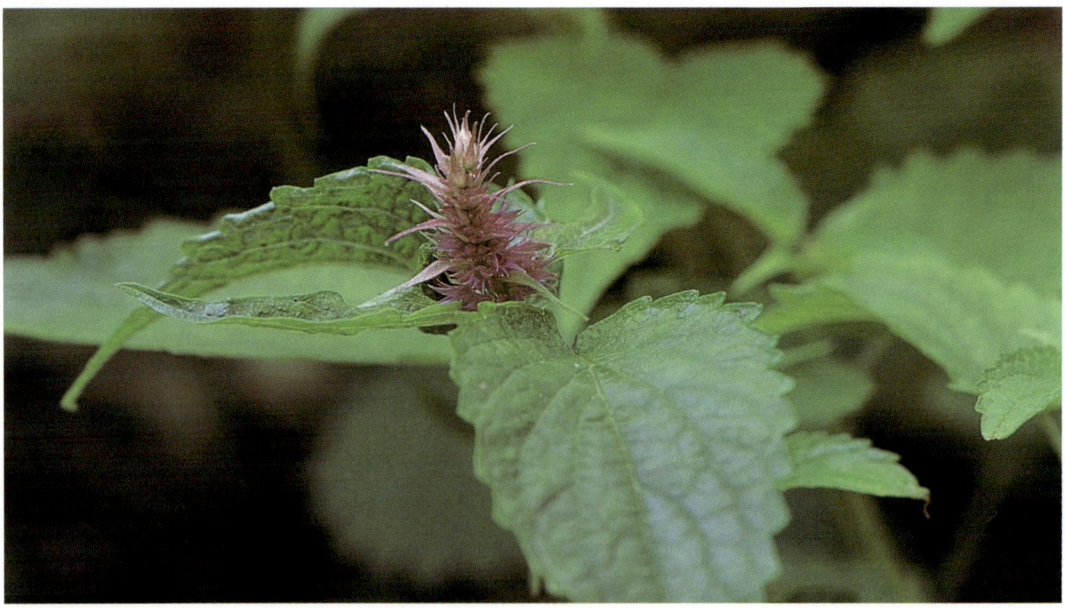

holischen Getränken. Aus Agaven wird auch ein Insektenrepellent hergestellt. Medizinal nutzt man sie zur Behandlung von Skorbut, Rheuma, Syphilis und Gonorrhö, aber auch gegen Leberbeschwerden und Gelbsucht.

⚕ ✳

Agave americana 'Striata'

Panaschierte Formen von *A. americana* sind in Kultur verbreiteter als der reine Wildtyp. Am bekanntesten ist die Sorte 'Marginata' mit breiten gelben Blatträndern. Bei 'Variegata' sind die Blätter weiß gerändert, bei 'Mediopicta' hat die Blattmitte einen breiten weißen Streifen. Die Blätter von 'Striata' sind gelb oder blassgelb gestreift. Panaschierte Sorten gedeihen im Freiland nicht ganz so gut wie der Wildtypus, ihre Blätter können aber auf ähnliche Weise genutzt werden.

⚕ ✳

Agave americana *'Striata'*.

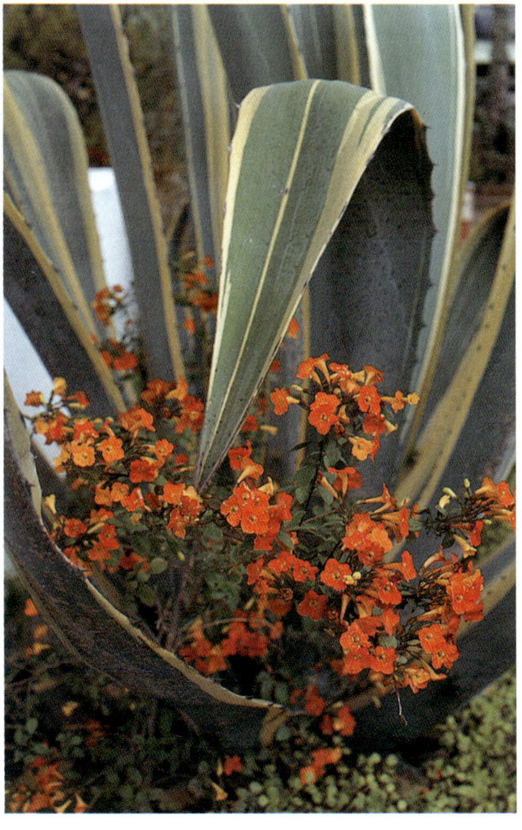

Kleiner Odermennig (Agrimonia eupatoria).

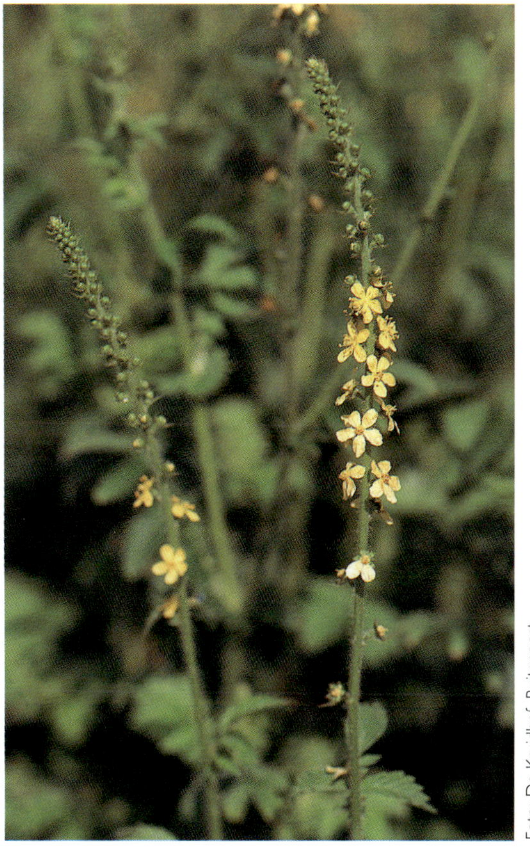

Foto: De Kruidhof, Buitenpost

Agrimonia eupatoria

KLEINER ODERMENNIG, GEMEINER ODERMENNIG

Opernsänger, Politiker und Nachrichtensprecher sollten sich dieses Kraut gut merken, da ihre Stimme deutlich besser klingt, wenn sie zuvor einen Odermennig-Absud als Gurgelwasser benutzt haben. Bei den alten Griechen galt Odermennig als Allheilmittel gegen Warzen, Gelbsucht und die Bisse von Schlangen und tollwütigen Hunden. In der heutigen Medizin schätzt man die blutstillende, leicht adstringierende Pflanze als Mittel gegen Durchfall, Magen-Darm-Beschwerden und Gallenbeschwerden. Als Gurgelwasser hilft er bei Heiserkeit und Zahnfleischentzündung.

Odermennig bringt im Juli etwa 1 m hohe Triebe hervor, an denen die goldfarbenen Blütchen in Ähren stehen. *A. eupatorium* bevorzugt basische, nicht zu feuchte Böden im Halbschatten.

⚕

Gemeine Konrade (Agrostemma githago).

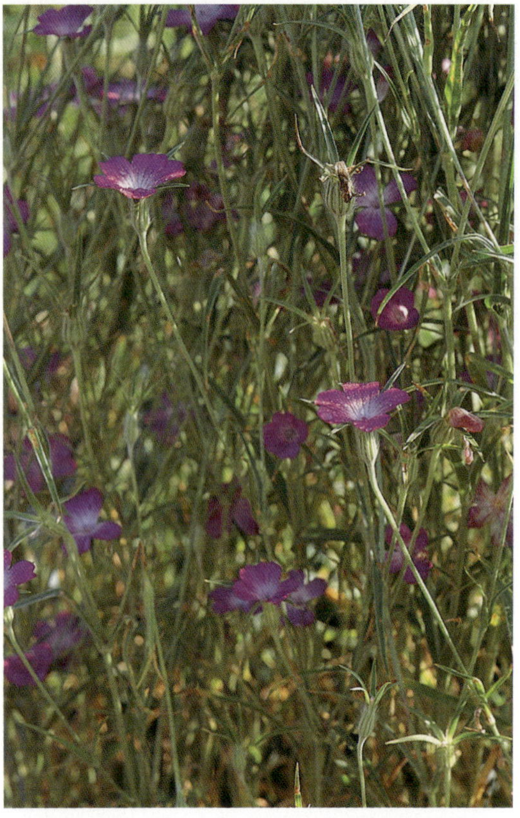

Gemeine Kornrade (Agrostemma githago), *Blüte.*

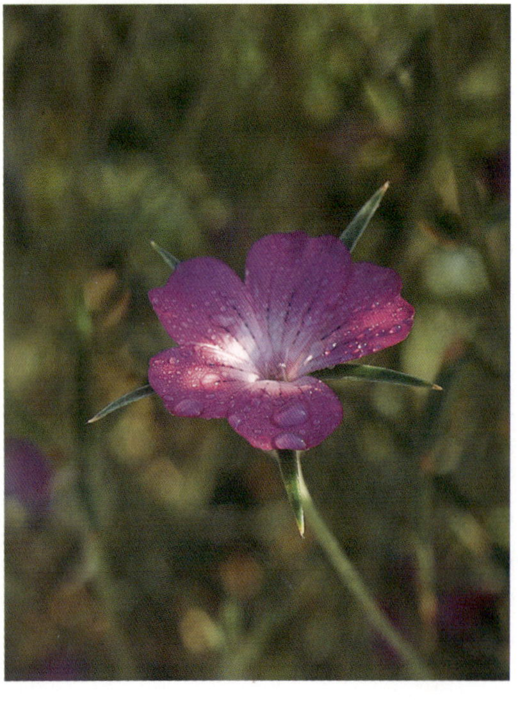

Agrostemma githago

GEMEINE KORNRADE, RADE

Als Getreideunkraut war die Kornrade trotz ihrer hübschen rosa Blüten nicht sehr beliebt, da ihre Samen giftige Stoffe enthalten, die - wenn sie mit dem Getreide mitgemahlen werden - nach Verzehr zu Hautreizung und mitunter auch zu Magen-Darm-Entzündungen führten. Daher verschwand die Kornrade aus den heimischen Feldern.

A. githago ist eine 1-jährige Pflanze, die etwa 1 m hoch wächst und auf Grund ihres zarten Wuchses in Wildwiesen von anderen Kräutern gestützt werden muss. Die Aussaat sollte im Herbst oder folgenden Frühjahr auf trockenem bis frischem, nährstoffreichem Boden erfolgen; die Blüte dauert von Juni bis Ende August.

Als Heilpflanze soll die Kornrade Gelbsucht, Ödeme, Hautausschlag und Hämorrhoiden lindern. In der Homöopathie ist sie ein Mittel gegen Entzündung der Darmschleimhaut.

⚕

Ajuga reptans

KRIECHENDER GÜNSEL

Das natürliche Verbreitungsgebiet des Günsels sind die Waldsäume, Berghänge und Wiesen Europas und Westasiens, er findet sich jedoch auch in vielen Gärten als Bodendecker. Die Blätter des Günsels bilden einen flachen dunkelgrünen bis purpurfarbenen Teppich, aus dem im Frühjahr blauviolette Lippenblüten in Ähren herausragen.

Im 17. Jh. wurde Günsel von dem berühmten Kräuterkundler Nicholas Culpeper vor allem wegen seiner wundheilenden Eigenschaften hoch geschätzt. Eine Abkochung des Krauts wurde mit Sirup vermischt getrunken oder als Salbe auf die Wunde aufgetragen. Heutzutage erregen vor allem seine toxischen, speziell insektiziden Eigenschaften das Interesse der Forschung: Seitdem man weiß, dass Larven der Weißen Fliege sterben, wenn sie Günsel gefressen haben, wird *A. reptans* als potenzielles natürliches Insektizid diskutiert.

⚕ ✳

Zwischen Efeu ragt Günsel (Ajuga reptans) *hervor.*

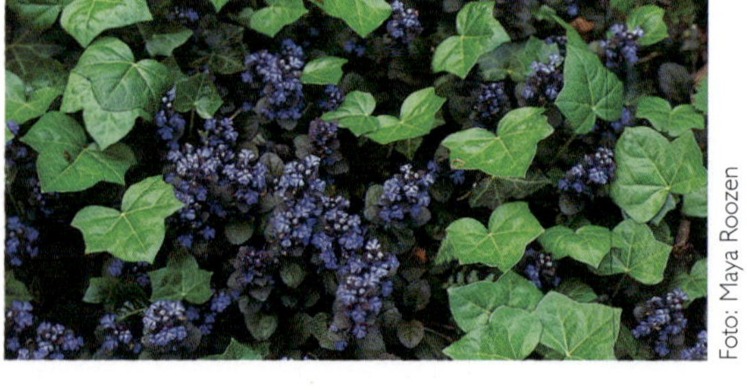

Stockrose (Alcea rosea).

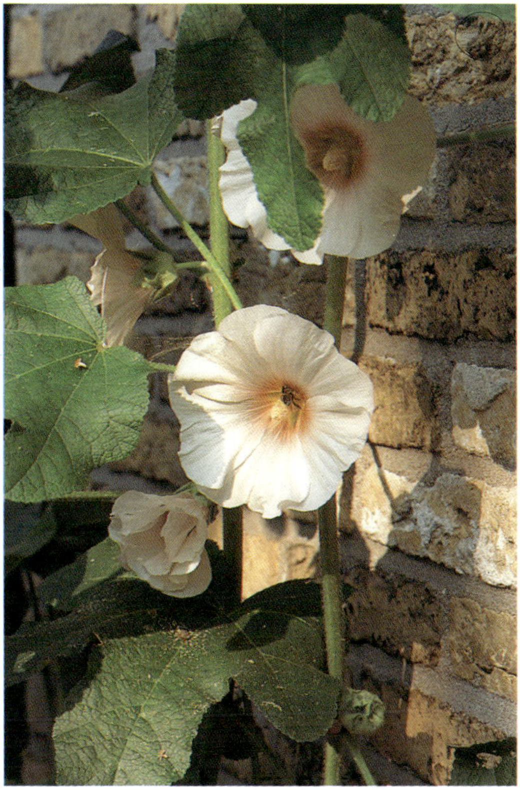

Stockrose (Alcea rosea).

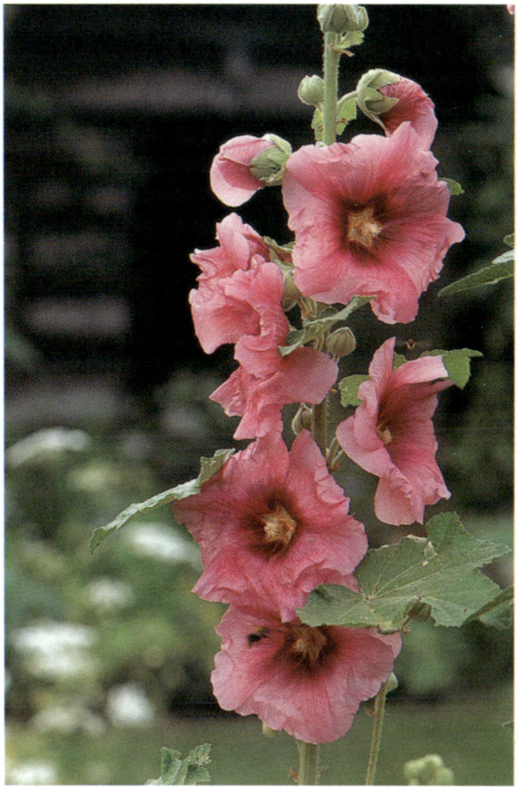

Alcea rosea syn. *Althaea rosea*

STOCKROSE, STOCKMALVE

Von dieser Pflanze sind nur Kulturformen bekannt, wobei sie selbst ursprünglich aus Kleinasien stammt. Stockrosen sind typisch für klassische Bauerngärten, und mancherorts kann man mitunter bis zu 2 m hohe Exemplare sehen, die aus dem Asphalt hervorsprießen. Die 2-jährige Pflanze wird sehr oft von Rostpilzen (*Puccinia malvacearum*) befallen, die man an weißlich-gelben, später braunen Rostpusteln auf der Blattunterseite erkennt. In der Regel reicht es, erkrankte Blätter frühzeitig zu entfernen; ansonsten muss man die Pflanze nach der Blüte bis zum Grund zurückschneiden oder bei massiver Infektion vollständig ausgraben und verbrennen.

Mit Rost infiziertes Stockrosenblatt.

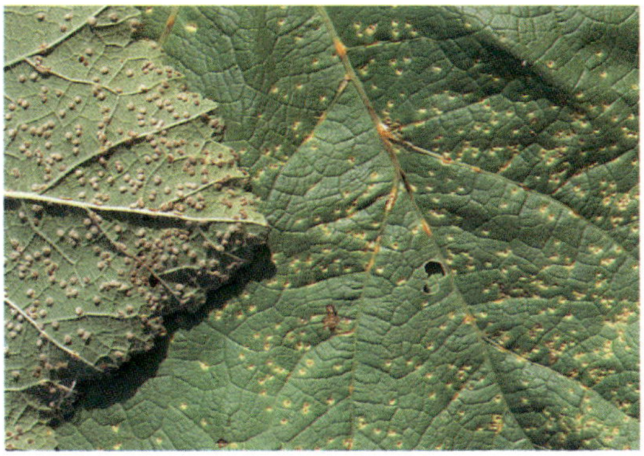

Stockrosen-Blüten ergeben einen schmackhaften Tee, der auch bei Husten und Bronchitis hilft. Auch der in den Wurzeln enthaltene Saft eignet sich als Hustensirup. Früher verabreichte man die Pflanze auch als Mittel gegen Durchfall, Magen- und Nierenleiden, und ihre Wurzeln gab man zahnenden Kleinkindern zum Beißen. Aus der dunkelpurpurnen, fast schwarzen Sorte 'Nigra' wird ein violetter Farbstoff hergestellt, während man mit verblühten Blütenstängeln Wolle und andere Stoffe gelb färben kann.

Alchemilla alpina

ALPEN-FRAUENMANTEL, ALPENSINAU, HASENKLEE

Die Wildtypen, aus denen alle heutigen Kultivare des Alpen-Frauenmantels gezogen wurden, sind leider verschollen. Die hieraus gezüchteten Hybriden sind jedoch steril und können nicht mehr mit Pollen anderer Pflanzen gekreuzt werden; jedoch bringen sie zahlreiche keimfähige Samen hervor, die sich selbst aussäen können.

Alpenfrauenmantel (Alchemilla alpina).

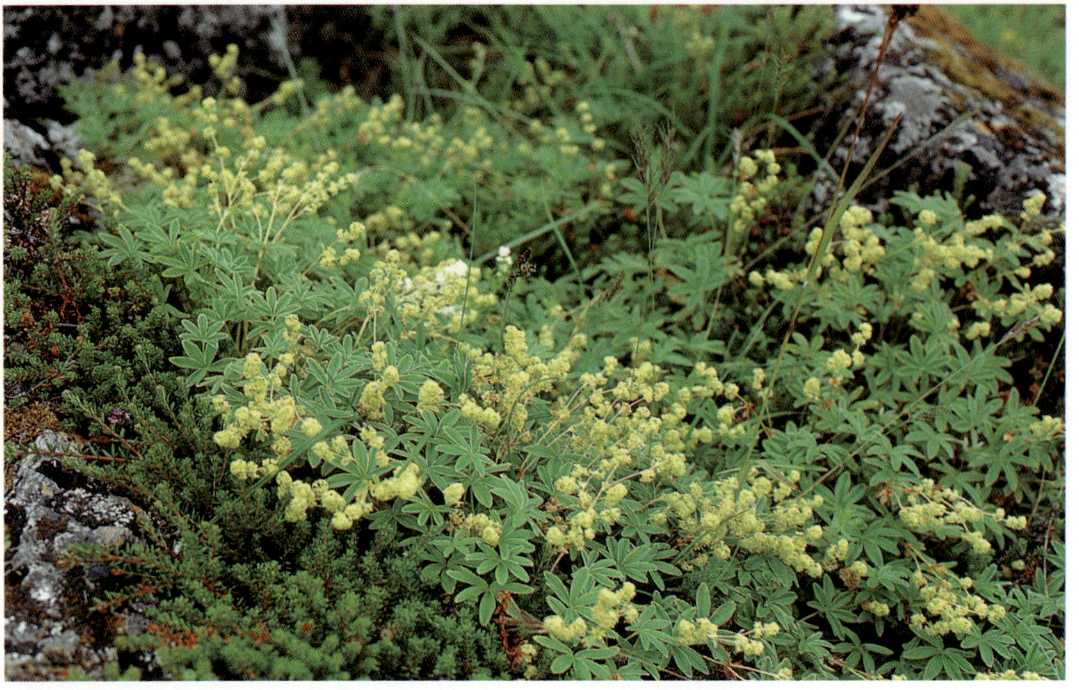

Alchemilla conjuncta.

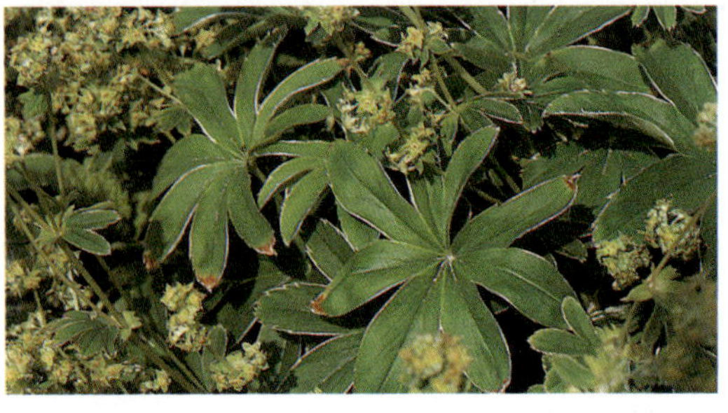

Großblättriger Frauenmantel (Alchemilla mollis).

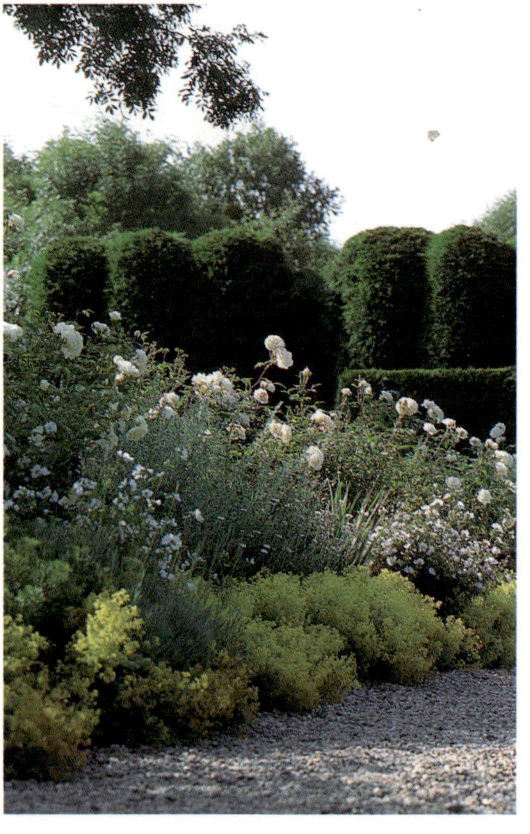

Die niedrigwüchsige (bis 20 cm) *A. alpina* ist deutlich an den tief gelappten, oft handförmigen Blättern zu erkennen, die an das Laub der Rosskastanie erinnern. Sie kommt, wie der Name verrät, in den Hochgebirgen Europas vor, wächst aber auch auf Island, wo diese Aufnahme gemacht wurde. Zum medizinalen Nutzen siehe *Alchemilla xanthoclora.*

Alchemilla conjuncta

KALK-FRAUENMANTEL, FRAUENHILF

Rein äußerlich ähnelt diese Art der oben beschriebenen *A. alpina* und wird oft unter diesem Namen verkauft; allerdings sind ihre Blätter nicht so tief gelappt wie beim Alpen-Frauenmantel. *A. conjuncta* wächst natürlicherweise in den Alpen und im Jura, wurde aber auch in Schottland eingebürgert. Die Pflanze wird etwa 30 cm

hoch und trägt von Juni bis Juli Blüten in schmalen Büscheln.
Zum medizinalen Nutzen siehe *Alchemilla xanthoclora.*

Alchemilla mollis

GROSSBLÄTTRIGER FRAUENMANTEL, PERLKRAUT, SILBERMANTEL

Diese weit verbreitete Form des Frauenmantels wächst nicht in freier Natur, sondern findet sich als Gartenpflanze an Beeträndern; mitunter bürgern sich jedoch verwilderte Sorten ein. Frauenmantel gedeiht unter fast allen Bedingungen und sät sich gerne selbst aus, vor allem auf frisch umgegrabenem Grund. Die Blätter sind recht groß und beidseitig befilzt. Die Tautropfen, die man frühmorgens an den Blattspitzen hängen sieht, bestehen nicht nur aus Kondensationswasser, sondern z. T. auch aus Flüssigkeit, die die Pflanze ausgeschieden hat (Guttation). Die Staude blüht ohne Pause von Mai bis zum Spätherbst. Unschön gewordenes Blattwerk kann getrost oberhalb des Bodens zurückgeschnitten werden. Die Pflanze wird verwendet, um Textilien und Wolle grün, gelb oder braun zu färben. Andere Verwendungsmöglichkeiten siehe *Alchemilla xanthoclora.*

Großblättriger Frauenmantel (Alchemilla mollis).

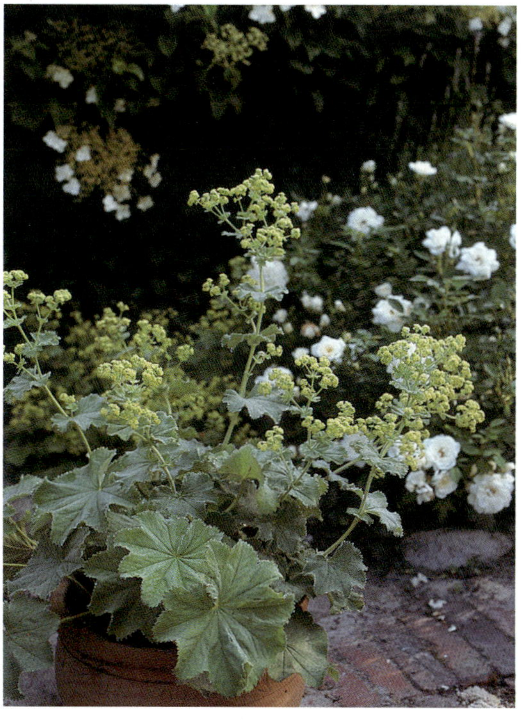

Alchemilla xanthoclora.

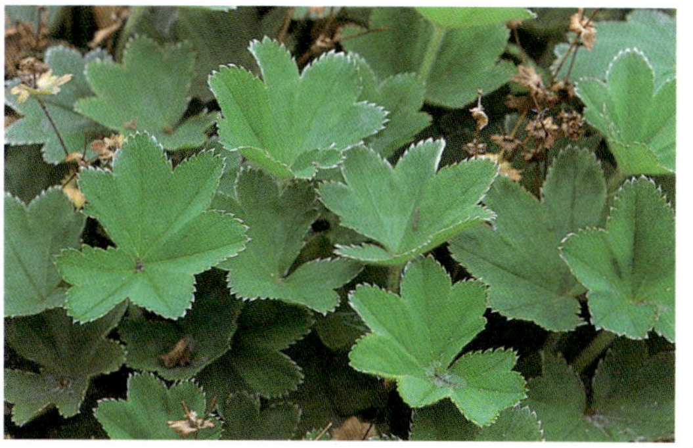

Alchemilla xanthoclora syn. *A. vulgaris*

FRAUENMANTEL, FRAUENHILF

Im Morgengrauen bilden sich an den Blattspitzen des Frauenmantels kleine „Tauperlen", die von den Alchemisten des Mittelalters als Zutat zu dem Gebräu gegeben wurden, aus dem sie den „Stein der Weisen" zu gewinnen hofften; dessen Zauberkräfte sollten unedle Metalle in Gold verwandeln. Für ihre – vergeblichen – Mühen wurde ihnen wenigstens posthum die Ehre zuteil, für den wissenschaftlichen Namen der Gattung (*Alchemilla*) Pate gestanden zu haben.
Heute erfreut sich Frauenmantel als Bestandteil – hier: die getrockneten Blätter – des Schweizer Kräutertees großer Beliebtheit. In der Volksmedizin wird die Pflanze bei vielen Frauenleiden verabreicht, z. B. bei Menstruationskrämpfen, starken Monatsblutungen, Entzündungen der Gebärmutterschleimhaut oder zur Geburtseinleitung; Schwangeren sollte man *Alchemilla* jedoch besser nicht geben. Die im Frauenmantel enthaltenen Gerbstoffe wirken adstringierend und blutungsstillend, was den althergebrachten Ruf dieser Pflanze als Wundmittel erklärt. Darüber hinaus galt sie als Mittel gegen Durchfall, zur Blutreinigung und Hautregeneration. *Alchemilla xanthoclora* (syn. *A. vulgaris*) gilt als beste Heilpflanze der Frauenmantel-Arten, andere Pharmazeuten halten *A. alpina* für medizinal effektiver. Gut erkennbar ist die Art an ihren trichterförmigen, aufrechten, gezähnten Blättern; die Zähnung fällt an der Spitze feiner aus als am übrigen Blattrand.

Alisma plantago-aquatica

GEMEINER FROSCHLÖFFEL

Das Gift eines Klapperschlangenbisses wird durch Froschlöffel neutralisiert, weshalb man die Pflanze in Nordamerika zu genau diesem Zweck einsetzt. Da *Alisma plantago-aquatica* eine Wasserpflanze ist, Klapperschlangen jedoch eher in der Wüste leben, wird das Gegengift im akuten Notfall wohl nicht immer parat gewesen sein. In Europa findet man die Pflanze in Ufersäumen, die regelmäßig überflutet werden. So-

Gemeiner Froschlöffel (Alisma plantago-aquatica).

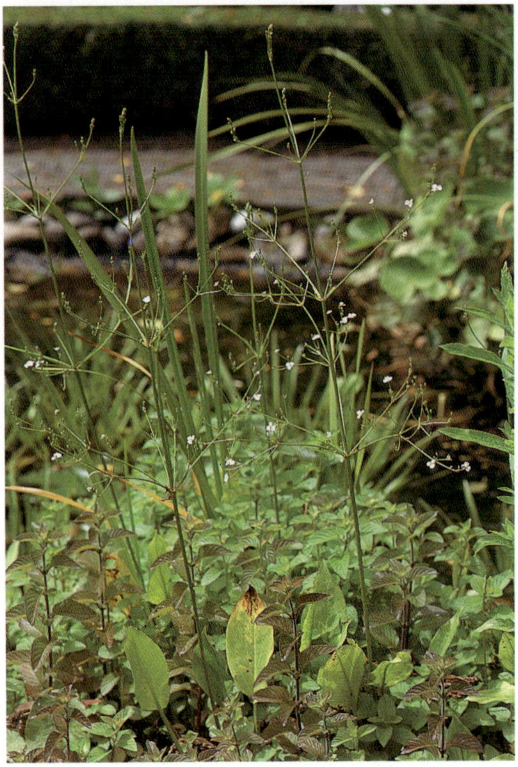

wohl hier wie auch in Nordamerika und Asien - dort vor allem in China und Japan - wurde Froschlöffel als Heil- und Nutzpflanze verwendet. Die Wurzeln sind essbar, während die ätherischen Öle und das Harz medizinal genutzt werden. *Alisma* wird gegen Epilepsie und Darmgrippe verschrieben. Seine Wirkstoffe sind harn- und schweißtreibend, sie wirken daher purgierend auf Nieren und Blase und dienen somit zur Behandlung von Nierensteinen und Harnblasenentzündungen.

Alliaria petiolata

KNOBLAUCHSRAUKE, LAUCHKRAUT

Wer Blätter der Knoblauchsrauke zwischen den Fingern zerreibt, versteht ihren Trivialnamen - es wird ein starker Knoblauchduft freigesetzt. Junge Blatt- und Blütensprosse lassen sich hervorragend als Küchenkräuter verarbeiten. Trotz ihres Geruchs ist *A. petiolata* nicht mit dem Knoblauch verwandt, sondern zählt zu den Kreuzblütlern, wie beispielsweise der Senf. Aber nicht nur in der Küche wird *Alliaria petiolata* eingesetzt, sondern auch gegen bestimmte Leiden, die gemeinsam oder nacheinander auftreten können: Ekzeme, Asthma und Bronchitis; angeblich soll das Kraut auch gegen Rheuma und Gicht gut sein. In freier Natur wächst es am Wegesrand

Knoblauchsrauke (Alliaria petiolata).

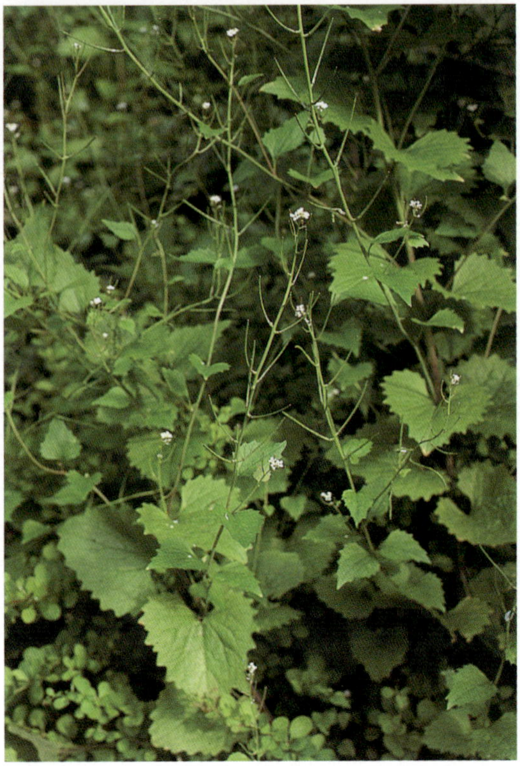

auf ergiebigen Böden; diese halbschattenliebende Staude blüht im Mai.

Allium cepa

KÜCHENZWIEBEL, BOLLE

Die Zwiebel, eine uralte Nutzpflanze, diente den Menschen schon zu unterschiedlichsten Zwecken: In Bündeln an der Haustüre aufgehängt, sollte sie im Mittelalter in Europa die Pest abwehren, und abergläubische Menschen suchten sich mit einer Halskette aus Zwiebeln vor dem Teufel zu schützen. Ansonsten kann man *Alli-*

Zwiebel (Allium cepa).

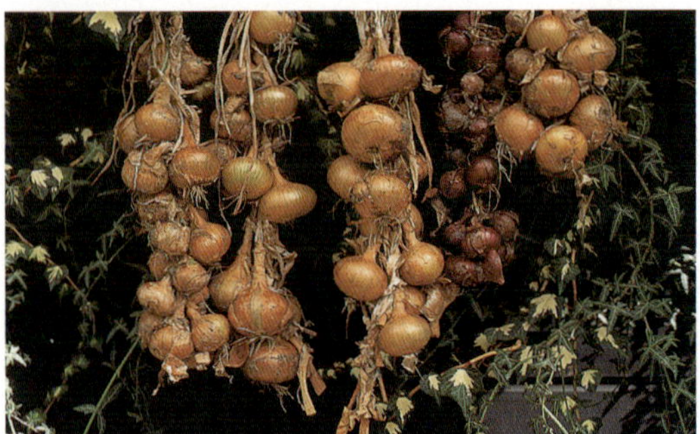

um cepa zweifellos als großartige Heilpflanze ansehen: Sie wirkt harntreibend, wundheilend und eignet sich sehr gut bei Erkältung und Halsweh. So ist z. B. Zwiebelsaft mit etwas Honig ein altes Hausmittel gegen Erkältung. Roh und fein gehackt sind Zwiebeln eine sehr gesunde Salatzutat, aber mit leicht unangenehmem Nachgeschmack. Daher werden sie oft gekocht verzehrt, wobei sie an Wirksamkeit verlieren. In der Homöopathie gilt *Allium cepa* als Mittel gegen Asthma, Bronchitis, Rheuma, Heuschnupfen und Ohrenschmerz. Dass man beim Zwiebelschneiden weinen muss, ist wohl jedem bekannt, allerdings reagieren manche Menschen auf die Ausdünstungen allergisch oder mit Ausschlag. Getrocknete Zwiebelschalen liefern einen orangen Farbstoff, mit dem sich Wolle und andere Stoffe (z. B. Ostereier) braun oder rot färben lassen.

Allium cepa 'Proliferum'

Normale Küchenzwiebeln bringen im 2. Jahr grün-weiß gestreifte Blüten in kugeligen Blütenständen hervor; die Sorten der Proliferum-Gruppe blühen jedoch nur gelegentlich. Stattdessen bilden sich an der Spitze des Blütenstängels kleine Brutzwiebeln aus, die dann meist in der Küche Verwendung finden – roh im Salat, gepresst als Saft oder sauer eingelegt als sog. Perlzwiebeln. Diese Sorten schmecken intensiver als normale Zwiebeln und lassen sich mit Hilfe dieser Brutzwiebeln problemlos vermehren. Die Pflanze selbst wächst etwas struppig und ist daher als Zierpflanze nur für solche Hobbygärtner geeignet, die Sinn für Apartes haben.

Brutzwiebeln (Allium cepa *'Proliferum'*).

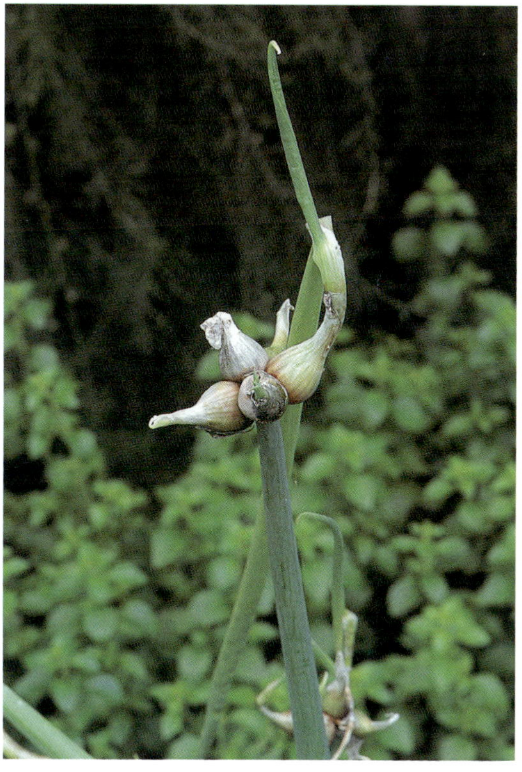

Allium fistulosum

WINTERZWIEBEL

Winterzwiebeln sind wichtiger Bestandteil der chinesischen Küche, finden aber auch Anwendung in der Kräutermedizin dieses Landes: Dort gelten sie als schweißtreibendes Mittel und werden gegen verschnupfte Nasen, Furunkel und Blähungen gegeben. Zwiebel und Stängel sind etwa gleich groß und beide essbar. Neben der genannten Verwendung als Arznei wird die Winterzwiebel auch als harntreibendes und verdauungsförderndes Mittel sowie gegen Grippe und zur Senkung des Cholesterinspiegels verwendet. Brutzwiebeln lassen sich leicht den Blütenständen entnehmen; man kann die Pflanzen aber auch ab März aus Samen ziehen.

Winterzwiebel (Allium fistulosum).

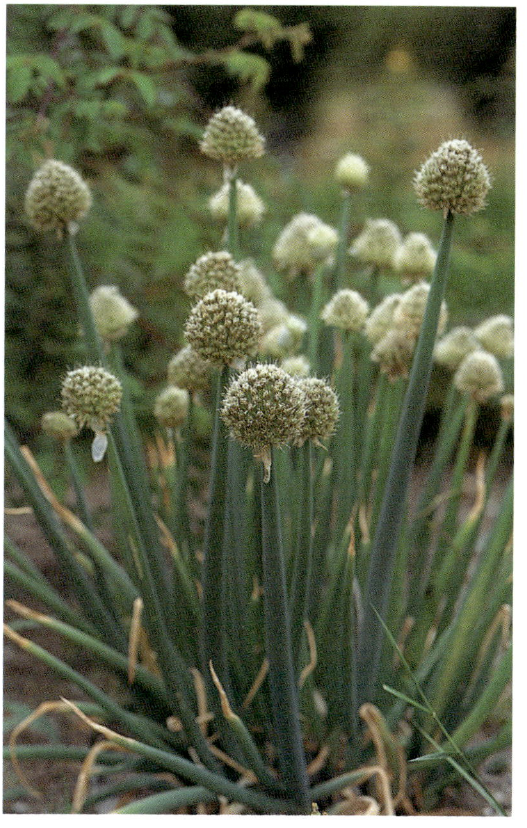

Winterzwiebel (Allium fistulosum), *Blütenstand.*

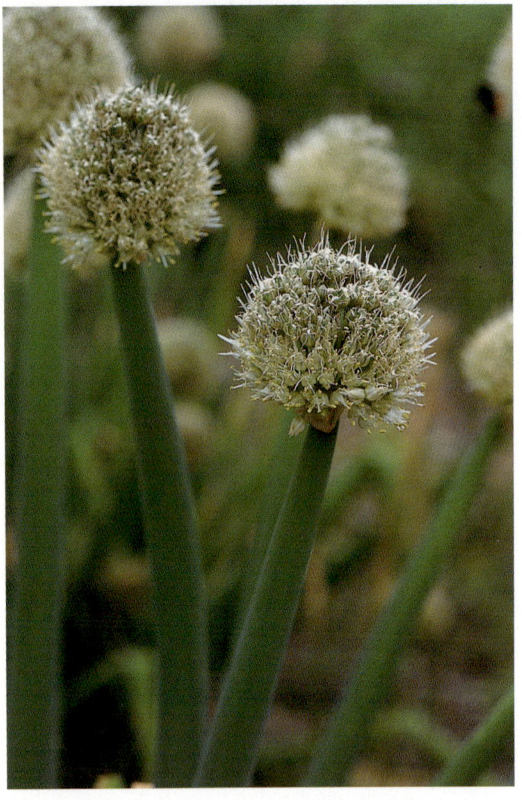

Laubblüten (Allium porrum), *gerne von Hummeln besucht.*

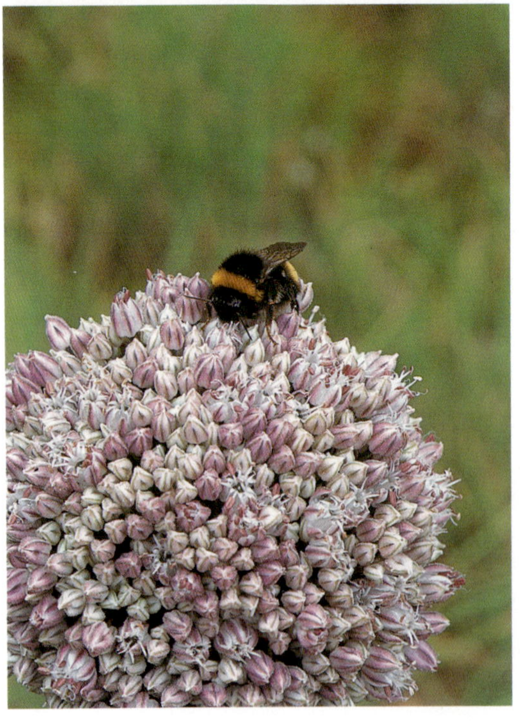

Allium porrum

LAUCH, PORREE, WINTERLAUCH, BREITLAUCH

Gekocht ist Lauch ein bekanntes Wintergemüse, und in Ringe geschnitten, fehlt Porree wohl in keiner guten Bouillon. Länger als 5 min sollte man ihn aber nicht kochen lassen. Fein geschnitten schmeckt sein grün-weißer Stängel auch gut in Salaten. Zur Aussaat werden die Samen in kleine Löcher gesteckt, und wenn der Stängel emporwächst, werden die Löcher mit Sand aufgehäufelt, damit der Porree schön hoch wächst. Lauch braucht sehr gute Böden. Nicht geerntete Pflanzen überwintern und blühen im nächsten Sommer mit einem großen, kugelförmigen Blütenstand aus vielen rosa Einzelblüten. Nach erfolgter Befruchtung sind die Lauchpflanzen zum Verzehr ungeeignet.

Allium sativum

KNOBLAUCH

Schon den alten Ägyptern galt Knoblauch als heilig – so wie heute auf die Bibel, legten sie damals einen Eid auf diese Pflanze ab, berichtete der römische Chronist Plinius der Ältere. Insgesamt zählt *Allium sativum* mit zu den gesundesten Pflanzen überhaupt, da er sich positiv auf den ganzen Organismus auswirkt. Bei regelmäßigem Verzehr beugt man Herz- und Kreislaufbeschwerden sowie erneutem Herzinfarkt vor, der Cholesterinspiegel wird gesenkt und die Durchblutung des Gewebes gefördert. Zudem wirkt Knoblauch hautreinigend, äußerlich gegen Akne und innerlich gegen Würmer. Die Pflanze enthält viele Vitamine, sie wirkt entzündungshemmend und verhindert Pilzbefall. Darüber hinaus soll Knoblauch den Alterungsprozess verlangsamen.

Knoblauch (Allium sativum), *Blütenstand.*

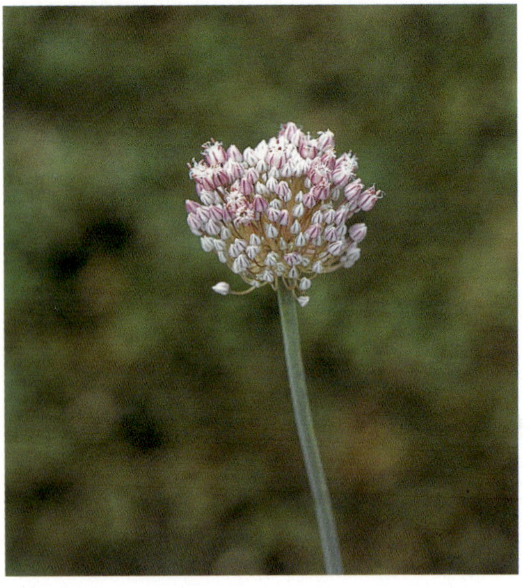

In der Küche verwendet man ganze Zehen, oder man zerquetscht bzw. hackt diese klein. In Öl oder Salz eingelegt behalten die Zehen ihre guten Eigenschaften, allerdings geht vieles beim Kochen verloren. Ein großes Manko beim Verzehr des „Knofels“ ist und bleibt natürlich die „Knoblauchfahne“.
Starker Genuss von Knoblauch in Kombination mit Wein kann bei manchen Personen zu unruhigem Schlaf und Herzrasen führen; ansonsten gilt der übermäßige Verzehr der Knolle als nebenwirkungsfrei. Mit einer Abkochung aus Knoblauch lässt sich sogar Mehltau bekämpfen und, in gemischten Rabatten gepflanzt, hilft er gegen Wühlmäuse.
Wild wachsenden Knoblauch gibt es heute nicht mehr. Der schlanke Stängel kann bis 1 m hoch werden und ist von einer kleinen, hübschen Kugel aus rosa Einzelblüten gekrönt. Unterirdisch bildet die eiförmige Zwiebel reichlich Zehen aus, die von einer weißen Hülle umschlossen und geschützt werden.

⚕ ⫴ ✳

Allium schoenoprasum syn. *A. sibiricum*

SCHNITTLAUCH

Bekannt ist, dass man Schnittlauch spielend leicht selbst ziehen kann. Schon ein kleiner Topf auf einem schmales Fenstersims oder in einem Eckchen auf dem Balkon reichen für diese anspruchslose Staude aus. Schnittlauch ist zwar mäßig winterhart, bei leichtem Frost frieren jedoch alle oberirdischen Teile ab. Fortlaufend bildet die Pflanze neue, drehrunde, hohle Stängel und Rundblätter aus, die frisch am besten schmecken. In Ringe geschnitten rundet Schnittlauch mit seinem milden Zwiebelaroma viele Speisen, Suppen und Salate ab, dient aber auch als Garnierung von Saucen und kalten Platten.
Ab Juni wird das Grün zäher und die ersten 2 cm großen Blüten erscheinen, die viele Bienen anziehen. Stängel mit Blütenansatz sollte man nicht mehr verzehren. Nach der Blüte wird Schnittlauch zurückgeschnitten, so dass neues Grün nachwachsen kann. Ungeachtet seines hohen Vitamin-C-Gehalts und seiner verdauungsfördernden Eigenschaften findet Schnittlauch keine Verwendung als Heilpflanze.

⫴

Schnittlauch (Allium schoeneprasum), *Blütenstände.*

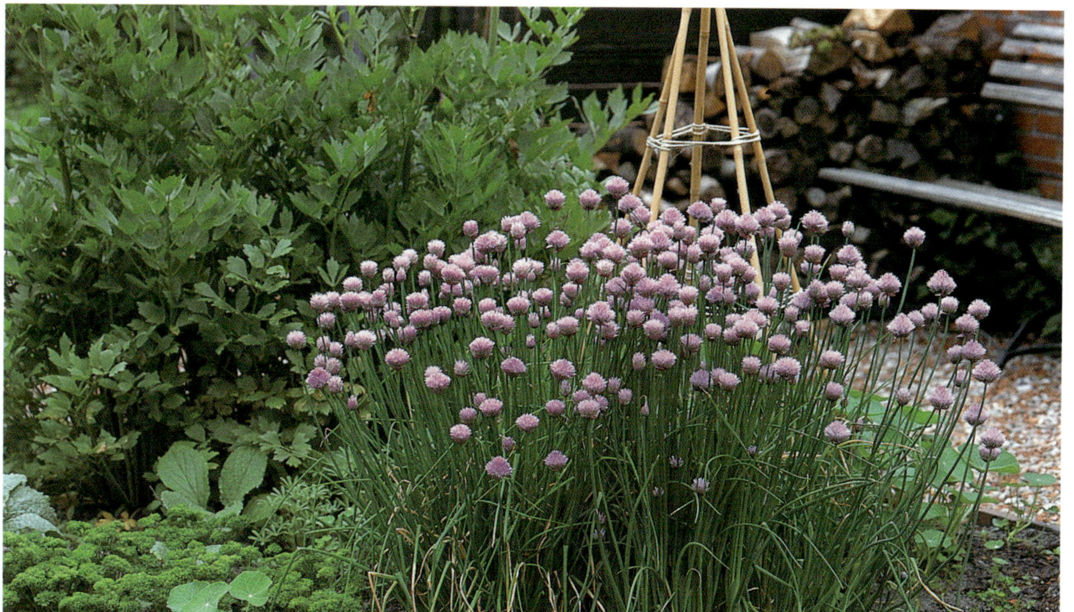

Schnittlauch (Allium schoenoprasum).

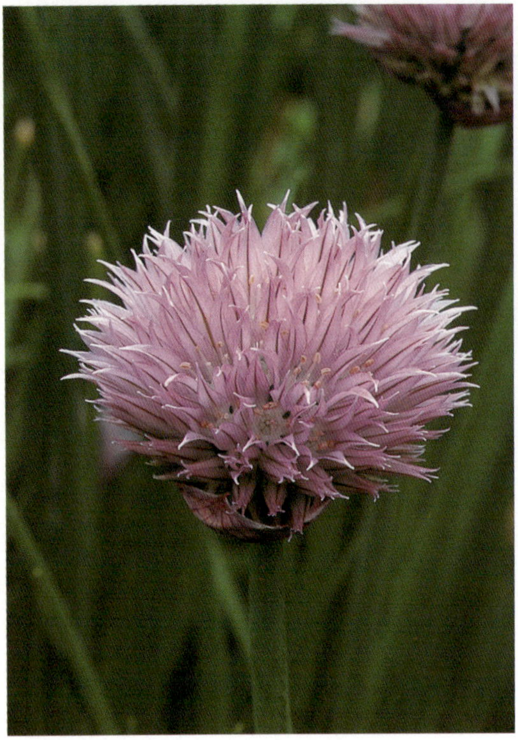

Allium schoenoprasum *'Album', weiße Blüten.*

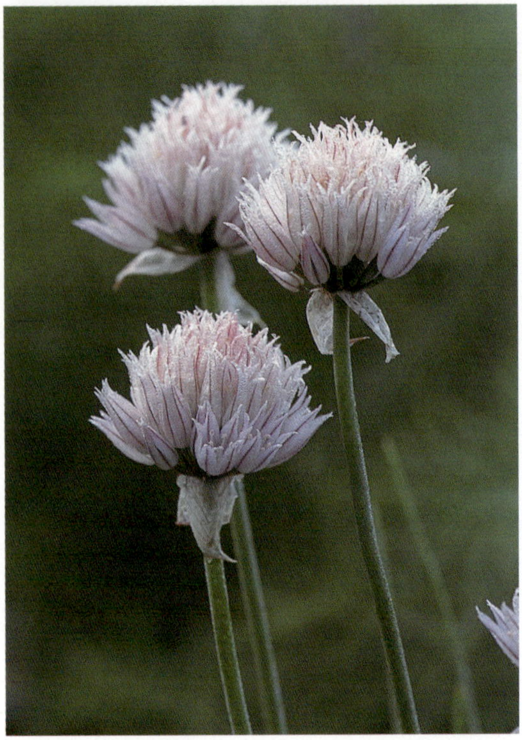

Allium schoenoprasum 'Album'

SCHNITTLAUCH

Da farbenfrohe Gärten sehr *en vogue* sind, erfreuen sich exotische, bunte Varianten von Nutzpflanzen großer Beliebtheit. Schnittlauch-Sorten mit weißen Blüten sind beispielsweise *A. schoenoprasum* forma *album* 'Albifloss' oder 'Album'. Hierbei fallen nur die Farben der Blüten schwächer aus, im Aroma schmecken sie wie normaler Schnittlauch.

Allium tuberosum

KNOBLAUCHSCHNITTLAUCH, CHINALAUCH

Diese seit Jahrhunderten in China und Indien kultivierte *Allium*-Art schmeckt ähnlich wie Schnittlauch, jedoch mit einer stärkeren Knoblauchnote. Am besten pflückt man die zarten, schnurförmigen Blätter (nicht die härteren Blütenstängel!) und gibt sie fein gehackt an Salate, Suppen und Saucen; sie sind auch zum Garnieren von Eierspeisen und Kartoffelgerichten geeignet. In der TCM dient *A. tuberosum* als Nierenmittel und wird gegen Blasenbeschwerden sowie Inkontinenz verabreicht. Die aromatischen, weißen Blüten bilden sich im August und sehen sehr hübsch aus; das in Südostasien beheimatete Zwiebelgewächs wird fast 50 cm hoch und ist sehr frosthart.

Allium tuberosum.

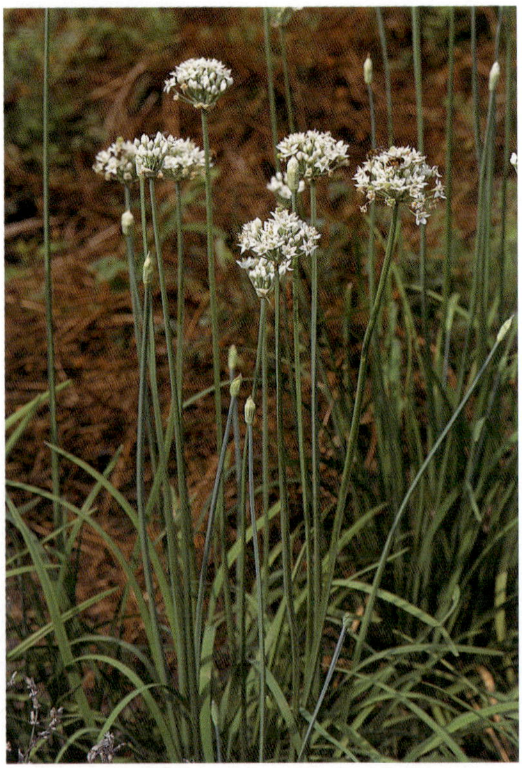

Foto: De Kruidhof, Buitenpost

Allium tuberosum, *Blütenstände.*

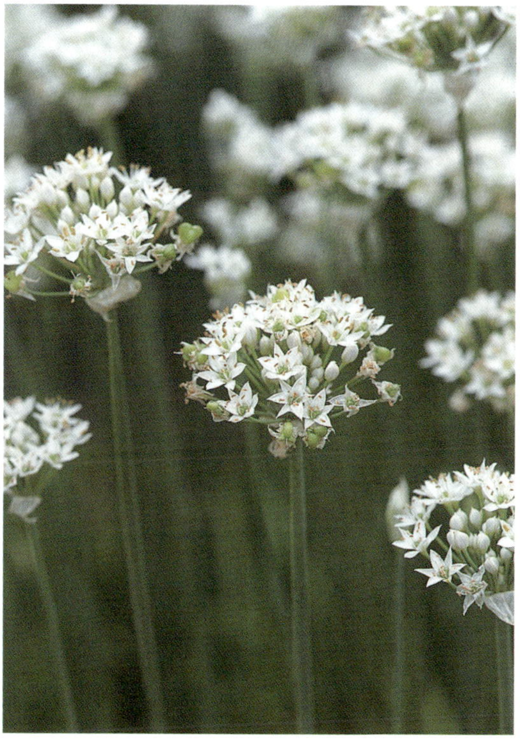

Bärenlauch (Allium ursinum).

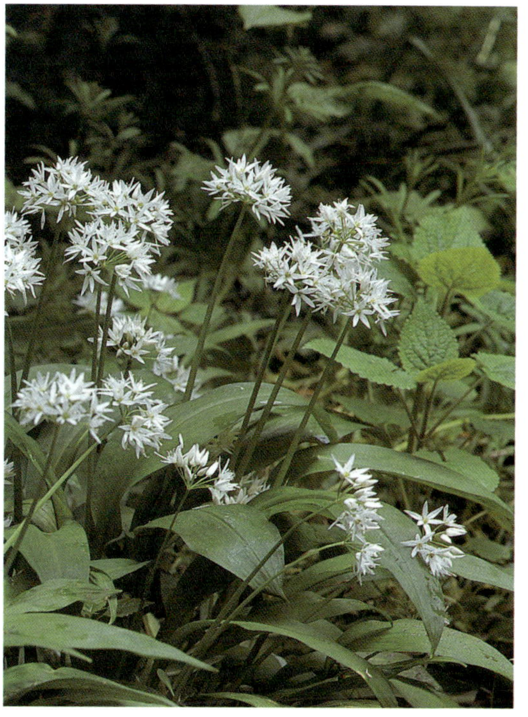

Allium ursinum

BÄRENLAUCH, RAMS, BÄRLAUCH

In Mai und Juni verströmt der Bärenlauch seinen unverkennbaren Knoblauchgeruch in Wäldern und Gärten. Die etwa 30 cm hohe Staude kommt praktisch in ganz Europa vor, bevorzugt aber dauerfeuchte, basische Böden. Allgemein beansprucht Bärenlauch für das Wachstum nur wenig Licht. Jahrhundertelang nahm man das Kraut zur Reinigung und Entschlackung des Körpers, insbesondere gegen Würmer, aber auch zur Behandlung von Leber, Galle und Blut. Bärenlauch wirkt auch blutdrucksenkend.

Das Grün wird von April bis Juni geerntet, und anschließend gräbt man die Zwiebeln aus und lässt sie trocknen. Blätter und Zwiebeln gibt man fein geschnitten an Salate, und das intensive Knoblaucharoma rundet Suppen und Saucen ab. In manchen europäischen Ländern ist die Pflanze streng geschützt. Übermäßiger Genuss kann mitunter zu Vergiftungserscheinungen führen, allerdings dürfte der starke Geruch verhindern, dass die dazu erforderlichen hohen Mengen an Bärenlauch verzehrt werden.

Aloe (Aleo vera).

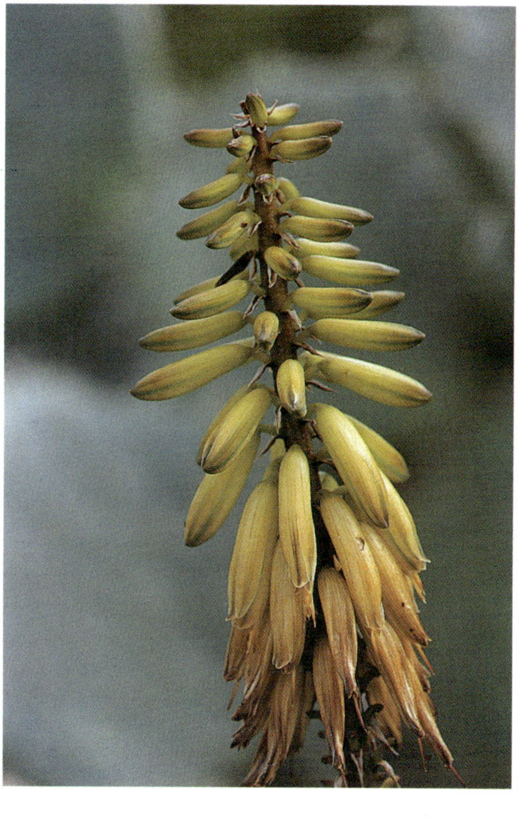

Aloe vera syn. *A. barbadensis*

ALOE, WUNDKAKTUS, BITTERSCHOPF, BITTER-ALOE

Angeblich soll Kleopatra ihre sagenhafte Schönheit den hautpflegenden Eigenschaften der Aloe zu verdanken haben. Das in den schwertförmigen Blättern enthaltene Gel findet auch heute noch in zahlreichen Kosmetika Verwendung – zur Kräftigung des Haars in Shampoos, zur Kühlung in Sonnencremes, sehr oft aber auch zur Behandlung wunder Haut, etwa nach Verbrennungen, Sonnenbrand oder Strahlentherapie. Hier greifen besonders die antiseptischen Wirkstoffe im Gel von *Aloe vera*.

Innerlich sollte die Pflanze nur maßvoll dosiert eingenommen werden, da große Mengen zu Nierenschäden führen können. Der bittere, gelbe Saft wird getrocknet und wirkt in höherer Dosis als starkes Abführmittel, eine geringe Menge regt den Appetit an. Schwangere und Frauen, die gerade ihre Periode haben, sollten Aloe keinesfalls einnehmen.

Die Aloepflanze ist in den Trockensavannen Afrikas und Asiens beheimatet; sie kann deshalb wohl auch keinerlei Frost vertragen und lässt sich nur in den Tropen und Subtropen ganzjährig im Freien halten. Im Europa jenseits der Alpen findet man die gelb blühende Sukkulente als Kübelpflanze in manchen Treibhäusern und Wintergärten.

Zitronenstrauch (Aloysia triphylla).

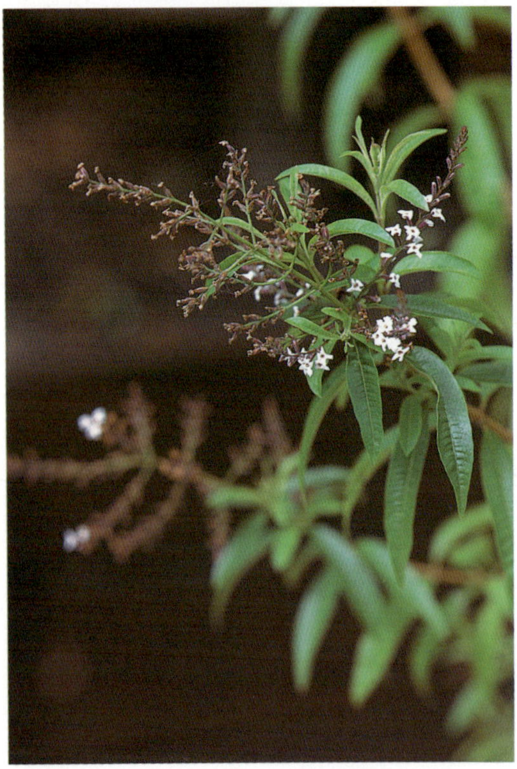

Aloysia triphylla syn. *Lippia citriodora*

ZITRONENSTRAUCH

In Mitteleuropa findet man den Zitronenstrauch nur als Kübelpflanze, weil er beim ersten leichten Frost schon Schaden nähme. Die Pflanze stammt aus Südamerika, wo ihre Blätter zur Aromatisierung von Tee genommen werden. Auch in Frankreich und Spanien ist ein Aufguss seiner Blätter ein beliebtes Getränk; getrocknet findet man sie oft in Potpourris.

Die ätherischen, nach Zitrone riechenden Öle der Pflanze gaben ihr ihren Namen und sind für die sanft beruhigende und Bauchschmerz lindernde Heilwirkung des Tees verantwortlich. Dieser fördert zudem die Verdauung, lindert Krämpfe und wirkt antiseptisch. Blätter, die als Badezusatz verwendet werden, liefern ein entspannendes Kräuterduftbad.

Althaea officinalis

ECHTER EIBISCH

Eibisch ist der lebendige Beweis, dass nicht alles, was heilt, zwangsläufig hässlich sein muss. Die aufrechten Stängel der bis zu 2 m hohen Staude sind mit hübschen zartrosa Blüten und grau-grünem Laub bedeckt, weshalb Eibisch eine Zierde jedes Gartens darstellt. Natür-

Eibisch (Althaea officinalis).

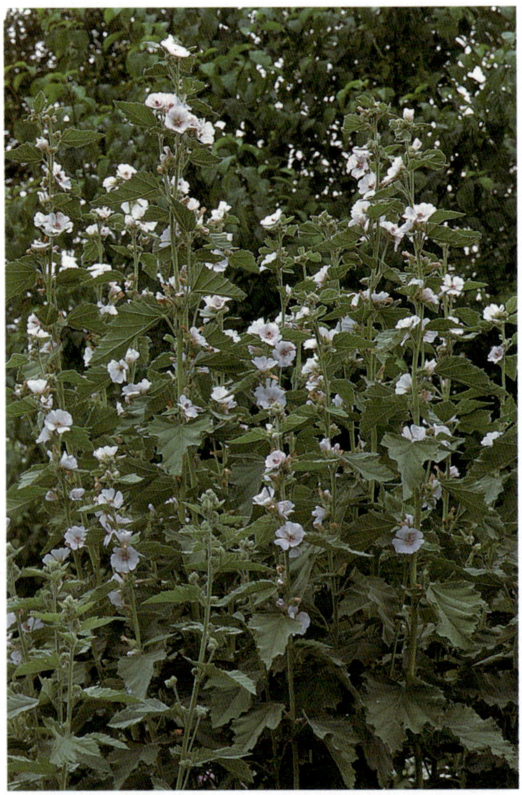

Eibisch (Althaca officinalis), *Blüte.*

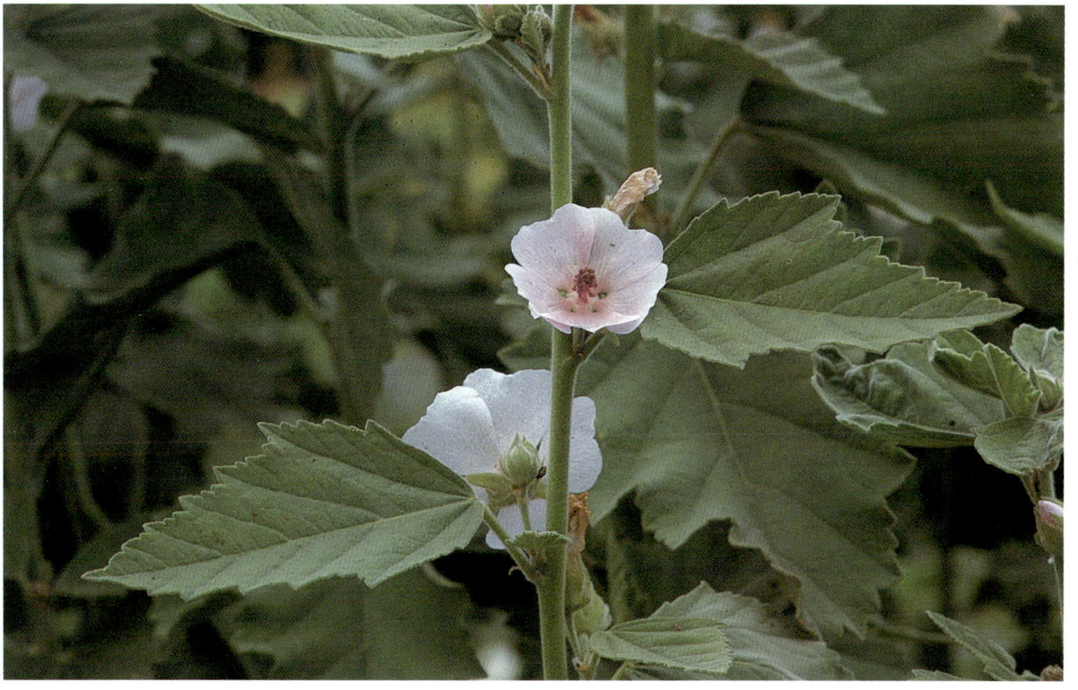

lich wächst Eibisch europaweit in Binsenröhrichten, an der Küste auch auf Salzweiden, als Kulturpflanze gedeiht er auf jedem Boden.
Eibisch wurde früher in großem Stil gepflanzt, da man aus seinen Fasern Seile und Papier herstellte, während die Schleimstoffe aus seinen Wurzeln in vielen Arzneien Verwendung fanden. Dieser Schleim bildet einen Schutzfilm, der lindernd bei Entzündungen von Haut und Schleimhäuten wirkt. Bei Halsschmerzen und Bronchitis kann man Eibischwurzeln kauen, die dann wie schmerzlindernde Hustenbonbons wirken; aus der getrockneten Wurzel hingegen kann man einen Kaltauszug (Wichtig: Nur kaltes Wasser verwenden!) bereiten, der z. B. bei Entzündungen in Mund und Rachen, Zahnfleischentzündung sowie Magen-Darm-Beschwerden angewandt wird. Ein altes Hausmittel gegen Husten und Erkältung ist ein Sirup aus Eibisch und Anis.

⚕ ✳

Amaranthus caudatus

AMARANT, GARTEN-FUCHSSCHWANZ

In Südamerika werden die Blätter von *Amaranthus caudatus*, der dort über 1 m hoch wird, als Gemüse verzehrt. In vielen Ländern der Tropen und Subtropen wächst diese 1-jährige Pflanze außerordentlich gut und kann oft sogar Staudencharakter annehmen. In Europa ist Amarant eine beliebte Gartenpflanze, die auch auf mageren Böden gedeiht. Die Blütenstände sind purpurfarbene, etwa 45–60 cm lange Rispen, aus denen zusam-

Amarant (Amaranthus caudatus).

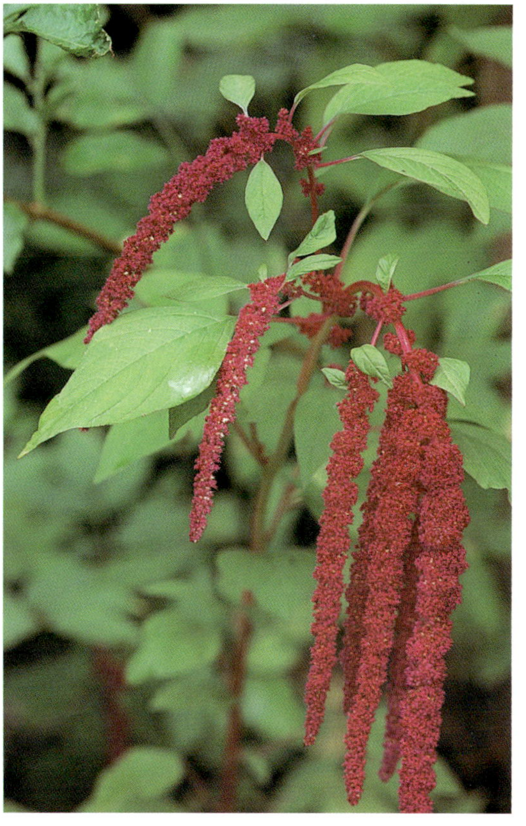

men mit den Blättern ein Farbstoff hergestellt wird, der Wolle und andere Stoffe rot färbt.

Anagallis arvensis ssp. *arvensis*

ACKERGAUCHHEIL

Obwohl mit einer Höhe von 5–20 cm nicht gerade sehr groß, gilt dieses zarte Primelgewächs mit den kleinen roten, rosa oder blauen Blüten als schwer auszurottendes Garten- und Ackerunkraut. Die in den Sprossteilen enthaltenen Saponine und Gerbstoffe bewirken, dass die Pflanze bitter schmeckt und Brechreiz verursacht. Seit alters ist *A. arvensis* ein Mittel gegen Epilepsie; in der Volksmedizin wird er auch gegen Nieren- und Gallensteine, Leberzirrhose und Gicht verwendet. Da eine Überdosis Nierenschäden und Magenschleimhautentzündung auslösen kann, ist eine Eigenmedikation nicht angeraten. In der Homöopathie wird *Anagallis* (in Hochpotenzen) gegen Furunkel und juckenden Hautausschlag verabreicht.

Ananas comosus

ANANAS

Die allseits bekannte Ananas ist nicht nur eine wohl schmeckende Frucht, sondern wird auch medizinal verwendet. Die zu den Bromeliaceen gehörende Pflanze enthält wie andere Vertreter dieser Familie Bromelaine – d. h. eiweißspaltende Enzyme, welche die Verdauung erleichtern und bei manchen Magen-Darm-Beschwerden eingesetzt werden. Da Ananassaft sehr viel Bromelaine enthält, kann man die „Naturarznei" auf wohl schmeckende Weise einnehmen. Die Ananas stammt aus Lateinamerika und wächst nur in feuchtwarmem Klima. Im 19. Jh. versuchte man in England diesem Manko mit folgendem Trick abzuhelfen: Man züchtete Ananas in speziellen Kisten, die man mit frischem Pferdemist, der von Bakterien zersetzt wurde, heizte. Bei Temperaturen unter 15 °C gehen Ananaspflanzen ein, weshalb sich eine Zucht nur für Berufsgärtner lohnt.

Ackergauchheil (Anangallis arvensis *ssp.* arvensis).

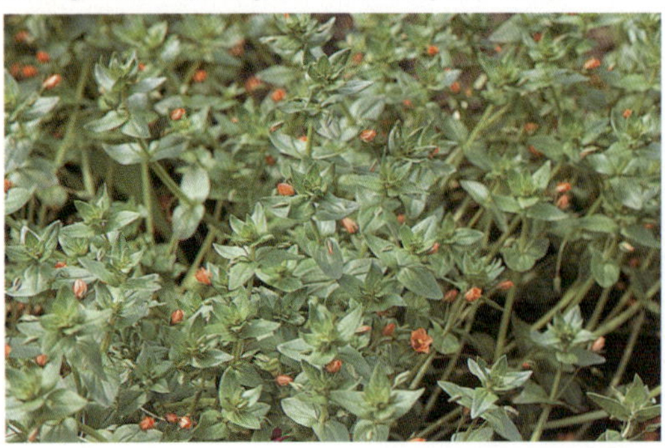

Ananas (Ananas comosus), *Frucht.*

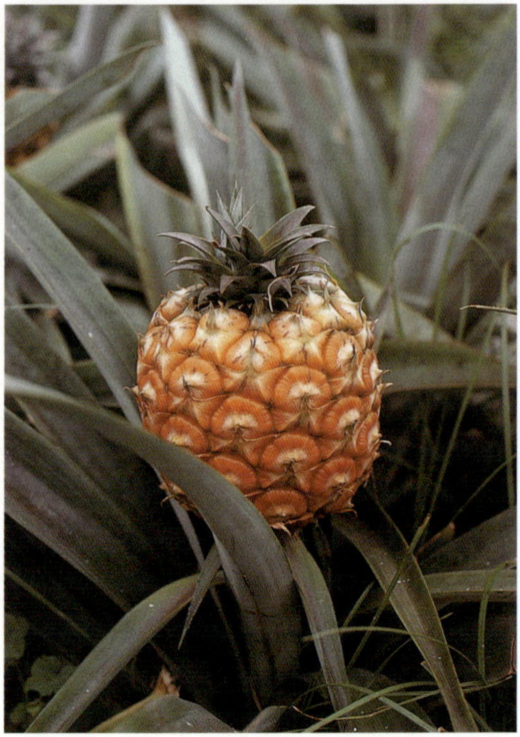

Ochsenzunge (Anchusa officinalis).

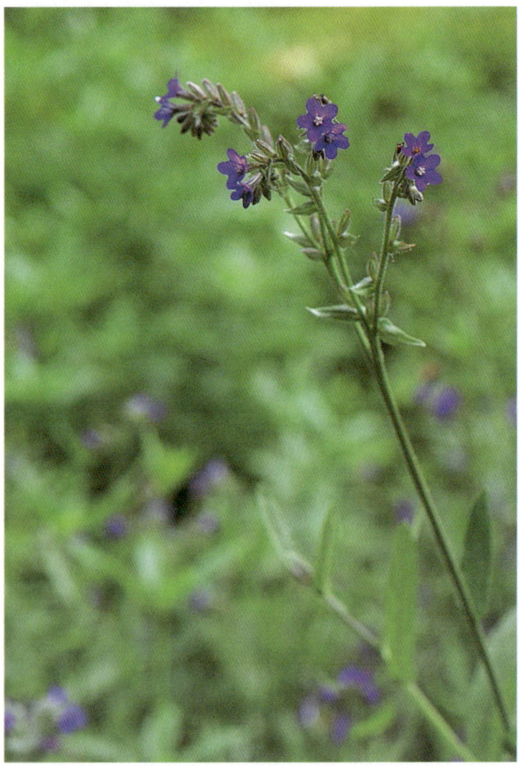

Ochsenzunge (Anchusa officinalis).

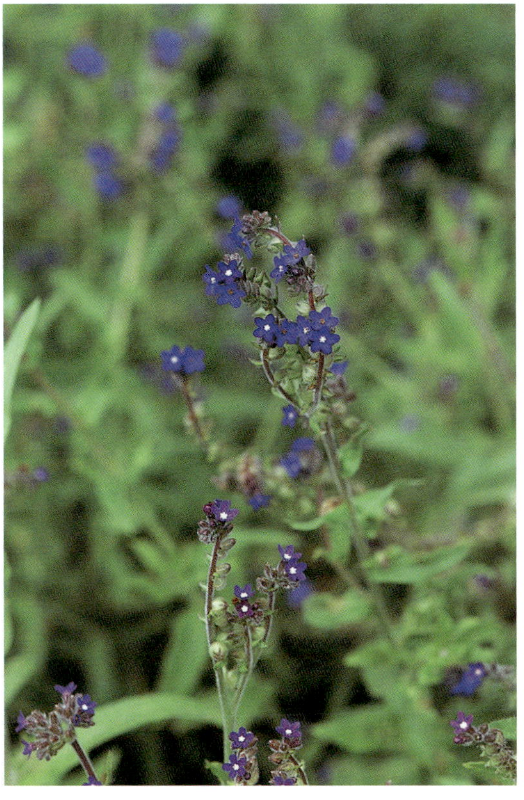

Anchusa officinalis

GEWÖHNLICHE OCHSENZUNGE

Ochsenzunge ist eine Pionierpflanze in europäischen Unkrautfluren, bevorzugt jedoch wärmere Standorte mit mäßig trockenen, kalkarmen, nährstoffreichen Sand- und Kiesböden. Die 20–30 cm hohe Staude blüht fortlaufend von Mai bis September, die Blüten öffnen sich zartrosa und werden später dunkelblau bis violett.

Als Heilpflanze hat *A. officinalis* praktisch keinen Nutzen; früher wurde sie äußerlich gegen Furunkel, Entzündungen und wunde Haut verabreicht oder als Arznei gegen Verstopfung, Husten und Magengeschwüre eingenommen. Zerstoßene Wurzelrinde kann als natürliches Rouge und zur Haartönung verwendet werden. Ansonsten erhält man aus der Wurzel Farbstoffe, die Textilien zart rot-braun bis kräftig rot färben.

Anethum graveolens syn. *Peucedanum greveolens*

DILL

Schon die Griechen der Antike kannten dieses Kraut und bedeckten sich damit die Augen, um besser einschlafen zu können.

Dill gilt als das Mittel der Wahl, wenn Kinder an Schluckauf leiden. Darüber hinaus hilft es gegen Koliken, Blähungen, fördert die Verdauung – speziell fetter

Dill (Anethum graveolens).

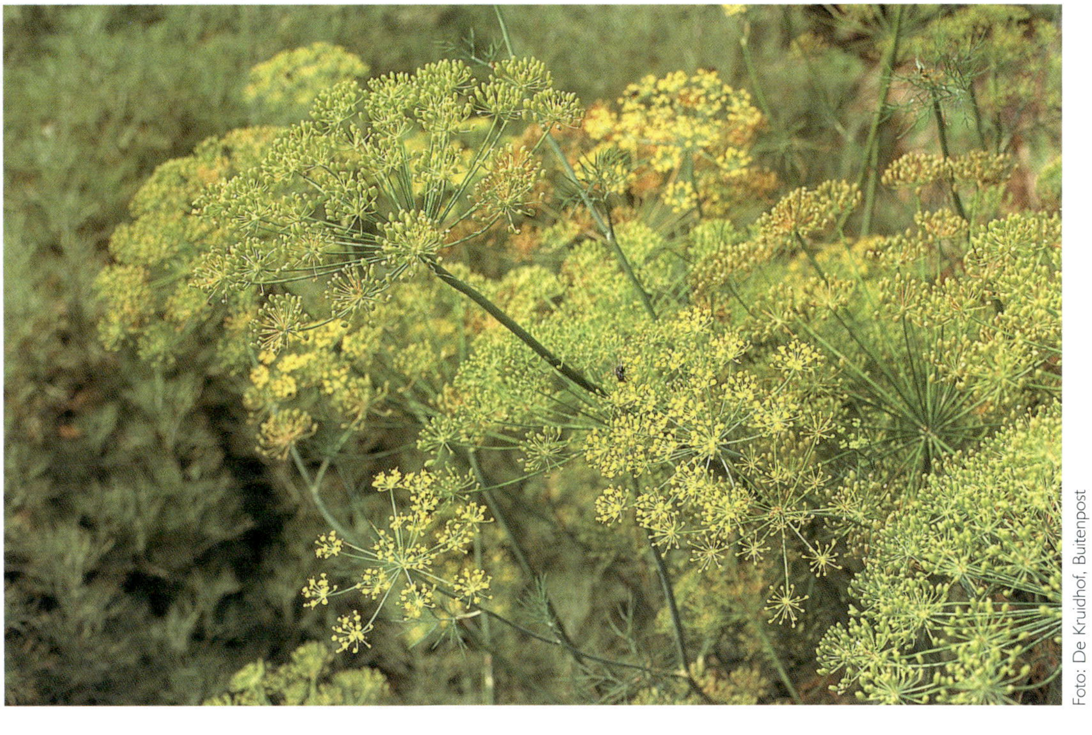

Foto: De Kruidhof, Buitenpost

Speisen –, wirkt harntreibend und regt den Milchfluss bei Stillenden an.

Dill zählt mit seinem feinen Aroma außerdem zu den beliebtesten Küchenkräutern, insbesondere als frische Zutat an Fischgerichte („Gravad-Lachs"), Saucen und Gurkensalat. Auch bei sauer eingelegten Gewürzgurken und Perlzwiebeln darf Dill nicht fehlen. Das ätherische Dillöl wird u. a. in Seifen verarbeitet.

Im Garten kann man die 1-jährige Pflanze leicht aus Samen ziehen, der Laie verwechselt ihn aber oft mit Fenchel (*Foeniculum vulgare*). Aus den Stängeln sprießt feinfiedriges Blattwerk, das im Sommer von goldgelben Dolden gekrönt wird. Bio-Gärtner säen Dill neben Kohlpflanzen aus, um eine bessere Kohlernte zu erzielen.

Angelica archangelica

ANGELIKA, ENGELWURZ, BRUSTWURZ

Angeblich soll der Erzengel Michael einem Mönch geraten haben, Angelikawurzeln zu kauen und sich so vor der Pest zu schützen. Ob dies dem Manne geholfen hat, wissen wir nicht, lediglich der Name „Engelwurz" ist überliefert geblieben. Einige Wirkstoffe dieses 1-jährigen Doldenblütlers besitzen allerdings schon antiseptische und fungizide Eigenschaften. Möglicherweise wussten dies auch die Lappen Skandinaviens, wenn sie ihre Fische in Angelikablätter einwickelten.

Die in der Pflanze enthaltenen ätherischen Öle, Laktone und Cumarine sind dafür verantwortlich, dass Angelika erfolgreich gegen Magenverstimmung, Verdauungsbeschwerden, Blähungen, Koliken und andere Krämpfe hilft. Obwohl die Wirkstoffe in allen Teilen der Pflanze vorkommen, ist ihre Konzentration in der Wurzel am größten; daher wird diese oft getrocknet in Apotheken verarbeitet. Angelika-haltige Salben und Bäder lindern Rheuma und Gicht.

Samen und Wurzeln sind außerdem Bestandteil der Rezepturen vieler Kräuterliköre (Chatreuse, Benedictine), und in Skandinavien werden junge Stängel kandiert, um anschließend als Konfekt Torten und Nachspeisen zu verzieren.

Angelika (Angelica archangelica), *Blüten.*

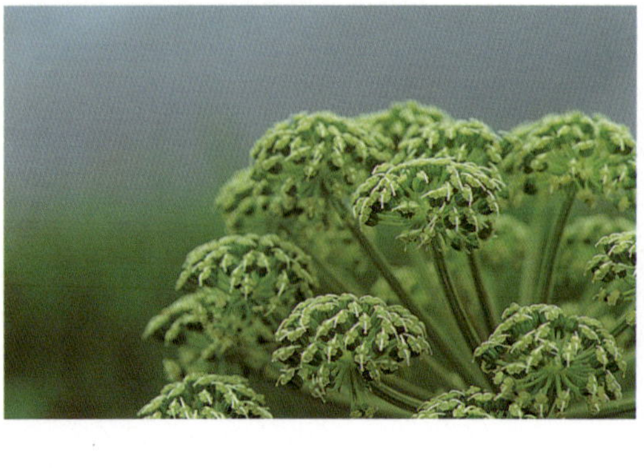

Angelika (Angelica archangelica).

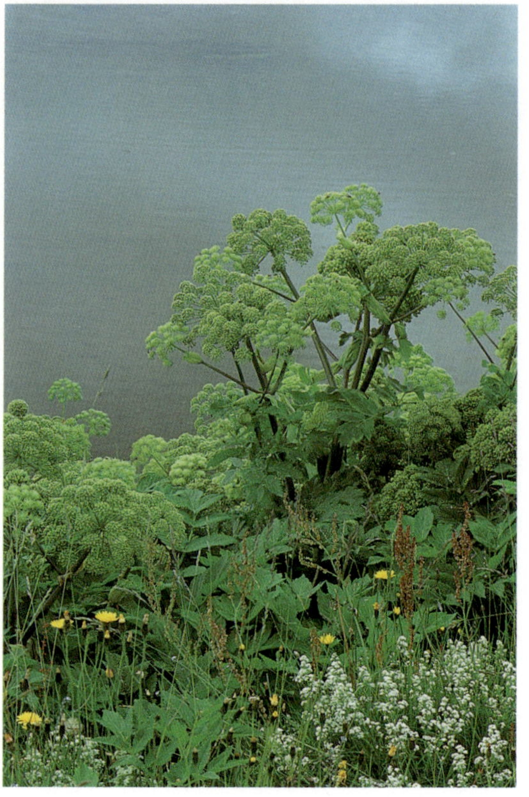

Engelwurz bevorzugt feuchte Standorte wie Uferbereiche, Gräben und Weidengebüsche, und ist insgesamt nicht mehr so häufig anzutreffen. Meist wird sie bis 2 m hoch und zur Blütezeit von einer großen grün-gelben Dolde gekrönt. Die toxischen Nebenwirkungen der Wirkstoffe sollte man nicht unterschätzen; Schwangeren und Diabetikern wird daher vom Verzehr abgeraten. Zudem ist Vorsicht geboten, wenn austretender Pflanzensaft auf die Haut gelangt: Durch die UV-Strahlung des Sonnenlichtes kommt es zu einer sog. Photoreaktion, durch die die betroffene Hautstelle z. T. erheblich verbrennen kann. Siehe dazu auch *Heracleum mantegazzianum.*

Angelica sylvestris

WALD-ENGELWURZ

Diese häufige Engelwurz-Art ist von schlankerem Wuchs als *A. archangelica*. Die Stängel dieses zwei- bis mehrjährigen Doldenblütlers sind oft rötlich-braun überlaufen, die Blätter sind dunkelgrün. Wald-Engelwurz findet man europaweit auf Nasswiesen, in Auenwäldern und anderen Standorten mit wechselfeuchten Lehm- und Tonböden.

Als Heilpflanze zeigt *A. sylvestris im* Vergleich zu *A. archangelica* ähnliche, aber weniger potente Eigenschaf-

Wald-Engelwurz (Angelica sylvestris).

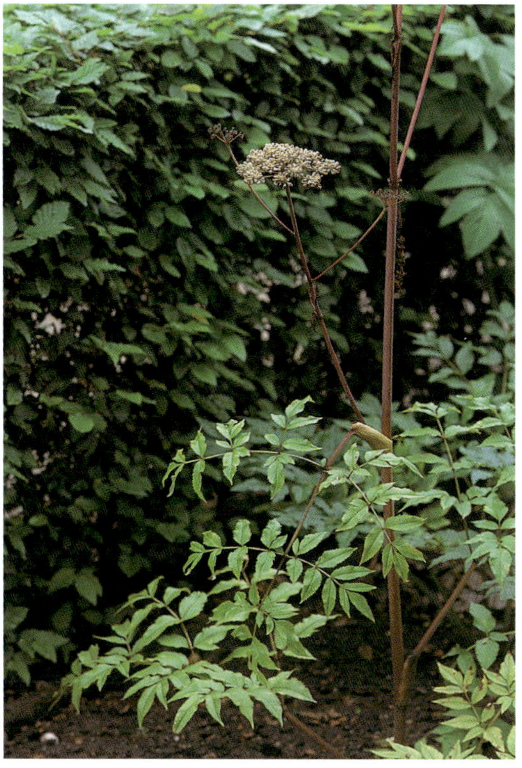

ten. Sie duftet auch nicht so stark und wird vor allem als auswurfförderndes Hustenmittel verwendet.
Auch die Gegenanzeigen sind bei der Wald-Engelwurz die gleichen wie bei *A. archangelica*: Nicht für Schwangere und Diabetiker geeignet, und auch der Kontakt mit Pflanzensaft führt zu ähnlichen photochemisch verursachten Verbrennungen wie bei der Arznei-Engelwurz.

⚕

Antennaria dioica

GEMEINES KATZENPFÖTCHEN

Das Katzenpfötchen ist in Europa weit verbreitet; man trifft es im Flachland jedoch seltener an, und dort nur auf Dünen, Heiden und Sandmagerrasen. Die pergamentartigen weiß-rosa Blüten erheben sich den ganzen Sommer über auf 20 cm hohen Stängeln aus den Blattrosetten. *A. dioica* ist gesetzlich geschützt!
In der Volksmedizin galt das Katzenpfötchen früher als Mittel gegen Husten, Durchfall, Gelbsucht und allgemeine Leber- und Gallenbeschwerden; heute wird es kaum noch genutzt.

⚕

Gemeines Katzenpfötchen (Antennaria dioica).

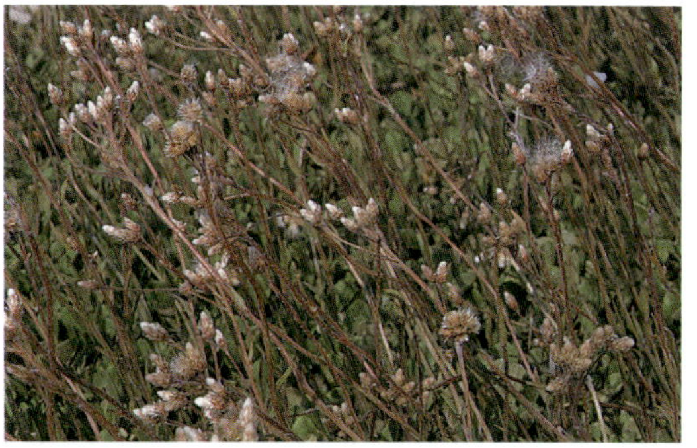

Färberkamille (Anthemis tinctoria).

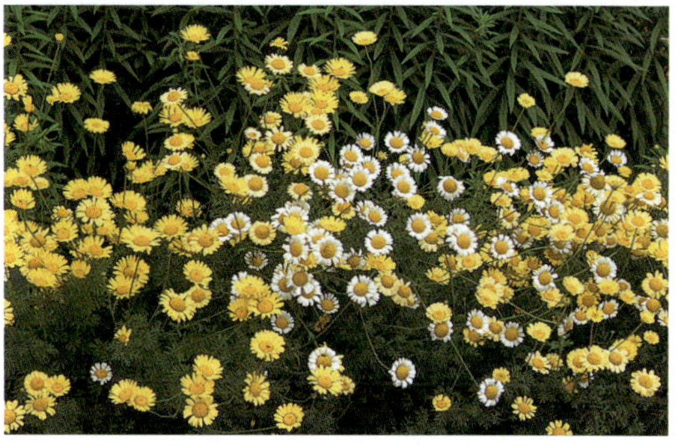

Anthemis tinctoria *'Wargrave'*.

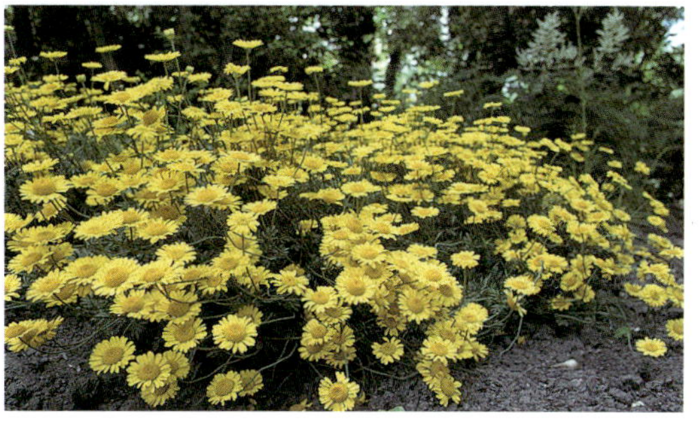

Anthemis tinctoria

FÄRBERKAMILLE, FÄRBER-HUNDSKAMILLE

Die Färberkamille ist ein häufiges Ackerunkraut, insbesondere in Skandinavien, Mittel- und Osteuropa; sie lässt sich aber auch leicht durch Aussaat im eigenen Garten ziehen. In Gartencentern und Gärtnereien kann man zahlreiche Sorten dieser Staude in den verschiedensten Gelbtönen kaufen. Die Blütenblätter (Petalen) der Sorte 'Wargrave' sind deutlich blasser gelb als der Wildtyp.
In früheren Zeiten wurden zerschnittene Blüten und Blätter als Duftteppich auf den Hausboden gestreut, um die Raumluft zu verbessern und Flöhe zu vertreiben. Als Arznei wurde *A. tinctoria* gegen Krämpfe und hysterische Anfälle sowie als Schlafmittel Asthma- und Fieberkranken verabreicht. Heute wird sie praktisch nicht

mehr medizinal genutzt. Die wichtigste Verwendung ist – wie der Name schon sagt – als Basis eines gelben Farbstoffs für Wolle und andere Stoffe, der aus Blüten, egal welchen Alters, hergestellt wird.

Kerbel (Anthriscus cerefolium).

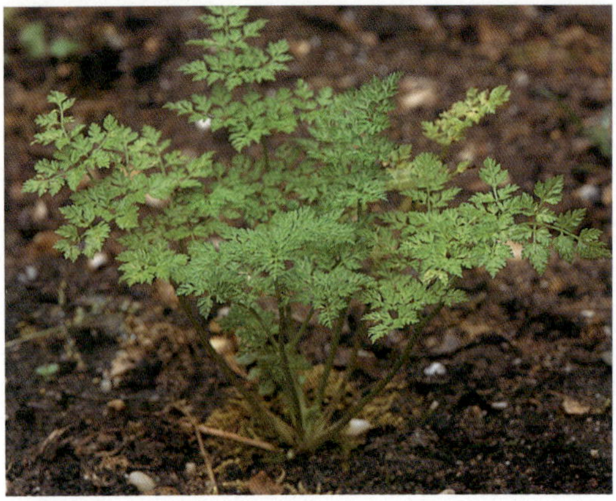

Anthriscus cerefolium

KERBEL, GARTENKERBEL

Kerbel mit seinem zarten Dill-Petersilien-Aroma ist aus vielen Gerichten der *Haute Cuisine*, aber auch aus lokalen Spezialitäten wie der Frankfurter Grünen Sauce nicht wegzudenken. In der Küche verwendet man nur frischen Kerbel, der auch erst gegen Ende der Garzeit zugefügt wird, da sonst die Cumarine, die das typische Aroma ausmachen, verfliegen.
Wahre Feinschmecker sorgen daher stets für einen Vorrat an frischem Kerbel; im Freiland kann man ihn jeden Monat neu aus Samen ziehen, sobald die Gefahr von Nachtfrösten vorbei ist. Die 1-jährige Pflanze kann aber auch in einem Kaltraum oder unbeheizten Gewächshaus bzw. einfach nur als Topfpflanze gezogen werden. Das Kraut ist reich an Vitamin C und wichtigen Spurenelementen; zudem wirkt es verdauungsfördernd, blutreinigend und harntreibend.

Anthriscus sylvestris

WIESENKERBEL

Der ab Mai blühende Wiesenkerbel gilt als Vorbote des Sommers. Er wird meist 1,5 m hoch, in sonnigen Lagen auch weniger und blüht besonders an Gräben, Wegrändern und anderen feuchten Standorten sehr reichlich. Ursprünglich handelt es sich um einen Bewohner der Waldränder. Dieser Doldenblütler blüht erst im 2. Jahr, anschließend geht er ein; während der Blüte wachsen unten bereits neue Kerbelpflänzchen nach, die dann im Folgejahr blühen.
Wiesenkerbel findet weder als Küchenkraut noch als Heilpflanze Verwendung; aus der gesamten Pflanze wird ein gelber Farbstoff gewonnen.

Wiesenkerbel (Anthriscus sylvestris).

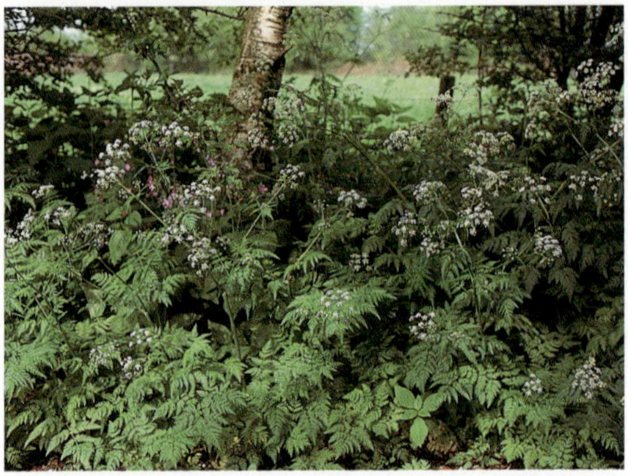

Wiesenkerbel (Anthriscus sylvestris).

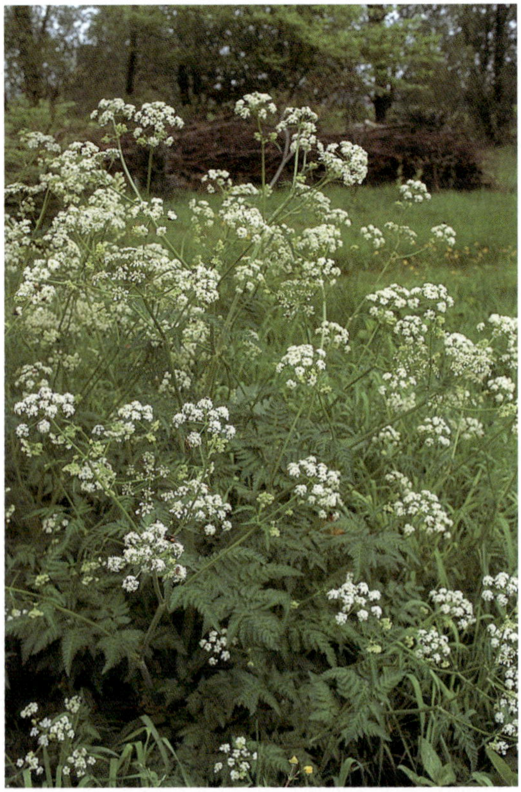

Wundklee (Anthyllis vulneraria).

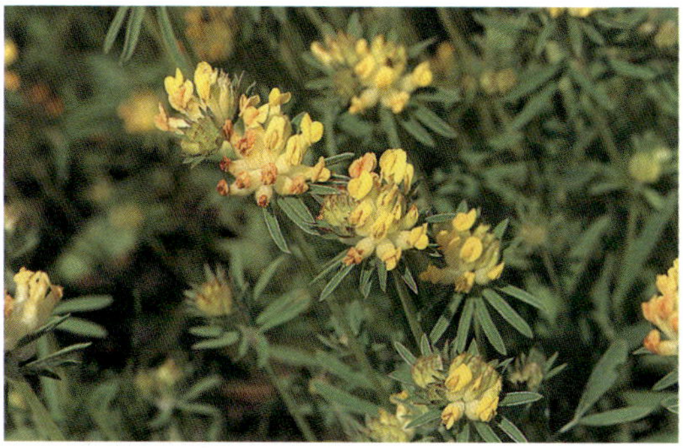

Anthyllis vulneraria

ECHTER WUNDKLEE, TANNENKLEE

Wundklee ist eine niedrig wachsende Staude, die vom Mai bis in den Herbst hinein mit kugeligen, oft paarigen Blütenköpfchen aus unzähligen kleinen Schmetterlingsblüten bedeckt ist. Seine Verbreitung erstreckt sich über ganz Europa, er wächst jedoch nur in sonnigen Lagen auf mäßig trockenen, basischen Böden wie z. B. Böschungen, Dämmen, Klippen, Brachen und Kalkmagerrasen.

Getrocknete Blüten ergeben einen Aufguss, der hustenlösend und purgierend wirkt. Daher ist Wundklee häufiger Bestandteil von Kräutermischungen zur Entschlackung. Der gleiche Aufguss kann auch als Kompresse zur Beschleunigung der Wundheilung genommen werden.

Apium graveolens

SELLERIE, ECHTER EPPICH

Als Gemüse kennt man Sellerie vor allem in zwei Formen: zum einen als Bleich- oder Staudensellerie (*A. graveolens* var. *dulce*), der roh mit Käsehappen geknabbert oder in Salatmischungen vorkommt, zum anderen als Knollensellerie (*A. graveolens* var. *rapaceum*), dessen unterirdisch wachsende, mitunter fußballgroße Knolle zu Selleriesalat verarbeitet bzw. gekocht oder gebraten wird; darüber hinaus wären Waldorfsalat und Rinderbrühen ohne diese Zutat undenkbar.

Apium graveolens kommt in Europa und angrenzenden Teilen Asiens natürlich vor; dort wächst er an Küsten, Sumpfgebieten und an den Ufern von Brackgewässern. Die Kultursorten bevorzugen Böden, die nicht so rasch trocken fallen. Ab März kann die Aussaat beginnen.

Medizinal werden vor allem Selleriesamen verwendet: Sie wirken blutdrucksenkend, harntreibend und werden oft zur Linderung rheumatischer und arthritischer Beschwerden sowie bei Nieren- und Blasenleiden verwendet. Auch in Fällen von Asthma und Bronchitis haben die Samen geholfen. Schwangere sollten *A. graveolens* nicht in konzentrierter Form einnehmen.

Sellerie (Apium graveolens), *Blatt.*

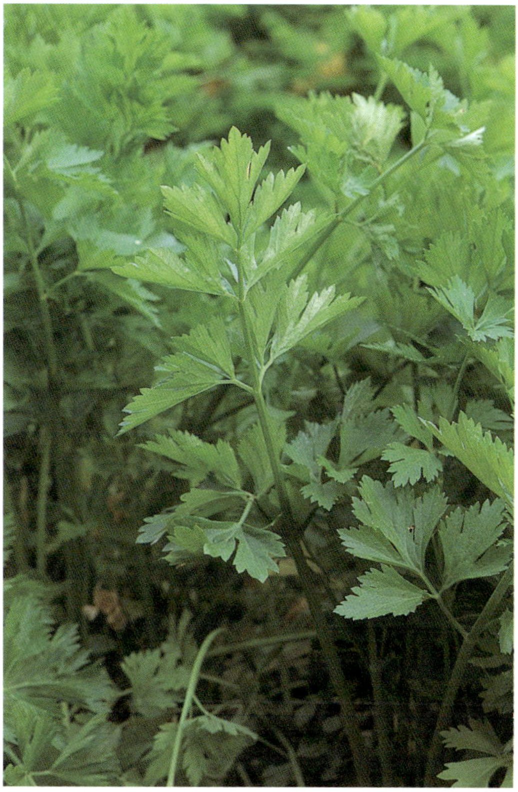

Foto: De Kruidhof, Buitenpost

Sellerie (Apium graveolens), *Blütenstand.*

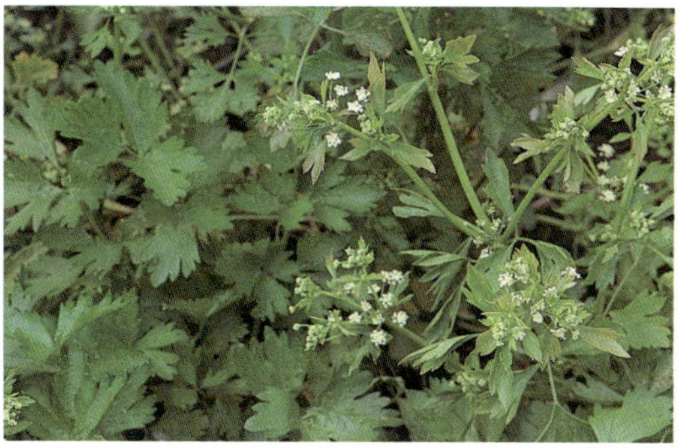

Foto: De Kruidhof, Buitenpost

Hundsgift (Apocynum cannabinum).

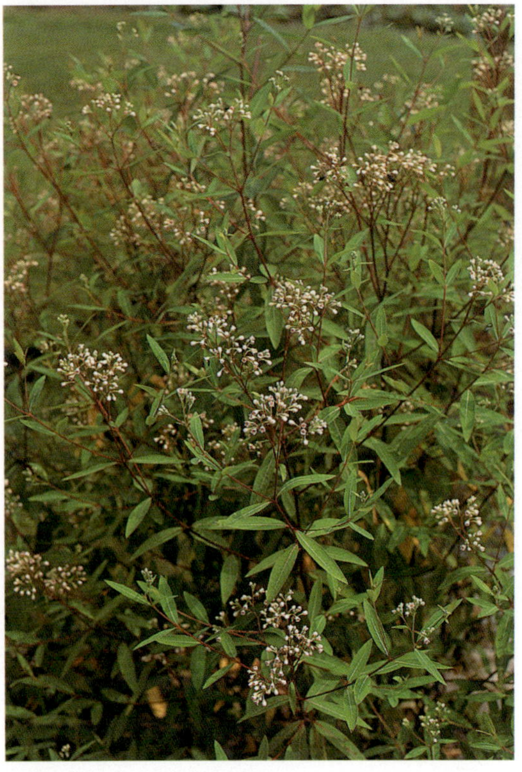

Foto: De Kruidhof, Buitenpost

Aquilegia canadensis.

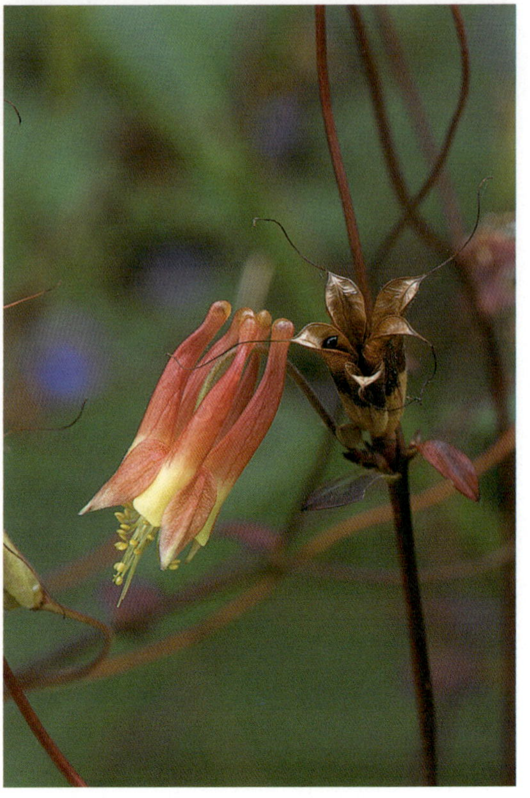

Apocynum cannabinum

KANADISCHER HANF, KANADA-HUNDSGIFT

Kanadischer Hanf gehört zur gleichen Pflanzenfamilie (Hundsgiftgewächse) wie Oleander und Immergrün und ist genauso giftig. Die Wirkstoffe wirken ähnlich wie die Herzglykoside, die im Fingerhut (*Digitalis*) enthalten sind. Das Herz schlägt langsamer und kräftiger, doch muss die Dosierung sehr genau sein und unbedingt unter ärztlicher Aufsicht erfolgen. Eine Selbstmedikation kann tödlich enden! In einigen Ländern unterliegt die Pflanze gesetzlichen Bestimmungen.

Die Indianer Nordamerikas kannten sich sehr gut mit der Anwendung des Krautes aus und setzten sie gezielt als Diuretikum oder Brechmittel bei Nierenbeschwerden ein. Aus den kräftigen Rindenfasern flochten sie – wie aus Hanffasern – Fischreusen und Tragkörbe.

Apocynum cannabinum lässt sich auch als Zierpflanze ziehen; er wird knapp 1 m hoch und blüht im Spätsommer. Austretender Milchsaft kann zu Hautreizungen führen.

⚕ *

Aquilegia canadensis

Das Wild hält sich von den leuchtend schwarzen Samen dieser nordamerikanischen Akelei-Art fern, da sie giftige Blausäure enthalten. Des ungeachtet nutzten die Indianer sie als Mittel gegen Kopfschmerzen.

Das natürliche Verbreitungsgebiet von *Aquilegia canadensis* erstreckt sich im Osten Nordamerikas von Norden nach Süden. Die Bestäubung erfolgt durch Kolibris. *A. canadensis* bevorzugt feuchte, felsige Waldgebiete; im Garten gedeiht diese Akelei auf allen Böden, die ihr genug Feuchtigkeit bieten.

⚕

Aquilegia vulgaris

AKELEI

Die berühmte hl. Hildegard von Bingen (1098–1179) verschrieb Akelei gegen Drüsenentzündungen, und in Spanien wurden Nierensteine behandelt, indem man die Kranken fasten ließ und ihnen nur Akeleiwurzel stückchenweise zu essen gab. Auch gegen Geschwüre im Rachenraum wurde Akelei verabreicht; allerdings kam es vor allem bei Kindern zu Vergiftungen mit Todesfolge – schuld war u. a. die in der Pflanze enthaltene Blausäure. Heute wird *A. vulgaris* praktisch nicht mehr als Heilpflanze genutzt. Akelei wächst im Halbschatten auf basischen, mäßig trockenen Böden, ist aber auch eine beliebte Gartenpflanze, die von Mai bis Juni blüht. Wilde Akelei trägt bläulich-violette oder weiße Blüten, während man bei den Zuchtformen eine ganze Palette

Akelei (Aquilegia vulgaris).

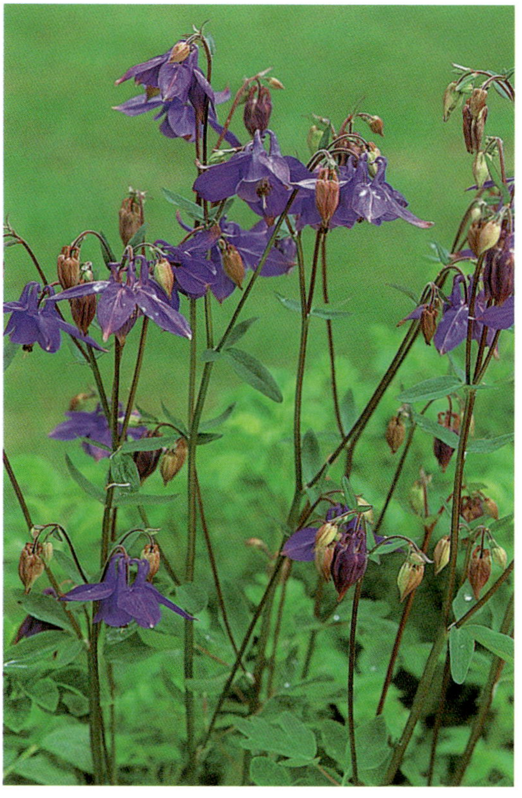

Große Klette (Arctium lappa).

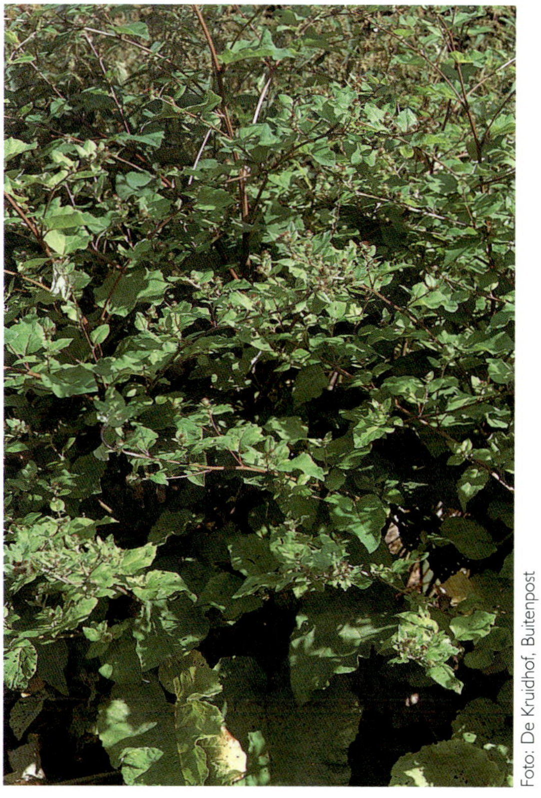

Foto: De Kruidhof, Buitenpost

von Farben antrifft: von Weiß über Gelb, Rosa, Rot bis Blau. Sehr oft findet man zweifarbige, großblütige Sorten wie beispielsweise 'Crimson Star' oder die McKana-Hybriden. Akeleien sind eine beliebte Bienenweide.

⚕

Arctium lappa

GROSSE KLETTE, KLEBERWURZEL

Vielleicht war der filzige Bewuchs der Klettenblüten dafür ausschlaggebend, die Pflanze als Haarwuchsmittel zu verwenden, und man findet sie auch heute noch in vielen Haartonika und -lotionen.

Die Wurzel von *Arctium lappa* enthält Substanzen (Polyine) mit antiseptischen und antibiotischen Eigenschaften. Sie wirken außerdem schwach harntreibend und entschlackend; Letzteres ist für die Behandlung rheumatischer Beschwerden interessant. Als Heilpflanze wirkt *A. lappa* blutreinigend, lindert innere Infektionen, wie z. B. Magenschleimhautentzündung oder Magengeschwüre, und eignet sich zur Behandlung von Leber- und Gallenbeschwerden sowie von Tbc. Klettenkompressen helfen gegen Ekzeme und Akne.

Die Große Klette wächst in ganz Europa, bevorzugt auf Tonböden, an Hecken und Waldsäumen. Der Korbblütler wird bis zu 2 m hoch; seine rötlich-violetten Blütenköpfe, die von gelb-grünen Hüllblättern mit hakenförmiger Spitze umgeben sind, erscheinen ab Juli.

Große Klette (A. lappa), *Blüte.*

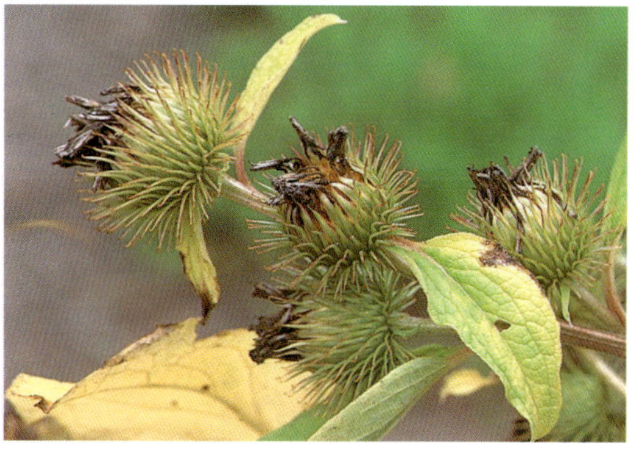

⚕

Arctium pubens

(MITTELGROSSE) KLETTE

Große und Mittelgroße Klette lassen sich nicht ganz leicht auseinander halten; ein sicheres Unterscheidungsmerkmal ist der Blattstiel, der bei *Arctium lappa*

(Mittelgroße) Klette (Arctium pubens).

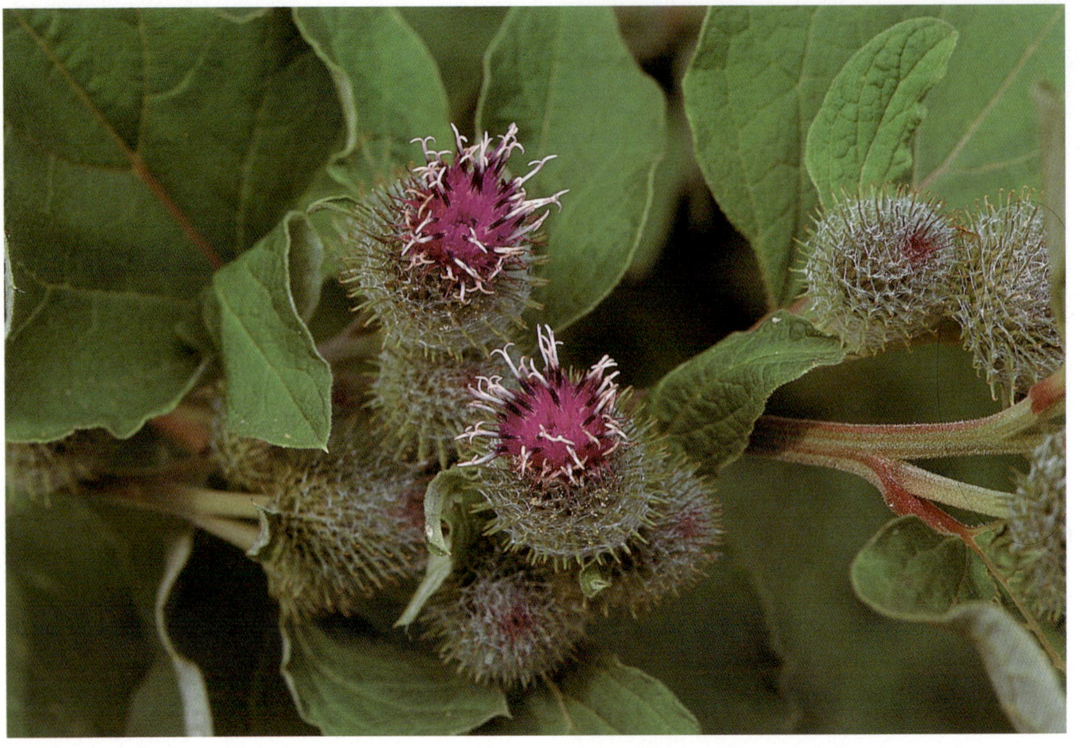

markig, bei *A. pubens* hingegen hohl ist, ebenso wie bei der Kleinen Klette (*A. minus*). Die Blütenköpfe sind mit 1–3 cm Durchmesser zudem sehr klein. In der Wurzel der Mittelgroßen Klette sind die gleichen Wirkstoffe wie bei *Arctium lappa*. Zur Verwendung s. a. dort.

Arisaema triphyllum

KANADISCHER FEUERKOLBEN

Dieses rätselhafte Aronstabgewächs aus den Wäldern im Osten Nordamerikas wurde von den ansässigen Ureinwohnern trotz ihrer Giftigkeit verzehrt. Allerdings wussten die Indianer, dass man die Rhizome erst zermahlen und trocknen muss, um die enthaltenen Toxine unschädlich zu machen. Zur medizinalen Nutzung müssen die Wirkstoffe (Triterpensaponine) schonend extrahiert werden; die Aufbereitung der Rhizome sollte also unbedingt einem Experten überlassen werden. Als Heilpflanze findet *A. triphyllum* bei Erkrankungen der oberen Atemwege Anwendung, z. B. Rhinitis, Laryngitis oder Tonsillitis sowie bei Halsschmerzen.

Im Frühsommer macht sich blühender Feuerkolben besonders in Gehölzecken sehr hübsch aus und kann dann seine Verwandtschaft mit dem heimischen Aronstab nicht verleugnen; der wissenschaftliche Artname (*tri* = drei, *phyllum* = Blatt) verweist auf die 3-geteilten Blätter.

Feuerkolben (Arisaema triphyllum).

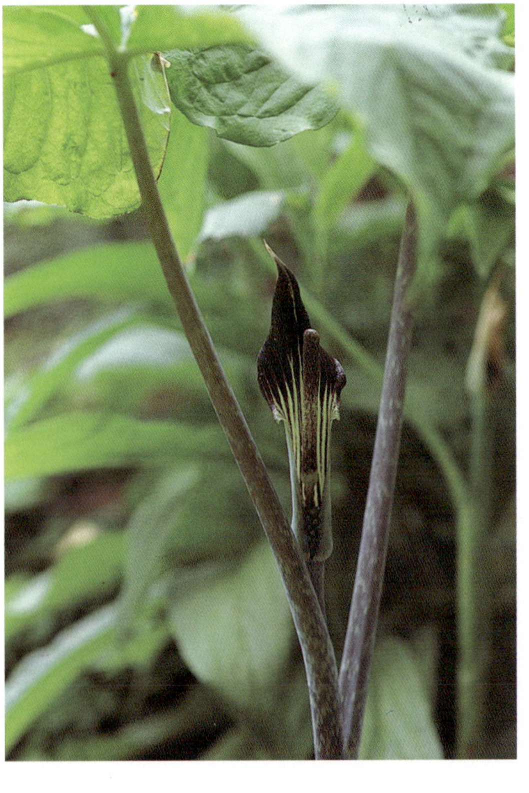

Aristolochia clematitis

OSTERLUZEI, BIBERWURZEL

Schon in der Antike galt die Osterluzei als wundersames Heilmittel für Wunden, wurde aber auch gegen Schlangenbisse verwendet. Chinesische Forscher fanden heraus, dass die enthaltene Aristolochiasäure ein wirksames Wundheilmittel ist, weil sie die Bildung der Leukozyten (weißen Blutkörperchen) stimuliert und so Infektionsherde bekämpft. Aus diesem Grunde verabreichte man Osterluzei-Saft früher auch an Wöchnerinnen, um Infektionen nach der Geburt zu vermeiden. Auch nässende Wunden verheilen besser nach Gabe von *A. clematitis*. Hierzu legt man nicht zu feste Kompressen mit Osterluzei-Aufguss auf die Haut, damit ausreichend Luft an die Wunde gelangen kann.
In Deutschland ist die Nutzung der Osterluzei auf Grund der Giftigkeit ihrer Wirkstoffe allerdings verboten.
Die Heimat der Pflanze ist der Mittelmeerraum, heute findet man sie aber auch in anderen europäischen Ländern auf trockenen, basenreichen Standorten.

⚕

Osterluzei (Aristolochia clementitis).

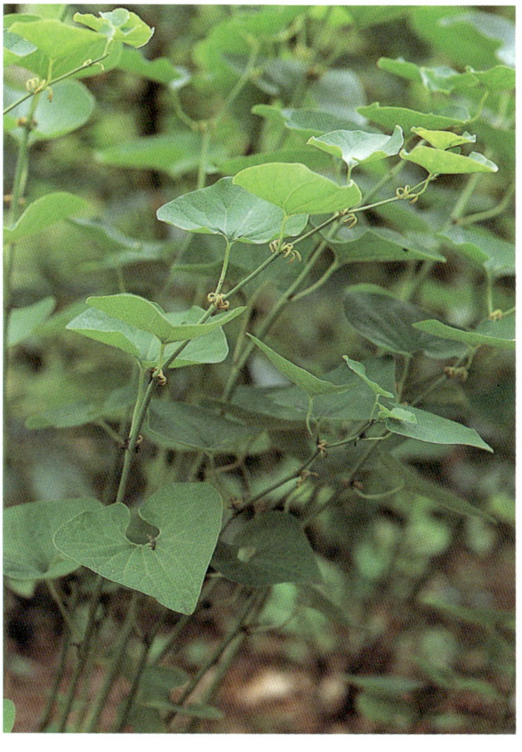

Armoracia rusticana syn. *A. lapathifolia, A. sativa, Cochlearia armoracia, Raphanus magna*

MEERRETTICH

Beim Meerrettich werden weniger Blüten und Blätter als vor allem seine Wurzel genutzt. Beim Zerschneiden der Wurzel werden ätherische Öle freigesetzt, die zwar ähnlich wie Zwiebeln die Augen reizen, aber auch verschleimte Atemwege und Nebenhöhlen frei machen. Als Heilpflanze wird Meerrettich u. a. bei Arthritis, Gicht, Ischiasbeschwerden, kalten Schweißausbrüchen sowie Infektion der Atem- und Harnwege genutzt. 3-mal täglich 1 Teelöffel eines Gemisches aus Meerrettich mit Honig und Zucker ist eine alte Hustenmedizin. Im Meerrettich sind auch antibiotische Wirkstoffe enthalten.
Hauptsächlich wird die Wurzel natürlich in der Küche verwendet, wo man ihn meist frisch gerieben und mit Apfel und Sahne serviert; beliebt ist er in dieser Form als Beilage zu Rindfleisch, Räucherlachs und gekochten Eiern. Der beißende Geschmack erinnert an Senf, weshalb Meerrettich meist auch nur sparsam verwendet wird.
A. rusticana stammt ursprünglich aus Südrussland, ist heute aber über die ganze Nordhalbkugel verbreitet; dort bevorzugt dieser Kreuzblütler ergiebige, frische Böden. Die Staude lässt sich leicht aus Wurzelstücken ziehen,

Meerrettich (Armoracia rusticana).

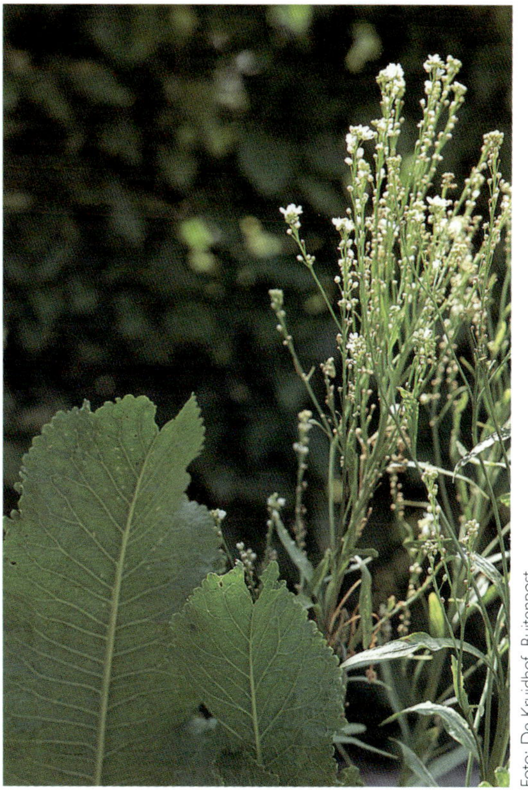

Foto: De Kruidhof, Buitenpost

Meerrettich (Armoracia rusticana), *Blüte.*

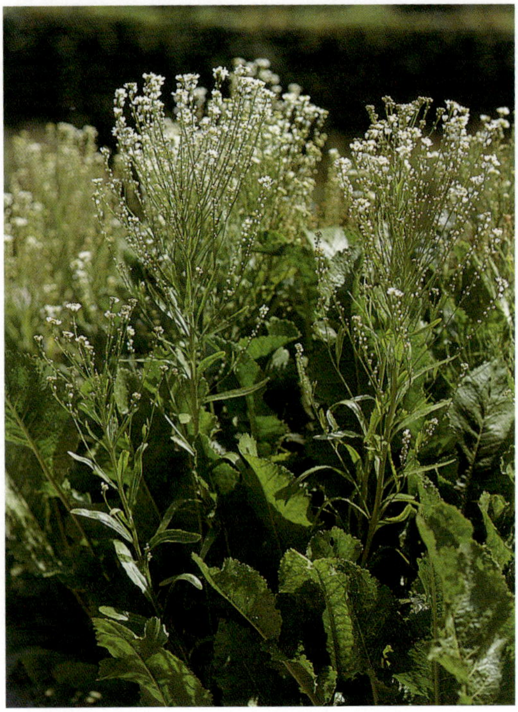

Foto: De Kruidhof, Buitenpost

sofern diese „Augen" besitzen. Nach der Ernte sollte man darauf achten, dass keine Wurzelreste im Boden verbleiben, da Meerrettich gerne verwildert und dann zum Unkraut werden kann.

⚕ 🍴

Arnica chamissonis

Arnica chamissonis stammt aus den Rocky Mountains Nordamerikas, wird aber auch in Beeten und Steingärten als Staude gezogen. Sie verträgt keine basenreichen Böden. Dieser nordamerikanische Korbblütler, der eng mit der heimischen Arnika verwandt ist, wird zu Wundschmerz lindernden, blutungsstillenden Salben verarbeitet. Siehe auch *Arnica montana.*

⚕

Arnica chamissonis.

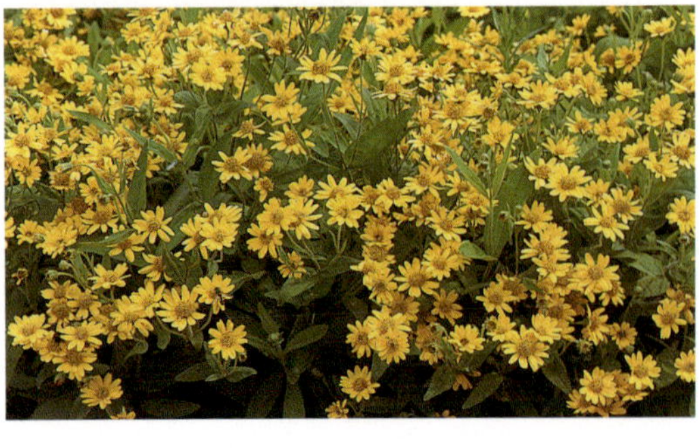

Arnica montana

ARNIKA, BERGWOHLVERLEIH

Arnika ist eine sehr giftige Pflanze. Äußerlich helfen Kompressen mit Arnikatinktur gegen Quetschungen, Verstauchungen, Blutungen und Traumata aller Art sowie gegen Muskelschmerzen und Mumps. Vorsicht ist bei der Anwendung als Gurgelwasser gegen Zahnfleischbluten geboten, da Arnika selbst in kleinen Mengen sehr giftig ist - nach dem Gurgeln sollte man die Lösung unbedingt ausspucken! Aus diesem Grund wird das Kraut heute innerlich nur noch in der Homöopathie verwendet, wo man es bei Schock, Verletzungen und starken Schmerzen (z. B. nach Kieferoperationen oder gegen „Tennisarm") verabreicht. Manche Menschen reagieren aber auch auf äußerlich angewendete Linimente oder Salben, die Arnika enthalten, überempfindlich oder sogar allergisch.

Einige Wirkstoffe der Arnika hemmen die Entwicklung von Insekten, beispielsweise bei dem gefürchteten Kornkäfer *(Sitophilus granarius)*, einem Rüsselkäfer, dessen Larven („Schwarze Kornwürmer") großen Schaden in Getreidespeichern anrichten können.

Wie der Name Bergwohlverleih schon andeutet, handelt es sich bei *A. montana* um einen Bewohner von Almwiesen, der von Südskandinavien an südwärts in allen Gebirgslagen Europas wächst; allerdings kommt Arnika auch im Flachland, in Torfmooren und Heiden vor, insbesondere auf Brandrodungen. Aus dem Rhizom wachsen eiförmige Blätter heraus; die gelben Korbblüten erscheinen von Juni bis August. Basische Böden werden gemieden.

⚕ ✳

Arnika (Arnica montana).

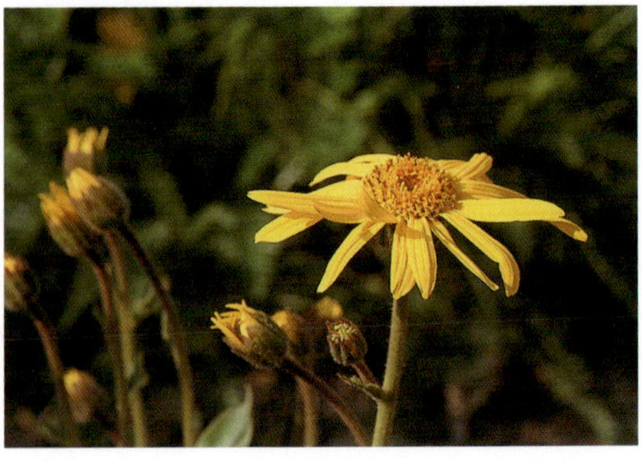

Eberraute (Artemisia abrotanum).

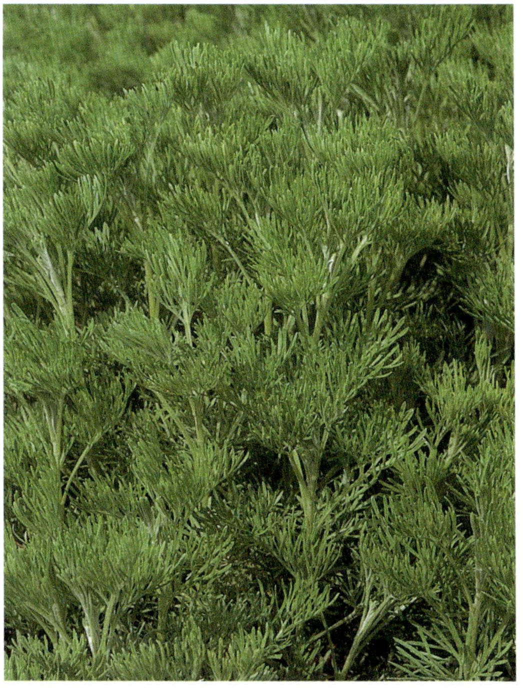

Artemisia abrotanum

EBERRAUTE

Sogar Spatzen und Stare wissen um die Eigenschaften der Eberraute als Insekten-Repellents: Sie verwenden Zweige dieses Halbstrauchs beim Nestbau und schützen ihre Brut so gegen Läuse und Flöhe. Wer sich früher gegen Mückenstiche schützen wollte, rieb seine Haut mit Eberraute ein, und da es noch keine Mottenkugeln gab, behalf man sich mit Eberrautenzweigen, die in den Wäscheschrank gelegt wurden. Heute greifen Biogärtner dieses Hausmittel wieder auf und streuen die angenehm nach Zitronen duftenden Eberrautenblätter zwischen Möhren- und Kohlpflanzen, um sie so vor gefräßigen Raupen zu schützen.

Häufig wird *A. abrotanum* für die Parfümindustrie und zur Herstellung von Potpourris genutzt. In der Volksmedizin galt die Eberraute früher als Mittel gegen die Pest, als Potenzmittel sowie als Haarwuchsmittel für Kahlköpfige. Heute nutzt man die Pflanze als Bittertonikum, das den Appetit anregt und die Verdauung fördert; ferner gibt man es als Wurmmittel. Schwangere und Kinder unter 12 (Letztere nur nach Absprache mit dem Arzt) sollten Eberraute nicht nehmen.

Des Weiteren kann man das Kraut als Badezusatz (gegen fettige Haut) sowie als gelben Textilfarbstoff (aus Stängeln und Blättern) verwenden.

Die Pflanze lässt sich leicht aus Ablegern züchten und ergibt mit ihren tief fiederteiligen Blättern eine hübsche Beeteinfassung.

Artemisia absinthium

WERMUT, ABSINTH

Wahrscheinlich wäre Absinth in Frankreich nie so populär geworden, wenn man ihn nicht gesetzlich verboten hätte. Im 19. Jh. stellte der Missbrauch von Absinth ein ernstes Problem dar, da bei den Absinthsüchtigen zunächst Muskelkrämpfe und als Folge Schädigungen des Nervensystems auftraten. Zurückzuführen ist dies nicht allein auf den Alkoholismus, sondern auf die hohen Mengen an Thujonen, giftigen, ätherischen Ölen, die im Wermut enthalten sind. Manche Spirituosen enthalten heute immer noch Wermut, allerdings in sehr geringen, unbedenklichen Mengen.

Nachdem der Wermutanbau eingestellt wurde, wilderte die Pflanze aus und kommt heute an sonnigen Standorten in Schutt-Unkrautfluren (an Müllhalden, Wegrändern, Bahndämmen und Mauern) vor. Bei uns ist Wermut eher selten geworden.

Die gehäuft in der Pflanze enthaltenen ätherischen Öle sind ein ideales Mittel gegen Magen- und Gallenbeschwerden. Die vorkommenden Bitterstoffe regen den Appetit und die Bildung von Magensäure an. Wermutaufgüsse enthalten keine hohen Mengen der giftigen Thujone, da diese schlecht wasserlöslich sind und eher durch Alkohol extrahiert werden. Der Tee schmeckt sehr bitter und wird daher oft mit anderen Kräutern (z. B. Pfefferminze) gemischt. Schwangere sollten nie Absinth einnehmen, da es dann zu einer Abtreibung des Fötus kommen kann.

Wermut im Frühjahr (Artemisia absinthium).

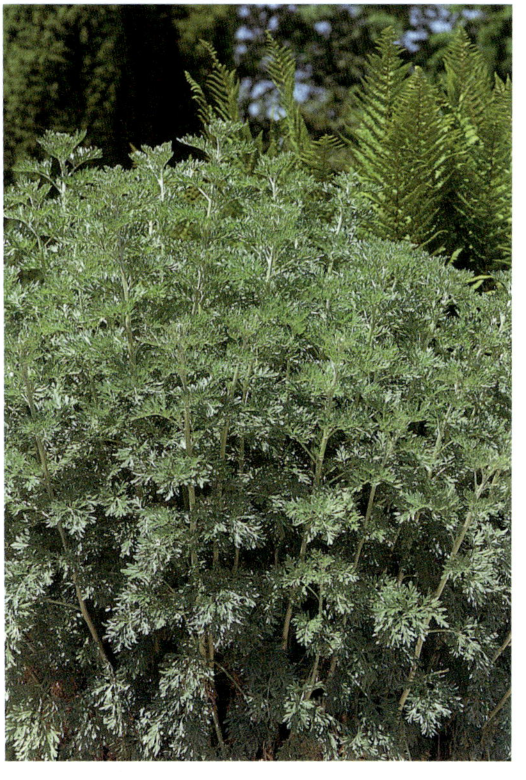

Auch aus den Blättern dieser *Artemisia*-Art kann ein gelber Textilfarbstoff gewonnen werden, der bei entsprechender Nachbehandlung auch Wolle grün färben kann. Zur Abwehr von Insekten kann man Wermutschösslinge zwischen die Wäsche oder unters Bett legen.

Blühender Wermut (Artemisia absinthium).

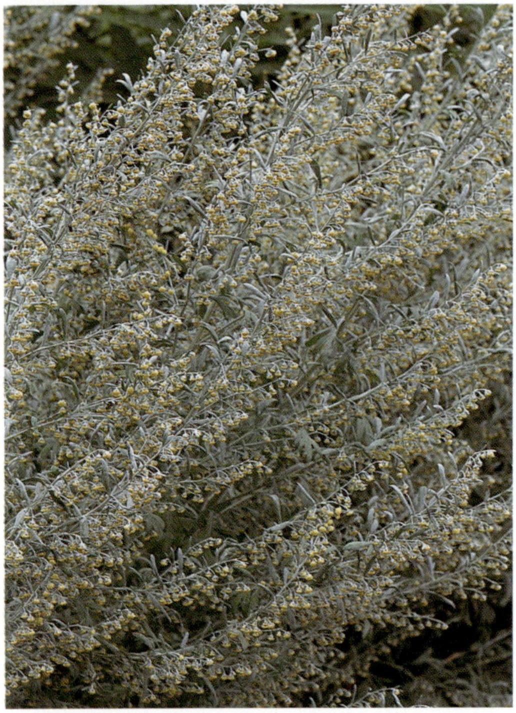

Wermut (Artemisia absinthium), *Blüten.*

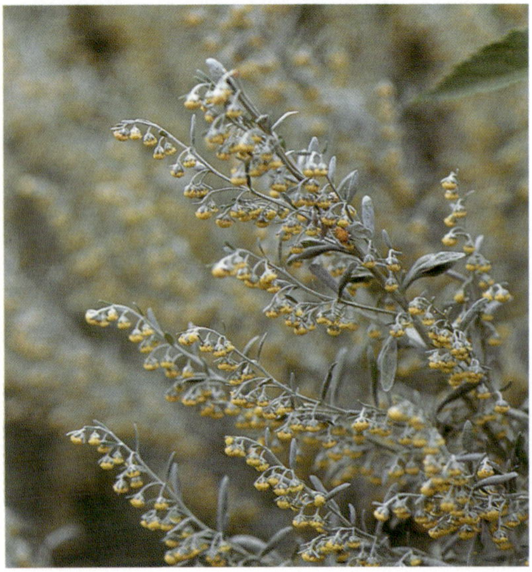

Artemisia annua

1-JÄHRIGER BEIFUSS, QING HAO

Diese Beifuß-Art gehört mit 2 m Höhe zu den hochwüchsigsten 1-jährigen Pflanzen, die es gibt; da sie an eine Konifere erinnert, eignet sie sich gut für Hecken, die nur ein Jahr stehen sollen. Vor kurzem fand man heraus, dass sich *A. annua* als Mittel gegen Malaria eignet. Herkömmliche Malariamittel heilen heute oft kaum noch, da viele Stämme des Malaria-Erregers *Plasmodium* mittlerweile dagegen resistent geworden sind. Daher forscht die Wissenschaft fieberhaft nach wirksameren Medikamenten gegen Malaria. Wie kürzlich in Thailand durchgeführte klinische Studien zeigten, stellt das aus *A. annua* gewonnene Arteannuin - ein Sesquiterpenlacton - eine viel versprechende Alternative dar. Die antibiotische und antimykotische Wirkung der Pflanze ist seit längerem bekannt. Die Aussaat kann im Frühjahr direkt ins Freiland erfolgen.

Artemisia dracunculus

ESTRAGON

Auf Grund seines unverkennbaren, würzigen Aromas wird Estragon seit Jahrhunderten als Küchenkraut gezogen. In Frankreich glaubte man, dass er Schlangenbisse

1-jähriger Beifuß (Artemisia annua).

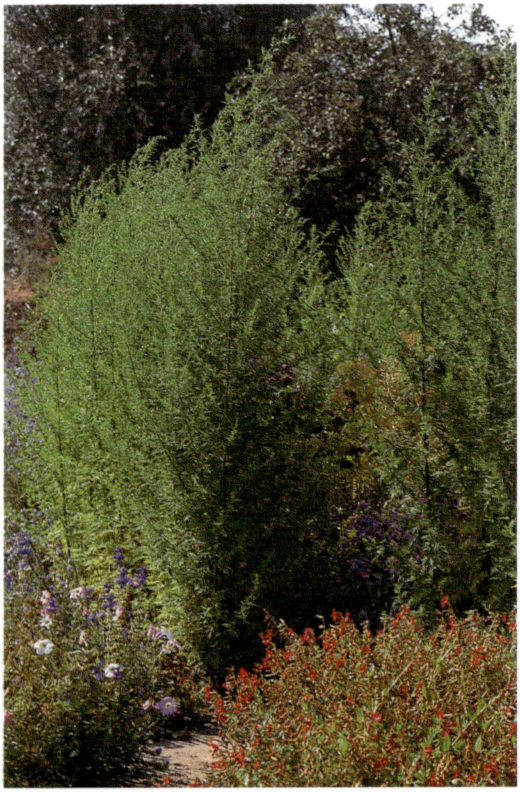

heile, weswegen man ihn *herbes de dragon* (oder „Drachenwurz“) nannte, aus dem dann der Name Estragon entstand. Zwei Unterarten sind bekannt, die sich nur in wenigen Merkmalen unterscheiden: Der Französische Estragon (*A. dracunculus* ssp. *sativa*) blüht nicht in Nordeuropa und muss alle 2 Jahre erneut als Steckling gepflanzt werden; er besitzt mehr Aroma, ist aber frostempfindlicher als die andere Unterart, der Russische Estragon (*A. d.* ssp. *dracunculoides*); dieser toleriert zwar Frost und wird größer (bis 1,5 m), schmeckt dafür jedoch weniger aromatisch.
Die grau-grünen Sprossteile werden vor der Blüte geerntet und oftmals zur Aromatisierung von Essig verwendet. Estragonessig besitzt den gleichen süß-sauren Geschmack wie das Kraut und dient oft zum Abschmecken von Saucen. Frischer und getrockneter Estragon wird zum Würzen von Omeletts, Salaten, Fisch, Fleisch und Geflügel verwendet; sein intensives würziges Aroma prädestiniert ihn aber nachgerade als Zutat von Saucen (wie z. B. der klassischen Sauce béarnaise), Remoulade, Kräuterbutter und Dressings.
Estragon regt den Appetit an und wird als Heilpflanze gegen Verdauungsstörungen und Wurmbefall verabreicht.

Estragon (Artemisia dracunculus).

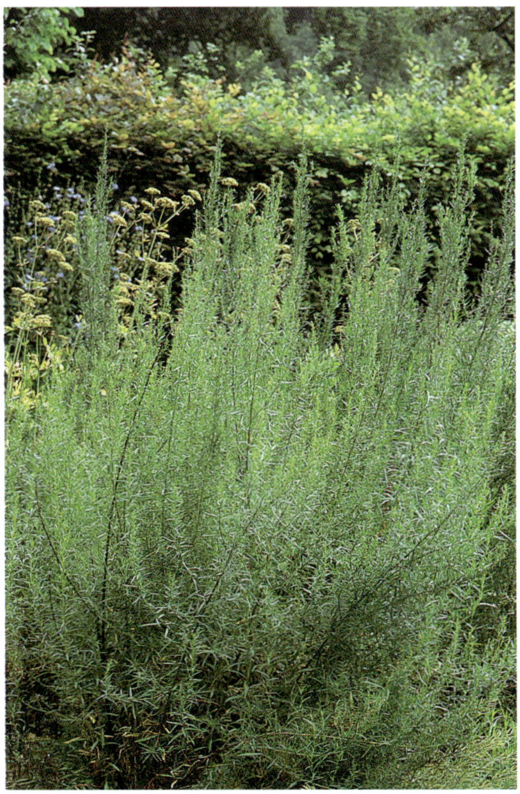

Artemisia ludoviciana.

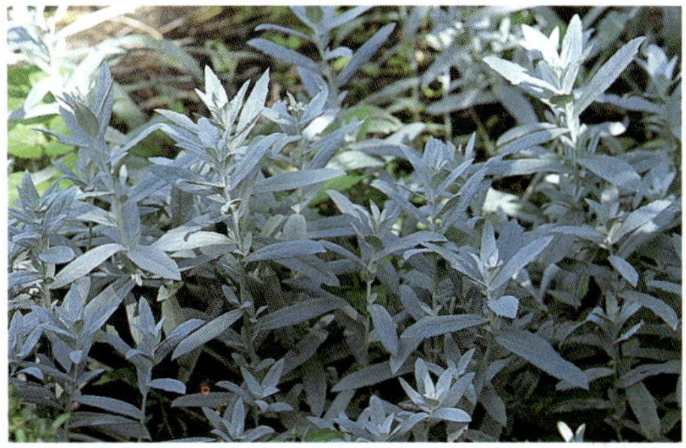

Artemisia ludoviciana

Sein hüsches graues Blattwerk ist der Grund, warum man diesen Beifuß so oft in Gärten findet; es gibt zahlreiche Unterarten, zum Teil mit fein gefiederten Blättern. Bei Berührung verströmen die Blätter zarten Absinthduft, weshalb man die Pflanze auch für Duftsträußchen und Potpourris verwendet.
In ihrer Heimat, den USA und Mexiko, wird *A. ludoviciana* gegen Durchfall verabreicht. Die Staude wird 1–1,5 m hoch und bevorzugt sonnige, gut drainierte Böden, wo ihre Blätter den dichten weißen Filz entwickeln können.

Artemisia vulgaris

BEIFUSS

Diese häufige Unkrautpflanze wächst auf sandigen Ruderalflächen wie z. B. Wegrändern, Dämmen und Ackerrainen. Ihr kräftiger Stängel wird bis 1,5 m hoch, seine dunkelgrünen, stark gefiederten Blätter sind oft rötlich und unterseits weißfilzig. Als Küchenkraut wie als Heilpflanze wird Beifuß ähnlich verwendet wie der Wermut (*A. absinthium*), er duftet jedoch nicht so aromatisch, schmeckt schwächer und zeigt geringere Wirkung als dieser. Beifuß regt Appetit, Gallenfluss und Lebertätigkeit an. Auch in der Küche bedenkt man diese medizinischen Eigenschaften und gibt Beifuß an schwer verdauliche Speisen, um deren Verarbeitung im Magen zu fördern. Frauen sollten das Kraut während Schwangerschaft und Stillzeit nicht einnehmen. In der Traditionellen Chinesischen Medizin werden getrocknete Beifußblätter zu einer „Kräuterzigarre“, der *moxa*, zusammengedreht und über bestimmten Akupunkturpunkten verbrannt.

Beifuß (Artemisia vulgaris).

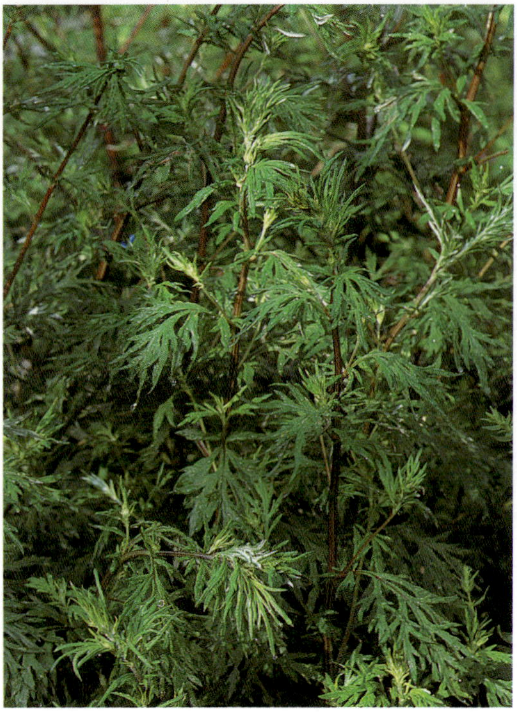

Foto: De Kruidhof, Buitenpost

Arum italicum.

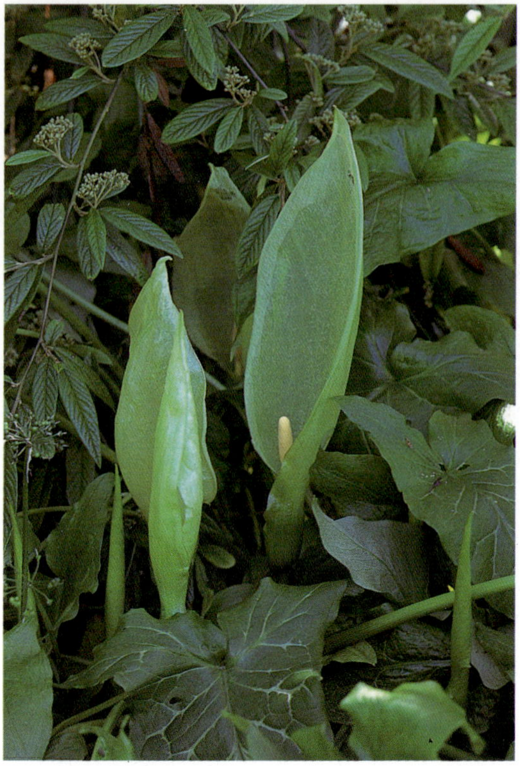

Arum italicum

Die Blüten der Aronstabgewächse verströmen einen strengen Duft, der Fliegen und Mücken anzieht. Die Insekten landen auf dem Hochblatt (Spatha) der Pflanze, das oberseits mit einem klebrigen Sekret überzogen ist. Auf diesem rutschen die Tierchen ins Blüteninnere, wo sie – sofern sie zuvor schon eine andere *Arum*-Pflanze besucht haben – anhaftenden Pollen auf den Stempel streichen und die Pflanze so befruchten.

A. italicum ist eine Pflanze Süd- und Westeuropas und kommt sogar auf den Kanaren vor. Die weiß geäderten, breiten, pfeilförmigen Blätter heben sich deutlich vom herbstlichen Waldboden ab. Die weißen bis blassgelben Blüten erscheinen im Frühjahr in einer Ähre.

Zur Giftigkeit und Verwendung der Beeren siehe *Arum maculatum.*

⚕ ✳

Arum maculatum

GEFLECKTER ARONSTAB

Der Gefleckte Aronstab ist eine extrem giftige Pflanze; alle Bestandteile enthalten Substanzen, die z. T. sehr toxisch (wie das Aroin), mitunter auch nur stark reizend sind. Eine Eigenbehandlung sollte daher unterbleiben. In der Homöopathie wird *Arum maculatum* zur Behandlung von Erkältung, Heiserkeit, chronischer Bronchitis und Entzündung der Mund-, Nasen-, Rachen- und Magenschleimhaut verschrieben.

Da Aronstab durch Kochen oder Trocknen seine Giftigkeit weitgehend verliert, wird Aronstabwurzel nach entsprechender Behandlung auch verzehrt oder zu Mehl gemahlen. Der natürliche Standort der Pflanze sind feuchte, humöse Laubmisch- und Auwälder. Blätter und Blüten erscheinen im Frühjahr. Das hohe grünliche Hochblatt (Spatha) umhüllt den mittigen schokoladenbraunen Blütenstand (Ähre). Im Sommer bilden sich an dieser Ähre grüne Beeren, die sich

Gefleckter Aronstab (Arum maculatum).

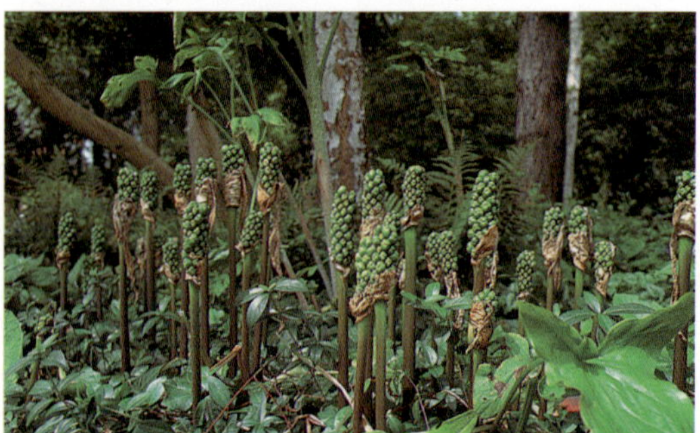

im Herbst rot-orange verfärben. Die grünen, z.T. braun gefleckten Blätter sind zu dieser Zeit längst verwelkt.

⚕ ✳

Asarum europaeum

HASELWURZ

Früher wurde Haselwurz als Entziehungskur für Alkoholiker verwendet. Durch Zusatz in Bier oder Wein schmeckten die Getränke so bitter, dass den Betroffenen schlagartig der Durst verging. Allerdings greift Haselwurz aber auch die – ohnehin bei Alkoholikern in Mitleidenschaft gezogene – Leber an, weshalb man sie heute nicht mehr zur Alkohol-Entwöhnung einsetzt. Generell sollte man Haselwurz auf Grund ihrer toxischen Inhaltsstoffe nur unter ärztlicher Aufsicht anwenden. Seit der Zeit der Römer weiß man um die Heilkräfte dieses Osterluzeigewächses. Die ätherischen Öle aus dem Rhizom der Pflanze, das frisch verarbeitet werden sollte, haben die wichtigste medizinale Bedeutung, sie können Erbrechen auslösen und regen die Nierentätigkeit an. *Asarum* wird auch als Mittel gegen Migräne eingesetzt.
Haselwurz ist ein schattenliebendes Gewächs der europäischen Nadel- und Laubmischwälder und gedeiht dort auf sickerfrischen, kalkhaltigen, humösen Lehm- und Tonböden. Das glänzende, immergrüne Blattwerk wird im Frühjahr durch neue Blätter ersetzt. Von April bis Mai erscheinen kaum auffällige kleine braun-rote Blüten. Auffallend ist der von der Pflanze ausgehende Pfeffergeruch.

⚕

Asclepias curassavica

CURAÇAO-SCHWALBENWURZ

Dieses Schwalbenwurzgewächs wird in der Karibik als starkes Expektorans (husten- und schleimlösendes Mittel) verwendet. Die Behandlung ist nicht ganz ungefährlich, da die Pflanze das Toxin Asclepiadin enthält, das zu Muskellähmung bis hin zum Tod durch Herzstillstand führen kann. *Asclepias curassavica* sieht man bisweilen als Topfpflanze mit 1 m langem Stängel, der von Blüten in den Farben Gelb, Ocker und Orange gekrönt wird. Die immergrüne Pflanze verträgt keine Temperaturen unter 10 °C.

⚕

Haselwurz (Asarum europaeum).

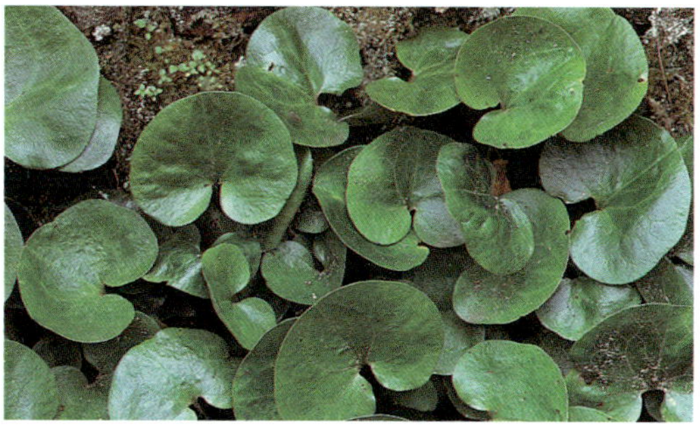

Curaçao-Schwalbenwurz (Asclepias curassavica).

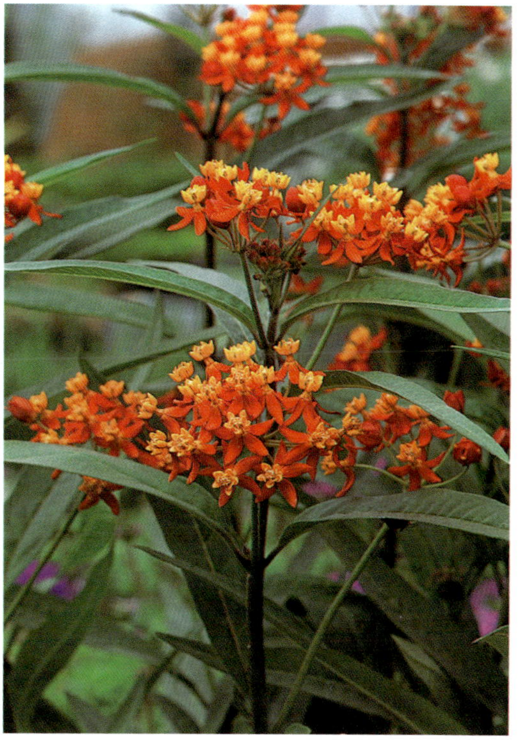

Asclepias incarnata

INKARNAT-SCHWALBENWURZ

Aus den Rhizomen dieser Pflanze tritt ein übel riechender, giftiger Milchsaft aus, der richtig dosiert jedoch heilend wirkt, u. a. zur Stärkung des Herzschlages – in ähnlicher Manier wie die Herzglykoside des Fingerhuts. Je nach Dosierung wirkt die zermahlene Wurzel diuretisch (harntreibend), als Expektorans (schleim- und hustenlösend) oder Wurmkur. Die Behandlung sollte jedoch unter ärztlicher Anleitung erfolgen.
A. incarnata ist eine Sumpfpflanze aus dem Osten bis Mittelwesten der USA und Kanadas. Die Staude wird etwa 1,5 m hoch; sie macht sich gut in Rabatten mit feuchtem Boden, aber auch im Ufersaum eines Gartenteichs. Die Blüten verströmen im Sommer Vanilleduft.

⚕

Asclepias incarnata.

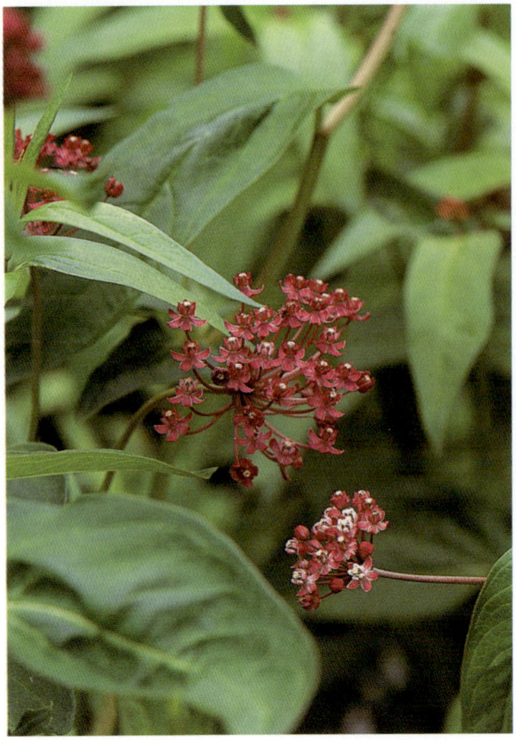

Seidenpflanze (Asclepias syriaca), *Blüten.*

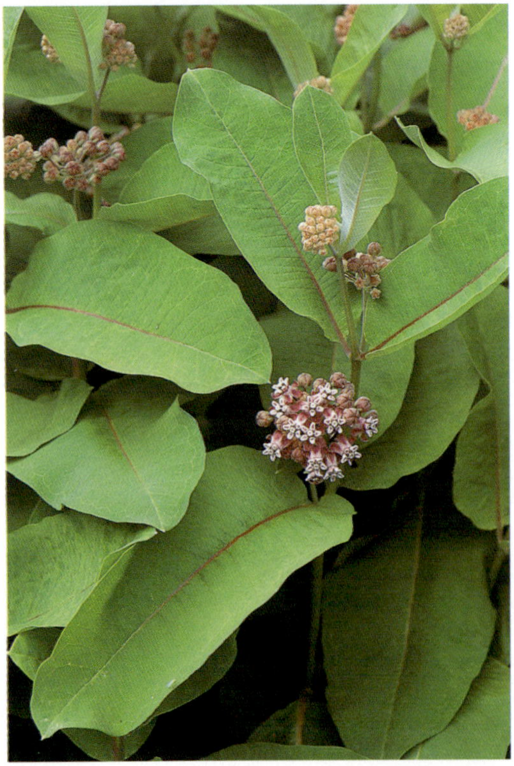

Seidenpflanze (Asclepias syriaca).

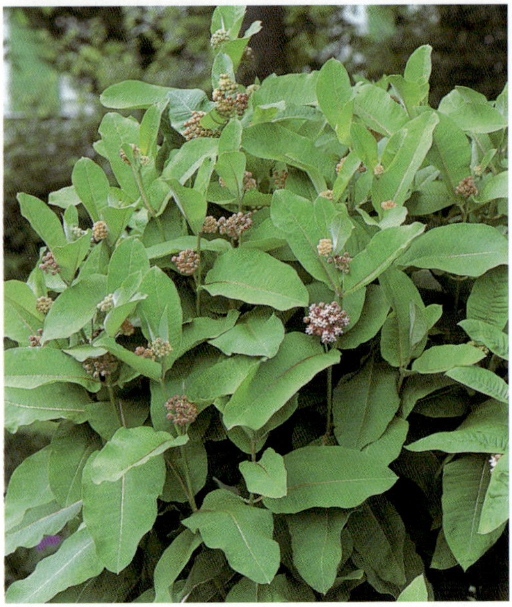

Asclepias syriaca

SEIDENPFLANZE, SYRISCHE SCHWALBENWURZ

Die Seidenpflanze besitzt ähnliche Heilkraft wie die Knollige Schwalbenwurz (*Asclepias tuberosa*). Ihre Wurzel sind Ausgangsmaterial für ein Mittel gegen Asthma. In den USA wurde und wird sie immer noch großflächig angebaut. Die sehr üppig gebildete Seide der Samenkapseln wird als Füllung für Kissen genutzt, während man aus den langen Fasern der Pflanzenstängel hübsche, weiße Seile windet. In Kanada kocht man die jungen Schösslinge wie Spargel.
Asclepias syriaca verträgt zwar leichte Fröste, sollte als Zierpflanze jedoch im Winter geschützt werden. Die Staude wird bis zu 2 m hoch und bevorzugt sonnige Lagen in gut drainiertem Boden.

⚕ ✳

Asclepias tuberosa

KNOLLIGE SCHWALBENWURZ

Asclepias tuberosa ist eine Giftpflanze, die aber in der nordamerikanischen Kräutermedizin eine wichtige Rolle spielt. Insbesondere wird sie dort zur Behandlung von leichten bis schweren Atemwegserkrankungen bis hin zur Rippenfell- und Lungenentzündung eingesetzt. Bei manchen Stämmen gilt sie auch als gutes Fiebermittel. Das im Süden der USA heimische Schwalbenwurzgewächs kann in Mitteleuropa am besten als Kübelpflanze vor einer sonnigen Mauer gehalten werden und muss bei drohendem Nachtfrost in ein Gewächshaus gebracht werden.

⚕

Asparagus officinalis

SPARGEL

Von Anfang April bis Ende Mai ist sie wieder, die Spargelsaison. In dieser Zeit werden in den Läden junge Sprosse des Weißen Spargels (*Asparagus officinalis* ssp. *officinalis*) angeboten, einer Zuchtform des Wilden oder Grünen Spargels (*Asparagus officinalis*). Nur die bleichen, unterirdischen Sprosse, die während ihres Wachstums nicht mit der Sonne in Berührung gekommen sind, werden als Spargel „gestochen". Reifere, ältere Sprosse werden holziger und schmecken oft bitter.

Nach einer Spargelmahlzeit werden die meisten festgestellt haben, dass ihr Urin stark süßlich-säuerlich riecht. Der Geruch stammt vom Asparagin, das in großer Menge im Spargel enthalten ist. Asparagin ist stark harntreibend. Bei manchen Menschen riecht der Urin erblich bedingt nicht nach Asparagin.

Als Heilpflanze setzt man Spargel zur Behandlung vieler Harnwegsbeschwerden (Nieren- und Blasenleiden), bei Rheuma, Arthritis, Gicht, Ödemen infolge von Herzinsuffizienz sowie als Wurm- und Abführmittel ein. In der Regel werden die Wurzeln und nicht die Sprosse medizinal genutzt. Manche Menschen sind gegen Spargel allergisch und reagieren schon bei Berührung mit Hautausschlag.

Spargel, den wahrscheinlich schon die alten Ägypter kannten und schätzten, stammt aus den gemäßigten Zonen Europas, Asiens und Nordafrikas. Die bis zu 2 m hohe Staude bevorzugt offene Sandböden. Weibliche Pflanzen bringen nach den unscheinbaren Blüten rote Beeren mit schwarzen Samen hervor.

Zuchtspargel (Asparagus officinalis *ssp.* officinalis).

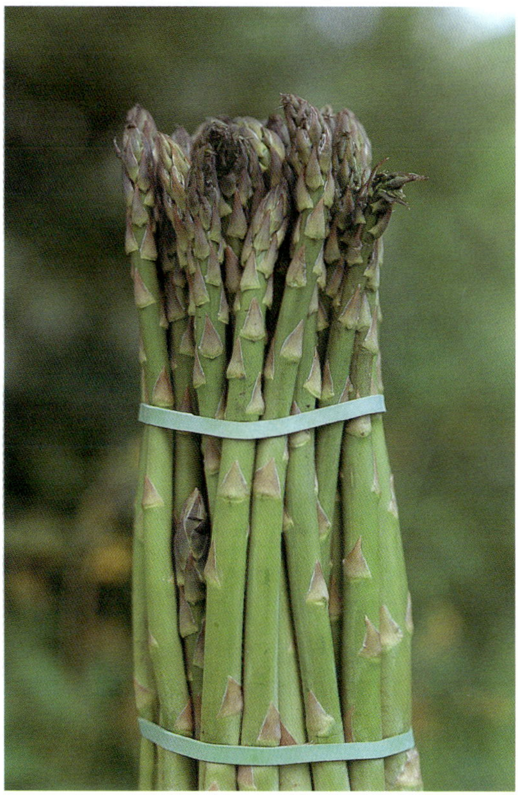

Wilder Spargel (Asparagus officinalis).

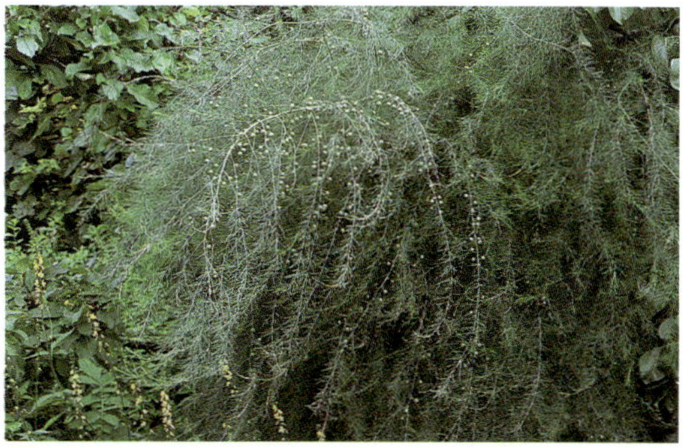

Färbermeister (Asperula tinctoria).

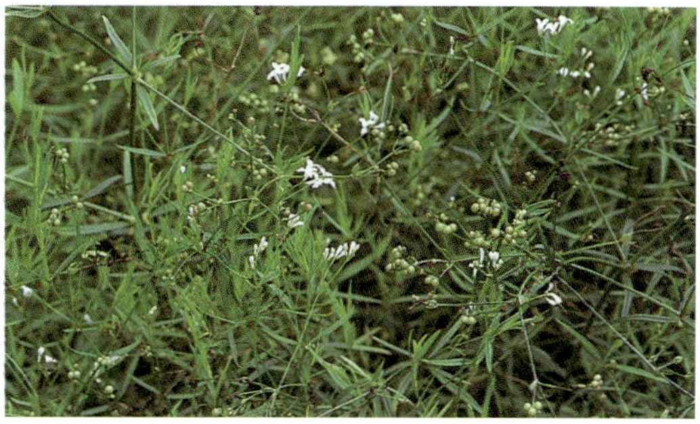

Asperula tinctoria

FÄRBERMEISTER, FÄRBER-MEIER

Wie der deutsche Name verrät, gewinnt man aus den Wurzel dieses Krappgewächses einen roten Textilfarbstoff. Die zarten Stängel des Färbermeisters winden sich um Grasstängel oder Zweige und können sich in manchen Pflanzen bis zu 1 m emporranken. Zwischen Juni und September bringt die Pflanze kleine weiße Blüten hervor. Die in ganz Europa bis zum Südural vorkommende *A. tinctoria* liebt lichte Eichen- und Kiefernwälder, in manchen Ländern ist die Pflanze jedoch selten geworden.

Asplenium scolopendrium syn. *Phyllitis scolopendrium, Scolopendrium vulgare*

HIRSCHZUNGE

Die zungenförmigen Blätter (Wedel) dieses immergrünen Farns findet man ganzjährig in ganz Europa außer im Nordosten und im Alpenbereich. *A. scolopendrium*

Hirschzunge (Asplenium scolopendrium).

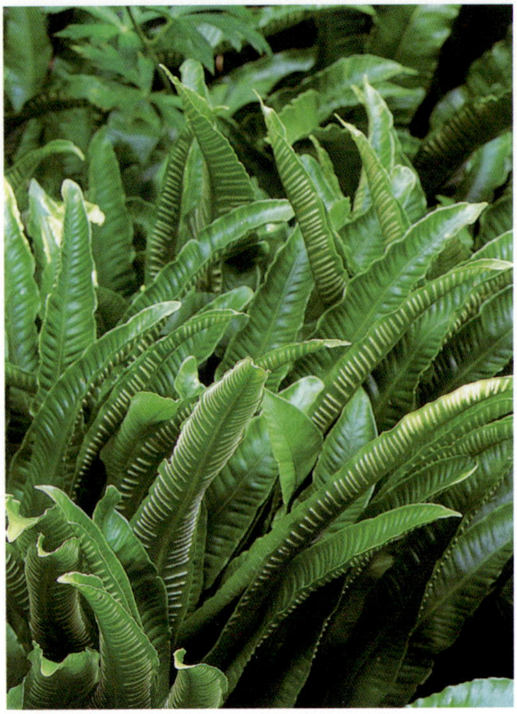

wächst nur an windgeschützten, schattigen, sehr feuchten Standorten wie Au- und Schluchtwäldern, aber auch in Brunnenschächten, an feuchten Mauern oder Kaianlagen. In früherer Zeit schrieb man der Hirschzunge übernatürliche Kräfte zu: Wer ihre Sporen in seine Fußstapfen streute, wurde auf der Stelle unsichtbar. Daher hatte der Farn in der traditionellen Volksmedizin sicherlich einen hohen Stellenwert, heute wird er kaum noch verwendet. Ein Aufguss soll gegen Durchfall und Ruhr helfen, die Wedel dienen als Wundverband für Verbrennungen. In der Homöopathie wird die Pflanze bei Diabetes verabreicht.

Atriplex hortensis

GARTENMELDE

Die Gartenmelde stammt ursprünglich aus Vorderasien, wird aber schon seit Jahrhunderten in Europa kultiviert und ist häufig durch Selbstaussaat ins Freiland gelangt. In Kultur wird dieses Gänsefußgewächs 1-jährig gezogen; sehr beliebt ist auch die Ziersorte *Atriplex hortensis* var. *rubra*, die rote Stängel und purpurne Blätter besitzt. Die Blätter kann man roh oder gekocht wie Spinat verzehren, allerdings kommt es bei manchen Personen zu Unverträglichkeiten und Allergien. Über die Wirk- und Inhaltsstoffe von *A. hortensis* ist bisher wenig bekannt.
Im Mittelalter verschrieben die Ärzte Gartenmelde gegen Leber- und Lungenleiden. Die Pflanze wirkt blutreinigend und kräftigt die Immunabwehr. Daher findet man

Atriplex hortensis *var.* rubra.

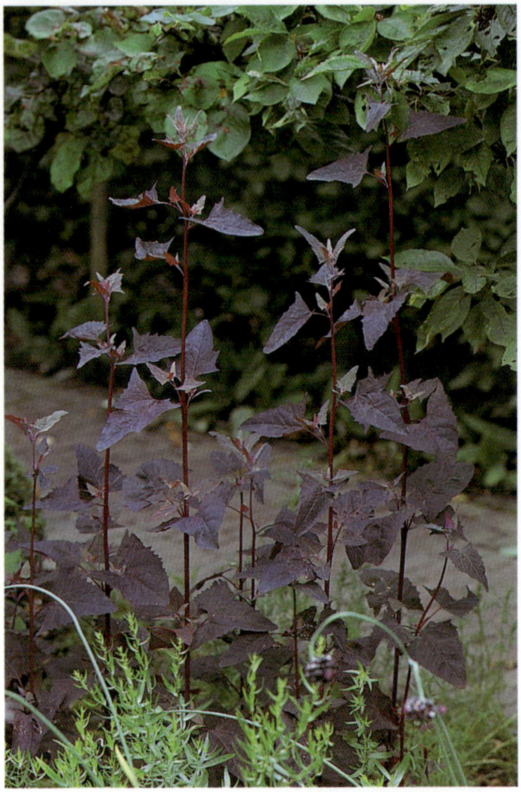

sie oft in Kräuterteemischungen, die zur Tonisierung oder Entschlackung getrunken werden – z. B. in vielen Frühjahrskuren. Aus den Stängeln lässt sich auch ein gelber Textilfarbstoff herstellen.

Atropa belladonna

TOLLKIRSCHE, TÖDLICHER NACHTSCHATTEN

Wie allgemein bekannt ist, empfindet man kleine Tiere mit großen Kulleraugen als besonders niedlich, und es werden sofort Beschützerinstinkte ausgelöst. Denselben

Tollkirsche (Atropa belladonna), *Blüten.*

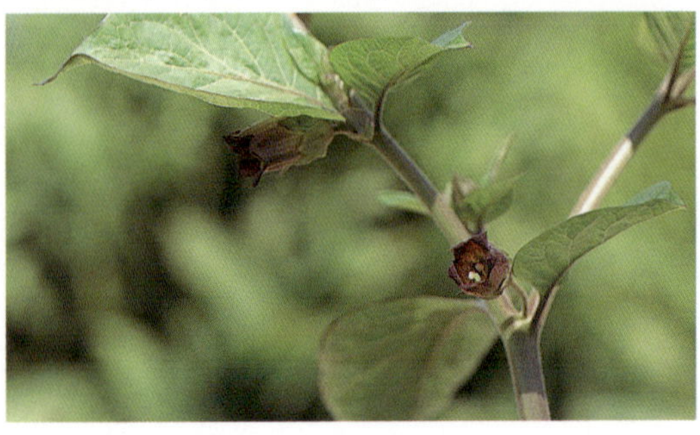

Foto: De Kruidhof, Buitenpost

„Kindchen-Effekt“ erzielten die italienischen Hofdamen der Renaissance, indem sie sich ein paar Tropfen Tollkirschsaft in die Augen träufelten. Das in dem Saft enthaltene Atropin erweitert die Pupille, und die *bella donna*, die schöne Dame, blickte ihre Umwelt - und potenziellen Beschützer - aus großen erstaunten Augen an. Atropin wird auch heute noch in der Augenheilkunde bei der Augenspiegelung verwendet.

Der Name *Atropa* leitet sich aus der latinisierten Form der griechischen Schicksalsgöttin Atropos (= die Unabwendbare) ab, die den Sterblichen den Lebensfaden durchschnitt. Eine passende Bezeichnung, denn die in der Tollkirsche enthaltenen Toxine bringen tatsächlich unabwendbar den Tod. Hierbei handelt es sich um eine Reihe von giftigen Alkaloiden, unter denen Atropin das bekannteste ist. Besonders die Beeren sind sehr gefährlich, da sie fatalerweise nicht bitter schmecken. Schon der Verzehr von fünf Beeren reicht aus, dass ein Kind daran stirbt; allerdings gibt es individuelle Schwankungen, wie viel Gift ein Mensch tatsächlich verträgt. Auch Tiere reagieren sehr unterschiedlich auf das Gift: So können Vögel die Beeren und Kaninchen die Blätter problemlos verzehren, während Hunde und Katzen schon an geringen Mengen eingehen. Früher nutzte man die Beeren auch, um damit Wolfsköder zu vergiften. Tollkirschsaft wurde in der Vergangenheit auch vor chirurgischen Eingriffen auf die entsprechenden Hautbereiche aufgetragen, um das Gewebe zu „betäuben“. Weiterhin war es Bestandteil der „Hexensalbe“ - siehe auch unter Bilsenkraut (*Hyoscyamus niger*).

Als Heilpflanze wird die Tollkirsche auch heute noch angezogen. Ihre Wirkstoffe sind generell krampflösend, sie beseitigen Muskelkrämpfe sowie Spasmen glatter Muskulatur (Magen-Darm-Trakt), helfen bei Menstruationsbeschwerden, Asthma bronchiale und Magengeschwüren. Auf Grund der erwähnten hohen Giftigkeit sollte Tollkirsche nie in Eigenmedikation verabreicht werden. Auch eine halluzinogene Wirkung ist bekannt, weshalb Chargen von Ecstasy-Pillen mit Atropin versetzt wurden, was den Gebrauch dieser Kunstdroge noch brisanter macht.

Tollkirsche ist eine in Europa weit verbreitete Waldpflanze, sie wächst vor allem auf Lichtungen, Schlagfluren und an Waldrändern.

⚕ ✳

Tollkirsche (Atropa belladonna), *Beeren.*

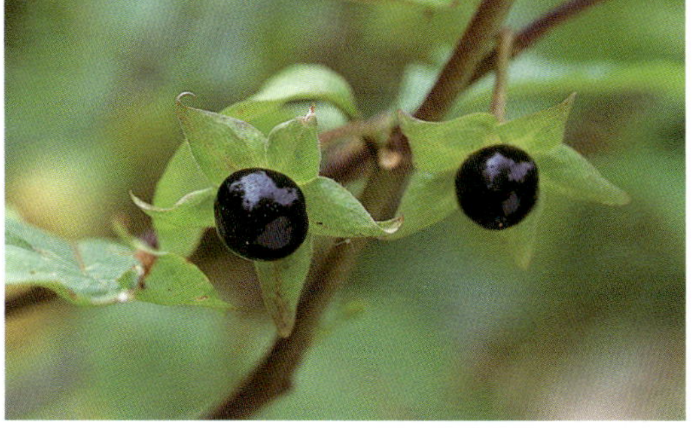

Hafer (Avena sativa).

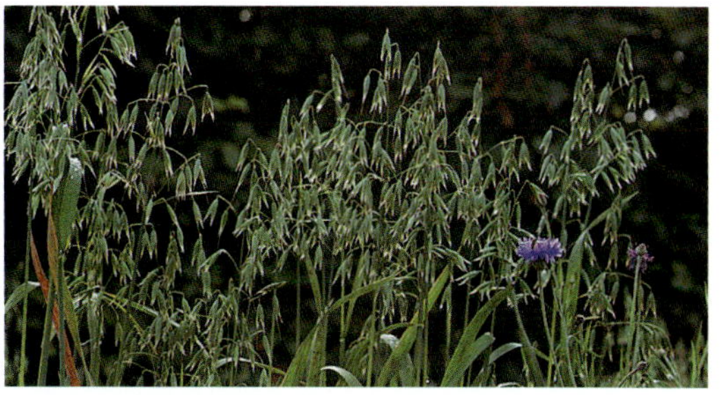

Hafer (Avena sativa), *Rispe.*

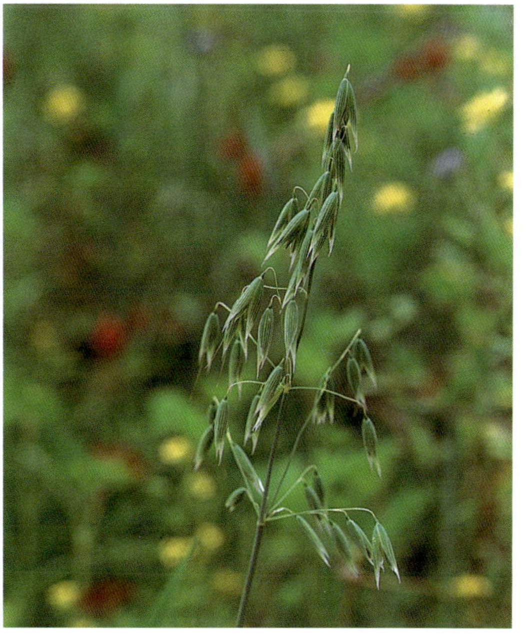

Avena sativa

HAFER

Hafer ist ein 1-jähriges Gras, das als Pferdefutter dient und in Form von Grütze und Flocken auch vom Menschen verzehrt wird. Weniger bekannt ist der Nutzen als Heilpflanze. Hafer, vor allem das Stroh, wirkt sehr gut bei nervösen Beschwerden und Angstzuständen, gegen Depressionen, Bettnässen und Schlaflosigkeit. Haferstrohtee soll auch Menschen, die sich das Rauchen oder andere Drogen abgewöhnen, vor plötzlichen Rückfällen bewahren.

Müesli und Haferflocken zeigen, dass Hafer mit seinem hohen Gehalt an Proteinen, Alkaloiden, Mineralstoffen, Kieselsäure, Sterinen und Saponinen Garant für eine gesunde Ernährung ist. Haferschleim ist eine altbewährte, wenn auch nicht sehr appetitliche Rekonvaleszentenkost. Eine Abkochung aus Haferstroh im Badewasser kann rheumatische und Gichtbeschwerden lindern.

⚕

B

Stink-Andorn (Ballota nigra *ssp.* foetida).

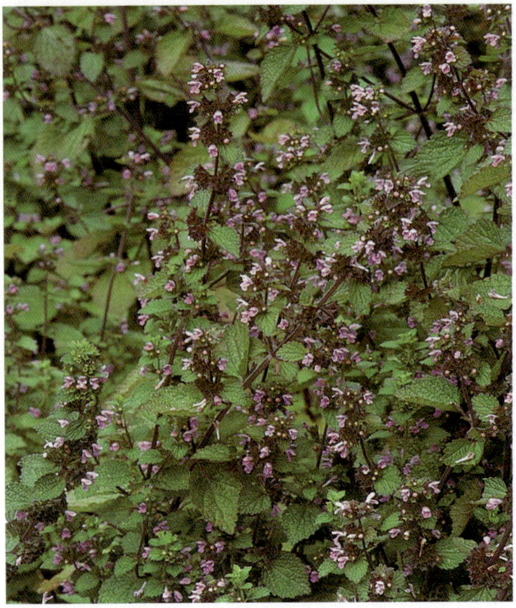

Ballota nigra ssp. *foetida*

STINK-ANDORN, SCHWARZNESSEL, SCHWARZER GOTTVERGESS, SCHWARZER ANDORN

Weil das Vieh diesen übel riechenden Vertreter der Lippenblütler verschmäht, findet man auf Weiden oft ganze Horste des Stink-Andorns. Diese ursprünglich mediterrane Staude ist heute in ganz Europa verbreitet. Sie blüht von Mai bis Oktober, und ihre lange Blühdauer wie auch ihr kompakter Wuchs (ca. 50 cm hoch) waren wohl ausschlaggebend, dass *Ballota nigra* keine seltene Gartenpflanze ist. Leider macht sie ihrem Trivialnamen „Stink-Andorn“ alle Ehre.

Als schleim-, husten- und krampflösende Heilpflanze war die Schwarznessel früher weit verbreitet. Außerdem soll das Kraut angeblich gegen Depressionen und klimakterische Beschwerden wirken; heute bezweifelt man diese Anwendungsbereiche und setzt *B. nigra* vor allem gegen Übelkeit, Erbrechen und Beschwerden durch das Menière-Syndrom ein.

Baptisia australis

FÄRBERHÜLSE

Die Mohikaner, eine Volksgruppe aus dem Nordosten der USA, nutzten *Baptisia*-Wurzeln zur Wunddesinfek-

Färberhülse (Baptisia australis), *Blüten.*

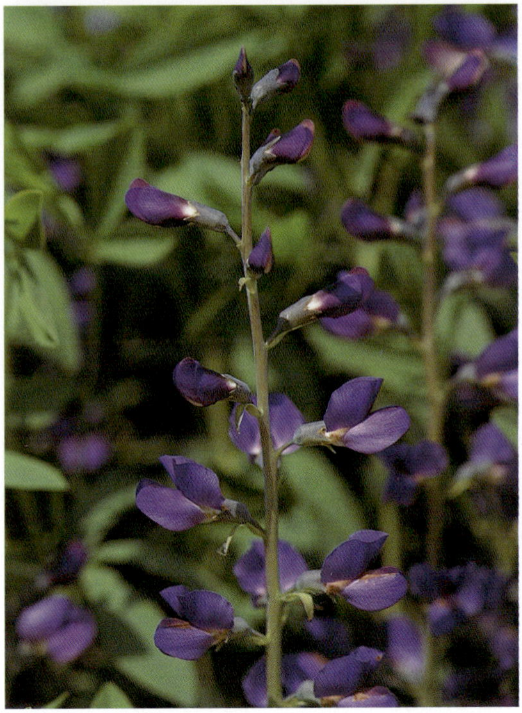

Foto: De Kruidhof, Buitenpost

Färberhülse (Baptisia australis).

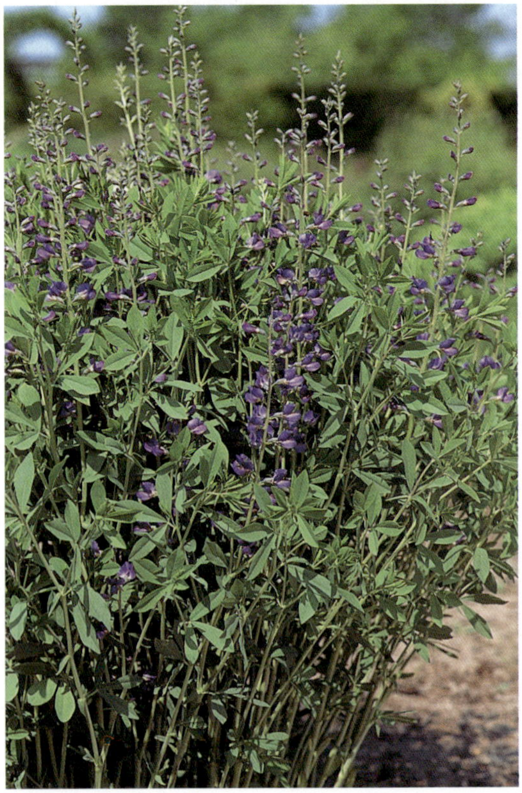

Foto: De Kruidhof, Buitenpost

tion. Spätere Forschungen ergaben, dass die Wurzel tatsächlich antiseptische Eigenschaften besitzt. Ihre Wirkstoffe erhöhen die Immunabwehr, senken Fieber und rufen in hoher Dosierung Erbrechen hervor. Aus den Blättern wird ein blauer Textilienfarbstoff gewonnen.

Baptisia australis ist eine im Süden der USA beheimatete Staude (*australis* bedeutet hier „südlich", nicht „australisch"), die auf ergiebigen, stark humösen Böden in Sonnenlagen oder Halbschatten wächst. Unter optimalen Voraussetzungen wird diese Leguminose oft mannshoch; normalerweise erreicht sie eine Höhe von 1 m und ist im Hochsommer von zahlreichen blau-violetten Schmetterlingsblüten bedeckt.

Baptisia tinctoria

FALSCHER INDIGO, WILDER INDIGO, INDIGO-LUPINE

Der deutsche Name bezieht sich auf die kommerzielle Nutzung dieses nordamerikanischen Schmetterlingsblütlers als Lieferant von blauen Farbstoffen, die denen des Färber-Indigos (*Indigofera*) ähneln. Die Farbe wird aus den Blättern der Pflanze gewonnen. Medizinal nutzt man die Wurzeln zur Desinfizierung von Wunden (siehe *Baptisia australis*); neben diesen starken antiseptischen

Falscher Indigo (Baptisia tinctoria), *Hülsen*.

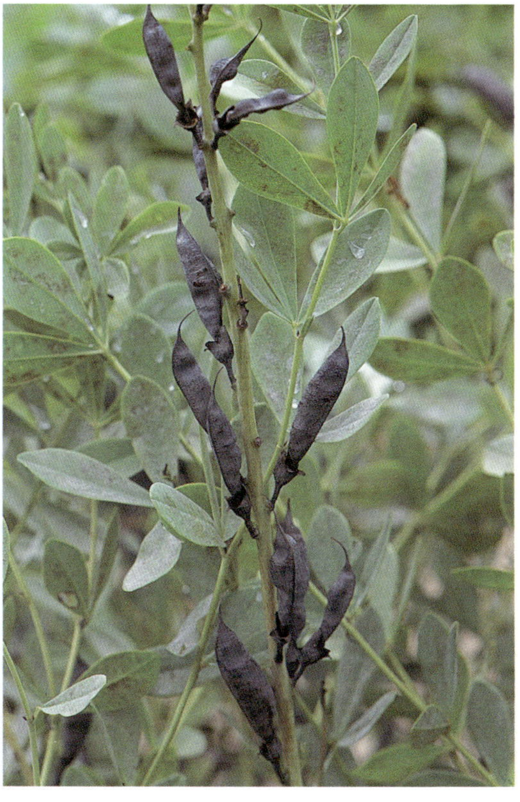

Falscher Indigo (Baptisia tinctoria).

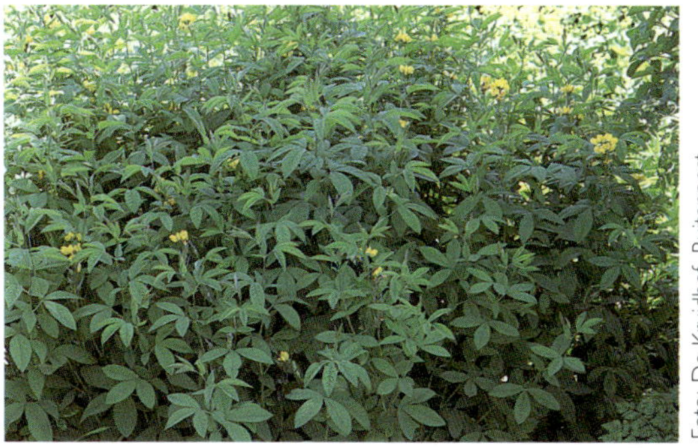

Foto: De Kruidhof, Buitenpost

Eigenschaften enthält die Wurzel ferner Wirkstoffe gegen Typhus, Ruhr, Malaria, Cholera und Magen-Darm-Grippe. *B. tinctoria* sollte man nur unter ärztlicher Aufsicht nehmen.

Falscher Indigo ist eine aufrechte Staude, die aber auch knapp 1 m breit wächst. Im Frühjahr erscheinen gelbe Schmetterlingsblüten, denen später blau-schwarze Hülsen folgen.

Barbarea vulgaris

BARBARAKRAUT, WINTERKRESSE, BARBENKRAUT

Barbarakraut riecht ähnlich wie Brunnenkresse und kann in der Küche genauso verwendet werden. Ab Juni kann man die Blätter selbst ausgesäter Barbarakräuter ernten, sogar in milden Wintern (was ihr den Namen

Barbarakraut (Barbarea vulgaris).

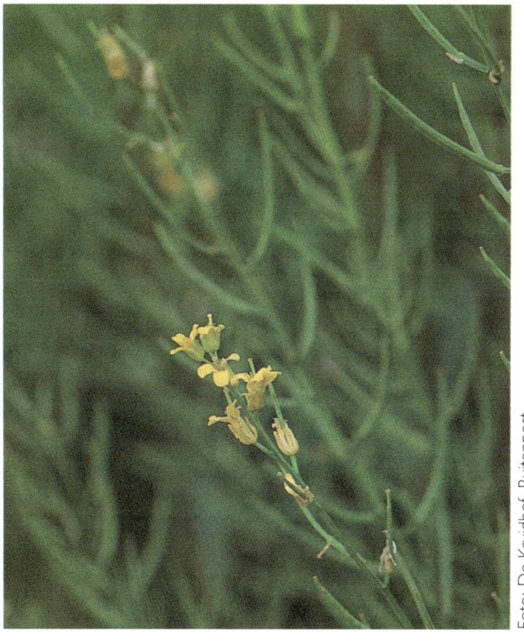

Foto: De Kruidhof, Buitenpost

Winterkresse verlieh). *B. vulgaris* enthält viel Vitamin C und ist daher gerade während der kalten Jahreszeit sehr gesund. Mit frischem Kraut kann man gut Salate und Fischgerichte abschmecken, sein Aroma ist allerdings sehr scharf.
Europaweit wächst dieser zwei- oder mehrjährige Kreuzblütler auf frischem Grund, wie Acker- und Weideland, aber auch an Gräben. Man kann das Kraut im Frühjahr aussäen, am besten in stark humösen und frischen Böden; dort kann sich die Winterkresse spontan selbst aussäen.

Bellis perennis

GÄNSEBLÜMCHEN, TAUSENDSCHÖN

Bereits an den ersten Märztagen kann man die markanten gelb-weißen Blütenköpfchen des Gänseblümchens auf den Wiesen finden. Die unterseits stets rot überlaufenden Blütenköpfchen schließen sich gegen Abend.
Dass die Inhaltsstoffe der Pflanze antiseptisch wirken, wussten früher viele Kundige der Volksmedizin und legten Blattkompressen auf Quetschungen und Wunden. Als Badezusatz oder Aufguss wirken die Blüten hautreinigend und werden gegen Ekzeme, Akne, Pickel und Soor verabreicht. In der Homöopathie wird Bellis bei Schnittverletzungen und Quetschwunden gegeben.
Obwohl manche Gärtner das Gänseblümchen als wahre Pest betrachten und es am liebsten mit Stumpf und Stiel ausrotten würden, ist die kleine Blume in der breiten Bevölkerung dennoch sehr beliebt, und nicht nur Kinder basteln die Köpfchen gerne zu Blumenketten zusammen: Ein Strauß Gänseblümchen ist immer ein spontanes, preisgünstiges Mitbringsel.

Eine Schüssel voller Gänseblümchen.

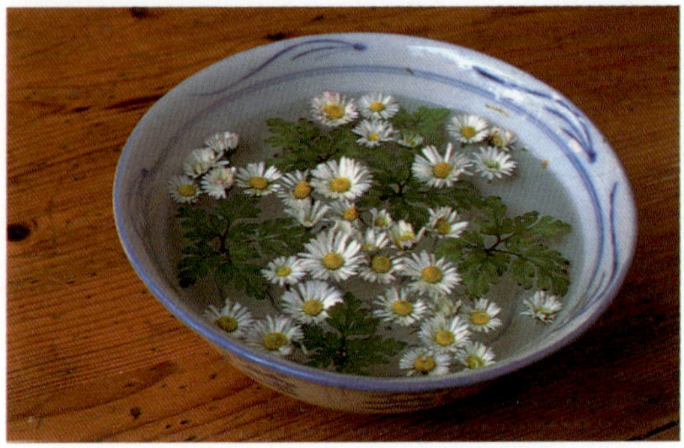

Wie bekomme ich wohl die Blumenkette hin?

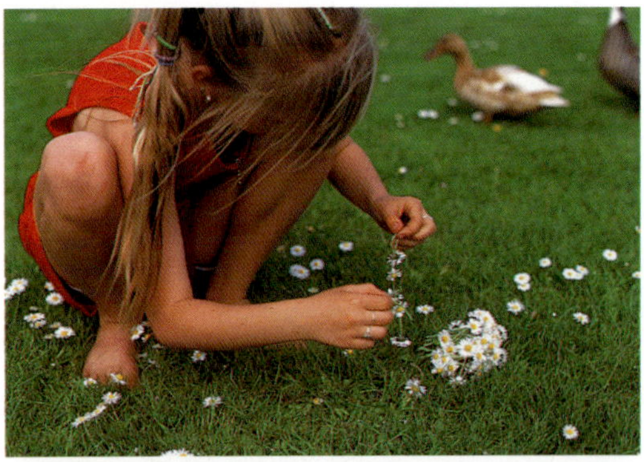

Wiese mit Gänseblümchen (Bellis perennis).

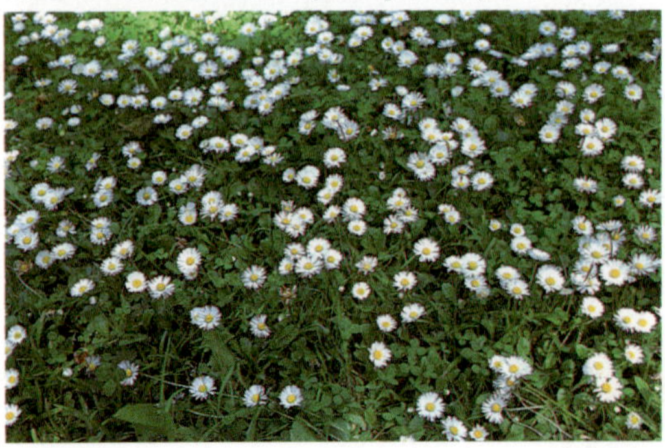

Berberis vulgaris

BERBERITZE, SAUERDORN

Die Berberitze ist ein in Europa beheimateter Strauch, der aber gerne auch in Gärten oder als natürliche Hecke gepflanzt wird, da er sehr anspruchslos ist und seine Dornen ein fast undurchdringliches Dickicht ergeben. Im Frühling ist er von Büscheln gelber Blüten überzogen, denen im Herbst walzenförmige rote Beeren folgen. Alle Teile der Pflanze enthalten Alkaloide, medizinal werden aber nur Rinde, Wurzeln und Beeren genutzt. Insbesondere in der äußeren Rinde sind hohe Konzentrationen des Alkaloids Berberin enthalten, das bakterizid wirkt und den Gallenfluss anregt.
Aus den reifen Beeren wird ein säuerliches Kompott hergestellt, das den Appetit anregen soll.
Ein Aufguss aus Blättern und Rinde wirkt harntreibend und entschlackend, ein ideales Mittel zur Behandlung

Berberitze (Berberis vulgaris), *Blüten.*

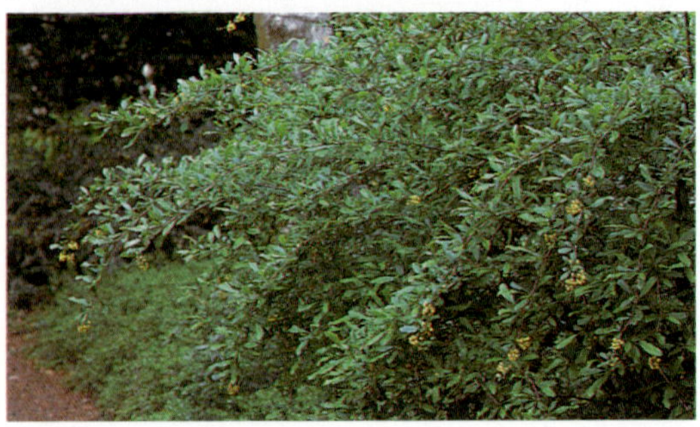

Berberitze (Berberis vulgaris).

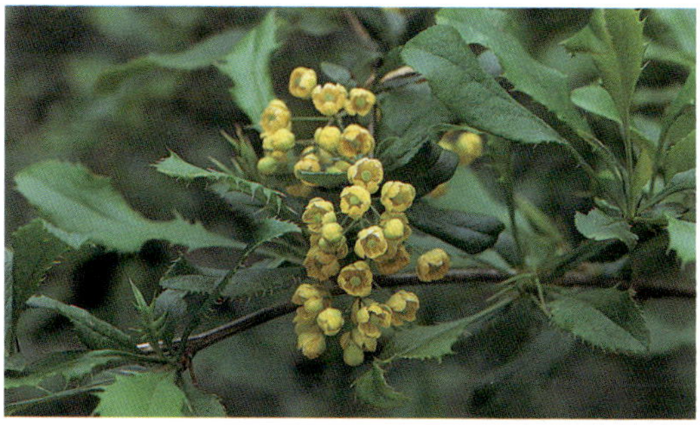

von Leber- und Gallenbeschwerden. Allerdings sollte man Berberitze nur unter ärztlicher Aufsicht anwenden. Von einem Genuss über mehr als 4–6 Wochen hinweg oder während der Schwangerschaft wird generell abgeraten. In der Homöopathie wird *Berberis vulgaris* gegen Nieren- und Gallensteinkoliken, Hämorrhoiden und rheumatischen Gelenkschmerzen verschrieben. Aus der Rinde der Wurzeln stellt man einen gelben Woll- und Textilfarbstoff her.

Betula pendula syn. *Betula verrucosa*

HÄNGEBIRKE, SANDBIRKE, WEISSBIRKE, WARZENBIRKE

Die Hängebirke zählt zu den häufigsten Laubbäumen der nördlichen Breiten und bildet auf Sandböden oft ganze Wälder aus. Als sehr frostharte Art wird sie auch gerne als Alleebaum oder in Gärten gepflanzt. Eine verwandte Art, die Moorbirke (*Betula pubescens*), ähnelt der Hängebirke sehr stark in Gestalt und geographischer Verbreitung; allerdings wächst sie bevorzugt in Sumpfgebieten, ihre Rinde ist bräunlicher und ihre Zweige hängen nicht so stark herab wie bei der Hängebirke. Darüber hinaus bilden Birken sehr gerne Bastarde untereinander aus, weshalb ihre Unterscheidung selbst manchen Fachleuten schwer fällt.
Als Heilpflanzen besitzen beide Arten die gleichen Eigenschaften: Der im Frühjahr (März–April) gezapfte Saft wirkt leicht harntreibend und wird äußerlich oft zu kosmetischen Zwecken angewandt – als Haartonikum, speziell gegen Schuppen, Haarausfall und fettiges Haar.
Aus dem Laub junger Birken werden nicht nur gelbe und grüne Farbstoffe gewonnen, ein Aufguss aus den Blättern besitzt entschlackende Wirkungen, er hilft bei Nieren- und Gallenbeschwerden, rheumatischen Schmerzen und Gicht.

Moorbirke (Betula pubescens).

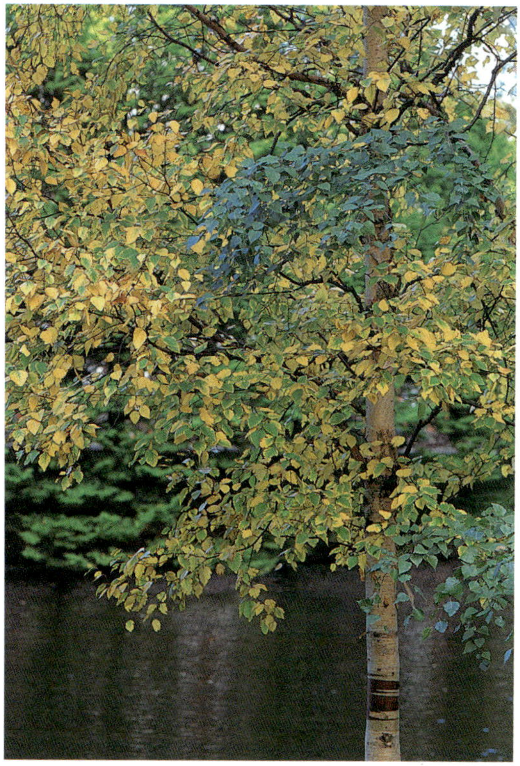

Hängebirke (Betula pendula).

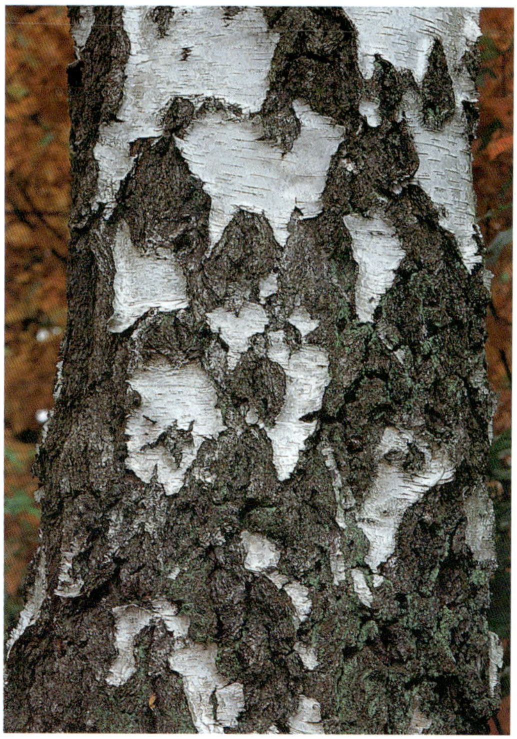

Boretsch (Borago officinalis).

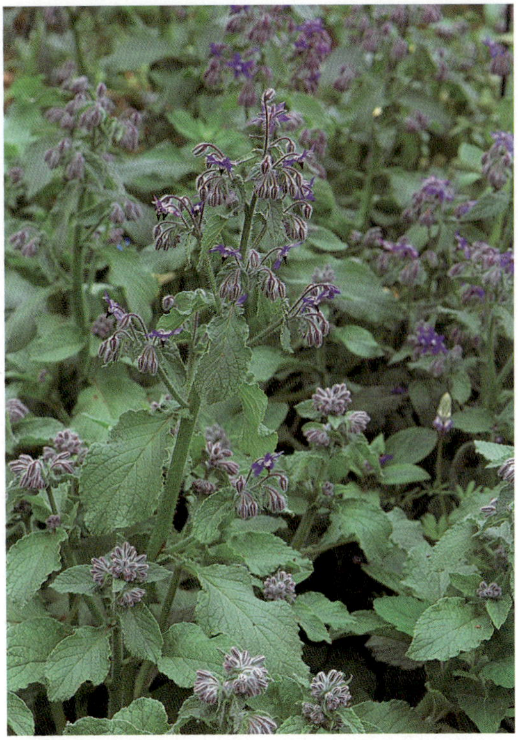

Boretsch (Borago officinalis), *Blüte.*

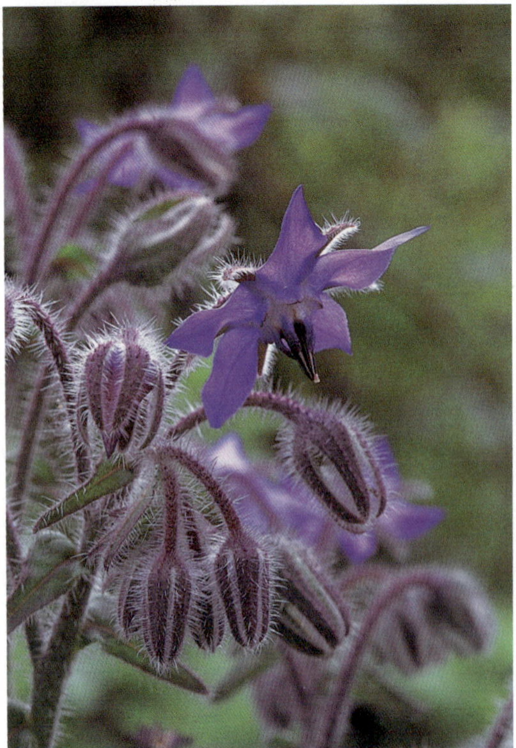

Borago officinalis

BORETSCH

Diese rauhaarige alte Küchenpflanze bildet reichlich Nektar und ist daher auch eine attraktive Bienenweide. In der Küche wird Boretsch auf Grund seines leichten Gurkenaromas als Zutat zu Salat und Saucen - z. B. die Grüne Frankfurter Sauce - geschätzt; man sollte allerdings nur frische Blätter verwenden, fein hacken und vor dem Ende der Kochzeit an Suppen geben bzw. roh an Salate. Auch die hübschen blauen Lippenblüten können verzehrt werden, so dass man diese mitunter auf Büfetts als essbare Dekoration findet. Getrocknet oder gekocht verliert Boretsch sein Aroma.

Als Heilpflanze werden die Schleime und Gerbstoffe des Boretsch geschätzt; sie werden aus Schösslingen gewonnen, die man vor dem Aufblühen erntet. Schon 1597 wurde Boretsch als gutes Mittel gegen Melancholie und Herzrasen sowie zur Stärkung des Herzschlags erwähnt. Boretsch enthält aber auch leberschädigende Alkaloide und sein medizinaler Gebrauch ist daher umstritten. Homöopathisch aufbereitet kann *Borago officinalis* gefahrlos gegen die genannten Beschwerden verabreicht werden.

Man kennt eine Reihe von Kultursorten, darunter 'Alba' (mit weißen Blüten) und die weißlich-gelb panaschierte 'Variegata'. Ursprünglich stammt das Raublattgewächs aus dem Mittelmeerraum, wahrscheinlich aus Andalusien und Marokko, hat sich von dort durch Verwilderung aus Hausgärten aber auch in den nördlicheren Teilen

Borago officinalis *'Alba'.*

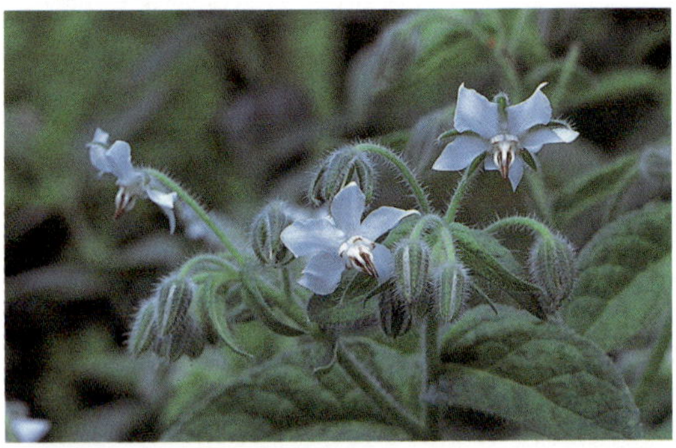

Borago officinalis *'Variegata'.*

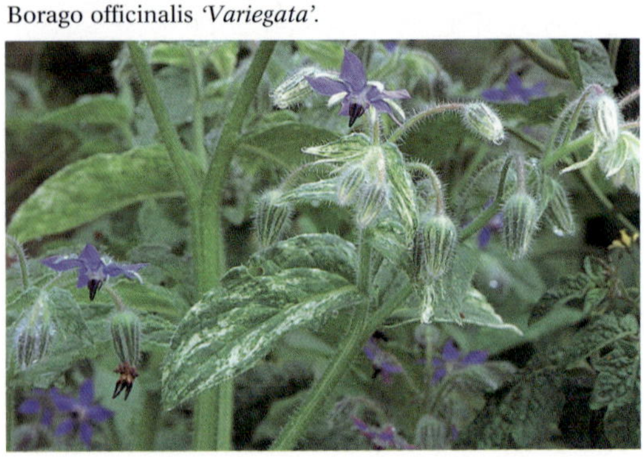

Europas etabliert. Da er sich stark selbst aussät, kann er in manchen Gärten wie Unkraut wuchern. Junge Boretschpflanzen, die erst Ende Mai auskeimen, vertragen Frost sehr gut, überwintern und blühen im folgenden Mai. Die Aussaat des ansonsten 1-jährigen Krauts erfolgt im März in ergiebigen Böden, so dass es ab Ende Juni bis zum Herbst blühen kann.

Botrychium lunaria

ECHTE MONDRAUTE, RAUTENFARN

Die Echte Mondraute ist ein geheimnisvoller Farn, der hauptsächlich unterirdisch wächst und nur von Mai bis August ein doppelt gefiedertes Blatt mit einem Sporenträger (Sporangium) hervorbringt. Die ganze Pflanze erinnert an einen altmodischen Schlüssel, was erklärt, warum die Menschen die Mondraute früher für einen Zauberschlüssel hielten, mit dem sich jedes Schloss öffnen ließe. Ein weiterer Aberglaube besagte, dass der Farn - der häufig mit Hexen und anderen Anhängern der schwarzen Magie in Verbindung gebracht wurde - einem Pferd, das auf ihn getreten war, die Hufeisen löse. Die höchste Zauberkraft besaßen solche Pflanzen, die bei Mondlicht gepflückt wurden. In der Volksmedizin wurde *B. lunaria* zur Behandlung von Wunden, insbesondere innerer Blutungen, verwendet.

Mondraute (Botrychium lunaria).

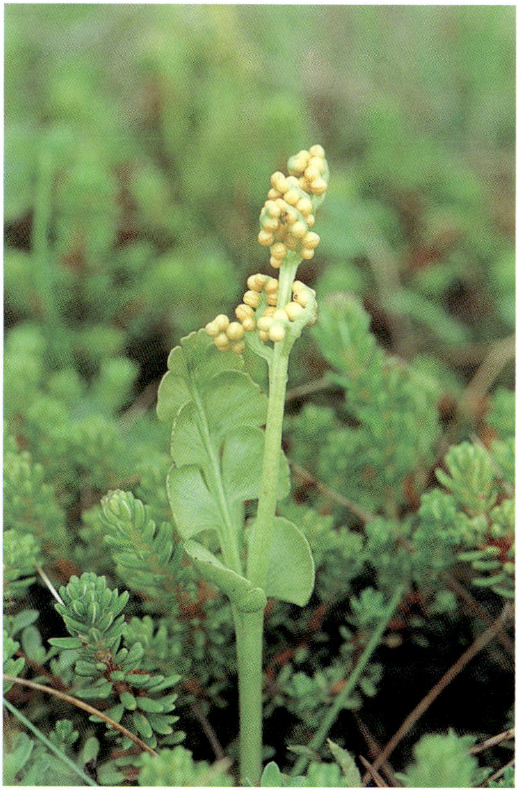

Mondrauten werden nicht sehr groß (ca. 10 cm) und stets von anderem Unterwuchs bedeckt. Der natürliche Lebensraum dieses seltenen, in Deutschland geschützten Farns sind Magerrasen, Bergwiesen und kalkarme Wegraine.

Schwarzer Senf (Brassica nigra).

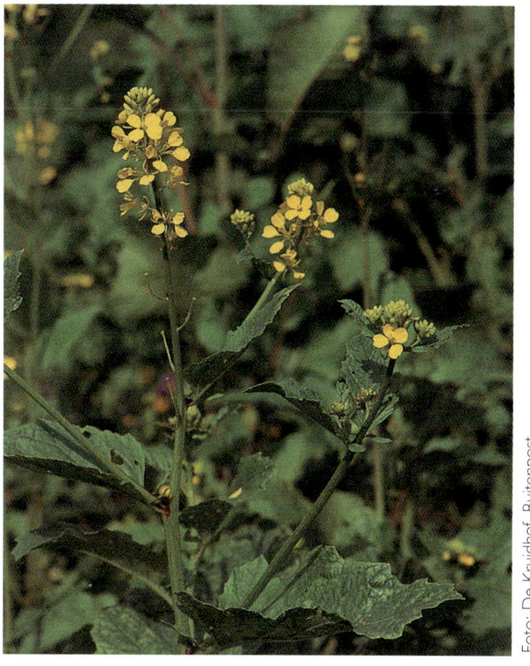

Foto: De Kruidhof, Buitenpost

Brassica nigra

SCHWARZER SENF

Senf kann man herstellen, indem man weiße und schwarze Senfkörner 24 Stunden in Essig einlegt und anschließend zermörsert oder zermahlt. Als Resultat erhält man ein Gemisch, das beißend riecht und sehr scharf schmeckt - Senf, der gut zu vielen Speisen schmeckt.

Zerstoßene, in Wasser eingeweichte Senfkörner lassen sich aber auch als „Senfpflaster“ auf die Haut legen; diese Behandlung fördert die Durchblutung und wird bei Gicht, Rheuma- und Ischiasbeschwerden, ferner bei Lungenentzündung und Bronchitis angewandt. Derartige Pflaster dürfen nicht lange auf der Haut verweilen (bei Kindern nie länger als 3 min), da Senf hautreizende Substanzen enthälten, die sogar Bläschen hervorrufen können.

Brassica nigra , eine 1-jähriger, knapp 1 m hoher Kreuzblütler, stammt aus dem Mittelmeerraum und ist aus vielen Gärten ausgewildert; mittlerweile hat er sich bis hoch nach Nordeuropa ausgebreitet. Man züchtet ihn, um daraus Senf und Öle herzustellen.

Schwarzer Senf (Brassica nigra), *Blüte.*

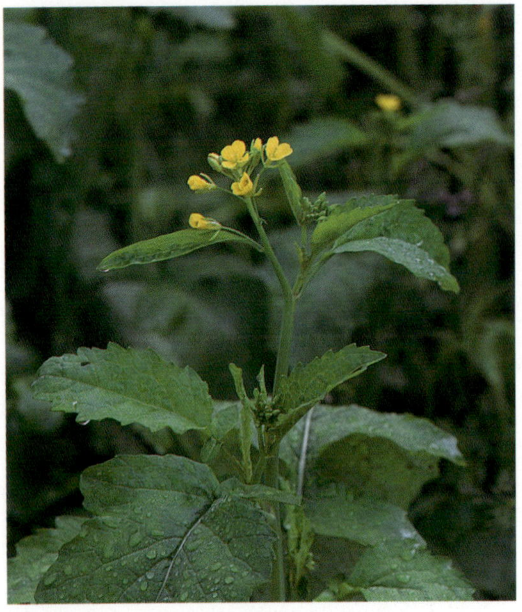

Foto: De Kruidhof, Buitenpost

Brugmansia arborea syn. *Datura arborea*

ENGELSTROMPETE, STECHAPFEL

Dieses Nachtschattengewächs, das früher unter dem Gattungsnamen *Datura* (Stechapfel) bekannt war, stammt aus Mittelamerika, wird aber heute auch in Europa und Nordamerika als Kübelpflanze gehalten, allerdings muss die sehr frostempfindliche Pflanze vor Kälte geschützt werden. Die großen, weißen, trompetenartigen Blüten verströmen einen schweren Duft, der manchen Menschen Kopfschmerzen bereitet.

Wie alle Stechapfel-Arten enthält auch die Engelstrompete giftige Alkaloide, darunter bekannte Substanzen wie Atropin, Hyoscyamin und Scopolamin; insbesondere dieses wirkt stark halluzinogen. In Lateinamerika verzehrten die Ureinwohner Teile dieser Pflanze, um in Trance zu verfallen und so mit der Geister- und Götterwelt in Verbindung zu treten. Dieser „psychedelische Trip" kann auf Grund der starken Toxizität der Engelstrompete aber leicht zur Reise ohne Wiederkehr werden. *Brugmansia aurea, B. sanguinea, B. suaveolens* sowie *B. versicolor* besitzen einschließlich ihrer Hybriden die gleichen Eigenschaften und Wirkungen.

Engelstrompete (Brugmansia arborea).

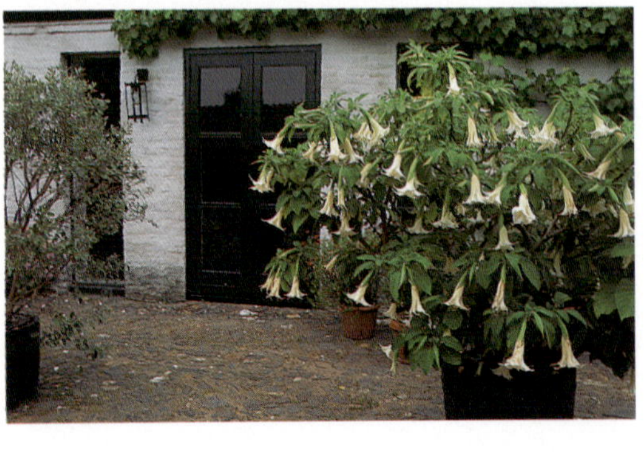

Rote Zaunrübe (Bryonica cretica *ssp.* dioica).

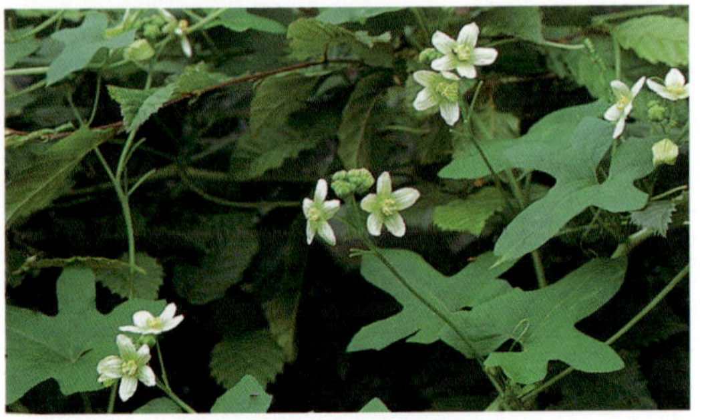

Bryonia cretica ssp. *dioica*

ROTE ZAUNRÜBE, ROTBEERIGE ZAUNRÜBE

Dieses Kürbisgewächs findet man häufig als Rankpflanze in Hecken und Sträuchern, wo sie ab Juni grünlich-weiß blüht; im Herbst bilden die weiblichen Blüten dann giftige rötlich-orangefarbene Beeren. Die verdickte Pfahlwurzel wird in der Pflanzenheilkunde als kräftiges Abführmittel sowie bei Rippenfellentzündung, Rheuma und Gicht verwendet. Da es sich hierbei um eine Giftpflanze handelt, darf Zaunrübe nur wohl dosiert und nicht ohne ärztliche Aufsicht verabreicht werden. Sie ist keinesfalls ein Mittel für Schwangere und wird auf Grund der geschilderten Giftigkeit heute nur noch selten verschrieben. In der Homöopathie wird *Bryonia* Patienten verabreicht, die an Atemwegserkrankungen leiden, die sich unter Bewegung verschlechtern. Weitere Einsatzmöglichkeiten findet *Bryonia cretica* ssp. *dioica* als Heilpflanze bei entzündlichen Beschwerden (Ulcus duodeni), bei Asthma und Bluthochdruck. Die in den Pflanzen enthaltenen Cucurbitacine töten Zellen ab und werden daher zur Behandlung von Tumoren eingesetzt.

Buxus sempervirens

BUCHS, BUCHSBAUM

Dieser wohl bekannte, oft als niedrige Hecke gepflanzte, immergrüne Strauch kann auch als Arznei genutzt werden. Die Wirkstoffe, die sich sowohl in Rinde wie Blättern befinden, senken hohes Fieber, beispielsweise bei Malaria-Anfällen, lindern rheumatische Beschwerden, wirken abführend und als Wurmmittel. Des ungeachtet wird Buchs auf Grund seiner starken Giftigkeit nur selten als Arznei genutzt, da eine hohe Dosis leicht zum Tode führen kann. Homöopathisch wird Buchs gegen Rheuma eingesetzt sowie als Zusatz für Haarwuchsmittel verwendet. Aus den Blättern gewinnt man einen roten Farbstoff.

Buchs (Buxus sempervirens). Calamintha nepeta.

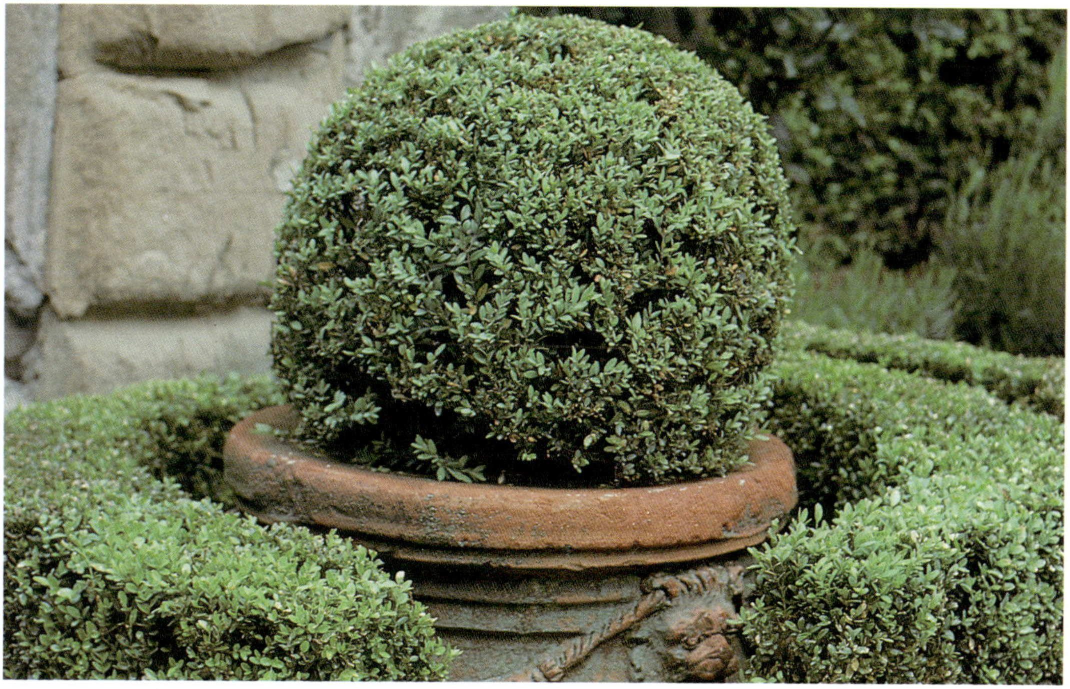

Im Kräutergarten des Niederländischen Freilichtmuseums in Arnheim wächst manch interessante Pflanze.

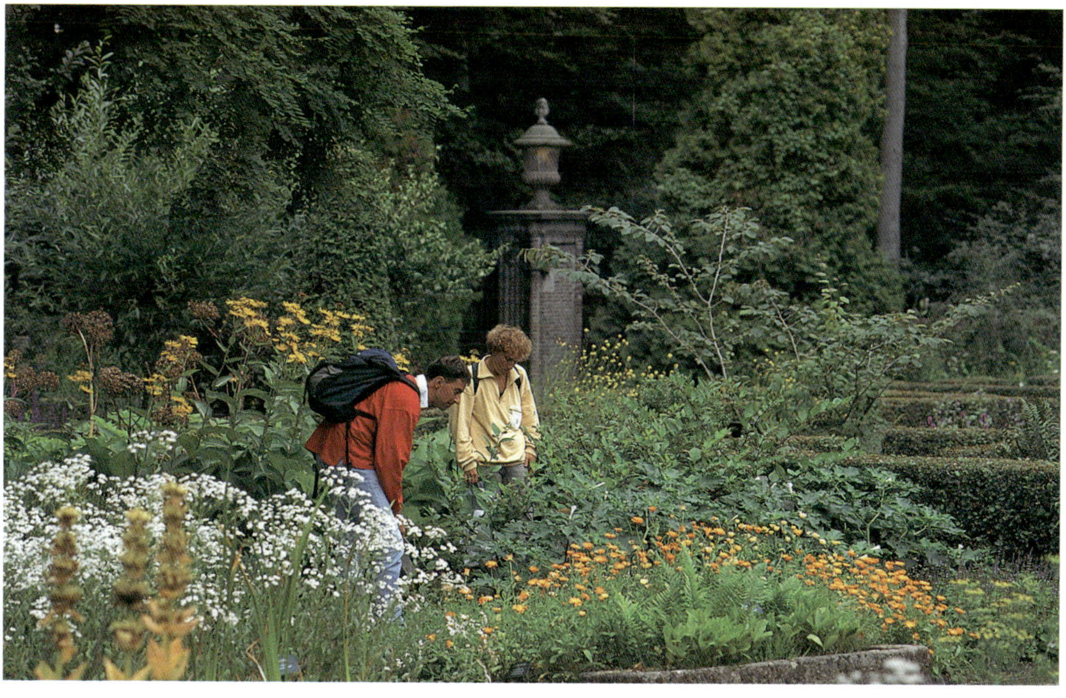

C

Kleinblütige Bergminze (Calamintha nepeta).

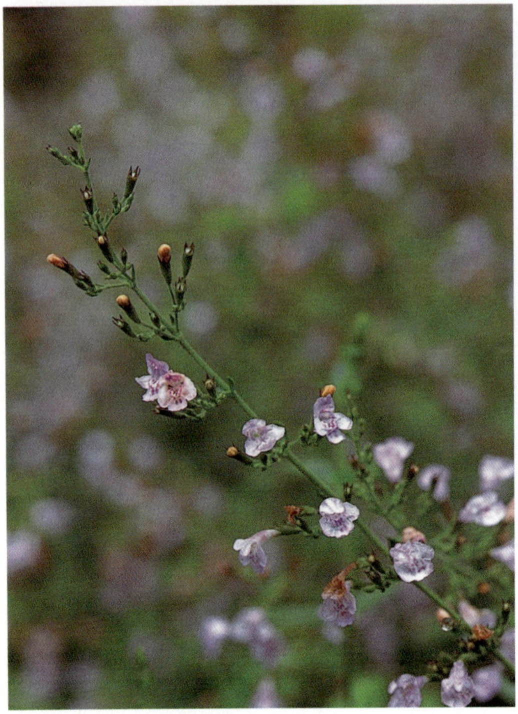

Foto: Ned. Openluchtmuseum, Arnhem

Calamintha nepeta syn. *C. nepetoides, Satureja nepeta*

KLEINBLÜTIGE BERGMINZE

Bergminze, auch Steinquendel genannt, wächst bevorzugt in wärmeren Landstrichen Europas, meist in kalkreichen, trockenen Steinschuttfluren. Außerhalb ihrer natürlichen Vorkommen findet man sie als Gartenkraut oder Zierpflanze, mitunter auch verwildert.
Schon seit 2000 Jahren gilt *C. nepeta* als Heilpflanze; in der Antike wurde sie als Mittel gegen Schlangen, Gelbsucht und Lepra verwendet, zudem soll ihr angenehmer Minzduft den Geist anregen und Gemütsbeschwerden vertreiben; weitere Heilzwecke sind nicht bekannt. Heute bereitet man aus der Bergminze Aufgüsse, die krampflindernd wirken; Bergminz-Tee wird als hilfreich bei Verdauungsbeschwerden und Magenkrämpfen (auch bei nervös bedingten) erachtet; er hilft auch bei Depressionen und Periodenbeschwerden. Zweige und Blätter des Krautes dienen als Küchengewürz, vor allem zu Fleischspeisen. Schwangere sollten von der Einnahme generell absehen.

Calamintha nepeta *ssp.* nepeta.

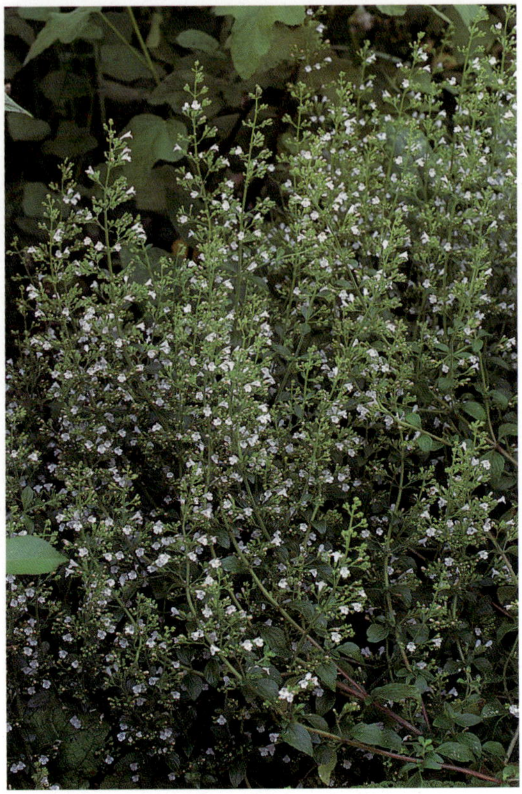

Calamintha nepeta ssp. *nepeta*

KLEINBLÜTIGE BERGMINZE

Die botanische binäre Nomenklatur wissenschaftlicher Namen unterliegt permanenten Veränderungen; häufig findet man neben den zweiteiligen lateinischen Namen (hier *Calamintha nepeta*) auch Beschreibungen von (meist) regionalen Unterarten, gekennzeichnet durch die Abkürzung ssp. (= Subspezies oder Unterart); die hier genannte Unterart *C. n.* ssp. *nepeta* ist in den Alpen, Nordafrika und Kleinasien beheimatet, während man *C. n.* ssp. *glandulosa* eher im Süden und Westen Europas findet. Zur Verwendung siehe *C. nepeta*.

Calamintha sylvatica syn. *C. ascendens, C. officinalis*

WALD-BERGMINZE

Die blass fliederfarbenen Blüten dieser Art, deren lateinischer Name *sylvatica* „aus dem Wald stammend" bedeutet, sind dunkelrosa bis purpurn gefleckt. Sie sitzen dichter am Stängel, weshalb *C. sylvatica* kompakter erscheint. Junge Blätter und Triebe dienen zum Würzen von Wildbret. Weitere Verwendungen als Heil- und Gewürzpflanze siehe *C. nepeta*.

Wald-Bergminze (Calamintha sylvatica).

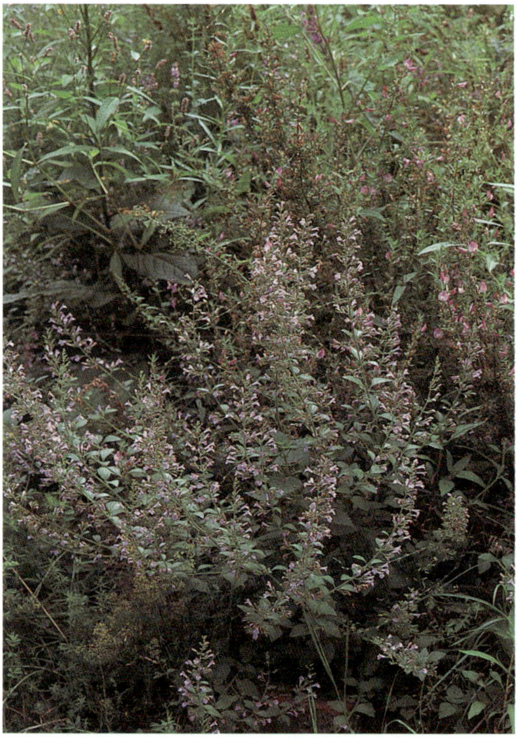

Calamintha sylvatica ssp. *ascendens*

WALD-BERGMINZE

Bei dieser Unterart der Wald-Bergminze sind die Stängel behaart, die Blätter sind dunkelgrün und wirken fleischiger als die von *Calamintha nepeta.* Duft und Aroma sind schwächer als bei der Kleinblütigen Bergminze. Nördlich von England, Belgien und Deutschland findet man die Pflanze nie.

Calendula arvensis

ACKER-RINGELBLUME

Die Acker-Ringelblume fällt in jeder Hinsicht kleiner aus als die bekanntere Garten-Ringelblume, auch das Gelb ihrer Blüten ist heller - hellocker bis blassorange. Ansonsten kann dieser Korbblütler vielfach genauso verwendet werden wie *Calendula officinalis.* Garten-Ringelblumen, kurz Ringelblumen oder Calendula genannt, werden häufiger verwendet, meist auf Grund ihres höheren Ölgehalts. Außerdem fehlt *C. arvensis* ein bestimmter blutdrucksenkender Wirkstoff.

Calamintha sylvatica *ssp.* ascendens.

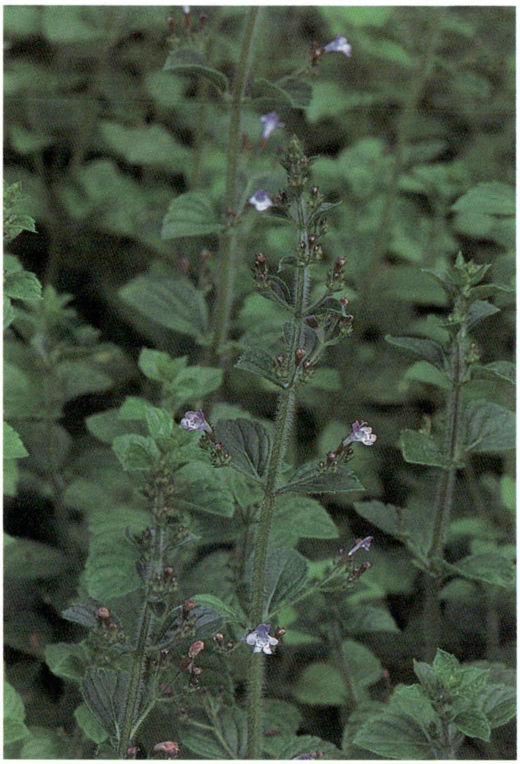

Acker-Ringelblume (Calendula arvensis).

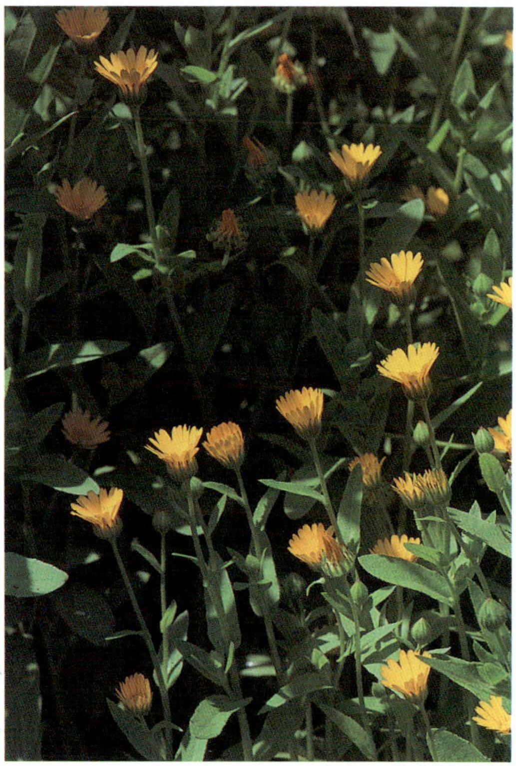

Feld mit Ringelblumen (Calendula officinalis).

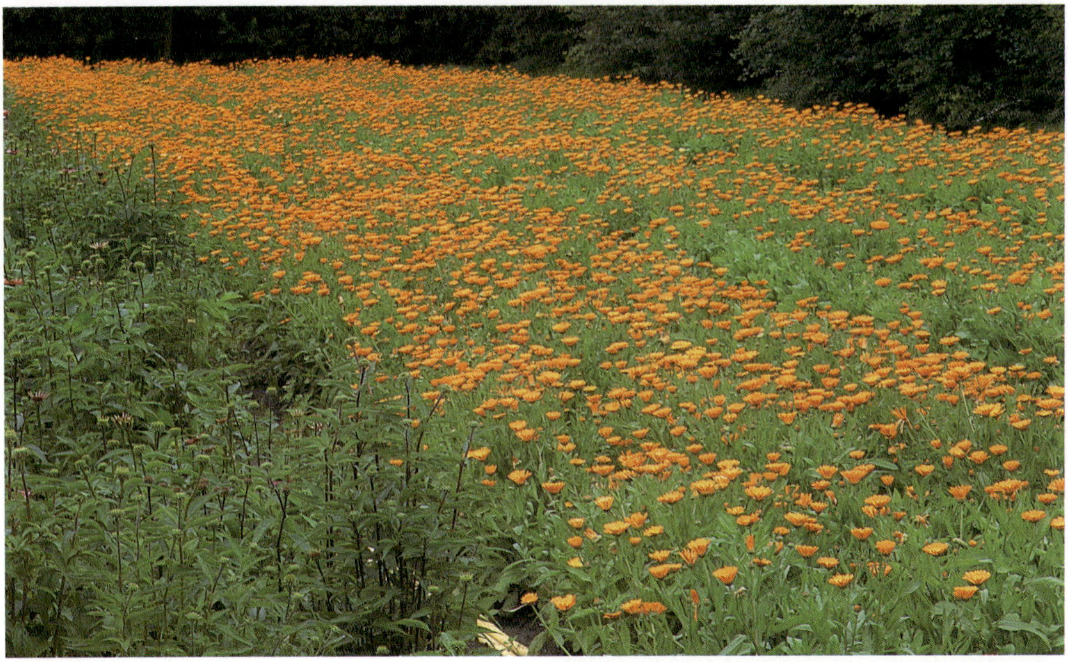

Calendula officinalis

RINGELBLUME, GARTEN-RINGELBLUME, CALENDULA

Garten-Ringelblumen, meist kurz nur Ringelblumen genannt, spielen eine wichtige Rolle bei der Verhinderung einer Berufskrankheit (OPS-Syndrom: organisches Psychosyndrom), die durch petrochemisch synthetisierte Lösungsmittel hervorgerufen wird und vor allem Maler, Lackierer, Teppichbodenverleger und andere Berufsgruppen betrifft, die damit zu tun haben. Die Spätschäden dieses Syndroms, das sich anfänglich nur als Konzentrationsstörungen bemerkbar macht, sind dauerhafte Schädigungen von Gehirn und ZNS. Aus dem Öl der Ringelblumensamen wird nun seit kurzem ein „biologischer Lösungsmittelersatz" gewonnen, der mit Luftsauerstoff reagiert und dabei keine schädlichen Ausdünstungen freisetzt. Auf Dauer wird dieser „Bio-Verdünner" andere Lösungsmittel ersetzen können. Das Öl ist auch ein guter Ersatz für das seltene Terpentin. Daher wird man in Zukunft sicherlich einen vermehrten Anbau dieser Blume beobachten können.

Ringelblumen wachsen auch hervorragend auf stickstoffarmen Böden. Auch im Garten gedeihen sie gut an mageren, aber sonnigen Stellen. Die 1-jährigen Korbblütler säen sich dann selbst sehr reichlich aus. Seit Jahrhunderten wird *Calendula officinalis* genutzt: Bereits im 16. Jh. färbten sich die Frauen damit ihr Haar gelb, heute wird sie regional zum Färben von Reisgerichten, Suppen, Käse und Butter verwendet. Aus verblühten Körbchen gewinnt man einen Farbstoff, der Wolle und andere Textilien mattgelb färbt. Auch die Blätter der Pflanzen machen sich gut als essbare Garnierung von Speisen.

Ringelblume (Calendula officinalis).

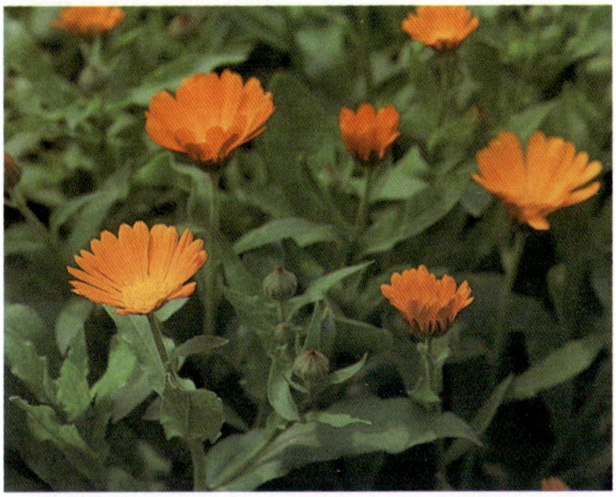

Blütentees und Abkochungen aus jungen Blättern von *Calendula* werden zu unterschiedlichen Heilzwecken verwendet: Die Pflanze wirkt entschlackend und hilft äußerlich angewendet gegen Pilz-, Bakterien- und Virusinfektionen. Als pflanzliches Antiseptikum heilt sie Wunden, Ekzeme sowie Entzündungen der Haut, Ohren, Augen sowie des Zahnfleischs. Einige Menschen sind der Ansicht, das Kraut helfe auch bei Hautkrebs. Blutreinigungstee aus *Calendula* hilft bei Krampfschmerzen während der Periode sowie Beschwerden in den Wechseljahren. Ein Hausmittel gegen Bauchschmerzen ist Butter mit Ringelblume, man kann natürlich auch Ringelblumensalbe verwenden.

Sumpfdotterblume (Caltha palustris).

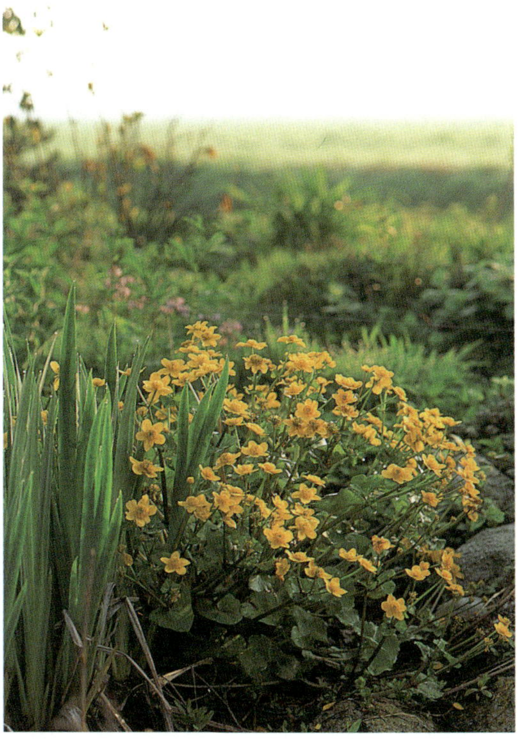

Caltha palustris

SUMPFDOTTERBLUME

Früher pflückte man im April die Blütenknospen der Sumpfdotterblume, um sie dann, in einem Salz-Essig-Gemisch eingelegt, wie Kapern zum Würzen zu verwenden, während das junge Blattgrün an Salat gegeben wurde. Bei zu häufigem Verzehr der Pflanzen kam es bei manchen Personen jedoch zu Vergiftungserscheinungen, so dass man *C. palustris* als schwach giftig einstufte. Der wohl wichtigste Inhaltsstoff, der zu Reizungen führt, ist das ätherische Öl Protoanemonin, das übrigens in getrockneten Pflanzen nicht mehr vorkommt. Generell sollte man frische Sumpfdotterblumen weder als Heil- noch als Gewürzpflanze nutzen. In der Homöopathie wird *Caltha palustris* u. a. gegen Keuchhusten, Entzündung der Bronchialschleimhaut und Hautausschlag verabreicht.
Das Hahnenfußgewächs bevorzugt Uferbereiche und Feuchtgebiete. Die großen, dottergelben, schalenförmigen Blüten öffnen sich von April bis Mai.

Calystegia sepium syn. *Convolvolus sepium*

ECHTE ZAUNWINDE

Zaunwinden können sich leicht bis zu 15 m emporwinden. Am Fuße von Grabenhecken können die Samen rasch auskeimen und sich zu üppig wuchernden Kletterranken entwickeln. Anfang Juni öffnen sich die großen, weißen, trompetenförmigen Blüten und blühen bis Anfang Herbst. Obwohl ihre Blüten sehr hübsch aussehen, ist *C. sepium* im Garten nicht sehr gern gesehen, da man sie, wenn sie sich erst einmal festgesetzt hat, kaum wieder loswird. In manchen Gegenden wurden die Pflanzen abgeschnitten, getrocknet und als stark abführender Kräutertee getrunken; Abkochungen aus der Wurzel dienen dem gleichen Zweck. Gelegentlich wurde kalter Tee auch als Kompresse auf schlecht heilende Wunden aufgetragen, damit diese rascher verheilen. Auf Grund der starken Nebenwirkungen sollte man die Pflanze generell nicht zur Eigenbehandlung verwenden.

Sumpfdotterblume (Caltha palustris), *Blüten*.

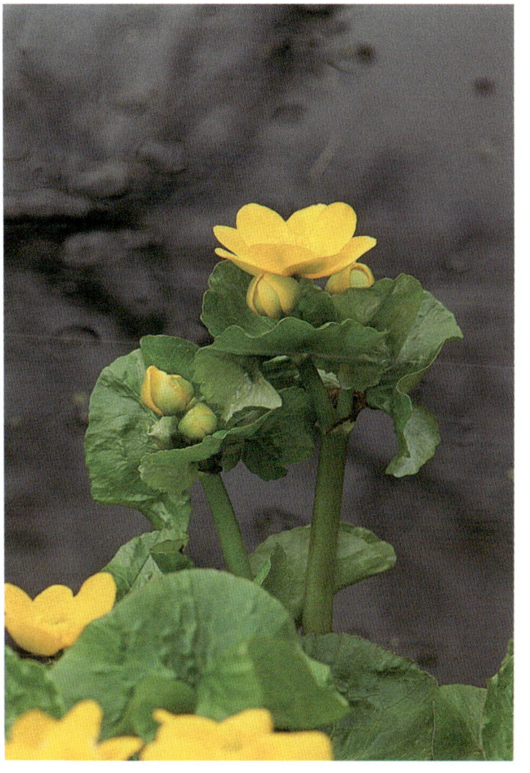

Echte Zaunwinde (Calystegia sepium).

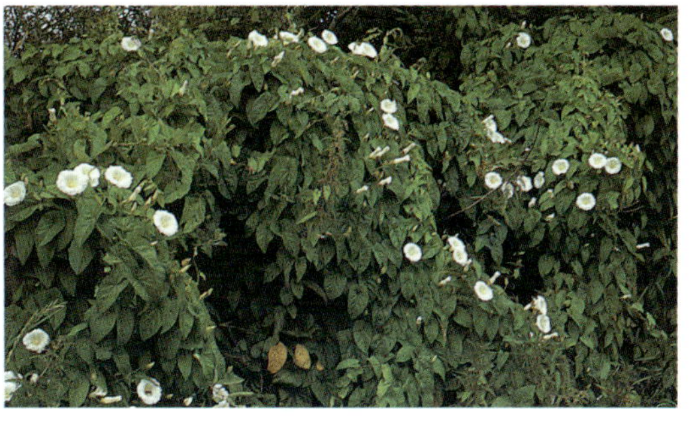

Teeplantagen mit Camellia sinensis.

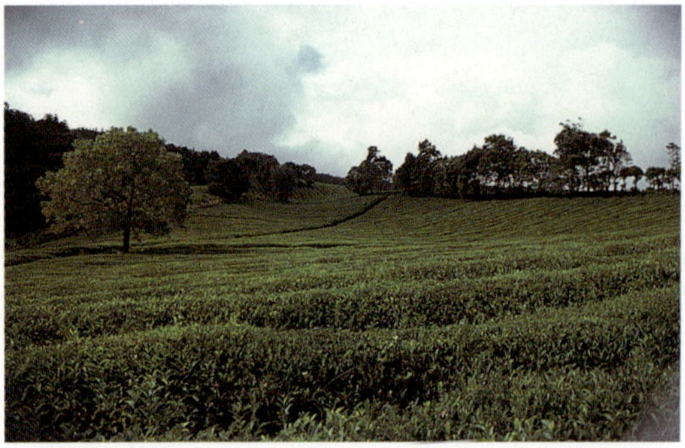

Hanf (Cannabis sativa).

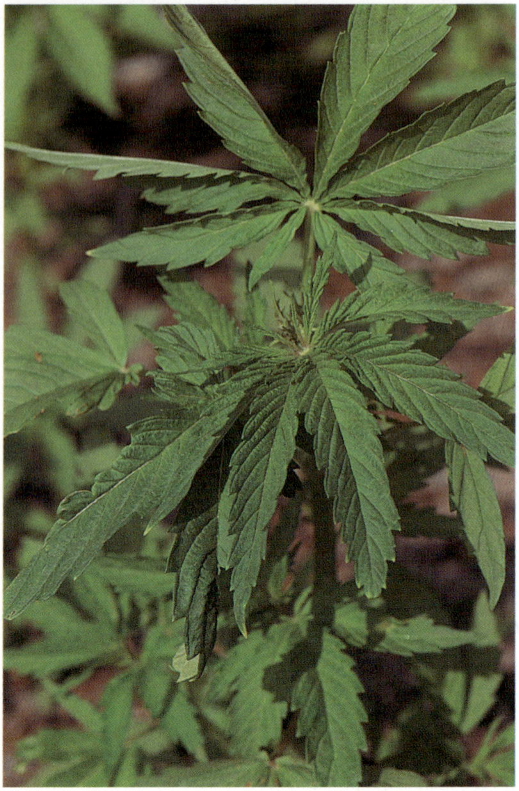

Foto: De Kruidhof, Buitenpost

Camellia sinensis syn. *Thea sinensis*

TEESTRAUCH

Der Teestrauch wird schon so lange kultiviert, dass man seine Ursprünge kaum noch kennt. Im Allgemeinen gilt Westchina als seine Heimat. Schon seit frühster Zeit ist er in China und Indien als wichtige Nutzpflanze von Bedeutung. Die jungen Blätter werden wasserbedampft und dann getrocknet; auf diese Weise wird grüner Tee hergestellt, dessen Abkochungen belebend wirken, die Verdauung fördern und Zahnverfall mindern. Feuchte Teeblätter – auch als Kompresse verabreicht – lindern Juckreiz, insbesondere nach Insektenstichen, und senken das Infektionsrisiko von Schürfwunden.

Die Europäer lernten Tee erst im 17. Jh. kennen; aber da das Getränk sehr rasch beliebt wurde, entstanden in vielen subtropischen Ländern große Teeplantagen. Da der Strauch kühle, reine Luft benötigt, befinden sich die Plantagen oft auf kühlen Hanglagen. Tee wurde früher nur blattweise von Hand geerntet, wobei man nur die jungen Blätter auswählte; heute werden vielfach ganze Büsche „abgemäht“, um billige Massenware zu produzieren.

In Europa wird vor allem schwarzer Tee getrunken, dessen Blätter vor dem Trocknen fermentiert werden. Dieser Tee schmeckt bitterer, enthält mehr Gerbstoffe sowie stärkere Wirkstoffe; starker schwarzer Tee wirkt stopfend und hilft daher gegen Durchfall. Die Gerbsäuren können u. U. Speiseröhrenkrebs auslösen; dies lässt sich aber durch einen Schuss Milch im Tee verhindern.

Cannabis sativa

HANF

Kaum ein Kraut ist so umstritten wie der Hanf. Drüsenhaare auf den Blättern bzw. Blütenständen weiblicher Pflanzen scheiden unmittelbar vor dem Öffnen ein Harz aus, das geraucht oder anderweitig aufgenommen starke Halluzinationen hervorruft. Der Konsum dieser Rauschdroge, allgemein als Haschisch oder Marihuana bekannt, ist zwar in den meisten Ländern illegal, macht jedoch nicht abhängig wie beispielsweise Nikotin oder Alkohol. Da Haschisch dennoch vielfach als sog. Einstiegsdroge angesehen wird, wird auch der Anbau und internationale Handel strafrechtlich verfolgt.

In einigen Ländern, z. B. den Niederlanden, wird der Umgang mit Haschisch allerdings großzügig gehalten; Handel und Konsum – in kleinen Mengen – sind dort in lizensierten Lokalen, den *coffee shops*, erlaubt. Paradoxerweise wird der Anbau von Hanf sogar von der EU gefördert, da die Pflanze als Lieferant von Fasern benötigt wird, aus denen qualitativ hochwertige Seile gedreht werden. Diese „Fasersorten“ enthalten aber weniger halluzinogene Wirkstoffe.

Cannabis wird nicht erst seit der Neuzeit genutzt: Bereits im *Shen nong Bencaojing*, einem chinesischen Lehrbuch für Medizin aus dem 1. Jh., wurde Hanf als Heilpflanze erwähnt: Die Dämpfe verbrannter Hanfblätter wirkten betäubend. Die Samen wurden verzehrt und aus den Fasern Seile geflochten – wie auch heute noch (s.o.). Weiterhin kennt man eine rasch wachsende Sorte, die innerhalb eines Jahres bis 6 m hoch wachsen kann und als Windschutz dient; aus einer anderen Sorte wird Vogelfutter, z. B. für Wellensittiche, gewonnen.

Medizinal war die Pflanze bis zu ihrem Verbot sehr bedeutend; neuere Forschungsergebnisse zeigen, dass sie als Schmerzmittel mit äußerst geringen Nebenwirkungen zur Behandlung von Tumor- oder AIDS-Patienten während einer Chemotherapie geeignet ist. Marihuana

Hanfpflanze (Cannabis sativa).

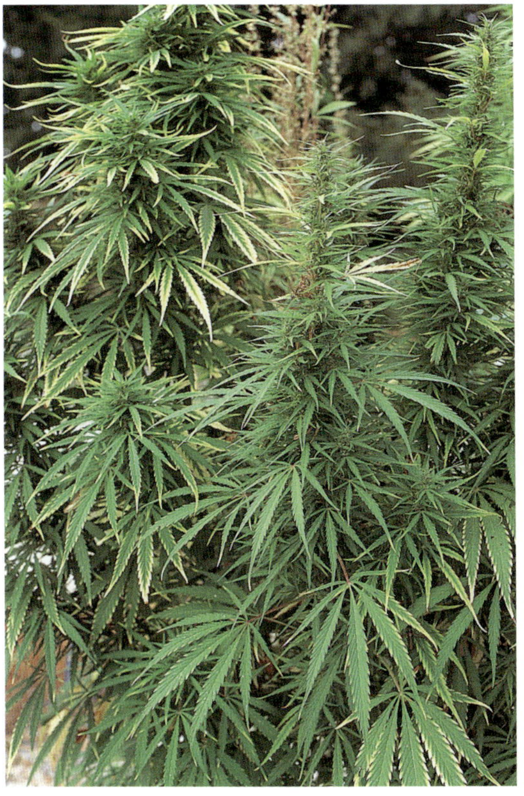

Foto: De Kruidhof, Buitenpost

Hirtentäschel (Capsella bursa-pastoris), *Blüten.*

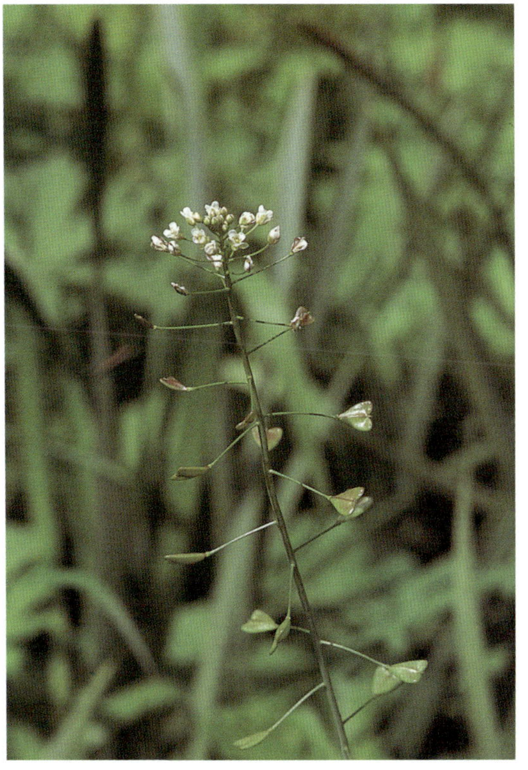

Hirtentäschel (Capsella bursa-pastoris).

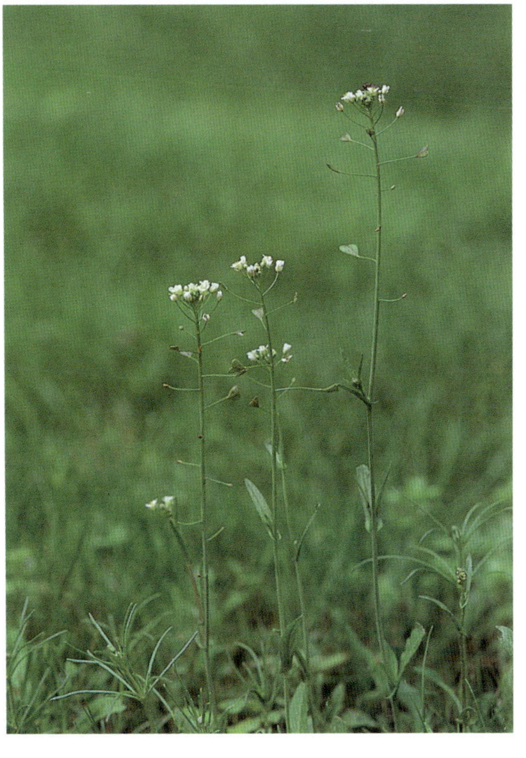

wirkt blutdrucksenkend, beruhigend und antidepressiv. Möglicherweise wird man die kontrollierte medizinale Nutzung von *Cannabis sativa* auf Grund des zunehmenden Drucks in der Öffentlichkeit wieder zulassen.

⚕ ✳

Capsella bursa-pastoris syn. *Thlaspi bursa-pastoris*

HIRTENTÄSCHEL, HIRTENTÄSCHELKRAUT

Dieses sehr unauffällige Kraut mit den typischen herzförmigen Früchten kann man fast überall antreffen. Die Blütentriebe mit winzigen, weißen Blüten entspringen einer grundständigen Blattrosette. Im Frühling ist das Aroma der zarten Blätter am stärksten, dann werden sie gerne als Salatzutat verwendet.

Als Heilpflanze ist Hirtentäschel vor allem zur Stillung von Blutungen, insbesondere der Gebärmutter, gebräuchlich; da die Wirkstoffe in ihrer Konzentration jedoch von Pflanze zu Pflanze variieren, nimmt man heute meist andere Mittel. Hirtentäscheltee wird pur oder mit anderen Kräutern gemischt nicht nur zur Blutreinigung getrunken, sondern auch wegen seiner positiven Beeinflussung von Blutdruck, Kreislauf, Herzschlag sowie als Mittel bei Nieren-Blasen-Entzündungen, schmerzhafter Periode und zur Verkürzung der Wehen eingenommen.

Gerade aus dem letzteren Grund darf dieser Kreuzblütler nicht während der Schwangerschaft eingenommen werden.

Capsicum annuum

PAPRIKA

Paprika wird in den verschiedenfarbigsten Sorten - rot, violett und gelb - gezogen, kommt in seiner Heimat, den Tropen Mittel- und Südamerikas, aber nicht mehr in freier Natur vor. Nachdem die Spanier Amerika entdeckt hatten, brachten sie die Pflanze nach Europa, wo sie sich in den südlichen Ländern rasch etablierte; aber erst in den letzten 30 Jahren konnte der Gemüsepaprika - insbesondere dank des steten Nachschubs aus niederländischen und belgischen Gewächshäusern - auch nördlich der Alpen Fuß fassen.
Je nach Sorte schmeckt Paprika süß, scharf oder sehr scharf. Süße Sorten sind beispielsweise Gemüsepaprika, Roter Piment und Spanischer Pfeffer. Ungarische Sorten werden erst getrocknet, dann zermahlen und liefern den milderen Rosenpaprika.
Capsicum annuum ist ein sehr gesundes Gemüse und reich an Vitaminen (vor allem Vitamin C). Medizinal stärker genutzt wird eine andere *Capsicum*-Art, der Cayennepfeffer oder Chili (*C. frutescens*), der den Wirkstoff Capsaicin enthält. Capsaicin fördert die Durchblutung und wird daher äußerlich gegen Arthritis und Rheuma angewendet, regt aber auch die Verdauung an; die extrem scharf schmeckenden Chilischoten dienen roh oder getrocknet als Küchengewürz.

Gelber Paprika (Capsicum annuum).

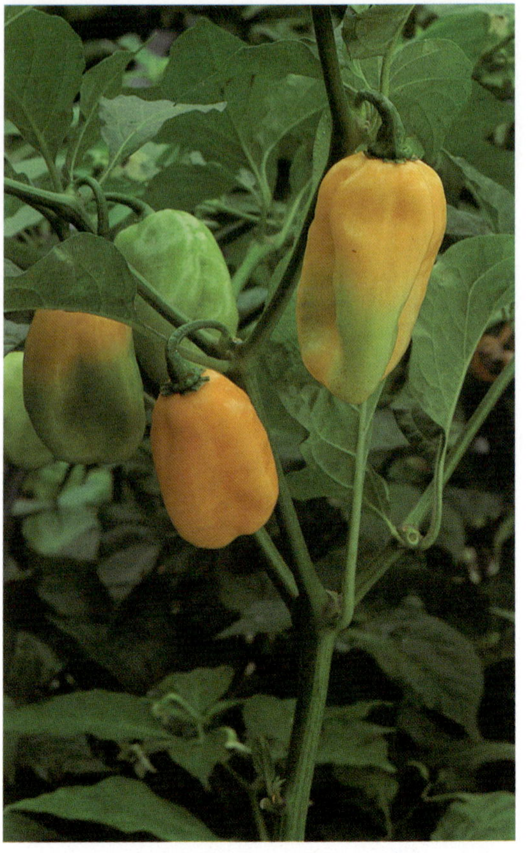

Roter Paprika (Capsicum annuum).

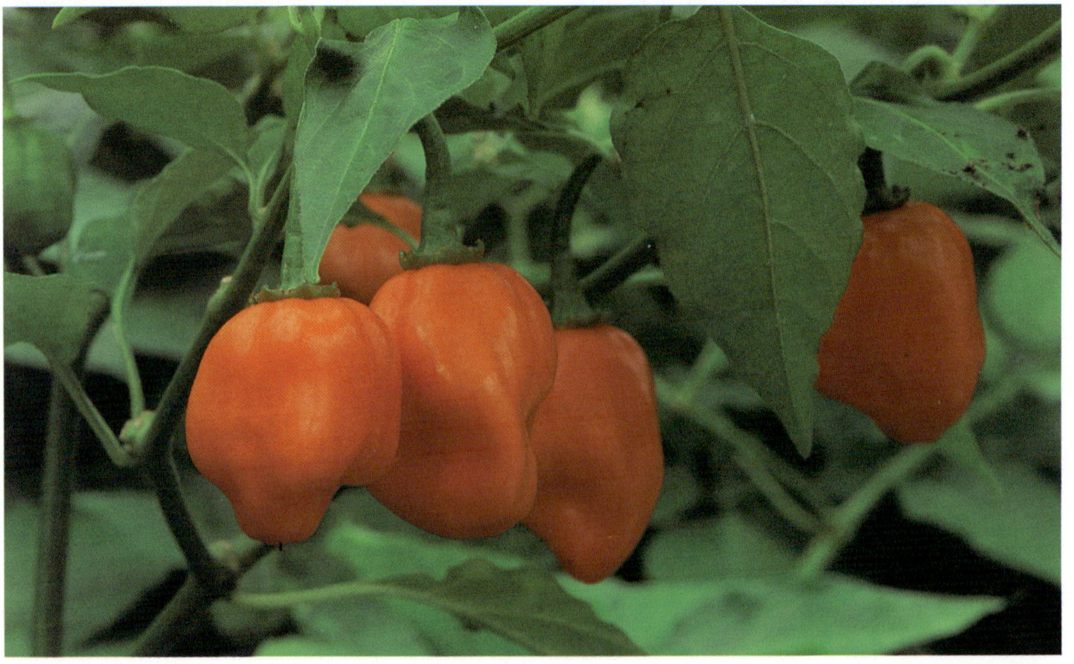

Beim Anbau im eigenen Garten sollte man die 1-Jährige als Jungpflanze an einen warmen, sonnigen Ort (bei uns am besten im Treibhaus) in frischen, aber nicht zu feuchten Boden setzen. Paprikapflanzen werden bis 1,5 m hoch, sie lassen sich ähnlich wie Tomaten ziehen, brauchen aber mehr Wärme.

⚕ 🍴

Carica papaya

PAPAYA, MELONENBAUM

Reife Papayas sind so empfindlich, dass sie keine langen Transportwege überstehen; daher findet man sie bei uns auch nur selten im Handel. Wer jedoch die Kanaren oder andere frostfreie Gebiete der Tropen und Subtropen bereist, in denen Papayabäume gedeihen können, wird das weiche, orangerote Fruchtfleisch sicherlich schon genossen haben. Früchte und Blätter sitzen am Ende eines etwa 8 m hohen Laubbaums, allerdings fruchten natürlich nur weibliche Bäume. Die Früchte werden über 30 cm lang und wiegen 3–5 kg; unreif enthält ihre Schale – wie auch der Baumstamm – einen weißen Milchsaft, in dem sich eiweißspaltende Enzyme (Papain und Chymopapain) befinden. Dieser Milchsaft wird medizinal verwendet: Auf frische Verbrennungen aufgetragen, verhindert er Blasenbildung. Auch sonst wurde er als Allheilmittel angesehen, beispielsweise gegen Tumore. Heute denkt man etwas zurückhaltender, dennoch wird Papain zur Anregung der Verdauung – speziell der Proteinspaltung – sowie als Wurmmittel genutzt; äußerlich angewendet, fördert es auch das Abheilen schlecht heilender, tiefer Wunden.
In Mittel- und Südamerika wussten die Ureinwohner um diese Eigenschaften der Pflanzen und nutzten die Blätter als Fleischzartmacher, indem sie Fleischstücke einfach in die Blätter einwickelten. Papain wird auch in der Kaugummi-Industrie verwendet.

⚕ 🍴 ✳

Papaya (Carica papaya), *Blüte.*

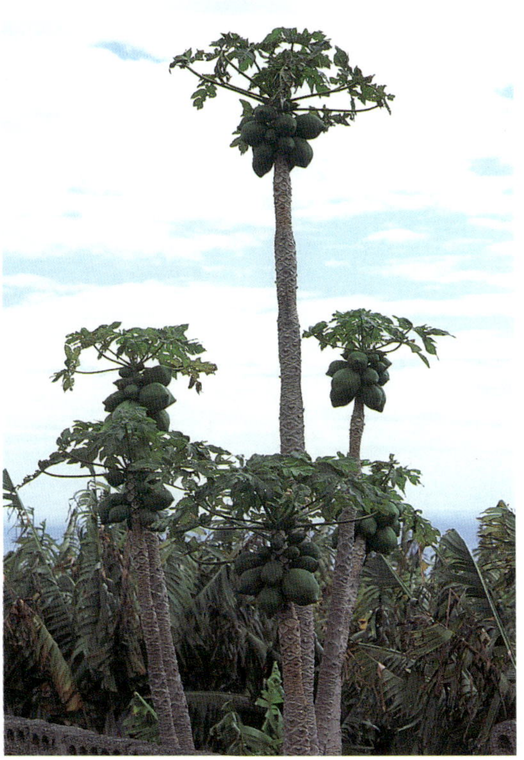

Papayabäume (Carica papaya).

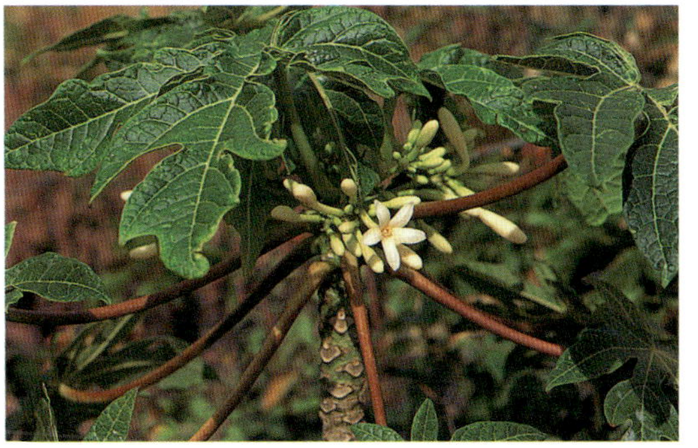

Färberdistel (Carthamus tinctorius).

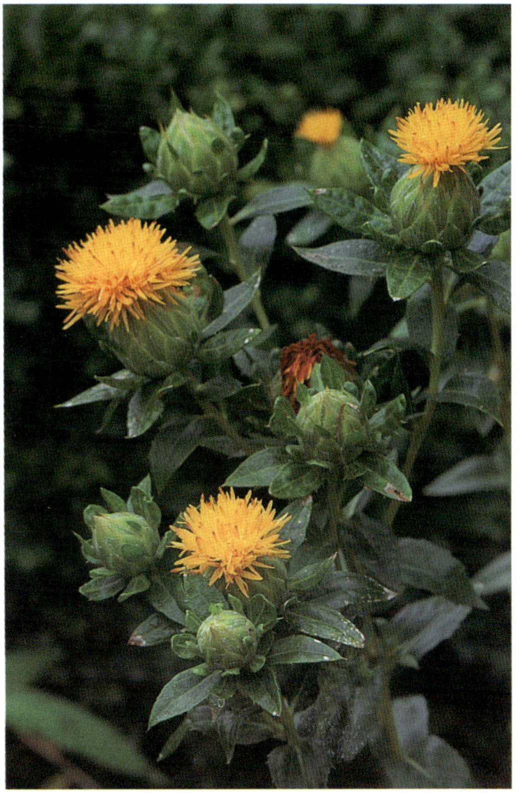

Carthamus tinctorius

FÄRBERDISTEL, FÄRBER-SAFLOR

Im Laufe der Kulturgeschichte wird es unzählige Frauen gegeben haben, die Färberdistel unwissentlich zum Schminken genutzt haben, da die Pflanze zusammen mit Talkum zu Rouge verarbeitet wurde und wird. Im Nachhinein braucht frau sich auch heute keine Sorgen deswegen zu machen, da *C. tinctorius* Wirkstoffe gegen entzündete Haut enthält.
Als Heilpflanze wird die Färberdistel, insbesondere das Öl, gegen koronare Herzerkrankungen und hohen Cholesterinspiegel eingesetzt. Schwangere sollten es jedoch nicht einnehmen.
Schon die alten Ägypter nutzten das Gelb der Blüten zum Stofffärben; und auch heute noch werden die Roben buddhistischer Mönche auf diese Weise gefärbt. Weiterhin dient die Färberdistel als Lebensmittelfarbstoff sowie zur Färbung von Wolle, Leinen Seide und Zierfedern; dabei kann man die Farbtöne Rot, Rosa und Gelb erzeugen.

Carum carvi

ECHTER KÜMMEL, WIESENKÜMMEL

Die ätherischen Öle im Kümmelsamen sind ein Hauptgrund für die Verwendung als Gewürz; in der heimischen Küche gibt man Kümmel an Gulasch, Kartoffeln, Suppen, Sauerkraut und alle Arten von Kohlgerichten. In Süddeutschland und Österreich werden gemahlene Kümmelsamen im Brot verbacken; ansonsten findet man sie oft als Verzierung auf Brötchen und Laugengebäck. Das typische Aroma von Schnäpsen wie Aquavit und Köm entsteht ebenfalls durch diese ätherischen Öle, die einen hohen Anteil an Carvon besitzen. Mancherorts wird junges Blattgrün fein gehackt und an Salate und Suppen gegeben.
Carum carvi wird bei allen Formen von Magenbeschwerden verschrieben, u. a. Koliken, Magenkrämpfe sowie gegen Krampfschmerzen während der Periode. Das in der Kümmelpflanze enthaltene Carvon verhindert das vorzeitige Keimen von Saatkartoffeln sowie Schorfbildung auf beschädigten Knollen. Ursprünglich stammt der Kümmel aus den kühleren Regionen Europas und Asiens, wo er auch heute noch gut gedeiht; dabei bevorzugt er basenreiche Lehm- und Tonböden. Die eigentlich 2-Jährige bildet im 1. Jahr eine Rosette, so dass viele Bauern dazwischen eine 1-jährige Nutzpflanze einsäen und im selben Jahr ernten; der Kümmel wächst jedoch unbeschadet weiter. Im 2. Jahr erfolgt dann die Blüte (Mai–Juni), die Samen werden von Juli bis August geerntet.

Kümmel (Carum carvi).

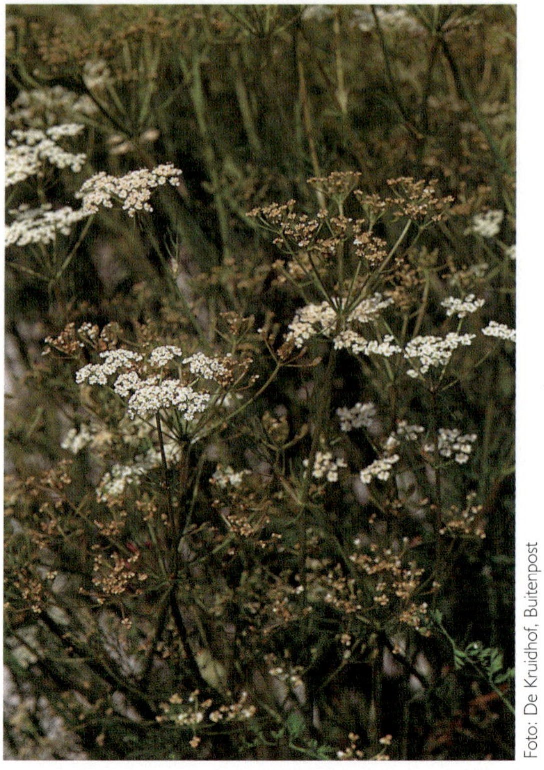

Foto: De Kruidhof, Buitenpost

Kümmel (Carum carvi), *Blüten.*

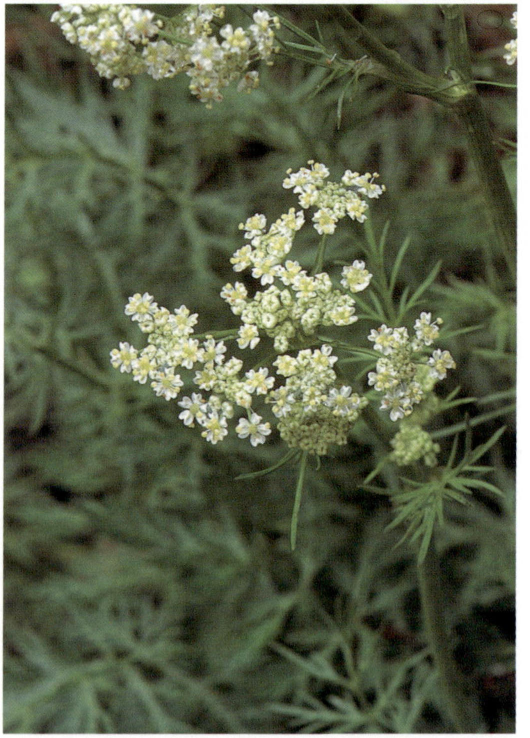

Esskastanie (Castanea sativa).

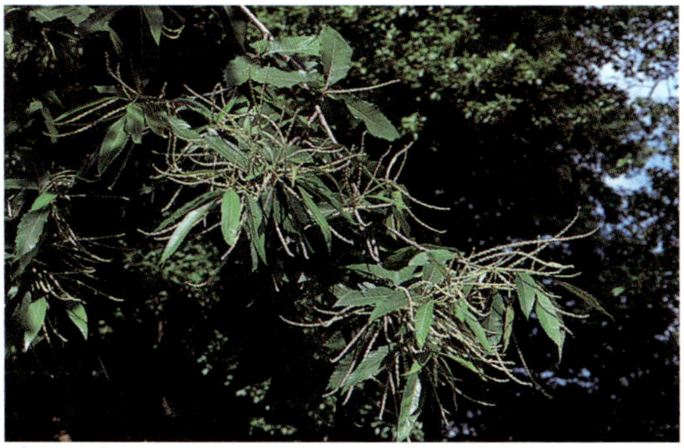

Castanea sativa

ESSKASTANIE, MARONE

Da die Blätter der Esskastanie krampflösend und desinfizierend wirken, wurden sie zur Behandlung von Fieber, insbesondere Malaria-Anfällen, verabreicht. Die enthaltenen Gerbstoffe wirken auf die Schleimhäute der Bronchien und so schmerzhaften Hustenanfällen entgegen, innerlich hilft ein Aufguss gegen Durchfall.
Allgemein stärken Esskastanien das allgemeine Wohlbefinden, vor allem bei Erkältungen, weshalb es nicht verwundert, dass es im Winter in den Großstädten so viele „Maronibrater" gibt, die gebratene Esskastanien verkaufen. Esskastanien dienen auch als Füllung von Gänsebraten, püriert verfeinern sie Saucen, Suppen und Konfekt.
Die Esskastanie gelangte zusammen mit den Römern über die Alpen nach Norden; ursprünglich stammt sie wohl aber aus der Türkei. Die kräftigen Bäume werden bis zu 40 m hoch und sehr alt; die gefingerten, länglich-eiförmigen Blätter vergilben im Herbst. Zur selben Zeit werden dann auch die Kastanien reif und fallen - von einer stacheligen Schale umgeben - von den Bäumen herab. Aus diesen Schalen werden Farbstoffe gewonnen, um Woll- und andere Stoffe in diversen Brauntönen (Bräunlich-Bornzefarben bis Beige) zu färben.

Catha edulis

KHATSTRAUCH

In den Anrainerstaaten des Roten Meeres sind die Blätter des Khatstrauchs das wohl bedeutendste Rauschmittel - so kommt im Jemen beispielsweise mittags das ganze öffentliche Leben zum Erliegen, weil jedermann genüsslich Khatblätter kaut. Die enthaltenen Wirkstoffe, vor allem Alkaloide, wirken leicht betäubend; wer Khat kaut, wird ruhig und entspannt, Hunger- und Angstgefühle verschwinden.

Ernte der Blätter von Catha edulis.

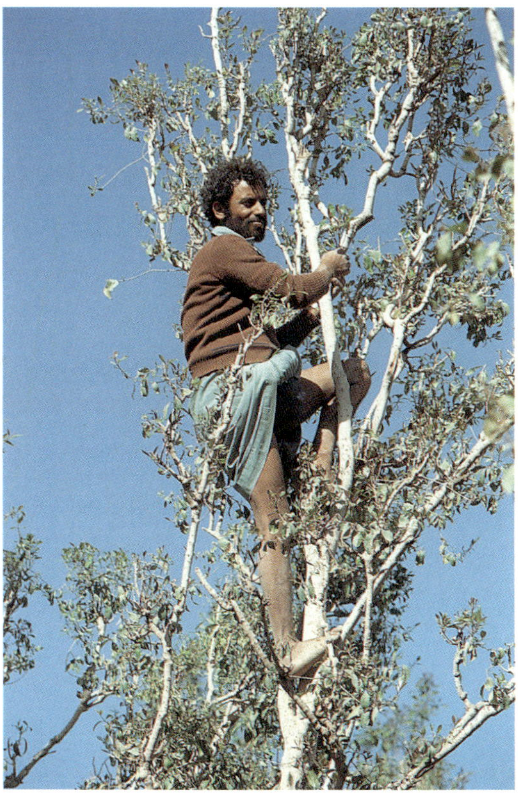

Khatblätter sind auf der Arabischen Halbinsel sehr begehrt.

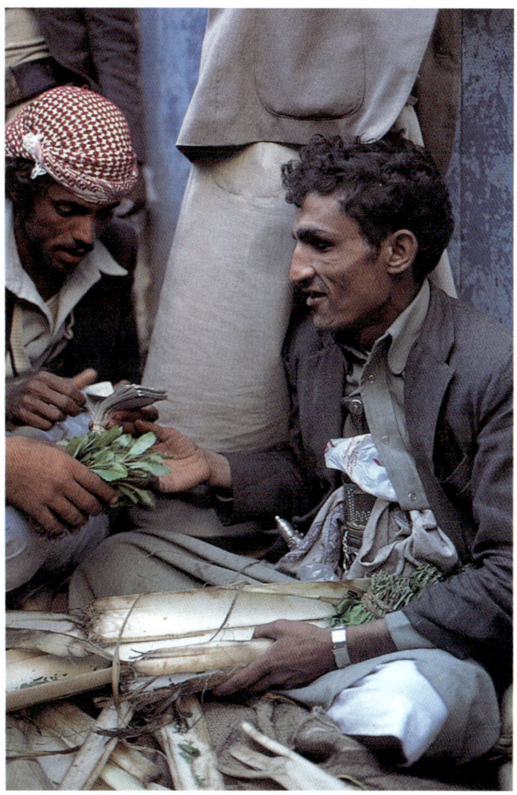

Außerhalb seiner natürlichen Verbreitung wurde Khat nie besonders populär, da nur frische Blätter die erwünschte Wirkung zeigen. Daher werden Khatblätter täglich frisch gepflückt; in Bananenblätter kühl und feucht verpackt, halten sie dann aber auch nur einen Tag. Per gekühlter Luftfracht gelangt das begehrte Gut auch nach Europa.
In seiner Heimat wird *Catha* medizinal zur Behandlung von Husten und Asthma verwendet. Der etwa 15 m hohe Baum mit ovalen, ledrigen Blättern wächst nur in absolut frostfreien Gegenden.

⚕ ✳

Catharanthus roseus syn. *Vinca rosea*

TROPISCHES IMMERGRÜN

Dieser vermutlich aus Madagaskar stammende Halbstrauch, der dort oft noch wild wächst, enthält ein Gemisch giftiger Alkaloide. In manchen Gegenden der USA wurden Blätter dieser Pflanze geraucht. Allerdings zeigt sich dann nicht nur eine leicht berauschende, den Geist belebende Wirkung, sondern auch eine schädliche Nebenwirkung: *Catharanthus* enthält die Substanzen Vincristin und Vinblastin, die zwar wirksame Krebsmittel sind, bei gesunden Menschen jedoch das Immunsystem schädigen. Als Krebsmittel (Cytostatika) verhindern sie unerwünsche Zellteilung und somit eine Ausbreitung des Krebsgeschwürs; sie wurden bereits erfolgreich gegen Leukämie und Morbus Hodgkin, einer tödlich endenden Erkrankung der Lymphknoten, eingesetzt. In der Volksmedizin der Philippinen wird die Pflanze u. a. zur Behandlung von Diabetes, Bluthochdruck, Verstopfung, Asthma und Menstruationsbeschwerden eingesetzt. Nur unter ärztlicher Aufsicht anwenden!
Dieser Tropenstrauch kann auch als Kübelpflanze in Nordeuropa gehalten werden; meist wird er unter seiner älteren botanischen Bezeichnung *Vinca rosea* gehandelt. Temperaturen unterhalb von 12 °C wird dieses Immergrün aber nicht überleben.

⚕ ✳

Centaurium erythraea syn. *C. minus*, *C. umbellatum*

ECHTES TAUSENDGÜLDENKRAUT

Tausendgüldenkraut regt den Appetit an, senkt Fieber und fördert die Verdauung. Mit Ausnahme der Wurzeln wird das Kraut vor oder zur Blüte gepflückt, anschließend getrocknet und als Tee verwendet. Tausendgüldenkrauttee hilft auch bei Gelbsucht sowie Problemen von Leber, Galle und Blase.
In der Homöopathie regt *Centaurium* die Sekretion der Magensäfte und somit auch den Appetit an. Homöopathisch aufbereitet ist das Kraut auch für Schwangere ungefährlich.
Die 2-jährige Pflanze ist eine Bewohnerin offener, frischer Böden. Im Sommer erhebt sich der Blütenstand auf einem kurzen Stängel aus der Blattrosette; die zarten rosa Blüten öffnen sich aber nur bei Sonnenschein. In manchen Ländern Europas ist die Pflanze geschützt; generell sollte man in individuenarmen Beständen keine Pflanzen pflücken. Die Samen gehen aber in fast jedem Gartenboden an.

⚕

Tropisches Immergrün (Catharanthus roseus).

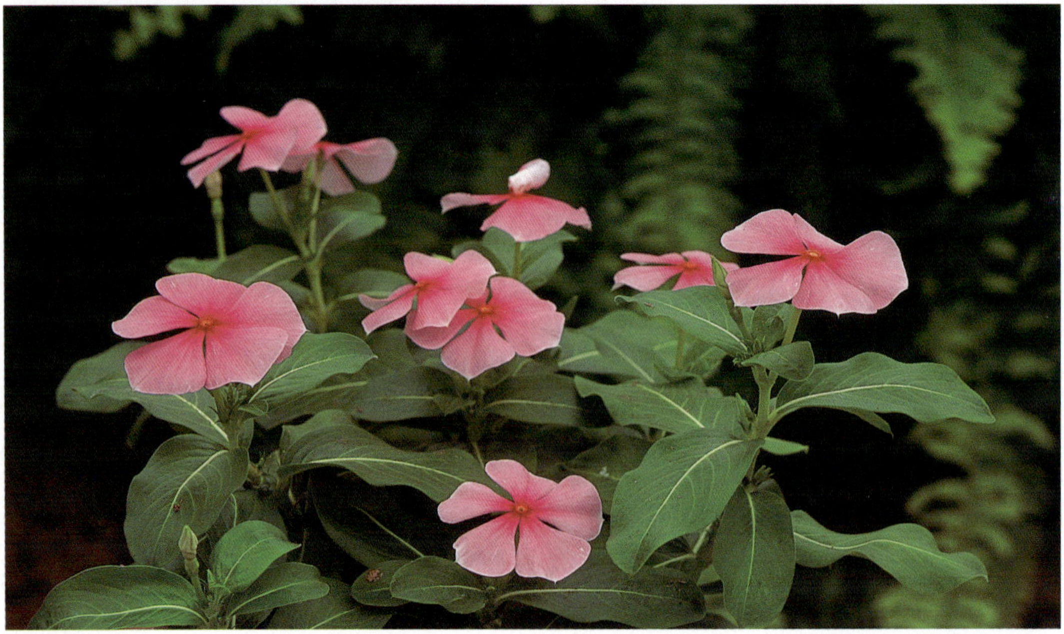

Tausendgüldenkraut (Centaurium erythraea).

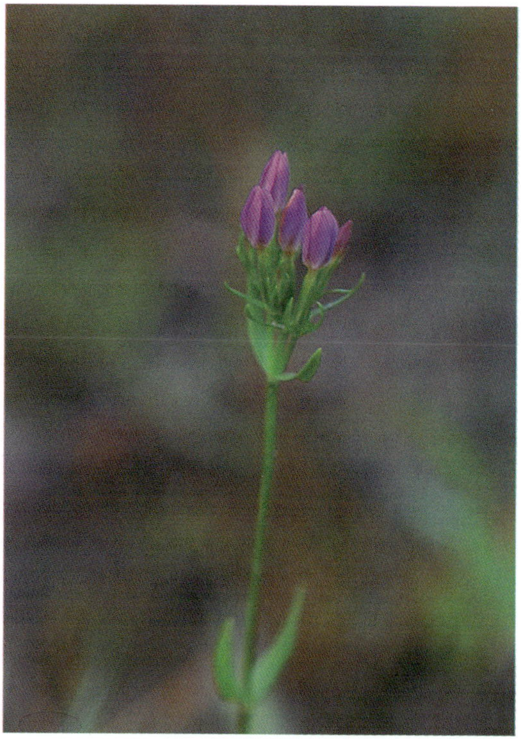

Centranthus ruber *'Albus', eine weißblütige Sorte.*

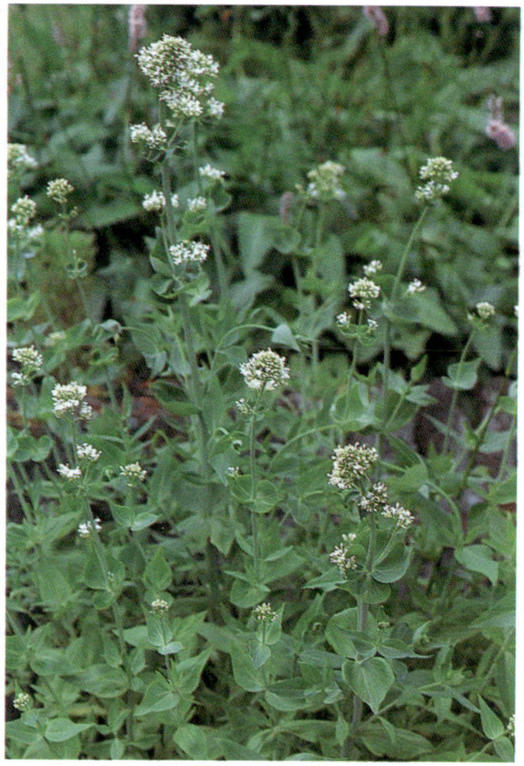

Spornbaldrian (Centranthus ruber).

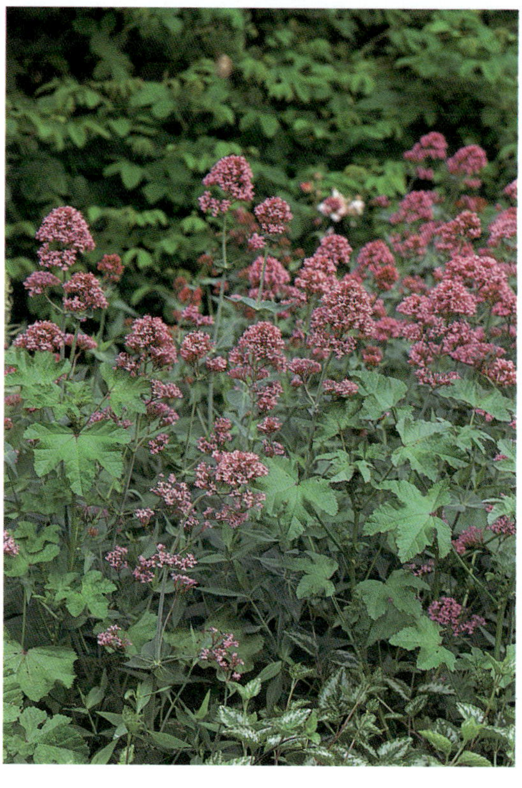

Centranthus ruber

SPORNBALDRIAN, ROTE SPORNBLUME

In der französischen Küche wird mitunter die Wurzel des Spornbaldrians als Suppengewürz verwendet, in anderen Ländern schneidet man seine Blätter in den Salat; die angebliche Heilkraft dieser Pflanze beruht wahrscheinlich auf einer Verwechslung mit dem Echten Baldrian (*Valeriana officinalis*). Nur Echter Baldrian wirkt nervenberuhigend, Spornbaldrian ist unwirksam. *Centranthus* stammt aus den Anrainerländern des Mittelmeers und gelangte als Zierpflanze in den Norden Europas. In Landstrichen mit mildem, atlantischem Klima, beispielsweise Südengland, haben auch verwilderte Exemplare Fuß gefasst, die sich dort an warmen, sonnigen Mauern emporranken. Spornbaldrian blüht in einer Vielzahl unterschiedlicher Farben, von Rot bis Reinweiß.

Chamaemelum nobile syn. *Anthemis nobilis*

RÖMISCHE KAMILLE

Dieser Korbblütler kann auch andere Pflanzen heilen: Wer Römische Kamille neben ein krankes Pflänzchen setzt, wird staunen, wie rasch sich dieses wieder erholt. Auch Schnittblumen profitieren von den Wirkstoffen dieser Pflanze: Gibt man etwas Tee aus ihren Blüten zu einem

Römische Kamille (Chamaemelum nobile).

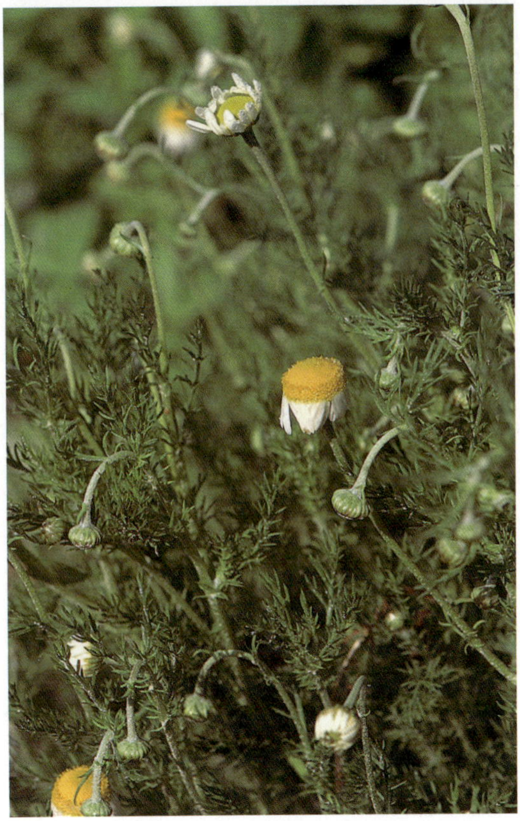

Foto: De Kruidhof, Buitenpost

Blumenstrauß in die Vase, so wird dieser länger halten. Römische Kamille und Echte Kamille besitzen sehr ähnliche Wirkstoffe; beide sind sehr bedeutende Heilkräuter, die schon seit der Antike ohne große Veränderungen zu den gleichen Zwecken verwendet werden. Schmackhafter Kamillentee ist ein wirksames Beruhigungsmittel, der bei Schlaflosigkeit und Albträumen getrunken wird. Kamille entspannt verkrampfte Muskeln und wird deshalb häufig gegen Verstopfung, Stress, Kolik und Menstruationsschmerzen verabreicht. Auch hyperaktive Kinder werden so ruhig gestellt. Kamillenöl zählt zu den bedeutenderen ätherischen Ölen, und getrocknete Blüten findet man oft in Potpourris. Wannenbäder, denen Öl oder ein Blütenabsud zugesetzt wurden, wirken erfrischend und entspannend. Kamillendampfbäder helfen bei verstopften Atemwegen und entspannen die Haut. Kompressen aus Kamillentee lindern Ekzeme und fördern die Wundheilung. Blondes Haar lässt sich mit einer Abkochung aus dem Kraut aufhellen und kräftigen.
Schwangere sollten keine Kamille einnehmen. Manche Menschen reagieren auf den Pflanzensaft allergisch; bei Kontakt bekommen sie Hautreizungen und -ausschlag.
Im Garten wächst die 2-jährige Pflanze auf jedem nicht staunassen Boden in Beständen, die nie höher als 40 cm werden. Die weiß-gelben Blütenköpfchen erscheinen im Sommer.

Chamaemelum nobile 'Flore Pleno'

Aus *C. nobile* wurden die unterschiedlichsten Sorten mit sehr verschiedenen Eigenschaften gezüchtet. 'Flore Pleno' ist eine gefüllte Sorte, bei der man die zur Fortpflanzung nötigen (fertilen) gelben Blüten durch nicht mehr fortpflanzungsfähige (sterile) weiße ersetzt hat. Die Vermehrung erfolgt daher nur noch durch Stecklinge.

Chamaemelum nobile 'Treneague'

Kamille wurde bereits im Mittelalter als „Bio-Duftkissen" verwendet. In vielen Gärten wurden Sand und Erde zu Sitzhügeln aufgeschüttet und vollständig mit Kamille bepflanzt. Wer sich auf dieses „Kamillekissen" setzte, nahm einen angenehmen Duft wahr, wie nach Äpfeln, „der den Geist hebt und den Körper heilt", so der Wortlaut eines alten Kräuterbuchs.
'Treneague' ist eine selten blühende, kriechende Sorte der Römischen Kamille, die gerne als Rasen gepflanzt wird. Der Duft wird beim Mähen oder Betreten freigesetzt. Allerdings ist diese Rasenkamille nicht sehr trittfest und kann sich auch gegen Unkraut nur schlecht behaupten, weshalb ein solcher Kamillenrasen sehr pflegeintensiv ist.

Chamaemelum nobile *'Flore Pleno'*.

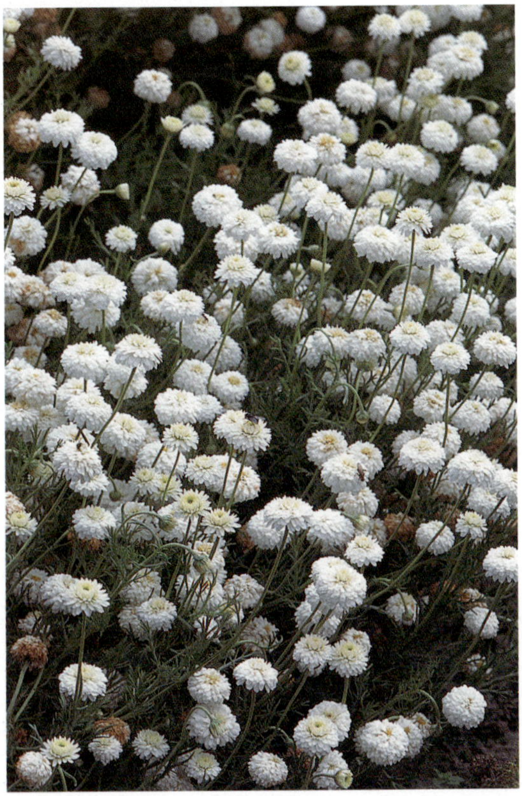

Foto: De Kruidhof, Buitenpost

Chamaemelum nobile *'Treneague'*.

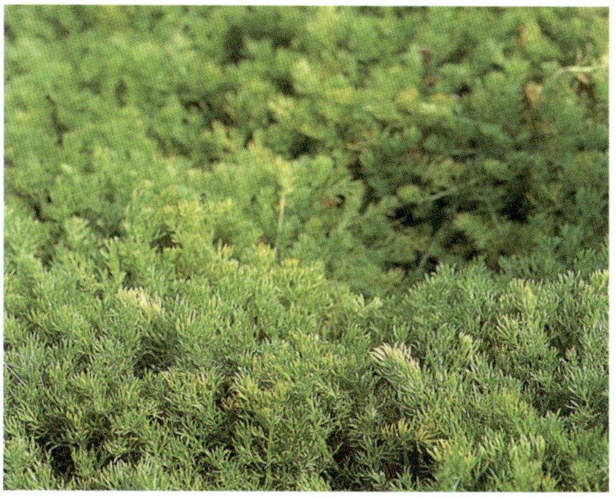

Foto: De Kruidhof, Buitenpost

Chamaemelum nobile *'Treneague', Einzelpflanze.*

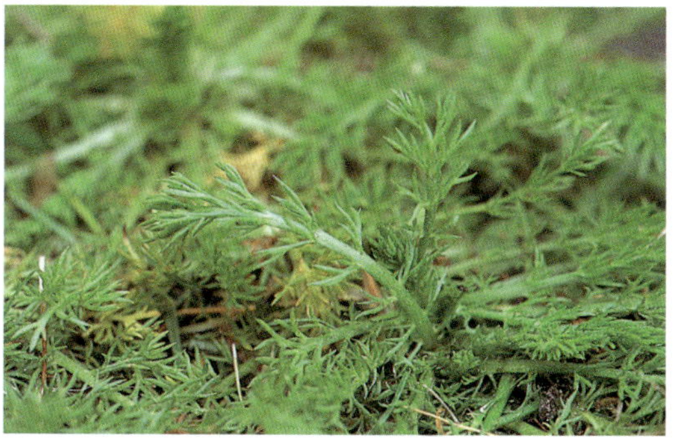

Chelidonium majus

SCHÖLLKRAUT

Aus den verletzten Blättern und Stängeln des Schöllkrauts tritt tröpfchenweise orangefarbener Milchsaft aus. Reibt man diese Tropfen auf die Haut, so lässt sich die Farbe anschließend nicht so leicht abwaschen. Der Milchsaft enthält zum Teil toxische, eiweißabbauende Substanzen, die allerdings nicht durch die Haut dringen können; bei innerlicher Aufnahme werden allerdings die Schleimhäute gereizt.

In der Volksmedizin galt Milchsaft, frisch oder als Tinktur aufgetragen, als Mittel gegen Warzen; obwohl viele Warzen auf wundersame Weise verschwanden, gab es genauso viele, die sich hartnäckig hielten. Wie man heute weiß, heilen Warzen häufig spontan ab; unabhängig davon wirkt der Milchsaft aber bakterizid.

Die meisten Wirkstoffe befinden sich in den Wurzeln; diese werden in Volksmedizin und Homöopathie zur Lösung von Krämpfen und gegen Gallenblasenentzündungen verwendet. Ein Absud wirkt auch bei Gallen-, Magen- und Darmbeschwerden, sollte aber nicht während der Schwangerschaft getrunken werden. Der Tee verliert rasch seine Wirkung und sollte stets frisch zubereitet werden.

Schöllkraut (Chelidonium majus).

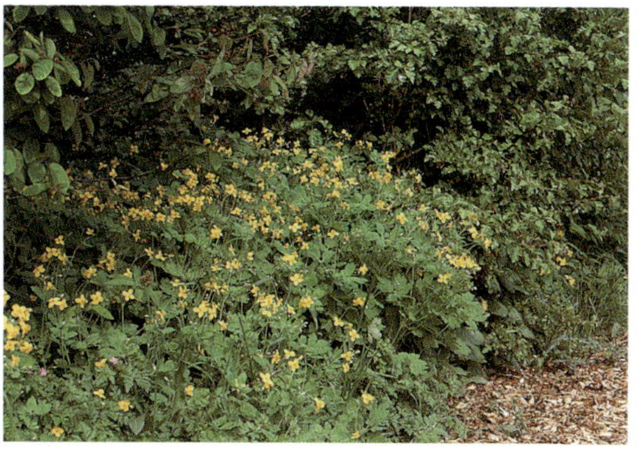

Aus der ganzen Pflanze wird ein goldgelber Farbstoff für Wolle und andere Stoffe gewonnen.

Die Staude findet man am Waldrand oder in Gebüschnähe auf ergiebigen, frisch-feuchten Böden.

Da das Mohngewächs recht lange – von Mai bis Oktober – blüht, eignet es sich sehr gut für sog. naturbelassene Gärten.

Schöllkrautsamen wird von Ameisen weggetragen und auf diese Weise rasch verbreitet.

Schöllkraut (Chelidonium majus).

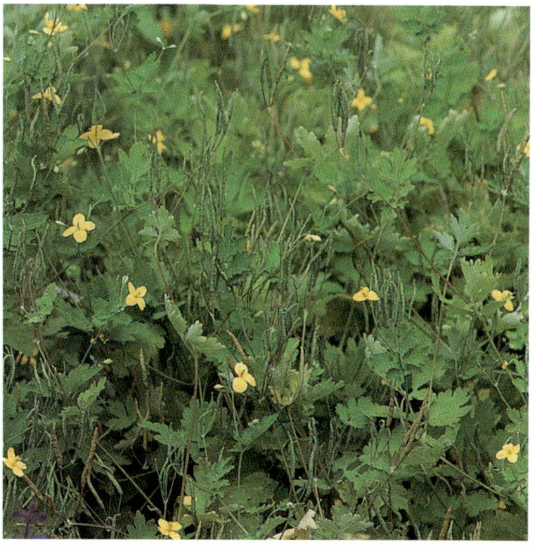

Wurmtreibender Gänsefuß (Chenopodium ambrosioides *var.* anthelminticum), *Blüte.*

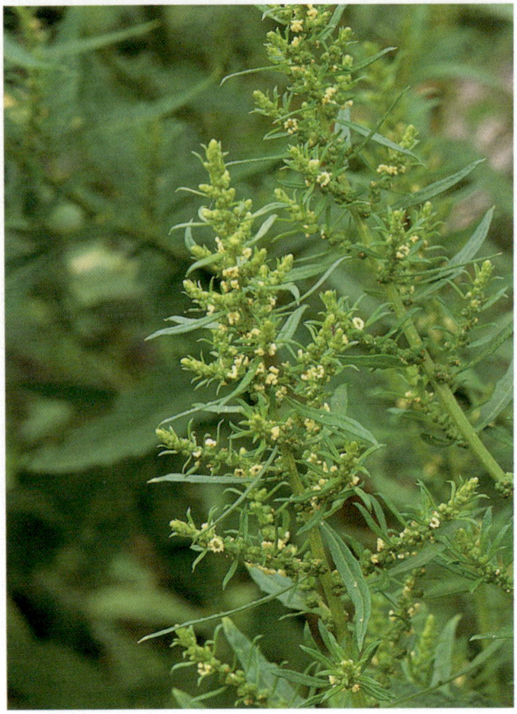

Wurmtreibender Gänsefuß (Chenopodium ambrosioides *var.* anthelminticum).

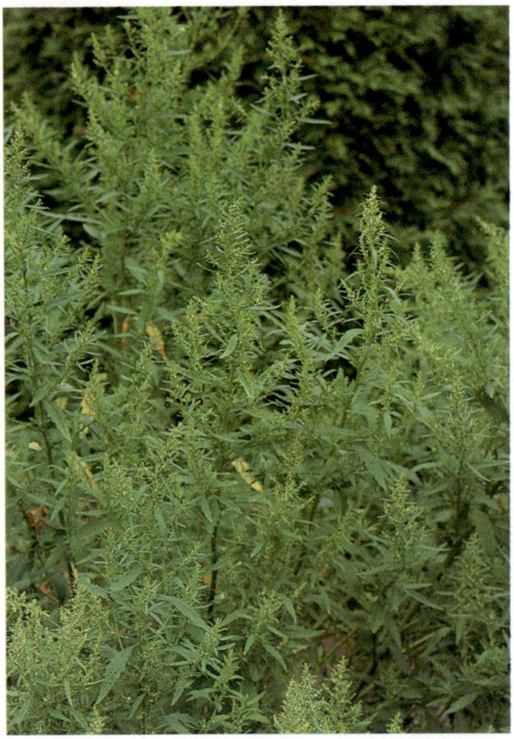

Chenopodium ambrosioides var. *anthelminticum* syn. *C. anthelminticum*

WURMTREIBENDER GÄNSEFUSS

Als die Europäer in Nordamerika landeten, fiel ihnen u. a. auf, dass die Indianer Blätter und Samen dieses Gänsefußgewächses verzehrten. Die Pflanze enthält Wirkstoffe gegen Darmparasiten (Spul- und Hakenwürmer), weswegen man *Chenopodium*-Öl sehr häufig als Wurmkur verabreicht. Die Parasiten werden durch die Wirkstoffe (Ascaridol) betäubt und können 2 Stunden später durch ein starkes Abführmittel aus dem Darmtrakt „gespült" werden.
Chenopodium-Öl sollte man nur unter Aufsicht eines Arztes einnehmen, da eine Überdosierung zu starken, u. U. tödlichen Vergiftungen führen kann. In der Veterinärmedizin wird das Kraut häufig als Wurmmittel an Schweine verabreicht.

⚕ ✳

Chenopodium bonus-henricus

GUTER HEINRICH

Die Blätter dieser Staude enthalten reichlich Eisen, Vitamine und Mineralstoffe. Guter Heinrich zählt zu den „ausgestorbenen" Gemüsesorten („Wilder Spinat"), die zusammen mit den Großbauernhöfen und den Misthaufen vor der Tür verschwunden sind. Früher wurde sein Samen im Frühjahr ausgesät. Anschließend ließ man die Pflanze 1 Jahr lang wachsen und ließ die neuen Schösslinge im Folgejahr ausbleichen, indem man sie mit Erde zuhäufelte oder mit Rhabarberblättern oder Eimern zu-

Guter Heinrich (Chenopodium bonus-henricus).

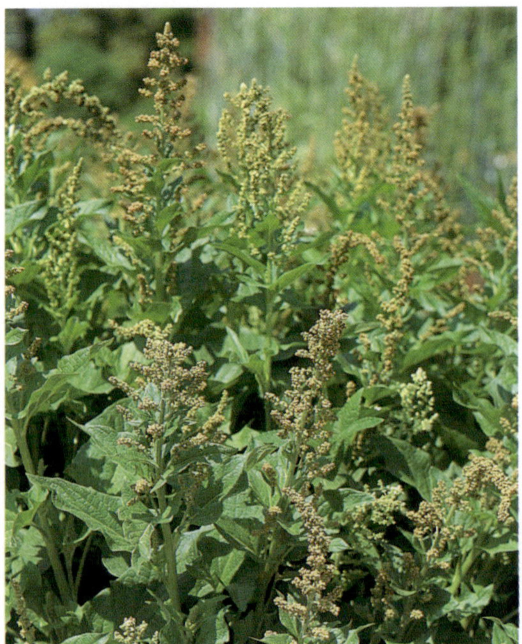

De Kruidhof, Buitenpost

deckte. Diese weißen Schösslinge wurden später wie Spinat zubereitet oder nur zart gegart. Mit zunehmender Popularität von Gerichten, die man im Wok zubereiten kann, zeichnet sich eine Renaissance des Guten Heinrichs als Gemüsepflanze ab, da sich sein junges Grün ideal als Schwenk- oder Pfannengemüse eignet. Roh schmeckt er aber auch im Salat.
Im Garten wächst das etwa 75 cm hohe Gänsefußgewächs auf ergiebigen, feuchten, basenreichen Ton- und Lehmböden, wo es sich selbst reichlich aussät.

Chrysanthemum segetum

SAAT-WUCHERBLUME

Das leuchtende Gelb der Kornfelder mag früher weniger auf den reifenden Ähren als vielmehr auf den zahlreichen Saat-Wucherblumen beruht haben, die zwischen ihnen wuchsen. Saat-Wucherblumen stammen aus den warmen Anrainerstaaten des Mittelmeers, besiedelten aber rasch auch das fruchtbare Ackerland Nordeuropas. Der Korbblütler wurde rasch ein gefürchtetes Ackerunkraut, und mancherorts drohten den Bauern hohe Bußgelder, wenn sie es nicht ausrotteten. Offensichtlich war diese Politik sehr erfolgreich, denn heute findet man nur selten noch eine Saat-Wucherblume im Getreidefeld. Meist wachsen sie auf frischen, kalkarmen Sandböden, an Wegrändern und Schuttplätzen. Gelegentlich sieht man sie auch in Gärten, wo die 1-jährige Pflanze in Beeten wächst und von Juni bis in den Spätsommer blüht. Aus der ganzen Pflanze wurde früher einer der besten gelben Textilfarbstoffe hergestellt.

Cichorium intybus

WEGWARTE, ZICHORIE

Die Wegwarte ist die Stammpflanze der Wurzelzichorie (*Cichorium intybus* var. *sativum*) wie auch der Salatzichorie oder Chicorée (*C. i.* var. *foliosum*), zwei in Mitteleuropa sehr beliebten Kultursorten. Bei der Winterendivie (*Cichorium endivia*) handelt es sich um eine verwandte, aber eigenständige Art. Die wild wachsende Wegwarte, eine bis 2 m hohe Staude, wächst an Wegrändern und offenen Stellen. An sonnigen Tagen öffnen sich frühmorgens ihre purpurroten bis himmelblauen Blütenköpfchen; die Blüte dauert von Juli bis Oktober.
Aus den gerösteten Wurzeln wird ein etwas bitterer Kaffee-Ersatz hergestellt (Zichorienkaffee oder Muckefuck). Durch Beimischung von echtem Bohnenkaffee verschwindet der bittere Geschmack, umgekehrt werden durch Koffein bedingte Symptome wie Schlaf- und Rastlosigkeit durch Zichorienkaffee aufgehoben.
Junge Blätter der Wegwarte kann man im Frühling pflücken und als Salat verwenden, und auch die Blüten kann man zum Garnieren verwenden. Beide schmecken allerdings recht bitter.

Saat-Wucherblume (Chrysanthemum segetum).

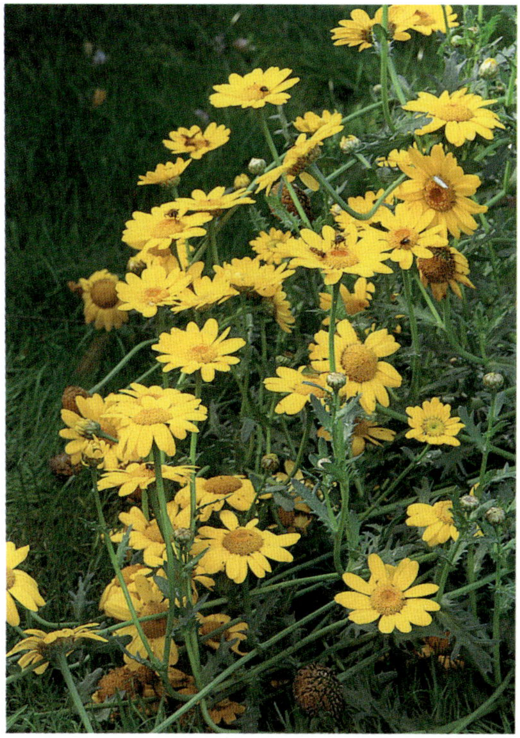

Zichorie (Cichorium intybus).

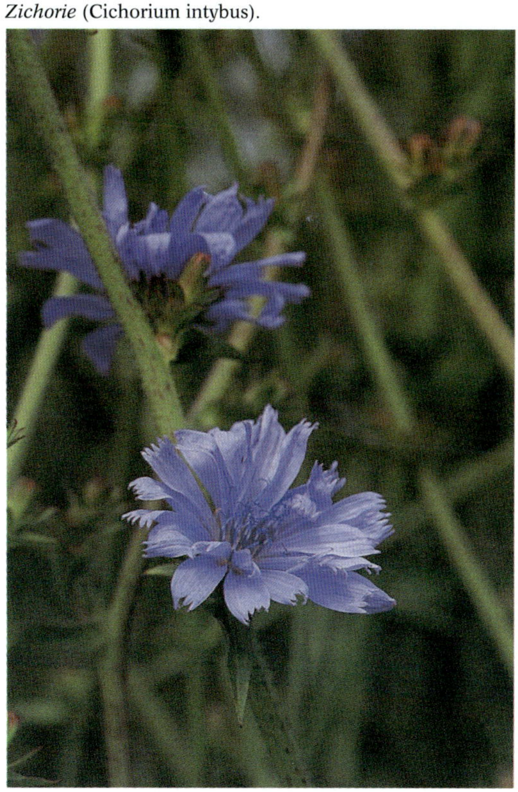

Foto: De Kruidhof, Buitenpost

Als Tee wirken Blätter, Blüten und getrocknete Wurzelstücke appetitanregend und blutreinigend. Man trinkt ihn vorbeugend gegen Thrombosen, Rheuma, Gicht und Leberbeschwerden.

⚕ ‖ *

Cimicifuga racemosa

SILBERKERZE, WANZENKRAUT, NORDAMERIKANISCHE SCHLANGENWURZEL

Wie der Name verrät, nutzten die Indianer Nordamerikas die Silberkerze als Kraut gegen Klapperschlangenbisse; sehr popular war sie bei ihnen aber auch als Heilpflanze für „Frauenleiden" wie Menstruationsbeschwerden und starken Wehen. Heute werden Abkochungen aus Silberkerzenwurzel primär zu diesem Zwecke verwendet; *Cimicifuga* gilt - in homöopathisch aufbereiteter Darreichungsform - als eines der besten Mittel zur Nachbehandlung schwerer Geburten: Nur wenige Stunden nach Einnahme verschwinden bei den meisten Frauen Symptome wie Fliegende Hitze, Entkräftung, nervöse Kopfschmerzen und Depression.
Silberkerzen sind ursprünglich Waldpflanzen aus Nordamerika; die cremefarbenen Trauben dieser prächtigen Staude ragen im August bis 2,5 m empor.

⚕

Silberkerze (Cimicifuga racemosa).

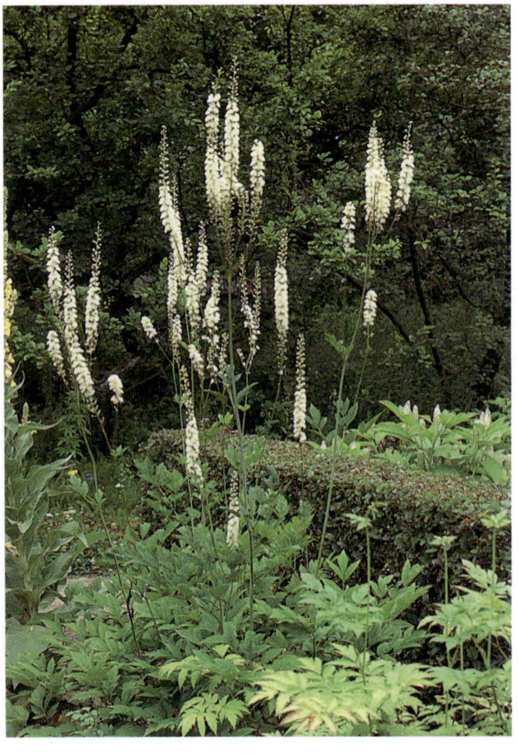

Kampferbaum (Cinnamomum camphora).

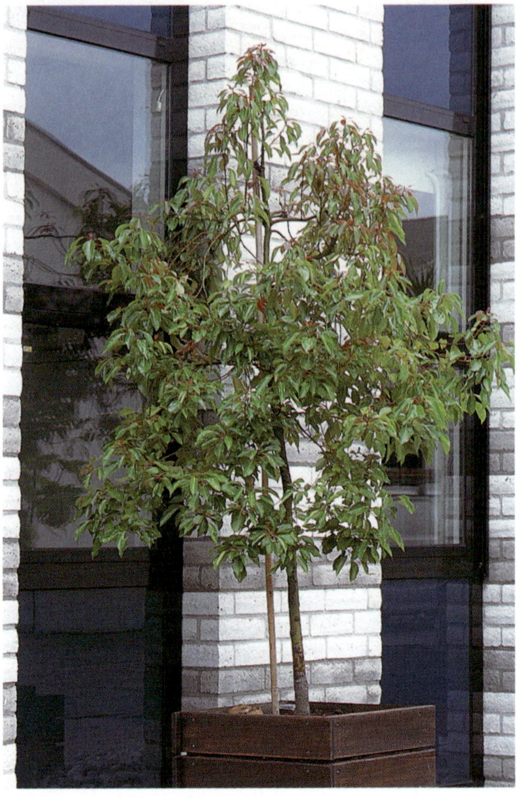

Cinnamomum camphora syn. *Laurus camphora*

KAMPFERBAUM, KAPURU-GAHA

Kampferöl und -kristalle werden durch Wasserdampfdestillation aus zerkleinerten Wurzeln oder Holzstückchen gewonnen. Kampfer ist nicht nur als Bestandteil von Mottenkugeln bekannt, sondern wird seit jeher als Räuchermittel verwendet. Gerüchteweise wurde Kampfer in manchen Feldküchen auch ans Essen gegeben, um die Libido der Soldaten zu bremsen.
Medizinal wird Kampfer seit Jahrhunderten zur Kräftigung von Herz und Nerven verwendet; die Chinesen, so berichtete Marco Polo im 13. Jh., schätzten ihn auch als Mittel zum Einbalsamieren. Kampferöl wirkt äußerlich gegen rheumatische und arthritische Beschwerden, Neuralgien und Frostbeulen; als Einreibung wirkt es hervorragend gegen Husten und Bronchitis; innerlich sollte es auf Grund seiner reizenden Eigenschaften nicht verabreicht werden.
In China und Japan, seinem natürlichen Verbreitungsgebiet, wird der immergrüne Baum 30–40 m hoch, bei uns in Europa kann er nur als Kübelpflanze gehalten werden.

⚕ *

Lorbeerblättrige Zistrose (Cistus laurifolius).

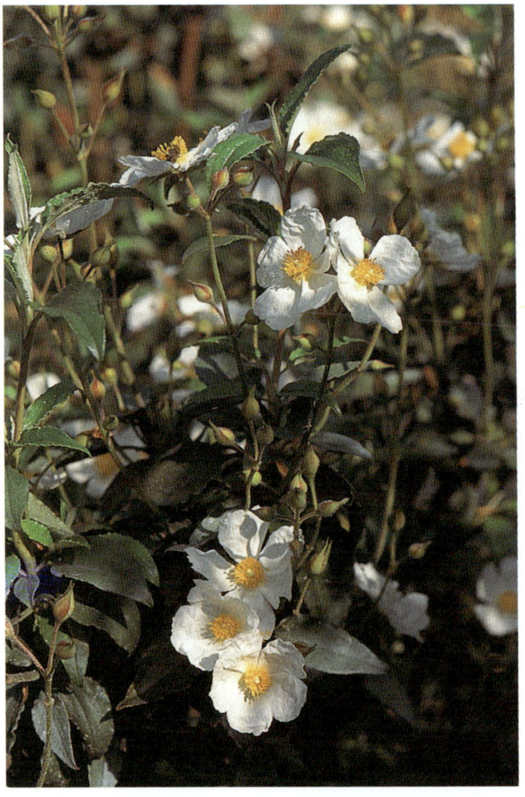

Foto: De Kruidhof, Buitenpost

Labdanum-Sonnenröschen (Cistus ladanifer).

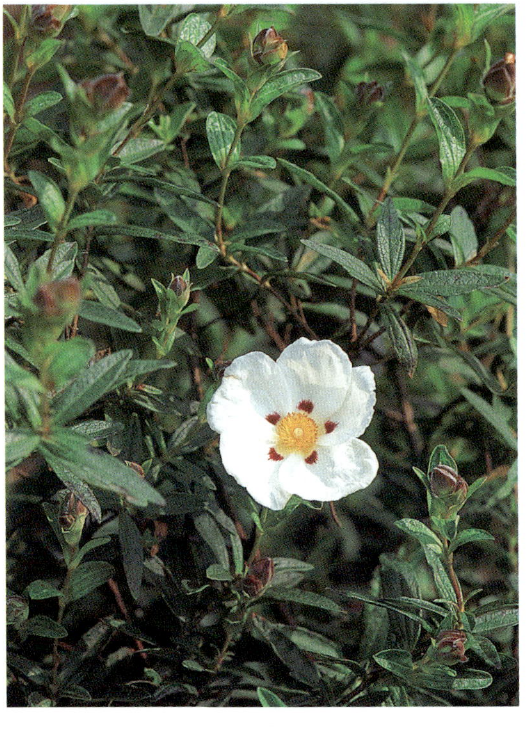

Cistus laurifolius

LORBEERBLÄTTRIGE ZISTROSE

In gewisser Weise tragen Zistrosen zum Schutz der Pottwale bei, da die Sträucher Labdanum (oder Ladanum) absondern, eine harzartige Substanz. Labdanum besitzt ähnliche Eigenschaften wie Ambra, die aus den Mägen erbeuteter Pottwale stammt, und wird in der Parfümindustrie anstelle von Ambra verwendet.

Früher brachte Labdanum Schäfern und Ziegenhirten einen Nebengewinn, da sich das von den Sträuchern ausgeschiedene Harz im Fell der weidenden Tiere verfing. Die Hirten brauchten dann nur noch Ziegen und Schafe auszukämmen, um an das Labdanum zu gelangen. Heute verkürzt man diese umständliche Prozedur, indem man das Harz vermittels Wasserdampf aus den Zweigen und Blättern extrahiert.

Cistus laurifolius wächst in Südwesteuropa, Mittelitalien und dem östlichen Mittelmeerraum; dort findet man den niedrigen, immergrünen Busch mit seinen harzverklebten Zweigen auf gut drainiertem, lockerem Boden, wo er auch Frost bis –18 °C überdauert. Im Sommer erscheinen 5 cm breite, weiße Blüten mit gelber Mitte. Zur Nutzung als Heilpflanze siehe *Cistus ladanifer.*

Cistus ladanifer

LABDANUM-SONNENRÖSCHEN, ZISTROSE

Bei der klebrigen Substanz an den Zweigen von *Cistus ladanifer* handelt es sich ebenfalls um Labdanum (s. *Cistus laurifolius*). Hauptlieferant für dieses Harz ist allerdings *C. creticus* syn. *C. incanus*. Labdanum wirkt schleimlösend und wird bei Entzündungen der Schleimhäute, bei Durchfall und Ruhr verabreicht. Die Blätter des Strauchs legt man auf Wunden, um sie zu desinfizieren und Blutungen zu stillen.

Der immergrüne Strauch stammt aus Südwesteuropa und Nordafrika, kann aber auch in gemäßigten Zonen als Zierstrauch gezogen werden, insbesondere wegen seiner großen weißen, 5-blättrigen Blüten mit je einem roten Flecken an der Blütenblattbasis. An einem trockenen, sonnigen Standort verträgt *C. ladanifer* Frost bis –18 °C.

Zitrone (Citrus limon).

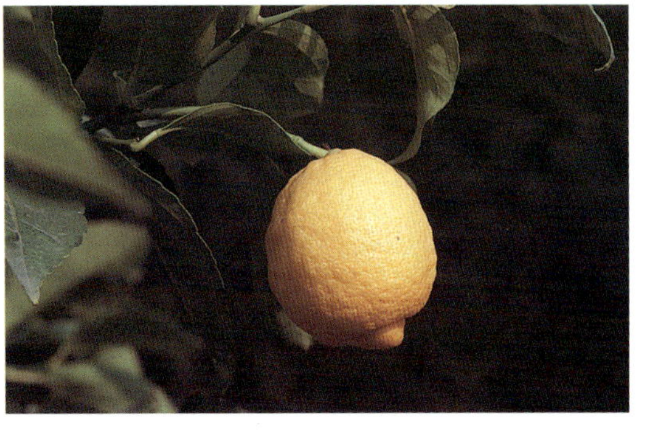

Citrus limon *'Quatre Saison', Blüte.*

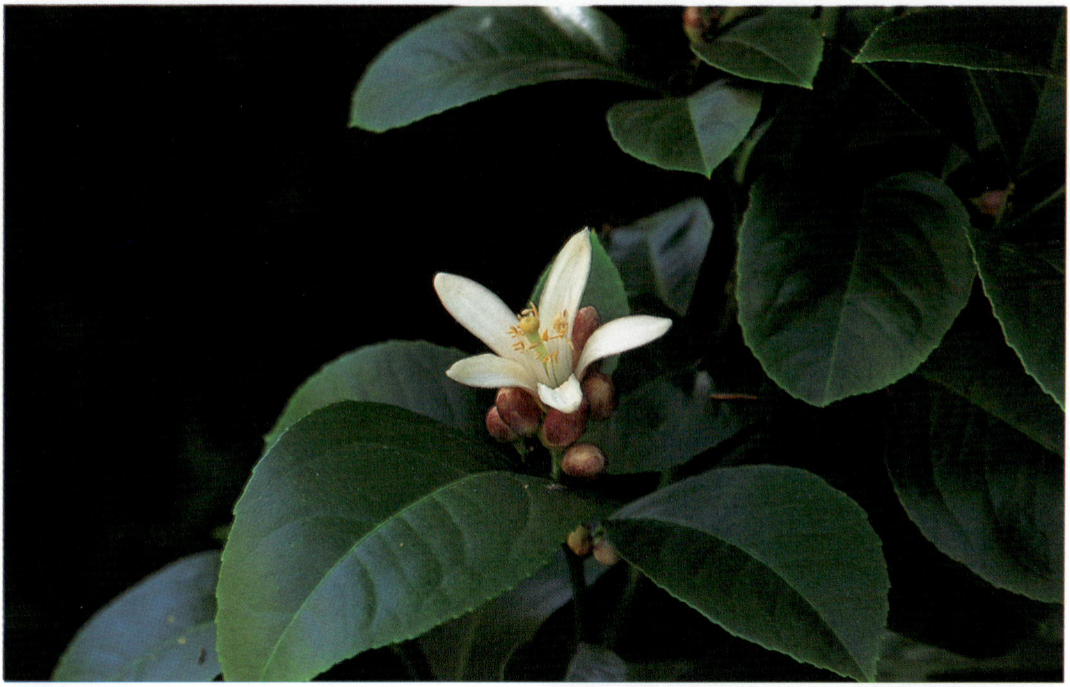

Citrus limon

ZITRONE

Zitronen zählen zwar zu den bekanntesten Früchten, deren Fleisch auf Grund des sprichwörtlichen Säuregehaltes jedoch selten verzehrt wird. Zitronen nutzt man daher fast nur als Saft oder zum Garnieren. Vor dem Essen eingenommen, wirkt Zitrone appetitanregend, weshalb man Zitronenschnitze und -scheiben an Cocktails, Mineralwasser und Tonics gibt. Während der Mahlzeit neutralisiert sie Fette und Öl, die im Essen enthalten sind, weshalb man Zitrone gerne als Zutat für Fischgerichte verwendet. Die „fettreinigende" Kraft der Zitrone macht man sich auch bei Fingerschälchen zu Nutze, denen etwas Zitronensaft oder eine Zitronenscheibe beigefügt sind. Auch nach dem Essen fördert Zitrone die Fettverdauung. Das frische Aroma des ätherischen Zitronenöls wird in unzähligen Parfüms und Reinigungsmitteln verwendet.

In der Volksmedizin ist Zitronensaft, gelöst in heißem Wasser, ein probates Mittel gegen Erkältung, oft in Kombination mit Zucker und Honig bzw. Knoblauch und Zimt. Insektenstiche schwellen ab, wenn man eine Zitronenscheibe darauf presst. Zitronenbäume vertragen Temperaturen unterhalb von 5 °C nicht, weshalb man sie im Nord- und Mitteleuropa – wenn überhaupt – nur als Kübelpflanzen halten kann. Hier ist u. U. kräftiger Rückschnitt erforderlich. Die cremeweißen Blüten duften intensiv und aromatisch. Von manchen Sorten, die speziell für kühlere Klimazonen gezüchtet wurden, kann man auch bei uns eigene Zitronen ernten.

Aufrechte Waldrebe (Clematis recta).

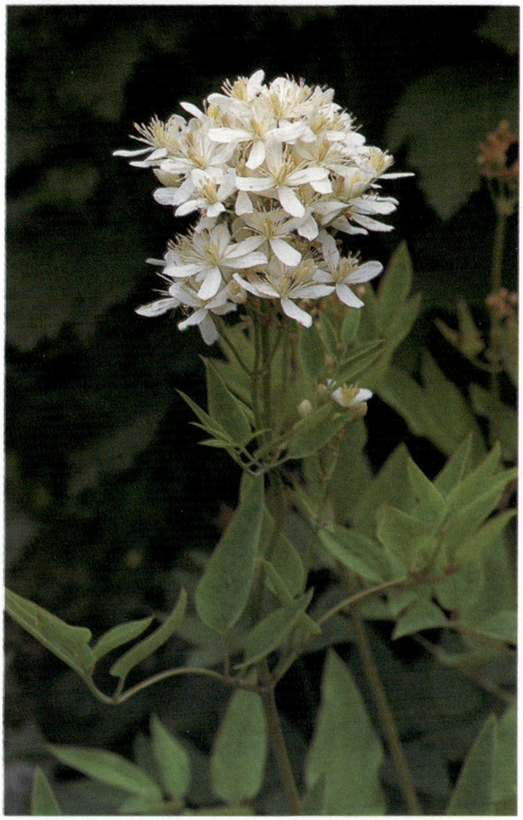

Clematis recta

AUFRECHTE WALDREBE, KLEMATIS

Diese aufrechte, krautige Waldrebe ist keine Kletterpflanze, sondern wird als winterharte Staude etwa 1 m hoch; Verbreitungsgebiete sind Süd-, Mittel- und Osteuropa. Ihr grau-grünes Blattwerk und die dicht stehenden weißen Blüten, die von Juli bis zum Herbst erscheinen, prädestinieren sie als Zierpflanze.
Der Pflanzensaft wirkt hautreizend und kann eingenommen zu Vergiftungserscheinungen führen, beispielsweise Magen-Darm-Entzündungen. Getrocknete Pflanzen sind nicht mehr giftig. Früher - und auch heute noch in der Homöopathie - nutzte man diese Klematis als Mittel gegen Impotenz. Aus *Clematis recta* wird eine Medizin zur Behandlung entzündeter Hoden sowie von Gonorrhö hergestellt.

⚕

Clematis vitalba

GEWÖHNLICHE WALDREBE, KLEMATIS

Der stark hautreizende Saft dieser Waldrebe ruft Rötungen und Blasen hervor, in geringer Konzentration fördert er die Durchblutung, weshalb Blattkompressen zur Heilung von Hautgeschwüren verwendet werden. Auch innerlich eingenommen, ist *C. vitalba* toxisch. Daher wird sie heute nur noch in der Homöopathie als Mittel gegen Hautausschlag, Drüsenschwellung und Neuralgien genutzt; auch in der Bachblüten-Therapie findet sie Verwendung, um Gefühlsstörungen, wie beispielsweise Geistesabwesenheit, zu kurieren.
Die in weiten Teilen Europas und Nordamerikas wild wachsende, aber auch in vielen naturbelassenen Parks und Gärten vorkommende mehrjährige Kletterpflanze wird bis zu 30 m hoch. Die grünlich-weißen Blüten erscheinen in Rispen; die Früchte sind später bärtigfedrig.

⚕

Gewöhnliche Waldrebe (Clematis vitalba).

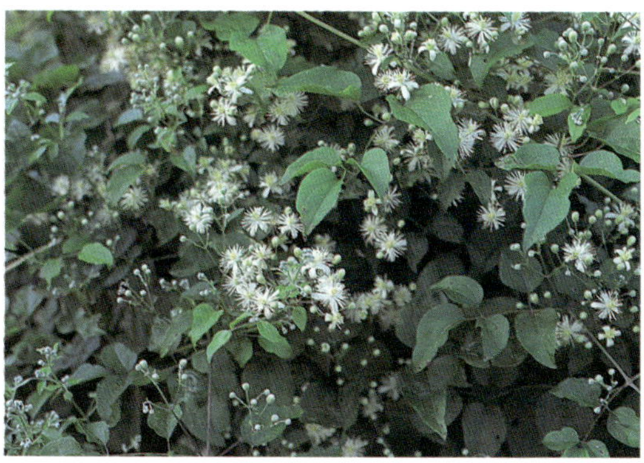

Bitterdistel (Cnicus benedictus).

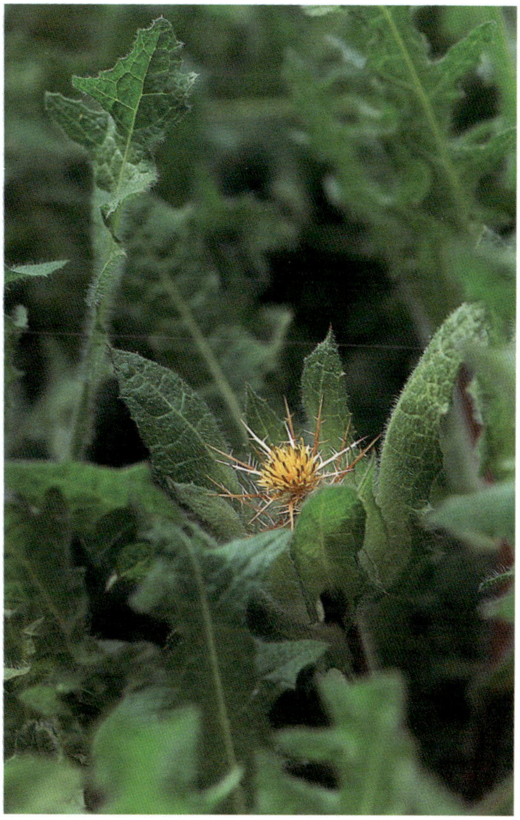

Cnicus benedictus syn. *Carbenia benedicta, Carduus benedictus*

BITTERDISTEL, KARDOBENEDIKTE, ECHTES BENEDIKTENKRAUT, BORNWURZ

Bitterdisteln haben sich einen guten Ruf als Heilpflanze erworben: Sie ergeben ein gutes Bittertonikum, das als Tee aus der getrockneten Pflanze bereitet wird. Da bei der Ernte der Disteln, die kurz vor der Blüte gepflückt werden, Substanzen frei werden, die Augen und Haut reizen, sollte man unbedingt Schutzhandschuhe und Schutzbrille tragen. In Kombination mit Kalmus wirkt Bitterdisteltee appetitanregend, verdauungsfördernd und leicht abführend. Im Übermaß genommen können Übelkeit und Erbrechen auftreten.
Dieser 1-jährige Korbblütler wächst in seiner Heimat, dem Mittelmeerraum und in Kleinasien, auf trockenen, steinigen Böden und im Ödland. Bei uns kann man sie auch an sonnigen Plätzen mit lockerem, trockenem Grund im Garten ziehen.

⚕

Dänisches Löffelkraut (Cochlearia danica).

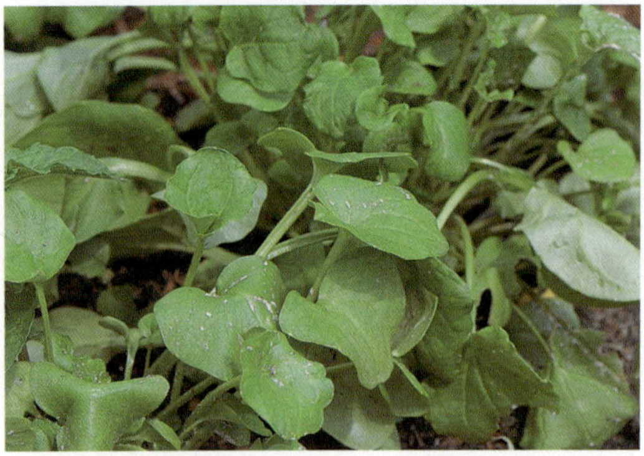

Foto: De Kruidhof, Buitenpost

Cochlearia danica

DÄNISCHES LÖFFELKRAUT

Dieser Kreuzblütler hat einen neuen Lebensraum erobert - die Rand- und Mittelstreifen von Autobahnen und Schnellstraßen, wo das Erdreich einen erhöhten Salzgehalt aufweist, weil die Straßen im Winter gestreut werden. Ursprünglich stammt diese salzliebende *Cochlearia*-Art von den Küsten der Ost-, der Nordsee und des europäischen Atlantiks. Sie gilt als „gesunde“ Pflanze, die in ähnlicher Manier verwendet werden kann wie *C. officinalis*; im Winter sollte man sie nicht ernten (auch von neben der Autobahn wachsenden Pflanzen sollte man absehen), aber sie sät sich jedes Jahr selbst üppig aus.

Cochlearia officinalis

ECHTES LÖFFELKRAUT, SKORBUTKRAUT

In früheren Zeiten führten viele Segelschiffe auf langen Reisen ein Fass gesalzenes Löffelkraut mit sich, das die Matrosen auf Grund des äußerst hohen Vitamin-C-Gehalts der Pflanze vorbeugend gegen Skorbut verzehrten. Allerdings wurde Löffelkraut auf Grund seines beißenden Senfgeschmacks nicht wie Gemüse gegessen, sondern zum Würzen von Speisen genommen.
Löffelkraut regt den Appetit, die Verdauung, den Gallenfluss und die Arbeit der Leber an. Diese purgierenden Eigenschaften prädestinieren das Kraut zur Linderung von Rheuma und Gicht.
Die 2-jährige Pflanze blüht von Mai bis Juni und gedeiht in der Natur in Brackwasserzonen. Man kann *Cochlearia officinalis* aber auch im Garten ziehen, die Blätter dieser Kräuter werden jedoch größer als die von Wildpflanzen. Die Ernte erfolgt von Sommer bis Winter.

Echtes Löffelkraut (Cochlearia officinalis).

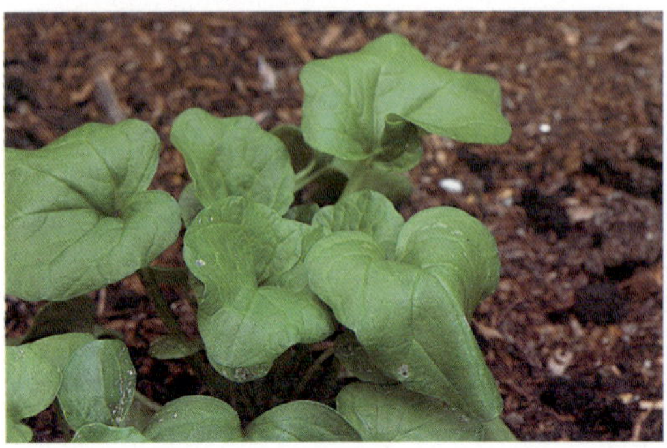

Foto: De Kruidhof, Buitenpost

Kokospalme (Cocos nucifera).

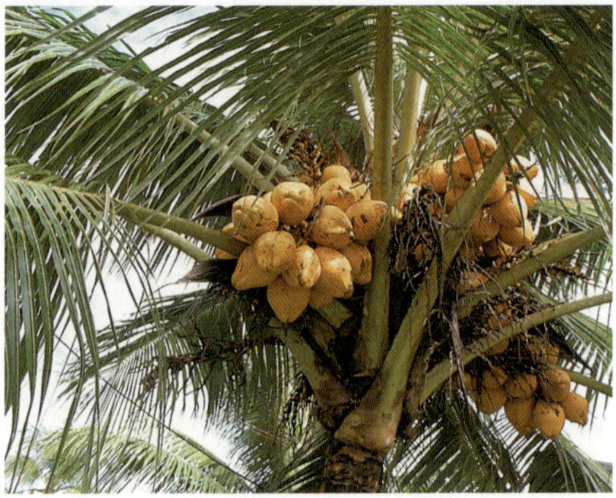

Cocos nucifera

KOKOSPALME

Kokospalmen sind in den Tropen für den Tod vieler Menschen verantwortlich, da die Samen in einer gewaltigen Nuss eingeschlossen sind, die bis zu 35 cm groß werden können. Wenn eine solche Riesennuss aus den bis zu 30 m hohen Kokospalmen auf den Boden knallt, entstehen Kräfte, die einen menschlichen Schädel wie nichts spalten können.
Ansonsten zählen Kokospalmen zu den wichtigsten Nutzpflanzen des Menschen. Im Innern der hartschaligen Nuss befindet sich die köstliche Kokosmilch, die mit zunehmender Reife der Nuss eindickt und ein faseriges Fleisch bildet. Dieses wird gemahlen und stellt einen wichtigen Bestandteil vieler indischer und indonesischer Gerichte dar; man verwendet es aber auch für diverse Nachspeisen, Kuchen und Kleingebäck. In den Tropen schätzt man Kokosmilch als ein sehr erfrischendes und nahrhaftes Getränk. Die dicke Außenschale der Nuss besteht aus langen, hellbraunen Fasern, die man zu Teppichen, Matten, Seilen, Körben verarbeitet und seit einigen Jahren auch als Mulch und Kompost im Garten nimmt. Kompostierte Kokosfasern ergeben einen idealen, keimarmen Anzuchtboden für viele Pflanzen, und man kann sie auch an Stelle von Torfmoos in Ampeln und Hängekörben verwenden. Pulverisierte Kokospalmenwurzel scheint ein probates Mittel gegen Malaria (M. tropica, die durch *Plamodium falciparum* hervorgerufen wird), Durchfall und Ruhr zu sein.
Kokospalmen wachsen innerhalb eines Gürtels, der vom Äquator bis jeweils zum 20. Breitengrad Nord bzw. Süd

reicht; ihre Verbreitung beschränkt sich darüber hinaus auf Küstensäume mit konstantem Klima. Temperaturen unterhalb 18 °C vertragen sie nicht, weshalb man sie bei uns nur sehr schlecht ziehen kann.

⚕ ⚱ ✳

Coffea arabica

KAFFEESTRAUCH

Der Kaffeestrauch stammt ursprünglich aus Ostafrika (Äthiopien), wurde aber zuerst im Jemen kultiviert. Dort findet man auch heute noch Kaffeesträucher, die in schmalen Terrassen an schattigen Berghängen wachsen. Jahrzehntelang war der Jemen Alleinexportland für Kaffee, der über den Seehafen Mokka in den Rest der Welt verschifft wurde. Erst nachdem einige holländische Kaufleute Kaffeesaatgut herausgeschmuggelt hatten, konnte sich der Kaffeeanbau auch in anderen Teilen der Welt etablieren, beispielsweise in Brasilien und Indonesien. In den meist sehr armen Kaffee produzierenden Ländern wird oft die gesamte Ernte exportiert, so dass die einheimische Bevölkerung gar keinen eigenen Kaffee konsumieren kann. Im Jemen wird ein recht schwacher Kaffee aus dem weichen Fruchtfleisch hergestellt, das die Bohnen umgibt. Den aromatischen Blüten folgen kirschähnliche Beeren, die zwei Samen oder „Bohnen" enthalten. Die Bohnen werden kurz geröstet und anschlie-

Kaffestrauch (Coffea arabica).

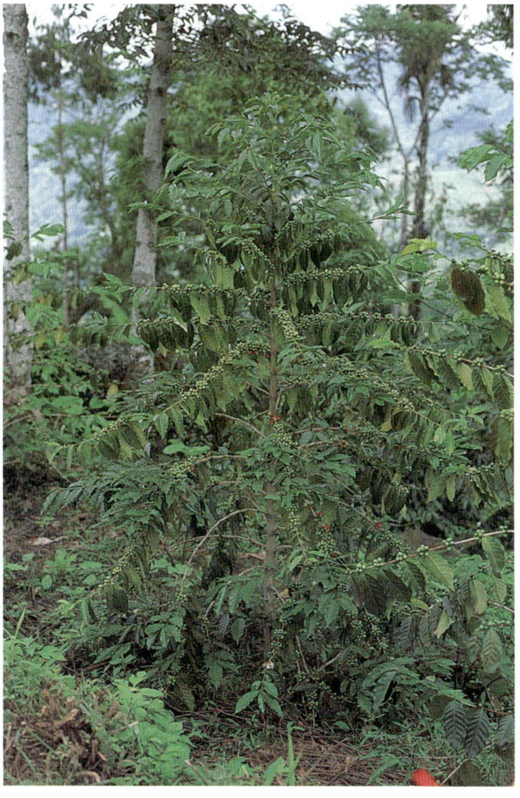

Kaffeestrauch (Coffea arabica), *unreife „Bohnen".*

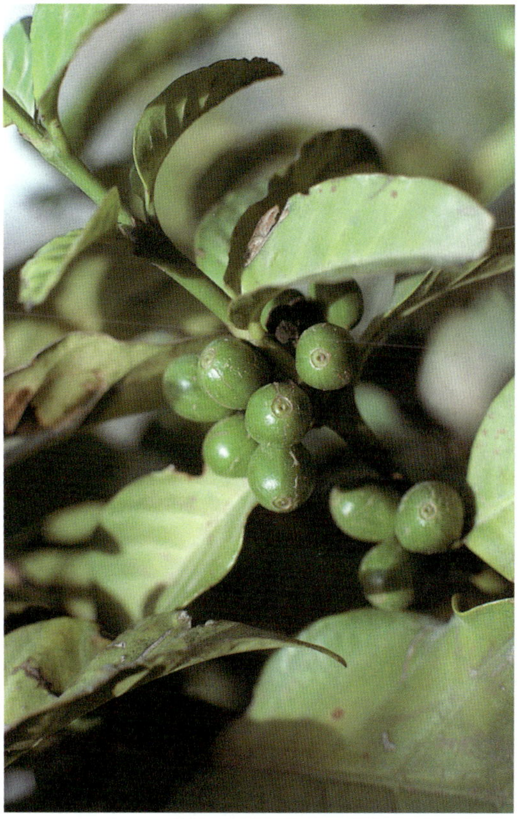

Kaffeebohnen werden in einem arabischen Basar verkauft.

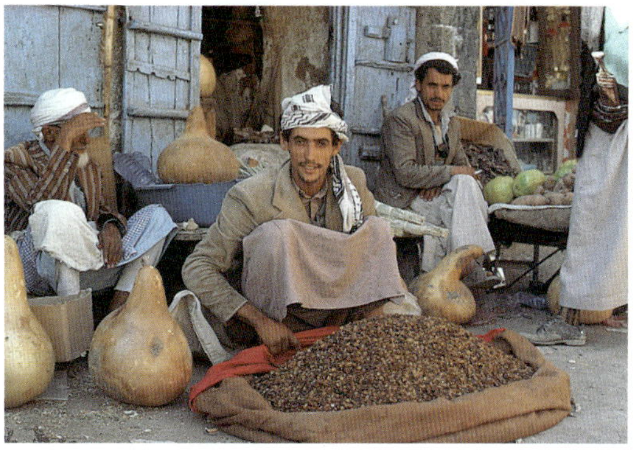

ßend zu Kaffeemehl zermahlen. Kaffee zählt mit zu den bedeutendsten anregenden Genussmitteln; darüber hinaus besitzt er noch medizinale Eigenschaften. Geröstete wie auch rohe Kaffeebohnen werden in der Heilkunde zu medizinischer Kohle verarbeitet: Diese dient zum Absorbieren von Krankheitskeimen u. Ä. bei Magen-Darm-Beschwerden sowie bei Vergiftungen. Rohe Bohnen werden homöopathisch aufbereitet und dann als Mittel gegen Symptome verabreicht, wie sie übermäßiger Kaffeekonsum hervorrufen kann: Rastlosigkeit, Überempfindlichkeit gegen Licht, Geräusche oder Geruch sowie Schlaflosigkeit – insbesondere wenn sich immer dieselben Gedanken im Kopf festsetzen. Im Kübel gedeihen Kaffeesträucher auch in unseren Breiten, sie benötigen allerdings eine Mindesttemperatur von 12 °C.

Colchicum autumnale

HERBSTZEITLOSE

Auf manchen Weiden Mittel- und Südeuropas beobachtet man im Frühjahr Büschel großer, ledriger Blätter, die aber vom Vieh gemieden werden, da es sich um eine äußerst giftige Pflanze handelt – die Herbstzeitlose. Im Sommer verwelken die Blätter und werden durch zartrosa- bis purpurfarbene krokusähnliche Blüten ersetzt. Nach der Bestäubung bilden sich unterirdisch neue Knollen, aus denen im nächsten Jahr die Sprosse austreiben. Dieses Liliengewächs ist in ganz Europa heimisch und kommt bis in den Norden Deutschlands vor. Alle Teile der Pflanze enthalten das giftige Colchicin, das in den Knollen allerdings in besonders hohen Konzentrationen vorliegt. Des ungeachtet braucht man als Elternteil auf Herbstzeitlose im Garten nicht zu verzichten, weil es nur äußerst selten zu Vergiftungen kommt. Da die Pflanze keine hübschen Beeren hat, wie sie von Kleinkindern gerne in den Mund gesteckt werden, besteht für diese Altersgruppe keine Gefahr; älteren Kindern kann man erklären, dass sie sich von dieser Pflanze fern halten sollen; außerdem ist die Herbstzeitlose ein anschauliches Beispiel, dass die Natur ebenso giftige Substanzen produzieren kann wie der Mensch und seine Industrie. Herbstzeitlose blüht selbst dann, wenn ihre Knollen nicht im Boden stecken, weswegen man sie mitunter als „erdfreie" Zimmerpflanze kaufen kann. Nach der Blüte kann man diese Pflanzen dann in den Garten setzen (in mäßig trockenen, leicht frischen Böden im Halbschatten). Colchicinhaltige Präparate haben sich als sehr erfolgreich bei der Behandlung von Gicht erwiesen, allerdings werden sie auf Grund der starken Nebenwirkungen (z. B. Durchfall) nur noch selten verschrieben. Nierenkranke und Schwangere dürfen *Colchicum* generell nicht anwenden, und auch von einer Eigenbehandlung ist angesichts der Giftigkeit der Pflanze dringend abzuraten. Lediglich in homöopathischer

Herbstzeitlose (Colchicum autumnale) *als Zimmerpflanze.*

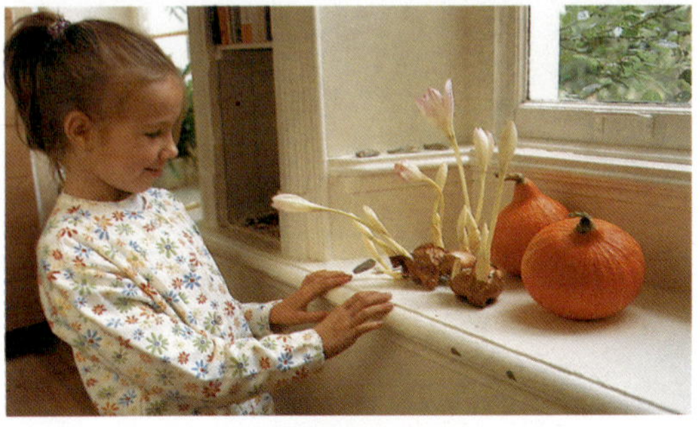

Herbstzeitlose (Colchicum autumnale) *in Blüte.*

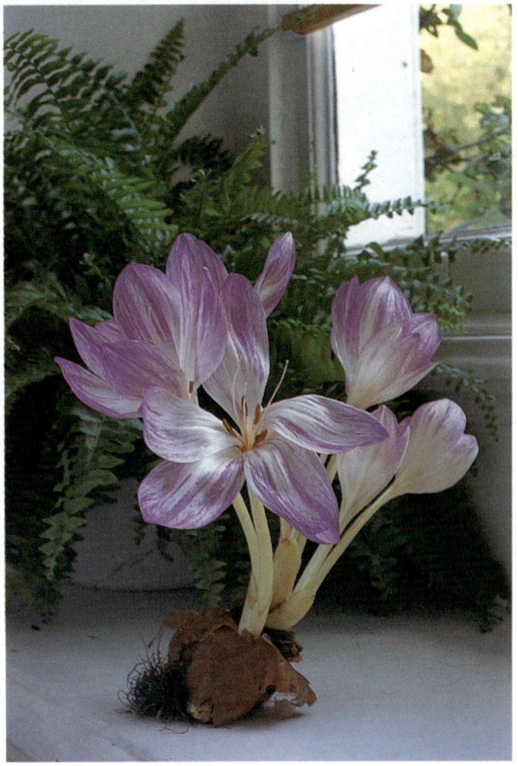

Herbstzeitlose (Colchicum autumnale), *Blätter im Frühjahr.*

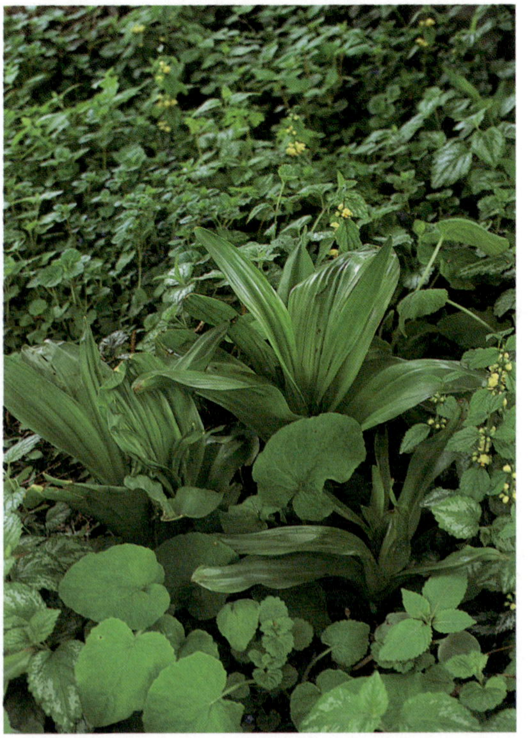

Darreichung ist die Herbstzeitlose unbedenklich – hier wird sie auch gerne als Mittel der Wahl bei Durchfall, Magen-Darm-Beschwerden sowie rheumatischen und arthritischen Schmerzen verabreicht.

⚕ ✳

Conium maculatum

GEFLECKTER SCHIERLING

Im Jahre 399 v. Chr. wurde der berühmte Sokrates in Athen zum Tod durch den Giftbecher verurteilt, einer im Griechenland der Antike gängigen Hinrichtungsart. Sehr wahrscheinlich starb der Philosoph an einer Vergiftung durch Coniin, einem giftigen Alkaloid, das im Gefleckten Schierling enthalten ist. Leider verrät *Conium maculatum* sein todbringendes Gift nicht durch einen unangenehmen Geschmack, und fatalerweise besitzen viele essbare Doldenblütler große Ähnlichkeit mit Schierling wie auch anderen Giftpflanzen, z. B. Wasserschierling (*Cicuta virosa*), Hundspetersilie (*Aethusa cynapium*) sowie die in Südeuropa vorkommende Safranrebendolde (*Oenanthe crocata*). Erfahrene Kräuterkundler und Mediziner können diese Toxine so exakt dosieren, dass sie medizinal zur Beruhigung sowie gegen Neuralgie, Asthma und trockenen, schweren Husten eingesetzt werden können. Auf Grund seiner extremen Giftigkeit wird *Conium* nur selten genommen, lediglich in der Homöopathie wird er bei starken Depressionen, prämenstruellem Syndrom, Angstzuständen und Schwindel verabreicht. Aus der Stängelrinde wird ein orange-brauner bis grau-brauner Farbstoff für Wolle und andere Textilien gewonnen. Schierling ist ein 2-jähriger Doldenblütler, den man in den gemäßigten Breiten häufig antrifft. Im 1. Jahr bildet sich eine Blattrosette, aus der sich der bis 2 m hohe Stängel mit der breiten Schirmblüte im 2. Jahr erhebt.

⚕ 🖌

Schierling (Conium maculatum).

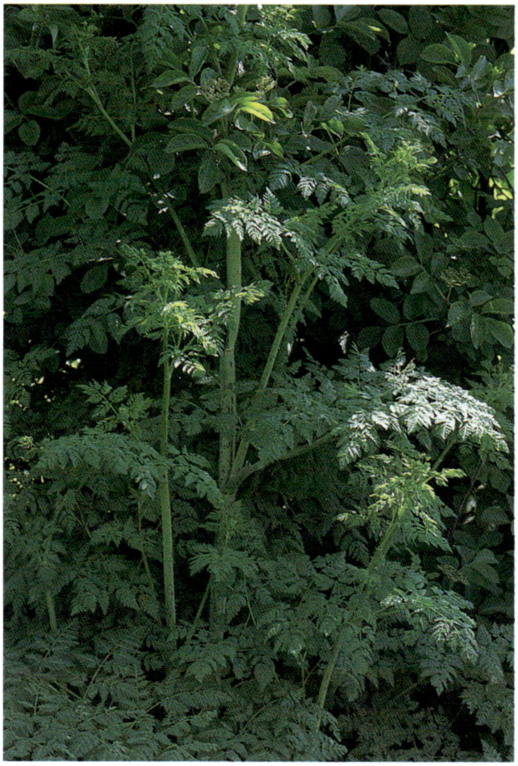

Consolida regalis syn. *Delphinium consolida* L.

GARTEN-RITTERSPORN

Garten-Rittersporn blühte früher auf sandigen Feldern und Äckern, wo er aber heute als Ackerunkraut nicht mehr existiert; stattdessen wurde er zu einer beliebten Zierpflanze in Gärten und Parkanlagen. Die blau, weiß oder rosa blühenden Zuchtformen dieses 1-jährigen Hahnenfußgewächses werden im Herbst oder zeitigen Frühjahr (Februar bis März) direkt in das Beet gesät. Die Blüte erfolgt von Juni bis September. Garten-Rittersporn ist giftig, insbesondere seine Samen. Aus diesem Grund sieht man heute von seiner früheren medizinischen Verwendung als Wurmmittel völlig ab. Gegenwärtig wird aus Rittersporn eine Tinktur hergestellt, mit der man Kopfläuse (einschließlich ihrer Nissen) sowie Krätzmilben bekämpft. Blüten enthalten weniger Toxine, oft findet man sie in kleineren Mengen als Beimengsel von Kräutertees, um diesen Farbe zu verleihen. Ein Presssaft aus

Garten-Rittersporn (Consolida regalis).

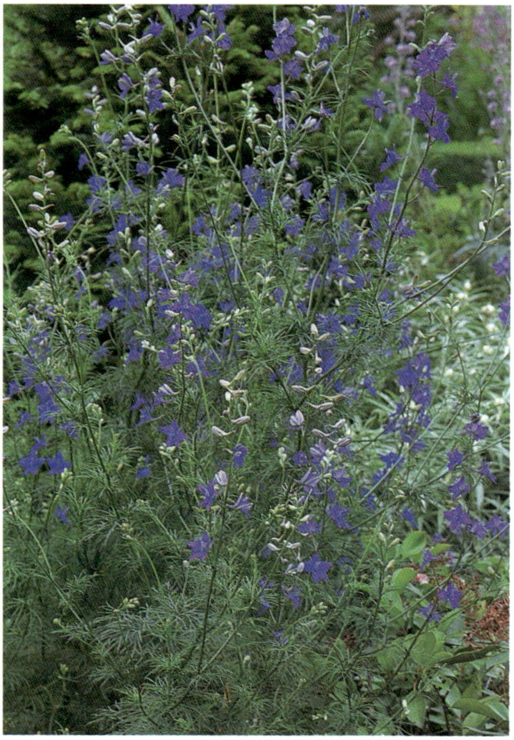

Garten-Rittersporn (Consolida regalis), *Blüte.*

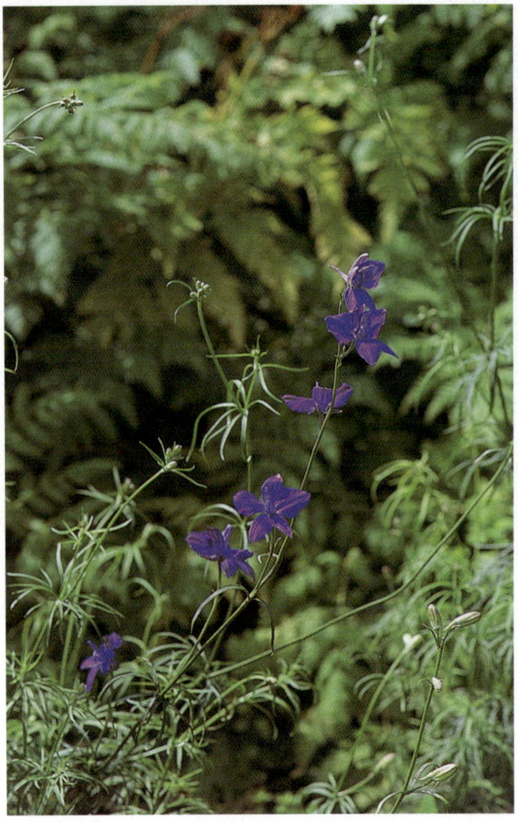

Maiglöckchen (Convallaria majalis).

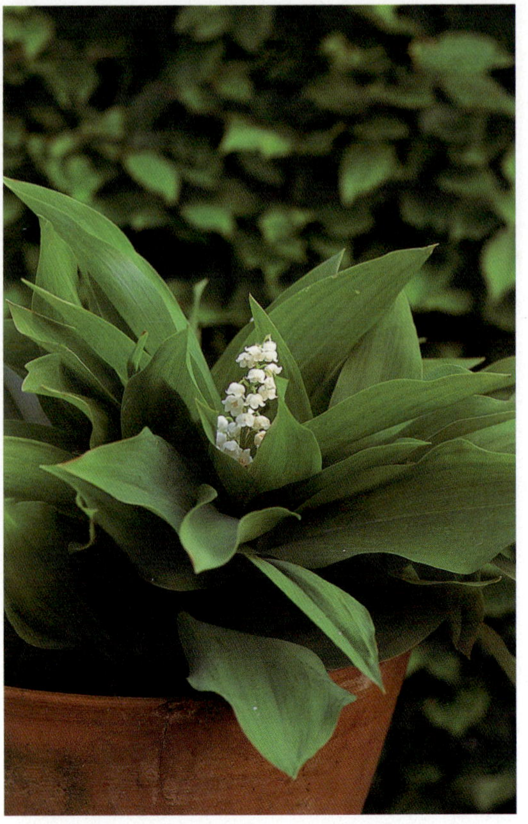

den Blütenblättern ergibt einen blauen Farbstoff, der durch Zugabe von Alaun Lebensmittel grün färbt.

Convallaria majalis

MAIGLÖCKCHEN

Im Frühjahr brechen die kleinen weißen Blüten, zusammen mit den Blättern, aus dem kriechenden Rhizom zur Erdoberfläche durch. Maiglöckchen stehen unter Naturschutz, so dass man sie in freier Natur nicht pflücken sollte. *Convallaria* ist eine typische Pflanze der Laubwälder Europas, wächst aber auch - zum Teil wie Unkraut - in vielen Gärten.
Die ganze Pflanze ist so giftig, dass in einem Fall ein Kleinkind, das das Wasser aus einer Vase mit Maiglöckchen getrunken hat, gestorben ist. Pharmakologisch nutzt man die in der Pflanze enthaltenen Wirkstoffe (meist Cardenolide wie Convallotoxin, Convallosid und Convallotoxol) zur Behandlung von Herzschwäche. Diese Glykoside wirken ähnlich wie die Herzglykoside des Fingerhuts (*Digitalis*), reichern sich aber nicht in so hohem Maße wie diese im Körper an und sind deshalb besser verträglich. In der Homöopathie wird *Convallaria* zu den gleichen Zwecken (Herzschwäche) verwendet. Die Duftnote der Blüten findet sich in vielen Seifen, Parfüms und anderen Kosmetika. Aus den Blättern wird ein grüner Farbstoff gewonnen.

Coriandrum sativum

KORIANDER, CILANTRO

Koriander, ein 1-jähriger Doldenblütler, stammt aus Kleinasien und wurde bereits 1500 v. Chr. in einem ägyptischen Papyrus erwähnt; ca. 200 v. Chr. gelangte er nach China und wahrscheinlich mit den Römern dann auch in unsere Breiten. Mit Koriander rieben schon die Römer Fleisch ein, um es länger haltbar zu machen; wie die heutige Forschung belegt, lagen sie mit dieser Konservierungsmethode durchaus richtig, besitzt die Pflanze doch fungizide und bakterizide Wirkstoffe. Auch die chinesische Kräutermedizin wusste um die desinfizierende Kraft des Korianders und verabreichte ihn bei Lebensmittelvergiftung. Die im Koriander enthaltenen ätherischen Öle helfen bei äußerlicher Anwendung gegen rheumatische Beschwerden und Hämorrhoiden. Innerlich dürfen sie nicht eingenommen werden. In der Kosmetikindustrie verleiht das Öl aus Koriandersamen Parfüms, Seifen und Potpourris einen feinen Duft, der auch zur Aromatisierung mancher Spirituosen diente. Am häufigsten verwendet wird Koriander jedoch als Küchengewürz, insbesondere in Indien, China und Thailand. Gemahlene Koriandersamen sind Bestandteil der klassischen

Koriander (Coriandrum sativum).

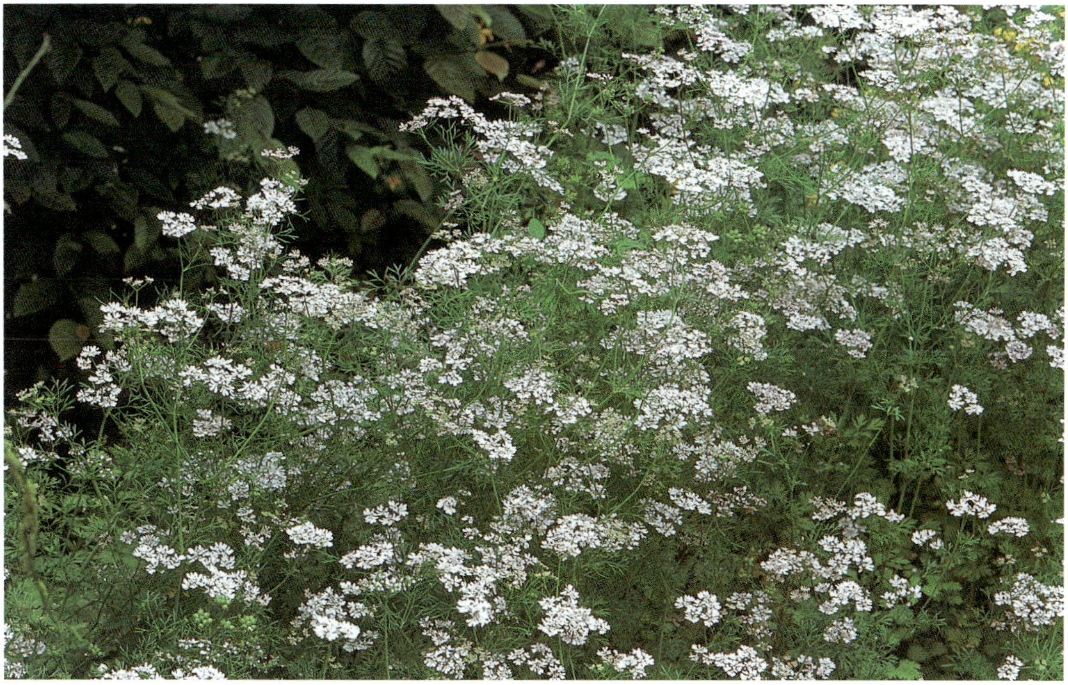

Koriandersamen.

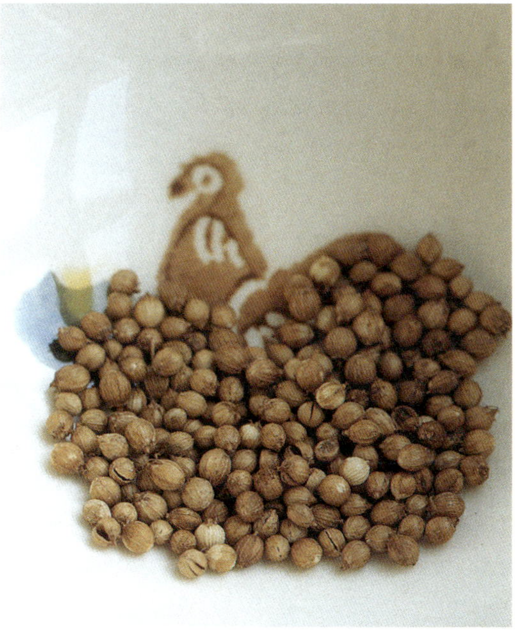

Koriander (Coriandrum sativum), *Blüten.*

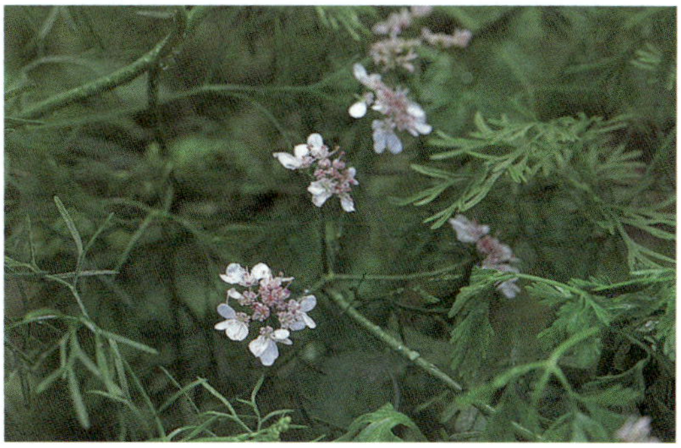

Foto: De Kruidhof, Buitenpost

Lebkuchen-Gewürzmischung. Die Aussaat erfolgt zwischen März und Mai direkt ins Beet. Je nach Sorte wird er 40–100 cm hoch, die weißen Dolden erheben sich über den zarten, intensiv duftenden Fiederblättern.

Corydalis cava

HOHLER LERCHENSPORN

Dieses Mohngewächs unterscheidet sich vom nahe verwandten *Corydalis solida* im Bau seiner Knolle: Schneidet man ein solches auf, wird man bei *C. cava* feststellen, dass sie hohl ist (auch der lateinische Artnamen *cavus* bedeutet „hohl"), während die Knolle von *C. solida* durchgängig fest (lateinisch *solidus*) ist. Dessen ungeachtet enthalten beide Arten in den Knollen Alkaloide, u. a. Corydalin und Bulbocapnin. Zur medizinischen Nutzung, siehe *Corydalis solida*.
Hohler Lerchensporn ist ein Frühjahrsblüher (März–Mai), der in Mitteleuropa in lichten Buchen- und Eichenwäldern wächst, gerne an Stellen, wo infolge von Erdverschiebungen oder -aushub mineralstoffreicher Boden zu Tage tritt. Ansonsten beansprucht die Pflanze

Hohler Lerchensporn (Corydalis cava), *Blüten.*

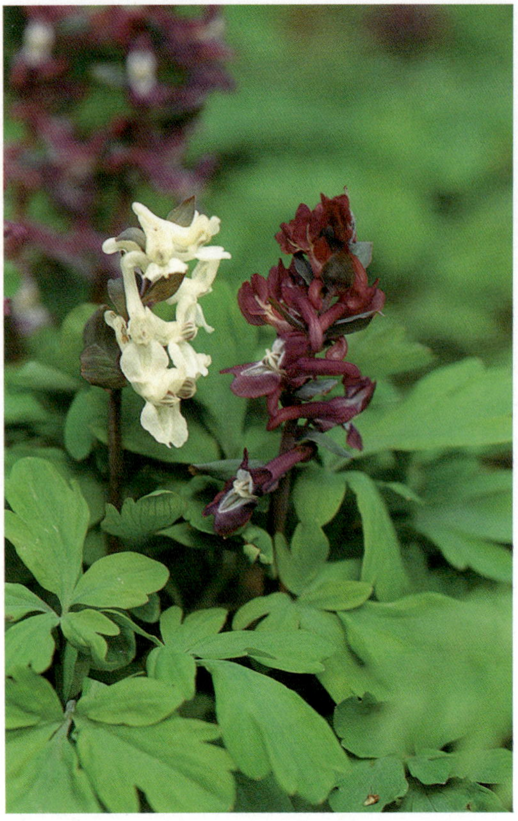

frische, stark humöse Standorte. Anderswo findet man *Corydalis cava* auch in Gärten, wo er auf ergiebigem, frischem Boden unter Laubbäumen wächst.

Corydalis solida syn. *C. bulbosa, C. yanhusuo*

FESTER LERCHENSPORN, GEFINGERTER LERCHENSPORN

In ihren Standortansprüchen ist diese Lerchensporn-Art etwas genügsamer als die zuvor beschriebene *Corydalis cava*. Auch hier handelt es sich um einen Frühjahrsblüher, dessen Blüten jedoch vor denen des Hohlen Lerchensporns erscheinen. In vielen Teilen Europas ist *C. solida* eine beliebte Gartenpflanze. Die Wirkstoffe aus den Knollen besitzen schmerzstillende Eigenschaften, die in ihrer Wirkung etwa 100fach geringer ausfallen als bei Morphium. Seit über 1200 Jahren wird die Pflanze (*yan hu suo*) in China als Mittel gegen Krämpfe, Zuckungen und Menstruationsbeschwerden eingesetzt. Auf Grund der stark toxischen Alkaloide in den Knollen wird nicht nur Schwangeren von *C. solida* abgeraten, die Einnahme sollte nur unter ärztlicher Aufsicht erfolgen.

Fester Lerchensporn (Corydalis solida).

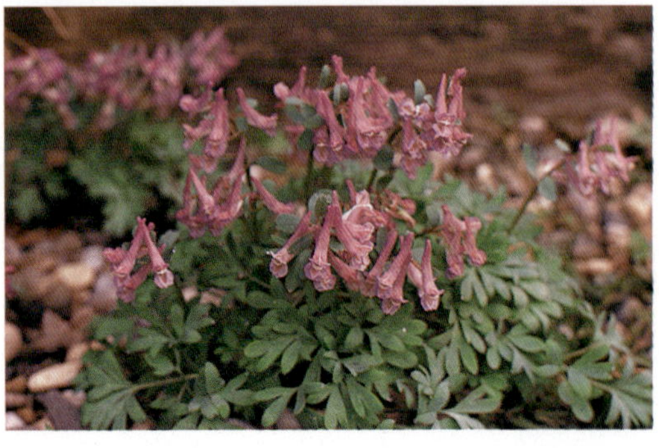

Cosmos sulphureus

GELBE KOSMEE, GELBES SCHMUCKKÖRBCHEN

Die 1-jährige *Cosmos sulphureus* stammt aus Mittelamerika, wo sie mannshoch werden kann. In Europa erreicht sie nur eine Höhe von 1 m, ihre orangefarbenen Blüten sitzen auf langen Stängeln und eignen sich daher gut zum Schnitt. Ab März erfolgt die Aussaat ins Frühbeet, ab Mai kann dann auch direkt im Freiland ausgesät werden. Die Blüte setzt ab Juli ein und kann bis Oktober andauern. Die Blüten werden während oder nach dem Öffnen gepflückt, um gelbe, orangefarbene oder rote Textilfarbstoffe zu gewinnen.

Gelbe Kosmee (Cosmos sulphureus).

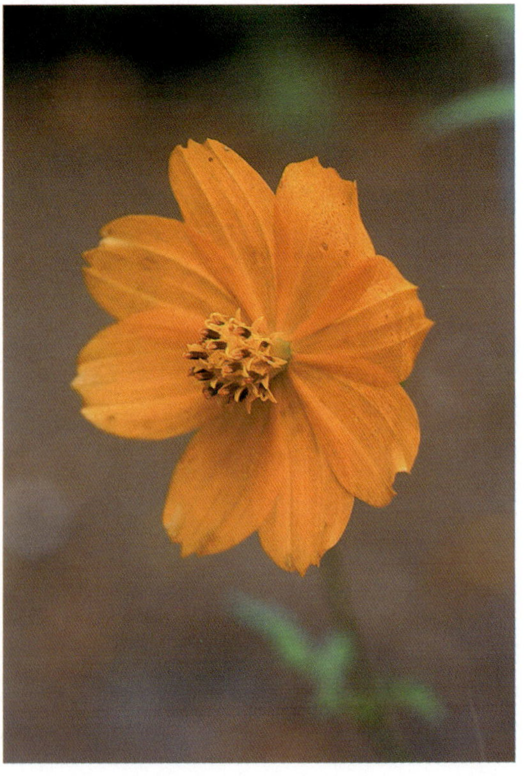

Eingriffliger Weißdorn (Crataegus monogyna).

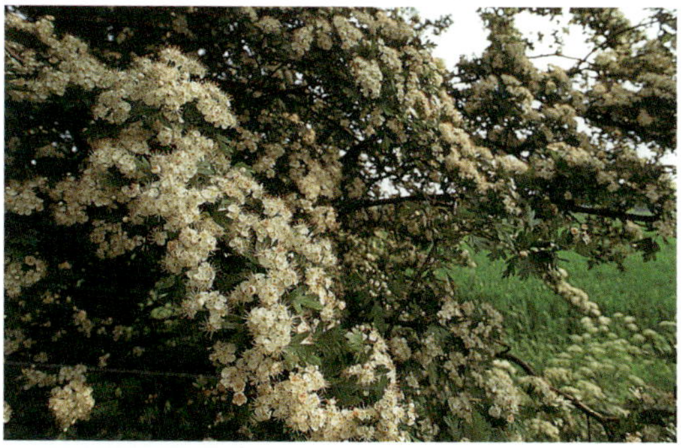

Zweigriffliger Weißdorn 'Paul's Scarlet'.

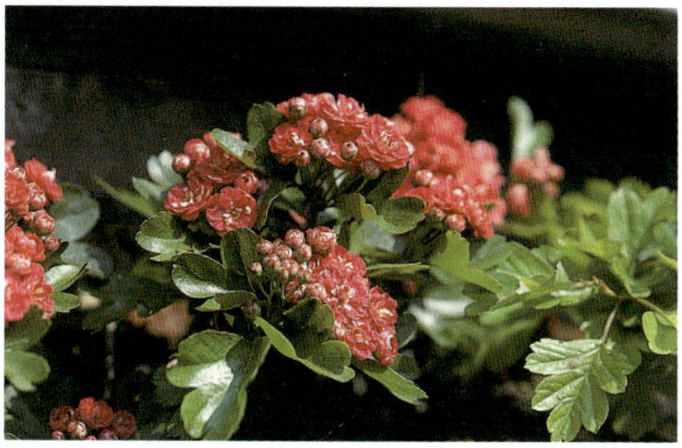

Crataegus spec.

WEISSDORN, HAGEDORN, MEHLDORN

Dem Weißdorn ist eine echte Renaissance widerfahren: Wurde er früher als Medizin gegen Nieren- und Blasensteine und als Diuretikum verabreicht, steht heute insbesondere seine Verwendung zur Behandlung von Herz- und Kreislaufschwächen im Mittelpunkt. Die Wirkstoffe aus Blüten und Früchten fördern die Durchblutung der Herzkranzgefäße und das Abheilen eines Herzinfarktes, sie wirken ferner vorbeugend gegen Angina pectoris, Herzschwäche sowie unregelmäßigen Puls und verbessern die Herzleistung. *Crataegus* ist auch als homöopathisches Mittel erhältlich, man kann aber auch Blütentee in der Drogerie kaufen bzw. die Blüten im Frühjahr selbst pflücken und trocknen. Hierzu können sowohl die Blüten des 1-griffligen Weißdorns (*Crataegus monogyna*) wie auch des 2-griffligen Weißdorns (*Crataegus laevigata*) verwendet werden. Weißdorntee schmeckt meist bitter und muss gesüßt werden.

Crithmum maritimum

MEERFENCHEL, SEEFENCHEL

Meerfenchel wächst auf Klippen und Felsen an den Küsten von Atlantik und Mittelmeer. Diese sukkulente Staude benötigt Salzboden als Standort und lässt sich daher

Meerfenchel (Crithmum maritimum).

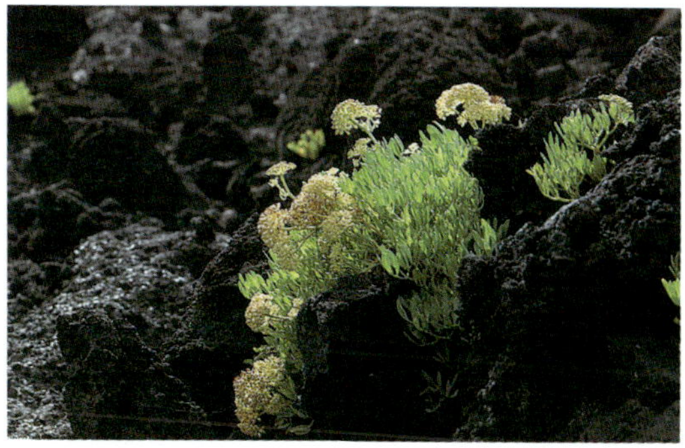

Meerfenchel (Crithmum maritimum).

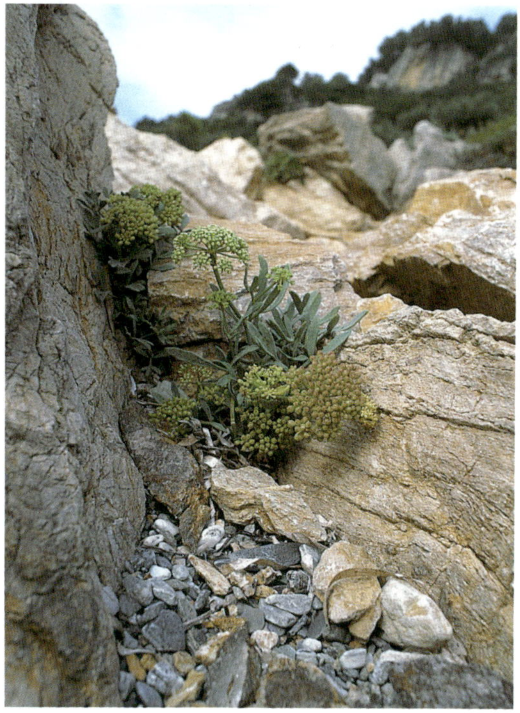

außerhalb ihrer natürlichen Verbreitung praktisch gar nicht ziehen. Küstenbewohner sammeln die dickfleischigen Blätter des Meerfenchels und geben sie auf Grund ihres salzig-bitteren Geschmacks an Salate, in England werden sie auch sauer eingelegt (als Pickles). Meerfenchel schmeckt nicht nur gut, sondern ist auch gesund: Er wirkt harntreibend (und somit entschlackend) und fördert die Verdauung.

Cruciata laevipes syn. *Galium cruciata*

GEWÖHNLICHES KREUZLABKRAUT

Rheuma, Ödeme und Verstauchungen wurden früher mit Kreuzlabkraut behandelt. Das Kraut kann sowohl in-

Gewöhnliches Kreuzlabkraut (Cruciata laevipes).

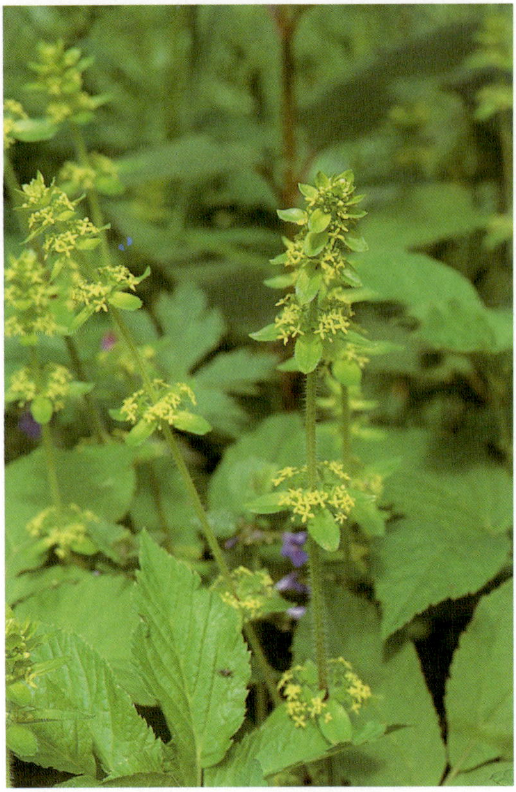

nerlich wie äußerlich angewandt werden, obwohl man heute Heilpflanzen mit stärkeren Wirkstoffen zur Arzneimittelherstellung verwendet. Meist findet man das hübsche Rötegewächs in Unkrautfluren an Gräben, Straßenrändern und Banketten auf lehmigem Grund. Die Blätter sitzen in 4-ständigen Quirlen (Wirteln) an dem 4-kantigen Stängel, die goldgelben Blüten erscheinen von Frühjahr bis Frühsommer.

Cryptotaenia canadensis.

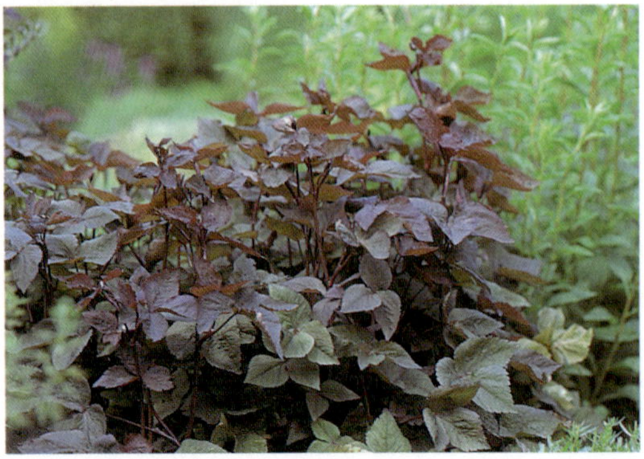

Sommerkürbis (Cucurbita pepo).

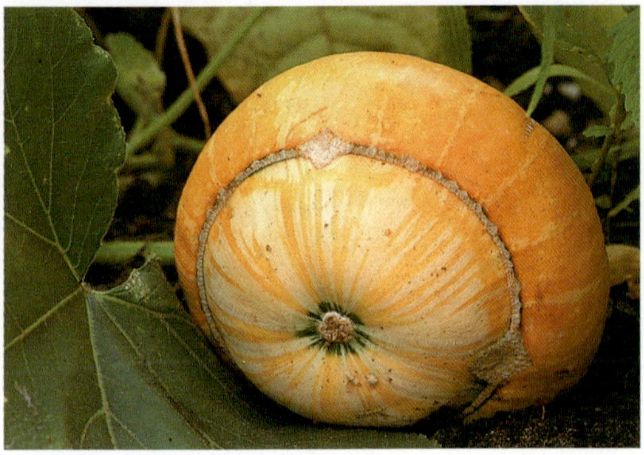

Cryptotaenia canadensis syn. *C. japonica*

Das seltener gebräuchliche Synonym *Cryptotaenia japonica* dieses Doldenblütlers, der große Ähnlichkeit mit dem Kerbel aufweist, deutet auf seinen Ursprung hin – Japan. Hier wird er auch besonders oft als Küchenkraut bzw. Gemüse verzehrt und geschätzt. *C. canadensis* wächst aber auch in anderen Teilen Ostasiens und Nordamerikas, meist auf feucht-frischen Böden im Halbschatten. In Japan werden die jungen Blätter, die nach Sellerie schmecken, gepflückt und dann roh als Salatzutat verwendet, häufiger aber noch gekocht und dann als Gemüsebeilage verzehrt. In der Abbildung ist ein Kultivar mit roten Blättern zu sehen.

Cucurbita pepo

SOMMERKÜRBIS, FLASCHENKÜRBIS, GEMÜSEKÜRBIS, GARTENKÜRBIS

Für Männer in den „Wechseljahren" bringen Kürbisse eine Erleichterung, da ihre Samen Wirkstoffe (u. a. Zink) enthalten, die gegen Prostatabeschwerden helfen; diese Drüse beginnt nämlich bei den über 45-Jährigen stark zu wachsen und kann zu Problemen beim Urinieren führen. Diese „Kürbispräparate" werden insbesondere aus den Hüllen gewonnen, welche die Samen umschließen. Kürbiskernöl, das auch als sehr geschmacksintensives Speiseöl verwendet wird, wurde früher als Mittel gegen Würmer verwendet; die „Kerne" werden auch zu Müesli und als Backzutat für Brotwaren verwendet, schmecken aber auch geröstet und gesalzen sehr gut. Frittierte oder gefüllte Kürbisblüten sind ebenfalls eine Delikatesse. Kürbisse werden im Frühjahr aus Samen unter Glas gezogen und später an ein sonniges Plätzchen mit sehr fruchtbarem Boden (Komposthaufen) umgesetzt. Um das Faulen der reifenden Kürbisse zu verhindern, kann man Bretter oder Steinplatten unterlegen.

Cupressus sempervirens

ECHTE ZYPRESSE, MITTELMEER-ZYPRESSE

In seinen „Metamorphosen" berichtet Ovid von Cyparissus, einem schönen Jüngling auf Ceos, der ein Liebling Apollons war. Der junge Mann besaß einen zahmen Hirsch und tötete ihn versehentlich mit seinem Speer. Über den Verlust so sehr betrübt, flehte er seinen göttlichen Freund an, ihn sterben und auf alle Zeiten trauern zu lassen. Der Gott verwandelte ihn darauf in eine Zypresse. Seit jener Zeit ist die schlanke Zypresse in vielen Mittelmeerländern Symbol der Trauer, aber auch der Hoffnung, weshalb man sie dort auch auf vielen Friedhöfen findet. Vor allem in der Türkei schmücken stilisierte Zypressen die Grabsteine von Frauen.

Vor allem das Laub dieses immergrünen Baums enthält ätherische Öle (u. a. Pinen, Camphen, Cedrol), die beim Zerquetschen frei werden. Das Öl wird als Duftstoff zur Herstellung von Seifen, Rasierwassern und Parfüm verwendet. Zypressenholz ist äußerst hart und enthält ebenfalls ätherische Öle, die wahrscheinlich verhindern, dass es von Pilzen oder Schadinsekten befallen wird. Aus diesem Grunde wurden aus dem Holz oftmals Wäschetruhen und -schränke geschreinert, da es auf natürliche Weise Motten abhält. Der Duft lindert auch die Beschwerden von Lungenpatienten. In den Zapfen enthaltene Wirkstoffe sind adstringierend und dienen zur Behandlung von Durchfall, Krampfadern und Hämorrhoiden; weiterhin stillen sie Blutungen und wirken antiseptisch.

Obwohl die Zypresse eine ursprünglich mediterrane Pflanze ist, wächst sie auch in vielen nördlichen Teilen Europas. Der spitzkegelige Baum verträgt zwar schweren Frost (bis –20 °C), muss aber vor Zugluft geschützt stehen, da ihn kalte, frostige Winde umbringen.

Zypresse (Cupressus sempervirens).

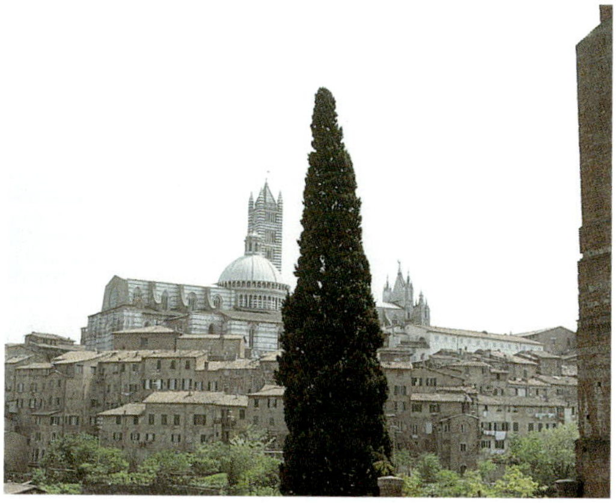

Zypresse (Cupressus sempervirens), *Zapfen.*

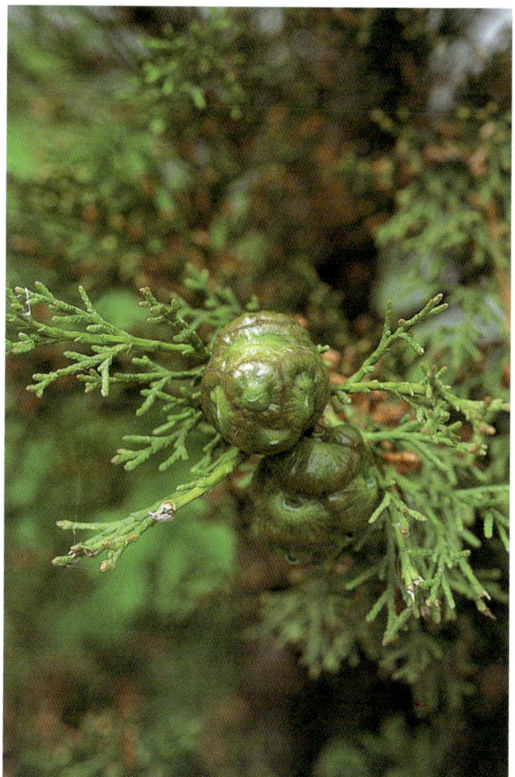

Grabstein mit stilisierter Zypresse.

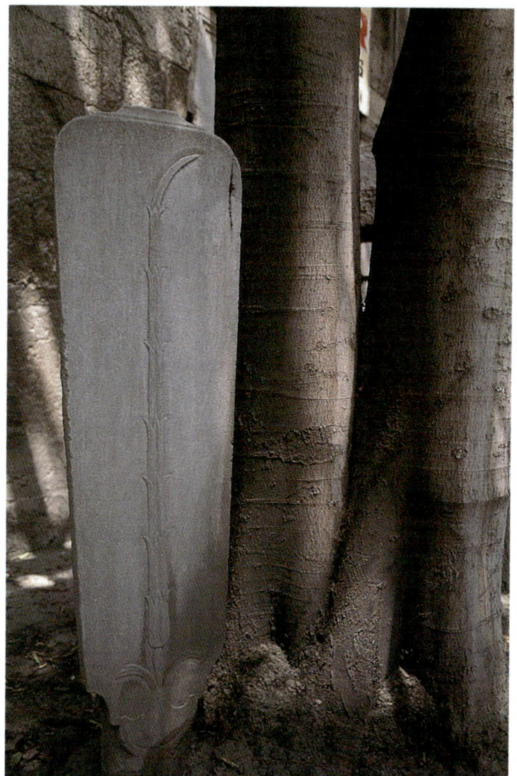

Zitwerwurzel (Curcuma zedoaria).

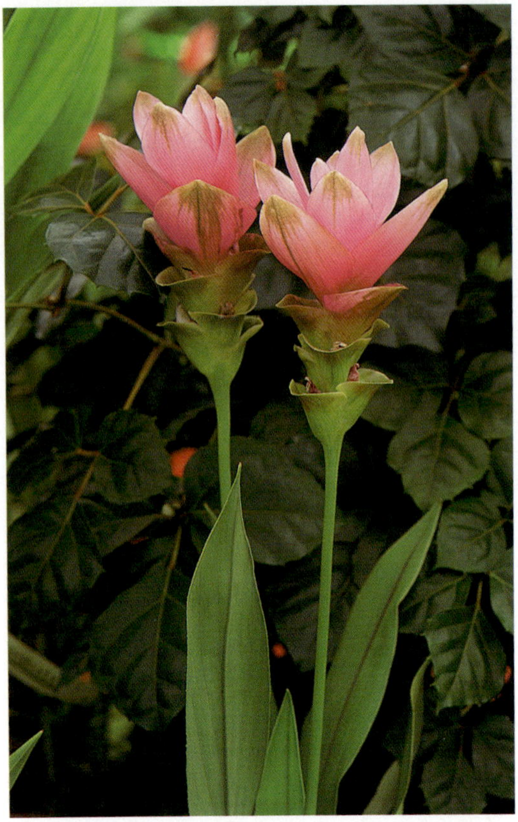

Curcuma zedoaria

ZITWERWURZEL

Laut EU-Recht müssen zugelassene Lebensmittelzusätze von Nahrungsmitteln, die innerhalb der EU produziert werden, auf der Verpackung angegeben werden. Normalerweise interessiert es den Durchschnittsverbraucher kaum, was sich im Einzelnen hinter jenen E-Zusätzen verbirgt, seien es nun Pektine, Vitamin C oder Aluminium. Interessant wird dieser Hinweis meist nur für Menschen, die auf bestimmte Zusätze allergisch reagieren. Die Kennziffer E 100 steht beispielsweise für Curcumin, dem gelben Farbstoff, der aus Vertretern der Gattung *Curcuma*, zu Deutsch Safranwurz, gewonnen wird. Diese Pflanzen stammen aus Indien und Südostasien, gehören der Familie der Ingwergewächse (Zingiberaceae) an und besitzen wie der Ingwer eine verdickte, kriechende Wurzel (Rhizom). Die bekannteste Safranwurz ist die Gelbwurz oder Kurkuma (*Curcuma longa* [Syn. *C. domestica*]), die als sanft bitter schmeckender Bestandteil des Currypulvers bekannt ist, aber auch zum Färben von Speisen und Textilien verwendet wird.
Curcuma zeodaria wird mitunter als Zimmerpflanze gehandelt. In der indischen Volksmedizin wird die Zitwerwurzel ähnlich verwendet wie Ingwer, meist zur Linderung von Magenbeschwerden, Übelkeit, Blähungen und Völlegefühl sowie zur Förderung des Gallenflusses. In der Homöopathie wird *Curcuma* bei ähnlichen Symptomen eingesetzt.

Cyclamen hederifolium syn. *C. neapolitum* Ten., *C. linearifolium*

HERBST-ALPENVEILCHEN, ZYKLAMEN, NEAPOLITANISCHES ALPENVEILCHEN

Alpenveilchen blühen von August bis September. In ihrer östlichsten Heimat, der Levante, ist dies auch die beste Jahreszeit, da dort im Herbst die meisten Niederschläge fallen. In den Teilen Europas mit kontinentalem Flachlandklima sind Alpenveilchen teilweise winterhart und können u. U. ganzjährig im Garten gehalten werden, in Gebieten mit Frost sollte man sie im Kübel halten und im Spätherbst ins Haus setzen. Ideale Stellen im Garten sind basenreiche Böden im Halbschatten von Laubbäumen. Ihr Wurzelgeflecht sollte nach Möglichkeit nicht durch Umgraben o. Ä. in Mitleidenschaft gezogen werden. Neben der hier beschriebenen Art enthält auch *Cyclamen purpurascens* (Syn. *C. europaeum*) den Wirkstoff Cyclamin, ein giftiges Alkaloid, das Reizungen und Entzündungen der Magenschleimhaut hervorruft. Aus diesem Grund sollte man von der althergebrachten Verwendung als Wurm- und Abführmittel dringend absehen. In der Homöopathie kann *Cyclamen* hingegen gefahrlos als Mittel bei Gicht, Rheuma, chronischem Kopfschmerz, Migräne, Neuralgien und schmerzhafter Periode verwendet werden.

Cydonia oblonga

QUITTENBAUM

Zum Rohgenuss eignen sich die großen, gelben, birnenähnlichen Früchte des Quittenbaums überhaupt nicht; erst gekocht oder als Gelee schmecken Quitten hervorragend. Die rohe Frucht ist allerdings sehr gesund und enthält viele Mineralstoffe und Vitamine.

Herbst-Alpenveilchen (Cyclamen hederifolium).

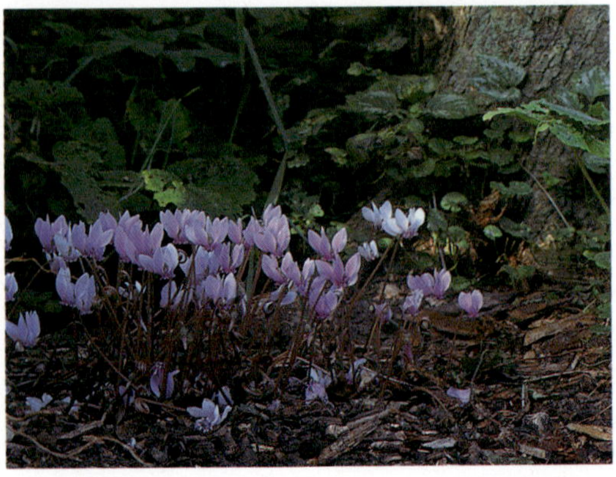

Quittenbäume (Cydonia oblonga).

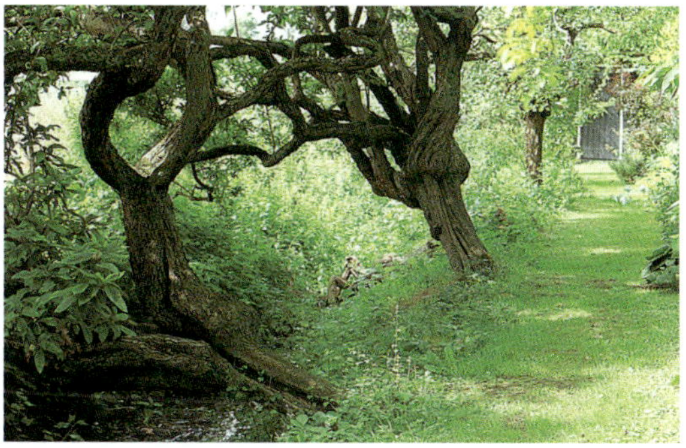

Quittenbaum (Cydonia oblonga).

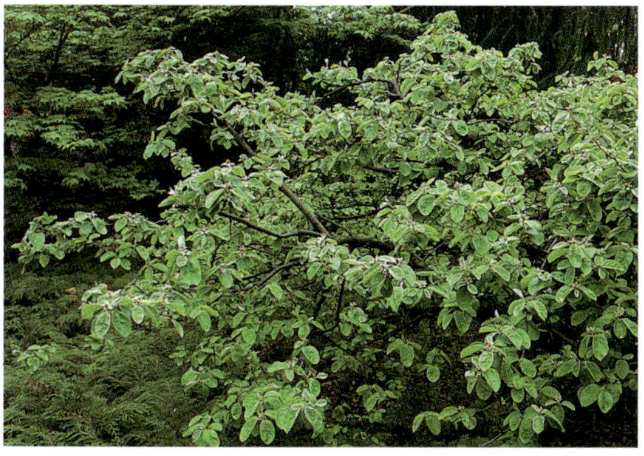

Quittensamen werden medizinal verwendet. Die Fruchtbälge der giftigen Samen enthalten sehr viele Pektine, die auf entzündete Schleimhäute im Mund-Rachen-Bereich lindernd wirken; daher werden sie gerne Hustensäften und anderen Mitteln gegen Erkältungen zugesetzt, aber auch vielen Hautcremes und anderen Kosmetika.
Das Rosengewächs stammt aus Kleinasien, wird aber schon seit ältesten Zeiten im gesamten Mittelmeerraum als Kulturpflanze gezogen. Der bis 6 m hohe Baum trägt in unseren Breiten nur wenig Früchte, verträgt aber leichten Frost.

Cynara cardunculus

CARDY, KARDONE, WILDE ARTISCHOCKE

Cardys oder Kardonen waren bis Mitte des 17. Jh.s ein häufiges Gemüse in den Gärten Europas, heute werden sie nur noch in Nordamerika angebaut. Bei uns dienen sie meist nur als Zierpflanzen. Die lang gestielten, schmalschlitzigen Blätter bilden im 1. Jahr eine große Rosette; aus dieser wachsen im 2. Jahr mehrere Stängel bis zu 2 m empor, an deren Enden die kugeligen rosavioletten Blütenköpfchen sitzen, die zahlreiche Bienen und Hummeln anlocken. Wer allerdings die Cardy verzehren möchte, wird nicht so lange warten, sondern den fleischigen Blattstielen im Frühling Röhren aus Blech, Pappe oder Plastik überstülpen, um ein langes „bleiches“

Cardy (Cynara cardunculus).

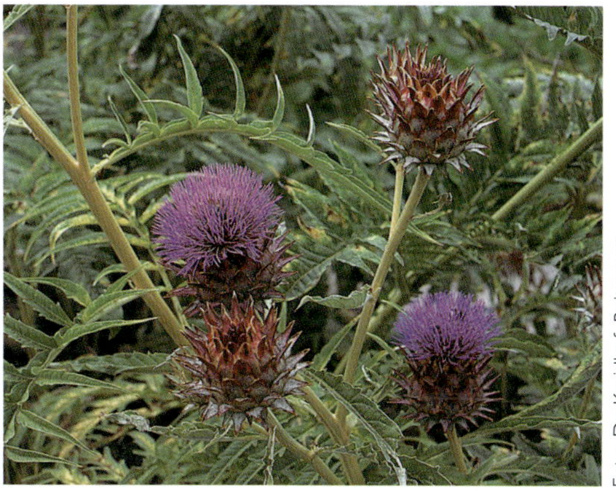

Foto: De Kruidhof, Buitenpost

Gemüse zu ziehen, das sehr lecker schmeckt und den Aufwand lohnt.
C. cardunculus ist eine Staude aus dem westlichen Mittelmeerraum, die für ein zufrieden stellendes Wachstum viel Sonne und Dünger benötigt. Mittelschwerer Frost bis –18 °C wird meist toleriert, bei gutem Winterschutz können auch tiefere Temperaturen vertragen werden.

Cardy (Cynara cardunculus), *Blüte mit Hummel.*

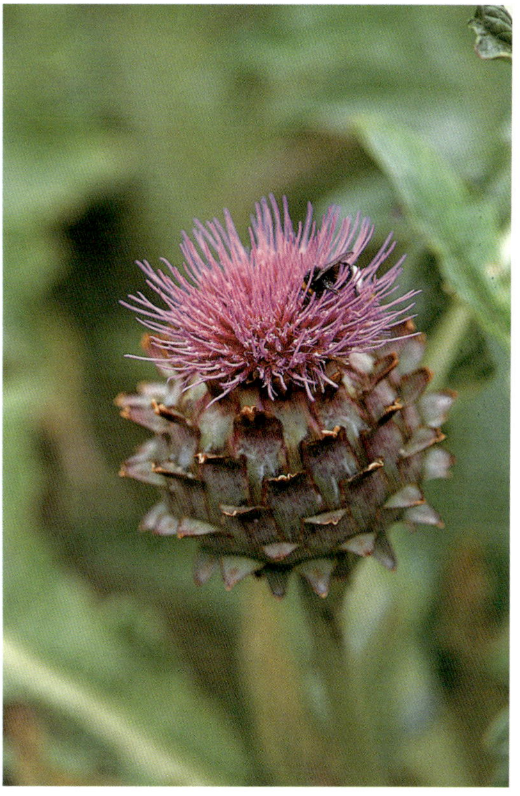

Geerntete Echte Artischocken (Cynara scolymus).

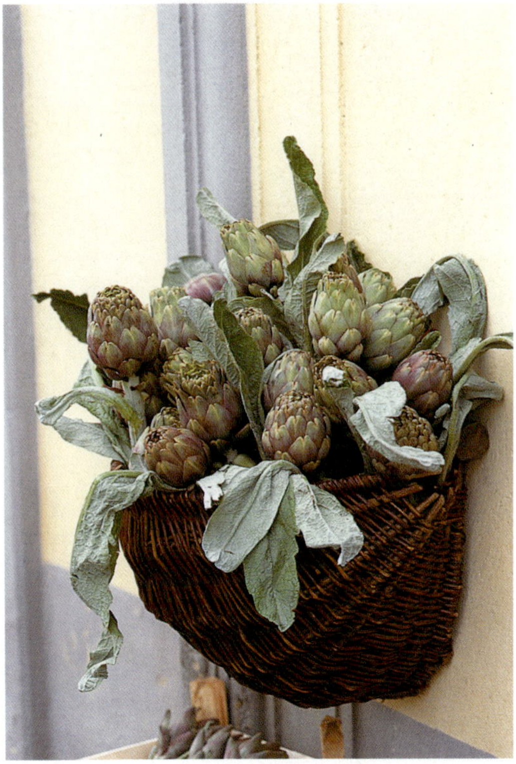

Echte Artischocken (Cynara scolymus) *an der Pflanze.*

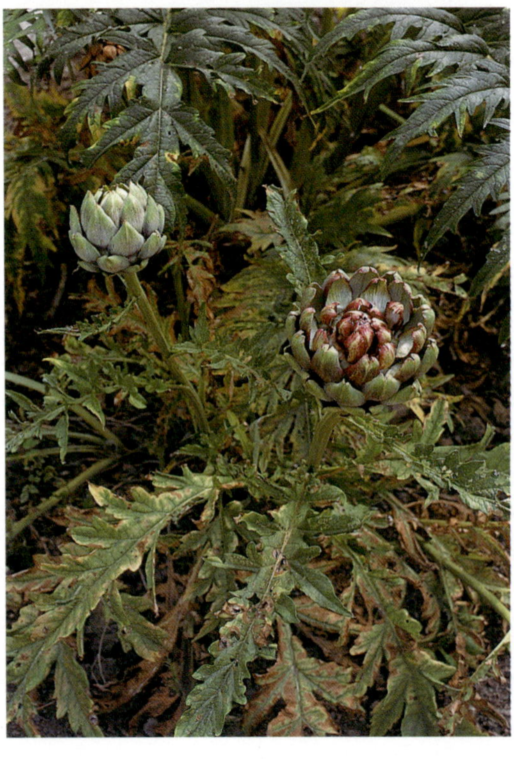

Foto: De Kruidhof, Buitenpost

Cynara scolymus

ECHTE ARTISCHOCKE

Die Artischocke leitet sich höchstwahrscheinlich von der Cardy (*Cynara cardunculus*) ab und wurde schon vor etwa 2500 Jahren im alten Ägypten als Gemüsepflanze gezogen. Wilde Pflanzen findet man nie, in Südeuropa kommen Artischocken jedoch in vielen Gärten vor. Das heimische Klima ist ihrem Wachstum nicht sehr förderlich; jedoch kann man sie auch bei uns an windgeschützten, sonnigen Standorten mit lockerem Boden ziehen, muss aber die Wurzeln im Winter mit Laub oder Stroh luftdurchlässig gegen Frost schützen. Bei reichlicher Mistdüngung können Artischocken bis zu 2 m hoch werden. Ihre Blätter sind grauer und nicht so tief geschlitzt wie Cardyblätter. Hauptsächlich genutzt wird der Blütenkorbboden, das sog. Stroh, der als Delikatesse verzehrt wird.
Blätter und Wurzeln enthalten Bitterstoffe, das Sesquiterpenlacton Cynaropicrin, die in medizinaler Verwendung die Verdauung, Leber- und Gallentätigkeit fördern, zudem harntreibend und entschlackend wirken sowie hohe Cholesterinspiegel senken. Die in höchstem Maße gesunde Pflanze wird auch bei bestimmten Alterserkrankungen, wie z. B. Altersdiabetes, verwendet.

Cytisus scoparius syn. *Sarothamnus scoparius*

BESENGINSTER, RAMSE, PFRIEM

Von Mai bis Juni verströmen die gelben Blüten des Besenginsters ihren betäubenden Duft. Der etwa 1,5 m hohe Strauch wächst in ganz Europa an Waldrändern, Brachen, Wegen und Böschungen, wobei er kalkarme, mäßig saure Lehm-, Sand- und Steinböden bevorzugt.
Besenginster ist eine Giftpflanze, deren Alkaloide, insbesondere Spartein, medizinal zur Behandlung von Herzrhythmusstörungen verwendet werden. Die innerliche Einnahme sollte nur unter ärztlicher Aufsicht erfolgen, Schwangere sollten generell hiervon Abstand nehmen. Weiterhin dient Besenginster als Basis zur Gewinnung eines gelben Textilfarbstoffs.

Besenginster (Cytisus scoparius).

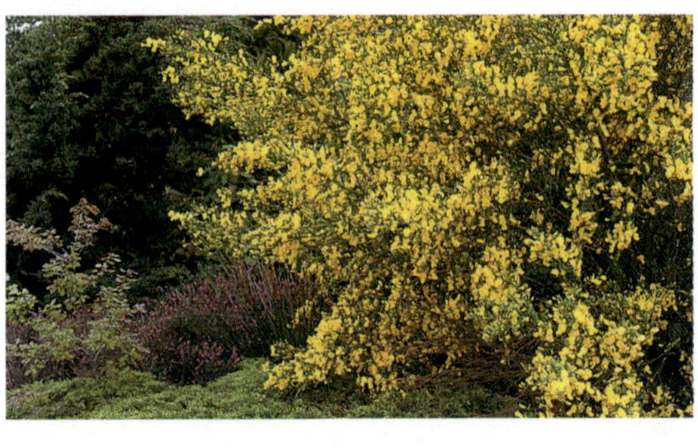

D

Cochenille-Schildlaus (Dactylopius coccus).

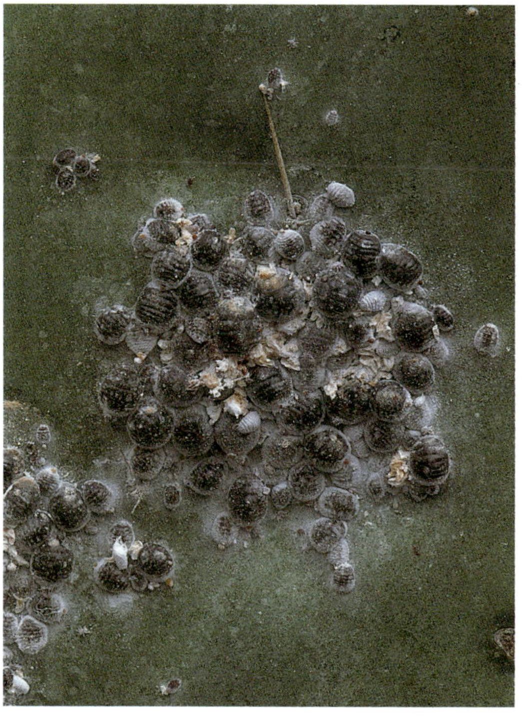

Dactylopius coccus

COCHENILLE-SCHILDLAUS

Was hat ein Insekt in einer Enzyklopädie über Heil- und Nutzpflanzen verloren? Eine berechtigte Frage, und wir wollen auch nur ausnahmsweise auf dieses winzige, aber für die Kosmetikindustrie und ein paar andere Industriezweige bedeutende Insekt eingehen. Diese Schildlaus wurde zusammen mit ihrer Wirtspflanze, dem Cochenillekaktus (*Nopalea coccinellifera*), aus Mexiko in Indien, Nord- und Südafrika, auf den Kanaren, Malta, Madeira sowie in Spanien und Südfrankreich eingebürgert.
Vor der Entdeckung Amerikas durch Columbus sammelten die Azteken die kleinen Insekten von den Kakteen ab, um damit ihre Kleidung zu färben. Die Schildläuse wurden abgesammelt, kurz in heißes Wasser geworfen und anschließend getrocknet. Aus den toten Insekten wurde so der Farbstoff Karmin hergestellt. Durch gezieltes Mischen von Karmin und Indigo kann ein geschickter Färber Seide, Wolle und Baumwolle in allen Farbtönen von Blau bis Rot erhalten.
In der Homöopathie wird die Cochenille-Schildlaus unter der Bezeichnung Coccus gegen Husten, Asthma und Bronchitis verschrieben.

Cochenille-Schildläuse (Dactylopius coccus).

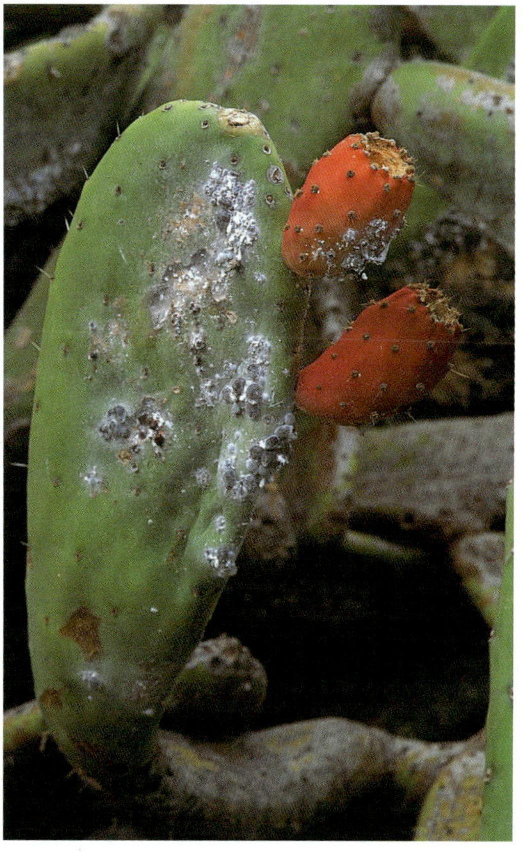

Daphne mezereum

SEIDELBAST, KELLERHALS

Die roten Beeren des Seidelbasts haben eine magische Anziehungskraft auf Kinder, sind jedoch äußerst giftig. Glücklicherweise kommt es nur selten zu Todesfällen, da die Beeren grässlich schmecken. Auch der aus der Rinde austretende Pflanzensaft kann beim Zurückschneiden des Strauchs gefährlich werden, denn er verursacht starke Hautreizungen, die sich zu offenen, schlecht verheilenden Entzündungen oder sogar Blasenbildungen verschlimmern können.
Daphne mezereum wurde früher als Mittel zum Erbrechen gegeben, die Wirkstoffe der Pflanze sind jedoch viel zu giftig für eine innere Anwendung. In der Homöopathie gilt *Daphne* als eine sichere Arznei bei rheumatischen Beschwerden sowie bei Hautproblemen.
Daphne mezereum ist ein winterharter sommergrüner Strauch, der in Europa in freier Natur auf humösen, stark basischen Böden im Halbschatten wächst. Er wird knapp 1 m hoch und blüht von März bis April, seine rötlichen Blüten verbreiten schwachen Fliederduft; daher überrascht es kaum, dass Seidelbast in vielen Gärten wächst.

Kultur-Seidelbast (Daphne mezereum *'Rubra'*).

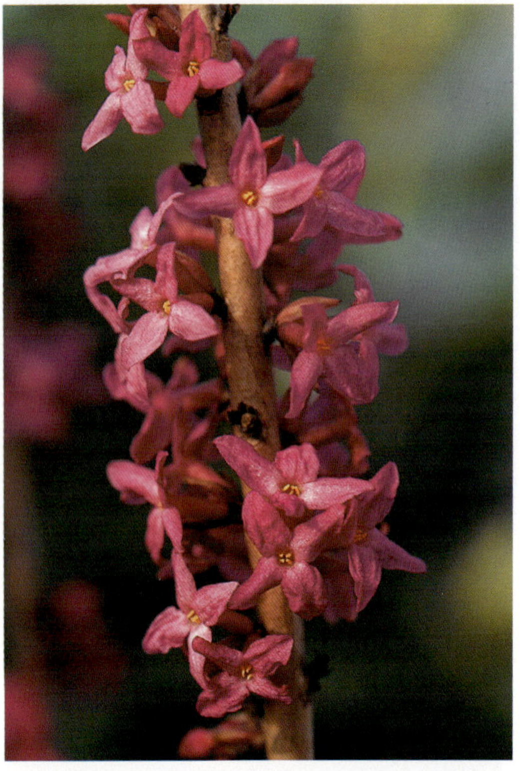

Indischer Stechapfel (Datura metel).

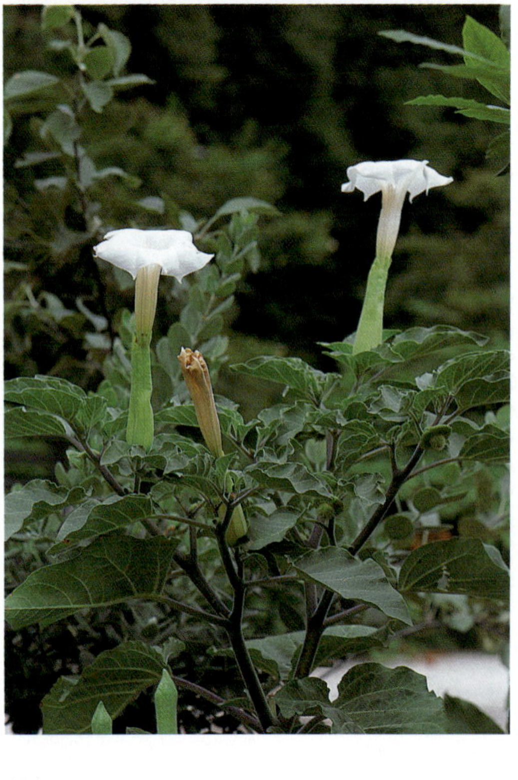

Datura metel

INDISCHER STECHAPFEL

Wenn in Indien in früheren Zeiten ein vornehmer Hindu starb, wurde seine Witwe für gewöhnlich zusammen mit ihm auf dem Scheiterhaufen verbrannt. Die arme Frau wurde lebendig neben ihren Mann gelegt, um ihm im Tode Gesellschaft zu leisten. Die Todesqualen dieses so genannten *sutti* wurden gelindert, indem man ihr zuvor einen Trank aus *Datura metel* verabreichte. Die Inhaltsstoffe der Früchte und Samen dieses Nachtschattengewächses wirken nämlich erst stark betäubend und später stark halluzinogen. Auf Grund dieser zweiten Eigenschaft wird Stechapfel seit Urzeiten dazu verwendet, um Visionen zu erzeugen und mit Göttern und Geistern Verbindung aufzunehmen. Wenn man ihn mit Wein mischt und dann trinkt, verstärkt Stechapfel die Wirkung des Alkohols und löst sämtliche Hemmungen, so dass man sagt, was man denkt - ein Grund, warum *Datura* auch als „Wahrheitsdroge" gilt. Allerdings muss die Dosierung auf Grund der starken Giftigkeit der Wirkstoffe äußerst exakt erfolgen, da eine Überdosis zu Wahnsinn oder Tod führen kann. Zur medizinalen Verwendung siehe *Datura stramonium.*

Datura metel stammt aus Südchina, wurde aber auch in vielen tropischen und subtropischen Gebieten eingebürgert. Sein samtiges Laub und die langen, aufrechten, weißen Blüten machten ihn zu einer beliebten 1-jährigen Gartenpflanze, von der es auch Zuchtsorten mit gelben, rosa oder blau überhauchten Blüten gibt.

⚕ *

Datura stramonium

STECHAPFEL

Unreife Früchte und Samen des Stechapfels enthalten ein Gemisch verschiedener Toxine (Tropanalkaloide), die denen von Tollkirsche und Bilsenkraut ähneln. Genau wie *Datura metel* wirken sie stark halluzinogen und betäubend.

Früher wurde *Datura* als Mittel zur Schmerzbetäubung bei Operationen verwendet; heute sind die Wirkstoffe in vielen Ländern verschreibungspflichtig, da sie als Droge missbraucht werden können. Meist sind sie

Stechapfel (Datura stramonium).

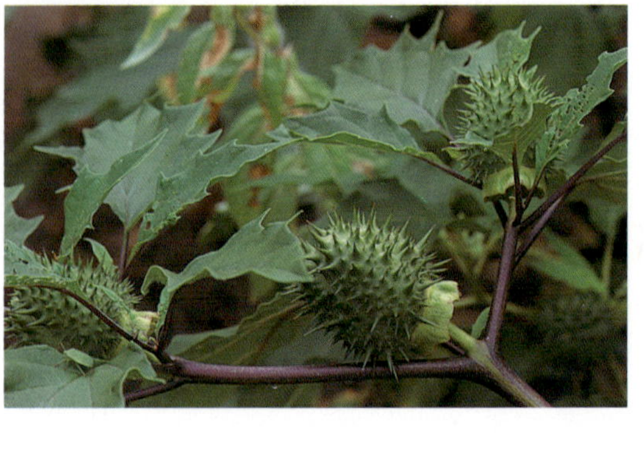

Stechapfel-Varietät (Datura stramonium *var.* tatula).

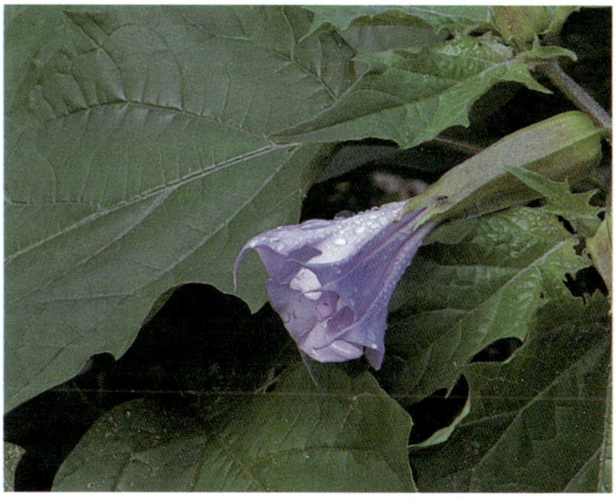

Foto: De Kruidhof, Buitenpost

auch nur als homöopathisches Mittel frei verkäuflich. Richtig dosiert wirkt *Datura* krampflösend. Heute baut man die Pflanze an, um die Wirkstoffe für Medikamente gegen Parkinson-Krankheit, Hustenkrämpfe, Asthma, Keuchhusten und Nervenkrankheiten zu isolieren.

Datura stramonium stammt aus Nordamerika und Mexiko. Nach ihrer Einführung nach Europa verwilderte die 1-jährige Pflanze in den gemäßigten Zonen und wächst dort auf ergiebigen Böden. Die weißen Trompetenblüten stehen nicht wie bei *Datura metel* aufrecht, sondern hängen herab. Die Sorte *Datura stramonium* var. *tatula* besitzt blau-fliederfarbene Blüten.

Daucus carota

WILDE MÖHRE

Wer Möhren oder Karotten isst, kann besser im Dunkeln sehen, weshalb man sie vorbeugend gegen Nachtblindheit verzehren kann. Das in den Möhren enthaltene Karotin ist eine Vorstufe des Vitamin A (Provitamin A), das im Körper in das Vitamin umgewandelt wird und die Sehkraft stärkt.

Wilde Möhre (Daucus carota), *Blütenstände.*

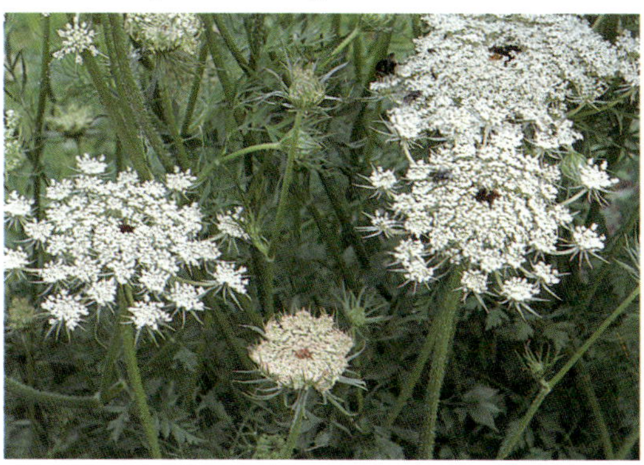

Foto: De Kruidhof, Buitenpost

Wilde Möhre (Daucus carota).

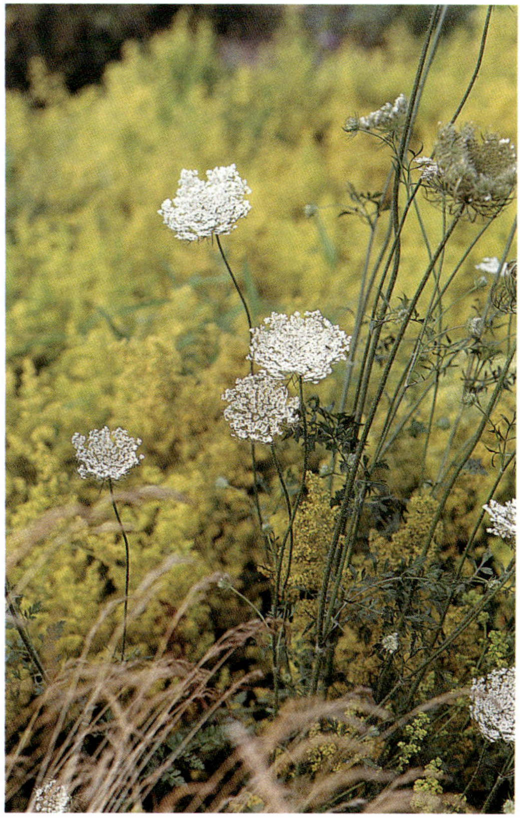

Alle Zuchtmöhren stammen von der Wilden Möhre ab. Vor allem als Rohkost ist sie sehr gesund; geraspelt oder als Saft kann man sie – in größeren Mengen – als Wurmmittel oder Aufbaukost für Kleinkinder verwenden. Die Inhaltsstoffe wirken diuretisch, zur Krebsabwehr sowie als Mittel bei nervösen Magen-Darm-Beschwerden. Innerlich angewendet sorgt sie für eine gesunde Haut, äußerlich fördert sie in Form eines Breiumschlags die Abheilung von Verbrennungen.

Alle Zuchtformen stammen von *Daucus carota* ssp. *sativa* ab. Der Saft aus den Wurzeln der Wilden Möhre sowie ein Aufguss getrockneter Möhrenblätter haben ähnliche Heileigenschaften wie oben genannt.

Möhrensaft wird auch in manchen Kosmetika verarbeitet.

In freier Natur wächst der Doldenblütler auf sonnigen, basenreichen Wiesen; die 1- bis 2-jährige wird etwa 1 m hoch. Die weißen, flachen Dolden haben mitunter in der Mitte purpurfarbene Blüten; der reifende Fruchtstand krümmt sich nach innen zusammen.

Wilde Möhre (Daucus carota), *Fruchtstand.*

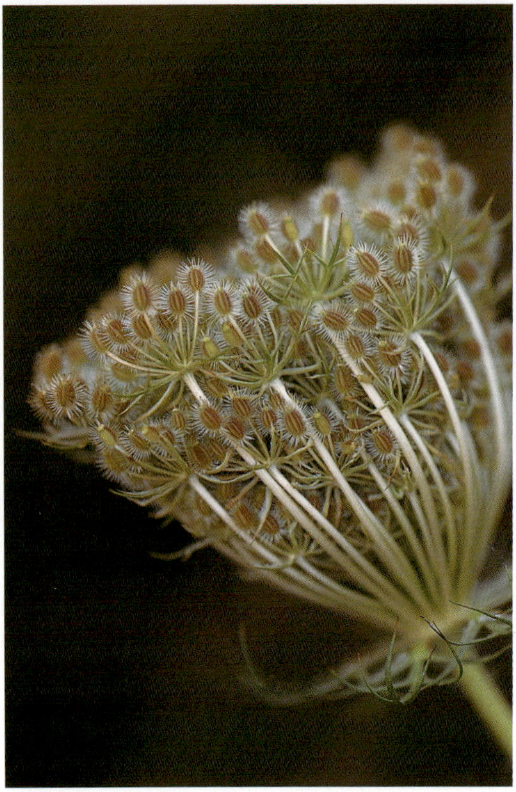

Heidenelke (Dianthus deltoides).

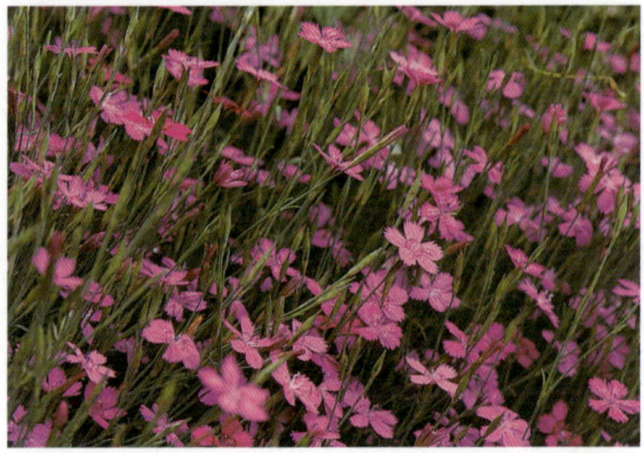

Dianthus deltoides

HEIDENELKE

Die Heidenelke wurde früher als Brechmittel genutzt, heute werden ihre Blüten – wie auch die anderer *Dianthus*-Arten – meist nur noch in der Küche verwendet: Hierzu muss man die karminroten Kronblätter der Blüten einzeln von dem bitter schmeckenden, weißen „Nagel“ befreien; nach diesem Aufwand können die „geputzten“ Blütenblätter für Obstsalate, Suppen, Saucen und Sandwiches genommen werden, und als Weinzusatz wirkt ein Blüten-Aufguss beruhigend. Ganze, getrocknete Blüten findet man oft in Potpourris.

Die meist zwergwüchsige Nelke wächst auf Silikatmagerrasen, Sandböden und steinigen Lehm- oder Torfböden. Ihr Verbreitungsgebiet reicht von Sibirien bis Westeuropa, im Küstenbereich ist sie eher selten.

Dicentra formosa syn. *D. eximia*

HERZBLUME

Von Ende April bis Anfang Mai findet man in vielen Gärten blühende Exemplare von *Dicentra formosa*. Dieses Mohngewächs stammt aus Nordamerika und gedeiht in Europa am besten im Halbschatten auf leicht frischen Böden. Zwar sind ihre Blätter bereits im Juni verwelkt, im Rhizom sind jedoch so viele Nährstoffe gespeichert, dass die Herzblume bis zum nächsten Frühjahr überlebt. Die Wurzeln werden homöopathisch aufbereitet und als Nerventonikum, harntreibendes Mittel sowie zur Behandlung von syphilitischen Geschwüren und Gastritis (Entzündung der Magenschleimhaut) verabreicht.

Heidenelke (Dianthus deltoides).

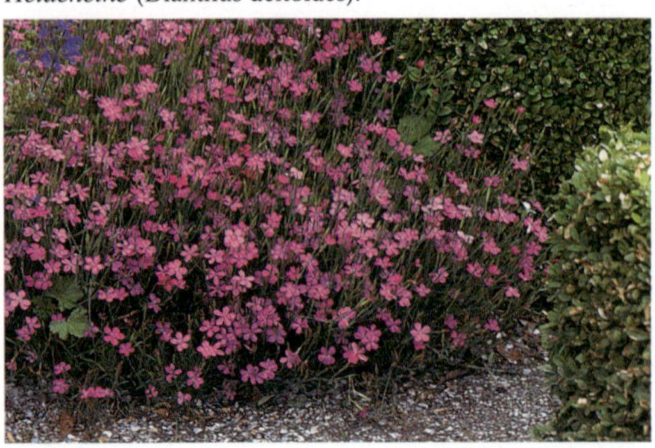

Herzblume (Dicentra formosa).

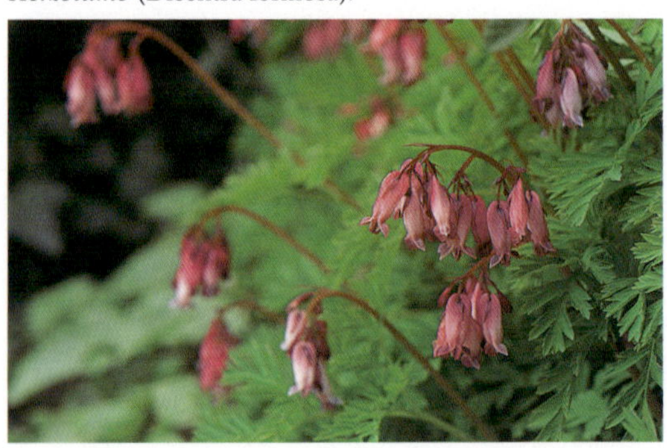

Diptam (Dictamnus albus *'Purpurea'*).

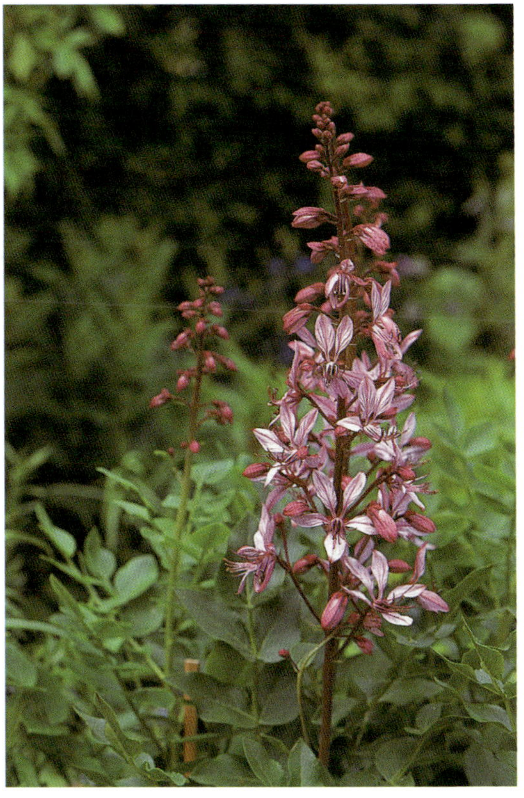

Diptam-Sorte (Dictamnus albus *'Albiflorus'*).

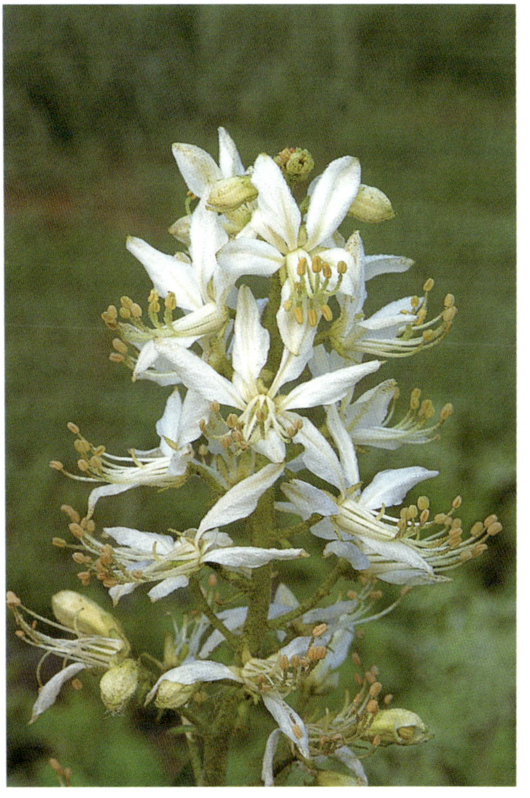

Dictamnus albus var. 'Purpurea' syn. *D. fraxinella*

WEISSER DIPTAM, BRENNENDER BUSCH

Den Beinamen „Brennender Busch" erklärt ein Phänomen, das an heißen Sommertagen auftritt: An solchen Tagen sollte man ein brennendes Streichholz über die Blüten halten, und schon entzündet sich eine Wolke aus ätherischen Ölen, die von der Pflanze ausgeschieden werden; dabei kann die ganze Pflanze abfackeln. Das natürliche Verbreitungsgebiet dieses Rautengewächses reicht von Spanien über Südeuropa bis nach Südostasien (China). In vielen anderen gemäßigten Zonen wird Diptam, eine bis 70 cm hohe Staude, wegen seiner weißen, rosa oder malvenfarbenen Blüten im Garten gehalten.

Im Umgang mit der Pflanze muss man an heißen Tagen besonders aufpassen, da die dann vermehrt ausgeschiedenen ätherischen Öle für manche Personen allergieauslösend und hautreizend wirken, da diese die Lichtempfindlichkeit der Haut erhöhen, was wiederum zu Verbrennungen (durch UV-Strahlung) und Bläschenbildung führen kann.

Früher wurde eine Abkochung aus Diptamwurzeln und -blättern als Mittel gegen die Pest verwendet – ein vom Ansatz her nicht abwegiger Gedanke, da laut neueren Forschungsergebnissen einige Inhaltsstoffe der Pflanze antibiotisch wirken. Aus Diptam wurden auch Mittel gegen Würmer, zur Kräftigung und Verdauungsförderung bereitet. Heute hilft *Dictamus albus* in homöopathisch aufbereiteter Form bei Menstruationsstörungen sowie Magen-Darm-Problemen.

⚕ ✳

Brennende ätherische Öle des Diptams (Dictamnus albus).

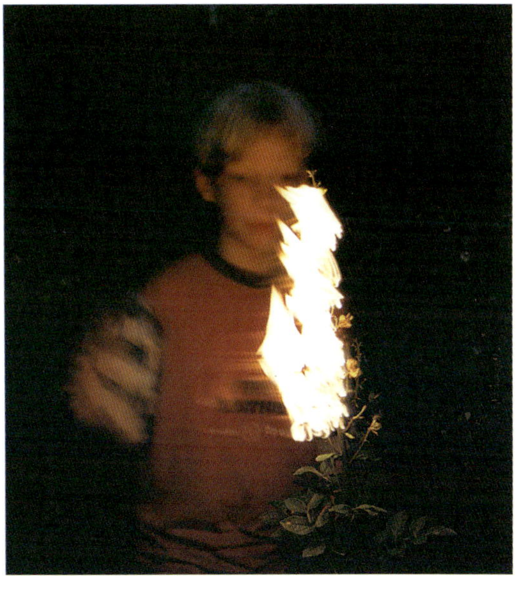

Großblütiger Fingerhut (Digitalis grandiflora).

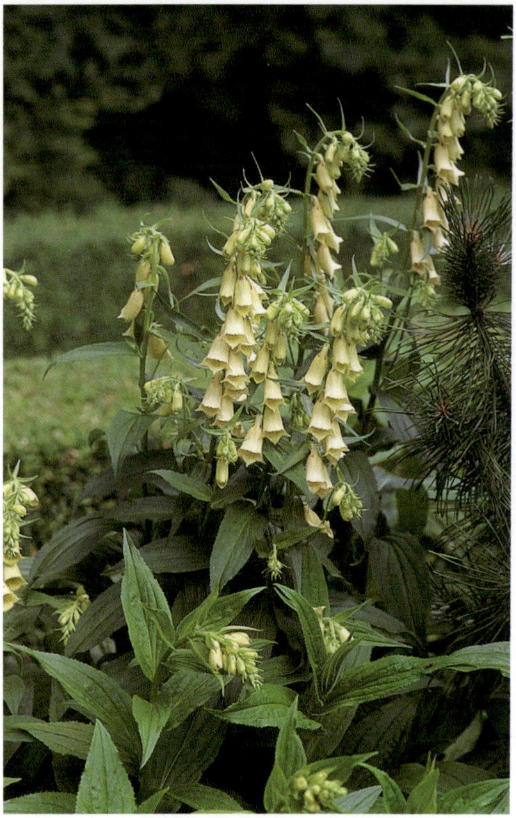

Wolliger Fingerhut (Digitalis lanata).

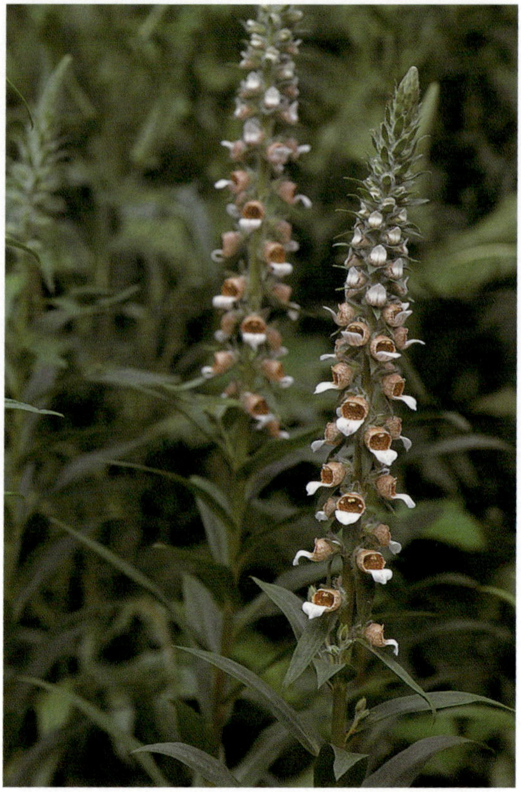

Digitalis grandiflora syn. *D. ambigua*

GROSSBLÜTIGER FINGERHUT

Diese gelb blühende Fingerhutart ist ein Waldbewohner der Mittelgebirge in Mitteleuropa; er wächst häufig auf Waldschlägen, an Ufern und Böschungen. Als Gartenpflanze nicht selten. Die großen, gelbgrünen Blüten erscheinen von Juni bis August und dunkeln später zu Ocker nach. Die zwei- bis mehrjährige Pflanze gedeiht auf frischen, nährstoffreichen Böden. *Digitalis grandiflora* besitzt die gleichen Wirkstoffe wie *D. purpurea*.

⚕

Digitalis lanata

WOLLIGER FINGERHUT, SAMTFINGERHUT

Aus angebauten Pflanzen des Wolligen Fingerhuts stammen heute die meisten Herzglykoside; seine kleinen Blätter enthalten zu 1,0–1,4 % dieser sehr giftigen Substanzen (u. a. Digitoxin, Digoxin und Lanatoside), die Herzkranken jedoch in kleiner Dosis helfen können. Der Glykosidgehalt der Blätter des Roten Fingerhuts liegt selten über 1,0 %, und zudem besitzt *D. lanata* eine höhere Konzentration an Digoxin. Dieses Glykosid wird im Körper schneller umgesetzt, so dass man es über längere Zeit therapeutisch verwenden kann, ohne dass es im Körper angereichert wird. Dies erklärt den vermehrten Anbau von Wolligem Fingerhut (zum medizinischen Nutzen siehe *Digitalis purpurea*).

Die Art stammt ursprünglich aus dem Balkan und Kleinasien. Die schlanke, zwei- bis mehrjährige Pflanze wird je nach Boden und Lage zwischen 1,5–2 m hoch. Als wintergrüne Gartenpflanze gibt sie einen schönen Blickfang ab. Gutes Drainieren und Umgraben des Bodens verhindert ein Abfaulen der Blattrosette.

⚕

Digitalis lutea syn. *D. eriostachya*

GELBER FINGERHUT, KLEINBLÜTIGER FINGERHUT

Obgleich in *Digitalis lutea* die gleichen Glykoside enthalten sind wie im Roten Fingerhut, wird er nur selten als Arzneipflanze angebaut. Meist findet man sie als hübsche Gartenstaude, vor allem in Randbeeten. Gelber Fingerhut wird ca. 1 m hoch und blüht von Juni bis August; die Lippen der kleinen gelben Blüten sind oft braun gepunktet.

Digitalis lutea wächst im Berg- und Hügelland Europas.

⚕

Digitalis purpurea

ROTER FINGERHUT

Wenn der Begriff Giftpflanze fällt, denken bei uns spontan die meisten Menschen an den Roten Fingerhut. Aus diesem Grund wird er in solchen Gärten, in denen kleine Kinder spielen, häufig mit Stumpf und Stiel ausgerupft. Diese Mühe kann man sich allerdings sparen, denn so giftig, wie man früher annahm, ist Roter Fingerhut nun auch wieder nicht. Sicherlich enthält er giftige Herzglykoside, dennoch sind die Chancen, dass er von Kindern gegessen wird, recht gering. Kinder essen nur selten Blüten, sondern fallen eher über Beeren her; und sollten sie doch einmal nicht widerstehen können, wird die Pflanze sie gleich eines Besseren belehren: Wie der Autor aus eigener Erfahrung weiß, schmecken die Blüten bitter und adstringierend (d. h., es zieht sich alles im Mund zusammen), es wird hoher Speichelfluss ausgelöst, man muss sich sofort übergeben und spuckt die Pflanze wieder aus. Herunterschlucken und weiterkauen ist also unmöglich. Auch mehrere Stunden nach diesem Eigenversuch blieb ein bitterer, brennender Nachgeschmack im Mund und auf der Zunge bestehen. Erst nach Trinken eines Glases Milch waren die Symptome verschwunden. Darüber hinaus sind die Blüten viel zu groß, als dass sie ein Kleinkind im Ganzen verschlucken könnte. Siehe auch den Abschnitt *„Schutzvorkehrungen für Kinder vor Giftpflanzen“* in der Einführung.

Roter Fingerhut (Digitalis purpurea).

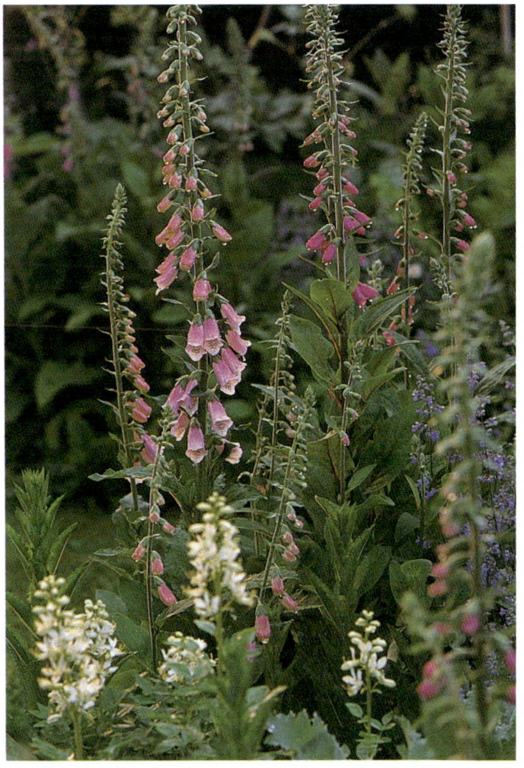

Gelber Fingerhut (Digitalis lutea).

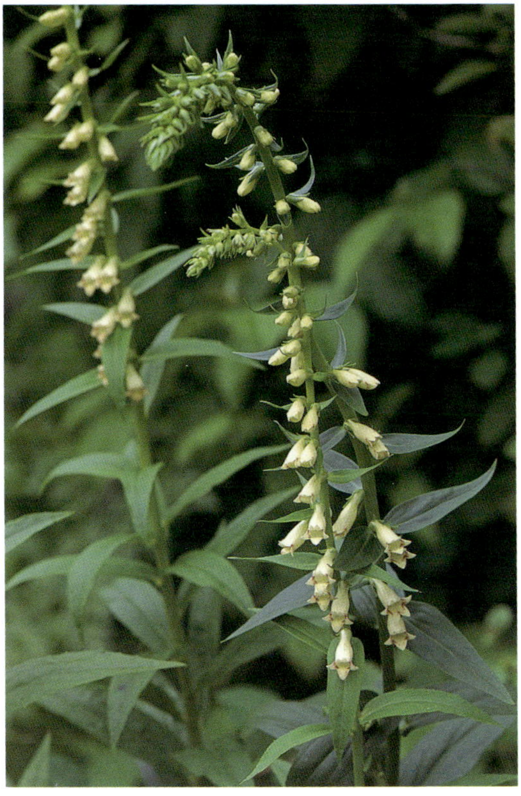

Roter Fingerhut (Digitalis purpurea), *Blütenstand.*

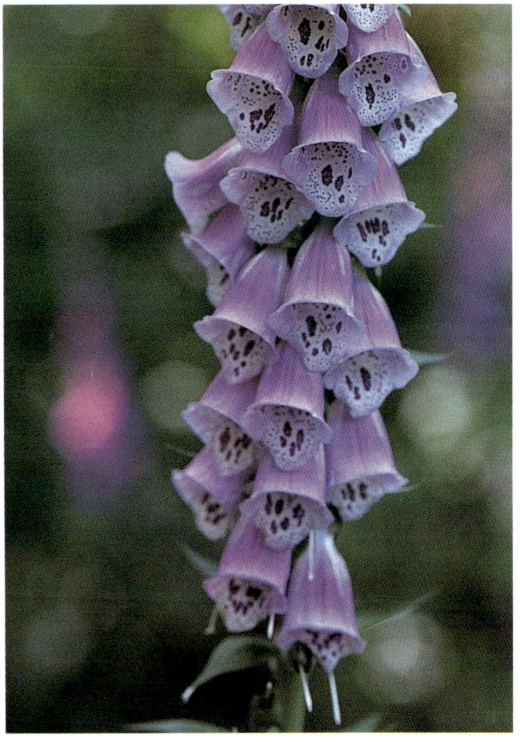

Roter Fingerhut (Digitalis purpurea), *große Zuchtblüte.*

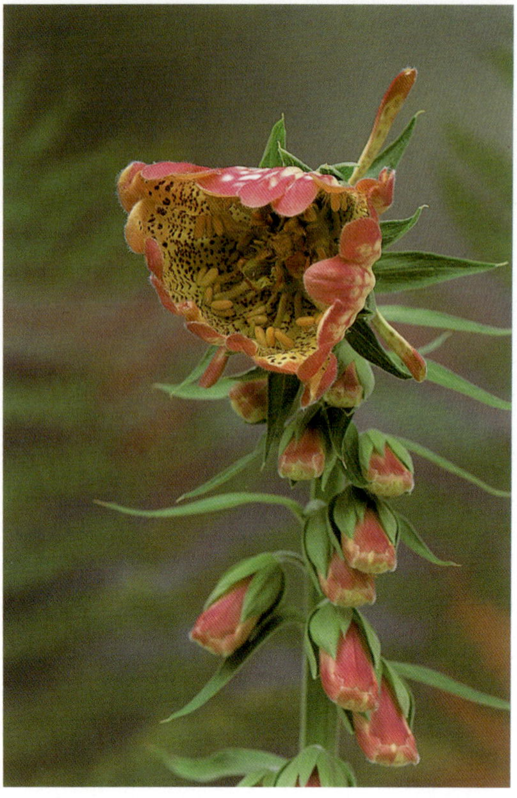

Wie erwähnt, enthält Roter Fingerhut sog. Herzglykoside wie Digitoxin und Digoxin.
Diese Wirkstoffe regulieren den Herzschlag und erhöhen die Pumpleistung des Herzens, ohne den Sauerstoffverbrauch zu erhöhen. Digitoxin kräftigt den Puls relativ schnell, wird aber über einen längeren Zeitraum aus dem Körper ausgeschieden. Daher nimmt man es nur ungern für Langzeitbehandlungen. *D. purpurea* wirkt auch harntreibend und äußerlich gegen Geschwüre.
Digitalis purpurea, eine zwei- bis mehrjährige, bis zu 2 m hohe Pflanze, kommt auf Lichtungen, in Schlagfluren, an Waldrändern und Böschungen West-, Südwest- und Mitteleuropas vor. Ihre glockenförmigen Blüten erscheinen Ende Mai und ziehen viele Bienen, Hummeln und andere Insekten an.

Diospyros kaki

KAKIPFLAUME

Eine der über 1000 Kaki-Sorten ist *Diospyros kaki* 'Sharon', deren Früchte, die sog. Sharonfrüchte, etwa so groß wie Fleischtomaten sind und als Delikatesse gehandelt werden. Das Fruchtfleisch ist fester, weshalb man diese Kaki-Sorte besser transportieren kann; die dickere Schale der Sharonfrucht schmeckt allerdings nicht so gut wie beispielsweise die der Persimone *(D. virginiana)*, die man bei uns seltener kaufen kann. Die Früchte dieses aus China stammenden, aber in Japan seit langem kultivierten Baums sind weich, zum Teil geleeartig. Man verzehrt sie meist im überreifen Zustand, da dann die bitter schmeckenden und das Zahnfleisch zusammenziehenden Gerbstoffe abgebaut sind. Man kann Kakis zwar auch einmachen oder zu Konfitüre verarbeiten, roh oder im Obstsalat schmecken sie jedoch am besten.
Medizinal wird die Pflanze gegen viele Leiden verwendet: Gekocht hilft sie bei Durchfall und Verstopfung, ihr Saft wirkt blutdrucksenkend und nach Verzehr einer Frucht soll Schluckauf verschwinden. Die Kelche, in denen die Früchte sitzen, werden gekocht und zur Stillung innerer Blutungen eingenommen. Obgleich der Baum kurze Zeit stärkeren Frost verträgt, kann man nur in Gegenden mit heißem Klima oder nach einem sehr langen, heißen Sommer mit einer guten Ernte rechnen. In Mitteleuropa kann man den Baum in Kübeln ziehen, generell muss er aber windgeschützt und sonnig stehen. Sein Laub färbt sich im Herbst anmutig bunt.

Kakipflaume (Diospyros kaki).

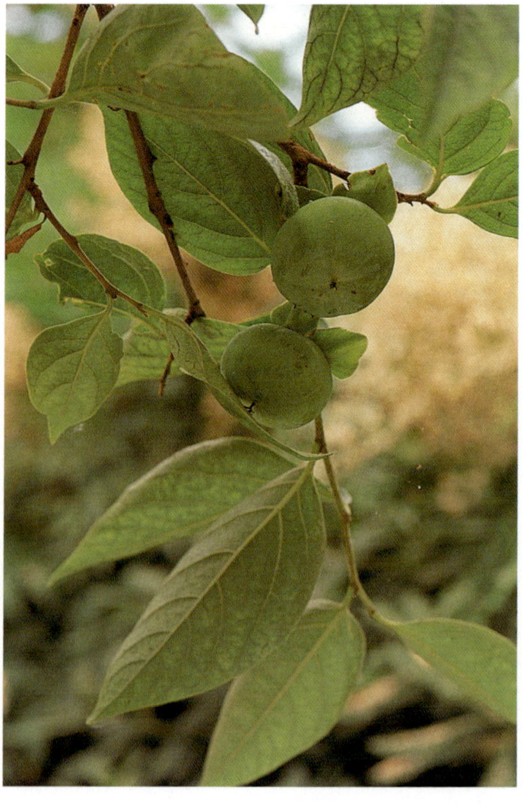

Dipsacus fullonum syn. *D. sylvestris*

WILDE KARDE, WILDE KARDENDISTEL

Insekten sind nicht in der Lage, den Stängel der Wilden Karde emporzuklettern, vielmehr rutschen sie in einen flüssigkeitsgefüllten „Kelch" ab, der von den Blattbasen der Pflanze gebildet wird. Die Flüssigkeit in diesem stets gefüllten Kelch besteht z. T. aus Regenwasser, teilweise aber auch aus einem zähflüssigen Sekret, das die Kardendistel absondert. Dieses Sekret verhindert einerseits das vollständige Verdunsten des Kelchinhalts, erfüllt aber auch einen zweiten Zweck: Wie erst seit kurzem bekannt, ernährt sich diese Kardendistel von Insekten. Diese fallen in den „Kelch", können nicht mehr herausgelangen, ertrinken und werden von Enzymen in der Flüssigkeit verdaut. Die gelösten Nährstoffe werden dann von der Kardendistel über die Kelchzellwand resorbiert (aufgenommen).
Mit dieser Kelchflüssigkeit behandelte man früher Augenleiden. Heute dienen Wurzeln und Blätter als Basis für Salben und Emulsionen gegen Rheuma und Gicht bzw. für eine Arznei gegen Tbc. Wilde Karden kommen europaweit in Ebenen bis Mittelgebirgslagen vor; sie wachsen an Ufern, in frischen, staudenreichen Böschungen und Wegen, mögen viel Sonne und basischen Boden. Im ersten Jahr wächst die Staude zu einer grundständigen Blattrosette, um im 2. Jahr ca. 2 m emporzuwachsen. Die blau-rosa Blüten erscheinen in eiförmigen Köpfchen, die Blütenblätter öffnen sich von der Mitte aus in je einer Reihe nach oben und unten.
Im Kaukasus nutzte man die Blütenköpfe, um Wein zu filtern. Wahrscheinlich entstand aus der Wilden Karde die Weberkarde (*D. sativus*), deren getrocknete Blütenköpfe mit den hakenförmigen Hochblättern in Frankreich, Österreich und Mitteldeutschland zum Aufrauen und Appretieren von Wolle verwendet wurden.

⚕ ✳

Wilde Karde (Dipsacus fullonum).

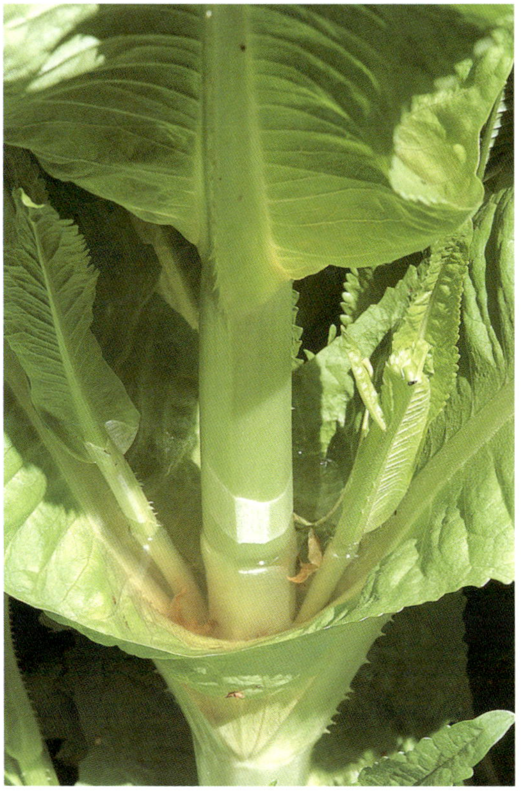

Wilde Karde (Dipsacus fullonum), *tw. Blütenstand.*

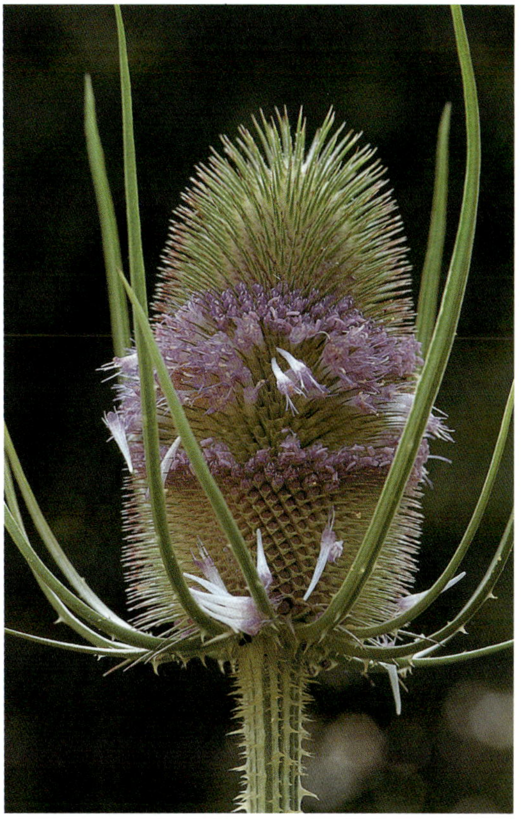

Dodonaea viscosa (Syn. *D. angustifolia*)

PROPELLERSTRAUCH

Das Blatt dieses australisch-neuseeländischen Sapotagewächses (Fam. Sapindaceae) ist mit Drüsen übersät, die große Mengen an Harz abgeben, so dass man das Blatt wie eine Fackel abbrennen kann. In sehr heißen, trockenen Gegenden wird der Strauch auch als Wind- und Erosionsschutz verwendet. Die Wurzeln sind stark im Boden verwurzelt, das Holz

Dodonaea viscosa *'Purpurea'*.

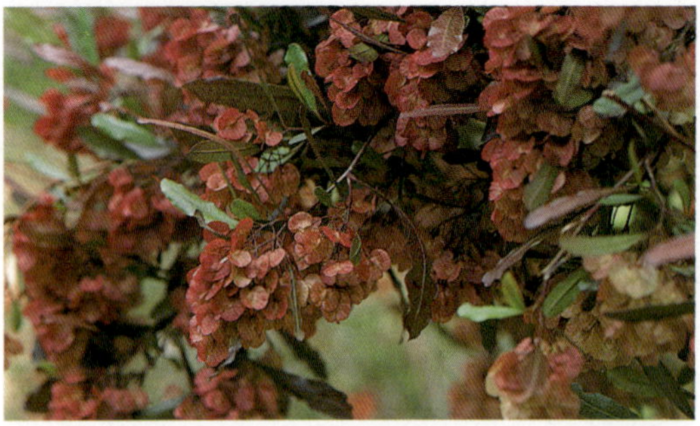

ist außerordentlich hart und eignet sich daher gut zum Einzäunen; die Frucht wurde von europäischen Siedlern ähnlich wie Hopfen zum Bierbrauen verwendet.

Darüber hinaus ist der Strauch auch als Heilpflanze nutzbar: Das Blatt kann man bei Zahnweh kauen; das Zerkaute sollte man auf Grund des hohen Gerbstoffgehaltes aber ausspucken. Diese Gerbstoffe wirken stark adstringierend und eignen sich daher als Mundspülung bei Zahnschmerz. Äußerlich fördern sie die Wundheilung und sind gut gegen Insektenstiche. Manche Kulturen verzehren Teile der Pflanze als Mittel gegen Fieber. Propellersträucher werden heute in vielen Trockengebieten angepflanzt, z. B. in Südafrika und Australien. In Europa sind sie als Kübelpflanzen erhältlich, wie etwa die bronzefarbene, sehr anmutige Ziersorte 'Purpurea'. Ohne guten Frostschutz wird man aber nicht lange daran Freude haben.

⚕ ✳

Doronicum pardalianches syn. *D. cordatum*

KRIECHENDE GÄMSWURZ

Dieser Korbblütler besitzt einen merkwürdigen wissenschaftlichen Namen, denn *pardalianches*, ein antiker Pflanzenname, bedeutet zu Deutsch „Leopardenwürger" - wobei dieser Begriff keinen rechten Sinn machen will. Bisher hat die Pflanze nur einige Schweine vergiftet, welche die verdickten Gämswurz-Rhizome aus dem Boden gewühlt und gefressen hatten. Mit Hilfe dieser Knollen wurde *D. pardalianches* aus ihrem ursprünglichen Verbreitungsgebiet in Mittel- und Südwesteuropa nach England, Tschechien und Österreich gebracht und dort u. a. in Klostergärten, später dann in größeren Freilandbeeten als sehr wirksame Heilpflanze gezogen; von dort aus ist sie vielfach verwildert. Gämswurz wurde früher als Mittel gegen Schwindel und Benommenheit verabreicht, ist heute aber als Heilpflanze völlig aus der Mode gekommen.

Verschiedene *Doronicum*-Arten werden jedoch als beliebte Schnittblumen gezogen, da sie bereits ab April blühen und dann bis Juni schöne große, gelbe Blüten hervorbringen. In der Regel wächst die

Kriechende Gämswurz (Doronicum pardalianches).

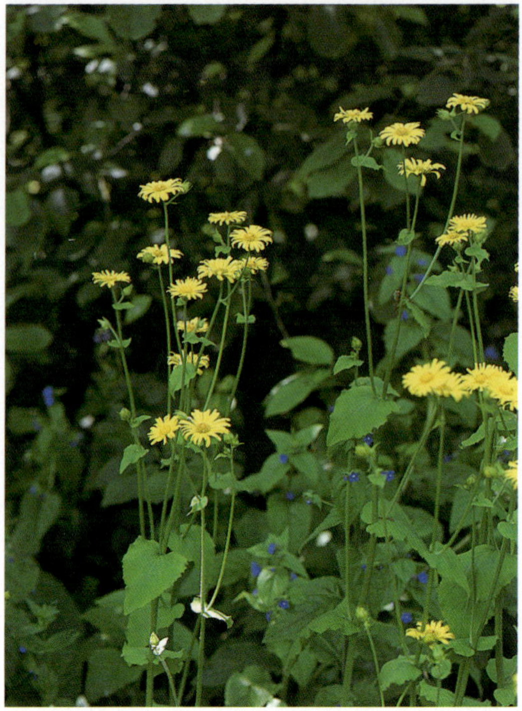

Foto: De Kruidhof, Buitenpost

Staude auf stark humösem, frischem Boden im Halbschatten.

⚕

Drimys winteri

WINTERRINDE

An der Südspitze Südamerikas herrscht ein gemäßigtes Klima, so dass die dort heimische Winterrinde auch in klimatisch ähnlichen Zonen im Freien wachsen kann, wie etwa bei uns in Mitteleuropa. Im europäischen Norden sollte man den Strauch in Kübeln ziehen, wozu sich vor allem die Zwergvarietät *Drimys winteri* var. *andina* eignet.

Früher war *D. winteri* ein hoch geschätztes Mittel gegen Skorbut, heute wird sie als medizinaler Zusatz für Mittel gegen Ruhr, Magenbeschwerden, Koliken und Verdauungsstörungen verwendet.

⚕

Drosera rotundifolia

RUNDBLÄTTRIGER SONNENTAU

Im stark sauren Boden eines Torfmoores haben Pflanzen große Mühe, Nährstoffe aus der Erde zu ziehen. Der Sonnentau hat daher andere Wege aus diesem Dilemma gefunden: Seine am Rande stark gefransten Blätter sind mit Drüsenhärchen besetzt, die Lockstoffe für Insekten ausscheiden, welche den neugierigen Tierchen aber zum

Winterrinde (Drimys winteri).

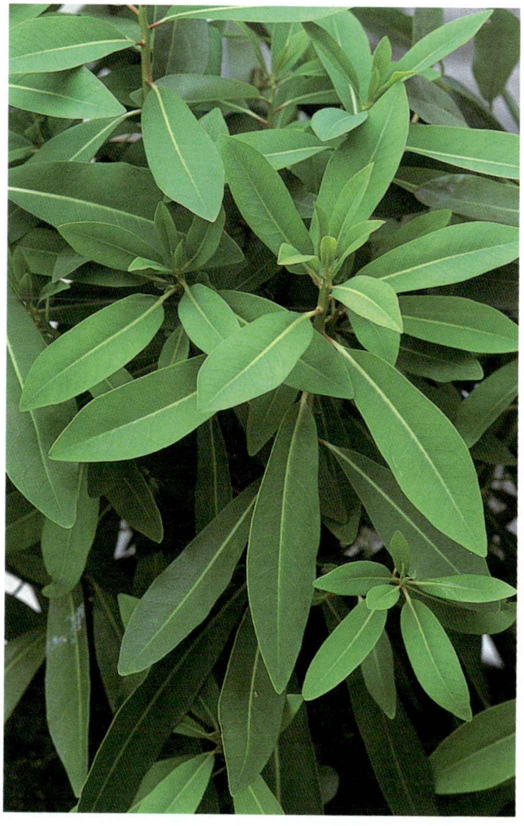

Rundblättriger Sonnentau (Drosera rotundifolia).

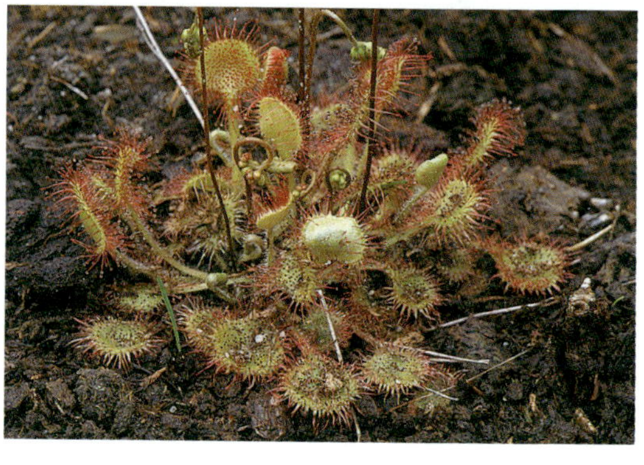

Verhängnis werden. Sie bleiben auf dem Sekret der Drüsen kleben, das Blatt wird zusammengeklappt, und das gefangene Insekt durch Enzyme, die das Blatt nun ausscheidet, verdaut. Die gelösten Nährstoffe aus dem Tier werden anschließend von der Pflanze resorbiert. Unter optimalen Standortbedingungen bildet der Sonnentau große Bestände.

Pharmazeutisch wird die gesamte Pflanze genutzt, die enthaltenen Wirkstoffe (Naphthochinone) wirken krampflösend und hustenreizstillend; daher wird Sonnentau – auch homöopathisch aufbereitet – vor allem bei Hustenkrämpfen (auch mit Erbrechen), Asthmaanfällen und Bronchitis verabreicht.

⚕

Dryopteris filix-mas syn. *Aspidium filix-mas*

GEMEINER WURMFARN, MÄNNLICHER WURMFARN

In freier Natur wächst Wurmfarn auf feuchten Böden von Laub- und Auwäldern. Die zarten Wedel verwelken im Winter nicht, junge Wedel entrollen sich in jedem Frühjahr aus dem Farnrhizom.

In der Vergangenheit grub man diese Rhizome aus und stellte daraus ein sehr wirksames Wurmmittel, insbesondere gegen Bandwürmer, her. Heute wird die Pflanze kaum noch verwendet, da sie hochgiftig ist; eine Überdosierung kann Leberschäden und Erblinden hervorrufen. Daher sollten nicht nur Schwangere, Kleinkinder und Leberkranke dieses Kraut meiden.

⚕

Wurmfarn (Dryopteris filix-mas).

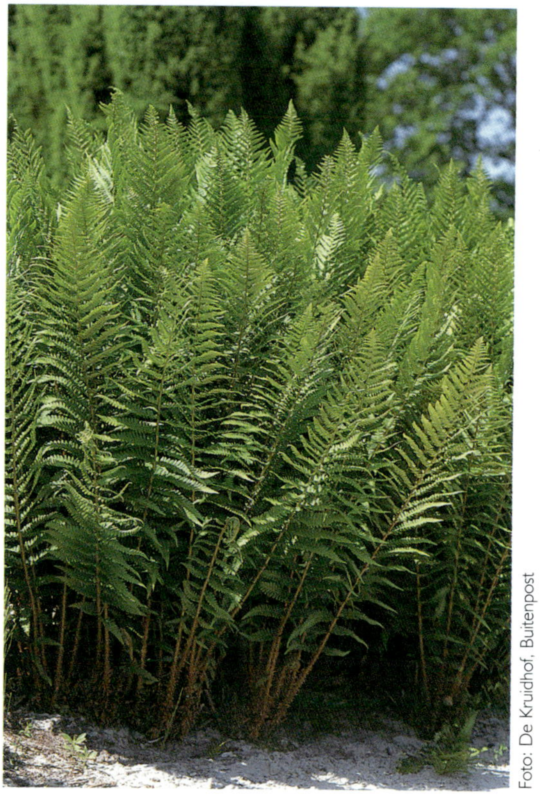

Foto: De Kruidhof, Buitenpost

E

Spritzgurke (Ecballium elaterium).

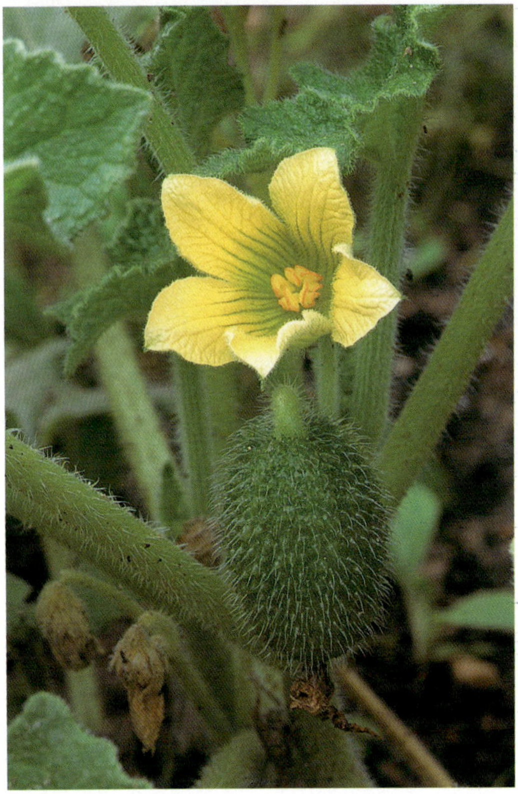

Ecballium elaterium

SPRITZGURKE, ESELSGURKE

Der deutsche Trivialname bezieht sich auf die Art und Weise, wie reife Früchte dieses Kürbisgewächses aufreißen und ihre Samen in einem Schwall von Flüssigkeit wegspritzen. Ansonsten erinnert die Frucht an eine kleine Gurke. Während sie heranreift, sammelt sich immer mehr Flüssigkeit in ihrem Innern, bis schließlich der Innendruck so hoch ist, dass diese „Gurke" schon bei leichtem Druck von der Basis aufreißt und ihre Samen verspritzt. In der Literatur wird mitunter erwähnt, dass die Flüssigkeit mit solcher Kraft ausgespritzt wurde, dass es zu Augenverletztungen kam; nach Ansicht des Autors ist das aber wohl übertrieben.

Bei unsachgemäßer Eigenbehandlung kann die Pflanze, die als starkes Entwässerungsmittel bei Ödemen und zur Entschlackung verabreicht wird, allerdings schon gefährlich werden. In geringer Überdosierung wirken die Extrakte aus getrockneten Früchten sowohl abführend wie brechreizauslösend, eine höhere Überdosis kann zu ernsthaften Vergiftungen führen. Daher sollte man *E. elaterium* nur unter ärztlicher Aufsicht nehmen.

Spritzgurken können als 1-jährige im Garten gezogen werden; dort brauchen sie ein sonniges Plätzchen auf gut drainiertem Boden.

⚕

Echinacea purpurea

SONNENHUT, IGELKOPF

Als die Europäer nach Nordamerika kamen, zählte Sonnenhut dort zu den bedeutendsten Heilpflanzen. Die an-

Sonnenhut (Echinacea purpurea).

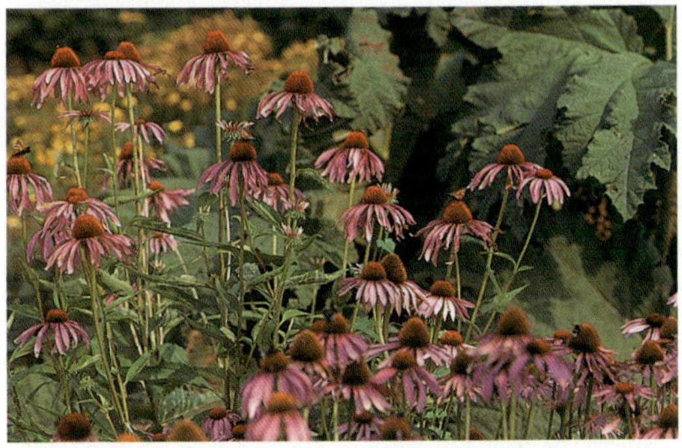

Foto: De Kruidhof, Buitenpost

Sonnenhut (Echinacea purpurea), *Blüten.*

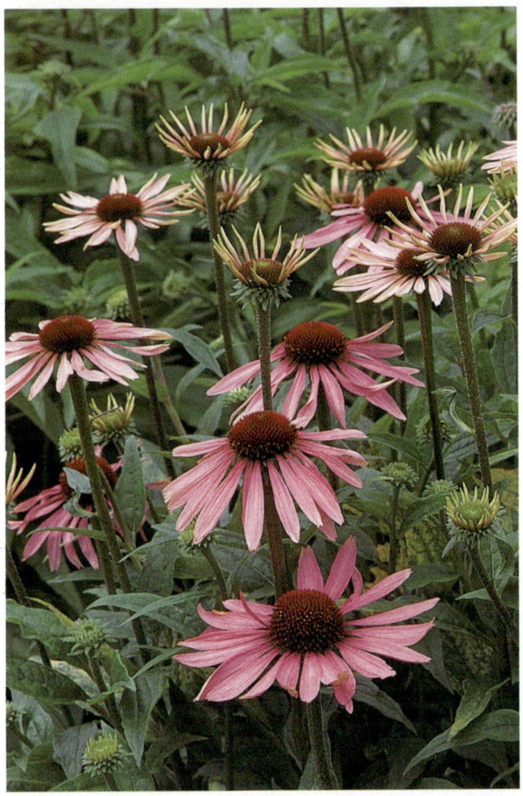

Echinacea purpurea *'White Swan'*.

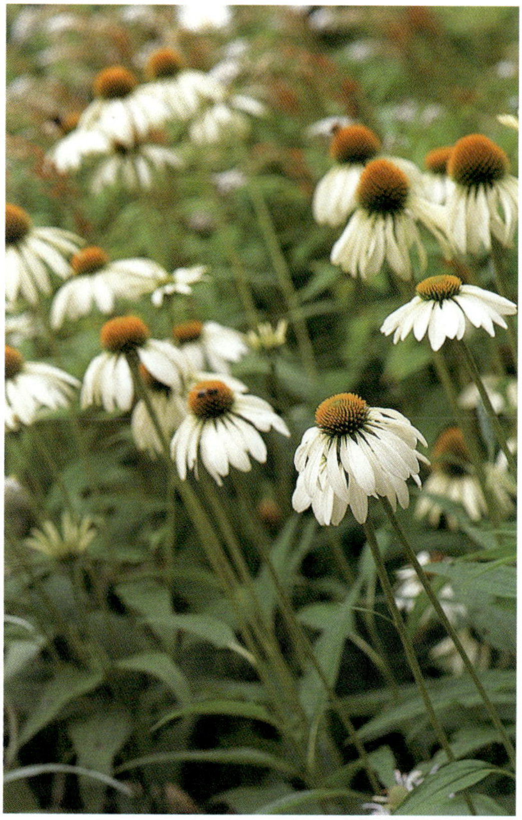

sässigen Indianer kauten die Wurzeln jener Pflanzen, deren Blüte die Prärien in einen roten Teppich verwandelte. Der Saft wirkt lokal betäubend und eignet sich daher gut zur Behandlung von Wunden und Insektenstichen. Sonnenhut wurde von den Sioux bei Klapperschlangenbissen und zur Wunddesinfektion verwendet, die Komantschen nahmen ihn als Mittel gegen Husten, geschwollene Drüsen sowie Kopf- und Magenschmerzen ein.

Heutige Forschungsergebnisse zeigen, dass die Indianer Sonnenhut und verwandte Arten völlig korrekt medizinal eingesetzt haben: *Echinacea* besitzt schmerzstillende, bakterizide und fungizide Eigenschaften, wirkt antiseptisch und blutreinigend und erhöht die natürliche Immunabwehr. Dies erklärt ihre vermehrte medizinale Verwendung – äußerlich als desinfizierende Wundsalbe, innerlich als Infektionshemmer und Immunstimulans.

Als hübsche Spätsommerblume (Blüte: Juli bis September) erfreut sich dieser Korbblütler großer Beliebtheit. Sonnenhut ist eine 50 cm, selten 1 m hohe Staude mit rosa-purpurfarbenen Blütenköpfchen; es gibt aber auch weißblütige Sorten, wie etwa *Echinacea purpurea* 'White Swan'.

Gewöhnlicher Natternkopf (Echium vulgare).

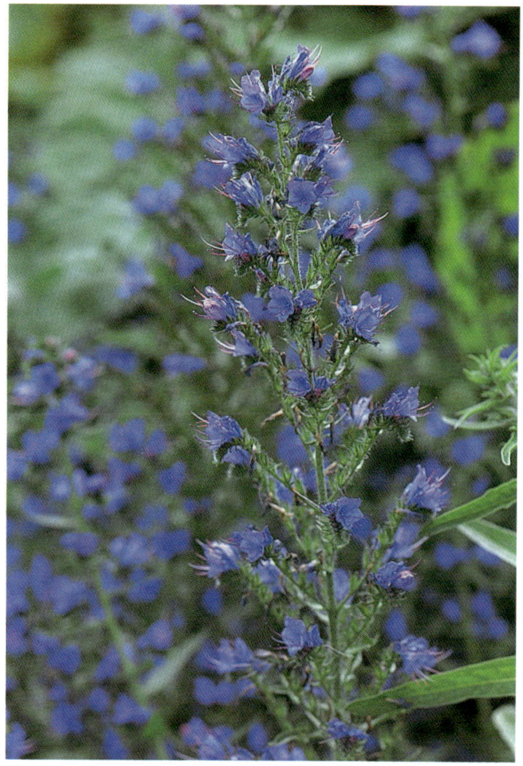

Echium vulgare

GEWÖHNLICHER NATTERNKOPF, STOLZER HEINRICH

Die Staubfäden dieses Borretschgewächses hängen wie kleine Schlangenzungen aus seinen dunkelvioletten Blüten, was den Volksmund wohl zu dem Trivialnamen verleitete. Außerdem glaubte man früher, Natternkopf helfe bei Schlangenbissen und legte zerdrückte Blätter darauf, damit der Saft in die Haut eindringen konnte. Tatsächlich enthält *E. vulgare* desinfizierende Substanzen (Alkannine). Auch wenn in manchen Ländern die Blüten kandiert oder als essbare Dekoration verzehrt werden, wird bei uns auf Grund der enthaltenen leberschädigenden Pyrrolizidinalkaloide dringend von einer inneren Anwendung abgeraten.

Die wärmeliebende, europaweit verbreitete 2-jährige Art wächst in sonnigen Unkrautfluren, an Wegrändern, Bahndämmen und Felshängen. Die Samen bleiben selbst tief im Boden sehr lange keimfähig und keimen erst dann wieder aus, wenn sie dem Sonnenlicht ausgesetzt sind.

Equisetum arvense

ACKERSCHACHTELHALM, ZINNKRAUT

Viele Gärtner, zu denen auch der Autor zählt, gehen diesem Schachtelhalm mit äußerster Erbitterung zu

Ackerschachtelhalm (Equisetum arvense), *Sprosse.*

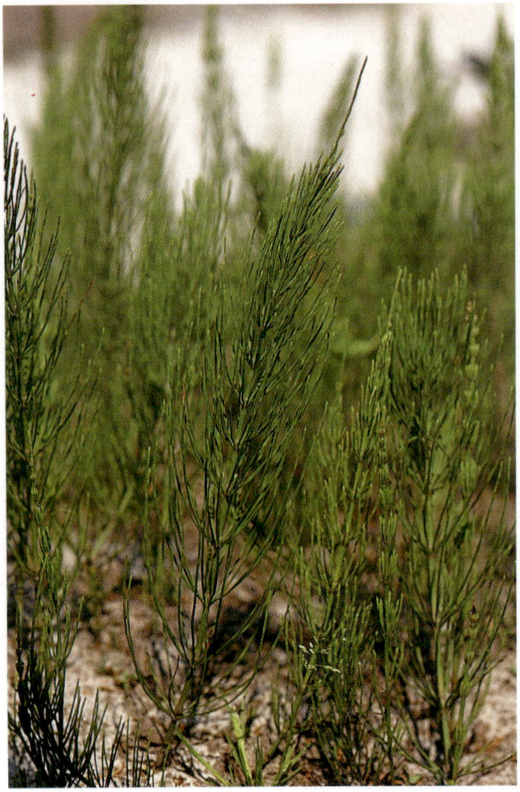

Foto: De Kruidhof, Buitenpost

Leibe, da man ihn, wenn er einmal etabliert ist, kaum je wieder loswird. Insbesondere auf feuchten Sandböden und Ruderalflächen wird er rasch zur unausrottbaren Plage. Ackerschachtelhalm vermehrt sich unterirdisch durch Erdsprosse, die über der Erde wieder ausschlagen. Selbst eifriges Jäten nützt nichts, und sogar die chemische Keule ist hier machtlos.

Von daher sollte man aus der Not eine Tugend machen und die Vorteile des Zinnkrauts betrachten: Früher galt es als Mittel gegen Tuberkulose. Heute nutzt man es als Diuretikum, um Rheuma, Gicht, geschwollene Beine sowie Nieren- und Blasenleiden zu behandeln, aber auch zur Blutstillung und als Hustenmittel. Meist wird Schachtelhalm als Tee getrunken. Seine Wirkstoffe sind Flavonoide, Phenolsäuren, Alkaloide und vor allem Kieselsäure. Als Badezusatz kräftigt er das Bindegewebe und hilft bei langwierigen Verstauchungen und Ekzemen. Der Name Zinnkraut entstand, weil man früher das Kraut zum Scheuern von Geschirr und Tischen verwendete, wobei der hohe Gehalt an Kieselsäure für die erwünschte Scheuerwirkung verantwortlich war. Aus den oberirdischen Pflanzenabschnitten wird auch ein grüner Textilfarbstoff gewonnen. Auch andere Arten werden hierzu genutzt, z. B. der Riesenschachtelhalm (*E. telmateia*). Nicht verwechseln sollte man *E. arvense* mit dem größeren, sehr giftigen Sumpfschachtelhalm oder Duwock (*E. palustre*); dem Laien wird daher von einer Eigenmedikation abgeraten. Generell sollte

Riesenschachtelhalm (Equisetum telmateia).

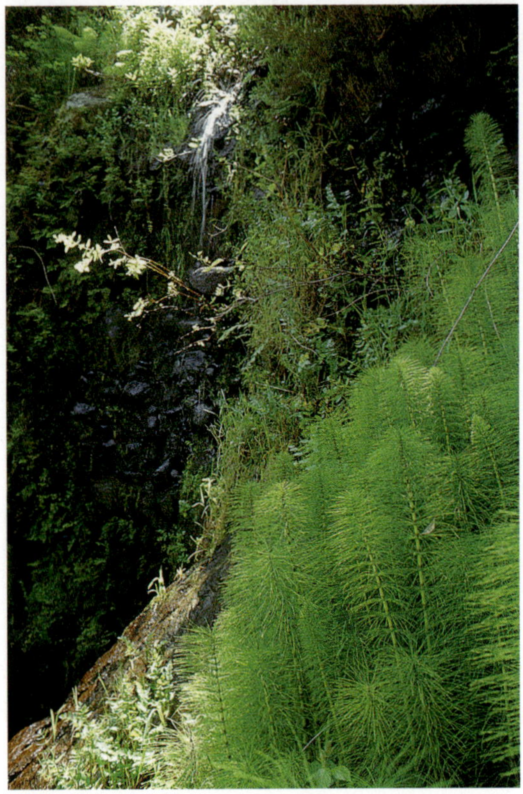

Schachtelhalm auch nicht länger als 6 Wochen angewendet werden. Winterschachtelhalm (*E. hyemale*) wird in der Homöopathie oft verwendet.

Erica tetralix

MOOR-GLOCKENHEIDE, GLOCKENHEIDE

Wie der Trivialname schon andeutet, bevorzugt die (Moor-)Glockenheide keine sehr trockenen Sandböden wie die Grauheide (*E. cinerea*), sondern wächst lieber auf nassen Torfböden und in Heidemooren. Da diese Le-

Moor-Glockenheide (Erica tetralix).

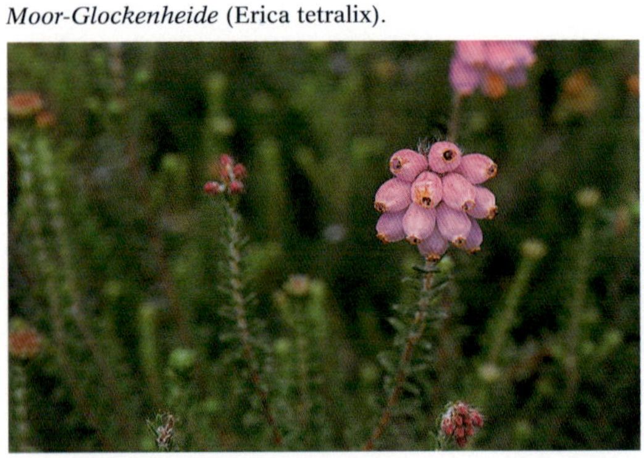

bensräume zunehmend zurückgehen, verwundert es kaum, dass die Pflanze in Mitteleuropa selten ist. Die kleinen, blasig aufgetriebenen zartrosa Blüten dieses Heidekrautgewächses erscheinen im Sommer und werden von Bienen und Hummeln bestäubt. Medizinal zeigt *E. tetralix* ähnliche Eigenschaften wie die bekanntere Grauheide: Sie wirkt diuretisch, weshalb sie gerne zur Entschlackung und zur Behandlung von Gicht genommen wird.

Erigeron canadensis syn. *Conyza canadensis*

KANADISCHES BERUFSKRAUT, KATZENSCHWEIF

Im 17. Jahrhundert wurde diese 1-jährige Art aus Nordamerika eingeschleppt und hat sich seitdem über ganz Europa ausgebreitet. Die Pionierpflanze sät sich reichlich selbst aus, insbesondere auf mäßig trockenen bis frischen Böden aller Art und wächst gerne auf Brachen, Schuttplätzen und an Wegrändern. Man kann sie als Gartenunkraut nur schlecht bekämpfen, da sie gegen chemische Mittel resistent ist. Zu den Wirkstoffen des Berufskrautes zählen Gerbstoffe und ätherische Öle. In der nordamerikanischen Kräutermedizin wurde es als Abkochung für Schwitzbäder genutzt. Generell wirkt es adstringierend und wird daher medizinal gegen Durchfall und innere Blutungen verabreicht; mitunter wird es als Diuretikum bei Gicht und Rheuma gegeben. In der Homöopathie nutzt man die Pflanze als Mittel gegen innere Blutungen, z. B. der Gebärmutter.

Kanadisches Berufskraut (Erigeron canadensis).

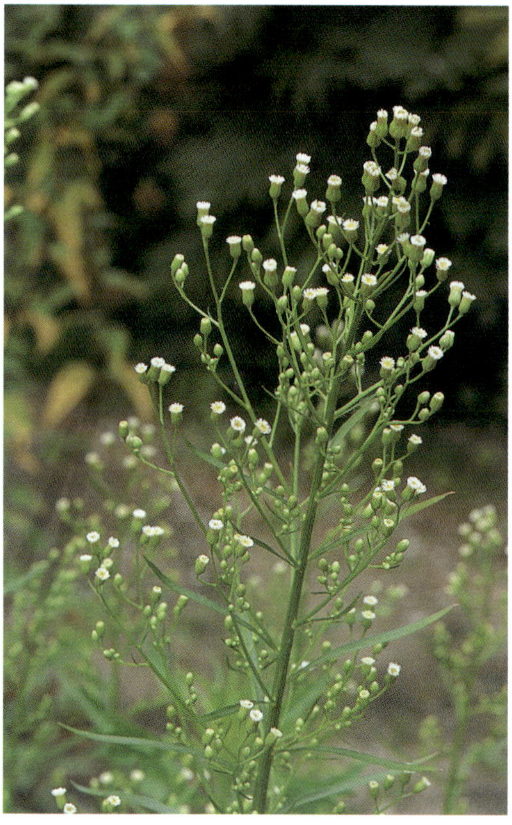

Japanische Wollmispel (Eriobotrya japonica).

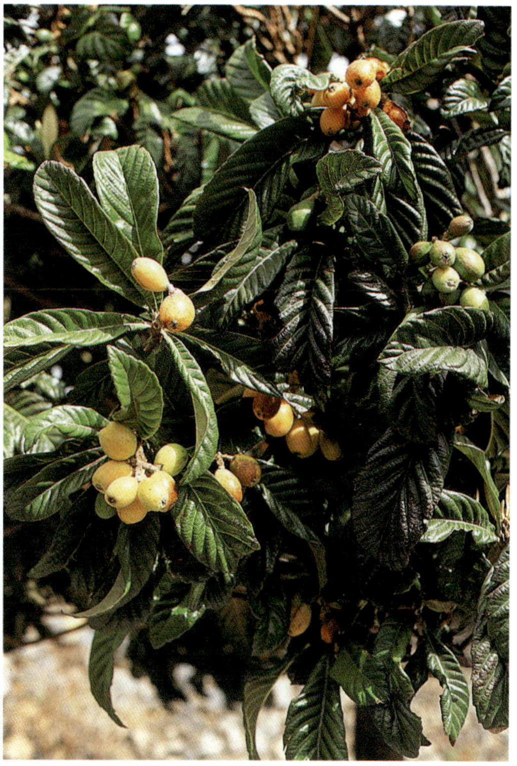

Eriobotrya japonica

JAPANISCHE WOLLMISPEL, LOQUAT, JAPANMISPEL

Die großen, ledrigen, unterseits hell befilzten Blätter der Japanischen Wollmispel enthalten bakterizide und viruzide Substanzen, die in Erkältungsmitteln wie beispielsweise Loquat ihre Wirkung entfalten. Der kleine immergrüne Baum stammt aus China, wo er häufig als Heilpflanze genutzt wird. Heute wird er sowohl in den Subtropen der Alten wie der Neuen Welt gepflanzt. Seine etwa pflaumengroßen Früchte haben ein cremefarbenes Fleisch und schmecken angenehm sauer; da sie sehr verderblich sind, kann man sie roh nur in den Anbaugebieten verzehren, ansonsten aber zu Gelee, Marmelade oder Kompott verarbeiten.

In Europa kann sich der Baum nur in einigen mediterranen Küstenstreifen halten; ansonsten verliert er bei Kälte unter 10 °C seine Blätter; und da er im Winter blüht, wird er in nördlichen Breiten kaum fruchten.

Rauke (Eruca vesicaria).

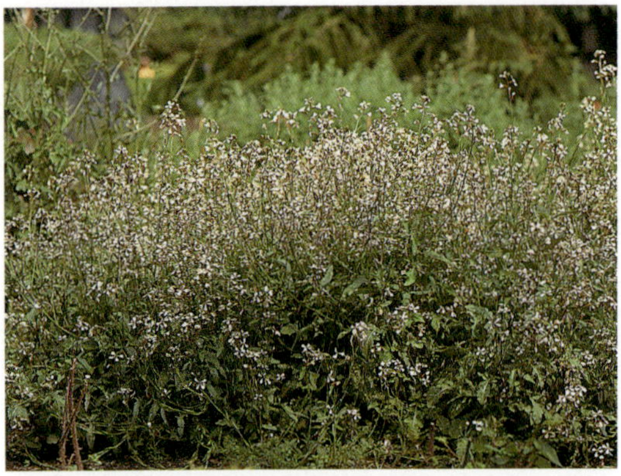

Rauke (Eruca vesicaria), *Blüten.*

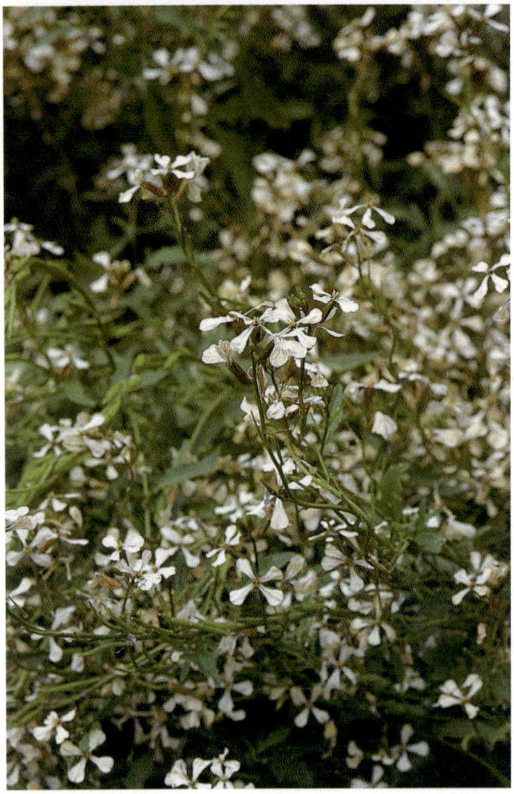

Eruca vesicaria

RAUKE, RAUKENKOHL, RUKE, RUCKE, RUCOLA

In den Mittelmeerländern ist die Rauke unter dem mittlerweile auch bei uns bekannten Namen Rucola eine beliebte Zutat für Salate und Pfannenschwenkgemüse. Die 1-jährige Art wird dort meist im Winter gezogen, da sie bei wärmeren Temperaturen rasch schießt und dann zäh wird. Bei uns erfolgt die Aussaat im zeitigen Frühjahr, sobald es nur noch schwächer friert. Um schnelles Wachstum zu erreichen, sollte gut mit Stickstoff gedüngt werden; dies ist durchaus wichtig, da langsam wachsende Rauke bitter schmeckt. Man kann Rauke aber auch im Herbst aussäen und dann so lange ernten, bis die ersten Fröste die Pflanze absterben lassen.
Rauke ist sehr gesund: Sie wirkt tonisierend, blutreinigend und verdauungsfördernd. Früher diente ein Extrakt als Hustenmittel. Man kann die ganze Pflanze verzehren und aus den Samen ein Öl pressen, das zur Senfherstellung genutzt wird. Die häufigst gezogene Art ist die Ölrauke (*Eruca sativa* oder *E. vesicaria* ssp. *sativa*).

⚕ ǁ ✳

Eschscholzia californica

GOLDMOHN, KALIFORNISCHER MOHN, SCHLAFMÜTZCHEN, KALIFORNISCHER KAPPENMOHN

Obwohl Goldmohn so harmlos aussieht, enthält er Substanzen, die wie Opium wirken. Tee und Extrakte aus Goldmohn wirken jedoch schwächer, und ihre Nachwirkungen sind ebenfalls geringer. Ursprünglich stammt das Mohngewächs aus dem Westen der heutigen USA, wo die Ureinwohner es schon lange vor der Kolonisierung durch die Europäer gegen Zahnschmerz verwendeten. Heute wird *E. californica* nicht nur bei diesen Beschwerden, sondern auch als Mittel gegen Neuralgien und Neurospasmen sowie zur Beruhigung hyperaktiver Kinder verwendet. Die Homöopathie

Goldmohn (Eschscholzia californica).

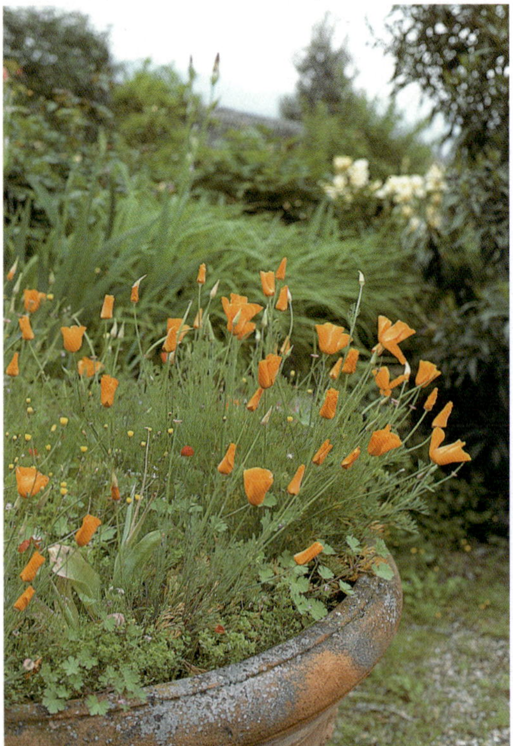

kennt *Eschscholzia* sowohl als Tonikum wie auch als Schlafmittel.
Goldmohn wird in Kultur 1-jährig gezogen, wächst in der Natur jedoch zwei- und mehrjährig. In wintermilden Lagen sät er sich im Herbst selbst aus. Die Aussaat erfolgt ansonsten im zeitigen Frühjahr. Goldmohn wird 20–60 cm hoch und trägt von Juni bis zum Spätherbst orangefarbene Blüten. Allerdings gibt es auch Sorten mit einfachen oder gefüllten Blüten in den Farben Weiß, Cremegelb oder Rosa.

Eucalyptus spp.

EUKALYPTUS

Bekanntermaßen sind diese Bäume die höchsten Pflanzen der Erde, und selbst sie überragt ein Rieseneukalyptus von 152 m Höhe. Eukalyptusbäume stammen aus Australien; dort bilden sie ganze Wälder, die den typischen, intensiven Eukalyptusduft verbreiten, der von den ätherischen Ölen aus den Blättern der Bäume herrührt. Eukalyptusöl ist ein wichtiger Bestandteil von Inhalatoren, Bädern und Einreibungen gegen Erkältungen und blockierte Atemwege, findet sich aber auch in Massageöl, das zur Entspannung der Muskulatur verwendet wird. Früher nutzte man das Harz des Baumes auch in der Farbindustrie. Aber auch aus den abschilfernden Rinden lässt sich ein brauner Textilfarbstoff gewinnen, während man aus den Blättern grün-gelbe und aus den Zweigen rötlich-orangefarbene Farbtöne herstellt.

Eukalyptus (Eucalyptus *spp.*).

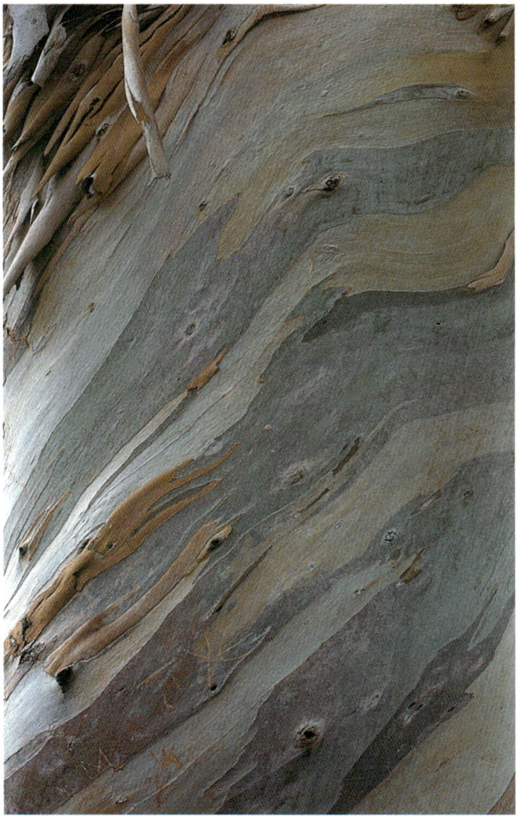

Rotfrüchtige Pfaffenhütchen-Sorte (E. e. *'Fructo-coccinens'*).

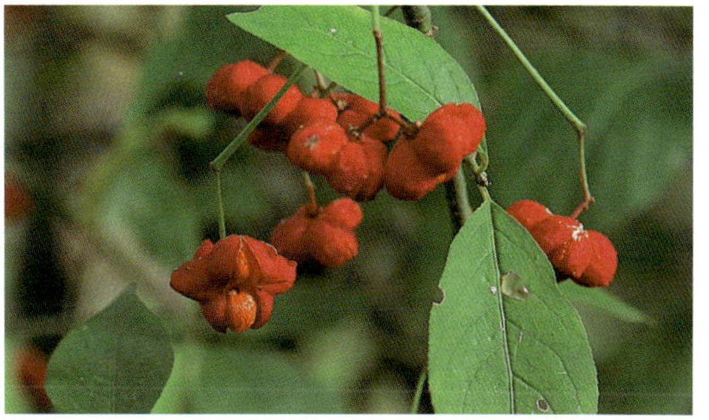

Euonymus europaeus

PFAFFENHÜTCHEN, GEMEINER SPINDELSTRAUCH

Als Kopfläuse noch weit verbreitet waren, tötete man die lästigen Insekten ab, indem man das Haar mit zermahlenen Früchten des Pfaffenhütchens einpuderte bzw. mit Öl aus seinen Samen einölte. Heute gibt es weniger Läuse und einfachere Mittel gegen Läuse. Aber auch andere frühere Verwendungsmöglichkeiten des heimischen Strauchs als Heilpflanze sind in Vergessenheit geraten: Seine Inhaltsstoffe wirken abführend und herzstärkend; da derartige Herzglykoside generell sehr gefährlich sind und nur von Fachkundigen verabreicht werden dürfen, wird von einer Eigenbehandlung dringend abgeraten.
Das Holz des Pfaffenhütchens ist außerordentlich robust und wurde deshalb früher zu Spulen, Klammern und Dübeln verarbeitet. Aus den relativ unauffälligen Blüten im Frühjahr entwickeln sich ab August die typischen Früchte, die an die Kopfbedeckungen katholischer Geistlicher erinnern, daher der Name „Pfaffenhütchen“. Die reifen Früchte springen auf und entlassen leuchtend orangefarbene Samen, die von Vögeln gefressen werden.

*

Wasserdost (Eupatorium cannabinum).

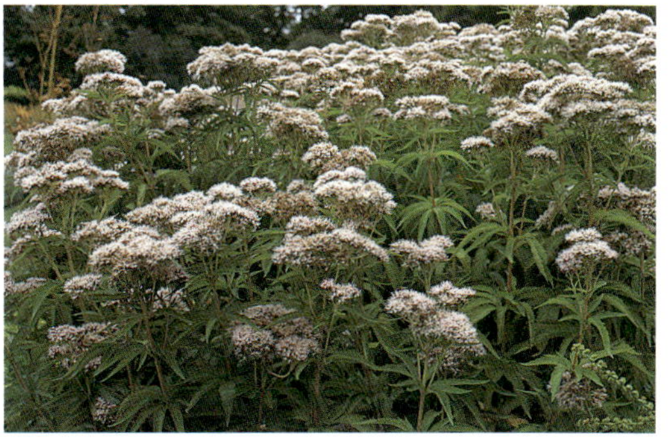

Wasserdost (Eupatorium cannabinum).

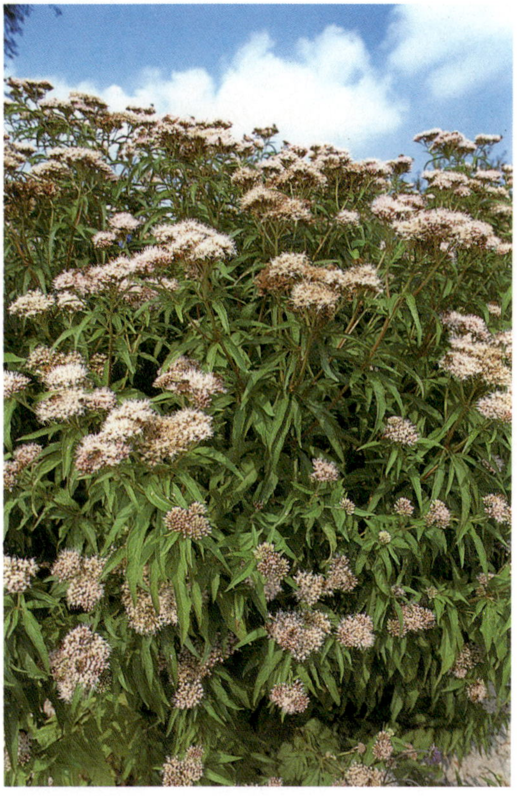

Foto: De Kruidhof, Buitenpost

Eupatorium maculatum *'Atropurpurea'.*

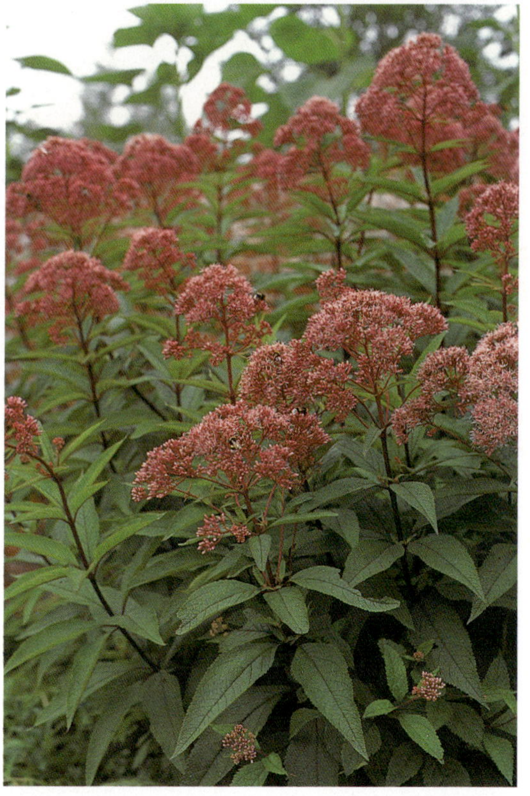

Eupatorium cannabinum

GEMEINER WASSERDOST, KUNIGUNDENKRAUT, WASSERHANF

Ab Juni findet man blühenden Wasserdost am Ufer von Gewässern und an feuchten Waldrändern. Er wird etwa 1,5 m hoch und zählt mit zu den dankbarsten einheimischen Stauden, die aber idealerweise in einer nicht zu trockenen Ecke im Garten stehen sollten. Neben ätherischem Öl enthält die Pflanze Flavonoide, immunstimulierende Polysaccharide sowie die Substanz Eupatoriopicrin, die gegen Krebs wirkt, allerdings auch leberschädliche Pyrrolizidinalkaloide. Früher verabreichte man Wasserdost als entschlackendes und harntreibendes Mittel, vor allem bei Ödemen, sowie als Tonikum; in höherer Dosis wirkt er abführend und löst Brechreiz aus. Auf Grund seiner toxischen Substanzen raten die Gesundheitsbehörden allerdings vom medizinalen Gebrauch dieses Korbblütlers ab.

Eupatorium maculatum 'Atropurpurea'

Eupatorium maculatum wird von manchen Botanikern als Subspezies von *Eupatorium purpureum* angesehen. Beide feuchtigkeitsliebende Arten stammen aus Nordamerika, wobei das Verbreitungsgebiet von *E. purpureum* weiter nach Norden reicht. Die Sorte 'Atropurpurea' bildet größere traubige Blütenköpfe auf bis zu 2 m langen Stängeln in dunklerem Rot; ihre Blätter sind eher rötlich und olivgrün. Zur medizinalen Verwendung siehe *E. purpureum.*

Eupatorium purpureum

PURPURDOST, JOE-PYE-KRAUT

Purpurdost ist das nordamerikanische Pendant zum europäischen Wasserdost. In seiner Heimat wächst *Eupatorium purpureum* auf feuchten oder nassen Standorten, er blüht im Sommer und wird auf nährstoffreichem Boden 2–3 m hoch.

Die Indianer färbten Leder und Stoffe mit Purpurdost rot und nutzten seine Wurzeln medizinal als Diuretikum und bei Harnwegserkrankungen. Purpur- und Wasserdost weisen fast ähnliche Heileigenschaften auf. Abkochungen und Tinkturen, aus der Wurzel bereitet, wirken entwässernd; sie helfen bei Ödemen, Problemen beim Wasserlassen, Gicht, Rheuma und Nierensteinen. Auf Grund des ebenfalls hohen Pyrrolizidinalkaloid-Gehalts wird wie beim Wasserdost der Gebrauch eingeschränkt empfohlen.

Purpurdost (Eupatorium purpureum).

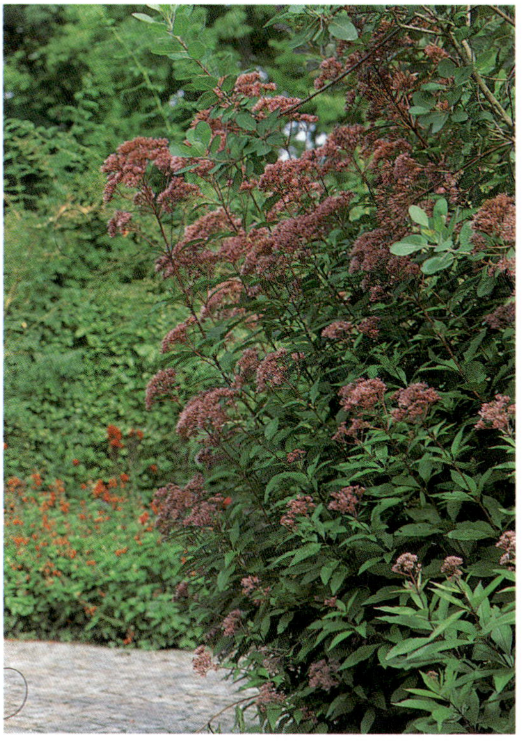

Mandelblättrige Wolfsmilch (Euphorbia amygdaloides).

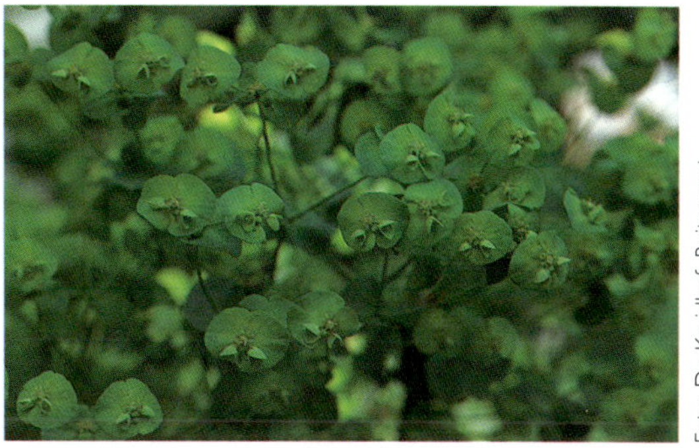

Foto: De Kruidhof, Buitenpost

Mandelblättrige Wolfsmilch (E. amygdaloides), *Blüten.*

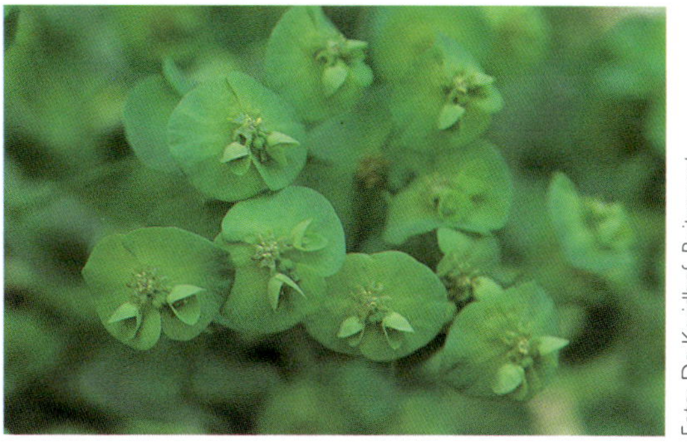

Foto: De Kruidhof, Buitenpost

Euphorbia ssp.

WOLFSMILCH

Die weltweit ca. 1000 Wolfsmilcharten stammen überwiegend aus den heißen Zonen Afrikas und Asiens, doch gibt es auch einige Arten, die als einheimische oder Zierpflanzen in den gemäßigten nördlicheren Breiten wachsen. Aus verletzten Pflanzen blutet ein Milchsaft aus, der giftige Substanzen enthält. Gelangt dieser auf Haut oder Augen, muss die betroffene Stelle sofort mit viel Wasser gespült werden. Insbesondere die Augen sind gefährdet, da es hier sogar zu Erblindungen führen kann.

Alle Teile der Pflanzen - insbesondere Milchsaft und Samen - sind giftig, so dass eine innerliche Anwendung nur unter ärztlicher Aufsicht durchgeführt werden darf. Diese hohe Toxizität ist der Grund, warum Wolfsmilch kaum noch als Heilpflanze genutzt wird. Früher wurde der Milchsaft auf Warzen getupft, damit diese verschwänden; dies ist theoretisch möglich, da der Saft die Haut wegätzt. Innerlich wurde die Pflanze als starkes Abführmittel und Mittel gegen Ödeme verabreicht; die bereits erwähnte Giftigkeit ist ein Grund, warum dies nicht mehr geschieht. Lediglich in der Homöopathie ist *Euphorbia* harmlos, wo sie als Mittel gegen Durchfall, bei Magenkrämpfen mit Erbrechen sowie entzündeten Haut- und Schleimhautbereichen eingesetzt wird.

⚕

Euphorbia amygdaloides

MANDELBLÄTTRIGE WOLFSMILCH

Der Milchsaft von *E. amygdaloides* ist besonders aggressiv und war daher ein ideales Ätzmittel gegen Warzen. Zur medizinalen Verwendung und Giftigkeit siehe *Euphorbia.*

Diese etwas wärmeliebende Wolfsmilch wächst in krautreichen Buchen- und Eichen-Hainbuchenwäldern; ihre Verbreitung erstreckt sich über Süd-, Mittel- und Westeuropa im Süden bis Nordafrika und im Osten bis zur Mittelukraine und zum Nordiran. Die 50–90 cm hohe Staude blüht von April bis Mai und wird auch gerne als Zierpflanze in Gärten gesetzt.

⚕

Euphorbia cyparissias

ZYPRESSENWOLFSMILCH

Stängel und Blätter dieser Wolfsmilch erinnern an Mini-Koniferen. Sie werden maximal 50 cm hoch und tragen von Mai bis Juni endständige Trugdolden mit gelb-grünen Blüten. Die ursprünglich aus Süd- und Mitteleuropa stammende Pflanze wächst auf Kalkmagerrasen, Böschungen, Wegrändern und in Gebüschsäumen.

Zypressenwolfsmilch wurde früher auf Grund ihrer fiebersenkenden Eigenschaften medizinal verwendet; da

Zypressenwolfsmilch (Euphorbia cyparissias).

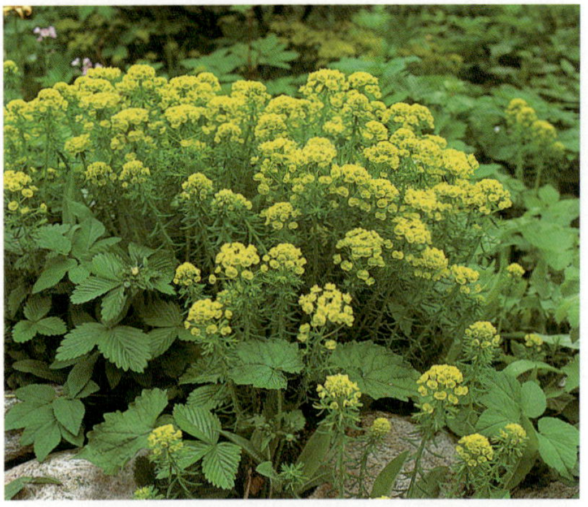

es sich aber hier um eine echte Giftpflanze handelt, wird von einer Eigenbehandlung mit *E. cyparissisas* (außer in homöopathischer Darreichungsform) unbedingt abgeraten. Zur medizinalen Verwendung und Giftigkeit siehe *Euphorbia*.

⚕

Kreuzblättrige Wolfsmilch (E. lathyris).

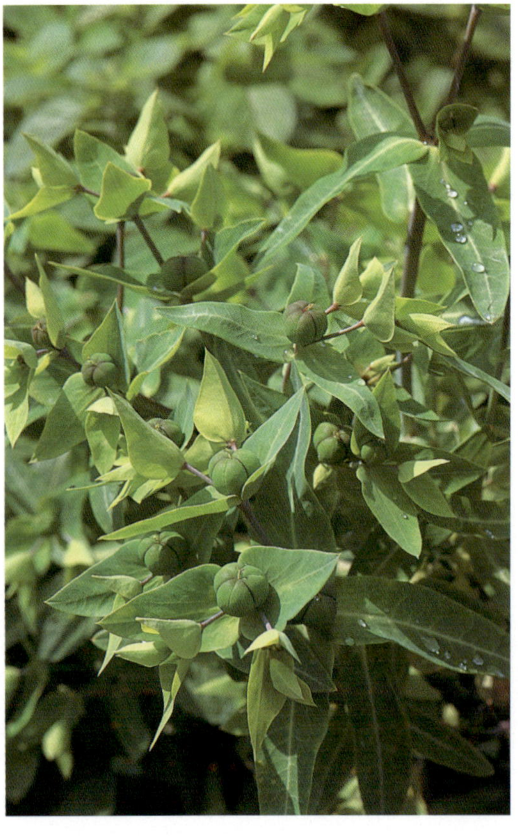

Foto: De Kruidhof, Buitenpost

Euphorbia lathyris

KREUZBLÄTTRIGE WOLFSMILCH

Laut Auskunft der Gärtnereien, die Kreuzblättrige Wolfsmilch verkaufen, soll die Pflanze Maulwürfe und Wühlmäuse fern halten, was aber nicht erwiesen ist. Medizinal wurden früher ihre Samen als Abführmittel genutzt, das mit zu den stärksten zählt, die man kennt. Dennoch handelt es sich um eine Giftpflanze, die man auf gar keinen Fall einnehmen sollte. Zur medizinalen Verwendung und Giftigkeit siehe *Euphorbia*.
Diese 2-jährige Art wird bis 1 m hoch, auf ergiebigem Grund wächst sie noch höher. Die kreuzgegenständigen Blätter sitzen an kräftigen, langen Stängeln. Die grünen Blüten sind relativ klein und erscheinen im 2. Sommer in Trugdolden; die Früchte erinnern an Kapern, sie reißen reif auf und schleudern dann ihre Samen weg. Außerhalb von Gärten keimen diese auch in Schuttunkrautfluren, vor allem an sonnigen Standorten.

⚕ ✳

Sumpfwolfsmilch (Euphorbia palustris).

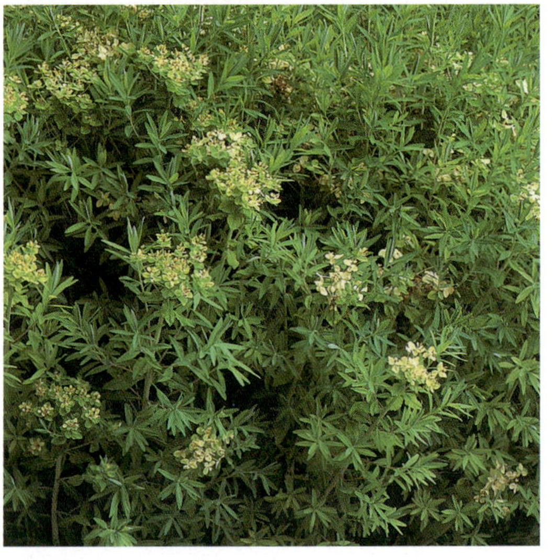

Euphorbia palustris

SUMPFWOLFSMILCH

Wie ihr Name schon verrät, bevorzugt *E. palustris* sehr feuchte Standorte. In fast ganz Europa bis hin zum Kaukasus findet man sie oft in den Uferzonen der großen Ströme. Sumpfwolfsmilch verträgt Überflutungen sehr gut, sogar während der Blüte im Sommer. In freier Natur wird sie 80–150 cm hoch, auf sehr ergiebiger Gartenerde kann sie sogar Mannshöhe erreichen. Man braucht sie nicht unbedingt in staunassen Boden zu setzen, er sollte allerdings schon humös und feucht sein. Zur medizinalen Verwendung und Giftigkeit siehe *Euphorbia*.

⚕

Kräutergarten im Niederländischen Freilichtmuseum von Arnheim.

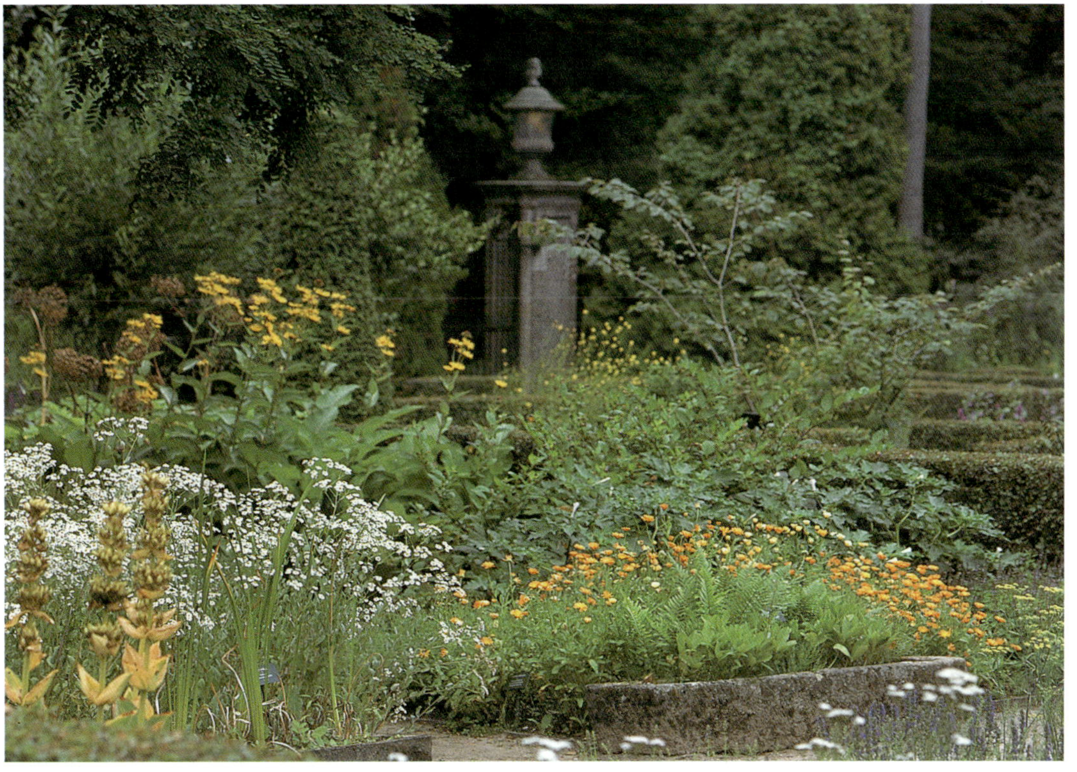

Steifer Augentrost (Euphrasia stricta).

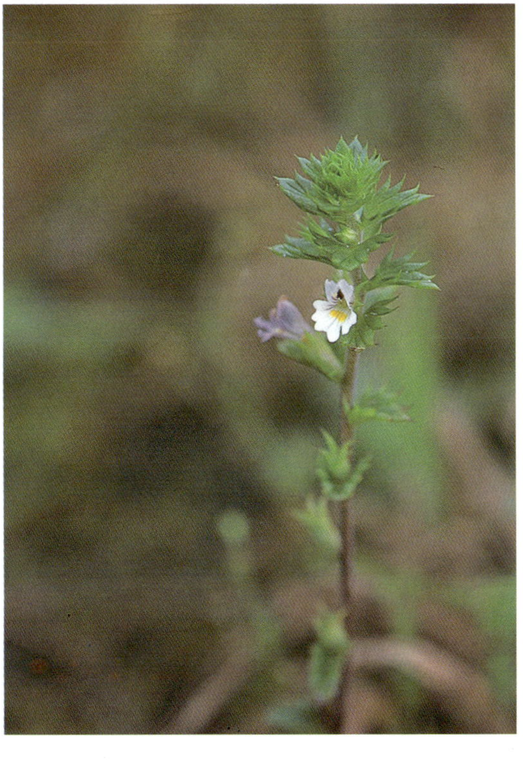

Euphrasia stricta

STEIFER AUGENTROST, KAMMAUGENTROST, NIEDRIGER AUGENTROST, TATARISCHER AUGENTROST

Die Verwendung von Augentrost zur Behandlung von Augenleiden stützt sich auf die Signaturenlehre aus dem 16. Jahrhundert; Inhalt dieser Theorie ist, dass die äußere Gestalt einer Heilpflanze auf ihre medizinale Verwendung hinweist. Wie heutige Forschungen beweisen, besitzen die Vertreter der Gattung *Euphrasia* tatsächlich gute Heileigenschaften. So dient eine Teemischung aus Augentrost und Kamille zur Desinfizierung und als warme Kompresse für tränende, entzündete und ermüdete Augen. Brennende Beschwerden klingen danach ab. Augentrosttee kann auch getrunken werden und hilft dann besonders bei Erkältungen; bei verstopfter oder trockener Nase sollte man allerdings aufpassen, da Augentrost den Schleimfluss verhindert und so die Beschwerden noch verschlimmert. In der Homöopathie wird *Euphrasia* gegen eine Vielzahl von Augenleiden eingesetzt.

Steifer Augentrost ist ein europäischer Rachenblütler, der Mager- und Halbtrockenrasen auf Lehm- und Sandböden bevorzugt. Die Sippenbildung dieser 1-jährigen Art ist noch nicht abgeschlossen; sie 10–20 cm hoch und blüht von Spätsommer bis Herbst.

⚕

F

Buchweizen (Fagopyrum esculentum).

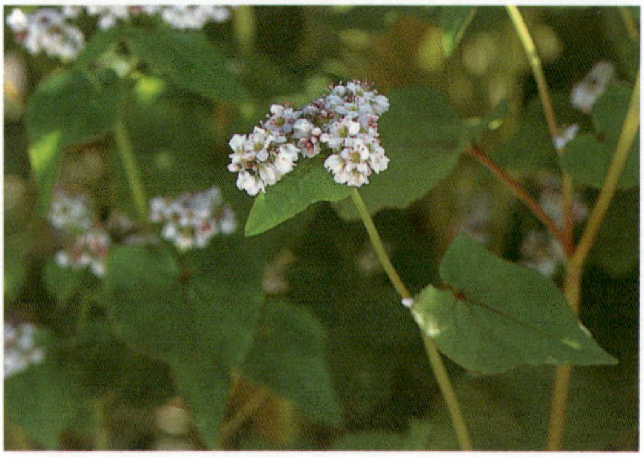

Foto: De Kruidhof, Buitenpost

Fagopyrum esculentum

BUCHWEIZEN, HEIDEKORN

Bienenhonig aus Buchweizennektar ist besonders aromatisch und geschmacksintensiv; aber auch Gerichte aus Buchweizenmehl (d.h. aus gerösteten Buchweizensamen) wie etwa Pfannkuchen, Kekse oder Grütze werden von Vegetariern sehr geschätzt.

Doch nicht nur als Nahrungsmittel, sondern auch als Heilpflanze ist Buchweizen zu gebrauchen. Seine Wirkstoffe, insbesondere die aus Blättern und Blüten, fördern die Durchblutung und kräftigen die kleinen Blutgefäße (Kapillaren); in Tee- oder Tablettenform wird Buchweizen daher bei Krampfadern verabreicht. Bei einigen Menschen kann als Nebenwirkung ein so genannter Buchweizenausschlag (Fagopyrismus) auftreten. Verantwortlich sind die in der Pflanze enthaltenen Fagopyrine, wobei nach dem Genuss von Buchweizen (als Speise oder Arznei) und anschließendem Sonnenbad sonnenbrandartige Hauterscheinungen entstehen können.

Buchweizen, eine aus Asien stammende, nicht winterharte 1-jährige Art, gehört zu den Knöterichgewächsen (Polygonaceae). Die Aussaat sollte daher erst erfolgen, wenn keine Nachtfrostgefahr mehr besteht. Die Pflanze wird rasch einen halben Meter groß, sie blüht ab Juli und die Samen sind dann im Oktober reif.

Ficus carica

ECHTER FEIGENBAUM

Feigenbaum (Ficus carica).

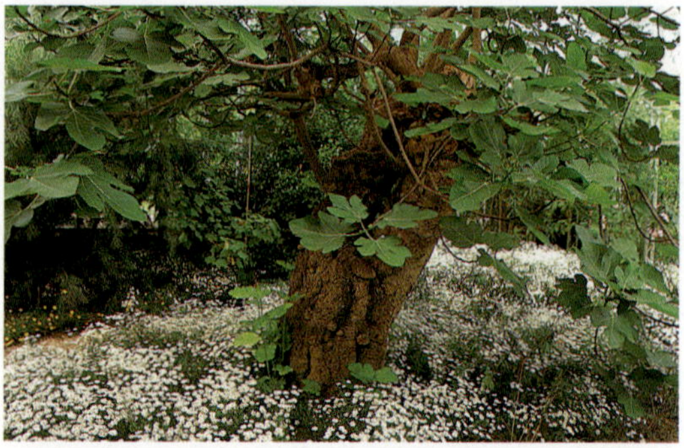

Feigenbaum (Ficus carica), *junge Frucht.*

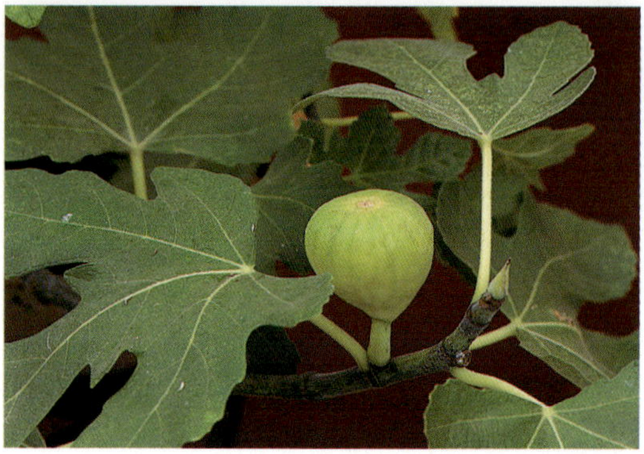

Feigen wirken schwach abführend, lindernd auf Rachen, Speiseröhre und Magen und werden oft in Hustensaft verarbeitet. Sicherlich kann man hier nicht von einer bitteren Medizin sprechen, da die botanisch als Scheinfrüchte bezeichneten Feigen frisch wie getrocknet sehr süß schmecken. Echte Feigenbäume wachsen im Mittelmeerraum. Einige spezielle Sorten eignen sich aber auch für kühlere nördliche Klimazonen, bedürfen jedoch besonderer Schutzmaßnahmen; idealerweise zieht man sie an einer sonnigen, windgeschützten Mauer oder direkt im Treibhaus. Manche Sorten fruchten ohne Bestäubung; in ihrer natürlichen Heimat erfolgt die Bestäubung auf sehr komplizierte Weise durch kleine Erzwespen, den sog. Feigenwespen. Was der Volksmund übrigens unter „Feige“ versteht, ist botanisch gesehen der Blütenkelch, der die Blütenorgane umschließt.

Filipendula rubra

ROTES MÄDESÜSS

Die Indianer Nordamerikas setzen die Wurzel dieser Mädesüß-Art bei Herzkrankheiten ein. Sie enthalten allerdings giftige Blausäure-Verbindungen.

In ihrer Heimat wächst *F. rubra* auf Auen und Feuchtwiesen. Bei uns wird die Staude ausschließlich als Zierpflanze angebaut; auf gut feuchtem, nährstoffreichem Boden wird sie bis 2 m hoch.

Rotes Mädesüß (Filipendula rubra).

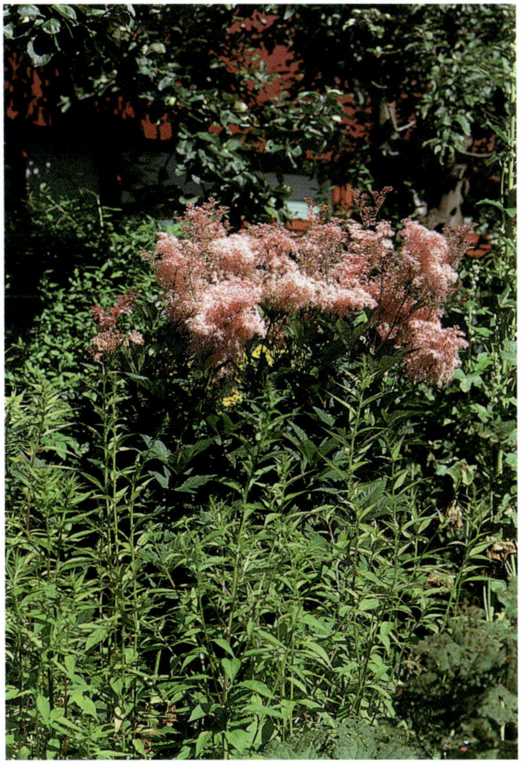

Mädesüß (Filipendula ulmaria).

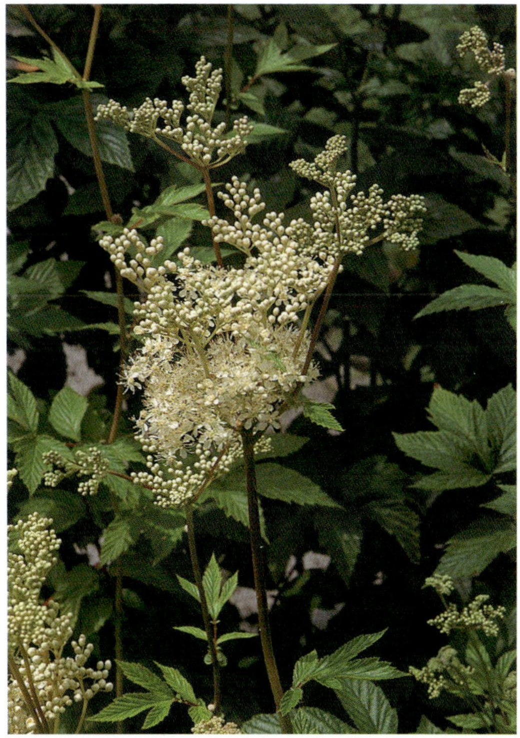

Foto: De Kruidhof, Buitenpost

Mädesüß (Filipendula ulmaria).

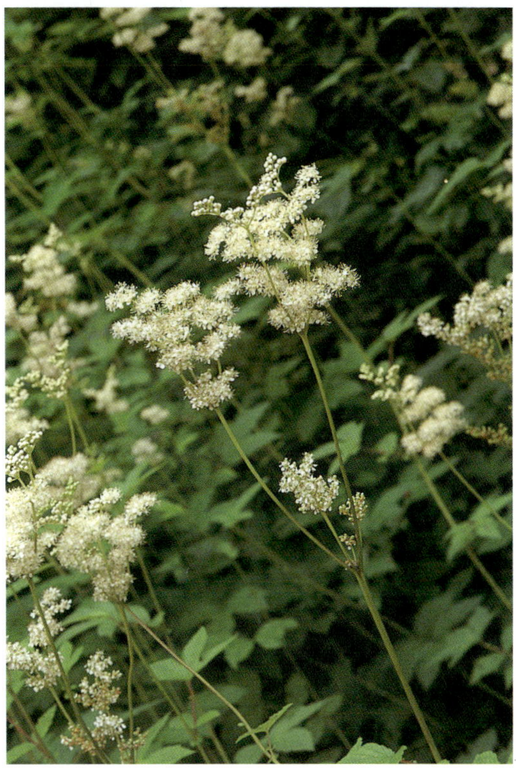

Filipendula ulmaria

ECHTES MÄDESÜSS

Die Bezeichnung „Aspirin“ leitet sich von dem früheren botanischen Namen des Mädesüß ab, das früher *Spiarea ulmaria* hieß. Ende des 19. Jh.s isolierte man zum ersten Mal Salicylsäure aus dieser Staude. In der Volksmedizin wurde das Kraut schon seit langem verwendet, insbesondere zur Linderung rheumatischer Beschwerden. Man band die Blüten zusammen, hing sie zum Trocknen auf und bereitete daraus dann Tee, der u. a. fiebersenkend und harntreibend wirkte. Hierdurch wurde der Körper entschlackt und der Rheumaschmerz ging zurück. In der Homöopathie und Kräutermedizin wird Mädesüß nach wie vor gegen Rheuma und Hexenschuss verwendet, oft noch unter der alten Bezeichnung *Spiraea ulmaria*.
Diese heimische Wiesenstaude wird 1–2 m hoch und bevorzugt feuchte oder ufernahe Standorte. Die cremeweißen Blüten verströmen einen süßlichen, zarten Mandelduft. In früheren Jahrhunderten war Mädesüß ein beliebtes „Streukraut“, das wie eine Art natürliches Raumspray Wohlgeruch in den Zimmern und Sälen verbreitete. Heute nutzt man die Blüten in der Parfümindustrie. Aus der ganzen Pflanze wird ein gelber Farbstoff für Wolle und andere Textlien gewonnen, aus den Wurzel gewinnt man einen schwarzen Farbstoff.

Foeniculum vulgare

FENCHEL

In der Vergangenheit kauten die armen Leute Fenchelsamen gegen beißende Hungergefühle. Heute nutzt man die Samen noch zum Backen und Einkochen, beispielsweise von Gewürzgurken. Das zarte Blattgrün und die Samen schmecken und riechen schwach nach Anis. Zerstoßene Samen oder Fenchelöl dienen zum Abschmecken von Saucen, während fein gehackte Blätter jeden grünen Salat abrunden oder zum Garnieren von Fischgerichten dienen. Vor allem fetter Fisch wird durch gleichzeitigen Verzehr von Fenchel bekömmlicher.

In der Volksmedizin galten Fenchelsamen als ideales schleimlösendes Mittel und wurden folglich bei Bronchitis und Husten verabreicht, aber auch bei Magen-Darm-Krämpfen, Verstopfungen und Blähungen, insbesondere bei Kleinkindern. In der Homöopathie wird *Foeniculum* verwendet, um Augen zu behandeln und den Milchfluss bei stillenden Frauen zu erhöhen. Fenchelsamen sind allerdings potenziell giftig und sollten daher nicht im Übermaß verzehrt werden.

Auch der Fenchel stammt aus dem Mittelmeerraum. In südlicheren Breiten wächst der sog. Süße Fenchel (*Foeniculum vulgare* var. *dulce*), während *F. v.* var. *vulgare* - z. B. die hohe Sorte 'Giant Bronze' mit bronzefarbenem Stängel - bitterer schmeckt und daher eher für medizinale Zwecke Verwendung findet. Der Zwiebel-, Knollen- oder Gemüsefenchel (*Foeniculum vulgare* var. *azoricum*) wird oft als Gemüse gezogen. Bei dieser Form ist die „Knolle" kein unterirdisches Speicherorgan (wie bei Tulpen und Küchenzwiebeln), vielmehr bilden fleischige, breite in 2 Zeilen angeordnete Unterblätter (Blattscheiden) die eigentlichen Speicherblätter. Diese „Knollen" werden dann gekocht als Gemüse verzehrt. Gemüsefenchel wird 1-jährig aus Samen gezogen; bei Aussaat im April kann im Sommer geerntet werden, während Knollen, die man im Herbst ernten will, im Juli und August ausgesät werden. Die Sorte verträgt kaum Frost. In atlantischen Klimazonen kann Fenchel auch als zwei- oder mehrjährige Pflanze gezogen werden, die sich dann selbst aussät. Alle *Foeniculum*-Arten brauchen leichte, ergiebige Böden. Dill- und Fenchelpflanzen werden häufig miteinander verwechselt.

Fenchel (Foeniculum vulgare).

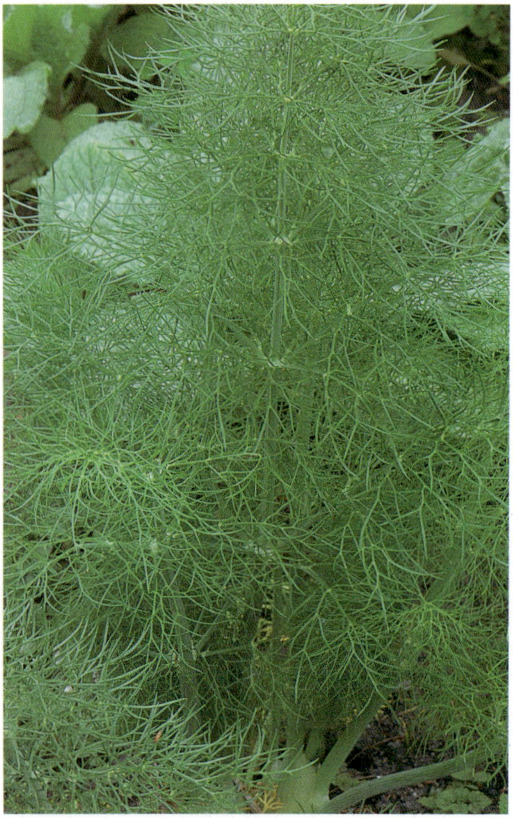

Fenchel-Sorte (F. vulgare *var.* vulgare *'Giant Bronze'*).

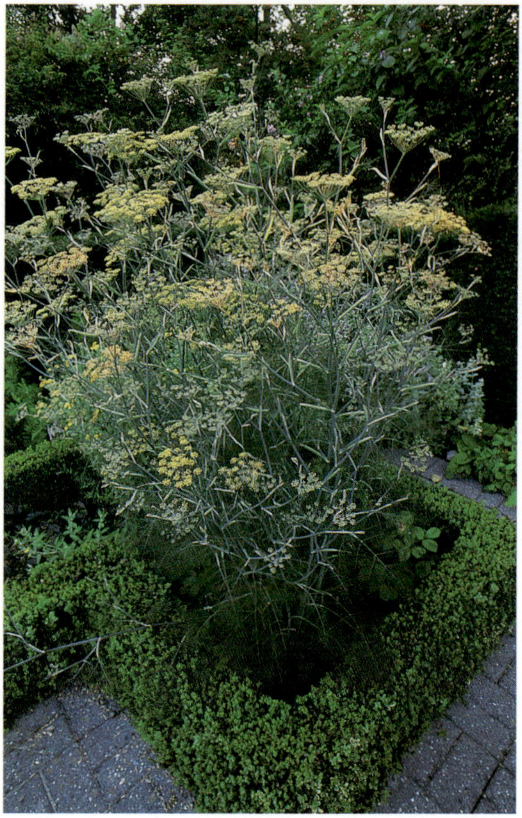

Fragaria vesca

WALDERDBEERE

Reife Walderdbeeren sind so süß, dass man sie getrost ohne Zucker verzehren kann. Sie haben ein feines Erdbeeraroma, das bei vielen Zuchtsorten verloren gegangen ist. Einziger Nachteil ist ihre Größe, denn Walderdbee-

Gemüsefenchel (Foeniculum vulgare *var.* azoricum).

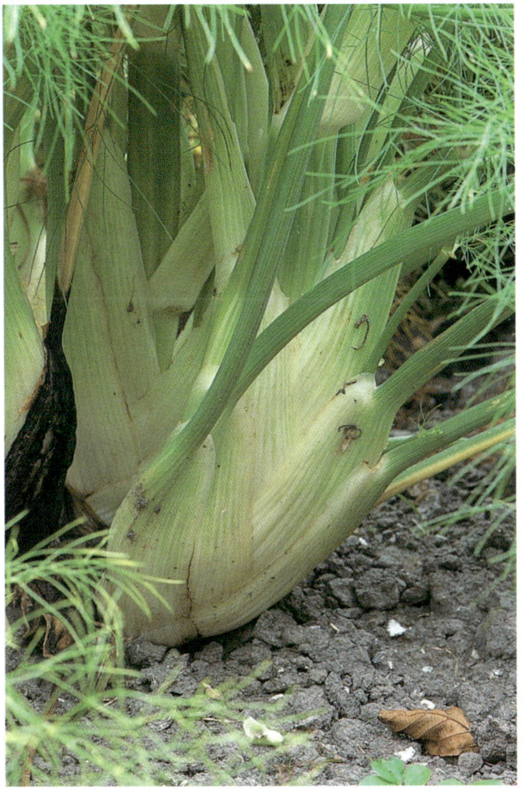

ren sind so klein, dass man schon lange suchen und pflücken muss, bis eine Hand voll zusammen kommt. *Fragaria vesca* wächst problemlos in jedem Garten mit feuchtem Boden und Halbschatten. Das sich die Staude über Ausläufer vermehrt, kann sie leicht zum wuchernden Unkraut werden; daher ist es ratsam, sie in einem hohen Topf zu ziehen, so dass die Ausläufer nicht bis zum Boden gelangen können.

Während die meisten Menschen die süßen Früchtchen schlemmen können, gibt es andere, die dagegen allergisch sind und von Erdbeeren Ausschlag bekommen. Tatsächlich finden wir in der Pflanze eine merkwürdige Kombination von Inhaltsstoffen, wodurch die Walderdbeere auf verschiedenste Art und Weise medizinal eingesetzt werden kann: Tee aus Blättern wird gegen Durchfall und Magen-Darm-Beschwerden verabreicht, die Substanzen in den Früchten regen die Nierenfunktion an und verhindern Blutarmut, während ein Wurzelabsud harntreibend wirkt und daher gegen Rheuma und Gicht hilft. Abkochungen können auch zur Hautreinigung genommen werden, und in Scheiben geschnittene Früchte kühlen Verbrennungen im Gesicht, z. B. nach einem Sonnenbrand.

Walderdbeere (Fragaria vesca).

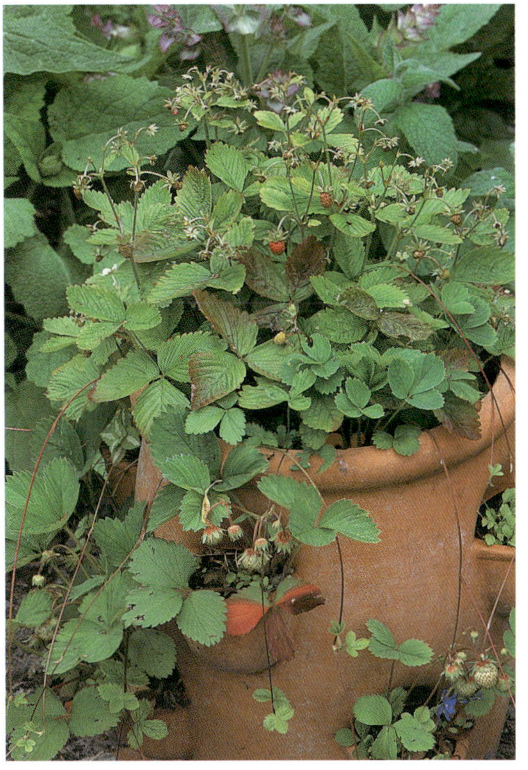

Walderdbeere (Fragaria vesca), *Blüte und Früchte.*

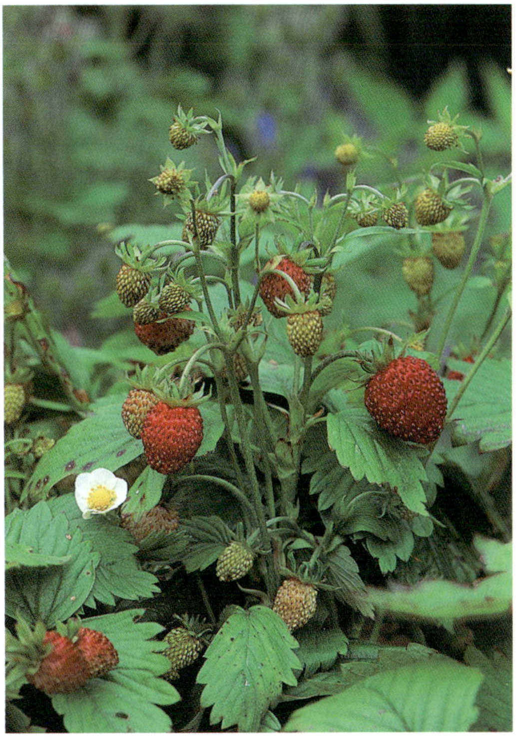

Gewöhnliche Esche (Fraxinus excelsior).

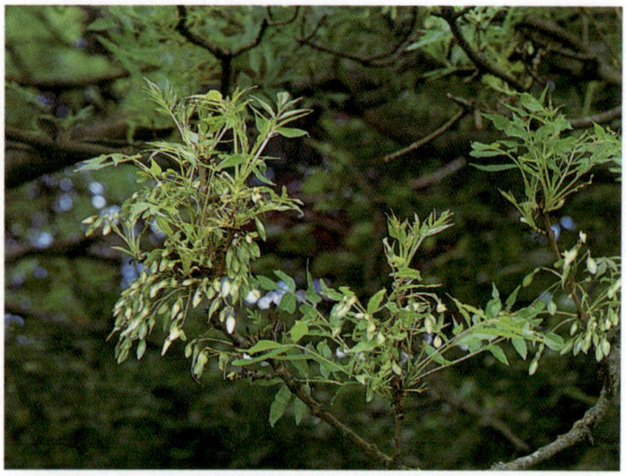

Fraxinus excelsior

GEWÖHNLICHE ESCHE

Eschen fallen im Winter stets durch ihre schwarzen, kahlen Knospen auf. Im Frühjahr brechen diese noch vor den gefiederten Blättern auf, die erst später gebildet werden. Den eher unscheinbaren Blüten folgen geflügelte, 1-samige Früchte. Dieser sommergrüne Baum wächst zwar zunächst sehr langsam, kann aber eine Höhe von 40 m und ein Alter von bis zu 200 Jahren erreichen. Eschen bevorzugen lockere, sickerfeuchte Böden.
Im Mai werden die jungen Blätter geerntet, die Mittelrippen entfernt und der Rest getrocknet. Hieraus lässt sich ein Tee bereiten, der harntreibend wirkt, die Nierenfunktion anregt, den Körper entschlackt und folglich gut gegen rheumatische Beschwerden ist. Die Borke wurde früher auch gegen Malaria verabreicht. Eschenholz ist sehr gefragt, da es ein Hartholz ist, aus dem sich hervorragend Wanderstöcke, Werkzeuggriffe, Hammerstiele und Beilschäfte herstellen lassen.

⚕ *

Fucus vesiculosus

BLASENTANG

Die sehr elastischen „Blätter" des Blasentangs sind äußerst widerstandsfähig. Obwohl sie sich von jeder Strömung sanft hin und her driften lassen, werden sie selbst von heftigen Orkanen nur selten auseinander gerissen. Blasentang ist über ein wurzelähnliches Organ (Cauloid) fest mit dem Felsgestein verankert, das den Meeresboden vor den Küsten des Atlantiks bedeckt. Bei Ebbe fällt auch Blasentang oft völlig trocken, was ihm aber nicht viel ausmacht, da ihn sein derbes Gewebe vor dem Austrocknen schützt. Den olivgrünen *Fucus vesiculosus* erkennt man leicht an den dicken, auffälligen Blasen.
Wie die meisten Vertreter der Gattung *Fucus* enthält auch dieser Tang hohe Jodkonzentrationen, die wiederum die Funktion der Schilddrüse anregen. Die Pflanze eignet sich daher zur Vorbeugung von Kropf, während sich durch die Anregung der Schilddrüse zudem auch noch Fettsucht behandeln lässt.

Blasentang (Fucus vesiculosus).

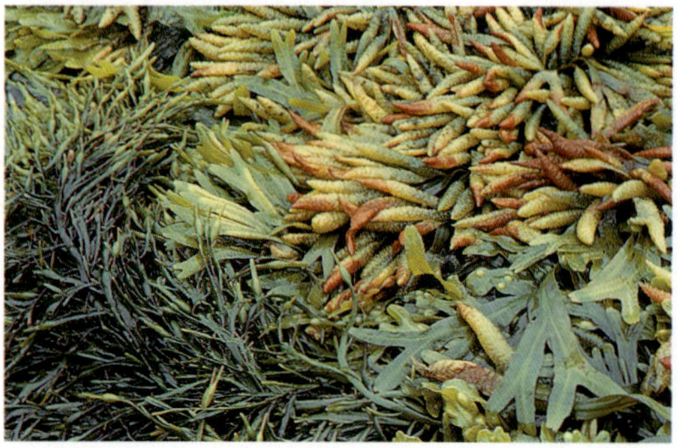

⚕

Fumaria officinalis

GEWÖHNLICHER ERDRAUCH

Erdrauch ist eine eher unauffällige Pflanze auf sandigen Böden und Äckern, die seit Jahrtausenden medizinal verwendet wird. Sie reinigt das Blut, regt die Arbeit von Gallenblase und Leber an und wirkt stark entwässernd, wodurch der Körper gut entschlackt wird. Bei Überdosierung kann es zu Vergiftungserscheinungen kommen, so dass man *Fumaria* nur unter fachkundiger Aufsicht verabreichen sollte. *Fumaria officinalis* blüht von Mai bis in den Herbst hinein in ganz Europa sowie den angrenzenden Teilen Asiens und Afrikas. Die kleinwüchsige, zarte 1-jährige Art ist ein häufiges Ackerunkraut und sprießt im Garten oft an den ungewöhnlichsten Stellen hervor, etwa aus Mauerritzen oder Pflasterspalten.

⚕

Gewöhnlicher Erdrauch (Fumaria officinalis).

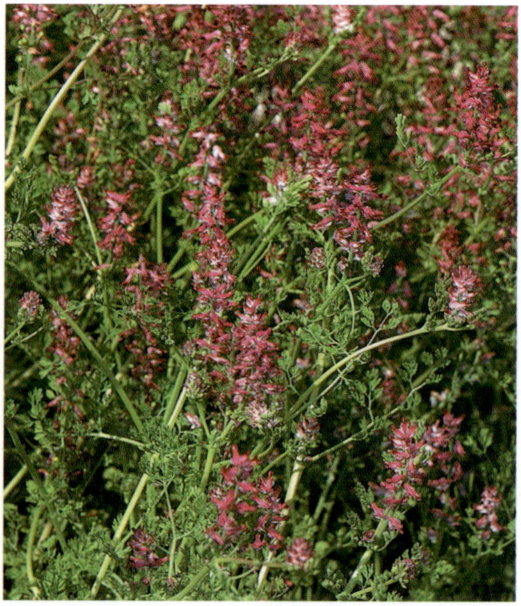

G

Echte Geißraute (Galega officinalis), *Blüte.*

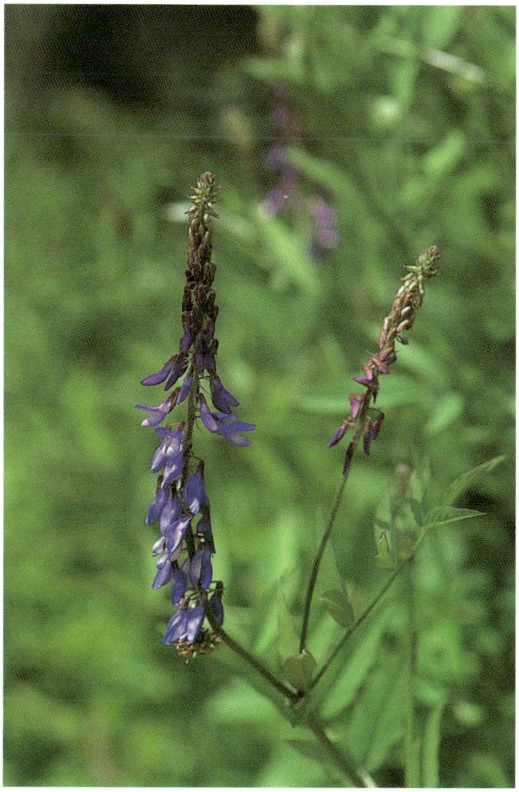

Foto: De Kruidhof, Buitenpost

Echte Geißraute (Galega officinalis).

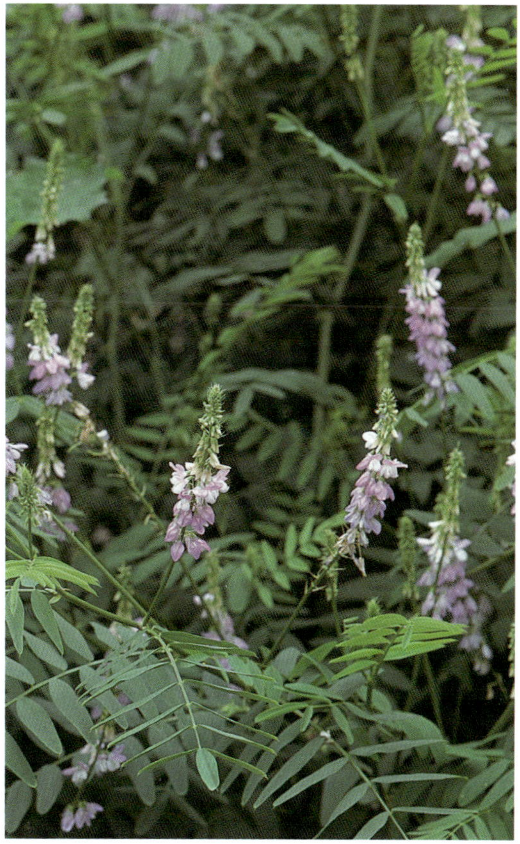

Galega officinalis

ECHTE GEISSRAUTE, SUCHTKRAUT

Wenn Milchkühe Geißrauten fressen, geben sie unter Umständen mehr oder gar keine Milch mehr – je nachdem, wie alt die Pflanzen waren. Vor der Blüte regt *Galega* den Milchfluss an, nach der Blüte enthält sie das in den Wurzeln gebildete neurotoxische Alkaloid Galegin, das für das Vieh u. U. sogar tödlich ist.

Der wissenschaftliche Name leitet sich aus den griechischen Wörtern für „Milch“ (*gala*) und „treiben“ (*agein*) ab. Er bezieht sich auf die milchflussfördernde Wirkung des Krauts, das schon seit alters zu diesem Zweck medizinal verwendet wird. Darüber hinaus senkt es den Blutzucker, fördert die Verdauung und wirkt harntreibend. Auf Grund ihrer gefährlichen Inhaltsstoffe wird *Galega officinalis* heute eher selten und nur unter ärztlicher Aufsicht verwendet.

Als Zierpflanze wird Geißraute trotz ihres unregelmäßigen Wuchses gerne in informellen Gärten gepflanzt. Sie stammt ursprünglich aus dem Süden Europas und Kleinasiens. Die buschige, winterharte Staude wird bis zu 1 m hoch, bevorzugt einen sonnigen Standort und trägt Schmetterlingsblüten in sehr unterschiedlichen Farben, von Purpur bis Weiß; meist sind die Blüten jedoch rosa.

⚕ ✳

Galeopsis segetum syn. *G. dubia, G. ochroleuca*

GELBER HOHLZAHN

Hohlzahn- oder Hanfnesselarten (Gattung *Galeopsis*) enthalten Wirkstoffe, welche die Heilung chronischer Lungenleiden wie z. B. Emphyseme oder Staublunge fördern, schmerzhaften Husten bekämpfen und hartnäckigen Schleim lösen. Hohlzahn wirkt allerdings nur recht schwach, weshalb er über einen längeren Zeitraum eingenommen werden muss, beispielsweise in Form einer homöopathisch aufbereiteten *Galeopsis*-Tinktur – die obendrein noch Lungenschäden vorbeugt.

Gelber Hohlzahn wächst im Westen Europas auf Steinschutt- und kalkarmen, mäßig sauren Böden. Die 1-jährige Art wird etwa 40 cm hoch und bringt von Juni bis September kleine fahlgelbe Blüten hervor.

⚕

Gelber Hohlzahn (Galeopsis segetum).

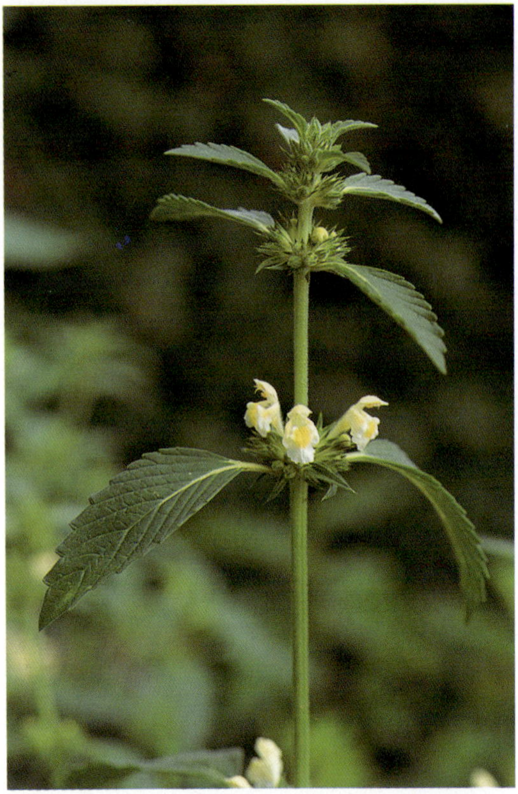

Bunter Hohlzahn (Galeopsis speciosa).

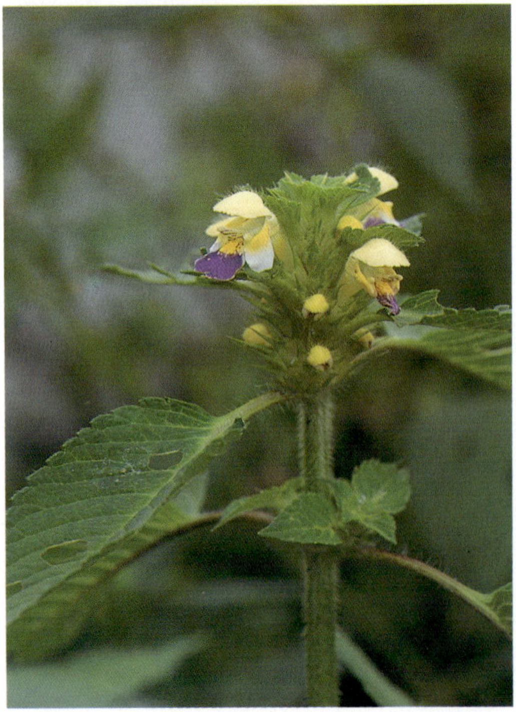

Galeopsis speciosa

BUNTER HOHLZAHN

Dieser großblütige Hohlzahn besitzt gelbe Blüten mit lila „Zunge" und wächst relativ steif bis zu 1 m hoch. Die 1-jährige Art ist ein Stickstoffzeiger, den man an Wegrändern, Feldrändern, in Uferbereichen und Moorverlandungszonen antrifft. Bunter Hohlzahn besitzt die gleichen medizinalen Eigenschaften wie andere Vertreter der Gattung *Galeopsis*.

Galeopsis tetrahit syn. *Galeopsis × tetrahit*

GEWÖHNLICHER HOHLZAHN

Gewöhnlicher Hohlzahn wird von manchen Botanikern als natürliches Kreuzungsprodukt (Hybride) des Bunten Hohlzahns (*G. speciosa*) und des Weichen Hohlzahns (*G. pubescens*) angesehen – eine Meinung, die nicht von allen Systematikern geteilt wird. Außer im äußersten Süden Europas trifft man die 1-jährige Art überall auf unserm Kontinent als Wildunkraut an, in der Regel auf Waldschlägen, Viehlagern, Steinschutt und Äckern. Auch dieser Hohlzahn besitzt die gleichen medizinalen Qualitäten wie andere Vertreter der Gattung.

⚕

Gewöhnlicher Hohlzahn (Galeopsis tetrahit).

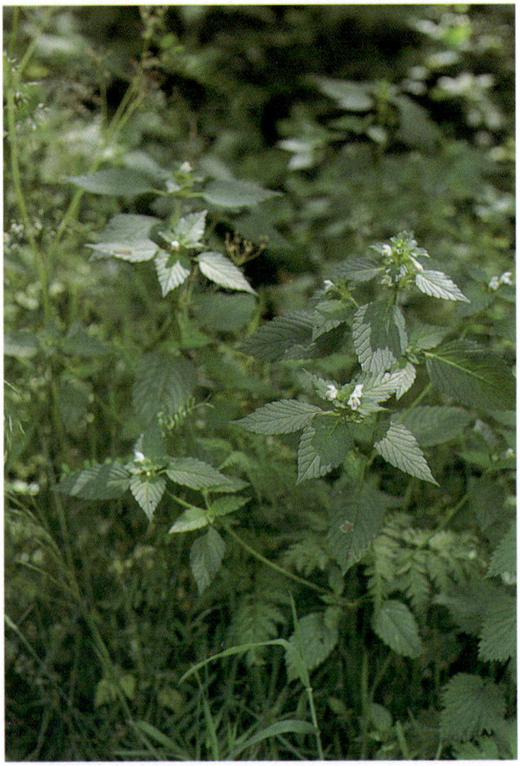

Gewöhnlicher Hohlzahn (Galeopsis tetrahit), *Blüte.*

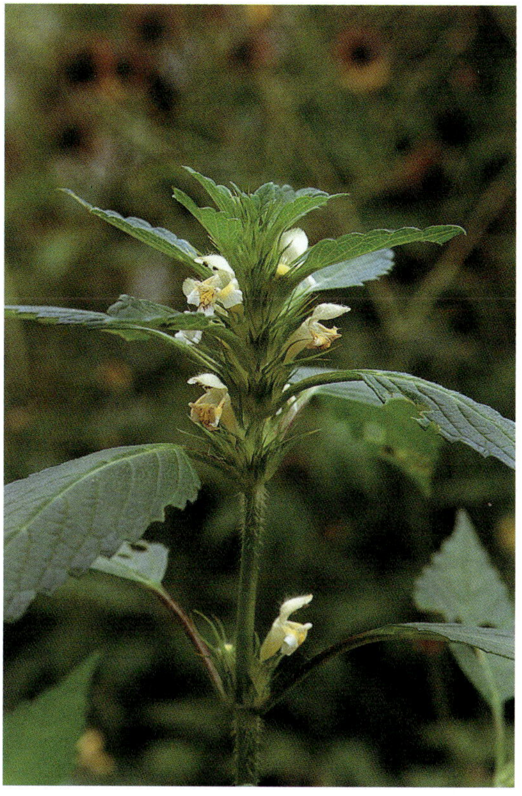

Foto: De Kruidhof, Buitenpost

Klebkraut (Galium aparine).

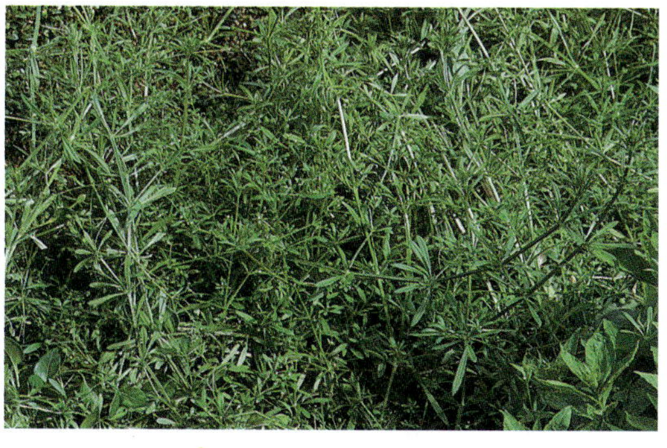

Galium aparine

KLEBKRAUT, KLETTEN-LABKRAUT

Wer die Stängel dieser 1-jährigen Art berührt, wird merken, dass sie festhaften – winzige Widerhäkchen haften wie ein natürlicher Klettverschluss an der Kleidung fest (daher Klebkraut). Auf diese Weise rankt sich Klebkraut bis zu 1 m hoch an anderen Pflanzen empor. Klebkraut ist ein Bewohner der Waldränder und Hecken und wächst überall in Europa.
In prähistorischen Siedlungen wurden die Früchte des Klebkrauts gefunden, aus dessen Stängeln wahrscheinlich Siebe zum Filtern von Milch geflochten wurden. Wie das Echte Labkraut (*G. verum*) wurde Kletten-Labkraut bei der Käseherstellung genutzt, da es wie das Labferment Milch gerinnen lässt (der Name Labkraut leitet sich daher ab). Aus gerösteten Samen kann man einen Kaffee-Ersatz mahlen.
Medizinal wirkt es adstringierend und hilft insbesondere bei geschwollenen Drüsen (vor allem Rachenmandeln) sowie gegen Nieren- und Blasensteine. Darüber hinaus soll es auch gutartige Tumore und Zysten zum Abklingen bringen.

Nordisches Labkraut (Galium boreale).

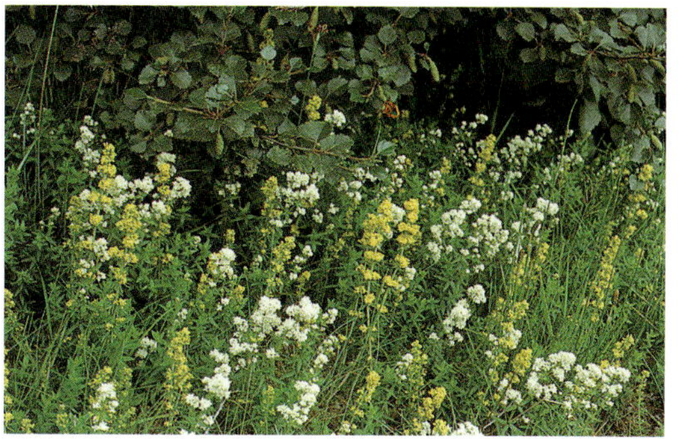

Galium boreale

NORDISCHES LABKRAUT

Nordisches Labkraut wächst in unseren Breiten an wechselfeuchten Standorten wie Auen, Moor- und Uferwiesen, seltener in Gebüschen und Kiefern-Eichen-Wäldern. An den steif-aufrechten, etwa 50 cm hohen Stängeln dieser Staude sitzen je vier Blätter in Quirlen, die weißen Blüten stehen am Stängelende in Knäueln. Aus den Wurzeln wird ein Farbstoff gewonnen, der ein hübsches Rot ergibt.

Wiesen-Labkraut (Galium mollugo).

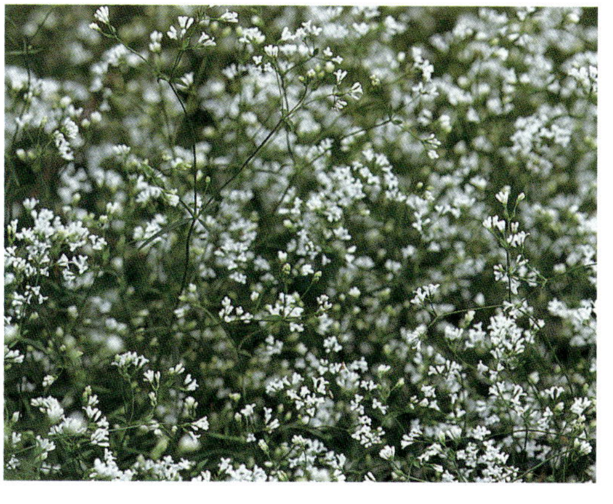

Galium mollugo

WIESEN-LABKRAUT

Das Wiesen-Labkraut findet man in ganz Europa an den unterschiedlichsten Stellen, es benötigt jedoch stets mildes Klima und fruchtbaren Boden. An feuchten, offenen Stellen bilden seine drahtigen Stängel dichte Kissen, die im Sommer mit unzähligen Blüten bedeckt sind. Als Heilpflanze ist *G. mollugo* praktisch auf dieselbe Art und Weise zu verwenden wie Klebkraut (siehe *G. aparine*).

⚕ 🖌 ‖ ✳

Waldmeister (Galium odoratum).

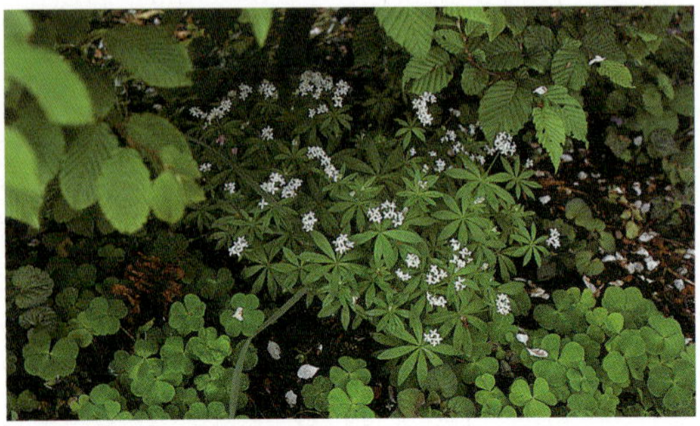

Galium odoratum syn. *Asperula odorata*

WALDMEISTER

Wer Waldmeister zwischen den Fingern zerreibt, wird einen zarten Duft nach frischem Heu bemerken. Dieser wird durch Cumarine verursacht, die aus den verletzten Zellen freigesetzt werden. Waldmeister-Aroma wird in vielen Lebensmitteln verwendet (Götterspeise), ist aber auch essenzieller Bestandteil alkoholischer Spezialitäten wie Mai-Bowle und Berliner Weiße. Durch zu starken Cumarin-Genuss kann es aber zu Kopfschmerzen und Benommenheit kommen, und bei Laborratten, die zu viel Cumarin aufgenommen hatten, wurden Leberschäden festgestellt. Aus diesem Grund gibt es heute immer weniger Getränke, die Cumarin enthalten.

Aus getrockneten Blättern wird ein Beruhigungstee bereitet, der harntreibend wirkt und bei Reizbarkeit, Abgeschlagenheit und Schlaflosigkeit hilft. Medizinal wird *G. odoratum* gegen Magenkrämpfe, Thrombosen und Krampfadern verabreicht.

Jahrhundertelang war getrockneter Waldmeister ein beliebtes Duftkraut. Er wurde in Kissen und Matratzen gestopft, damit die Menschen besser schlafen und durch den angenehmen Heuduft erfrischt würden. In Duftkissen gefüllt, wurde er zwischen die Wäsche gelegt, um u. a. Motten zu vertreiben. Aus den Wurzeln wird ein roter Textilfarbstoff gewonnen. Die niedrigwüchsige Staude, die von April bis Juni blüht, ist europaweit in Buchenwäldern auf basischem Gestein anzutreffen.

⚕ 🖌 ⚗ ‖ ✳

Waldmeister (Galium odoratum).

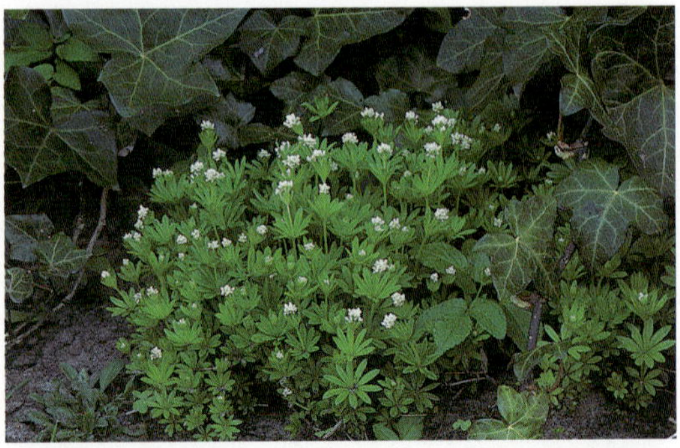

Echtes Labkraut (Galium verum).

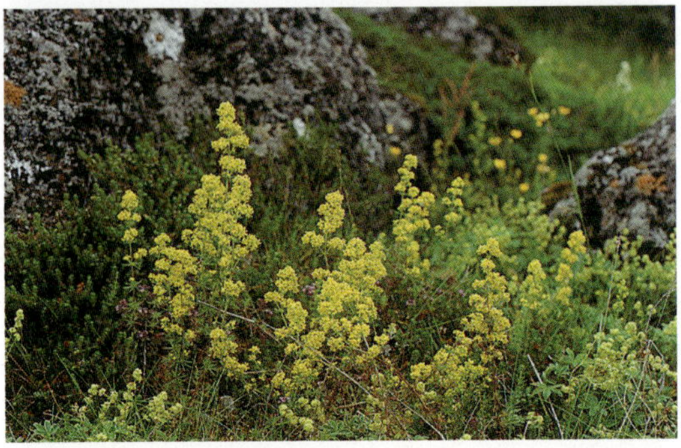

Echtes Labkraut (Galium verum).

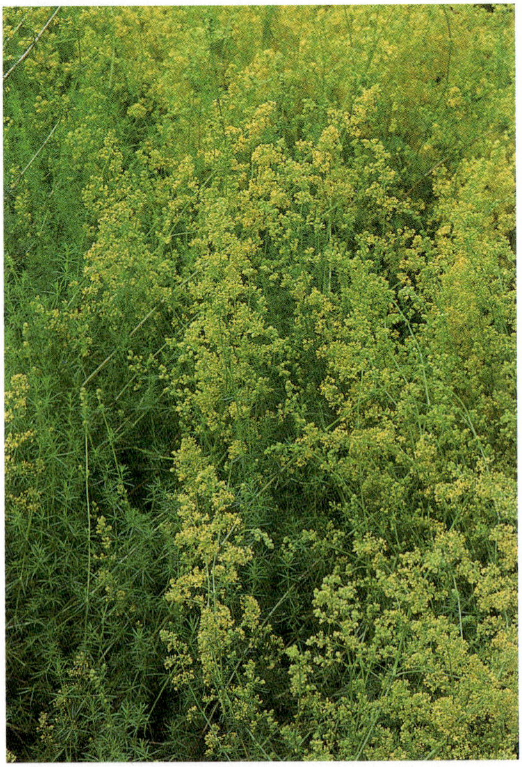

Galium verum

ECHTES LABKRAUT

Wenn das Echte Labkraut von Juni bis September blüht, verbreiten seine unzähligen gelben Blütchen einen wunderbaren Kräuterduft. Überall, wo die europaweit heimische Staude in größeren Mengen wächst, etwa an Kalk-Magerrasen, Moorwiesen, Sandfeldern, Böschungen und Wegrändern, ist die Luft wie geschwängert von diesem Duft. Seit der Antike wird Labkraut zur Käseherstellung verwendet, da es die Milch gerinnen lässt und dem Käse einen angenehmen Geschmack und eine warme gelbe Farbe verleiht. In Textilfärbereien war Echtes Labkraut ein beliebtes Färbemittel: Aus den Wurzeln gewann man einen roten Farbton, aus der restlichen Pflanze ein sattes Gelb. Zur Verwendung als Heilpflanze siehe *Galium aparine*; ansonsten wird Labkraut in erster Linie bei Nierensteinen und Harnwegserkrankungen verabreicht.

Gardenia augusta syn. *G. florida, G. jasminoides*

GARDENIE, ZHI ZI

Als Strauch erreicht dieses Rötegewächs, das in Nordeuropa nur als Kübelpflanze im Haus gezogen werden kann, eine Höhe von bis zu 3 m. In China, wo die Gardenie *Zhi zi* genannt wird, werden die intensiv duftenden Blüten getrocknet und zur Parfümierung von Tees genutzt. Aus der Pflanze wurde auch ein gelber Farbstoff gewonnen, mit dem man die Roben der Mandarine und anderer kaiserlicher Hofbeamter färbte. Vor allem in der asiatischen Medizin werden Extrakte aus den Knospen genutzt, um Fieber, Zahnschmerz, Infekte und Blutungen zu behandeln. Nicht bei Durchfall einnehmen.
Bei uns sollte man Gardenien im Zimmer halten; im Sommer muss man sie reichlich gießen, doch darf man nur weiches (kalkfreies) Wasser verwenden. Im Juli beginnt die Blüte, die bis Oktober anhält. Nach der Blüte darf der Strauch getrimmt werden. Im Winter sollte er nie tieferen Temperaturen als 12 °C ausgesetzt sein.

Gardenie (Gardenia augusta).

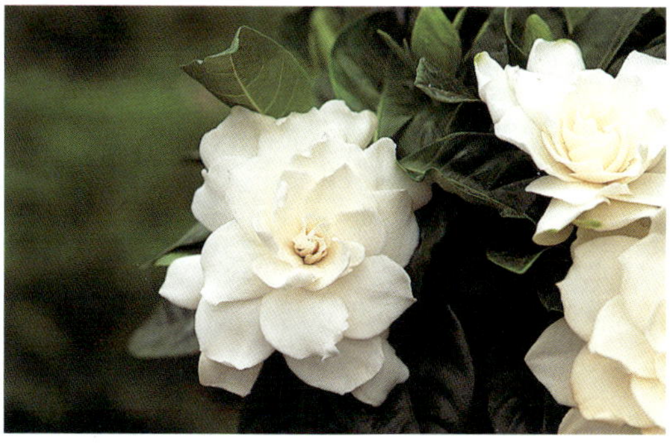

Niederliegende Scheinbeere (Gaultheria procumbens).

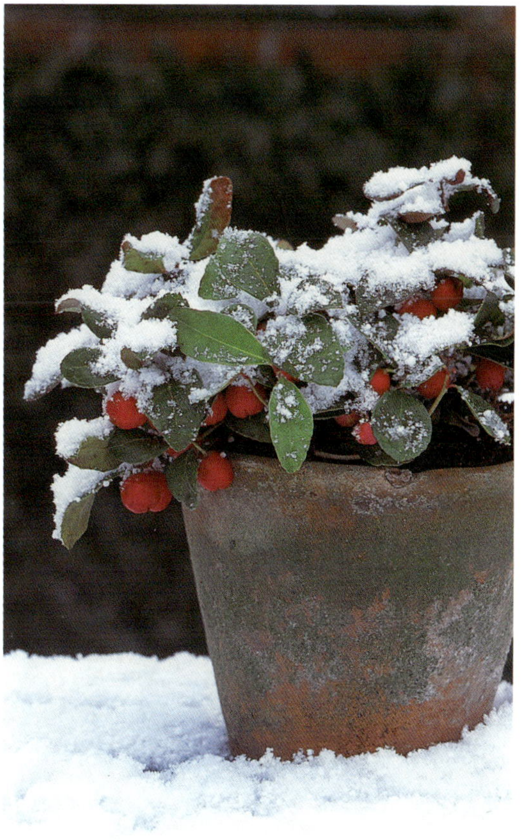

Gaultheria procumbens

NIEDERLIEGENDE SCHEINBEERE

Die Indianer Nordamerikas nutzten die Scheinbeere auf dreierlei Weise: Die ätherischen Öle machen die Atemwege frei, wirken desinfizierend und schmerzstillend. Die Pflanze enthält außerdem Methylsalicylat, das chemisch dem Wirkstoff in Aspirin (Acetylsalicylsäure) ähnelt. Bei Unverträglichkeit von Aspirin sollte man Scheinbeeren also nicht verwenden. Heute verwendet man Salben und ätherische Öle aus der Pflanze, um rheumatische Gelenk- und Muskelbeschwerden zu behandeln. Aus den Blättern macht man einen wohl schmeckenden Tee, der harntreibend, schleimlösend sowie entzündungshemmend wirkt. Das ätherische Öl sollte man innerlich nicht anwenden, bei Kindern unter 12 Jahren auch nicht äußerlich. Es dient in der Parfümindustrie auch als Grundlage für diverse Parfüms.
Scheinbeere ist ein kriechender Strauch, der in Nordamerika auf sauren Böden wächst. Bei uns zieht man sie als Zier- oder Kübelpflanze, die auf Grund des immergrünen Laubs und der hübschen roten Beeren (die den Winter überdauern) geschätzt wird.

Färberginster (Genista tinctoria).

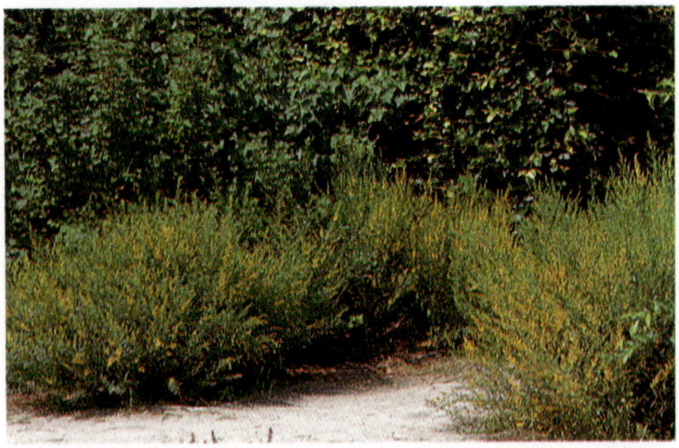

Foto: De Kruidhof, Buitenpost

Färberginster (Genista tinctoria), *Blüte.*

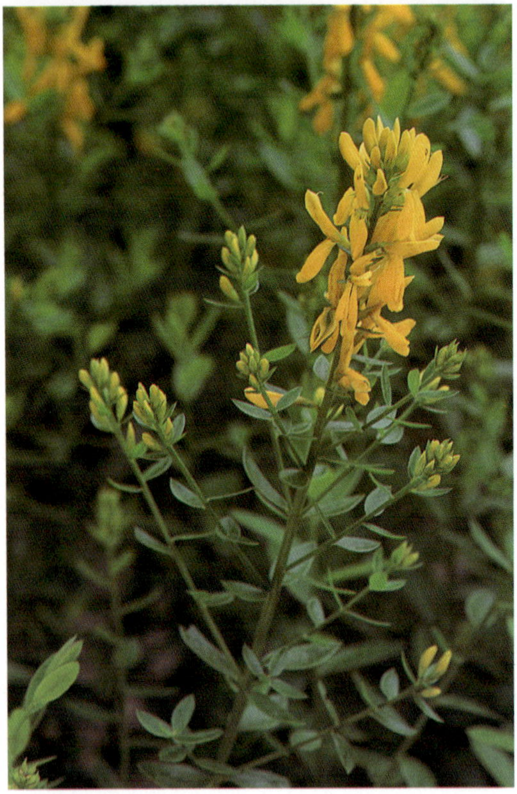

Genista tinctoria

FÄRBERGINSTER

Färberginster ist, wie der Name schon sagt, für seine guten Textil- und Wollfarbstoffe bekannt. Zur Blüte (Juni bis August) werden die Zweigspitzen zusammen mit den Knospen und bereits geöffneten, gelben Blüten abgeschnitten, aus denen dann der Farbstoff gewonnen wird. Je nach Methode kann man gelbe, braune oder grüne Farbschattierungen erzielen.
Die Zweige enthalten ätherische Öle sowie Alkaloide, deren medizinaler Nutzen teilweise noch erforscht wird. Färberginster wird oft als Diuretikum, zur Blutreinigung sowie zur Behandlung von Ödemen und Nierensteinen verabreicht. Auf Grund der vorhandenen Alkaloide ist der Strauch giftig, so dass die Dosierung schon exakt – am besten durch einen Fachmann – erfolgen sollte. Die gleichen Resultate erzielt man übrigens auch mit weniger giftigen Pflanzen.
Färberginster wächst in ganz Europa, in der Regel auf Magerrasen, an Wegrändern und in lichten Eichenwäldern. Er blüht von Juni bis Juli, die goldgelben Schmetterlingsblüten wachsen in Trauben. *Genista tinctoria* ist eine ideale Gartenpflanze für sonnige Ecken.

Gentiana lutea

GELBER ENZIAN

Gelber Enzian wächst auf den Almen und Bergwiesen der Alpen und andere Gebirgszonen Mittel- und Südeuropas. Mit seinen großen, ovalen Blättern und sternförmigen, in Knäueln stehenden, gelben Blüten ragt dieser größte Vertreter der Enziangewächse (Höhe bis 1 m) aus den Wiesen hervor, da er vom Vieh verschmäht wird. Viele Bergbauern sehen ihn daher als Unkraut an.

Gelber Enzian (Gentiana lutea), *Blüte.*

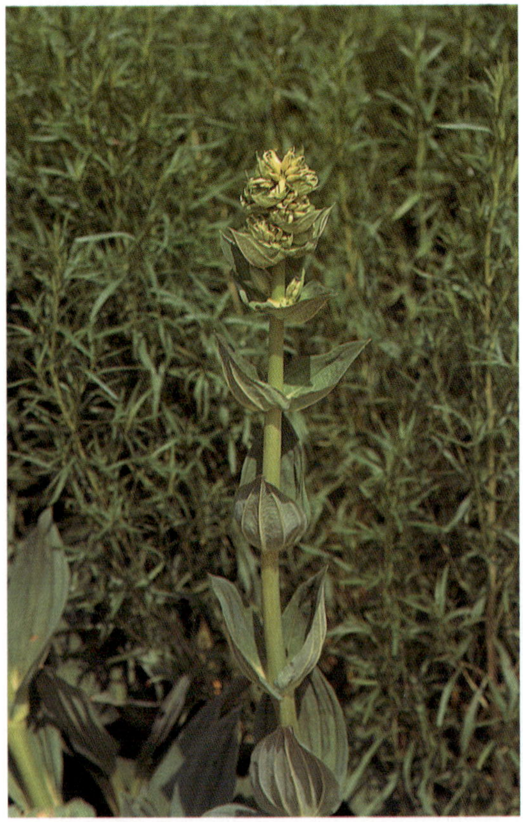

Foto: De Kruidhof, Buitenpost

Gelber Enzian (Gentiana lutea).

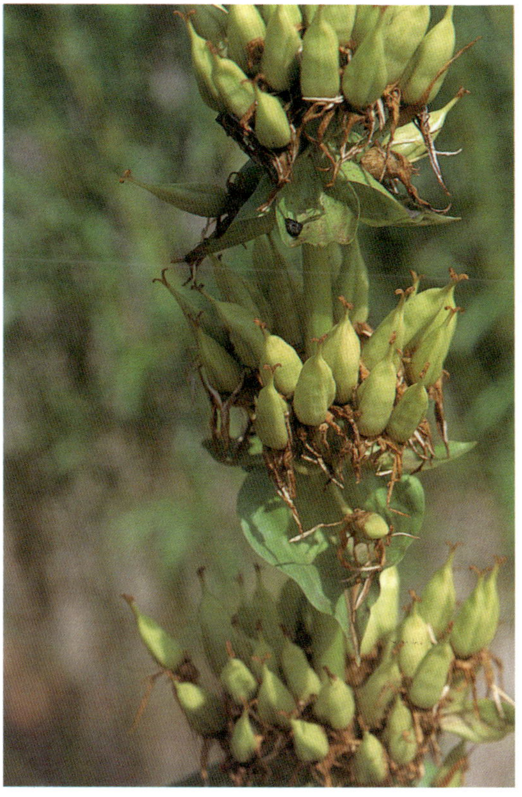

Foto: De Kruidhof, Buitenpost

Die Wurzeln enthalten vor allem Bitterstoffe (Amarogentin, Gentipikrin), die in Tinkturform gegen Beschwerden wie geringer Magensaftsekretion, Appetitmangel, Verdauungsstörungen sowie Funktionsstörungen von Leber und Gallenblase verabreicht werden. Enzianwurzel ist auch Bestandteil der tonisierenden Schwedenkräuter-Mischung; ihre Bitterstoffe finden aber auch bei der Herstellung von Magenbitter, Kräuterlikören und Aperitifen Verwendung.

⚕ *

Geranium maculatum

GEFLECKTER STORCHSCHNABEL

Die Wurzeln dieser amerikanischen Storchschnabel-Art enthalten bis zu 30 % Gerbstoffe, deren Konzentration unmittelbar vor der Blüte am höchsten ist. Die Sioux-Indianer Nordamerikas wussten um die adstringierende Wirkung dieser Inhaltsstoffe; die zu Pulver zermahlenen getrockneten Wurzeln wurden u. a. zur Stillung von Blutungen, zum Abheilen von Mundgeschwüren sowie gegen Zahnfleischentzündung genutzt. Innerlich wirken die Gerbstoffe ebenso, weshalb man sie bei Durchfall, Ruhr, inneren Blutungen und starken Monatsblutungen verwendet.
Gefleckter Storchschnabel blüht von April bis Juli und ist eine Staude der feuchten Wälder Nordamerikas. Bei uns kennt man ihn meist als Zierpflanze, die im Garten am besten auf feucht-frischem Boden im Halbschatten gedeiht.

⚕

Gefleckter Storchschnabel (Geranium maculatum).

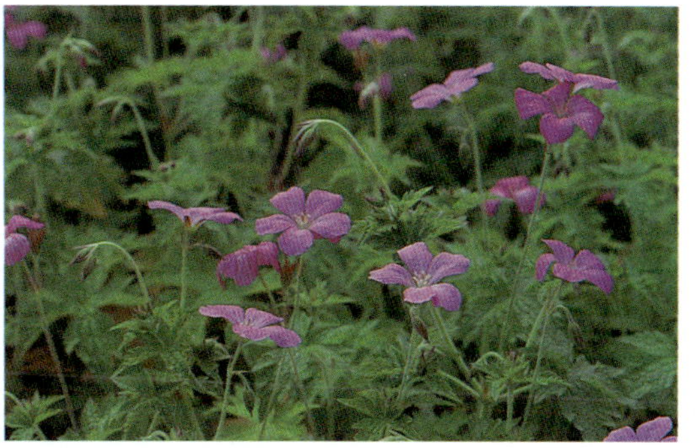

Ruprechtskraut (Geranium robertianum).

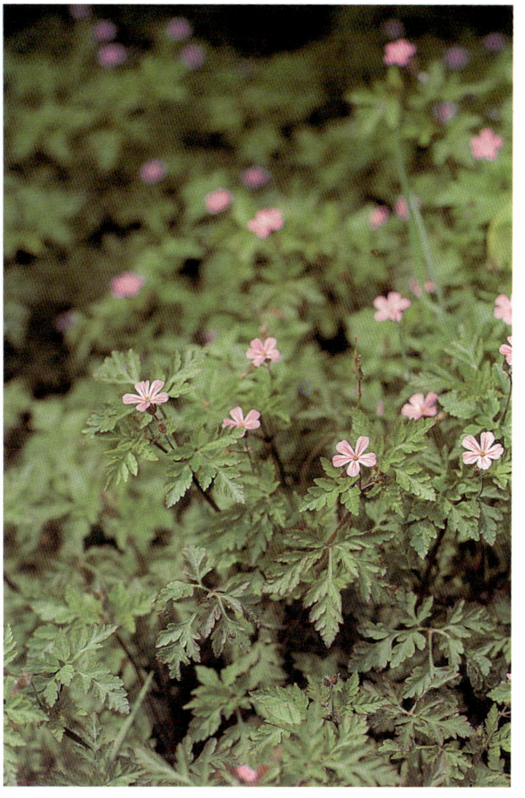

Geranium robertianum

RUPRECHTSKRAUT, STINKENDER STORCHSCHNABEL

Auf frischen, nährstoffreichen Böden, insbesondere an schattigen Mauern und Felsen, in Schluchten und krautreichen Wäldern sät sich Ruprechtskraut reichlich aus.

Ruprechtskraut (Geranium robertianum).

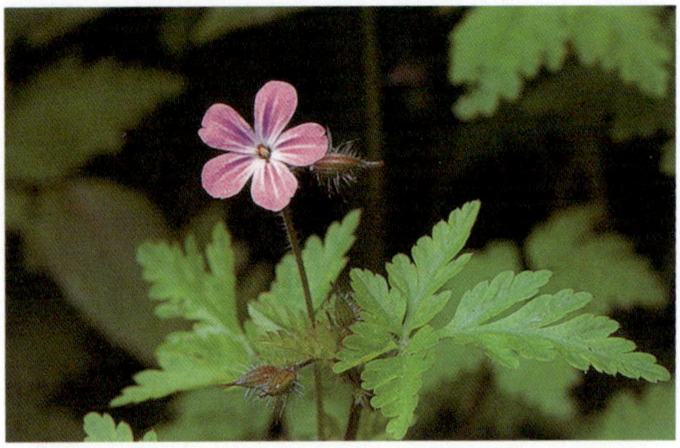

Zwergwüchsige Sorte des Ruprechtskrauts.

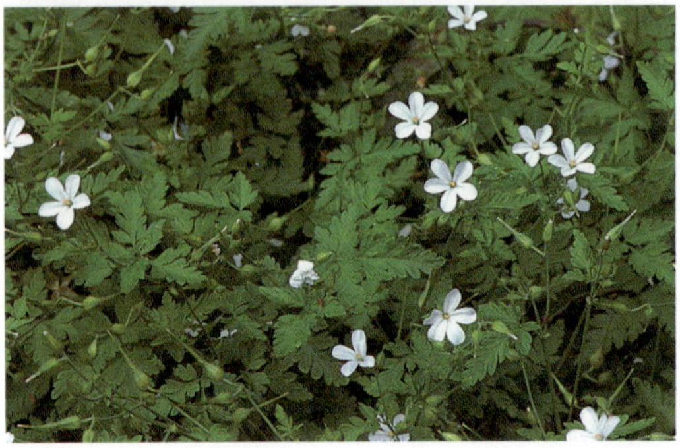

Im Schatten wird er fast 50 cm groß, in offenen Lagen hingegen nur 10 cm. Stängel und Blattstiele sind rötlich überlaufen und fein behaart. Zerquetschte Pflanzen verbreiten einen unangenehmen Geruch. Ruprechtskraut ist eine 1- bis 2-jährige Pflanze, die – außer im hohen Norden sowie in Trockengebieten – ab Ende April bis September blüht. Aus der rosablütigen Wildform wurden Sorten mit weißen Blüten gezüchtet, wie beispielsweise die großblütige *Geranium robertianum* 'Album' und die zwergwüchsige *G. robertianum* 'Celtic White', die zum Ausgleich sehr reichhaltig blüht. Ruprechtskraut besitzt ähnliche medizinale Eigenschaften wie *R. maculatum*, wird aber des ungeachtet nur in der Volksmedizin in gleicher Weise wie der Gefleckte Storchschnabel verwendet.

⚕

Geum rivale

BACH-NELKENWURZ

Zerdrückte Wurzeln dieser *Geum*-Art riechen intensiv nach Nelken, wodurch sich der deutsche Name dieses Rosengewächses erklärt. Ursache für diesen Duft ist das Phenylglykosid Eugenol, das auch in Gewürznelken enthalten ist. Ähnlich wie Nelkenöl hilft daher auch eine Abkochung aus Nelkenwurz-Wurzel gegen Zahnschmerzen. Außerdem enthält die Wurzel antiseptische Wirkstoffe sowie Gerbstoffe; daher kann man mit dieser Abkochung auch

Bach-Nelkenwurz (Geum rivale).

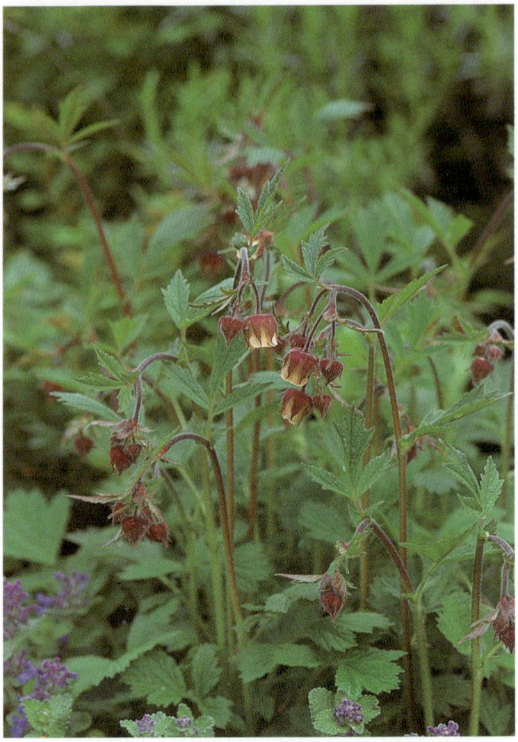

Bach-Nelkenwurz (Geum rivale), *Blüte und Frucht.*

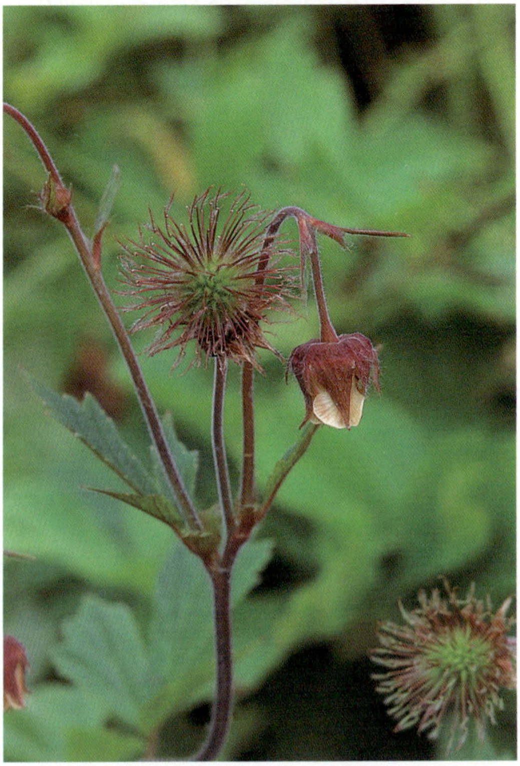

Durchfall, innere Blutungen und Entzündungen behandeln.

Geum rivale wächst meist in Nordeuropa, Kanada sowie Nordrussland. Sie bevorzugt Nasswiesen, Uferfluren und montane Auenwälder. Auf trockenerem Boden sollte Bach-Nelkenwurz im Halbschatten stehen. Die nickenden, glockenförmigen Blüten erscheinen von April bis Juni.

Geum urbanum

ECHTE NELKENWURZ, STADT-NELKENWURZ

Im Mittelalter sagte man der Echten Nelkenwurz, die zu den sog. *herba benedicta* (gesegneten Kräutern) zählte, starke Zauberkräfte nach, die sogar den Teufel und giftige Kreaturen abwehrte. Die Wurzel enthält neben Eugenol auch ätherisches Öl sowie einen hohen Anteil (16 %) an Gerbstoffen. In manchen Ländern dient der Wurzelextrakt zur Aromatisierung von Bier, als Parfümzusatz sowie medizinal zur Behandlung von Durchfall, Ruhr, Rachen- und Zahnfleischentzündungen sowie von Scheidenausfluss und -blutungen.

Echte Nelkenwurz ist auf grundfrischen, ergiebigen Böden in Auenwäldern, krautreichen Eichen-Hainbuchen-Wäldern und an schattigen Wegrändern verbreitet. Die Staude bringt von Mai bis September kleine gelbe Blüten hervor. Die vielteiligen, hakigen Früchte werden von Tieren und Menschen verbreitet, indem sie in Fell und Kleidung haften bleiben.

Echte Nelkenwurz (Geum urbanum).

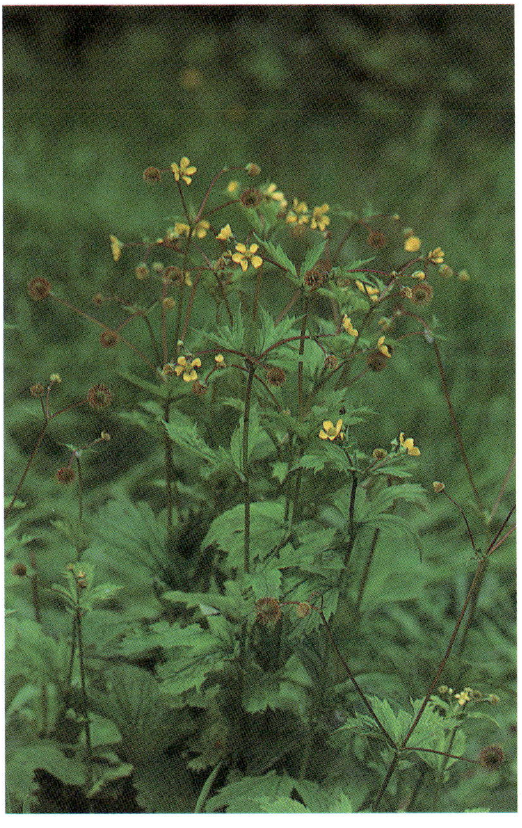

Echte Nelkenwurz (Geum urbanum), *Blüte und Früchte.*

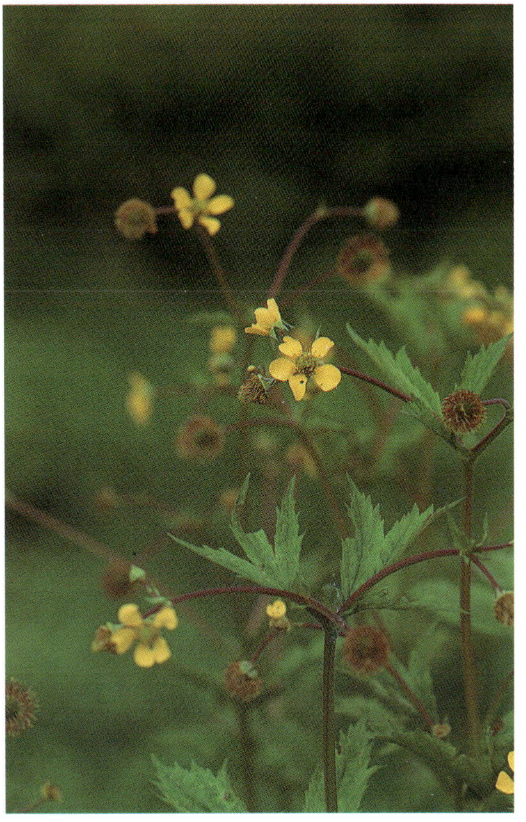

Gillenia trifoliata syn. *Porteranthus trifoliata*

SCHEINANEMONE, DREIBLATTSPIERE

Dieses Rosengewächs ist wohl am häufigsten als Zierpflanze bekannt, deren weiße, am Ende von dünnen, verholzten Stielen hängende Blüten von Juni bis August erscheinen. Scheinanemonen wuchern stark und werden bis 50 cm hoch.

In ihrer Heimat Nordamerika wussten die Ureinwohner, das die Wurzeln der Staude brechreizerzeugende, abführende und schleimlösende Wirkstoffe enthalten. Diese Wirkung wird durch die berühmte englische Kräuterkundlerin M. Grieve bestätigt, die *G. trifoliata* als „sichere und zuverlässige Heilpflanze“ bezeichnet. Auf Grund der durchschlagenden Wirkung des Krautes sollte seine Einnahme allerdings nur unter Aufsicht eines Arztes erfolgen.

Scheinanemone (Gillenia trifoliata).

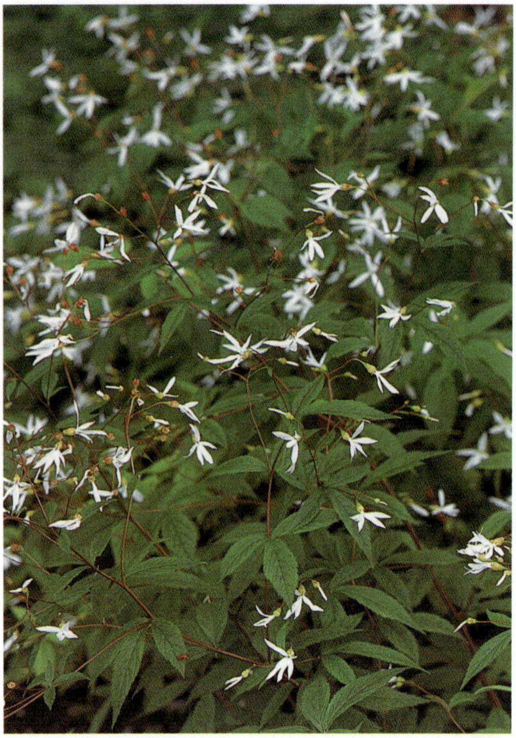

Sorte des Ginkgobaumes (Ginkgo biloba *'Variegata'*).

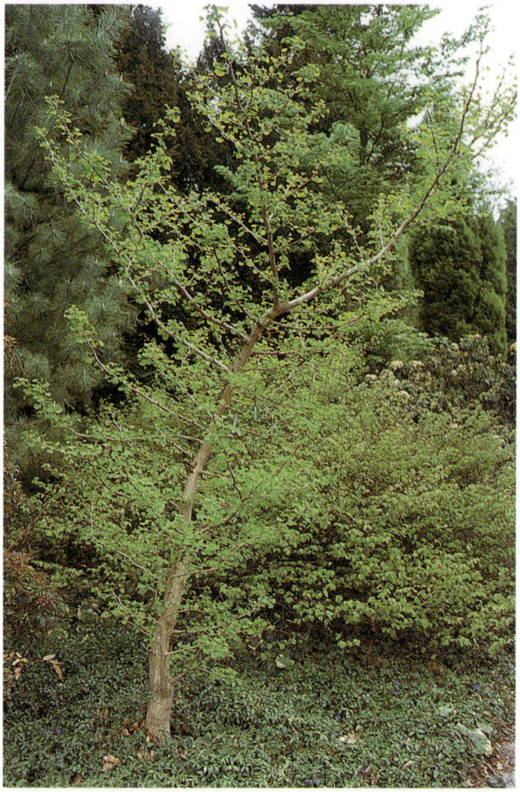

Sorte des Ginkgobaumes (G. biloba *'Variegata'*), *Blätter.*

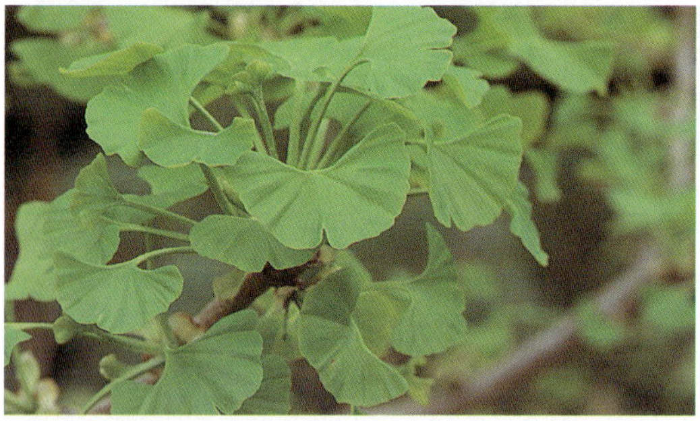

Ginkgo biloba

GINKGO, FÄCHERBLATTBAUM, BAI GUO

Der Ginkgo gilt als ein lebendes Fossil, da er der einzige überlebende Vertreter einer ansonsten ausgestorbenen Pflanzenklasse ist, die vor 190 Millionen Jahren auf der ganzen Erde verbreitet war. Zunächst kannte man in Europa Ginkgobäume nur aus japanischen Tempelgärten, weshalb man ihn „Tempelbaum" nannte. Als in Japan die Suche nach größeren natürlichen Beständen des Baums erfolglos blieb, kam man später zu der Erkenntnis, dass er ursprünglich aus China stammte, wo man dann auch wild wachsende Ginkgos fand. 1727 kamen erste Exemplare dann nach Europa (wo sie u. a. von Goethe beschrieben wurden). Hier und später dann auch in Amerika wächst er seitdem problemlos. Im Herbst vergilben die fächerförmigen Blätter. Medizinal werden diese für Arzneien verwendet, die insbesondere den Kreislauf anregen, die Blutgefäße kräftigen und altersbedingter Arterienverkalkung entgegenwirken. Auch in der Homöopathie wird *Ginkgo* zu diesem Zweck eingesetzt. Durch die verbesserte Durchblutung kann man auch Beschwerden wie Frostbeulen, Wundliegen und Tinnitus vorbeugen. Darüber hinaus wirkt die Pflanze auch gegen Bluthochdruck und Altersdiabetes.
Hämorrhoiden und Krampfadern kann man durch Kompressen mit einem Aufguss aus Ginkgoblättern behandeln.

⚕

Glaucium flavum

GELBER HORNMOHN

Gelber Hornmohn ist eine typische, wenn auch seltene Pflanze europäischer Küstengebiete, die gerne auf den Kiessänden der Ostseeküste bzw. in den Spülsäumen und Dünen der Küsten von Nordsee und Atlantik wächst. Die 1-jährige bis kurzlebige Staude bringt von Juni bis Juli auffällige gelbe Blüten hervor.
Als Heilpflanze wirkt dieses Mohngewächs harntreibend und wird vor allem zur Behandlung von Nieren- und Blasensteinen eingesetzt.

⚕

Gelber Hornmohn (Glaucium flavum).

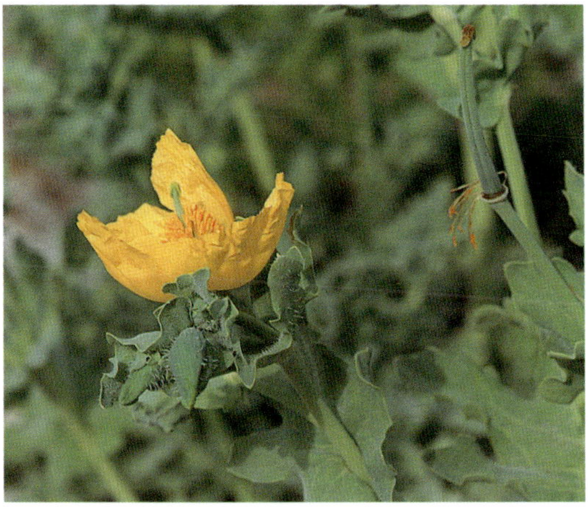

Glechoma hederacea syn. *Nepeta glechoma, N. hederacea*

GUNDERMANN, ERDEFEU, EFEU-GUNDERMANN

Im Halbschatten und auf frischen Böden kann sich Efeu-Gundermann über Ausläufer sehr stark vermehren, die bei Bodenkontakt sofort Wurzeln bilden. Zwischen April und Juni erscheinen auf den eher aufrechten Stängeln violette Blüten, die noch im Frühjahr geerntet und für medizinale Zwecke getrocknet werden.
Efeu-Gundermann enthält neben Fettsäuren und reichlich Vitamin C viele Wirkstoffe – u. a. Gerbstoffe, Flavonoide, Saponine sowie den Bitterstoff Glechomin –, die in erster Linie adstringierend und antiseptisch wirken. Man verwendet das Kraut dementsprechend zur Behandlung von Durchfall und Wunden. Die berühmte Hildegard von Bingen riet, die Heilpflanze bei chronischem Husten und Fieber anzuwenden. Dennoch ist es nicht ratsam, zu große Mengen von diesem Kraut zu verzehren.

Efeu-Gundermann (Glechoma hederacea).

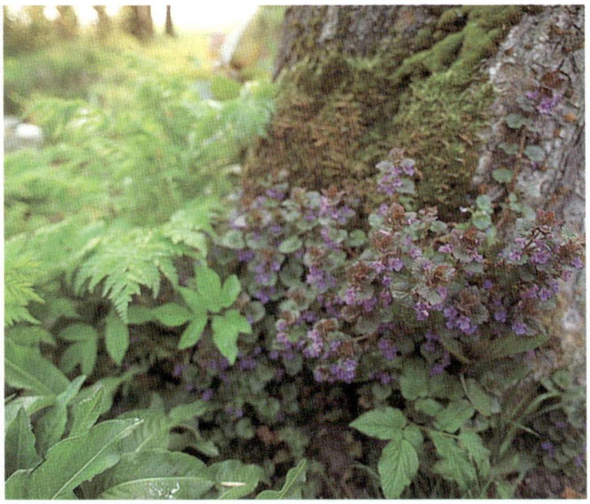

Sorte der Ruhmeslilie (Gloriosa superba *'Rothschildiana'*).

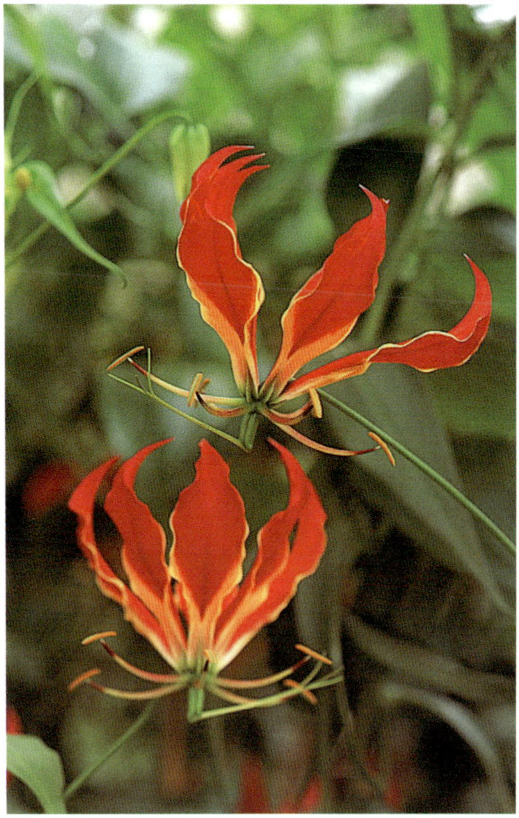

Gloriosa superba

RUHMESLILIE, FLAMMENLILIE

Toxine aus der Wurzel der Ruhmeslilie wurden in ihrer Heimat Afrika als Pfeilgift genutzt. Auch ist sie ein probates Mittel gegen Kopfläuse.
Die gesamte Pflanze ist giftig. Die Wurzel enthält große Mengen des Alkaloids Colchicin, das cytostatisch wirkt (Spindelgift; d. h. zellteilungshemmend) und somit die Ausbreitung von Krebs verhindern kann. Auch in der Pflanzenzucht hat man dieses Alkaloid eingesetzt, um neue genetische Varianten zu züchten.
Colchicin ist ein besonders gutes Mittel gegen Gichtattacken; es wirkt diuretisch und hilft auch bei Leukämie. Äußerlich aufgetragen, lindert es Beschwerden wie Juckreiz und Neuralgien. Angesichts der hohen Giftigkeit der Ruhmeslilie darf sie nur unter ärztlicher Aufsicht eingenommen werden.
Ruhmeslilien werden als kletternde Zimmer- oder Kübelpflanze angeboten. Sie benötigt unbedingt Wärme; zum Überwintern muss man die Knollen ausgraben, von den Blättern befreien und darf sie nicht kälter als 10 °C lagern. Man sollte sie in Pflanzerde setzen und während des Wachstums reichlich gießen.

Süßholz (Glycyrrhiza glabra).

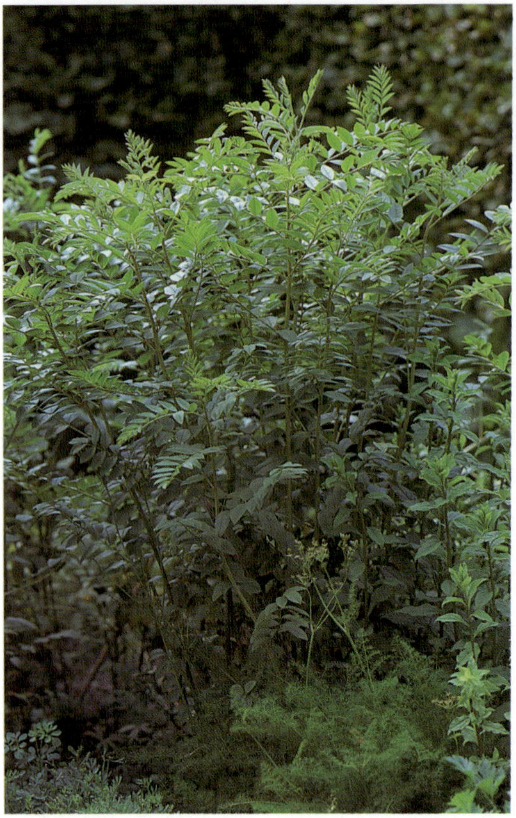

Glycyrrhiza glabra

DEUTSCHES SÜSSHOLZ, SPANISCHES SÜSSHOLZ

Nicht nur Kinder kauen gerne auf den Wurzeln dieser Pflanze, denn das darin enthaltene Glycyrrhizin, ein Triterpensaponin, besitzt eine 150-mal stärkere Süßkraft als Rohrzucker. Allerdings braucht man sich im Gegensatz zu herkömmlichen „Zuckersachen“ bei Süßholz keinerlei Sorgen um sein Gebiss zu machen, denn das Kauen einer Süßholzwurzel ist genauso effektiv wie Zähneputzen.

Dennoch ist eine Oralhygiene schon angeraten, wenn man Lakritz gegessen hat, das u. a. aus Süßholzextrakt hergestellt wird. Glycyrrhizin wird als Süßstoff für viele Nahrungsmittel verwendet und ist seit einigen tausend Jahren als Heilpflanze bekannt. Bereits auf ägyptischen Papyri findet man Berichte über die Heilwirkungen dieses Schmetterlingsblütlers.

Wurzelextrakte werden auch heute noch zur Behandlung verschiedenster Leiden eingesetzt, u. a. werden sie auf Grund der schleimlösenden Wirkung Hustensäften zugesetzt. Ein zu starker Verzehr von Süßholz kann allerdings den Blutdruck erhöhen.

Aus Süßholz wird auch eine gelbe Textilfarbe gewonnen.

Die aus Asien und dem Mittelmeerraum stammende holzige, winterharte Staude wird 1,5 bis 2 m hoch und trägt zwischen Juni und September wunderbare creme- bis mauvefarbene Schmetterlingsblüten.

Gottes-Gnadenkraut (Gratiola officinalis).

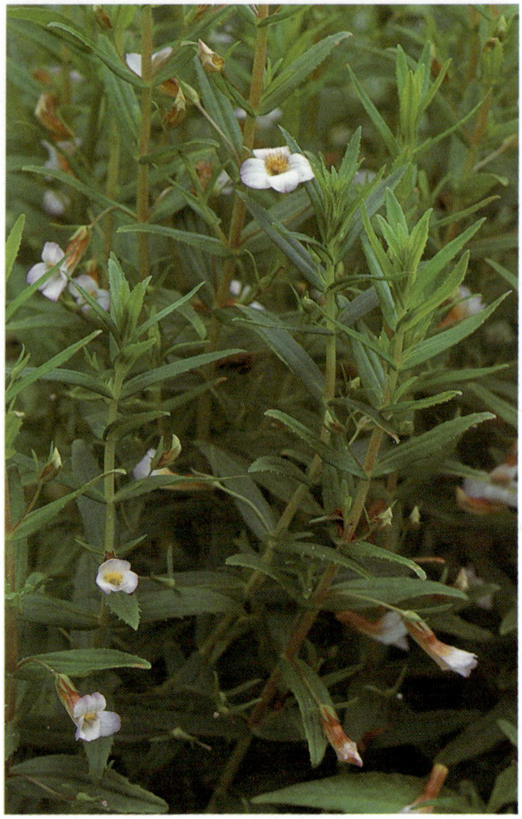

Foto: De Kruidhof, Buitenpost

Gratiola officinalis

GOTTES-GNADENKRAUT

Der deutsche Name entstand wohl, weil diese zu den Rachenblütlern zählende Staude in früheren Zeiten als ein echtes Gottesgeschenk angesehen wurde. *G. officinalis* hat sich als effektive Heilpflanze erwiesen, die bei Herzschwäche und der damit verbundenen Wassersucht (Ödembildung) eingesetzt wurde. Bei dem Wirkstoff handelt es sich um Gratiotoxin, ein Herzglykosid. Als starkes natürliches Abführmittel wurde Gottes-Gnadenkraut mittlerweile durch ungefährlichere Laxative verdrängt. Denn die Pflanze ist tatsächlich sehr giftig und darf nicht ohne ärztlichen Rat eingenommen werden. Gefahrlos kann *Gratiola* hingegen in homöopathisch aufbereiteter Form gegen Magen-Darm-Beschwerden verabreicht werden. Mit Ausnahme von Großbritannien und Skandinavien wächst die bei uns geschützte *Gratiola officinalis* in ganz Europa auf Sumpf- und Moorwiesen, an Gräben und in Uferzonen.

Gottes-Gnadenkraut (Gratiola officinalis).

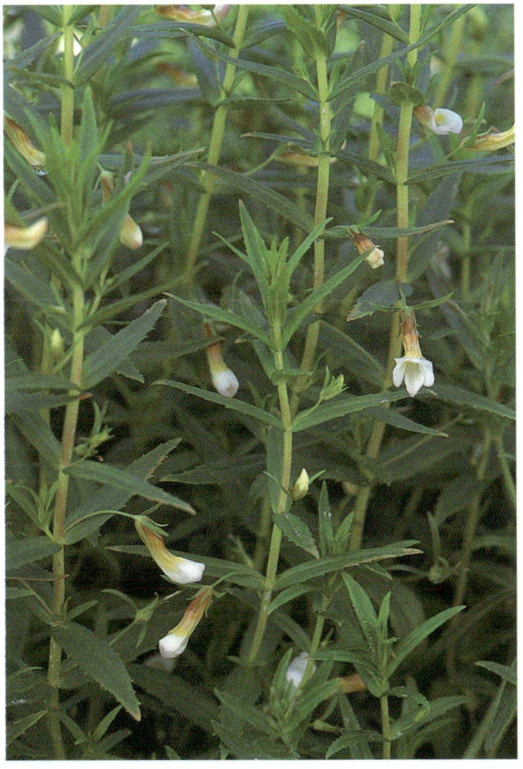

Foto: De Kruidhof, Buitenpost

Nordamerikanische Grindelie (Grindelia squarrosa).

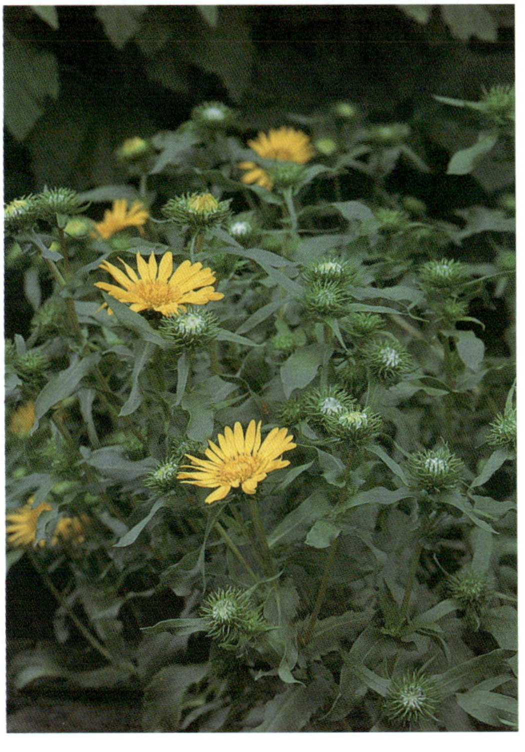

Nordamerikanische Grindelie (G. squarrosa), *Blüte.*

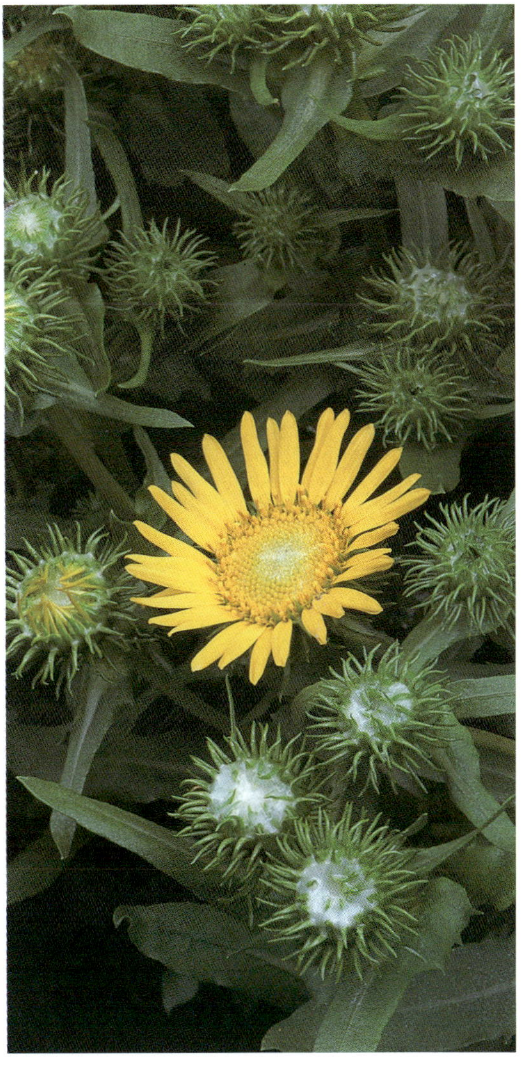

Grindelia squarrosa

NORDAMERIKANISCHE GRINDELIE, NORDAMERIKANISCHES GRINDELIAKRAUT

Die Knospen dieser Grindelien-Art sind mit einem weißen, klebrigen Harz überzogen, das auch noch auf den geöffneten gelben Blüten zu sehen ist. Der zwei- bis mehrjährige Korbblütler stammt aus dem nordamerikanischen Westen und Mittelwesten, wo er in Gegenden mit trockenem, warmem Klima wächst. Medizinal werden Blätter und Blütenstängel dieser Grindelie, aber auch die der verwandten *G. camporum* und *G. robusta*, eingesetzt, um zähflüssigen Schleim zu lösen. Das Kraut befreit die Atemwege bei Menschen, die an Asthma, Bronchitis und Lungenemphysem erkrankt sind. *Grindelia* wird auch in der Homöopathie verwendet.

Bilsenkraut (Hyoscyamus niger).

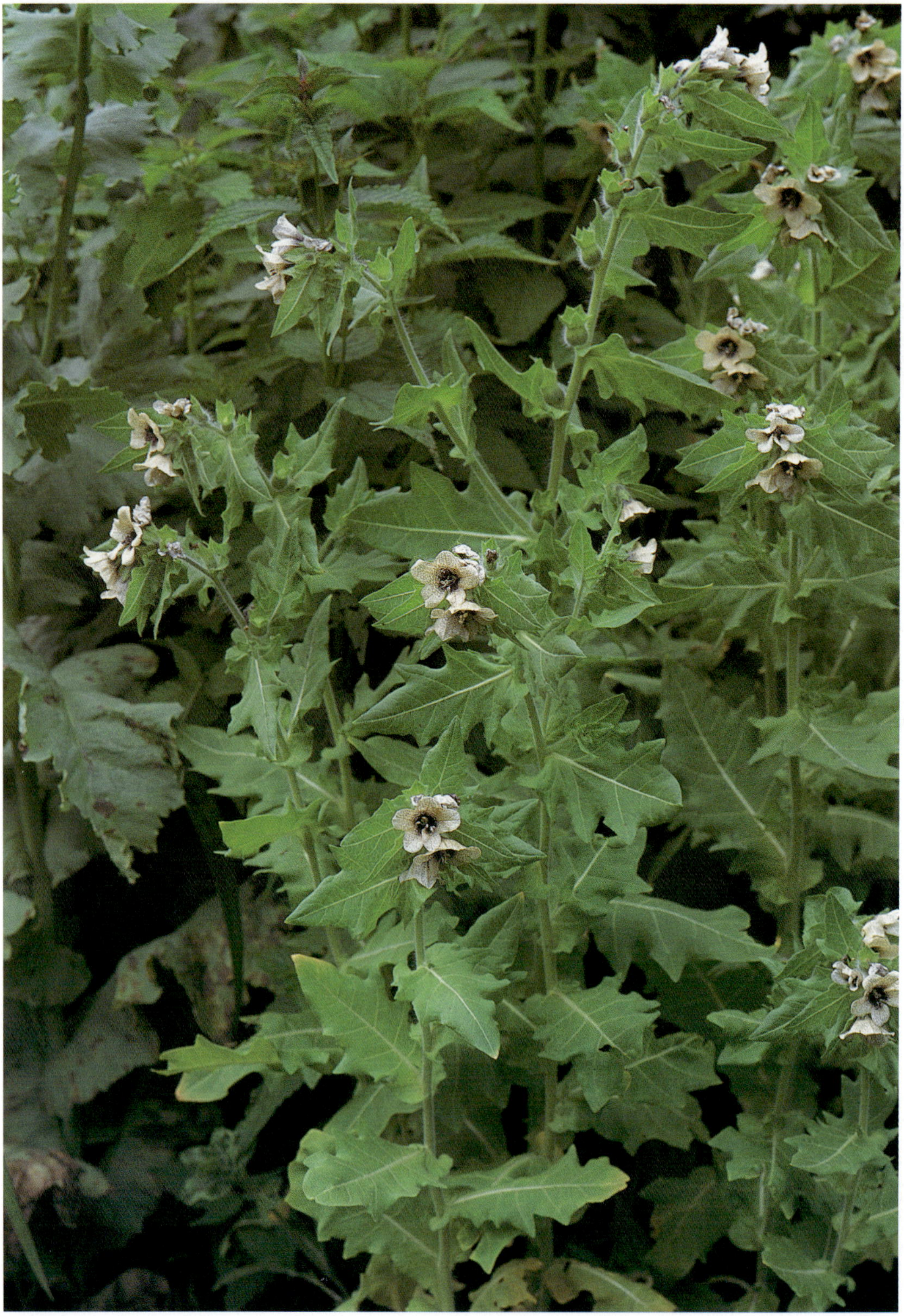

H

Virginische Zaubernuss (Hamamelis virginiana).

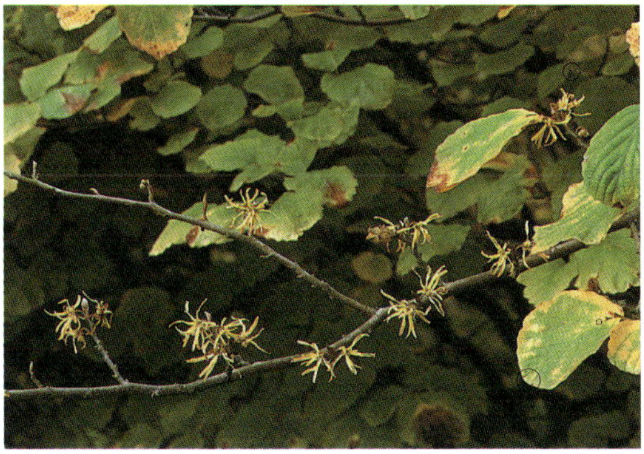

Hamamelis virginiana

VIRGINISCHE ZAUBERNUSS

Im Herbst, kurz bevor ihre Blätter fallen, blüht die Virginische Zaubernuss, die aus Feuchtgebieten der USA stammt, mit süß duftenden gelben Blüten. Heute ist die Pflanze eher als Zierstrauch von Bedeutung und wird als Unterlage für andere Zaubernuss-Arten verwendet, die sich schwieriger ziehen lassen. Die Indianer Nordamerikas weichten die Borke junger Zweige ein, um daraus ein heilendes Augenwasser zu gewinnen. Die Borke ist reich an Gerbstoffen, die sowohl adstringierende wie antiseptische Wirkung haben. Gurgeln mit Zaubernusslösungen hilft bei Entzündungen in Mund und Rachen. Häufig sind ihre Wirkstoffe wichtiger Bestandteil von Salben gegen Hämorrhoiden, Krampfadern und zur Wundbehandlung. Auch in kosmetischen Produkten wie Hautsalben und Seifen, die speziell antitranspirant wirken, ist *Hamamelis* enthalten.

Virginische Zaubernuss (Hamamelis virginiana), *Blüte.*

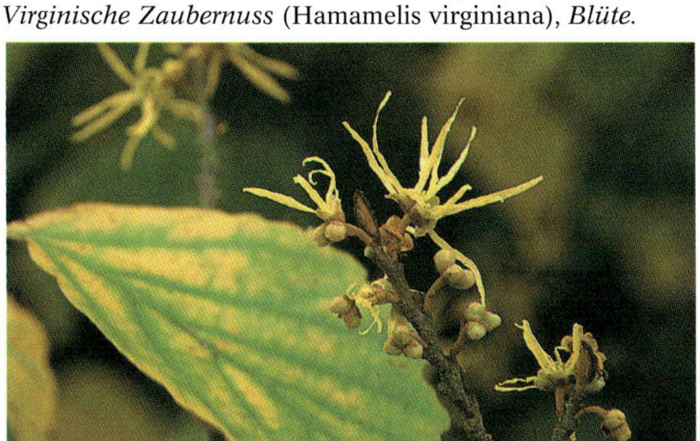

Gewöhnlicher Efeu (Hedera helix), *Blütenstand.*

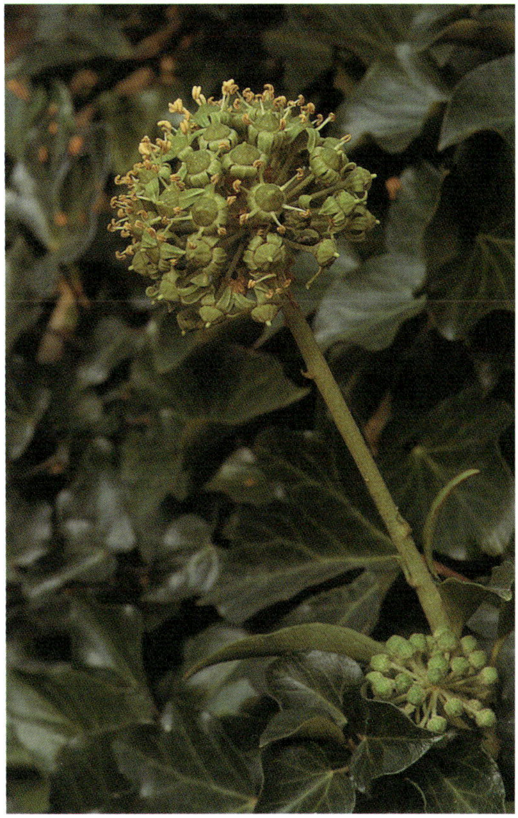

Hedera helix

GEWÖHNLICHER EFEU

Die Götter des guten Lebens der alten Griechen und Römer, Dionysos und Bacchus, werden oft mit Efeu bekränzt dargestellt. Die Pflanze symbolisiert die Trunkenheit. Bei uns ist Efeu die einzige immergrüne Kletterpflanze, die sich an Bäumen emporklimmt. Sie kommt wild wachsend in den Wäldern ganz Europas auf basischen Böden vor. Gesunde Bäume und solide Mauern leiden nicht unter diesen Klimmern. Von der einheimischen *Hedera helix* gibt es zahlreiche Kulturformen mit unterschiedlichen Blattformen. Die Blätter, Blüten und Früchte enthalten giftige Substanzen (Hederin und Sesquiterpene), die auch medizinal Verwendung finden. Diese wirken bakterizid und fungizid, krampflösend, fiebersenkend und schleimlösend. Efeu wird sowohl in der Volksmedizin, als auch in der Homöopathie gegen Husten, Erkältungen, Infektionen der Schleimhäute, Keuchhusten, Emphyseme und Asthma eingesetzt. Es sollte äußerlich und innerlich nur unter ärztlicher Aufsicht angewendet werden, denn abgesehen von den giftigen Inhaltsstoffen können bei Berührung auch irritative und allergische Hautreizungen auftreten. Die schwarzen Beeren des Efeus liefern rosa und graue

Efeu-Sorte (Hedera helix *'Deltoidea'*).

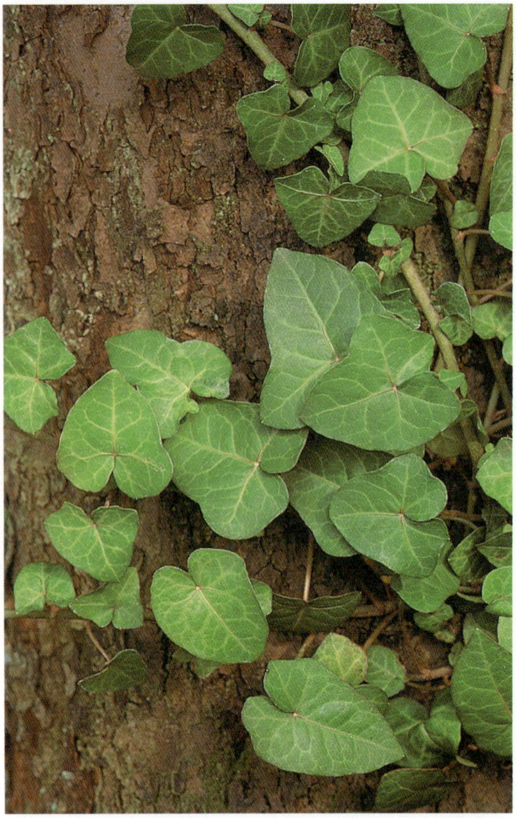

Hedera helix *'Gold Forever', gelbgrün-blättrige Sorte.*

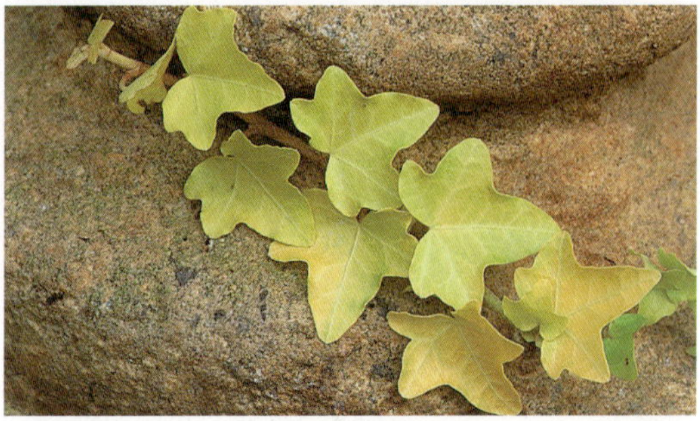

Farbstoffe, mit denen Wolle und andere Textilien gefärbt werden können.

Helianthus annuus

GEWÖHNLICHE SONNENBLUME

Sonnenblumenöl gehört zu den wichtigsten Speiseölen. Es wird zum Kochen benutzt und ist in vielen Lebensmitteln enthalten, so z. B. in Margarine. Das Öl schmeckt nicht nur, es ist auch gesund, weil es den Cholesterinspiegel im Blut sinken lässt. Es wird ebenso in Seifen und Farben und als Massageöl verwendet. Die geschälten Samen, die Sonnenblumenkerne, sind auch geröstet essbar und eignen sich hervorragend als Beigabe an überbackenes Gemüse und andere Gerichte. Aus dem sehr nahrhaften Mehl wird Brot gebacken. Substanzen aus

Gewöhnliche Sonnenblume (Helianthus annuus), *Korbblüte.*

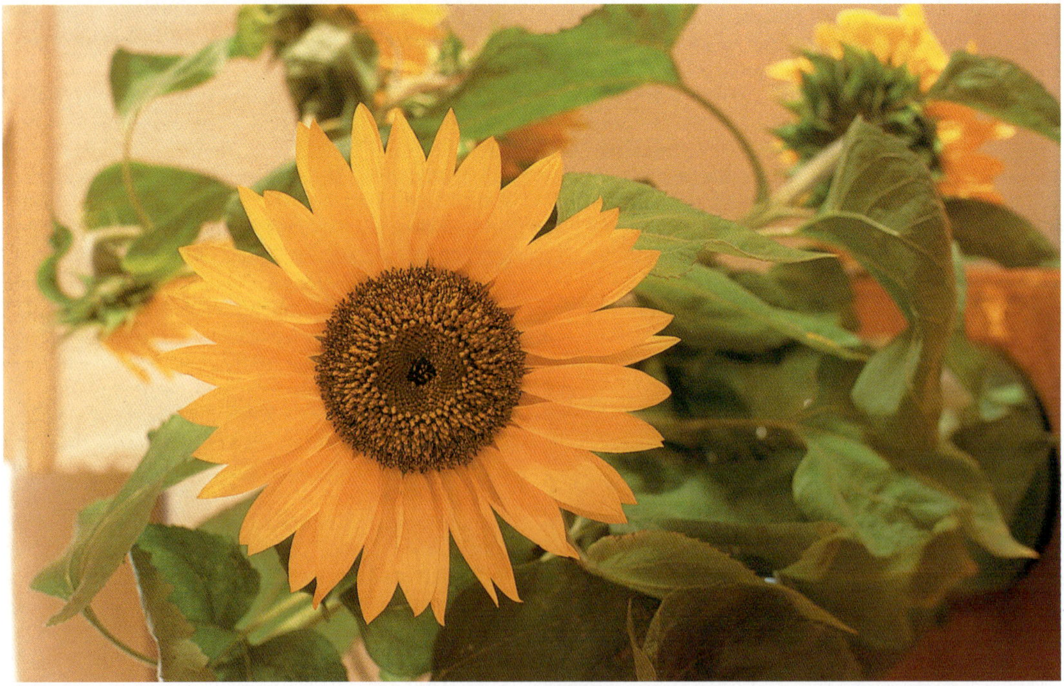

Sand-Strohblume (H. arenarium), *Blütenstand.*

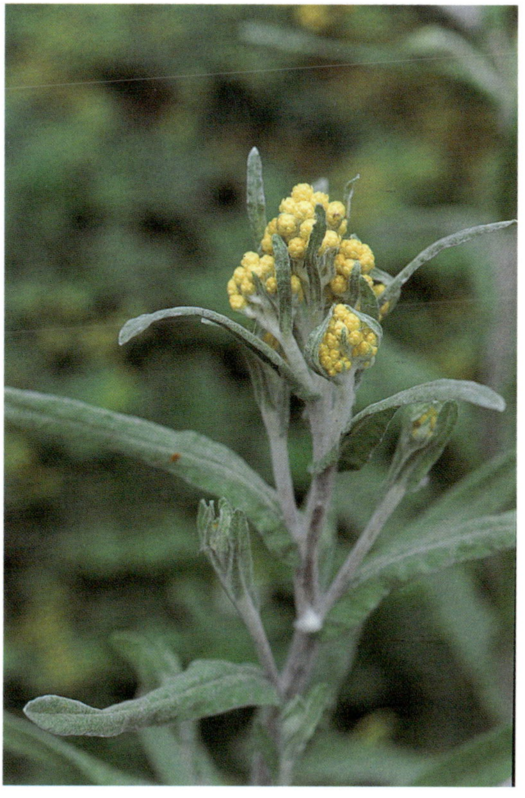

Currykraut (Helichrysum italicum).

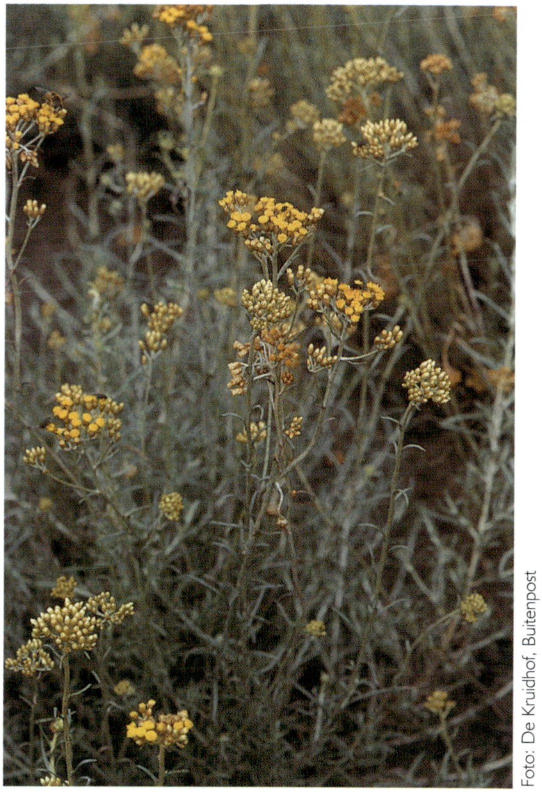

Foto: De Kruidhof, Buitenpost

den Zungenblütenblättern und den vegetativen Pflanzenspitzen wirken fiebersenkend und werden speziell bei Malariaanfällen verabreicht. Die Gewöhnliche Sonnenblume ist eine einjährige Pflanze, die ursprünglich aus Mittel- und Südamerika stammt. In Monaten wächst der Spross mit seinen großen rauen Blättern einige Meter hoch. Sobald sich der Blütenkopf an der Spitze entwickelt, stoppt das Längenwachstum. Mitunter entstehen in den Blattachseln dünnere Sprosse mit kleinen Blütenköpfchen. Die Sonnenblume ist ein Korbblütler. Das Blütenköpfchen besteht in der Mitte aus kleinen Röhrenblüten, die von einem Kranz aus Strahlenblüten, die man fälschlich auch als Blütenblätter bezeichnet, umgeben sind. Nach der Blüte entwickeln sich die Samen, die in regelmäßig spiraliger Anordnung auf dem breiten Blütenkopfboden sitzen.

Helichrysum arenarium

SAND-STROHBLUME

Diese Pflanzen mit ihren filzig behaarten Blättern wachsen hauptsächlich in heißen, trockenen Regionen wie z. B. im Mittelmeerraum. Die Sand-Strohblume ist in Ost- und Mitteleuropa beheimatet, findet sich ausnahmsweise aber auch in den Niederlanden und Belgien. Die Pflanzen benötigen einen sonnigen Standort auf trockenem, sandigem Boden und werden unter diesen Bedingungen bis zu 40 cm hoch. Von Juni bis August zeigen sich die kleinen, dicht gedrängt stehenden Blütenköpfchen mit den gelben Blüten. Die Blütenstände sind ausgezeichnet zum Trocknen geeignet. Sie sollten, sobald sich die ersten Blüten zeigen, gepflückt und dann zum Trocknen aufgehängt werden. Die bitteren Inhaltsstoffe (Gerbstoffe) und in geringen Mengen ätherische Öle haben diuretische Eigenschaften und werden deshalb bei Ödemen, Nierenleiden, Rheuma und Arthritis eingesetzt. Die antiseptisch wirkenden Pflanzen wurden früher bei Wurmkuren verwendet, heute lindern sie Blaseninfektionen und besonders Gallenblasenentzündungen sowie Probleme mit Gallensteinen.

Helichrysum italicum syn. *H. angustifolium*

CURRYKRAUT, ITALIENISCHE STROHBLUME

Zweige des Currykrauts verleihen Reis- und Fleischgerichten, Suppen und Saucen einen zarten Currygeschmack. Die Zweige werden während des Kochens beigegeben und vor dem Servieren entfernt. Die Pflanze enthält größere Mengen an ätherischen Ölen als die nahe verwandte Sand-Strohblume und wird deshalb in Gewürzmischungen, Kosmetika und zur Linderung von

Atemwegsbeschwerden verwendet. Das Currykraut wächst als kleiner Strauch (nicht höher als 50 cm) im westlichen Mittelmeerraum. Man sollte es auf gut drainierten sandigen Böden anpflanzen, und je trockener der Boden, desto größer ist seine Frostresistenz. In Gegenden, in denen Fröste von mehr als -10 °C zu erwarten sind, sollte man es jedoch besser als Topfpflanze halten. Um die Pflanze kompakt zu halten, sollte man im Herbst kräftig zurückschneiden.

Helleborus foetidus

STINKENDE NIESWURZ

Wenn man die Wurzeln der Stinkenden Nieswurz ausgräbt, erhebt sich ein fauliger Gestank. Diese Wurzeln wurden früher zu medizinischen Zwecken geerntet. Sie wurden getrocknet und zu Schnupftabak zerstoßen, der „Niesen auslöste und so den Körper reinigte". Heute wird die Pflanze kaum genutzt, weil alle Pflanzenteile extrem giftig sind. Die wörtliche Übersetzung von *Helleborus* lautet „tödlicher Abschied", und die pulverisierte Wurzel ist wohl in der Lage, erfolgreich Kopfläuse zu bekämpfen.
In der richtigen Dosis sind die Inhaltsstoffe der Stinkenden Nieswurz medizinal wirksam. Die Wurzeln enthalten 1,4 % Protoanemonin (Helleborin), das die Schleimhäute reizt, schleimlösend wirkt, diuretisch, bakterizid und fungizid ist und als Wurmmittel wirkt. Tinkturen wurden früher auch zur Beruhigung von ängstlichen Patienten eingesetzt. Doch alle diese Wirkungen können durch weniger giftige Medikamente erzielt werden. *Helleborus foetidus* ist in ganz Europa beheimatet; im Süden und Westen Großbritanniens findet man sie vornehmlich auf kreide- und kalkhaltigen Böden in Gestrüpp und Wald. In milderen Klimata pflanzt man sie als anspruchslose immergrüne Zierpflanze, die Halbschatten bevorzugt. Die Blüten erscheinen manchmal schon im Dezember.

Stinkende Nieswurz (Helleborus foetidus), *Einzelpflanze.*

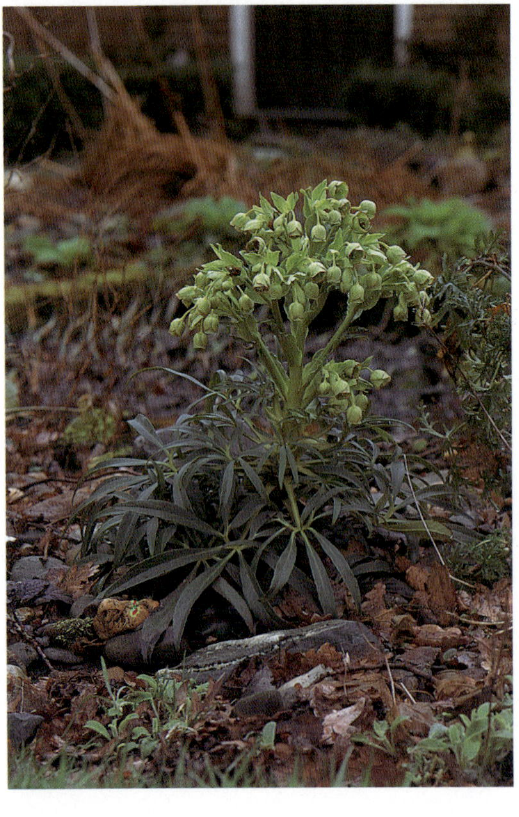

Stinkende Nieswurz (Helleborus foetidus), *Bestand.*

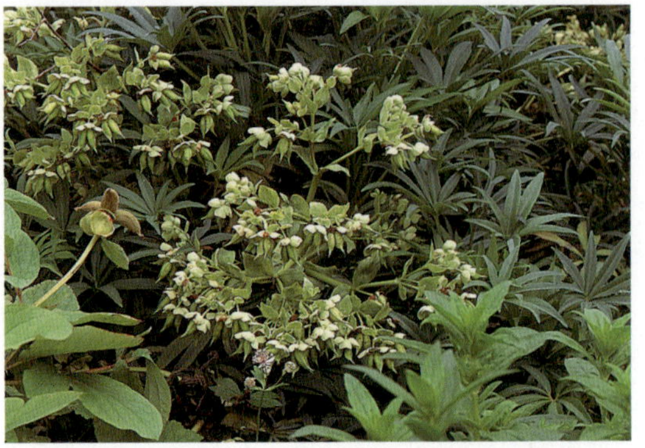

Helleborus niger

SCHWARZE NIESWURZ, CHRISTROSE

Die Christrose ist wesentlich schwieriger zu kultivieren als die Stinkende Nieswurz. *Helleborus niger* stammt aus den Ostalpen und blüht dort, sobald der Schnee schmilzt. Abhängig vom Wetter kann sie in Nordeuropa vom frühen Winter bis zum Vorfrühling blühen. Um zu garantieren, dass sie zu Weihnachten blüht, wird sie allerdings oft ins Haus geholt. Angebotene Pflanzen zeigen häufig, auch wenn sie richtig gepflegt wurden, ausgetrocknete Knospen. Das liegt in der Regel daran, dass von derselben Mutterpflanze zu viel abgeschnitten wurde. Auch im Garten kann sich die Aufzucht von Christrosen schwierig gestalten. Die wirksamen Inhaltsstoffe sind denen der Stinkenden Nieswurz chemisch sehr ähnlich und werden daher ähnlich verwendet (s. *Helleborus foetidus*). Eine ausgedehntere Nutzung wird auch hier durch die extreme Giftigkeit verhindert.

Riesen-Bärenklau (Heracleum mantegazzianum).

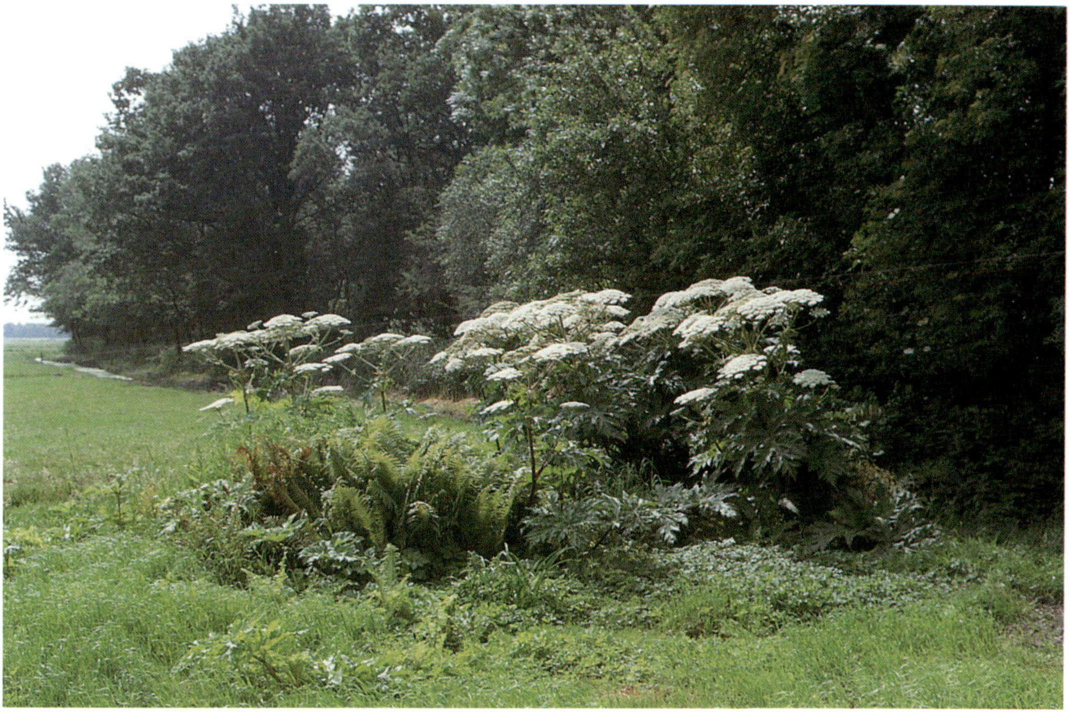

Christrose (Helleborus niger), *Blüte*.

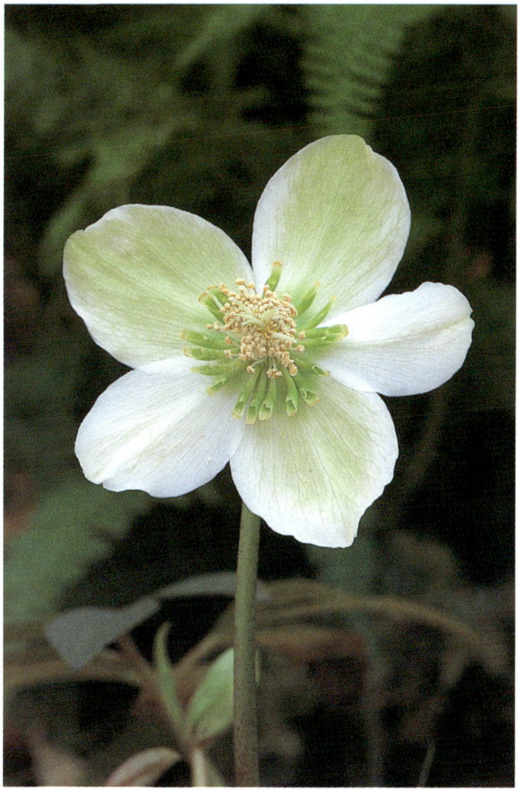

Heracleum mantegazzianum

HERKULESSTAUDE, RIESEN-BÄRENKLAU

Diese Art, die mit unserem einheimischen Wiesen-Bärenklau verwandt ist, stammt aus dem Kaukasus. Aus der Kultur entschlüpft, hat sie sich weiträumig eingebürgert. Die Blütendolden dieser mehr als 1 m hohen Pflanze sind im Sommer so groß wie ein Regenschirm. Riesen-Bärenklau keimt ohne Probleme in fast allen Bodentypen und hat sich zu einem lästigen Unkraut entwickelt. Wenn man die Pflanzen entfernt, muss man Augen und Haut vor dem Kontakt mit dem Pflanzensaft schützen. Dieser enthält Furocumarine (z. B. Imperatorin), die eine UV-Reaktion auf der Haut auslösen. Das Ausmaß dieser Hypersensitivität ist individuell verschieden, kann aber sogar Verbrennungen dritten Grades auslösen. Schützen Sie ihre Haut also sofort nach dem Kontakt mit dem Saft vor Sonnenlicht und waschen Sie die Haut gründlich, bevor Sie sich wieder der UV-Strahlung aussetzen. Warnen Sie Kinder vor dieser Gefahr.

Heracleum sphondylium

WIESEN-BÄRENKLAU

Auch der Wiesen-Bärenklau enthält Substanzen, die die Haut photosensibilisieren (s. *Heracleum mantegazzianum*). Dieser einheimische Bärenklau kann bis zu 2 m hoch werden, hat jedoch schlankere Sprosse und kleinere Dolden. Er wächst, bis auf kältere nördliche Ge-

Riesen-Bärenklau (Heracleum mantegazzianum), *Blätter.*

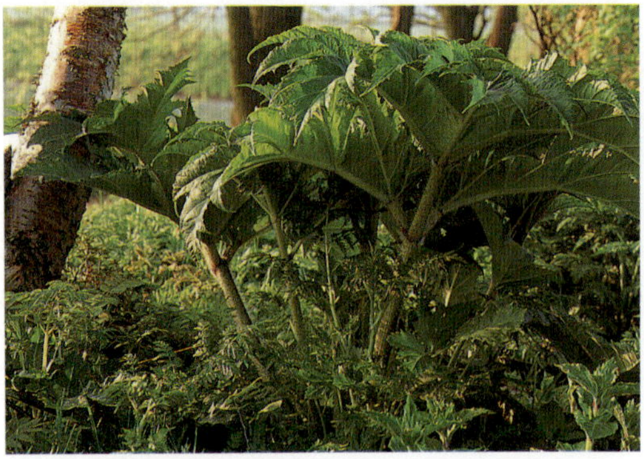

biete, in ganz Europa auf fruchtbaren, humusreichen Böden, die Feuchtigkeit gut halten können. Manche Leute essen die jungen Seitentriebe roh oder gekocht. Es ist jedoch davon abzuraten, weil sie einerseits photosensibilisierende Substanzen enthalten und andererseits leicht mit anderen, hochgiftigen Doldenblütlern verwechselt werden können. Jede medizinale Anwendung sollte aus Sicherheitsgründen nur unter ärztlicher Aufsicht erfolgen. Die Pflanze wird bei der Behandlung von Diarrhö, zur Verdauungsförderung, als Stimulans und zur Blutdrucksenkung angewendet.

Wiesen-Bärenklau (Heracleum sphondylium).

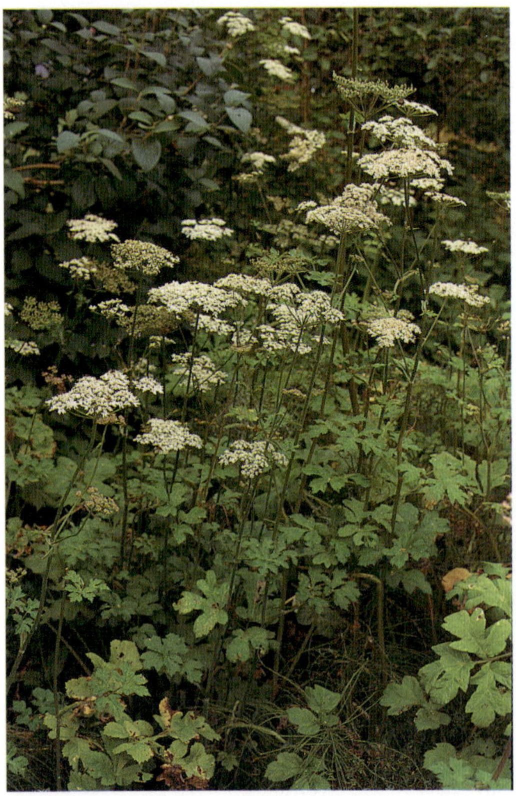

Herniaria glabra

KAHLES BRUCHKRAUT

Bruchkraut heilt natürlich keine Brüche, wirkt aber wohltuend auf Magen und Darm. Trotzdem sind Brüche

Kahles Bruchkraut (Herniaria glabra).

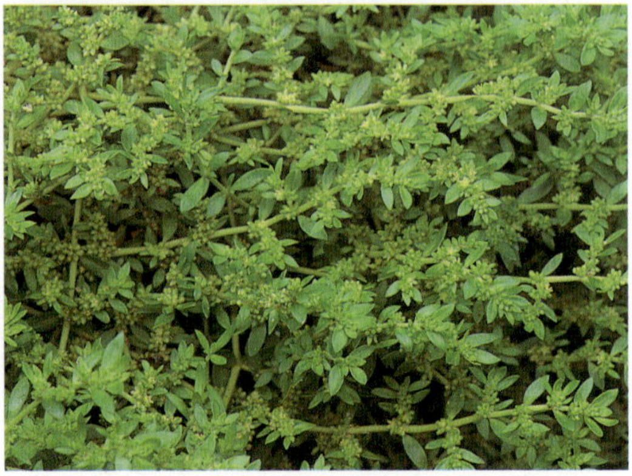

manchmal mit Verdauungsstörungen verbunden, die mit Bruchkraut behandelt werden können. Die medizinische Wirkung beruht auf diuretischen Eigenschaften der Saponine, die gleichzeitig Husten stillen und bei hartnäckigen Katarrhen helfen. Bruchkraut wirkt auch krampflösend und hilft so bei Blasen- und Nierenbeschwerden. Das Kraut sollte so frisch wie möglich verwendet werden. *Herniaria glabra* ist einjährig oder kurzzeitig ausdauernd und wächst auf feuchtem, kalkreichem Untergrund (z. B. auf Mauern). Die dünnen liegenden Triebe tragen kleine Blätter und winzige Blüten.

Hesperis matronalis

GEWÖHNLICHE NACHTVIOLE

Die getrockneten Blätter der Gewöhnlichen Nachtviole wurde wegen ihres hohen Vitamin-C-Gehaltes auf Schiffen mitgeführt. Auf sehr langen Reisen wurde so Skorbut vorgebeugt. In einigen Regionen werden heute die Blät-

Gewöhnliche Nachtviole (Hesperis matronalis).

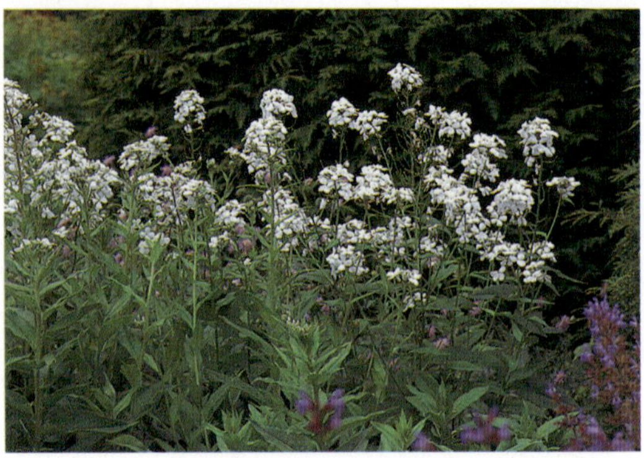

Gewöhnliche Nachtviole (Hesperis matronalis).

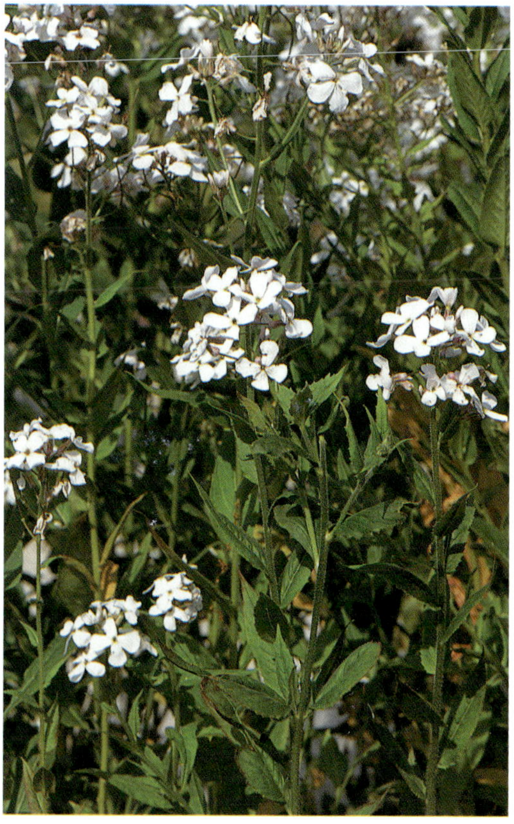

Foto: De Kruidhof, Buitenpost

ter vor der Blüte gesammelt und in Salaten verarbeitet. Der Geschmack ist beißender als bei Kresse oder Ölrauke, so dass man das Kraut sehr sparsam einsetzen sollte. In größeren Mengen führt es zum Erbrechen; ein weiterer Grund, vorsichtig beim Verzehr zu sein. Die Blüten verströmen ihren intensiven Duft in Frühsommernächten, während man am Tage den Duft nicht wahrnimmt. Die zweijährige bis ausdauernde Pflanze stammt aus Italien, ist aber mittlerweile in vielen Gebieten Europas mit mildem Klima eingebürgert und ist in Gärten zu finden; dort vorzugsweise auf gelockerten sandigen Böden. Die Pflanze wird 100–150 cm hoch und bildet im Frühsommer weiße oder violette Blüten aus.

Hibiscus rosa-sinensis

CHINA-HIBISKUS

Der Blütenblattsaft des China-Hibiskus wird besonders in China verwendet. Er stillt innere Blutungen, lindert Periodenschmerzen, löst Krämpfe und heilt Geschlechtskrankheiten. Eingedickt ist er ein schwarzer Farbstoff, der Schuhputzmitteln und Mascara beigemengt wird. Die Safternte von kultivierten Pflanzen ist nicht ratsam, denn diese werden mit wachstumshemmenden Mitteln behandelt, die lange Zeit in der Pflanze verbleiben. Normalerweise wachsen die Pflanzen als Busch, der etwas 2 m hoch werden kann. Bei uns in Nordeuropa werden sie meist als Zimmerpflanzen verkauft, die reich verzweigt, aber kompakt sind. Sie blühen

China-Hibiskus (Hibiscus rosa-sinensis).

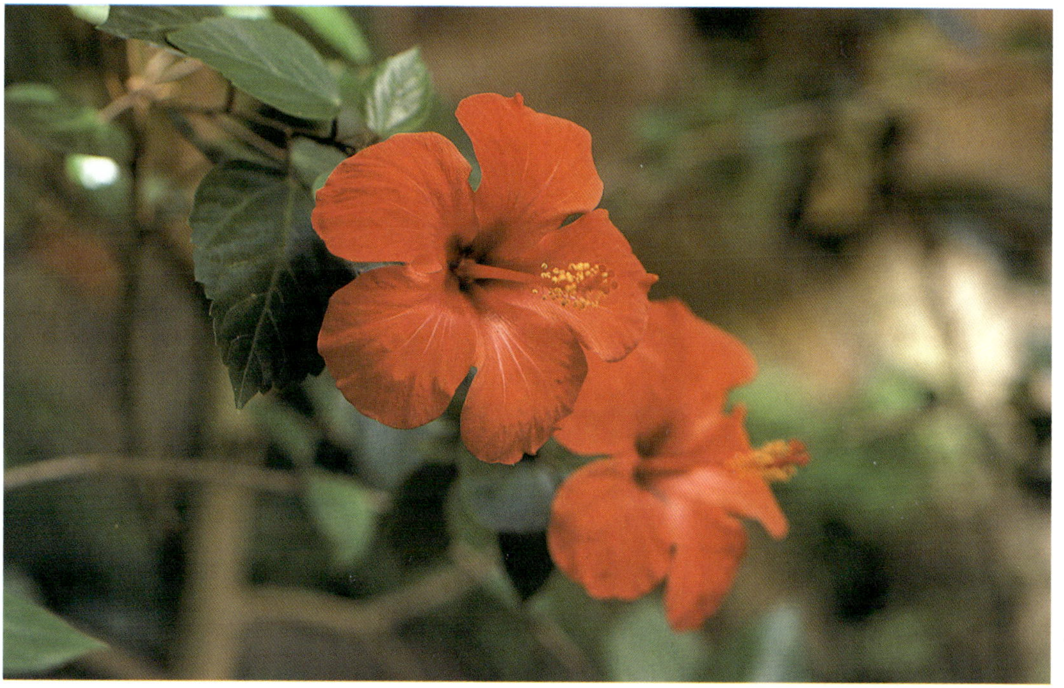

ganzjährig, wenn man sie bei konstanter Feuchtigkeit und einer Mindesttemperatur von 7 °C hält.

Hieracium pilosella syn. *Pilosella officinarum*

MÄUSEOHR, KLEINES HABICHTSKRAUT

Früher wurde das Kleine Habichtskraut zur Behandlung von Atemwegsleiden wie Asthma, Bronchitis und anderen Bronchialinfekten eingesetzt. Der Tee bei Grippe, Magen- und Darmbeschwerden, Diarrhö und Leberleiden getrunken oder als Augenwasser verwendet. Dieses mild wirkende Kraut enthält Bitter- und Gerbstoffe. Das Pflänzchen mit seinen behaarten Blättern wächst in ganz Europa auf trockenen, sonnigen Standorten zwischen kurzen Gräsern. Die Köpfchen sitzen auf 30 cm langen Stängeln und blühen von Mai bis August.

Kleines Habichtskraut (Hieracium pilosella).

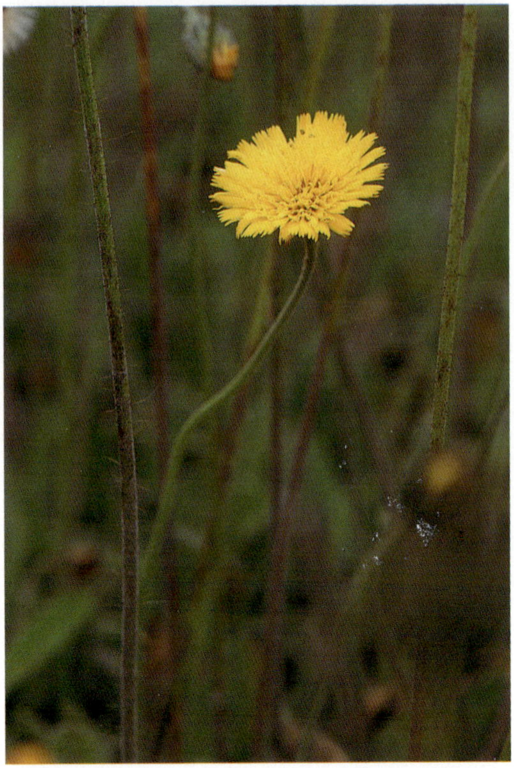

Kleines Habichtskraut (H. pilosella), *Blütenköpfchen.*

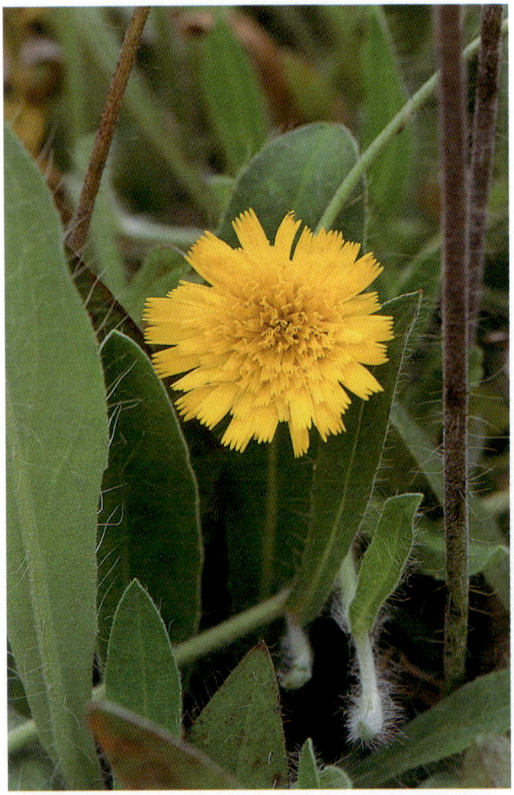

Hippophae rhamnoides

GEWÖHNLICHER SANDDORN

Die orangen Beeren, die im frühen Herbst am Sanddorn reifen, enthalten sehr viele Vitamine, im besonderen Vitamin C. Die Beeren werden geerntet und zu Saft, Sirup oder Marmelade verarbeitet. Gute Dienste leisten sie bei Grippe und Erkältungen und der Saft wirkt erfrischend und kühlend bei Fieberpatienten.

Sanddorn wächst in Europa auf Sanddünen, aber auch auf Kiesstränden und Sandbänken an Flüssen. Der Strauch wird etwa 50–200 cm hoch und eignet sich als Zierstrauch in Gärten mit sandigem Boden. Die Äste tragen scharfe Dornen, denen Vögel jedoch geschickt ausweichen, um sich im Winter von den Beeren zu ernähren.

Gewöhnlicher Sanddorn (Hippophae rhamnoides).

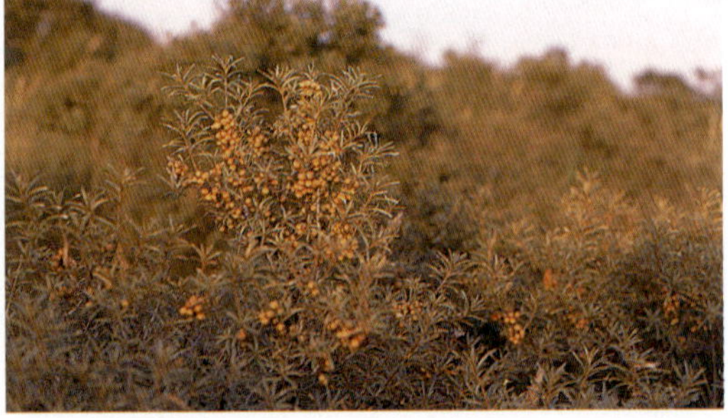

Chamäleonpflanzen-Sorte (Houttuynia cordata *'Plena'*).

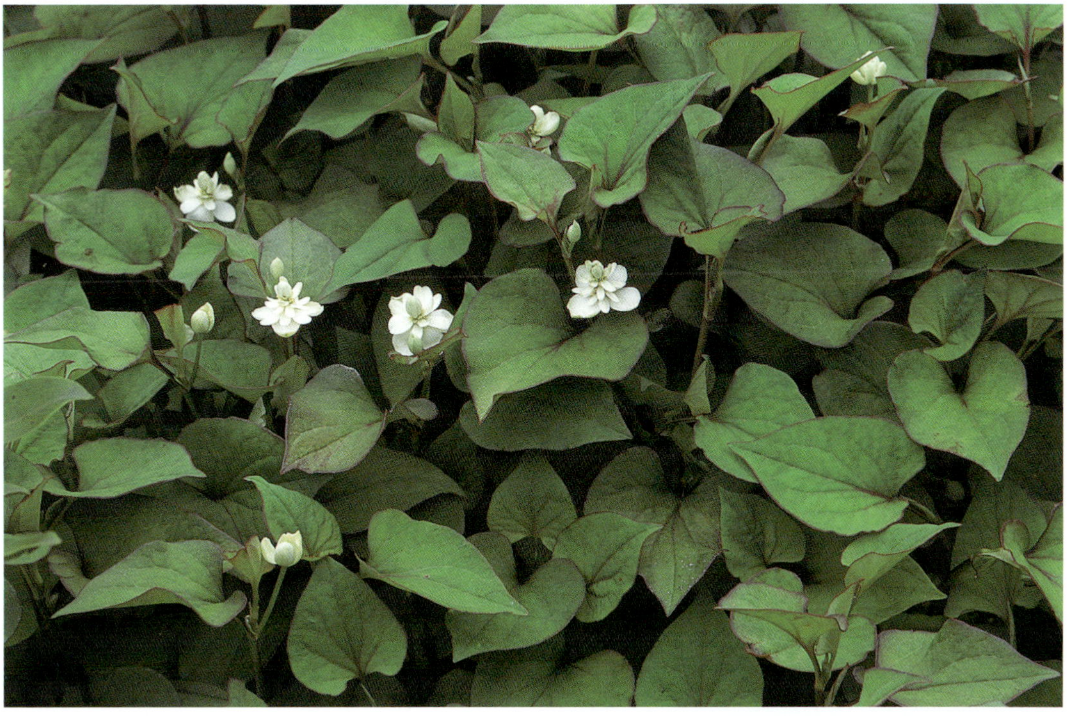

Hoheria populnea

LACEBARK („NETZRINDE")

Hoheria populnea ist ein etwa 10 m hoher, in Neuseeland beheimateter Baum, dessen Trivialname „Netzrinde" die Art und Weise beschreibt, in der sich die hellbraune Rinde von den Stämmen älter Bäume abschilfert. Diese Rinde wird zur Behandlung von Erkältungen und brennenden, übermüdeten Augen eingesetzt. In Europa wird *Hoheria* als Kübelpflanze kultiviert, die im Spätsommer Massen weißer Blüten trägt. Jede Blüte ist etwa 2–3 cm im Durchmesser groß. Durch sorgfältiges Beschneiden kann die Pflanze als Busch gezogen werden. Sie ist immergrün und kann an einem lichten Ort mit einer Mindesttemperatur von 5 °C überwintert werden.

⚕

„*Netzrinde*" (Hoheria populnea).

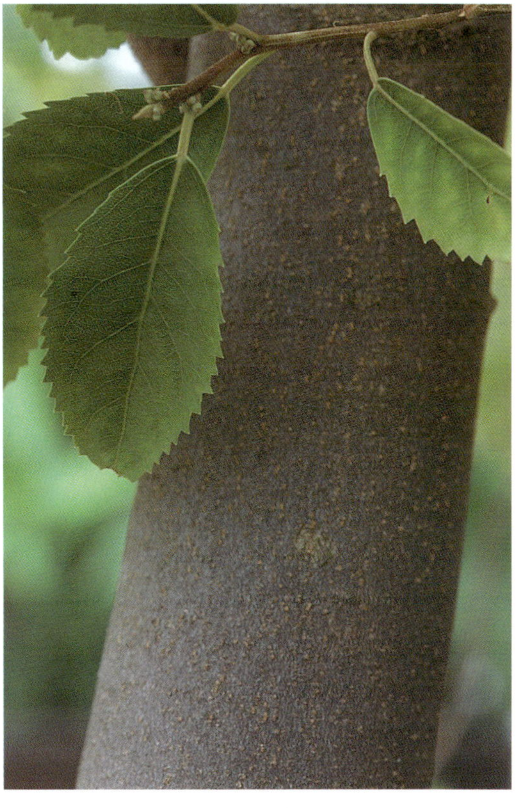

Houttuynia cordata

CHAMÄLEONPFLANZE

Houttuynia kann man immer häufiger in Gärten antreffen. Die kriechenden Wurzeln wachsen besonders schnell in feuchten Böden. Der beste Standort im Garten ist deshalb ein sumpfiger Boden am Rand eines Teiches, wo sie in etwa 10 cm hohes Wasser abtauchen kann. Zwei Sorten sind besonders in der Gartenkultur beliebt: die gefüllte Sorte *Houttuynia cordata* 'Plena' und H.c.

Chamäleonpflanzen-Sorte (H. cordata *'Chameleon'*).

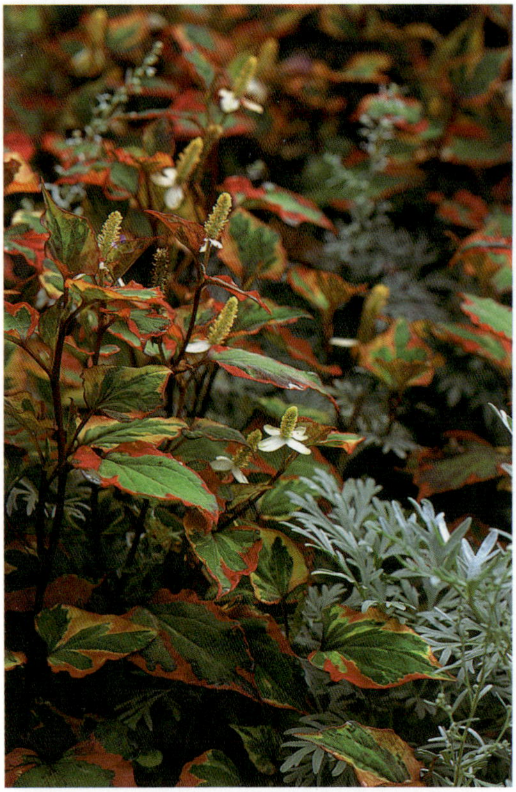

Chamäleonpflanze (Houttuynia cordata).

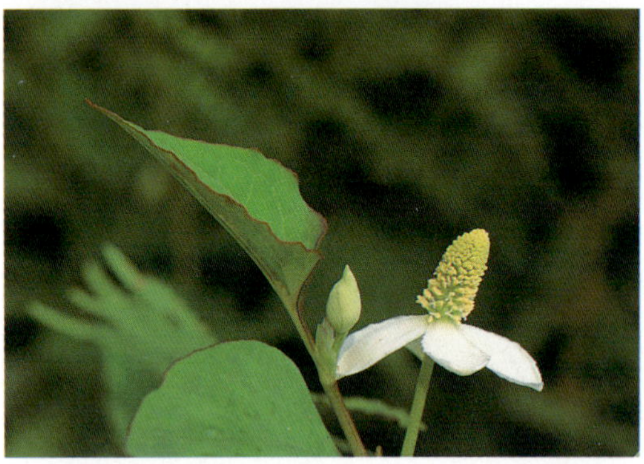

'Chameleon' mit bunt panaschierten Blättern in Gelb, Grün und Rot. In ihren Heimatgebieten in Südostasien bis zum östlichen Himalaya und in Japan werden die Blätter dieser Sumpfpflanze zum Garnieren von Fischgerichten verwendet, weil sie einen schwachen Koriandergeschmack hinterlassen. Medizinal wird sie als Diuretikum geschätzt und wegen ihrer antiseptischen und fiebersenkenden Eigenschaften.

Humulus lupulus

GEMEINER HOPFEN, GEWÖHNLICHER HOPFEN

Zwischen den „Schuppen" des Hopfens befindet sich ein gelbes, bitter schmeckendes Pulver, das zur Konservierung und zum Würzen bei der Bierherstellung verwendet wird. Diese bitteren Substanzen (Humulon, Lupulon), zu denen auch Gerbstoff gehört, wirken stimulierend und appetitanregend. Jungtriebe können auch roh oder gekocht gegessen werden. Hopfen wird medizinal meist in Verbindung mit anderen Kräutern gebraucht und wirkt dann nervenberuhigend, schlaf- und verdauungsfördernd. Getrockneter Hopfen in kleinen Säckchen neben dem Kopfkissen helfen beim Einschlafen. Außerdem wird Hopfen zum Würzen von zahlreichen Lebensmitteln verwendet und ist wichtiger Bestandteil von Haarpflegemitteln und Parfüms. Aus den Blütentrieben lässt sich ein Farbstoff gewinnen, mit dem man Wolle und andere Textilien schwefelgelb bis dunkelbraun färben kann. Der wilde Hopfen aus den wärmeren Gebieten Europas und Asiens wird seit Jahrhunderten kultiviert. Aus den zur wirtschaftlichen Nutzung angebauten Kulturformen lässt sich ein sehr hoch konzentrierter Hopfenextrakt gewinnen. Diese Inhaltsstoffe werden nur in den Blütenständen der weiblichen Pflanzen gebildet. Hopfen klettert mehrere Meter an den Kletterhilfen im gewerblichen Anbau oder in der Natur an Bäumen empor. Die Blätter erinnern an Wein. Eine beliebte und schnellwüchsige Ziersorte ist *Humulus lupulus* 'Aureus', deren Blätter im Schatten grünlich-goldfarben, in der Sonne goldgelb sind.

Hydrangea arborescens

WALD-HORTENSIE, BAUMARTIGE HORTENSIE

Die Indianer Nordamerikas stellten aus der Pflanze Mittel zur Behandlung von Nieren- und Blasensteinen, Blasengries oder Infektionen von Blase und Harnleitern her. Sie sammelten die Wurzelrinde der Wald-Hortensie und lösten sie in Wasser. Die medizinische Forschung

Gewöhnlicher Hopfen (Humulus lupulus).

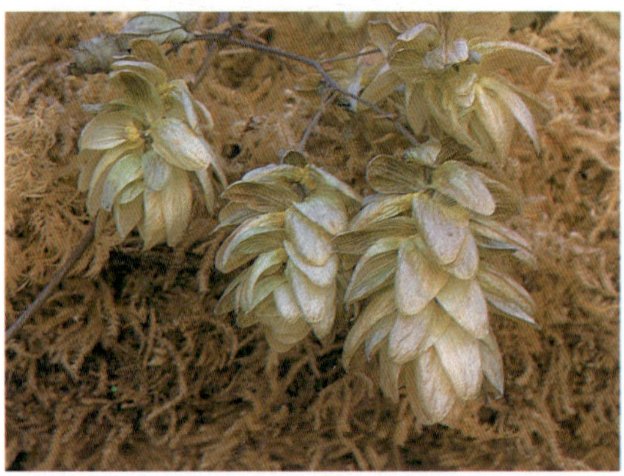

Sorte des Gewöhnlichen Hopfens (H. lupulus *'Aureus'*).

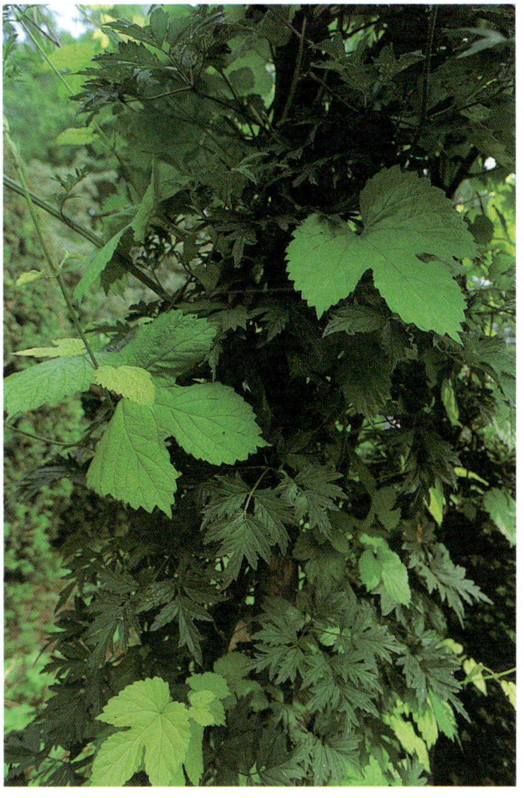

Sorte der Wald-Hortensie (H. arborescens *'Annabelle'*).

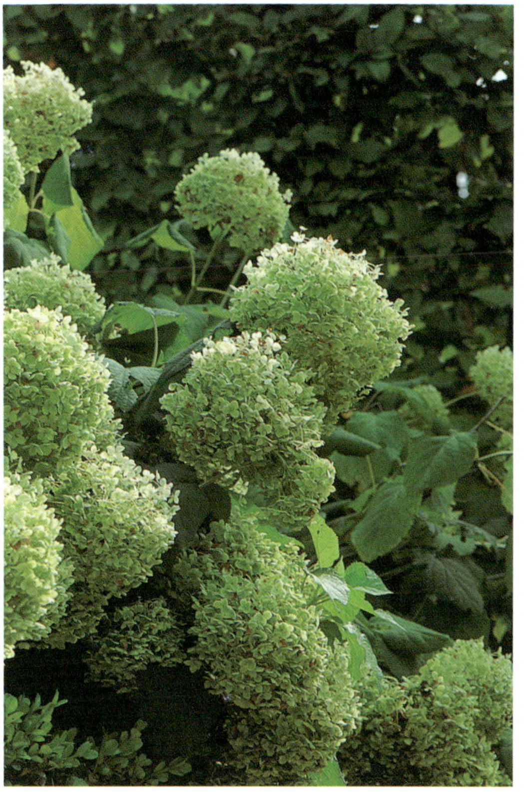

Sorte des Gewöhnlichen Hopfens (H. lupulus *'Aureus'*).

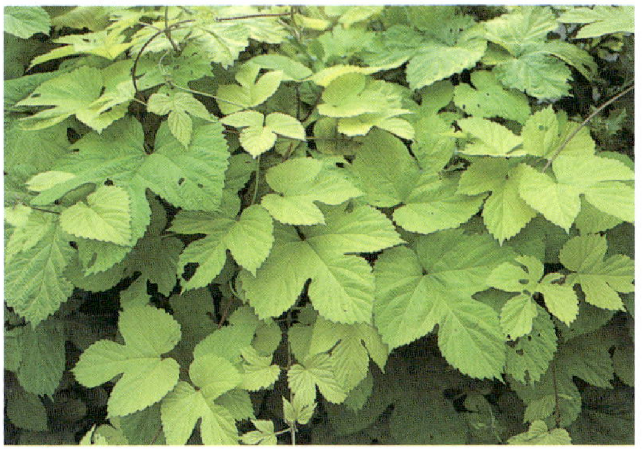

hat die heilenden Eigenschaften bestätigt, und Wurzelextrakte werden heute zur Behandlung derselben Leiden eingesetzt.

Die Art selbst, die aus dem Osten Nordamerikas stammt, wird in Europa selten kultiviert. Dafür ist die Ziersorte *Hydrangea arborescens* 'Annabelle' in Gärten sehr beliebt. Der Strauch bevorzugt feuchte Böden und blüht im Hochsommer mit riesigen rundlichen Scheindolden, deren weiße Hochblätter sich anschließend grün färben. Wenn man den Strauch bis fast zum Grund zurückschneidet, wächst er im folgenden Jahr bis zu einer Höhe von 1 m nach und trägt eine Fülle von großen Scheindolden. Wenn man ihn nicht zurückschneidet, wächst er weiter aus, verliert an Form und trägt vor allem wesentlich kleinere Scheindolden.

Hyoscyamus niger

SCHWARZES BILSENKRAUT

Wenn sich eine Hexe mit Hexengebräu einrieb, konnte sie auf ihrem Besen fliegen. Dies erscheint fantastisch, doch in gewissem Sinne ist es wahr. Hexengebräu wurde aus Schwarzem Bilsenkraut und Tollkirsche (*Atropa belladonna*) hergestellt, beides Kräuter, die halluzinogene Substanzen (Alkaloide wie Hyoscyamin und Hyoscin) enthalten. Diese können über die Haut aufgenommen werden und rufen einen Trancezustand hervor, in dem man sich tatsächlich so fühlt, als könne man fliegen. Die Hexenjäger verwendeten das Hexengebräu noch zu einem anderen Zweck. Sie schmierten das Mittel auf die Haut, vor allem auf die Vagina der Angeklagten, was bei diesen krampfhafte Zuckungen und Halluzinationen auslöste: der „Beweis" für Hexerei. Bilsenkraut-Arten werden seit etwa 4000 Jahren u. a. von den alten Ägyptern verwendet. Den griechischen Priesterinnen des Orakels von Delphi befahl man den Rauch der verbrannten Samen zu inhalieren, um Trance und Visionen auszulösen. Heute wird Bilsenkraut in erster Linie zur Lösung

Schwarzes Bilsenkraut (Hyoscyamus niger).

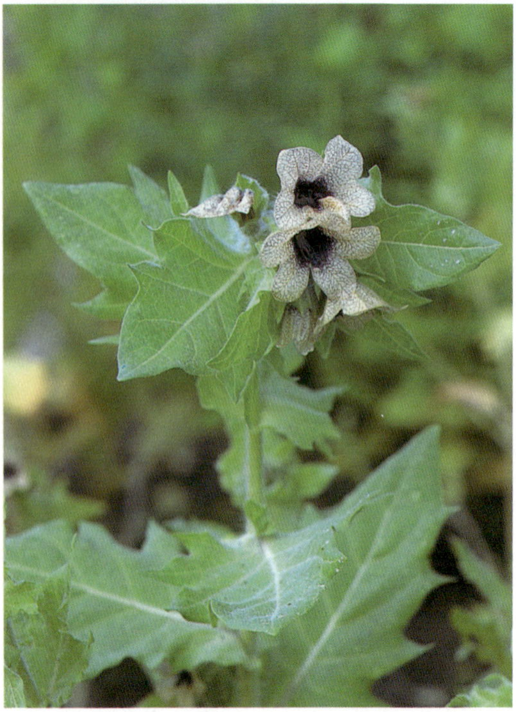

von Krämpfen angewandt, besonders von Magen und Darm, aber auch bei der Behandlung der Parkinson'schen Krankheit (Alkaloide verdrängen Acetylcholin und blockieren cholinerge Nerven im Stammhirn). Äußerlich wird das Kraut gegen rheumatische oder andere Schmerzen eingesetzt. Doch sollte es nur unter ärztlicher Aufsicht verwendet werden.

Hyoscyamus niger wächst entweder als ein- oder zweijährige Art fast in ganz Europa und den angrenzenden Gebieten Asiens und Afrikas. Die Pflanze benötigt einen sonnigen Standort auf einem sehr nährstoffreichen (gestörten) Boden wie Abfallhaufen. Bei uns ist die Art ziemlich selten.

⚕ *

Schwarzes Bilsenkraut (Hyoscyamus niger).

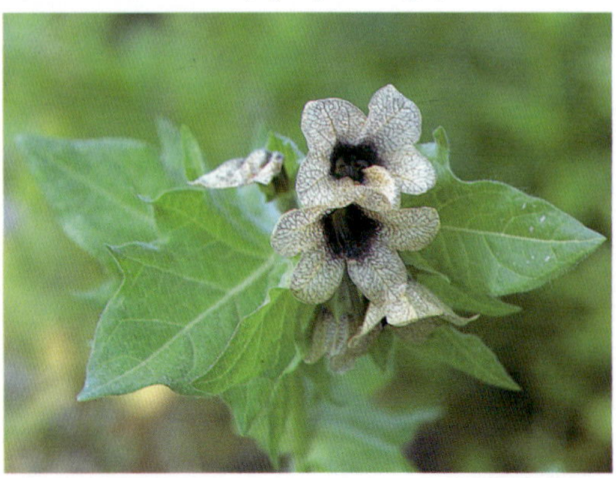

Foto: De Kruidhof, Buitenpost

Hypericum perforatum

TÜPFELJOHANNISKRAUT, JOHANNISKRAUT, HARTHEU, TÜPFEL-HARTHEU

In der Blumensprache steht das Johanniskraut für „Aberglauben", und es gibt tatsächlich eine Vielzahl von Gebräuchen, die mit dieser Pflanze verknüpft sind. Gleichzeitig sind die medizinischen Eigenschaften dieser Pflanze überzeugend nachgewiesen. Vor nicht allzu langer Zeit entdeckte man, dass einige Menschen im Winter unter durch Lichtmangel ausgelösten Depressionen leiden können. Diesen Patienten kann eine Lichttherapie und die Verabreichung von Johanniskraut helfen. Seit langem ist die Pflanze als Antidepressivum beliebt, weil sie – ihr größter Vorteil – über Monate fast ohne jede Nebenwirkung verwendet werden kann. Der einzige unangenehme Nebeneffekt: die Haut wird gegen UV-Licht sensitiver (verursacht durch Hypericin), so dass den Patienten geraten wird, direkte Sonne zu meiden. Bei Weidevieh löst diese Photosensibilisierung auf der ungeschützten Haut ernst zu nehmende Blasenbildung aus. *Hypericum* wird auch in der Homöopathie hoch geschätzt, weil es, neben seiner Wirkung als Antidepressivum, auch heilende und antiseptische Eigenschaften (auf Grund eines prenylierten Phloroglucins

Tüpfeljohanniskraut (Hypericum perforatum).

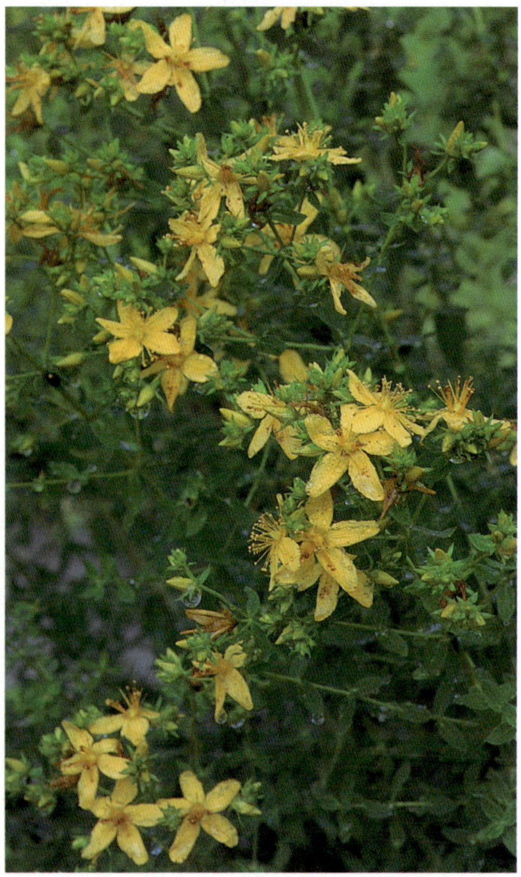

De Kruidhof, Buitenpost

„Hyperforin") hat sowie für eine weiche Haut sorgt. Wolle und Textilien werden durch einen aus den Blütentrieben gewonnenen Farbstoff gelb bis orange gefärbt; Farbstoffe aus der ganzen Pflanze ergeben einen zitronengelben Farbton. Das Johanniskraut ist in ganz Europa auf trockenen, sonnigen Plätzen beheimatet und breitet sich immer weiter in allen gemäßigten Klimata der Erde aus. Durchscheinende Ölbehälter sind in den Blättern zu sehen, die wie „Löcher" wirken und der Pflanze ihren Namen (aus dem Lat. perforatus, durchlöchert) gaben. Ab Sommeranfang zeigt sie eine verschwenderische Blüte.

Hyssopus officinalis

YSOP, HYSSOP

In Maßen verwendet gehört Ysop zu den dankbarsten Küchenkräutern überhaupt. Ein wenig fein geschnittenes Blatt genügt, um einem Salat das gewisse Etwas zu geben. Ein klein wenig mehr von diesem bitteren Kraut kann in Suppen und Saucen verwendet werden. Bei Fleisch- und Wildgerichten reicht es, das Fleisch mit Ysop einzureiben, um ihm einen leicht scharfminzigen Geschmack zu geben. Ysop hilft bei der Verdauung und beim Abbau von Fleisch- und Fischfett. Medizinal wird Ysop bei Verdauungs-, Magen- und Darmbeschwerden eingesetzt, es regt den Appetit an und steigert allgemein die Abwehr. Stimulierend und reinigend wirksam sind in erster Linie die ätherischen Öle, die antiseptische Eigenschaften haben und den Benutzer vor Infektionen schützen. Der frische Geruch des Ysops ist bei der Herstellung von Parfüms und Potpourris geschätzt und wurde früher als „Haus-Deo" zum Bestreuen der Böden genutzt. Ursprünglich stammt *Hyssopus officinalis* aus Südeuropa und dem Nahen Osten bis Indien. In anderen Regionen wurde Ysop bereits seit dem Mittelalter kultiviert und ist mittlerweile in nördlicheren Regionen eingebürgert, wenn er recht trockene, kalkreiche und sonnige Plätze findet. Der immergrüne Halbstrauch, der etwa 50 cm hoch wird, ist winterhart. Die Pflanzen tragen blaue, violette, rosafarbene oder weiße Blüten von Ende Juni bis September und locken zahlreiche Bienen an.

Ysop (Hyssopus officinalis), *Blütenriebe.*

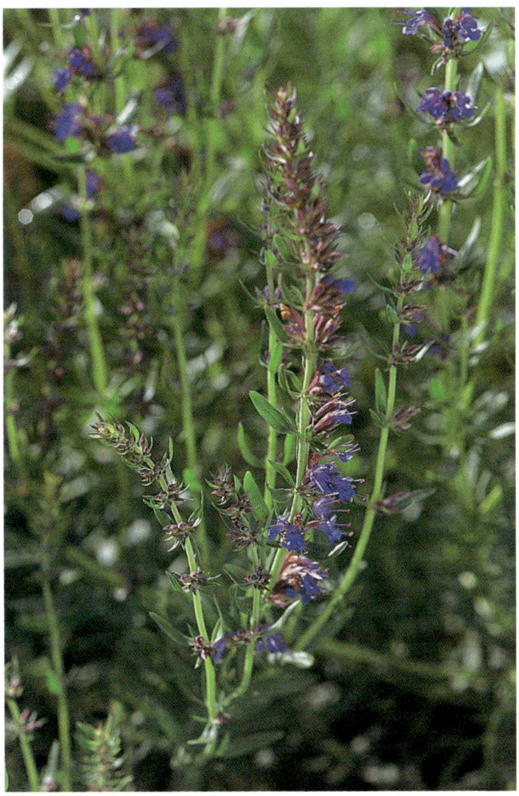

Ysop (Hyssopus officinalis).

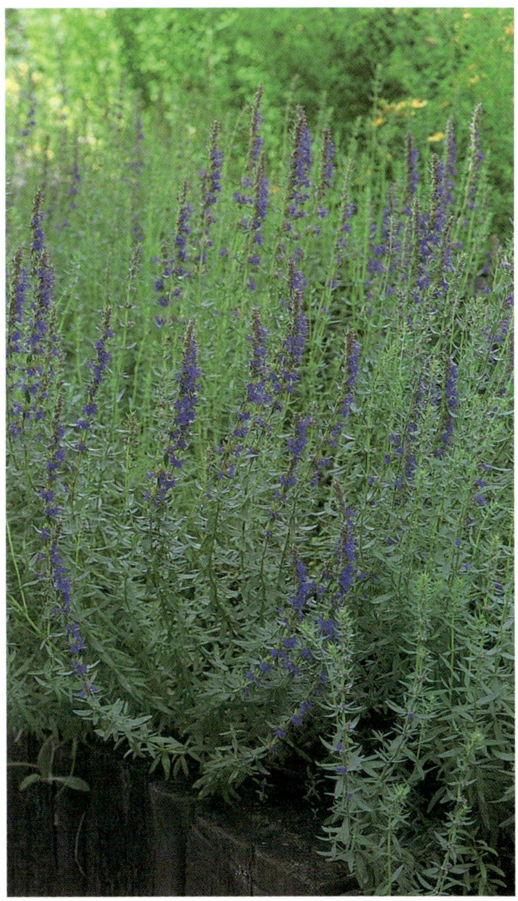

Foto: De Kruidhof, Buitenpost

I

Stechpalme (Ilex aquifolium).

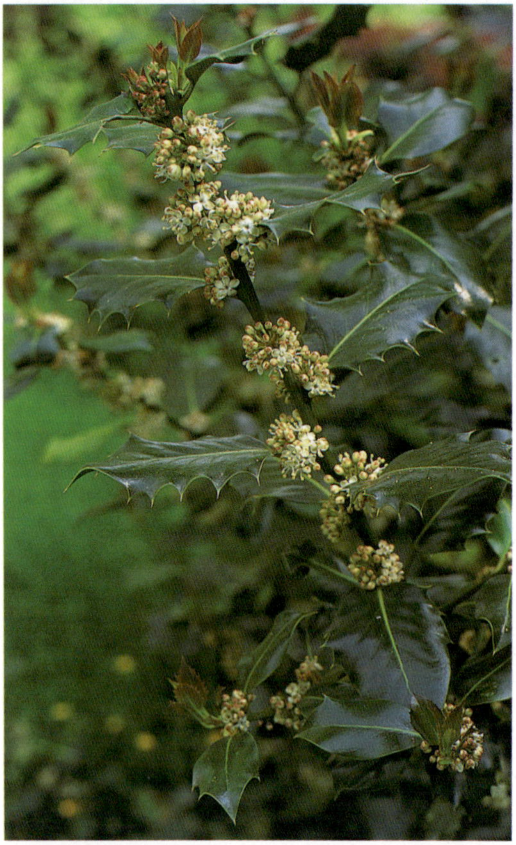

Ilex aquifolium

STECHPALME, HÜLSE

Zu Weihnachten ist die Stechpalme zusammen mit Mistelzweigen als Schmuck sehr beliebt. Die ledrigen Blätter, oft am Rand mit scharfen Stacheln versehen, bleiben sommers wie winters grün und auf den weiblichen bzw. monözischen Pflanzen bilden sich rote Beeren. Manchmal kann die Stechpalme zu einem 20 m hohen Baum heranwachsen, doch meist wird sie durch Rückschnitt als Strauch gehalten.

Die Stechpalme ist in West- und Südeuropa vollkommen winterhart. Tannin und andere Bitterstoffe aus den Blättern werden gegen Grippe, Bronchitis und rheumatische Beschwerden eingesetzt. Malariasymptome können durch das Kraut ebenfalls gelindert werden. Vorsicht bei Kindern. Die roten Beeren und die Blätter sind giftig und führen zu Erbrechen.

⚕

Echter Alant (Inula helenium).

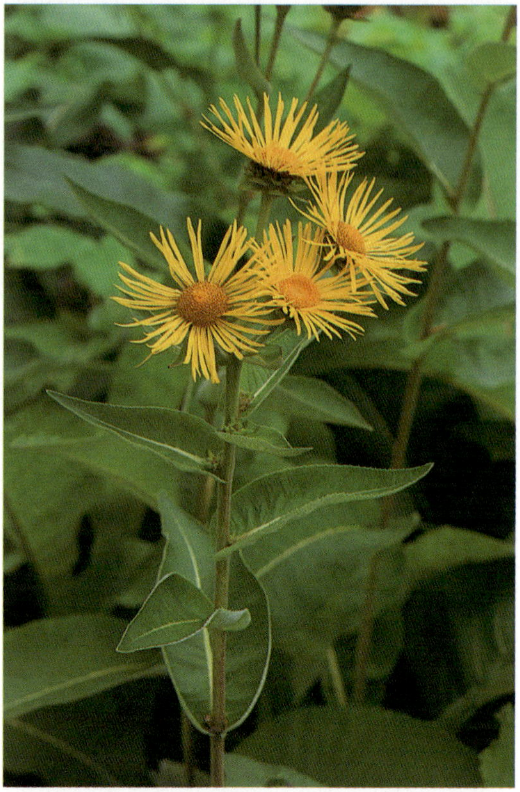

Echter Alant (Inula helenium).

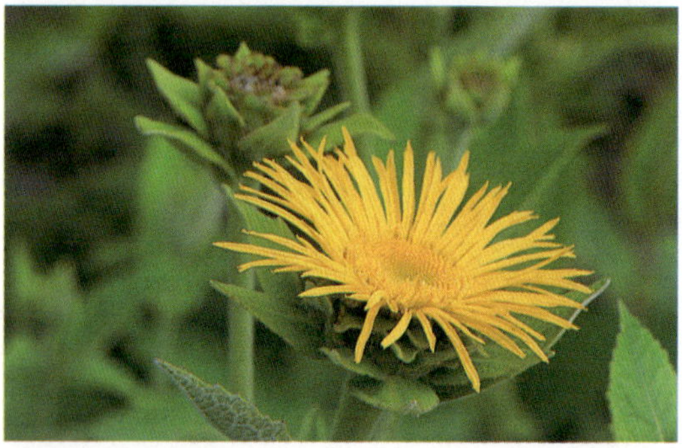

Foto: De Kruidhof, Buitenpost

Inula helenium

ECHTER ALANT

Ursprünglich stammt der Echte Alant aus Zentralasien und wurde seit frühen Zeiten wegen der bekannten Heilwirkung seiner Wurzel kultiviert. In großen Teilen Europas wilderte er aus und ist in der Nähe der früheren Anbaugebiete eingebürgert. Die mehrjährige Art, die ab Juli ihre großen gelben Blütenköpfchen zeigt, wird etwa 50 cm hoch und ist leicht in Gärten zu ziehen. Zerschnittene und getrocknete Wurzelstückchen älterer Pflanzen liefern ein schleimlösendes Hustenmittel (enthält Alantolactone), das bei Asthma, Husten, Emphysemen und Bronchitis Verwendung findet. Bei einigen Personen kann *Inula* jedoch Allergien hervorrufen, deshalb wird in der Dermatologie „Helenin" als Indikatorsubstanz verwendet.

Indigofera heterantha syn. *I. gerardiana*

INDIGOSTRAUCH, HIMALAYA-INDIGOSTRAUCH

Die Blätter des Indigostrauches enthalten Farbstoffe, mit denen man Kleiderstoffe und Wolle blau färben kann. Das ist nicht so einfach, denn die Inhaltsstoffe sind nicht wasserlöslich, und die Indigofärber hatten früher jeder sein eigenes Geheimrezept, um den Farbstoff herzustellen. Den tropischen *Indigofera*-Arten wurde der Vorzug gegeben, was sie für Europa allein durch den langen Transportweg sehr teuer machte. Für die Grundstoffe zur Farbherstellung wurden astronomische Summen gezahlt. Am Ende des 16. Jh.s entdeckte man andere Quellen für Indigoblau, und *Indigofera* verdrängte brutal den tradionellen blau färbenden Färber-Waid (*Isatis tinctoria*). Fast sah es so aus, als würden die Färberwaidbauern ihren Lebensunterhalt verlieren; in einigen Teilen Europas konnten sie jedoch überleben, weil ein Importverbot für Indigo verhängt wurde. *Indigofera heterantha* (manchmal auch bekannt als *I. h.* 'Gerardiana' oder *I. gerardiana*) stammt eigentlich aus dem Himalaya und ist vollkommen frosthart. Die niedrigen, Laub werfenden Sträucher können bis zu 200 cm hoch werden. Sie blühen im Sommer mit rosafarbenen Schmetterlingsblüten.

Himalaya-Indigostrauch (Indigofera heterantha).

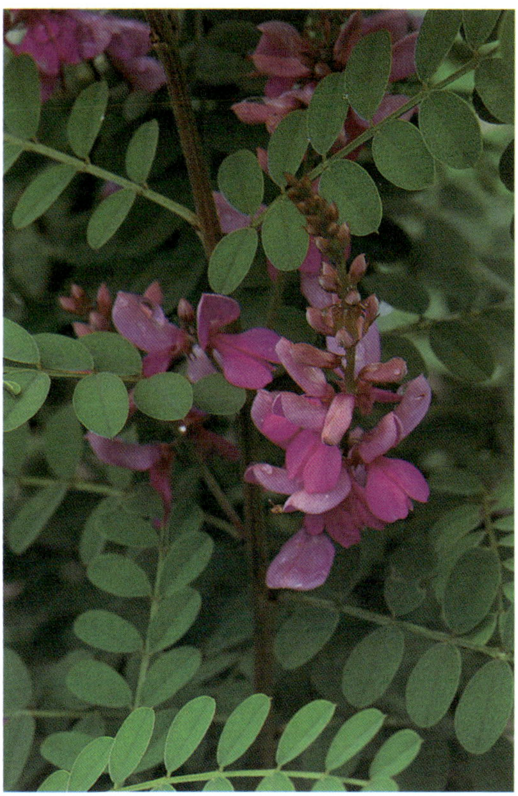

Himalaya-Indigostrauch (Indigofera heterantha).

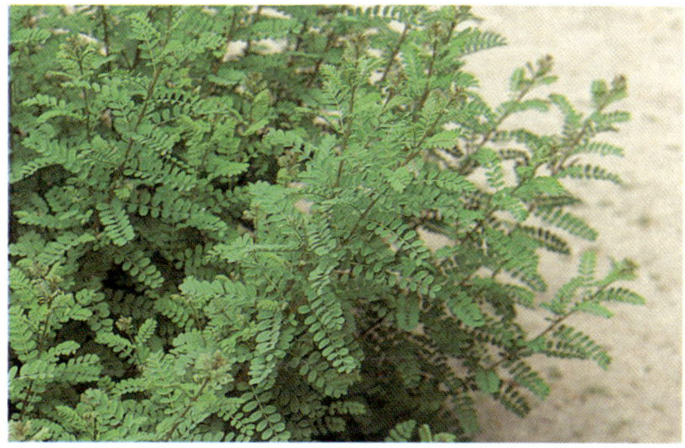

Ipomoea tricolor syn. *I. rubrocaerulea*, *I. violacea* 'Heavenly Blue'

TRICHTERWINDE, PRACHTWINDE, SORTE 'HEAVENLY BLUE'

Die schwarzen Samen der Prachtwinde enthalten ein LSD-Derivat, das allerdings weniger wirksam ist als das

Prachtwinden-Sorte (Ipomoea tricolor *'Heavenly Blue'*).

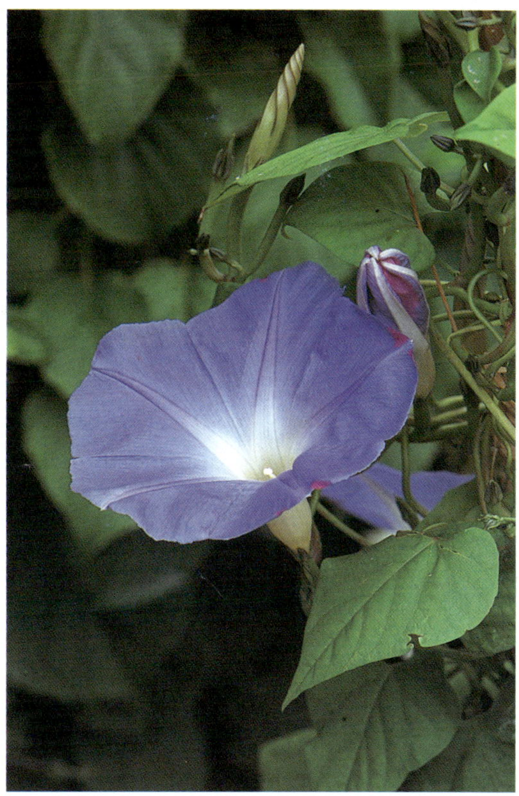

Lysergsäurediäthylamid. Beides sind giftige Substanzen, die schon in kleinen Dosen Halluzinationen hervorrufen. Aztekische Schamanen benutzten die Pflanze, um bei kranken Personen Trancen zu erzeugen. Die fein gemahlenen Samen wurden in *Pulque* oder *Tepache* gequollen und dieses Getränk *Piule* den Patienten verabreicht. In einer Art Hypnoserausch sollten die Ursachen der Krankheit durch gezielte Fragen enthüllt werden, um sie dann behandeln zu können. In manchen Gegenden wurde *Piule* auch als Wahrheitstrank oder Giftorakel genutzt. Drogenkonsumenten in entwickelten Ländern haben mit den Samen viel experimentiert, doch kann dies auf Grund der hohen Giftigkeit tödlich ausgehen. Die Prachtwinde ist eine 1-jährige Kletterpflanze, die man nicht vor Mai bei uns aussäen kann. Die Keimlinge vertragen keinen Frost. Sie werden auch gerne von Nacktschnecken gefressen. Sobald die Pflanzen schossen, klettern sie an jeder Stütze schnell empor und blühen ab Juli mit großen, trichterförmigen blauen bis purpurnen Blüten, die etwa einen Tag halten. An heißen Tagen verwelken sie bereits am frühen Nachmittag.
✳

Iris germanica

DEUTSCHE SCHWERTLILIE

Es ist nicht ganz gesichert, woher die Deutsche Schwertlilie stammt. Sie verwildert bereitwillig auf trockenen, sonnigen Abhängen, besonders auf dem Balkan und rund ums Mittelmeer. Sie ist eine robuste Gartenpflanze, die auf einem sonnigen Standort mit trockenem Boden gedeiht. Die Pflanze wird bis 1 m hoch, kann sich gegen Konkurrenz anderer Pflanzen jedoch nicht durchsetzen. Es gibt Hunderte von Kulturformen in verschiedenen Farben und Mustern. Die Rhizome enthalten Substanzen mit heilenden, v. a. schleimlösenden Eigenschaften, so dass man sie als Hustenmittel verwendet. *Iris* wird auch bei Katarrhen, Diarrhö und als Diuretikum bei Gallenblasen- und Milzbeschwerden eingesetzt. Zur weiteren Verwendung siehe *Iris germanica* 'Florentina'.

Deutsche Schwertlilie (Iris germanica).

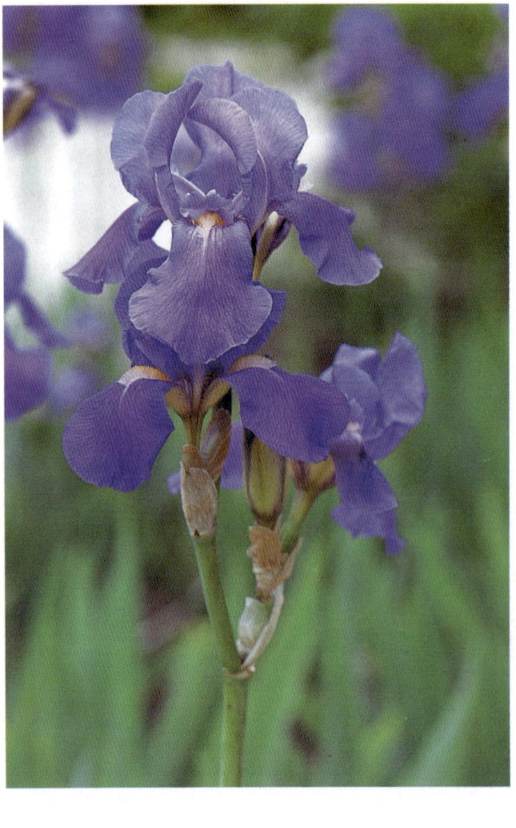

Deutsche Schwertlilie (Iris germanica), *Farbvariante.*

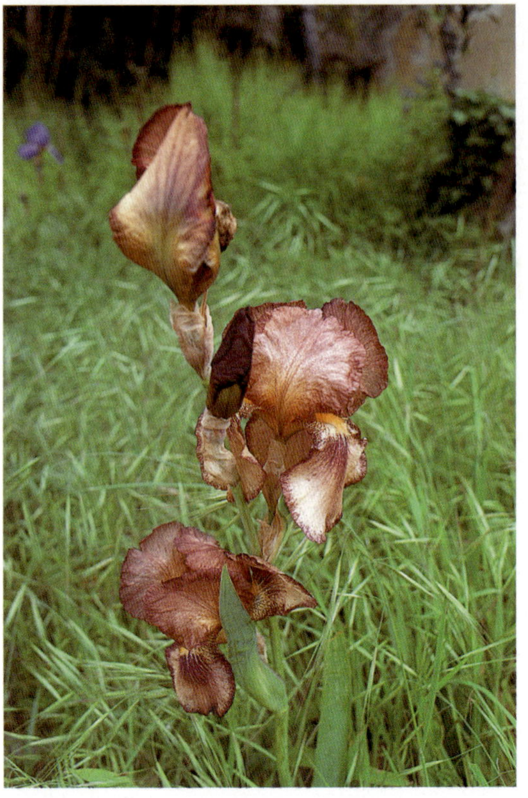

Iris germanica 'Florentina' syn. *I. florentina, I. germanica* var. *florentina*

VEILCHENSCHWERTLILIE, VEILCHENWURZEL

Die Veilchenschwertlilie enthält ein ätherisches Öl, das, z. T. aus Iron bestehend, nach Veilchen riecht. Die Art wird u. a. in Italien für die Parfüm- und Kosmetikindustrie angebaut. Das Aroma wird auch Likör beigefügt. Nach dem Trocknen werden die Wurzeln zerschnitten und fein gemahlen. Das Pulver kann zum Zähneputzen verwendet werden und zahnenden Kindern kann man ein Stückchen Wurzel zum Kauen geben. Zur medizinischen Verwendung siehe *Iris germanica.*

Veilchenschwertlilie (Iris germanica *'Florentina'*).

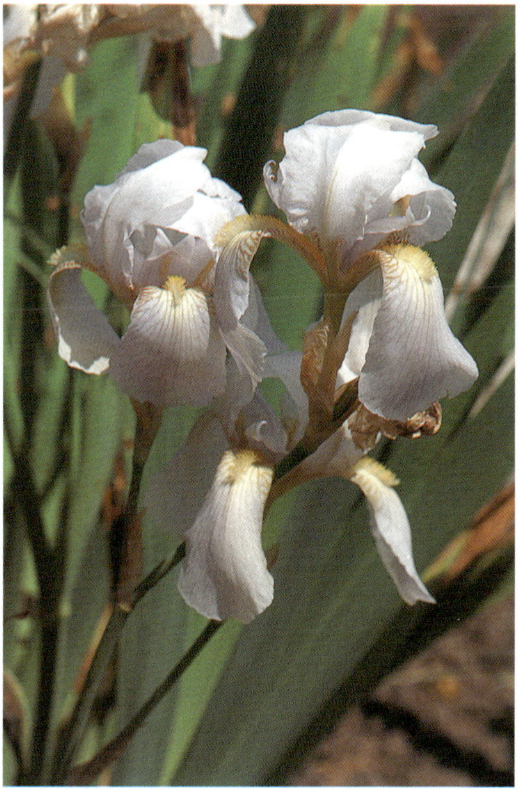

Foto: De Kruidhof, Buitenpost

Die Veilchenschwertlilie wird etwas größer als die Deutsche Schwertlilie und hat weiße Blüten mit einem lavendelfarbenen Hauch und einem gelben „Bart".

Iris pseudacorus

SUMPF-SCHWERTLILIE, WASSER-SCHWERTLILIE, GELBE SCHWERTLILIE

Das Rhizom der Sumpf-Schwertlilie schmeckt extrem bitter und enthält giftige Substanzen (u. a. das Glykosid Iridin). Diese Art wurde früher als Abführ- und Brechmittel verwendet, wobei die pulverisierte Wurzel geschnupft wurde. Heute sind wesentlich sichere und bessere Alternativen erhältlich. Die Blüten liefern einen gelben Farbstoff, mit dem Textilien, auch Wolle, gefärbt werden können. Die Sumpf-Schwertlilie ist eine einheimische Pflanze der Uferstandorte von Gräben und Altgewässern und der sumpfigen Standorte. Die schwertartigen Blätter werden 100–200 cm lang. Die Art bildet ab Mai gelbe Blüten. Die Sammelkapsel ist mit Reihen brauner scheibenförmiger Samen angefüllt, die an Dame-Steine en miniature erinnern. Die Art keimt in nassen Böden und die sich ausbreitenden Rhizome bilden eine kompakte Masse. *I. p.* 'Variegata' ist eine sehr schöne Sorte.

Sumpf-Schwertlilie (Iris pseudacorus).

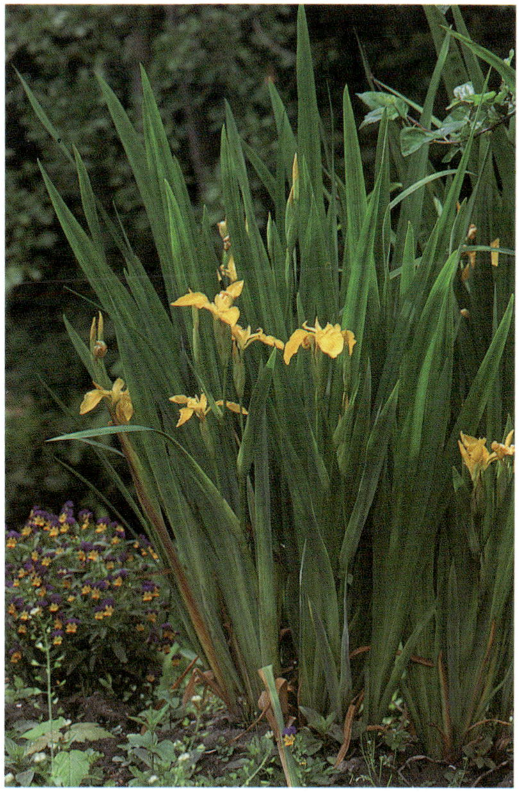

Sumpf-Schwertlilien-Sorte (Iris pseudacorus *'Variegata'*).

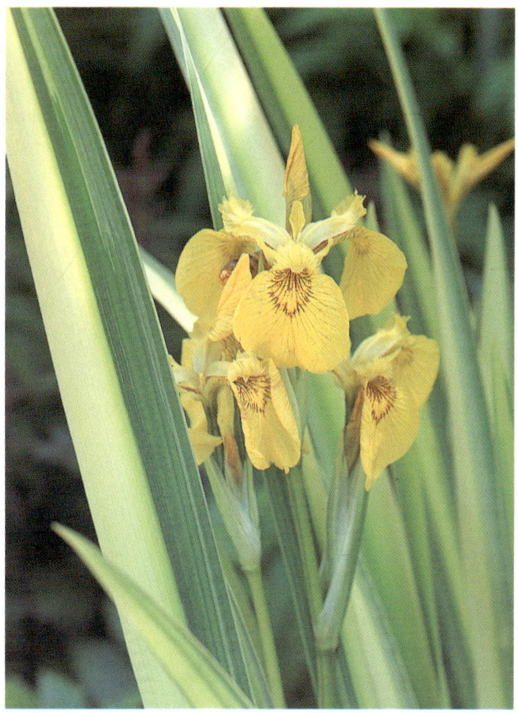

Buntfarbige Schwertlilie (Iris versicolor).

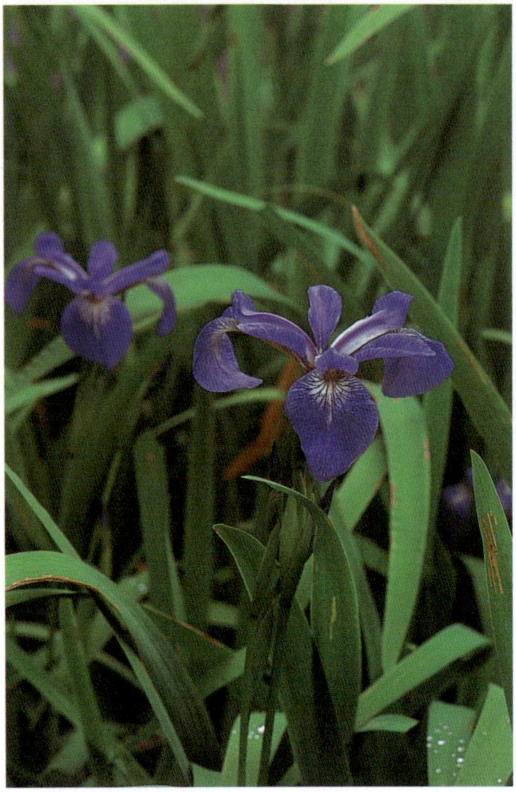

Färber-Waid (Isatis tinctoria).

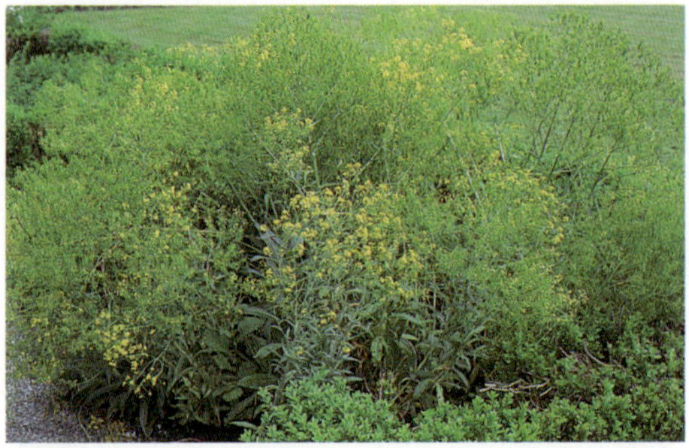

Färber-Waid (Isatis tinctoria).

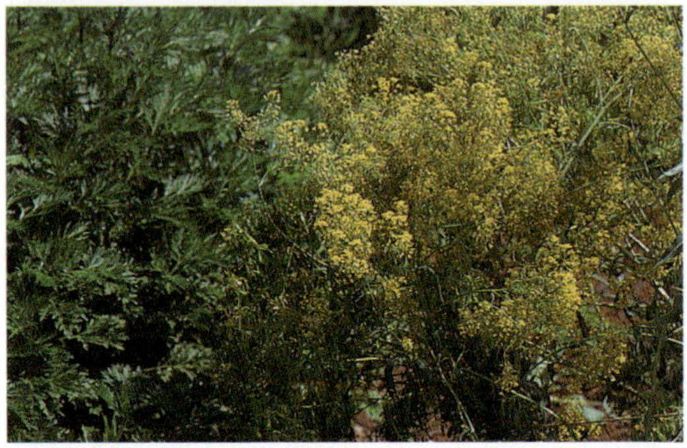

Foto: De Kruidhof, Buitenpost

Färber-Waid (Isatis tinctoria).

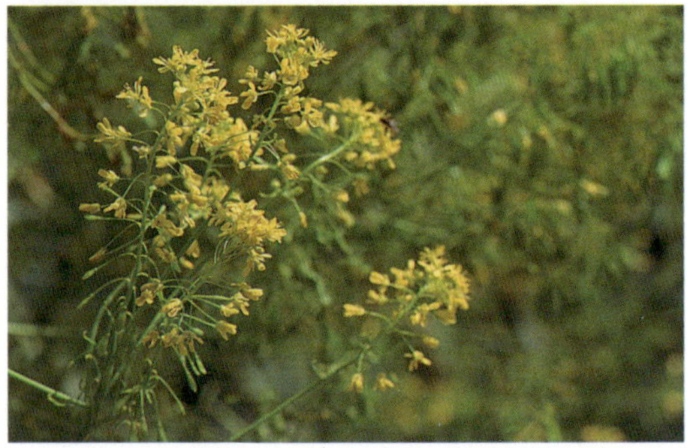

Iris versicolor

BUNTFARBIGE SCHWERTLILIE, VERSCHIEDENFARBIGE SCHWERTLILIE

Die Indianer Nordamerikas nutzten die Buntfarbige Schwertlilie als Brechmittel wie auch die Sumpf-Schwertlilie in Europa verwendet wurde. Die medizinale Wirkungsweise beider Arten wurde wissenschaftlich erforscht. Pharmazeutische Firmen gewinnen aus den Rhizomen Iridin, ein starkes Laxativ und Diuretikum. Besonders die frischen Wurzeln enthalten scharf und bitter schmeckende giftige Substanzen, so dass die Pflanze nur unter erfahrener Aufsicht genutzt werden sollte. *Iris versicolor* wächst in den Feuchtwäldern und Marschen im Osten und im zentralen Nordamerika. Man sollte sie in einem Sumpfgarten, am Rand eines Teiches und in Böden ziehen, die viel Feuchtigkeit halten können.

Isatis tinctoria

FÄRBER-WAID

Färber-Waid als Indigolieferant war früher einer der wichtigsten Färbepflanzen, bis er durch den Indigostrauch (s. *Indigofera*) ersetzt wurde. Die Vorstufe in den Blättern, Isatan, ist, genau wie das Indikan, farblos. Erst durch chemische Spaltung wird aus diesen Vorstufen und unter Einwirkung von Luftsauerstoff aus Indoxyl Indigo. Der Färber-Waid ist ein 2-jähriger Kreuzblütler, der erst im 2. Jahr aus einer Rosette einen etwa 1 m hohen Spross treibt. Den gelben Blüten folgen geflügelte Schötchen als Früchte. Ursprünglich stammt der Färber-Waid aus Westasien bzw. aus Osteuropa, ist aber als verwilderte Kulturpflanze auch in Westeuropa mittlerweile in großen Teilen eingebürgert. Er ist wärmeliebend, bevorzugt stickstoffreichen, lockeren, kalkhaltigen Boden und ist bei uns selten bis zerstreut.

J, K

Arabischer Jasmin (Jasminum sambac).

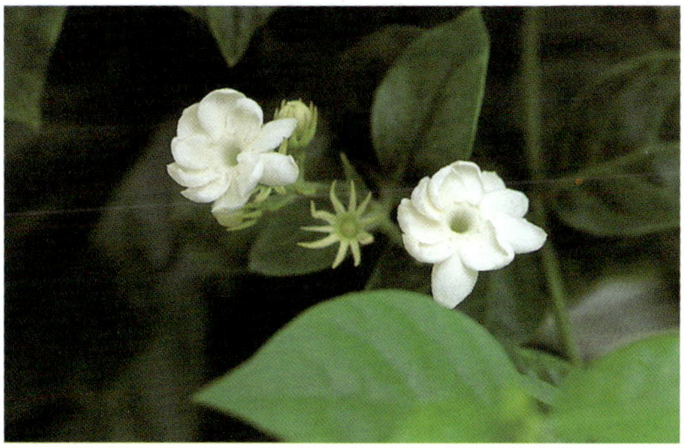

Jasminum sambac

ARABISCHER JASMIN

Jasminblüten duften herrlich. Seit alters wurden die Blüten wegen ihres kräftigen, aber süßen Duftes gesammelt. Sie finden Verwendung in der Parfüm- und Kosmetikindustrie und getrocknet in Potpourris und Duftkissen. Der Arabische Jasmin ist ein wichtiger Bestandteil hinduistischer Rituale in den Tempeln Indiens. Die Blätter werden dort auch zur Parfümierung von Tee verwendet. Bei uns ist Jasmintee ebenfalls erhältlich. *Jasminum sambac* stammt wahrscheinlich ursprünglich aus Indien, wird aber in zahlreichen tropischen Ländern kultiviert. Bei uns ist er eine hübsche Kübel- oder Gewächshauspflanze, die vom Frühling bis in den Herbst hinein ihre cremeweißen, duftenden Blüten treibt. Die holzige Kletterpflanze ist immergrün und braucht im Winter einen lichten Standplatz und eine Mindesttemperatur von 10 °C.

Juglans regia

ECHTE WALNUSS

Die Echte Walnuss kann etwa 30 m hoch werden und trägt eine breite Krone. Darunter können nur wenige Pflanzen wachsen, da mit dem Regenwasser Juglon aus den Blättern ausgewaschen wird, das auf andere Pflanzen wachstumshemmend wirkt und lästige Konkurrenz unterdrückt. Juglon ist eine fungizid wirkende Substanz, die auch medizinal eingesetzt wird, z. B. bei der Behandlung von Durchfall, Infektionen der Schleimhäute und Hautekzemen. Bei einigen Personen wirkt die Walnuss, gerade beim Verzehr der Samen, allerdings allergieauslösend. Farbstoff aus den abgefallenen Blättern färbt Wolle und andere Textilien beige bis braun, Farbstoff aus den Nussschalen dunkelbraun und solcher aus der Rinde erzeugt verschiedene Brauntöne.

Echte Walnuss (Juglans regia).

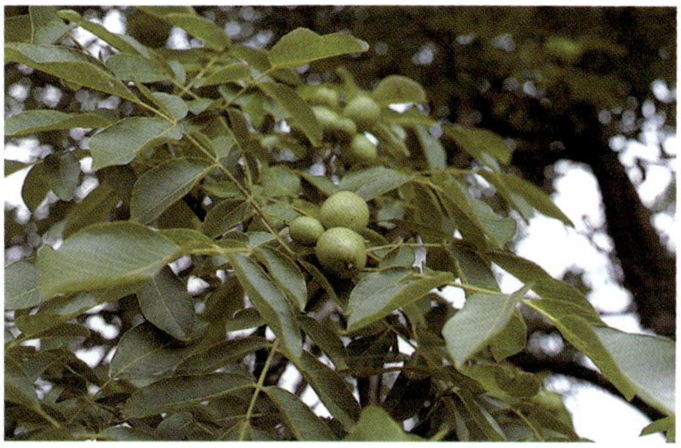

Juniperus communis

GEWÖHNLICHER WACHOLDER

Die schwarzen Beeren des Wacholders wirken appetitanregend und das daraus gewonnene Öl wird zur Herstellung von Aperitifs wie Genever (engl. Gin) verwendet. Die Beeren selbst werden an Sauerkraut oder Wildgerichte gegeben. Nur die weiblichen Pflanzen tragen

Gewöhnlicher Wacholder (Juniperus communis).

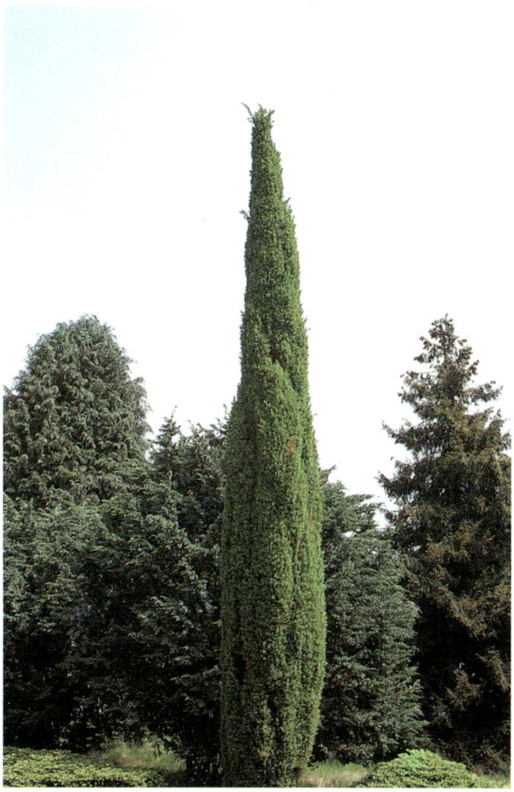

Früchte und diese reifen innerhalb von zwei bis drei Jahren. Die Ernte ist wegen der nadelartigen Blätter recht schwierig. Wacholder wächst in der Natur auf armen, sandigen und sauren Böden in großen Teilen Europas und Asiens, in Deutschland ist er selten bis zerstreut. Wacholderbeeren enthalten ätherische Öle und andere Inhaltsstoffe, die diuretisch wirken und deshalb bei der Linderung von rheumatischen Beschwerden eingesetzt werden. Wegen seiner nierenreizenden Eigenschaften sollten Wacholderbeeren jedoch nicht über einen längeren Zeitraum verwendet werden. Aus den Beeren kann außerdem noch ein grauer bis dunkelgrüner Woll- und Textilfarbstoff gewonnen werden.

Juniperus sabina

SADEBAUM, SEVIBAUM, STINK-WACHOLDER

Die Sabinerinnen benutzten *Juniperus sabina* für Abtreibungen. Innerlich wurde die Konifere auch für Unterleibsbeschwerden angewandt. Außer in der Homöopathie wird sie aber auf Grund der hohen Giftigkeit (u. a. Savinin) kaum noch eingesetzt. Die Öle aus den Beeren sind Bestandteil von Lotionen gegen Warzen oder zur Haarwuchsförderung. Der Strauch wächst natürlich in Mittel- und Südeuropa sowie in angrenzenden asiatischen Regionen und wird in Gärten und Parkanlagen gerne angepflanzt. Der Strauch wird selten höher als 200 cm. Es gibt viele Kultursorten wie *Juniperus sabina* 'Hicksii', die eher buschig in die Breite als in die Höhe wachsen.

Kalmia latifolia

BERGLORBEER, BREITBLÄTTRIGE LORBEERROSE

Vielen Hobbygärtnern ist die hohe Giftigkeit dieses Zierstrauches nicht bewusst. Alle Teile, besonders die Blätter, sind extrem giftig (enthält Andromedotoxin und Arbutin), einschließlich des Nektars und der Tiere, die von der Pflanze gefressen haben. Der Berglorbeer stammt aus dem Osten Nordamerikas. Im Spätfrühling erscheinen an den Zweigenden doldenartige Blütenstände. Die

Sadebaum (Juniperus sabina).

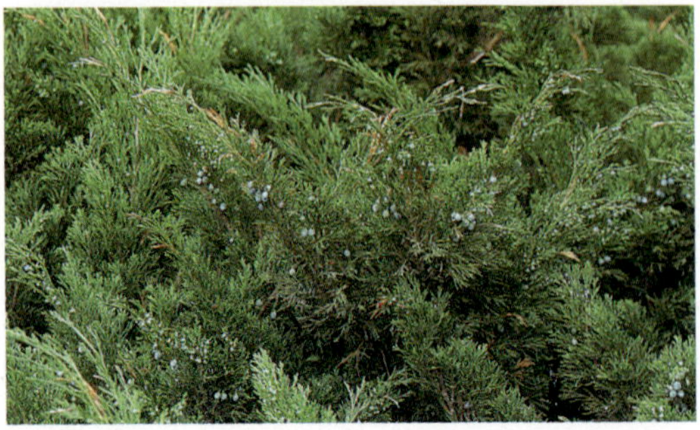

Breitblättrige Lorbeerrose (Kalmia latifolia).

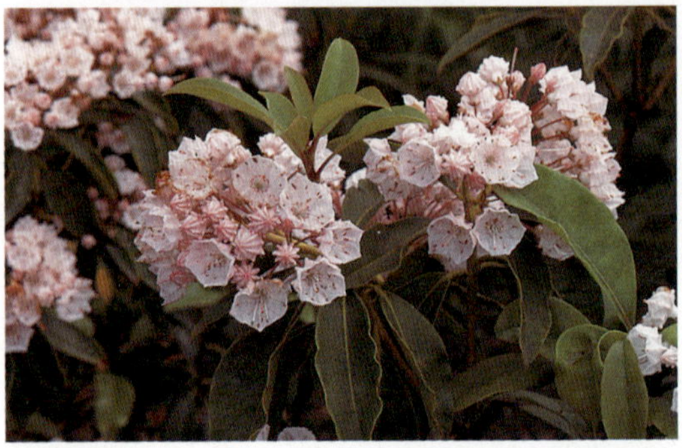

Pflanze wächst nur auf sauren Böden gut. In Gärten wächst der Strauch recht langsam bis zu 2 m Höhe und Breite heran. Früher wurden die Blätter bei Syphilis, Fieber, Durchfall, Nervenleiden und Hautbeschwerden angewandt. Wegen der hohen Giftigkeit wird *Kalmia* heute selten genutzt.

Knautia arvensis syn. *Scabiosa arvensis*

WIESEN-WITWENBLUME, ACKER-WITWENBLUME, ACKER-SKABIOSE, WIESEN-KNAUTIE

Der alte botanische und triviale Name *Scabiosa arvensis* weist auf die frühere Verwendung der Pflanze hin. Skabiose leitet sich vom lateinischen Wort für Krätze (*scabies*) ab. Die Wurzeln enthalten Saponine, die blutreinigend wirken, und auch heute wird die Wiesen-Witwenblume als reinigendes Mittel bei der Behandlung von Ekzemen und Infektionen gebraucht. Wiesen-Witwenblumen wachsen in ganz Europa und in den angrenzenden Gebieten Asiens auf Wiesen und Wegrändern. Die ausdauernden Pflanzen bevorzugen kalkreichen Boden. Sie blüht den ganzen Sommer über mit mauvefarbenen Blütenköpfchen an 30–70 cm hohen Stängeln.

Wiesen-Witwenblume (Knautia arvensis).

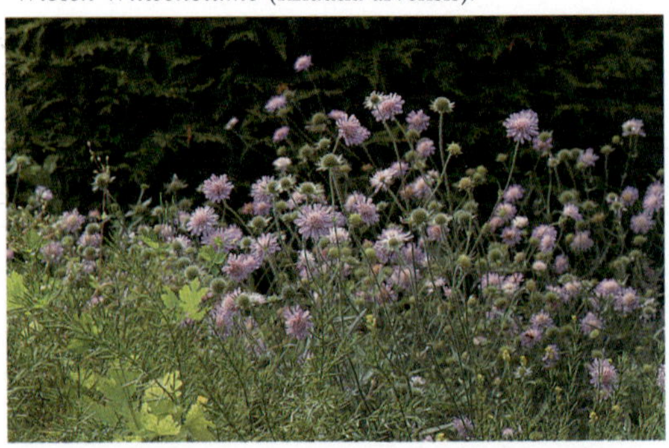

L

Echte Goldnessel (Lamiastrum galeobdolon).

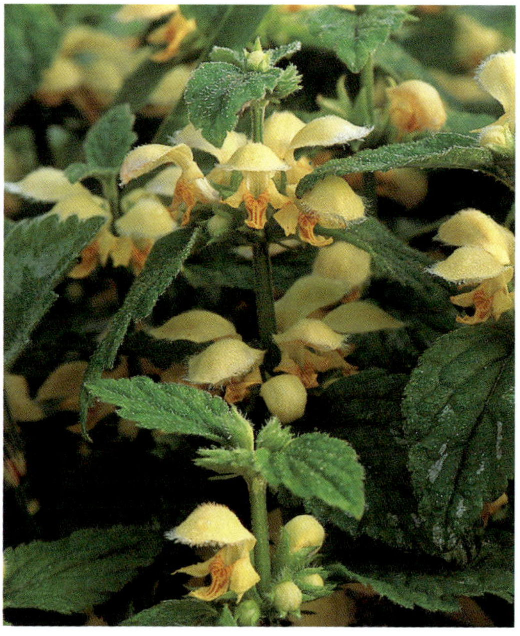

Lamium album

WEISSE TAUBNESSEL

Die Blüten der Weißen Taubnessel enthalten so viel Nektar, dass man ihn aussaugen kann. Man zieht eine Blüte aus ihrem Kelch heraus und saugt am unteren Ende des Trichters den süßen Nektar heraus. Die Insekten, die sich in großer Zahl auf den Pflanzen versammeln, werden ein oder zwei Blüten nicht vermissen. Die Pflanze blüht von Mai bis Dezember und ist fast überall an Baumhecken, Grünstreifen und auf Ruderalstellen zu finden. Die weißen Blüten können sehr leicht gepflückt und dann vorsichtig und gründlich getrocknet werden, um sie dann zu einem köstlichen Tee, allein oder in anderen Teemischungen, zu verarbeiten. Der Tee wirkt beruhigend und schlaffördernd, reinigt das Blut, hat schleimlösende Eigenschaften und hemmt Infektionen an Harnleitern und der Prostata. Der Tee, getrunken oder als Spüllösung verwendet, hilft jungen Frauen bei Weißfluss. Eine häufig kultivierte Weiße Taubnessel wird unter dem Namen *Lamium maculatum* 'Album' verkauft.

Gefleckte Taubnessel (Lamium maculatum).

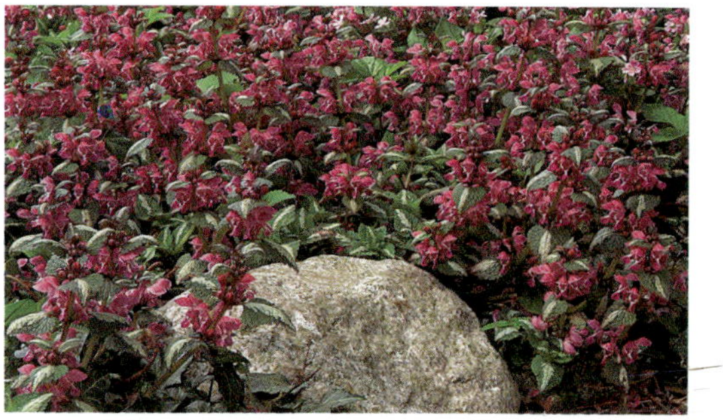

Lamiastrum galeobdolon syn. *Lamiastrum galeobdolon, Galeobdolon luteum, Lamium luteum*

ECHTE GOLDNESSEL, GEWÖHNLICHE GOLDNESSEL

In milden Wintern behält die Goldnessel ihre Blätter, um die Wintersonne zu nutzen. Im Sommer wächst die Pflanze im tiefen Schatten von breitblättrigen Bäumen in den meisten Teilen Europas. Sie bewohnt alte Waldbestände, wächst aber auch in Gärten und bildet dort einen festen Bestand. Die Pflanze treibt von April bis Anfang Juni reichlich gelbe Lippenblüten. Sie hat ähnliche Eigenschaften wie die Weiße Taubnessel, s. *Lamium album*.

Lamium maculatum

GEFLECKTE TAUBNESSEL

Die Gefleckte und die Weiße Taubnessel sind eng miteinander verwandt. Die Blüten von *L. maculatum* sind dunkelrosa mit einer charakteristischen dunkleren Unterlippe. Die Pflanze breitet sich durch Ausläufer aus, die sich überall, wo sie den Boden berühren, bewurzeln können. In den Gärten werden häufig Sorten angepflanzt, deren Blätter auf der Mittelrippe silbrig-weiß gefleckt sind. *L. maculatum* kommt in vielen Teilen Europas wild vor. Sie wird in derselben Weise genutzt wie die Weiße Taubnessel, siehe *Lamium album*.

Weiße Taubnessel (Lamium album).

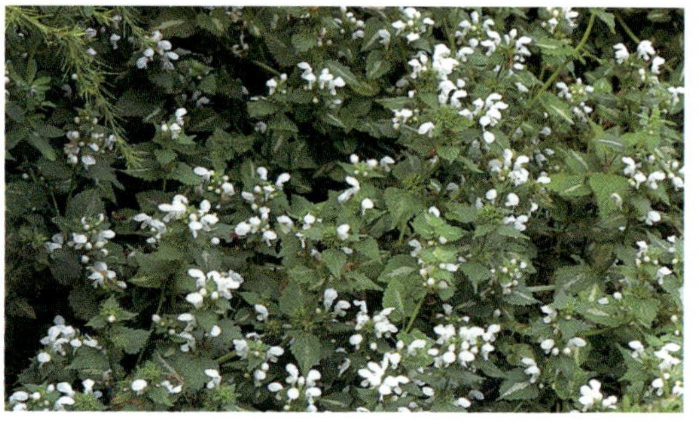

Wandelröschen (Lantana camara).

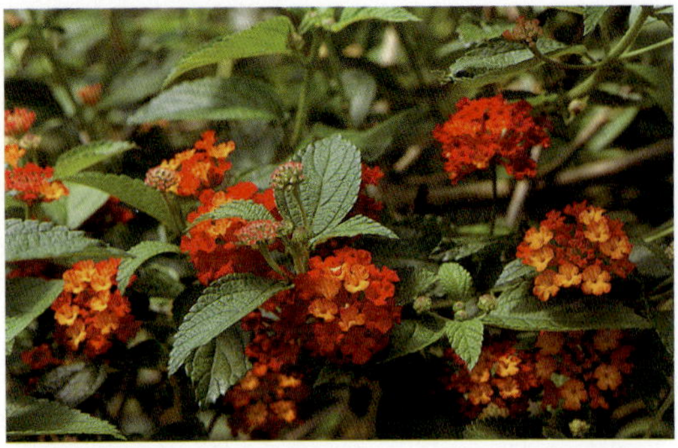

Wandelröschen (Lantana camara).

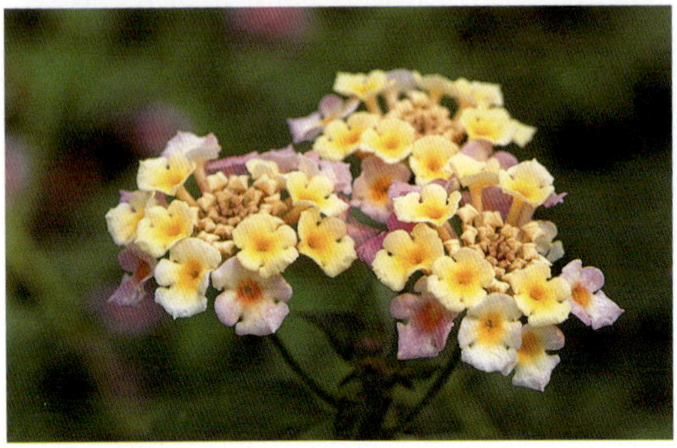

Lantana camara syn. L. aculeata, L. crocea, L. mutabilis, L. nivea

WANDELRÖSCHEN

Im 19. Jh. konnte man in Paris Leute mit lilafarbenem Haar in der Stadt umhergehen sehen. Es ist sicher, dass sie in Wasser gebadet hatten, dem *Lantana camara* beigegeben war. Irgendwie war es plötzlich modisch geworden, dem Wasser einen Blütenextrakt zuzufügen. Dem Kraut wurde nachgesagt, dass es reinigend wirke, aber diejenigen mit hellen oder grauen Haaren, die mit dem Wasser in Kontakt kamen, mussten sich dafür eine Zeit lang mit lila Haaren abfinden. *Lantana camara* hat noch andere Farbtricks auf Lager. Die Blüten ändern ihre Farbe wie ein Kaleidoskop von Orange zu Dunkelrot oder von Gelb zu Rosa. In Südamerika, wo die Pflanze beheimatet ist, wird sie als Glücksbringer betrachtet, der Unglück abwendet. Sie kann leicht als Kübelpflanze gezogen werden. Sie wächst schnell und trägt eine Fülle von weißen, gelben, orangen, roten, rosa- oder lilafarbenen Blüten. Allerdings muss sie vor Frost geschützt werden.

Laurus nobilis

LORBEERBAUM

Große Teile Europas waren einst von Lorbeerwäldern bedeckt, doch diese gingen während der Eiszeiten verloren und sind als Restbestände auf den nordafrikani-

Lorbeerbaum (Laurus nobilis).

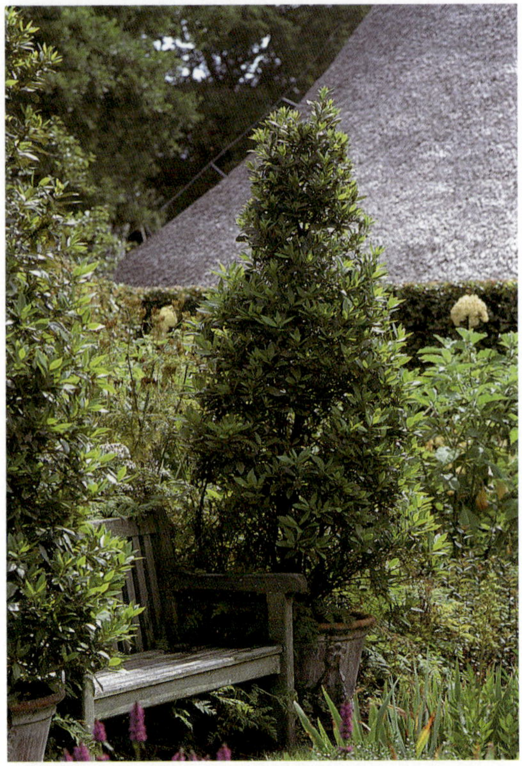

Lorbeerbaum (Laurus nobilis).

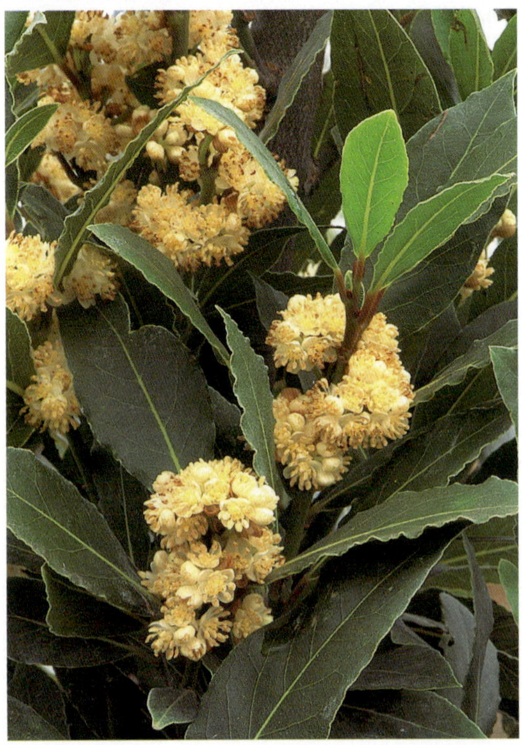

schen Inseln (u. a. Kanaren) zu finden. Die strauchartigen Bäume feierten ihre Wiedergeburt als Küchengewürz, Heilpflanze und Symbol des Sieges. Die Römer schmückten die Sieger ihrer Wettkämpfe mit Lorbeerkränzen (den „Lorbeeren"). Der Lorbeerbaum ist eine immergrüne Pflanze, deren Blätter das ganze Jahr über geerntet werden können. Die Blätter werden getrocknet und die darin enthaltenen ätherischen Öle verleihen pikanten Gerichten, Suppen und Eintöpfen ihre ganz eigene Note. Die Beerenfrüchte enthalten Öle, mit denen Liköre oder Parfüms aromatisiert werden. Die zerriebenen Blätter wirken adstringierend und werden auf Blasen und Wunden gelegt, um den Heilungsprozess zu beschleunigen. Der Lorbeerbaum kann in Nordeuropa nur als Kübelpflanze gehalten werden, weil er nur geringen Frost verträgt. Im Winter sollte er an einem Ort mit viel Licht, aber nicht zu warm stehen. Im Sommer kann er im Halbschatten oder in der vollen Sonne platziert werden.

Lavandula angustifolia syn. *L. officinalis, L. spica, L. vera*

ECHTER LAVENDEL

Kaum ein anderes Gewächs ist für seinen Geruch so bekannt wie Lavendel. Der botanische Name lässt sich vom lateinischen Wort für waschen (*lavare*) ableiten.

Echter Lavendel (Lavandula augustifolia).

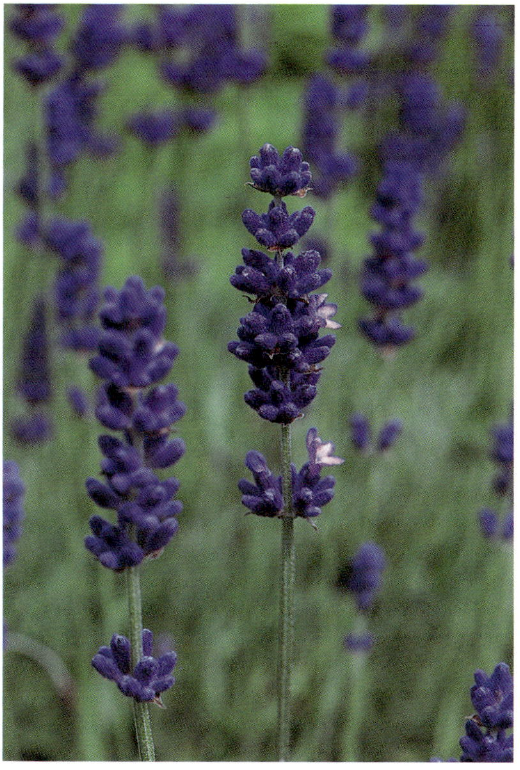

Echter Lavendel (Lavandula angustifolia *'Hidcote'*), *Sorte.*

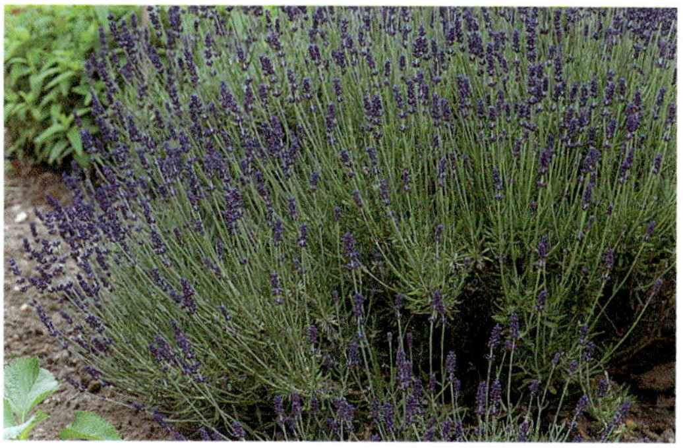

Bevor man Seife kannte, wuschen die Leute mit Lavendelwasser. Das war gar keine so schlechte Idee, denn Seife macht die Haut basisch, und das ist genau die Bedingung, unter der Bakterien, die den Körpergeruch verursachen, sich schnell entwickeln können. Lavendel ist weder basisch noch sauer, und indem man Lavendel dem Wasser oder der Wäsche zufügt oder Lavendelöl auf die Haut reibt, überträgt sich der Geruch. Lavendel im Badewasser riecht nicht nur gut, sondern wirkt auch entspannend. Die ätherischen Öle, die den Duft verbreiten, sind vor allen in den Blüten enthalten. Die Blütenstände werden, sobald die Blüte beginnt, gepflückt und in kleinen Bündeln getrocknet, oder man entfernt die Blüten von den Trieben und trocknet sie dann. Früher wurden Lavendelblüten auf die Fußböden gestreut, um den Raumduft zu verbessern und Insekten zu vertreiben. Später wurden Duftsäckchen, Potpourris und Duftkissen beliebt. In vielen Wäscheschränken und -truhen findet man immer noch Lavendelsäckchen und diejenigen, die sie verwenden, wissen um ihren Nutzen. Zurzeit wird Lavendelöl häufig in Lampen verwendet, in denen das Öl verdampft. Lavendel wird auch in großen Mengen in der Parfümindustrie gebraucht und im großen Stil angebaut, um Seifen und anderen Kosmetikartikeln zugesetzt zu werden. Diejenigen, die Lavendel wirklich lieben, können die Blätter auch Eintöpfen und Fischgerichten beigeben, wie es in Frankreich verbreitet ist. Die meisten werden den Geschmack jedoch zu bitter finden. Medizinisch ist Lavendel für seine beruhigende Wirkung bekannt. Aus den getrockeneten Blüten gewinnt man beruhigenden Tee oder eine Tinktur. Lavendelöl, das man dem Badewasser zusetzt, vermittelt Ruhe und Entspannung. Ein Lavendelsäckchen in der Nähe des Kopfkissens ist gut für die Nachtruhe. Mit Lavendelgeist werden von Rheuma befallene Gelenke zur Schmerzlinderung eingerieben, ebenso bei Spannungskopfschmerz und Muskelschmerzen. Schwangere Frauen sollten Lavendel medizinal nicht verwenden. Die Lavendel-Arten stammen aus den Mittelmeerländern und angrenzenden Gebieten Asiens bis Indien. Sie wachsen als niedrige Sträucher auf trockenen, sonnigen, oft kalkreichen Standorten. Wenn man versucht diese Bedingungen so gut wie möglich zu imitieren, hat man sehr viel Freude an den verschiedenen Sorten von *Lavandula angustifolia* und *Lavandula* × *in-*

Echter Lavendel (Lavandula angustifolia *'Munstead'*), *Sorte.*

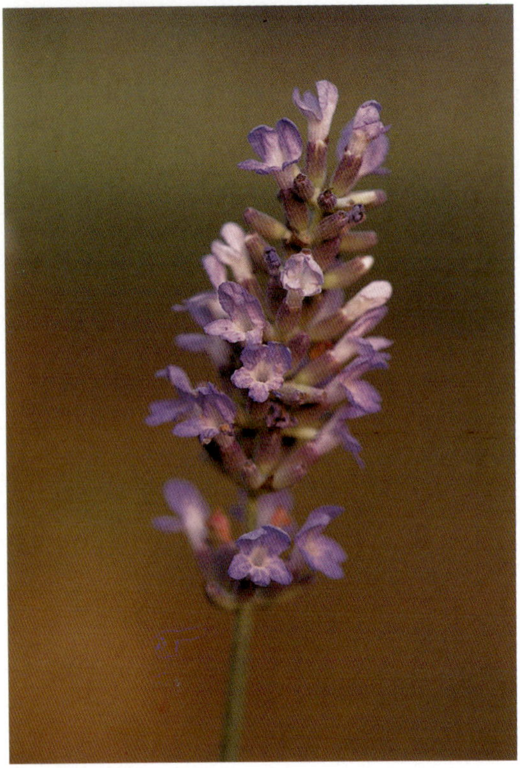

Französischer Lavendel (Lavandula dentata).

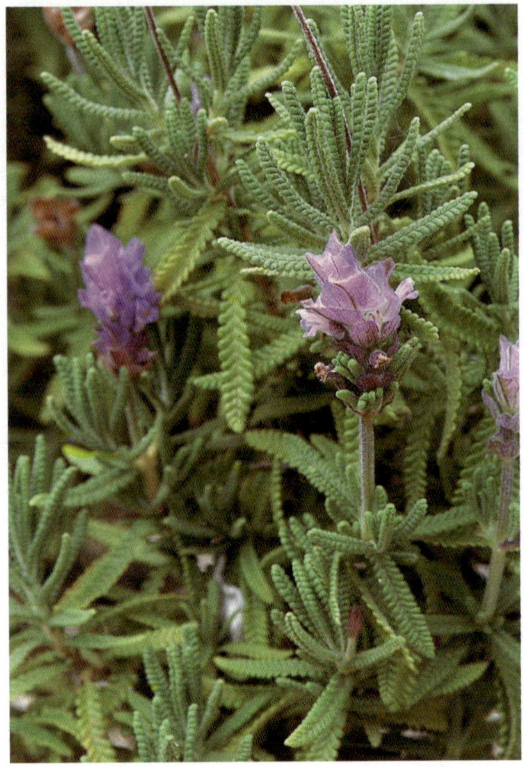

termedia, die Temperaturen von –15 bis –20 °C aushalten. Vom Frost geschädigte Äste können im Frühling zurückgeschnitten werden. Es ist wichtig, dass Lavendel auf jeden Fall jedes Jahr zurückgeschnitten wird, um ein sparriges Aussehen zu vermeiden. Man sollte allerdings nicht zu weit schneiden, denn holzige Teile ohne Laubblätter können keine neuen Triebe bilden. Lavendelbüsche vertragen sich hervorragend mit Rosen und geben einen grauen Farbtupfer in einem Ziergarten ab. Sie eignen sich exzellent als niedrige Hecken. Die Blüten erscheinen im Spätsommer. *Lavandula angustifolia* 'Hidcote' wächst als kompakter Busch von etwa 30 cm mit schmalen, aufrechten Blütenständen. Eine andere beliebte Sorte ist *Lavandula angustifolia* 'Munstead', die etwa 45 cm hoch wird und recht große lilafarbene Blüten trägt.

Lavandula dentata

FRANZÖSISCHER LAVENDEL

Die Blätter von *L. dentata* haben einen gewellten Rand. Die Art ist auf den atlantischen Inseln und im westlichen Mittelmeerraum beheimatet – auf der Iberischen Halbinsel, an den Küsten Nordafrikas und auf der Arabischen Halbinsel. Der Strauch ist nicht vollkommen frosthart und überlebt harte Winter nur in Küstennähe. Man sollte ihn an einen geschützten Standort oder in einen Topf pflanzen, so dass man ihn an einem frostfreien Ort mit sehr viel Licht überwintern kann. Zur weiteren Pflege und zur Verwendung siehe *Lavandula angustifolia.*

Lavandula latifolia

GROSSER LAVENDEL

Der Große Lavendel enthält weniger ätherische Öle als der Echte Lavendel, und trotzdem ist es der Bastard aus den beiden Arten, der wirtschaftlich angebaut wird: *Lavandula* × *intermedia*. Diese Sträucher sieht man in der Provence (Frankreich) in langen Reihen wachsen, die sich wie purpurne Schlangen durch die Hügellandschaft winden. Die Blüten stehen an langen scheinährigen Infloreszenzen, die man leicht maschinell ernten kann. Die fast löffelförmigen Blätter sind recht breit und sehr anziehend mit weißen Filzhaaren bedeckt. Diese Hybride kann Temperaturen bis zu –10 °C aushalten. Zur Verwendung und zur Pflege siehe *Lavandula angustifolia*.

Großer Lavendel (Lavandula latifolia).

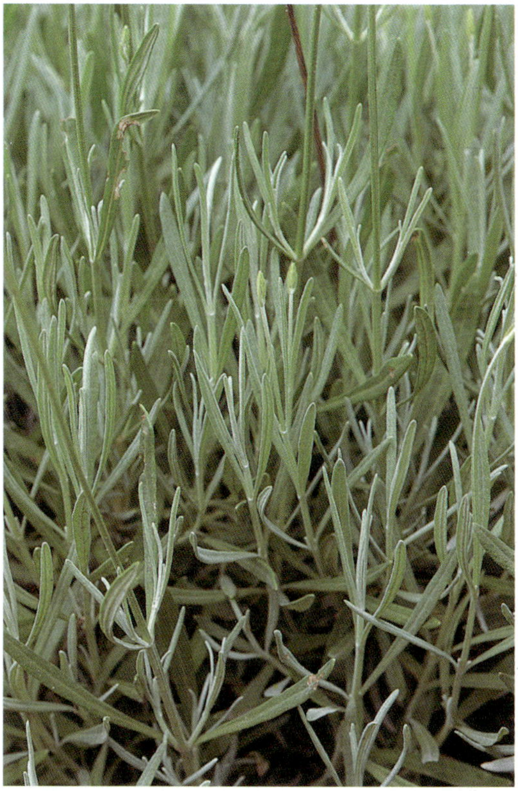

Schopflavendel (Lavandula stoechas).

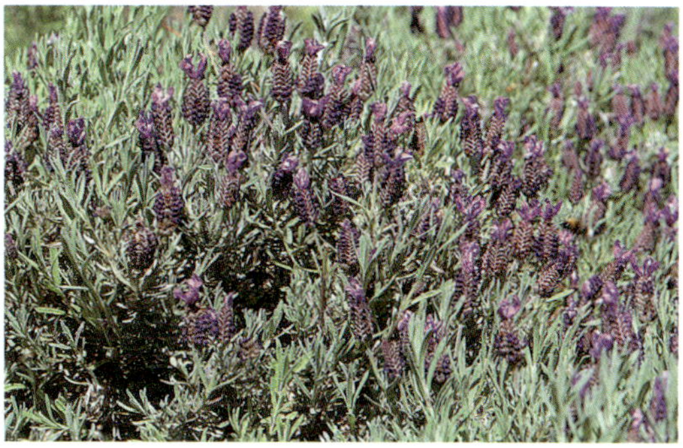

Lavandula stoechas

SCHOPFLAVENDEL

Der Schopflavendel hat länglich-eiförmige Scheinähren mit schmalen Blättern. Charakteristisch sind die wie Öhrchen abstehenden Tragblätter am oberen Ährenende. Die Blüten duften noch stärker als die des Echten Lavendels, sind aber schwieriger zu ernten. Der Schopflavendel ist eine extrem variable Art aus dem Mittelmeerraum und ist noch widerstandsfähiger als *L. dentata*, obwohl er nur Frost bis –15 °C ertragen kann. Zur Verwendung und Pflege siehe *Lavandula angustifolia*.

Großer Lavendel (Lavandula latifolia).

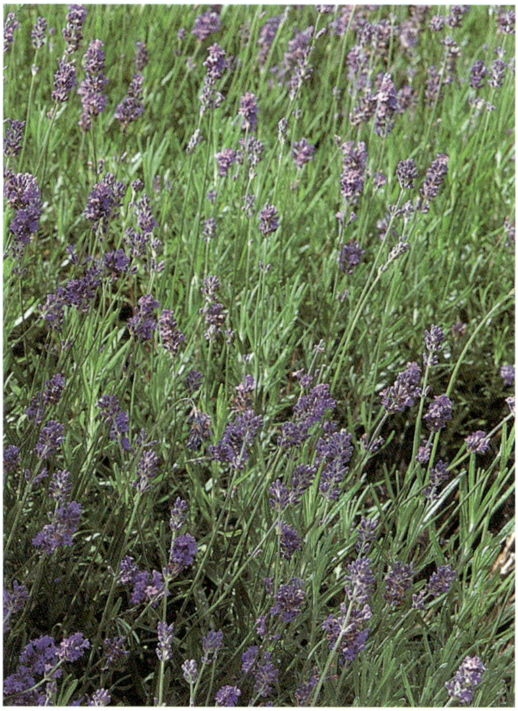

Schopflavendel (L. stoechas *var.* leucantha), *Varietät*.

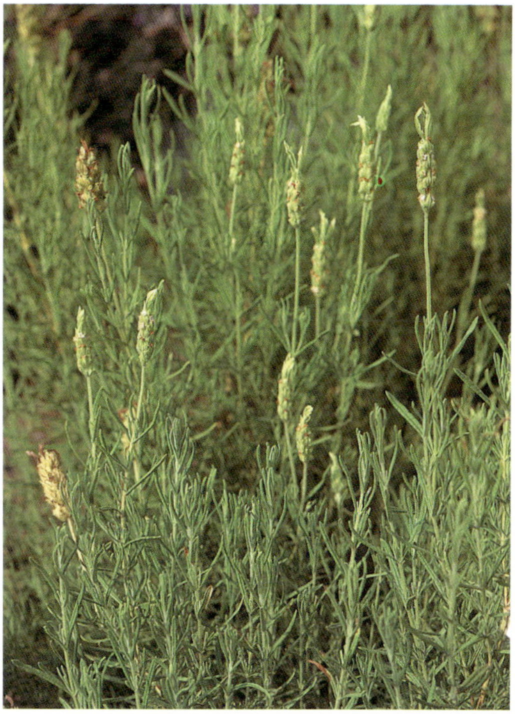

Foto: De Kruidhof, Buitenpost

Schopflavendel (L. stoechas var. *leucantha*), *Varietät.*

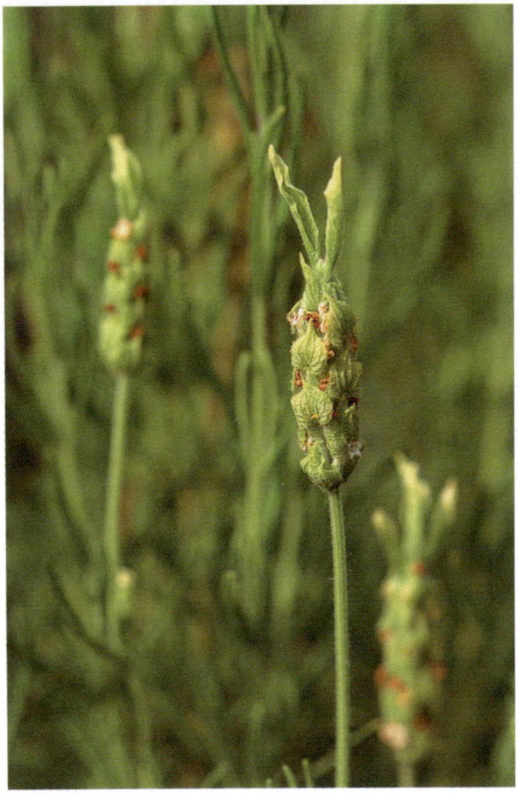

Foto: De Kruidhof, Buitenpost

Lavandula stoechas var. *leucantha*

WEISSER SCHOPFLAVENDEL

Diese Varietät des Schopflavendels wurde 1925 in den östlichen Pyrenäen entdeckt. Die Blüten sind weiß mit weißgrünen Tragblättern an der Spitze. Die Blätter sind etwas weniger grau als bei *L. stoechas*, aber im Ganzen sehr ähnlich.

Leonurus cardiaca

ECHTES HERZGESPANN

Der lateinische Artname *cardiaca* sowie der Volksname deuten auf den medizinischen Gebrauch der Pflanze hin: Sie wurde früher bei Herzbeschwerden und Thrombosen eingesetzt. Die Pflanze stammt ursprünglich aus Asien. Sie wurde gesammelt und in europäischen Klöstern und botanischen Gärten der Universitäten seit dem Mittelalter kultiviert. Sie wilderte aus und ist nun in weiten Teilen eingebürgert. Da sie jedoch die gleichen Standortansprüche hat wie die Große Brennnessel, d. h. nährstoff- und humusreiche Böden, wird sie immer seltener, da sie sich gegen diese nicht durchsetzen kann.

Das Echte Herzgespann wird in Kombination mit anderen Pflanzen immer noch zur Herzstärkung und zur Ver-

Echtes Herzgespann (Leonurus cardiaca).

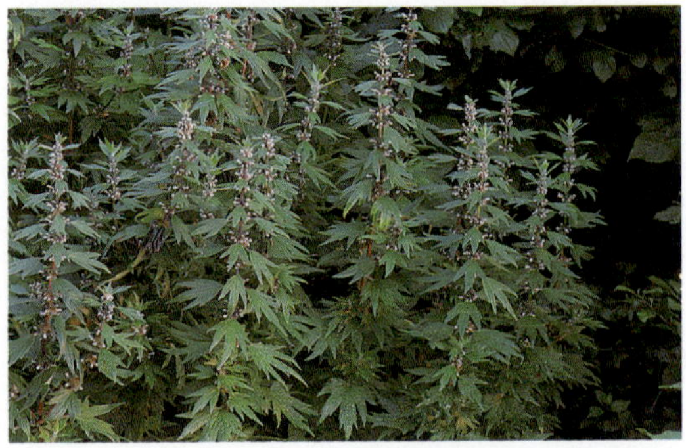

Echtes Herzgespann (Leonurus cardiaca).

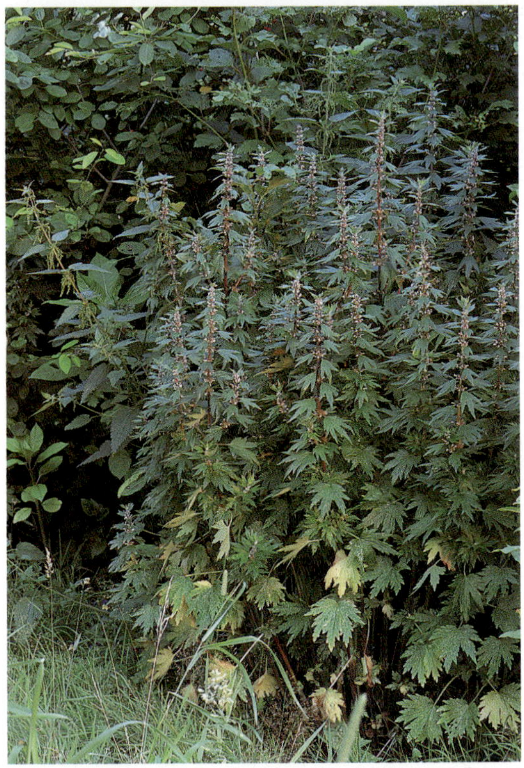

minderung von Thrombosegefahr verwendet. Die Herzglykoside, die sie enthält, sind besonders gut bei nervösem Herzklopfen und Übererregbarkeit. Schwangere sollten sie nicht verwenden.

Lepidium sativum

GARTEN-KRESSE

Die meisten Leute kennen Kresse als kleine grüne Matte von Pflänzchen in einer Schachtel, die man beim Gemüsehändler erhält. Wenn man der Kresse erlaubt zu wachsen, erreicht sie eine Höhe von 40 cm und trägt weiße

Blüten. Diese 1-jährige Pflanze wird seit dem Altertum wegen ihres scharfen Geschmacks kultiviert. Die frischen Keimlinge schmecken gut in Salaten oder auf Sandwiches. Sie können auch Suppen, Saucen und Omeletts kurz vor dem Servieren beigegeben werden. Die meisten Kinder lieben den scharfen Geschmack nicht, doch der würzige Geschmack kann mit ein bisschen Zitronensaft und Zucker gemildert werden. Die Anzucht von Kresse ist ein Kinderspiel. Wenn man die Samen eng beieinander auf feuchte Erde oder nasse Watte, Löschpapier o. Ä. streut, erscheinen in wenigen Tagen die Keimlinge und innerhalb einer Woche hat man eine dichte Matte von Keimlingen, die verwendet werden können. Wenn man noch eine Woche wartet, nimmt die Pflanzenmasse zu und nur die Spitzen der Pflanzen werden abgeschnitten; zwei oder sogar drei Ernten sind möglich. Kresse kann das ganze Jahr über im Zimmer oder ab März draußen gezogen werden.

Leucanthemum vulgare syn. *Chrysanthemum leucanthemum*

FRÜHBLÜHENDE MARGERITE, GEWÖHNLICHE WUCHERBLUME

Die Wucherblume ist eine in ganz Europa beheimatete Wildpflanze, die an offenen Standorten, bevorzugt auf tonigen, kalkreichen oder lehmigen und mäßig fruchtbaren Böden wächst. Die Pflanze wird allerdings in der

Gartenkresse (Lepidium sativum).

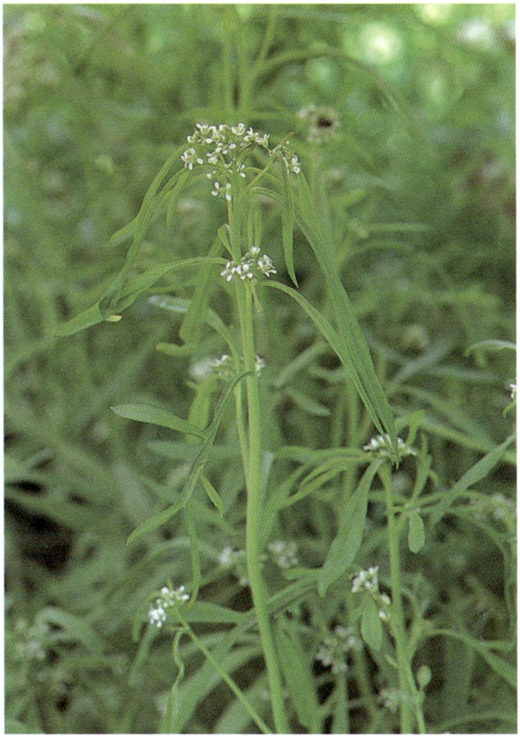

Foto: De Kruidhof, Buitenpost

Gartenkresse (Lepidium sativum).

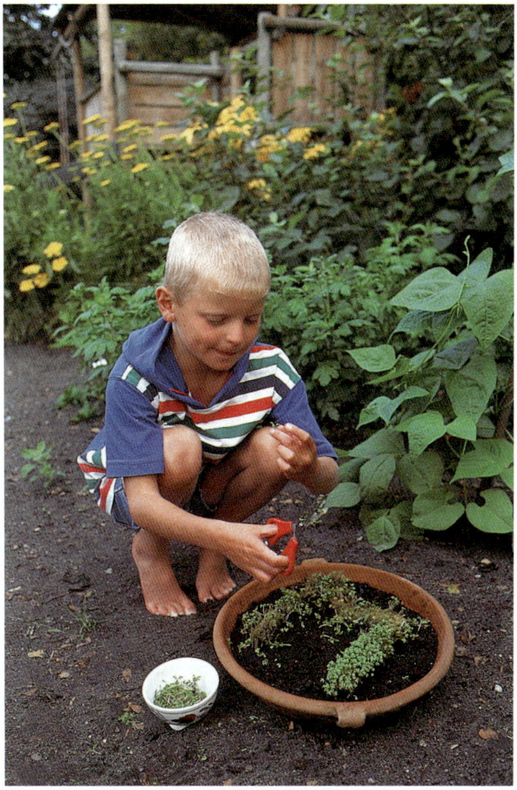

Gewöhnliche Wucherblume (Leucanthemum vulgare).

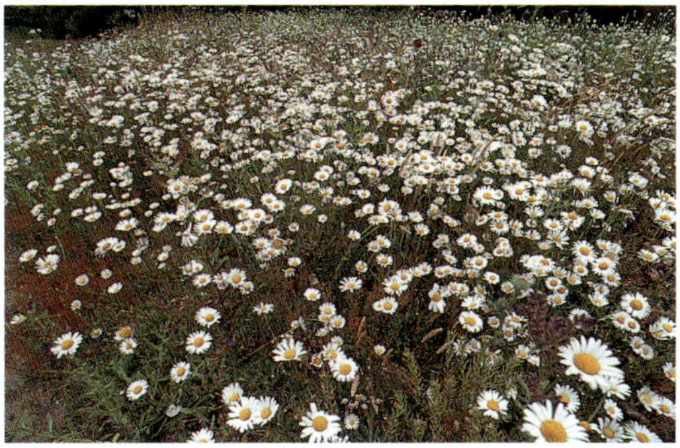

Gewöhnliche Wucherblume (Leucanthemum vulgare).

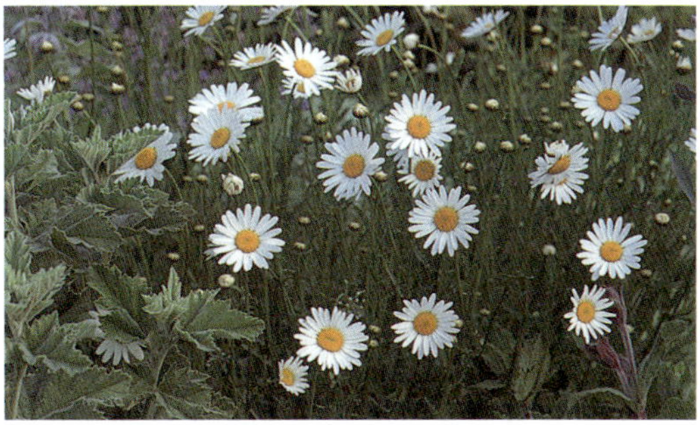

Kulturlandschaft durch die intensive Düngung immer seltener. Die ausdauernde Art kann jedoch leicht in Grünstreifen, Gärten und Parks angepflanzt werden. Die gesamte Pflanze wird zur Herstellung von Woll- und anderen Textilfarbstoffen verwendet. Abhängig von der Vorbehandlung erhält man gelbe, orange oder braune Farbtöne.

Levisticum officinale

LIEBSTÖCKEL, MAGGIKRAUT, MAGGIPFLANZE

Ein Käsesandwich mit ein bisschen Liebstöckel schmeckt herrlich. Wenn sie in fruchtbaren Böden, die gut die Feuchtigkeit halten können, wächst, entwickelt sich Liebstöckel zu einer kräftigen ausdauernden Pflanze von etwa 2 m Höhe. Dolden grün-gelber Blüten erscheinen im Frühsommer und bilden später gerippte Samen, die sich selbst aussäen, so dass immer wieder neue Pflanzen wachsen. Eine Pflanze ist jedoch vollkommen ausreichend, um den Bedarf zu decken, denn man braucht nur sehr wenig Blattmaterial zum Würzen von Suppen und Saucen. Die Samen schmecken ähnlich, sind aber süßer. Diese nutzt man zum Aromatisieren von Likören und als Grundsubstanz in der Parfümindustrie. In der Küche werden sie zum Würzen von Salaten und Kartoffelbrei verwendet. Blanchierte Blätter werden als Gemüse gegessen; Stängel können kandiert werden; die Wurzeln werden geschält und gekocht ebenfalls als Gemüse verwendet. Tees aus den Samen, Blättern und besonders den getrockneten Wurzeln werden als Diuretikum zur Behandlung von rheumatischen Beschwerden und Problemen beim Wasserlassen eingesetzt. Liebstöckel regt den Appetit an, hilft bei der Verdauung und verhindert Blähungen. Schwangere sollten es nicht verwenden.

Liebstöckel (Levisticum officinale).

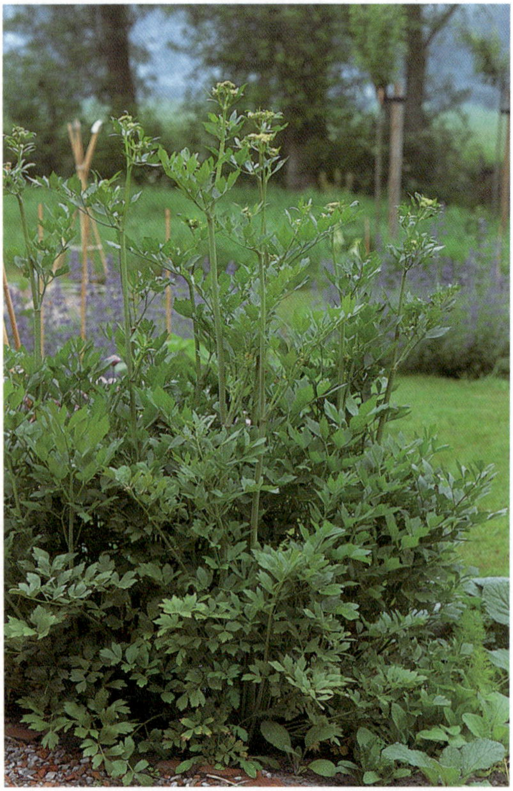

Ligustrum licidum

CHINESISCHER LIGUSTER

Die Völker Asiens maßen den ovalen, blau-schwarzen Beeren des Chinesischen Ligusters große Bedeutung bei. Die daraus bereitete Medizin tötet Bakterien ab, hemmt das Wachstum von Tumoren und stimuliert die Nieren- und Leberfunktion. Die reinigend und diuretisch wirkende Pflanze kann gegen eine ganze Reihe von Leiden helfen: Rheumatismus, Katarrh und Schlaflosigkeit. Abkochungen der Beeren sollten wegen ihrer Giftigkeit allerdings nur unter ärztlicher Aufsicht verwendet werden. Der Chinesische Liguster ist nicht frosthart genug, um in Nordeuropa das ganze Jahr im Freien verbringen zu können. Er sollte deshalb als Kübelpflanze gehalten und an einem kühlen, gut beleuchteten Ort überwintert werden.

Chinesischer Liguster (Ligustrum licidum).

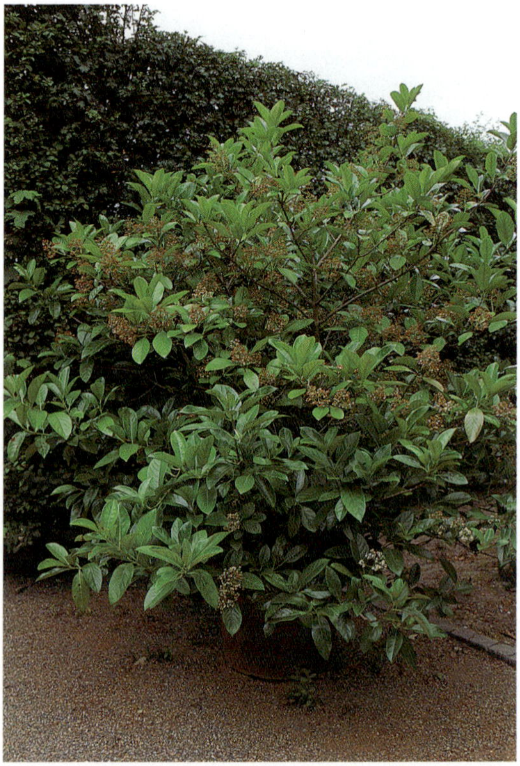

Gewöhnlicher Liguster (Ligustrum vulgare).

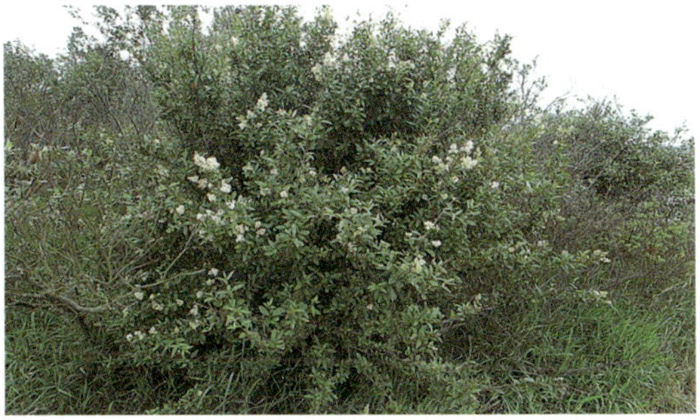

Ligustrum vulgare

GEWÖHNLICHER LIGUSTER

Liguster wächst in fast allen flachen Gebieten Europas. Er bevorzugt basische Böden, so dass man ihn häufig auf kalkreichen oder sandigen Standorten wie Dünen findet. Der Strauch wird bis zu 5 m hoch, bleibt jedoch an exponierten Stellen wesentlich niedriger und wird durch den Wind häufig zu einem rundlichen Busch geformt. Die Trauben weißer Blüten mit ihrem süßen Duft ziehen im Sommer zahlreiche Insekten an. Liguster wird medizinal kaum noch verwendet, doch liefert er einen Farbstoff für Wolle und andere Textilien. Farbstoff aus den Blättern bringt gelbe und grüne Töne, aus den giftigen schwarzen Beeren blaue bis blau-graue Töne hervor.

Lilium candidum

MADONNEN-LILIE, WEISSE LILIE

Die Madonnen-Lilie ist nach der Jungfrau Maria benannt. Auf diesem Hintergrund ist der frühere Gebrauch der Pflanze doch recht erstaunlich: Stoffe aus den Schuppenblättern der Scheinzwiebel helfen bei argen Menstruationsschmerzen und wirken abtreibend. Diese Pflanze wird darum vor allem bei schwierigen Entbindungen eingesetzt. Äußerlich wurde die Madonnen-Lilie zur Behandlung von Verbrennungen, Schwellungen und Hautverletzungen verwandt, doch heute wird sie auf Grund ihrer Seltenheit kaum noch benutzt. Die Pflanze wächst wild auf dem Balkan und in den Ländern des östlichen Mittelmeerraums, wurde jedoch seit dem Mittelalter in anderen Ländern vor allem in Klöstergärten wegen ihrer heilenden Eigenschaften kultiviert. Sie ist heute eine hoch geschätzte, aber schwierig zu ziehende Pflanze, die einen sonnigen Platz auf fruchtbarem, basischem Boden bevorzugt, der zugleich feuchtigkeitshaltend und gut drainiert sein muss.

Madonnen-Lilie (Lilium candidum).

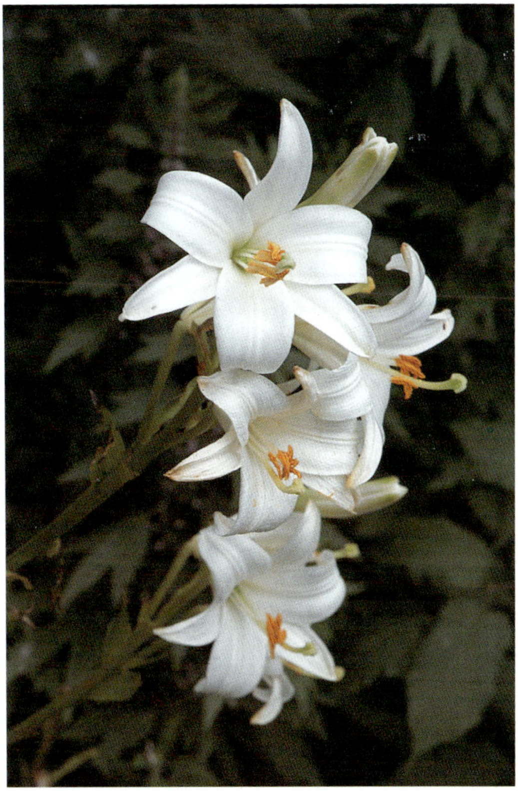

Türkenbund-Lilie (Lilium martagon), *Blütenstand.*

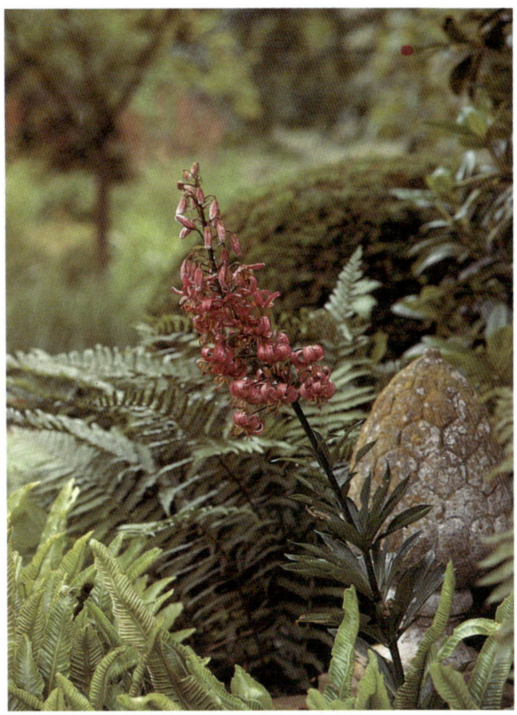

Weiße Varietät der Türkenbund-Lilie.

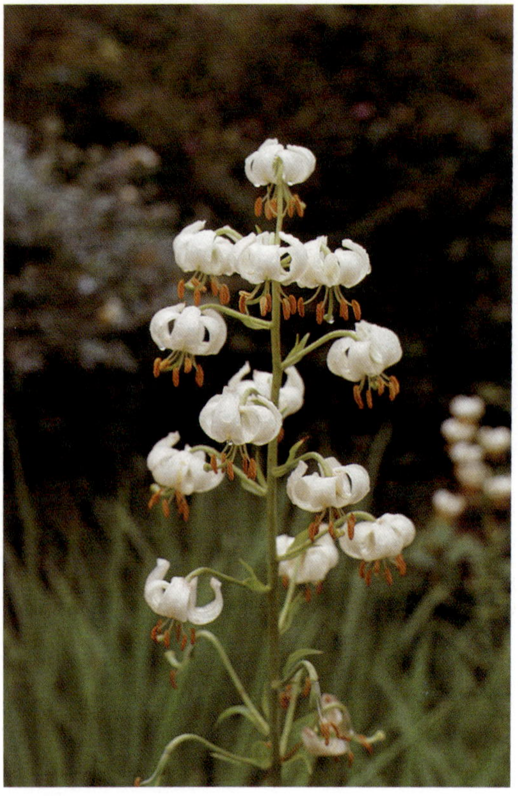

Gewöhnliches Leinkraut (Linaria vulgaris).

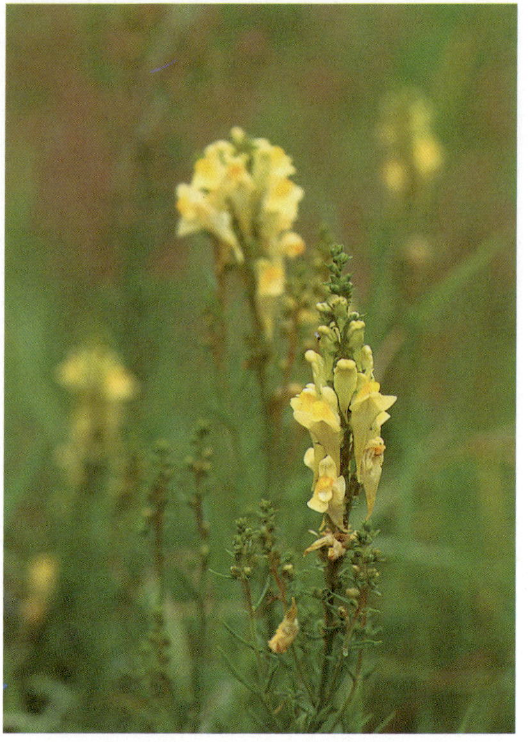

Gewöhnliches Leinkraut (Linaria vulgaris).

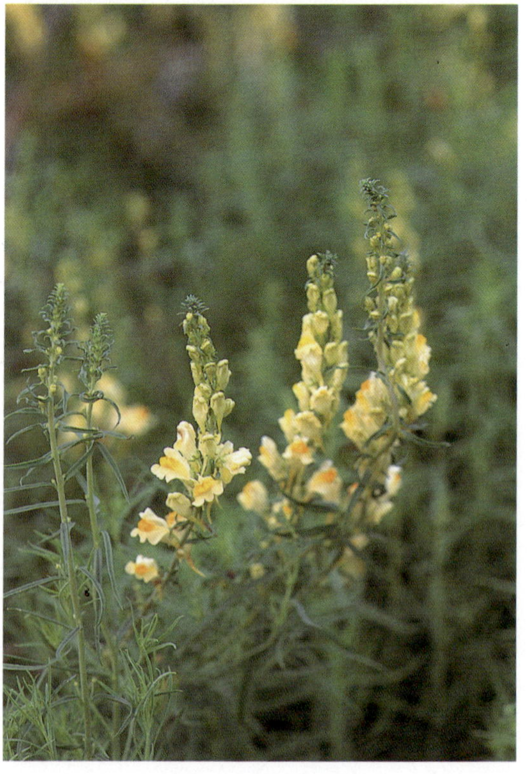

Lilium martagon

TÜRKENBUND-LILIE

Die Blütenblätter der Türkenbund-Lilie biegen sich so weit zurück, dass sie an einen Turban erinnern. Diese Blüten stehen an bis zu 150 cm hohen Trieben. Die Art hat purpurne oder mauvefarbene Blüten mit dunkleren Flecken. Eine weiß blühende Varietät, *Lilium martagon* var. *album*, wird wegen ihrer strahlend weißen Blüten gerne in Gärten angepflanzt. Zur Pflege siehe *Lilium candidum*; man sollte jedoch beachten, dass *L. martagon* ein Waldbewohner ist, der lieber im Halbschatten wächst. Die Türkenbund-Lilie wurde ebenso wie die Madonnen-Lilie bei typischen Frauenkrankheiten wie Menstruationsproblemen und Gebärmuttersenkung verabreicht, wird heute jedoch gar nicht mehr eingesetzt.

⚕

Linaria vulgaris

FRAUENFLACHS, GEWÖHNLICHES LEINKRAUT

Ab Juli blüht das Gewöhnliche Leinkraut an Feldrändern, Landstraßen und im Ödland. Diese ausdauernde Pflanze hat eine Vorliebe für sonnige Plätze auf offenen steinigen oder sandigen Böden. Sie ist in Europa und in

Teilen Westasiens heimisch und ist in anderen Teilen der Welt eingebürgert, wohin sie auf Grund ihrer attraktiven Blüten verschleppt wurde. Die Wurzeln verbreiten sich schnell in geeigneten Böden und die Art sät sich selbst bereitwillig aus. Sie ist eine attraktive Pflanze für einen Wildblumengarten. Obwohl wenig über die heilsamen Inhaltsstoffe bekannt ist, hat das Gewöhnliche Leinkraut oder Frauenflachs eine lange volksmedizinische Geschichte als Mittel gegen Gelbsucht, infektiöse Haut- und Darmerkrankungen, Ödeme und Gallenblasenleiden. Heute wird die Pflanze auch als Mittel gegen Venenleiden und Hämorrhoiden eingesetzt. Zudem liefern die Blüten einen gelben Farbstoff, mit dem man Wolle und andere Textilien gelb, orange, grün oder braun färben kann.

Linum usitatissimum

FLACHS, SAAT-LEIN

Wenige Pflanzen sind nützlicher als Flachs oder Saat-Lein: Aus den Fasern wird Leinen hergestellt und die Samen sind reich an Linolen und Linolensäure. Die Pressrückstände der Samen, die Leinsaat-Kuchen, werden an das Vieh verfüttert. Das Öl ist nicht nur als Speiseöl in Gebrauch, sondern als natürliches Lösungsmittel Bestandteil von Farben, Klebstoffen und Kitt. Die Samen enthalten neben 30 % Öl noch Schleimstoffe, die bei der Behandlung von Bronchitis, rauem Hals, Husten und Infektionen von Rachen und Mund Verwendung finden. Am bekanntesten ist das Öl als Abführmittel. Die Gedärme sind allerdings nicht so irritiert, dass man Leinsamen nicht auch über eine längere Zeit ohne Nebenwirkungen einnehmen kann. Die Samen werden gemahlen oder zerrieben und dann oft in Wasser eingeweicht; die besten Resultate erzielt man jedoch, wenn man die gemahlenen Samen Salaten oder anderen kalten Speisen beimengt und roh ist. Die Samen quellen dann im Magen und stimulieren so das Verdauungssystem. Die kleinen Anteile an Blausäure in den Samen sind bei normalem Verzehr nicht schädlich. Flachs ist eine 1-jährige Pflanze, die der Mensch schon seit der Steinzeit anbaute. Sein Ursprung ist unklar, und er breitet sich durch Selbstaussaat vom Ackerland in die freie Natur schnell aus. Durch

Flachs (Linum usitatissimum), *Feldanbau.*

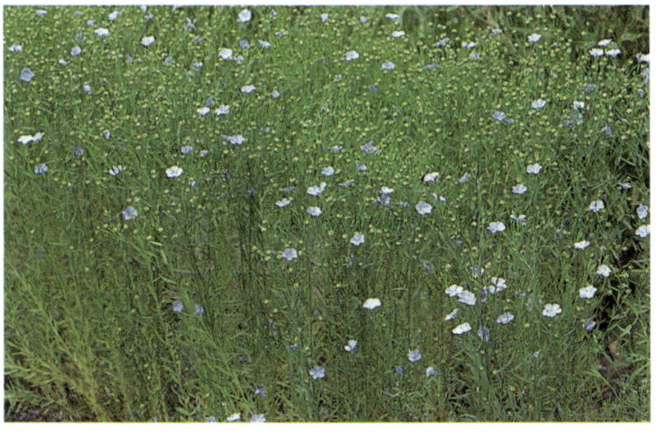

Flachs (Linum usitatissimum), *Blüte.*

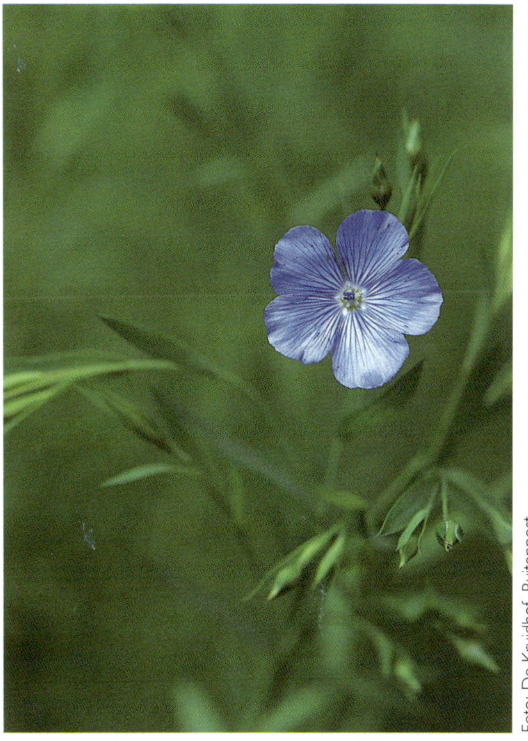

Foto: De Kruidhof, Buitenpost

Selektion ergaben sich Varietäten, die einerseits lang und kräftig waren, also gut für die Produktion von Flachsfasern, andererseits kleiner und vielblütig mit einem höheren Ölgehalt. Die malerisch überhängenden Stängel tragen von Juli bis August nacheinander aufblühende blaue (manchmal weiße) Blüten, die Flachs zu einer hervorragenden Zierpflanze für den Garten machen. Sie wächst am besten an einem sonnigen Standort mit gut drainiertem Boden.

Lithospermum officinale

ECHTER STEINSAME

Die Früchte des Steinsames sind glatt und glänzend, so dass sie wie Perlen in den Blattachseln schimmern. Diese ausdauernde Art wird etwa 50 cm hoch und trägt weiße bis grünliche Blüten von Juni bis Juli. Es ist eine in Europa heimische Art. Aus den Wurzeln wird ein violetter Farbstoff gewonnen, zudem hat die Pflanze auch medizinale Eigenschaften. Die ganze Pflanze wird getrocknet und zur Herstellung eines Kräutertees genutzt, um Nieren- und Leberbeschwerden, Masern und Gelbsucht zu behandeln. Denjenigen, die noch Kinder haben möchten, wird vom Genuss abgeraten Die Schoschonen Nordamerikas gebrauchten die nahe verwandte Art *Lithospermum ruderale* zur Verhütung, was bei längerer Anwendung zu permanenter Unfruchtbarkeit führt. In

Echter Steinsame (Lithospermum officinale).

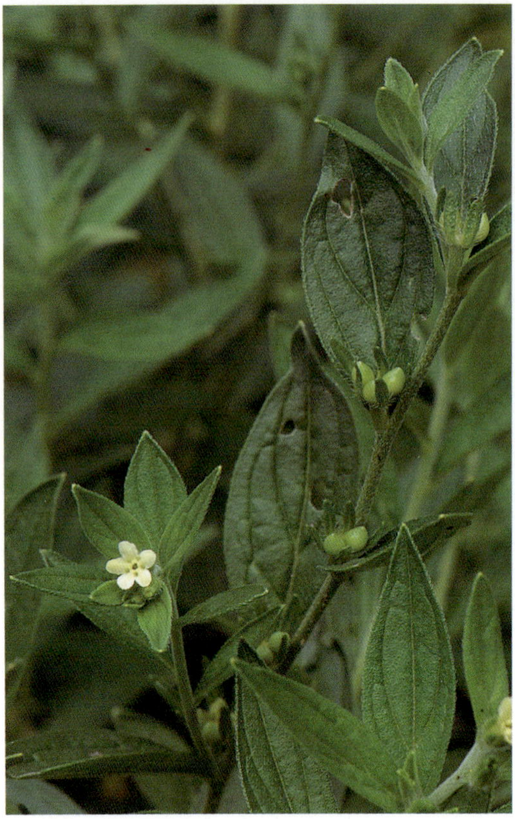

Japan wird *Lithospermum erthrorhizon* in Gewebekulturen zur Gewinnung von Shikoninen gezogen.

Lobelia siphilitica

GROSSE LOBELIE

Diese Lobelie erhielt ihren Namen in Anlehnung an ihre Verwendung: Ihre Wurzeln wurden bei der Behandlung von Syphilis eingesetzt. Die Wurzeln enthalten Substanzen, die bei Ödemen, Durchfall und Dysenterie helfen. Gemeinsam mit der pharmazeutisch bedeutsameren *Lobelia inflata* (Indianer-Tabak) hilft die Große Lobelie auch bei Bronchialasthma und Krämpfen. Die Art stammt aus den Feuchtwäldern und Marschen der östlichen USA. Sie wird in Gärten als Zierpflanze, die während der Blüte im Sommer eine Höhe von 1 m erreicht, angepflanzt. Die blauen bis purpurnen Blüten setzen im Klima Nordeuropas auf feuchten Böden bereitwillig Samen an; besonders in Sumpfgärten am Rand von Teichen fühlt sie sich wohl.

Große Lobelie (Lobelia siphilitica).

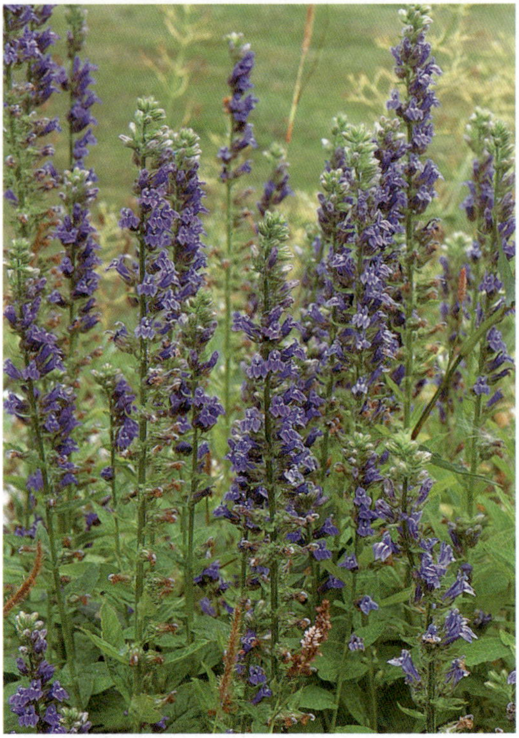

Große Lobelie (Lobelia siphilitica).

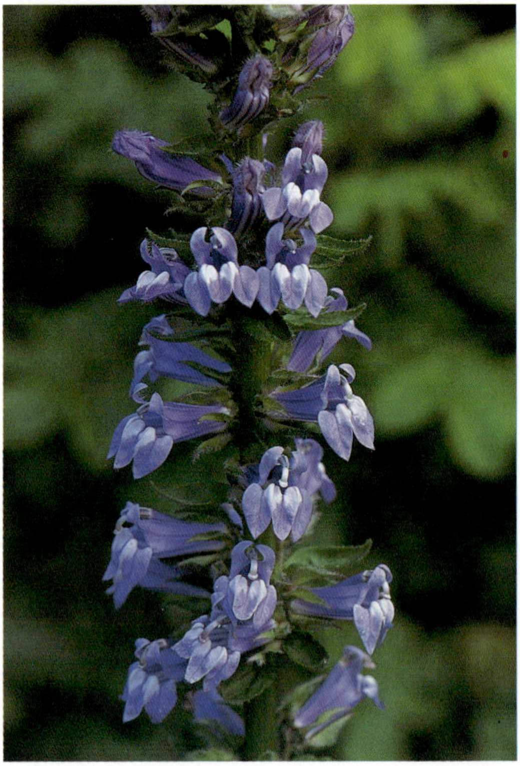

Lonicera periclymenum

WALD-GEISSBLATT

Viele Mädchen haben einst heimlich einen Zweig des Wald-Geißblattes in ihr Zimmer geschmuggelt, weil es von den Eltern verboten war. So etwas gehörte nicht ins Haus. Nach dem Aberglauben der damaligen Zeit sollte das Geißblatt erotische Träume erwecken. Gewiss ist, dass, solange es Literatur gibt, Geißblatt mit Liebe verknüpft wurde, wahrscheinlich wegen seines süßen nächtlichen Geruchs. Es ist nicht überraschend, dass dieser „Mittsommernachtsduft" so populär bei Seifen- und Parfümherstellern ist. Die Pflanze möchte eigentlich mit ihrem nächtlichen Duft Motten zur Bestäubung anlocken. Das Wald-Geißblatt wächst häufig im Schatten mitten im Wald, aber es blüht immer üppiger, wenn es am Waldrand wächst, wo es mehr Sonnenlicht gibt. Die Sprosse winden sich um Baumäste und andere Stützen und klettern so mehrere Meter hoch. Die Blüten treiben an den Sprossspitzen und bringen rote Beeren hervor, die von Vögeln gefressen werden. Geißblatt hat als Heilpflanze eine lange Geschichte. Getrocknete Blüten und Blätter wirken antiseptisch und diuretisch. Kräutertee aus Blütenknospen hilft gegen Katarrh und bei schwerem Husten und Asthma. Infusionen sind auch das Ausgangsprodukt für Hustensirup. Zerriebene Blätter wirken antiseptisch und werden bei Hautinfektionen aufgetragen.
Homöopathen verschreiben Abkochungen von Blättern Menschen, die abgearbeitet und leicht erregbar sind. Man sollte nie die Beeren verwenden, weil sie leicht giftig sind.

Lophophora williamsii syn. *L. echinata, L. lutea*

PEYOTL- ODER PEYOTE-KAKTUS

Die Männer des Huichol-Stammes in Mexiko machten jedes Jahr einen Fußmarsch von 300 km, um an den

Wald-Geißblatt (Lonicera periclymenum).

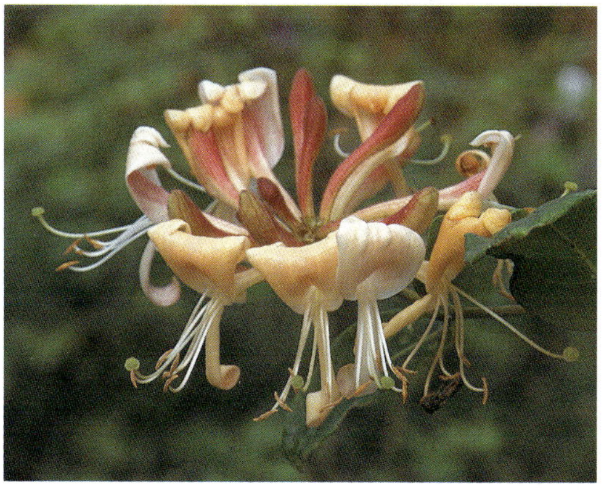

Peyotl-Kaktus (Lophophora williamsii).

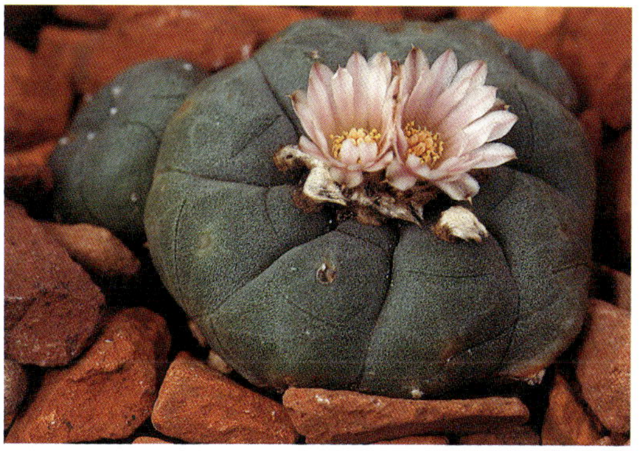

Standort des erstaunlichsten Kaktus der Erde zu gelangen. Sie nannten ihn Peyote. Wenn sie in der Sierra Madre ankamen, wurde der erste Kaktus, den sie erblickten, mit Pfeil und Bogen geschossen als Symbol für das Jagdtier. Danach wurde der Kaktus gegessen. Zunächst empfanden sie unangenehme Symptome wie Übelkeit, Kopfdruck und extreme Lichtempfindlichkeit. Nach zwei Stunden hatten sie farbige und klare Visionen mit Musikbegleitung. In diesem Trancezustand nahmen die mexikanischen Huichol Kontakt zu ihren Vorfahren auf. Der Peyote-Kaktus hat Substanzen entwickelt, um Fressfeinde abzuwehren.
Die bedeutendste ist Mescalin, was sich von dem Lokalnamen der Pflanze ableitet. In Mexiko enthalten die Pflanzen 1,4 % Mescalin, die in Europa kultivierten nur noch die Hälfte.
Der Peyote-Kaktus ist sehr langsam wüchsig, hat eine lange Pfahlwurzel und benötigt deshalb einen sehr tiefen Topf mit sehr lockerer Erde, der vielleicht etwas Ton beigemengt sein sollte. Wässern sollte man nur im Sommer, wenn es sehr heiß ist, und vor dem nächsten Wässern sollte der Topf vollkommen austrocknen.
Der Genuss der Pflanze als Halluzinogen ist nicht ganz ungefährlich. Bei Überdosen und langzeitiger Einnahme können Gesundheitsschäden auftreten. Zudem werden Kulturpflanzen häufig mit systemischen Giften behandelt, die sich in der Pflanze ansammeln.
Die Pflanze kann jedoch auch von medizinischem Nutzen sein. Sie wird, allerdings nur unter strenger ärztlicher Aufsicht, zur Behandlung von Angina pectoris und Nervenschmerzen verabreicht. In der Homöopathie werden Pflanzenextrakte zur Behandlung von Halluzinationen und Koordinationsproblemen eingesetzt.

Gemeiner Hornklee (Lotus corniculatus).

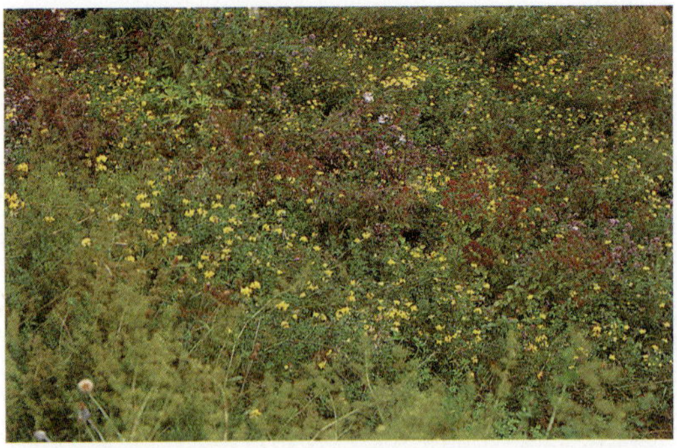

Gemeiner Hornklee (Lotus corniculatus).

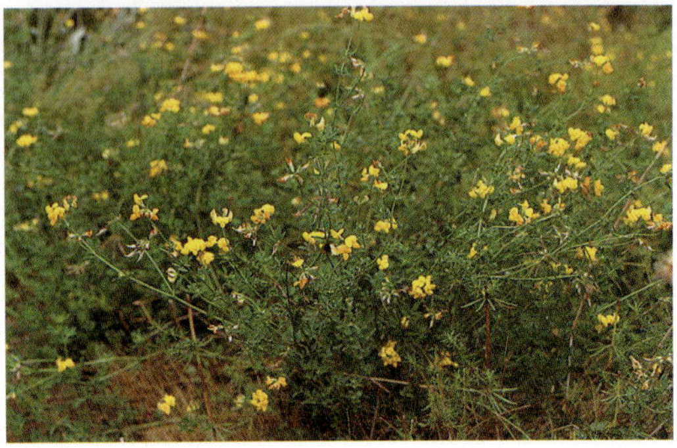

Lotus corniculatus

GEMEINER HORNKLEE

Gemeiner Hornklee schützt sich selbst vor Fressfeinden durch Blausäure. Der Gehalt ist sehr gering, so dass nur Tiere, die große Mengen davon fressen, Gefahr laufen, daran zu sterben. Unterhalb der schädlichen Dosis hat der Hornklee gute Eigenschaften. Milch von Kühen, die mit Hornklee gefüttert werden, ist von besserer Qualität. Die Pflanze ist in ganz Europa auf Weide- und Mähwiesen zu Hause und die ausdauernde Art wächst auf allen möglichen Böden.

✳

Lycopus europaeus

UFER-WOLFSTRAPP

Nervöse Menschen scheinen die aufgenommene Nahrung viel schneller zu verbrennen als andere. Sie essen oft ganz normal und bleiben trotzdem schlank. Ursache und Wirkung gehen in solchen Situationen häufig durcheinander. Eine überaktive Schilddrüse erhöht den Stoffwechsel so, dass die Nahrung schnell in Energie umgewandelt wird. Eine solche überaktive Schilddrüse ist die Ursache für die Nervosität, was sich in Herzklopfen ausdrücken kann. Wolfstrapp beruhigt die Schilddrüse und wirkt positiv auf die anderen ungesunden Nebeneffekte.

Ufer-Wolfstrapp (Lycopus europaeus).

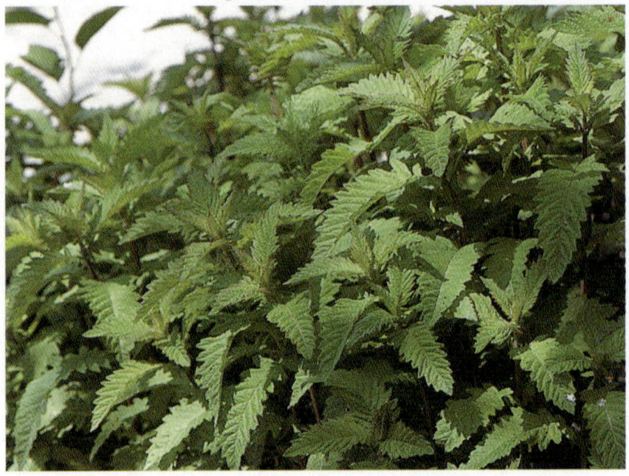

Foto: De Kruidhof, Buitenpost

Aus den oberirdischen Pflanzenteilen gewinnt man einen Tee. Es gibt Präparate, in denen Wolfstrapp mit Herzgespann kombiniert wird, oder homöopathische Mittel. Wolfstrapp findet man weit verbreitet in feuchten und sumpfigen Gebieten. Er wächst etwa 1 m hoch und blüht von Juni bis September mit kleinen Blüten in den Blattachseln.

Ufer-Wolfstrapp (Lycopus europaeus).

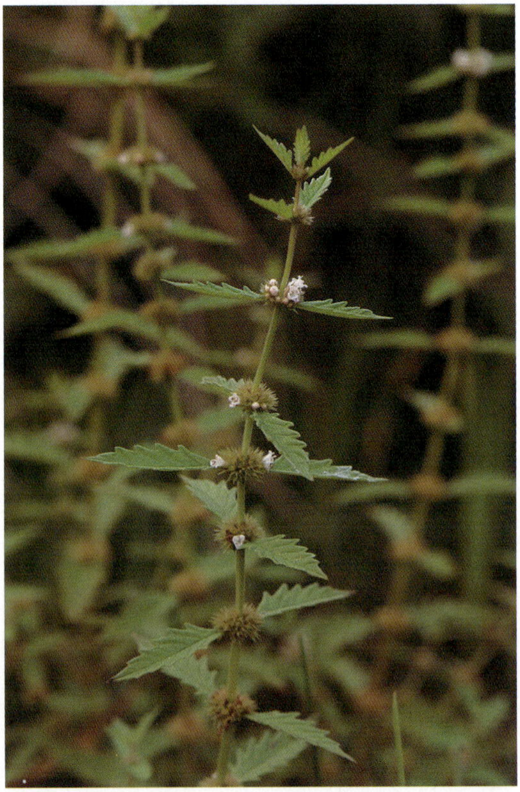

Pfennigkraut (Lysimachia nummularia).

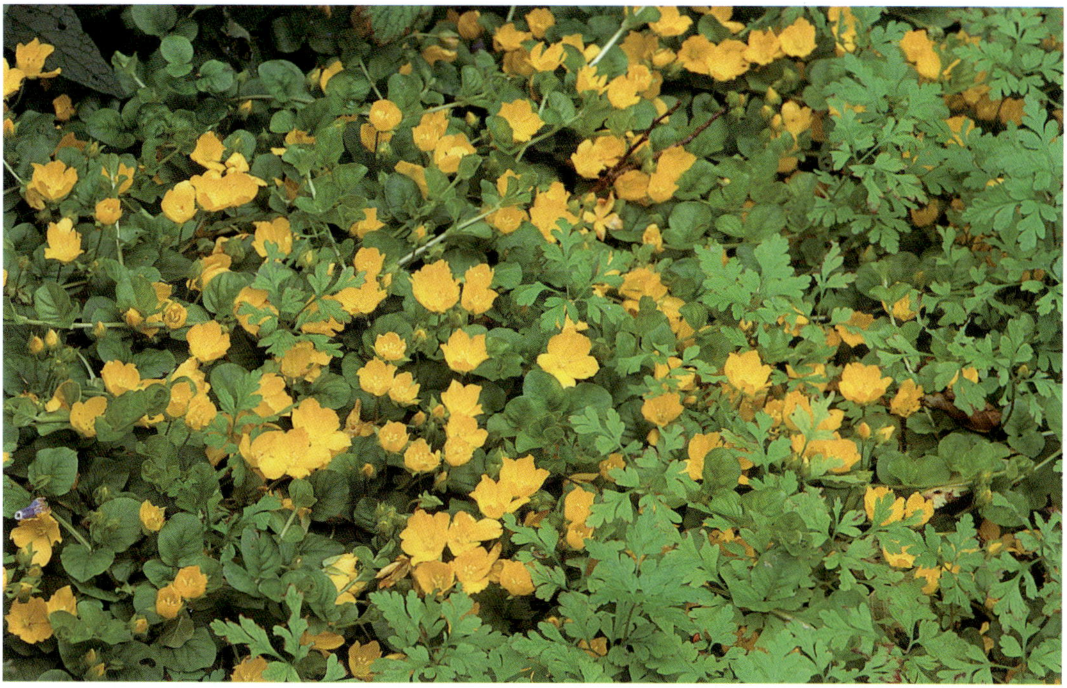

Lysimachia nummularia

PFENNIGKRAUT, PFENNIG-GILBWEIDERICH

Pfennigkraut wird in der Volksmedizin seit ewigen Zeiten verwendet. Eine Kompresse mit Infusion getränkt wird auf Wunden gelegt, die schlecht heilen. Trinken des Kräutertees heilt innere Blutungen und ist auch als Hustenmittel wirksam. Obwohl die moderne Pharmazie keine Verwendung für das Pfennigkraut hat, ist es immer noch nützlich bei der Behandlung von Husten. Das Kraut wird getrockneten Blättern der Pestwurz (*Petasites hybridus*) beigegeben, um einen Kräutertee zu bereiten. Pfennigkraut kommt wild auf feuchten Böden, häufig auf Weiden an Flussläufen vor. Es ist ausdauernd und bildet Kriechsprosse. Wo diese den Boden berühren, schlagen sie Wurzeln. Die Pflanze ist von Juni bis August mit gelben Blüten bedeckt, was sie zu einem hervorragenden Bodendecker in Ziergärten macht. Die Pflanze kann jedoch auf feuchtem Boden überhand nehmen.

Lysimachia vulgaris

GEWÖHNLICHER GILBWEIDERICH

Der Gewöhnliche Gilbweiderich wirkt blutstillend (speziell in Nase und Mund) und wird auch bei Durchfall verwendet. Einreibemittel mit diesem Kraut helfen bei der Wundheilung und bei der Desinfektion von Furunkeln.

Gewöhnlicher Gilbweiderich (Lysimachia vulgaris).

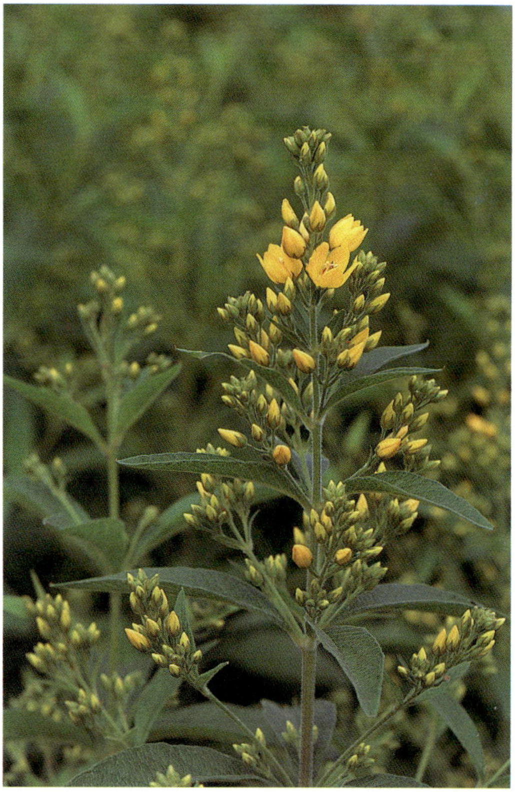

Obwohl die Pflanze diese wohltuenden Substanzen enthält, ist sie als medizinale Pflanze in Vergessenheit geraten. Der Gewöhnliche Gilbweiderich wächst im feuchten, kühlen Flachland Nord- und Westeuropas und in den angrenzenden Gebieten Nordasiens. Die ausdauernde Art wird etwa 50 cm hoch, verbreitet sich durch Kriechsprosse und kann in feuchten Böden überhand nehmen. Die Pflanze ist ideal zur Bepflanzung von feuchten Stellen in einem Naturgarten, wo sie von Juni bis August üppig blüht.

⚕

Lythrum salicaria

BLUT-WEIDERICH

Der Blut-Weiderich wächst häufig an Flussufern und Teichen in Gesellschaft mit dem Gewöhnlichen Gilbweiderich. Der Blut-Weiderich mag Wasser besonders gern und wächst häufig an der Wasserlinie. Die Art ist eine Pionierpflanze, die aber rasch von Konkurrenten verdrängt wird, sobald das Ufer austrocknet. Wenn man sie im Garten vor Konkurrenz schützt, kann sie auch auf trockenen Standorten wachsen. Sie erreicht eine Höhe von 150 cm und blüht mit ohrförmigen karmin- bis purpurroten Blüten von Juni bis August. Blut-Weiderich enthält Tannine und wurde deshalb früher in der Lederindustrie verwendet. Dieselben Substanzen helfen bei der Blutstillung, und deshalb war der Blut-Weiderich über Jahrhunderte als wundheilende Pflanze bekannt, die gleichzeitig desinfizierend wirkte. Das Kraut hilft auch bei Durchfall, Magenschleimhautentzündung und wird bei Typhus und Dysenterie verschrieben. Der Wurzelsaft liefert einen roten Farbstoff für Wolle und andere Textilien.

⚕ 🖌 ✳

Blut-Weiderich (Lythrum salicaria).

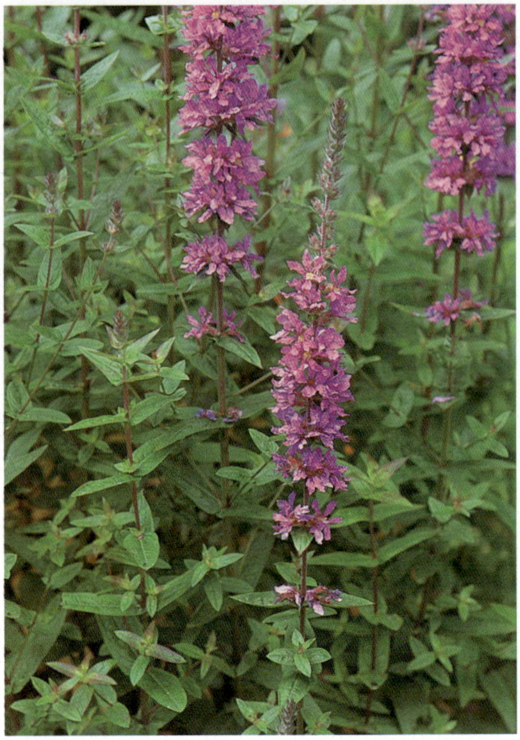

Der Kräutergarten von Els de Boer in Warffum, Holland.

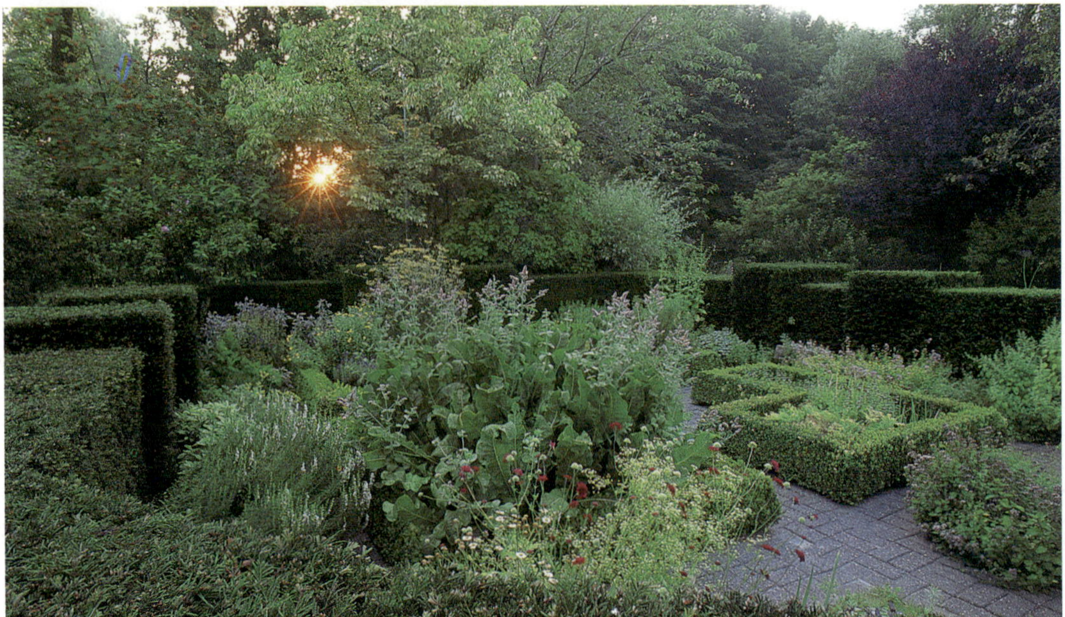

M

Weißer Federmohn (Macleaya cordata).

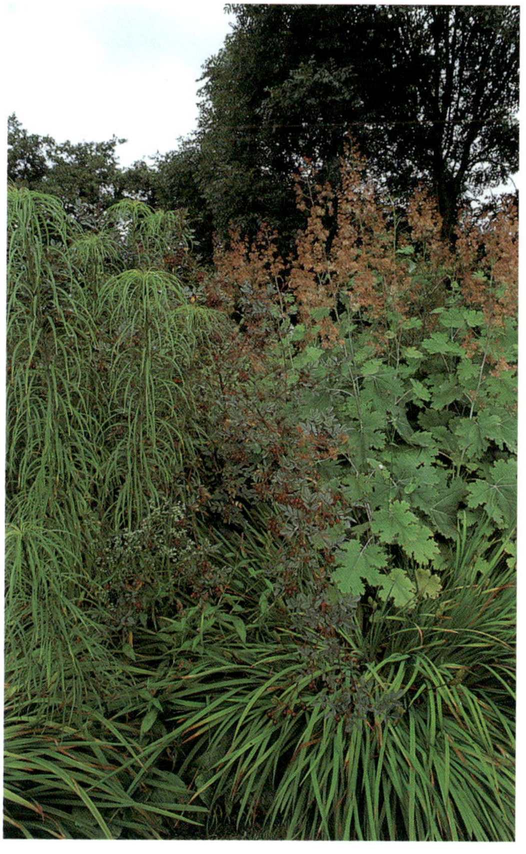

Macleaya cordata syn. *Bocconia cordata*

WEISSER FEDERMOHN

Der Weiße Federmohn stammt aus Japan und Ostchina, hat aber mittlerweile seinen Platz in den europäischen Ziergärten gefunden. Die Pflanze hat attraktives Laub mit gebuchteten Blättern und trägt im Spätsommer weiße bis kupferfarbene Blüten. Sie wird etwa 200 cm hoch und überwintert mit Wurzeln und unterirdischen Ausläufern. Da diese sich auch unter Pflaster schnell ausbreiten können, wird die Pflanze schnell zur Plage. Wenn man die Wurzeln herauszieht, sieht man sofort, wozu die Pflanze gut ist: Sie liefert einen schwer zu entfernenden orangen Farbstoff. Wolle und andere Textilien werden meist mit Farbstoff aus den oberirdischen Pflanzenteilen orange-gelb gefärbt.

Mahonia aquifolium *'Apollo'*.

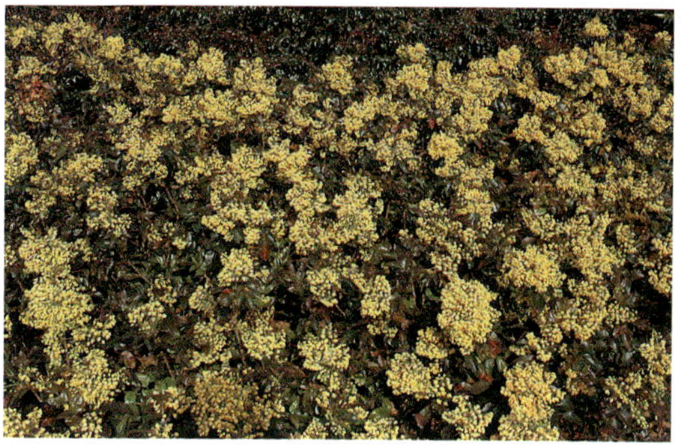

Mahonia aquifolium

GEWÖHNLICHE MAHONIE, STECHDORNBLÄTTRIGE MAHONIE

Mahonien gehören zur Familie der Berberitzengewächse und die chemische Zusammensetzung von *M. aquifolium* ist *Berberis vulgaris* sehr ähnlich. Sie enthalten Berberin, wenngleich die Mahonie von dieser antiseptischen Substanz weniger enthält, so dass man sie auf andere Art einsetzt. Die aktiven Inhaltsstoffe aus den Wurzeln werden in der Homöopathie gegen Schuppenflechte verabreicht. Die adstringierend wirkende Pflanze wird

Mahonia aquifolium *'Green Ripple'*.

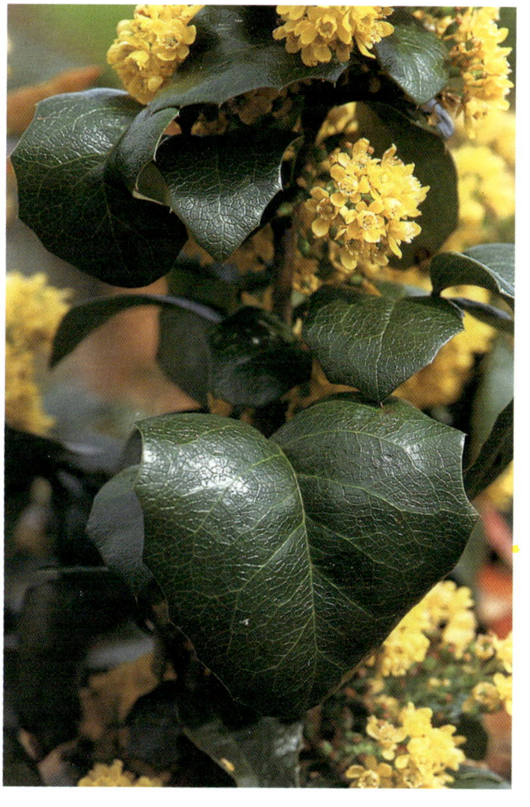

als Kräutermedizin zur Behandlung von Magenschleimhautentzündungen und Durchfall verwendet.
Farbstoff für Wolle und andere Textilien können aus den Wurzeln, Sprossen und Blättern gewonnen werden. Sie färben grünlich-gelb, orange und rosa. Das natürliche Verbreitungsgebiet der Art ist der Nordwesten Nordamerikas. Man findet sie jedoch in Europa weit verbreitet in Gärten oder öffentlichen Anlagen. Sie ist nahezu unausrottbar, hat stechende Blätter und wird nicht höher als 2 m. Sie blüht im zeitigen Frühjahr und manchmal sogar am Ende des Winters. Die süß duftenden Blüten ziehen viele Insekten an.

Malva moschata

MOCHUSMALVE

Obwohl die Moschusmalve eigentlich aus Südeuropa bzw. Nordwestafrika stammt, findet man sie als Wildpflanze heute auch in Nord- und Mitteleuropa. Ihren Wert als Zierpflanze hatte man schon lange erkannt. Die etwa 70 cm hohe ausdauernde Pflanze treibt an ihrer Sprossspitze von Juni bis September rosafarbene oder weiße Blüten. Sie kann in Gärten sehr einfach kultiviert werden. Zur medizinalen Verwendung siehe *Malva sylvestris*. Allerdings sind die Eigenschaften weniger ausgeprägt.

Wegmalve (Malva neglecta).

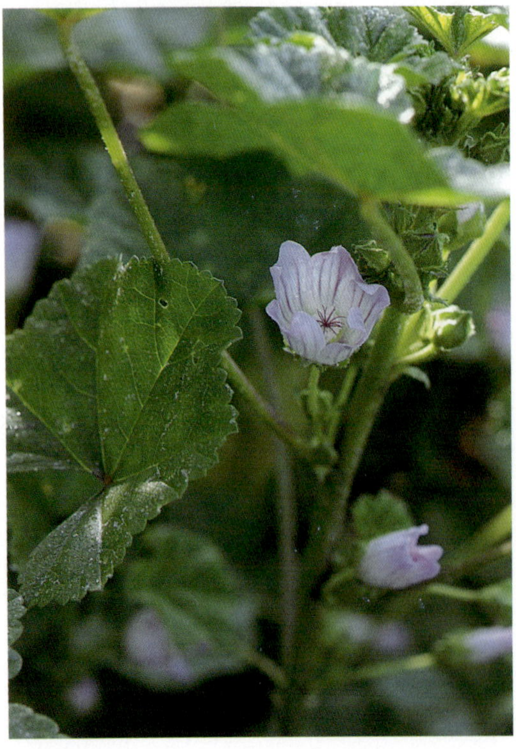

Foto: De Kruidhof, Buitenpost

Malva neglecta

WEGMALVE, KÄSEPAPPEL

Die Sprosse der Wegmalve wachsen fast alle kriechend und richten sich nur teilweise bis zu einer Höhe von etwa 50 cm auf. Diese 1-jährige Art wächst wild in ganz Europa und angrenzenden Gebieten Afrikas und Südwestasiens. Aus den Blattachseln sprießen von Juni bis September kleine malven- bis rosafarbene Blüten. Zur Verwendung siehe *Malva sylvestris*.

Malva sylvestris

WILDE MALVE

Lange Zeit gehörte die Wilde Malve zu den wichtigsten Heilkräutern. Sie galt als Allheilmittel für alle möglichen Krankheiten. *Malva sylvestris* ist wirklich eine wohltuende Pflanze, obwohl man von ihren phänomenalen Kräften nicht mehr überzeugt ist. Sie enthält Schleimstoffe, die gereiztes Gewebe beruhigen. Die getrockneten Blüten werden deshalb häufig Kräutertees beigemischt gegen Husten und andere Atemwegsbeschwerden wie Bronchitis, Asthma und Emphysemen. Der Tee kann als Gurgelmittel gegen Halsentzündungen verwendet werden und hilft auch bei Durchfall und Magenbeschwer-

Wilde Malve (Malva sylvestris).

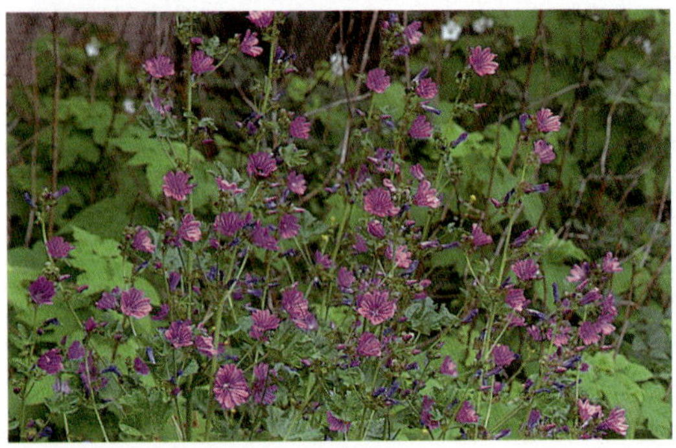

Moschusmalve (Malva moschata).

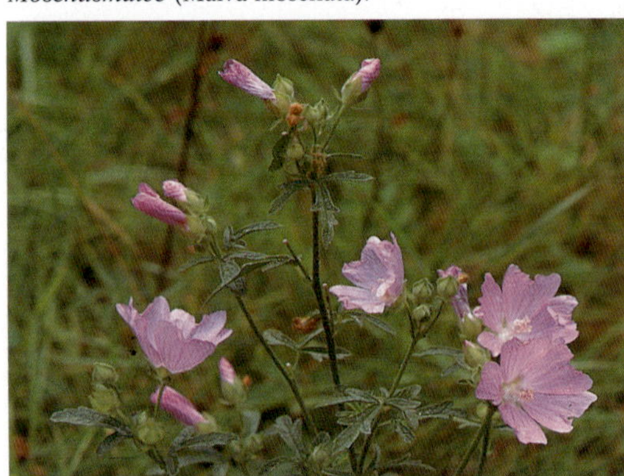

Malva sylvestris *'Primley Blue'.*

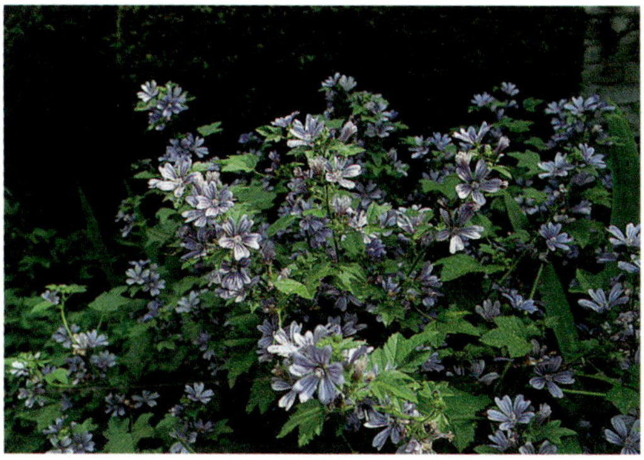

Malva verticillata *'Crispa'.*

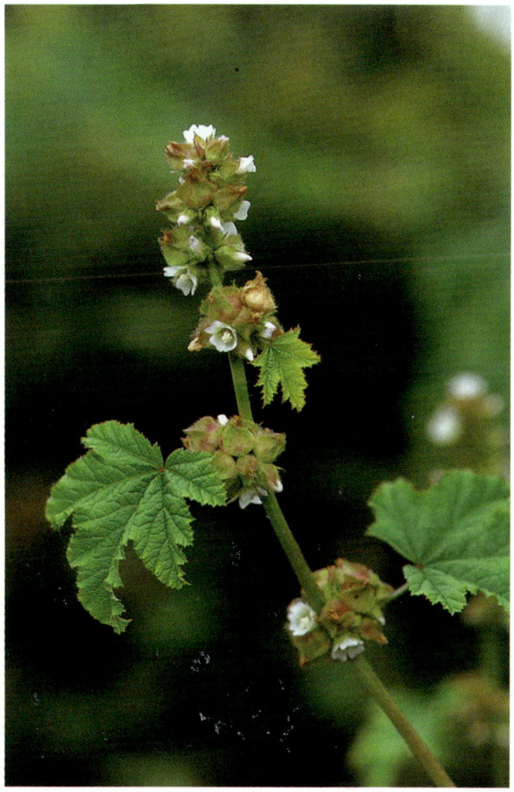

den. *Malva sylvestris* bevorzugt fruchtbaren und gestörte Böden und wächst gerne auf Abfallhaufen und in der Nähe verlassener Häuser und Flussufer. Man findet die etwa 50 cm hohe ausdauernde Art auch auf landwirtschaftlich genutzten Flächen. Sie blüht von Juni bis September rosarot. Es gibt einige sehr schöne Kultursorten wie *Malva sylvestris* 'Primley Blue', die eher in die Breite wächst und bläulich-rote Blüten trägt.

Malva verticillata 'Crispa'

QUIRLMALVE

Die untersten Blätter dieser Malvensorte sind so groß, dass man sie zum Servieren von kleinen Desserts verwenden kann. Früchte oder Fruchtsalat sehen mit dieser Garnierung, die man nicht essen sollte, recht hübsch aus. *Malva verticillata* stammt aus Südeuropa und Asien. Die 1-jährige (manchmal 2-jährige) Art wird etwa mannshoch, doch wird in den Gärten meist die Sorte 'Crispa' angepflanzt, die über ihre Samen manchmal aus der Kultur auswildert. Die weißen bis lavendelfarbenen Blüten stehen in dichten Knäuel in den Blattachseln im oberen Sprossbereich. Die Pflanze blüht vom Mittsommer bis in den Herbst.

Malus domestica

KULTUR-APFEL

Der Apfel ist nicht nur eine wohl schmeckende Frucht, sondern auch eine gute Medizin. Die Engländer haben ein Sprichwort: „An apple a day keeps the doctor at bay" (Ein Apfel am Tag hält den Doktor fort). Und tatsächlich fördert der in Maßen konsumierte Apfel die Gesundheit, während ein Übermaß schadet. Wenn man zu viele Äpfel isst, vermehrt sich die Magensäure extrem. Als reinigende Fruchtdiät am Morgen eignet sich ein Apfel zusammen mit anderen, weniger säurehaltigen Früchten ideal. Äpfel wirken sowohl abführend als auch – bemerkenswerter Weise – gegen Durchfall. Besonders Apfelmus wirkt gut gegen Durchfall und Dysenterie und lindert Schleimhautentzündungen in Magen und Darm. Apfelmus kann ohne Bedenken bei Magengeschwüren und Kolitis gegessen werden. Tee aus Apfelschalen (etwa 5 g Apfelschale pro Tasse) kann bei Fieber getrunken werden. Doch sollte man nur Äpfel aus natürlichem Anbau verwenden, die keinen Kontakt mit chemischen Spritzmitteln hatten. Aus der Rinde der Äste wird ein beiger Farbstoff für Wolle und andere Textilien gewonnen. Der Apfel ist ein einheimischer Strauch bzw. kleiner Baum, der in seiner ursprünglichen Form sehr selten ist. Versuche wurden unternommen, Pflanzen des Wildtyps zu finden und zu vermehren. In Obst- und Ziergärten findet man domestizierte Formen des ursprünglichen Wildtyps, aus denen Tausende von Kultursorten selektiert wurden, die sich auf Grund ihrer charakteristischen Merkmalskombinationen unterscheiden lassen: Form, Farbe und Geschmack der Früchte, Lagerfähigkeit und Resistenz gegen Pflanzenkrankheiten. Die Sorten sind immer auf eine Unterlage gepfropft und diese hat einen großen Einfluss auf die Wuchsform der Bäume. Bei der Auswahl von Sorten sollte man sich von einem Experten beraten lassen. Apfelbäume wachsen auf fast allen, nicht zu sauren Böden; sie bevorzugen jedoch basischen lehmigen Boden. Sie sind sehr anfällig gegen Staunässe im Wurzelbereich.

Malus domestica *'Court Pendu'.*

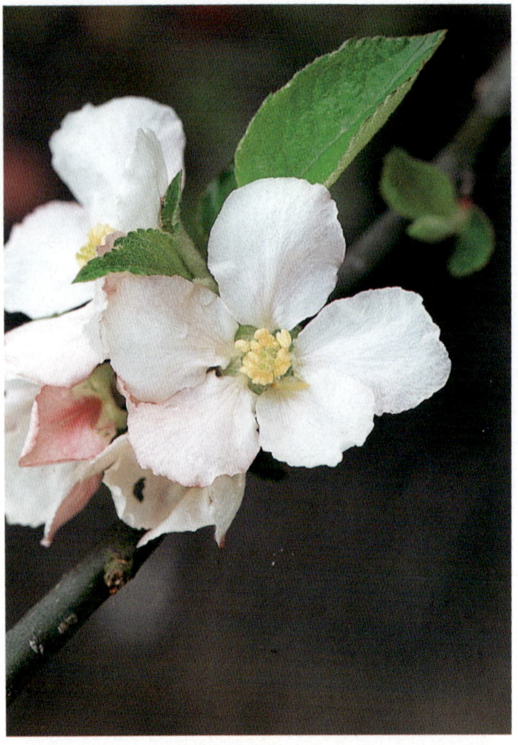

Gewöhnlicher Andorn (Marrubium vulgare).

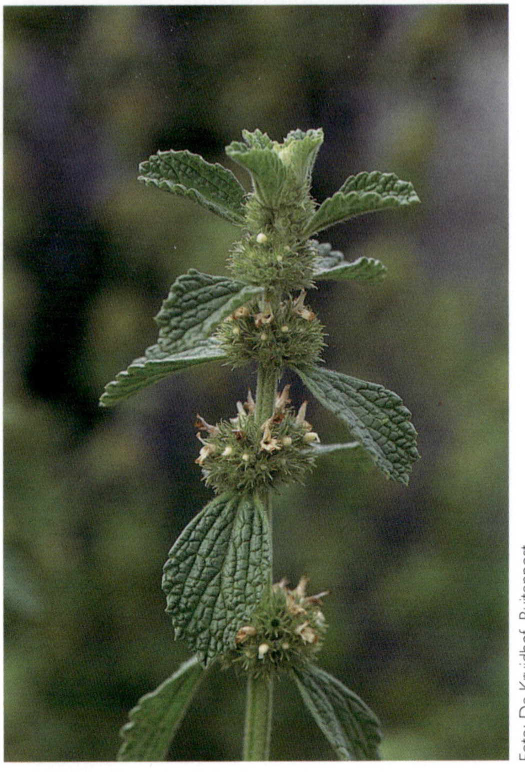

Foto: De Kruidhof, Buitenpost

Marrubium vulgare

GEWÖHNLICHER ANDORN, GEMEINER ANDORN

Die kleinen weißen Blüten des Gemeinen Andorns sind in der Zeit von Juni bis Oktober von Bienen bevölkert. Diese ausdauernde Art wird etwa 40 cm hoch und bevorzugt einen sonnigen Platz in einem gut durchgearbeiteten, am liebsten basischen Boden. Die Heimat dieser Pflanze ist der Mittelmeerraum. Man findet sie eingebürgert aber auch weiter nördlich. Andorn ist in Ziergärten wegen seiner silbrigen Blattbehaarung sehr beliebt. Medizinal ist Andorn schon seit Jahrtausenden in Verwendung. Die alten Ägypter und Griechen nutzten sie als Hustenmittel. Danach wurde die bitter schmeckende Pflanze, die nach Apfel riecht, vielfältig verwendet: um den Appetit anzuregen, die Gallenblasentätigkeit bei Menschen mit Verdauungsstörungen zu stimulieren, bei Durchfall, als Antiseptikum, als Zutat zu beruhigenden Kräutertees, aber am häufigsten bei Husten. *Marrubium* wirkt schleimlösend, aber auch beruhigend, und ist deshalb Bestandteil von Hustentabletten und -säften; auch Tees und stärkere Abkochungen werden eingesetzt.

⚕

Matricaria recutita syn. *M. chamomilla, Chamomilla recutita*

ECHTE KAMILLE

Überall auf dem europäischen Festland, wo man weißen Sand auf Wegen und Bauplätzen verstreut hat, ist die Wahrscheinlichkeit groß, dass diese Flächen im Sommer von den gelb-weißen Blütenköpfchen der Echten Kamille übersät sind. Die Wildpflanze wächst auch gern auf gestörten lehmigen und tonigen Böden wie gepflügten Feldern, aber stets an sonnigen Plätzen. *Matricaria recutita* ist ein 1-jähriger Sommerblüher, der von Juni bis August blüht. Die gänseblümchenartigen Blütenstände können von den Blütenköpfchen anderer Arten durch den länglichen hohlen Blütenboden unterschieden werden (bei anderen Arten ist dieser nur hohl, wenn er

Echte Kamille (Matricaria recutita).

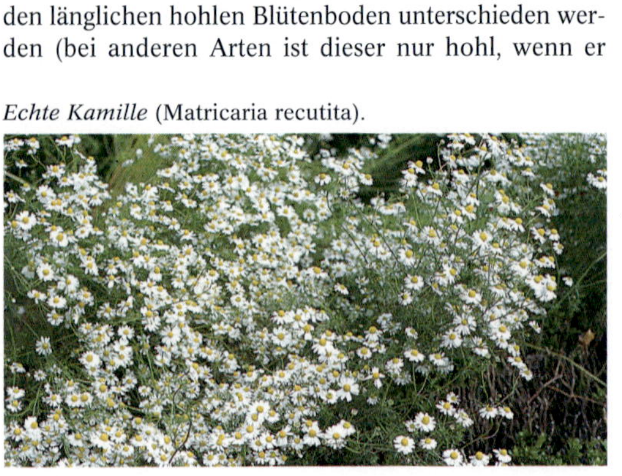

durch Larven ausgefressen wurde). Die Köpfchen werden während der Blüte gepflückt. Man kann dies leicht mit einem kleinen Rechen machen. Sie werden im Schatten getrocknet, weil beim Trocknen in der Sonne die Blütenköpfchen auseinander fallen. Aus diesen wird nun der herrliche Kamillentee bereitet, der beruhigend wirkt, hilfreich bei Stress, Schlaflosigkeit und nervösen Verdauungsbeschwerden. Der Tee hilft außerdem bei Magenbeschwerden, einschließlich Geschwüren und Schleimhautentzündungen. Das Kraut lindert Entzündungen und ist deshalb geeignet zum Baden (bei Hautentzündungen), Vaginalspülungen und in Kompressen auf entzündeten und schlecht heilenden Wunden. Inhalation von Kamillenduft (über einer Schlüssel mit fast kochendem Wasser) hilft bei Erkältungen und Entzündungen der Nase, des Halses oder der Stirnhöhle. Einige Menschen sind gegen das Kraut allergisch, deshalb sollte man es zunächst in geringer Dosis ausprobieren. Das Öl aus den Blütenköpfchen ist in der kosmetischen Industrie von Bedeutung und ist häufig in Seifen und Shampoos enthalten.

Medicago sativa ssp. *sativa*

LUZERNE, ALFALFA

Luzerne gehört zu den wichtigsten Futterpflanzen. In Teilen Asiens und Afrikas, in denen die Böden sehr verarmt sind, bietet die Luzerne den Kleinbauern die Möglichkeit, bis zu fünfmal im Jahr zu ernten. Die Pflanze hat tiefe und sich weit ausbreitende Wurzeln und erholt sich rasch vom Mähen. In den Wurzelknöllchen kann Luftstickstoff fixiert werden, was eine Kultur auf armen Böden ermöglicht. Im intensiven europäischen Ackerbau wird Luzerne hauptsächlich als Gründünger oder als Bienenweide angebaut. Sie ist eine frostharte ausdauernde Art, die aus Südwestasien stammt, aber in der ganzen Welt angebaut wird. Man kann Luzerne sogar als Zimmerpflanze ziehen. Die Samen keimen, wenn sie feucht gehalten werden, innerhalb von wenigen Tagen. Die Keimlinge werden unter dem arabischen Namen Alfalfa verkauft, was so viel bedeutet wie „Vater aller Nahrung“. Die Keimlinge verbreiten einen angenehmen Waldgeruch und schmecken ähnlich wie Kresse. Sie sind köstlich auf Brot mit Käse und Tomate, werden an Salate oder Saucen gegeben. Sie können auch als Garnierung auf heiße Gerichte wie z. B. Omeletts gestreut werden. Aus Luzerne wird ein Tonikum speziell für blutarme Personen, für Frauen, die unter prämenstrualen Beschwerden leiden, und für Diabetiker gewonnen. Das

Luzerne (Medicago sativa *ssp.* sativa).

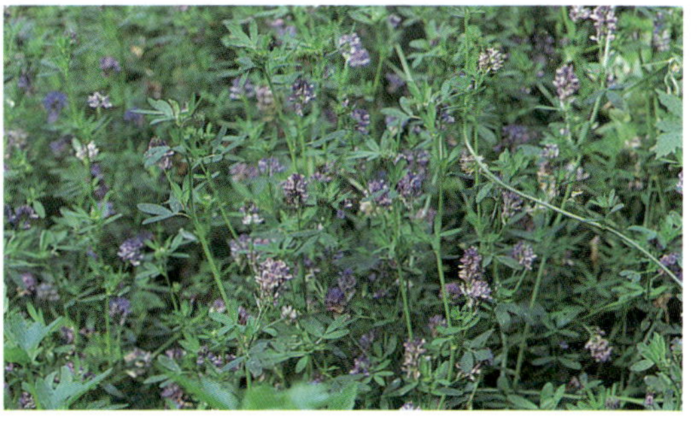

Echte Kamille (Matricaria recutita).

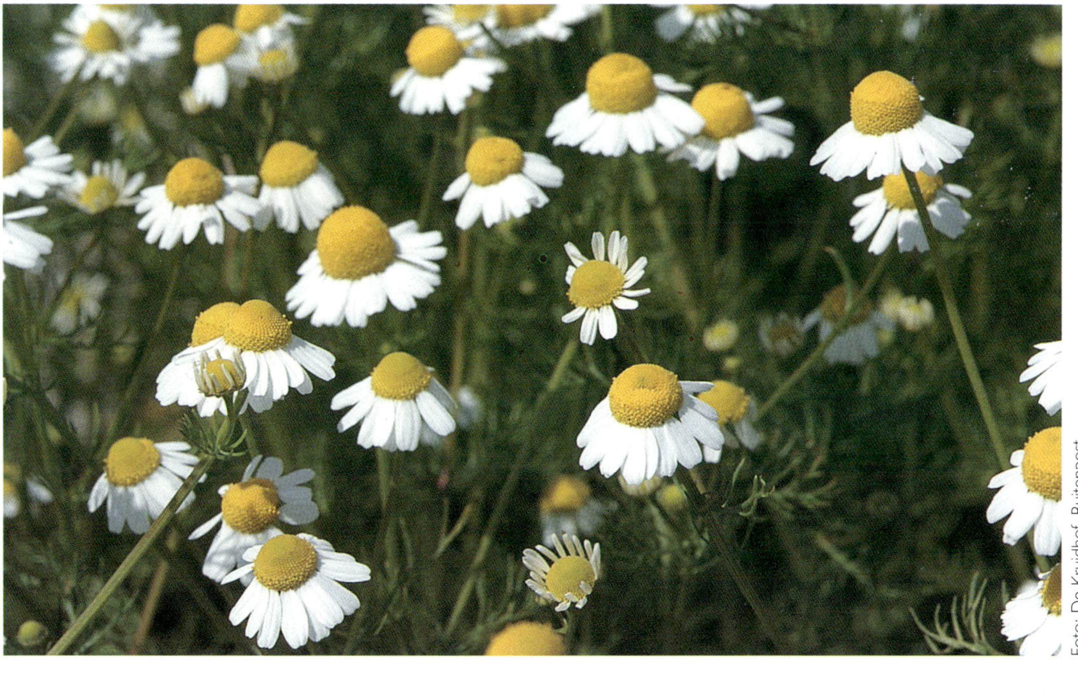

Foto: De Kruidhof, Buitenpost

Afrikanische Frauen verkaufen Alfalfa.

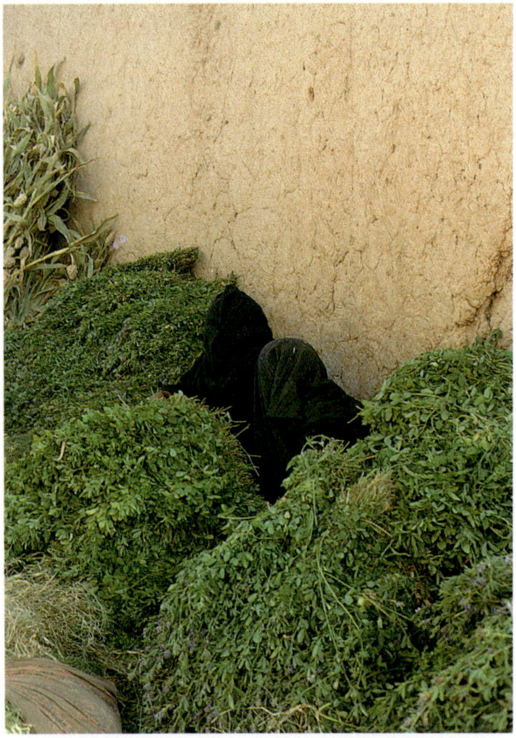

Luzerne (Medicago sativa *ssp.* sativa), *Keimlinge.*

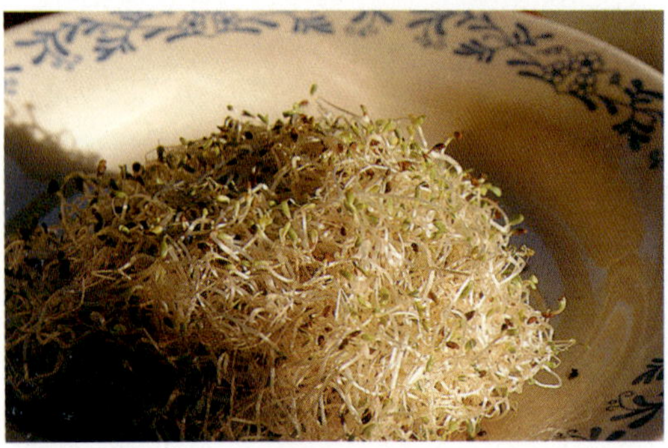

Kraut ist reich an Proteinen, Mineralien und Vitaminen und reduziert den Cholesterinspiegel.

Melilotus officinalis syn. *M. arvensis*

ECHTER STEINKLEE

Ohne es zu wissen, nimmt man Steinklee zu sich, z. B. wenn man bestimmte Käsesorten wie Gruyère isst oder bestimmte Biersorten oder Kräuterbitter trinkt. Das Kraut wird diesen Produkten als Geschmacksstoff zugesetzt. Die Blätter können auch Eintöpfen beigegeben werden. Dies sollte auch Motten vom Tisch fern halten, denn getrocknete Steinkleeblätter sind ein uraltes erprobtes Mottenmittel. Menschen hingegen lieben den Geruch, so dass die Blätter in Potpourris zu finden sind. Echter Steinklee wird bei einer Vielzahl von Leiden verabreicht und in der Homöopathie wird er gegen Nervenschmerzen, Kopfschmerzen und Migräne eingesetzt. Die bekannteste Anwendung ist die entzündungshemmende Wirkung in Pflastern und in Thrombosecremes. Die blutverdünnenden Eigenschaften machen das Kraut für Personen, deren Blut nicht richtig gerinnt, unbrauchbar. *Melilotus officinalis* wächst in ganz Europa, besonders an sonnigen Standorten auf gestörten Böden wie Eisenbahndämmen, frischen Wegrändern und sandigen Randstreifen. Die 2-jährige Pflanze blüht von Juni bis September; sie treibt duftende zitronengelbe Blüten, die zahlreiche Bienen anziehen. Abhängig von Bodenbeschaffenheit und Standort wird Steinklee 1–2 m hoch.

Melissa officinalis

MELISSE, ZITRONENMELISSE

Zitronenmelisse wird als Lebenselexier für Körper und Geist betrachtet, der Depressionen vertreibt und den Körper belebt. Das war schon vor Erfindung der Aromatherapie bekannt. Die ätherischen Öle mit ihrem ausgeprägten Zitronenduft wirken sowohl entspannend als auch belebend. Die getrockneten Blätter verbreiten einen frischen Geruch im Haus, der Mücken fern hält.

Echter Steinklee (Melilotus officinalis).

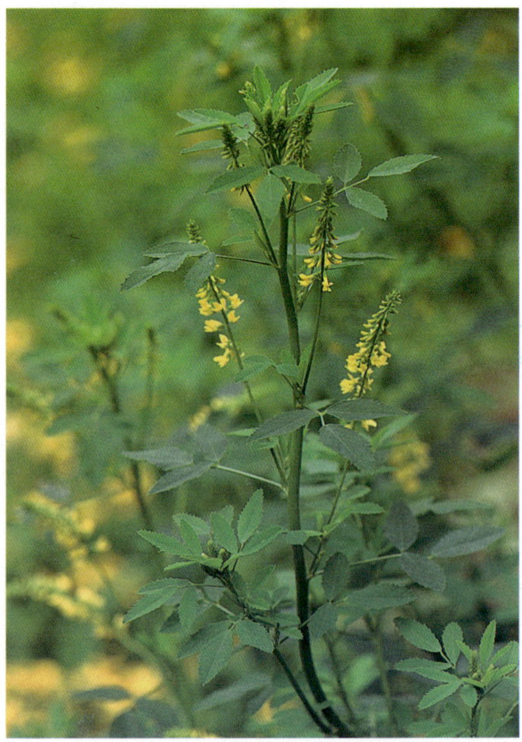

Das getrocknete Kraut wird häufig in Potpourris verwendet. Einige wenige Tropfen Öl im Badewasser wirken wunderbar entspannend. Die entspannenden Eigenschaften des Krautes stehen bei der Verwendung in der Volksmedizin im Vordergrund. Tee aus den Blättern, mit Honig gesüßt, ist ein erprobter Schlaftrunk, besonders für Personen, die an nervösen Spannungen und Herzkrämpfen leiden. Dieselben Personen leiden meist auch an nervösen Magen- und Darmbeschwerden, die ebenfalls durch die krampflösende Wirkung der Zitronenmelisse gelindert werden. Melisse ist in einer Vielzahl von Darreichungsformen erhältlich: als Öl (für Bäder und Massagen), als Einreibemittel (zur Abschreckung von Insekten und zur Behandlung von Stichen oder Bissen), als Klosterfraumelissengeist (mit anderen Kräutern in Alkohol gelöst), als Tinktur (gelöst in einem Wasser-Alkohol-Gemisch) und als getrocknete Blätter für die Teebereitung.
Die frischen Blätter liegen geschmacklich zwischen Zitrone und Minze. Diese sind ideal für erfrischende Getränke an heißen Tagen, zur Aromatisierung von Likören und als Beigabe zu Salaten. Etwas fein gehackte Zitronenmelisse gibt Marinaden für Lamm-, Fisch- und Eiergerichten eine spezielle Note. Man sollte Zitronenmelisse jedoch nicht mitkochen, weil es dann Geschmack und Aroma verliert.
Melissa officinalis stammt wahrscheinlich aus Asien, wächst aber schon seit mehreren tausend Jahren im Mittelmeerraum. Es ist eine ausdauernde Art mit kriechenden Wurzeln, die 50–100 cm hoch wird. Die Blätter, die nach Zitrone duften, werden vor der Blüte gepflückt.

Zitronenmelisse (Melissa officinalis).

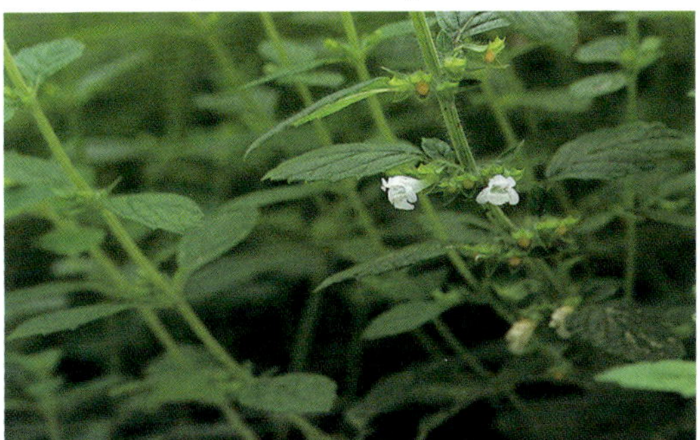

Melissa officinalis *'Aurea'*.

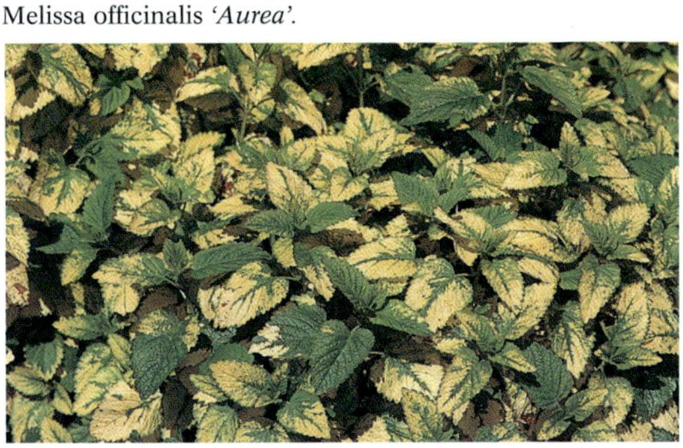

Foto: De Kruidhof, Buitenpost

Die kleinen blassen Blüten erscheinen von Juni bis September. Zitronenmelisse treibt in den meisten Gärten und kann leicht überhand nehmen (durch Selbstaussaat und Wurzeln). Aber eigentlich ist es fast unmöglich, zu viel von einer solch nützlichen Pflanze zu haben. *Melissa officinalis* 'Aurea' ist eine panaschierte Sorte, die die gleichen Eigenschaften und Verwendungen hat wie die Art.

Melittis melissophyllum

IMMENBLATT, BIENENSAUG

Das Immenblatt enthält Cumarin, eine Substanz, die Likören und Weißweinen als Aromastoff zugesetzt wird. Cumarin verströmt den Duft von frischem Heu. Die Substanz lindert außerdem Krämpfe und ist deshalb in begrenztem Maße medizinal von Nutzen (siehe *Galium odoratum*). Immenblatt ist eine attraktive, niedrige Zierpflanze. Die weißen, rosafarbenen und purpurnen Blüten (häufig zweifarbig) sind für eine Pflanze, die etwa 50 cm hoch wird, recht groß. Diese ausdauernde Pflanze erhielt ihren wissenschaftlichen Namen nach dem typischen Honigduft, den die Pflanze verbreitet. Bienen sind eifrige Besucher dieser Art.

Immenblatt (Melittis melissophyllum).

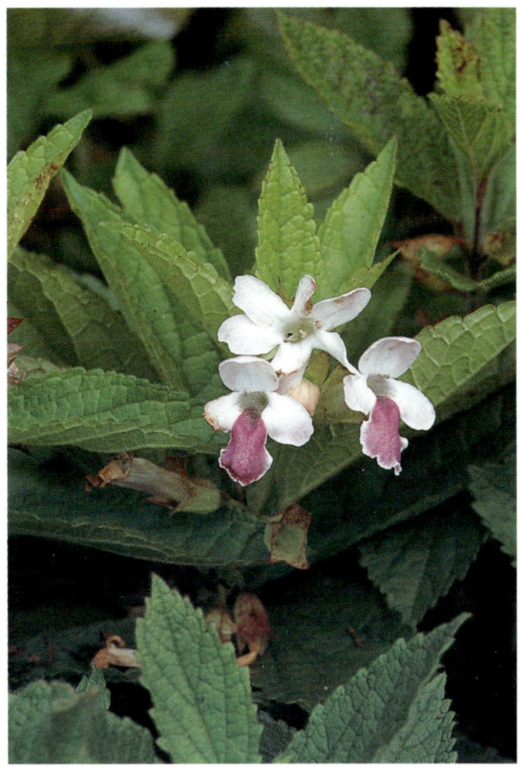

Mentha aquatica syn. *M. hirzuta*

WASSERMINZE

Wasserminze ist in ganz Europa zu Hause, wo sie auf feuchten Böden oder in Marschen wächst. Sie treibt auch gut in Feuchtgärten und kann bis zu 50 cm hoch werden. Wenn die auf der Oberfläche kriechenden Rhizome das Wasser erreichen, wächst die Pflanze halb untergetaucht mit biegsameren und heller grün gefärbten Sprossen. Wasserminze blüht von Juli bis September mit endständigen vielblütigen Ständen und wenigblütigen Knäueln in den Blattachseln. Den Geruch der Wasserminze nimmt man am Ufer leicht wahr, auch ohne dass man auf sie tritt. Sie verbreitet ein typisches Minzaroma mit einer leicht modrigen Nebennote. Deshalb ist sie weniger populär als andere Küchenminzen, außer in sehr ausgeprägten Minzsaucen. Medizinal gesehen stimuliert Wasserminze die Gallenblasenfunktion, hilft der Verdauung und löst Krämpfe. Durchfall und Mageninfektionen werden ebenfalls behoben (siehe auch Edelminze).

Mentha × gracilis syn. *M. × gentilis*

EDELMINZE

Die Grüne Minze (*Mentha spicata*) stammt aus Südeuropa, wurde aber durch Kultur in Kräutergärten nach Norden gebracht, wo sie mit der einheimischen Ackerminze (*Mentha arvensis*) bastardierte, die eigentlich nie als Küchenkraut verwendet wurde. Der Hybrid *Mentha × gracilis* verwilderte und ist in den meisten Regionen Nordeuropas eingebürgert. Die panaschierte Sorte *Mentha × gracilis* 'Variegata' ähnelt der Edelminze sehr, wird ebenfalls Edelminze genannt und besitzt dasselbe leichte Ingweraroma in den Blättern. Tomaten- und Fruchtsalate schmecken mit einem leichten Ingwerflair besser. Das Kraut hilft bei der Verdauung und die aromatischen Öle aus der Pflanze werden in der Nahrungsmittelindustrie als Aromastoffe eingesetzt. Die medizinalen Eigenschaften der Edelminze sind mit denen der Pfefferminze identisch (siehe *Mentha × piperita*).
Die medizinische Wirkung ist die gleiche wie die von Pfefferminz (siehe *Mentha × piperita*).

Wasserminze (Mentha aquatica).

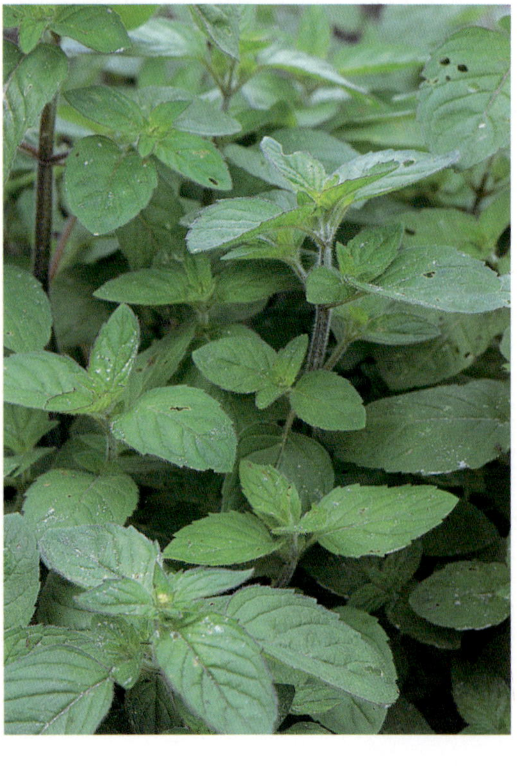

Foto: De Kruidhof, Buitenpost

Mentha longifolia syn. *M. sylvestris, M. incana*

ROSSMINZE

Die Rossminze hat nicht nur längere grau-grüne Blätter, sondern trägt von Juli bis September 10 cm lange Scheinähren mit rosafarbenen Blüten. Die fast 1 m hohe ausdauernde Art ist in vielen Teilen des europäischen Festlands eingebürgert. Der auffälligste Unterschied zwischen der Ross- und der Apfelminze (*M. × niliaca)* ist, dass die Apfelminze krausere Blätter hat als die Rossminze mit ihren glatten Adern. Rossminze hat die gleichen Eigenschaften wie Pfefferminze, wird aber als Heilkraut nicht so häufig eingesetzt. Viele Menschen betrachten sie als typische Zierpflanze, obwohl die Blätter

Mentha × gracilis *'Variegata'*.

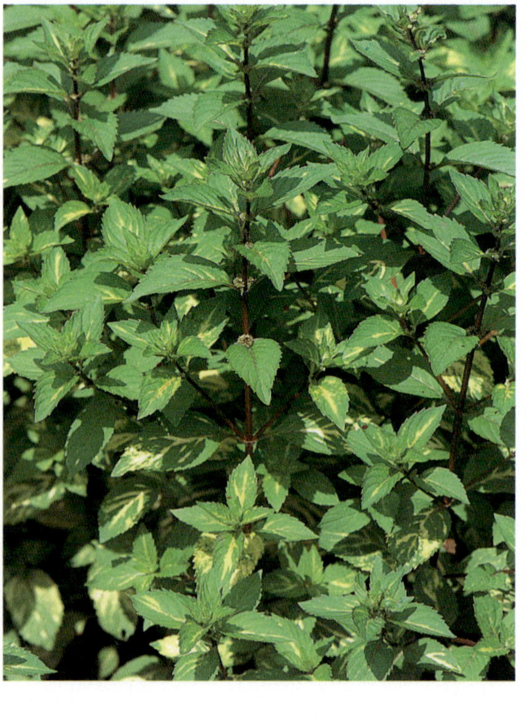

zum Konservieren ideal geeignet sind und in der orientalischen Küche gerne Chutneys beigegeben werden. Das Öl dient als Geschmacksstoff in Süßigkeiten und Kuchen. Eine beliebte Sorte im Ziergarten ist *Mentha longifolia* 'Buddleja' oder 'Buddleia', die auch unter dem Namen Buddleiaminze bekannt ist. Sie blüht im Spätsommer mit langen, überhängenden Blütenähren, ähnlich wie die von *Buddleja*. Genau wie ihr Namensgeber zieht sie Scharen von Schmetterlingen an.

Mentha longifolia *'Buddleia'*.

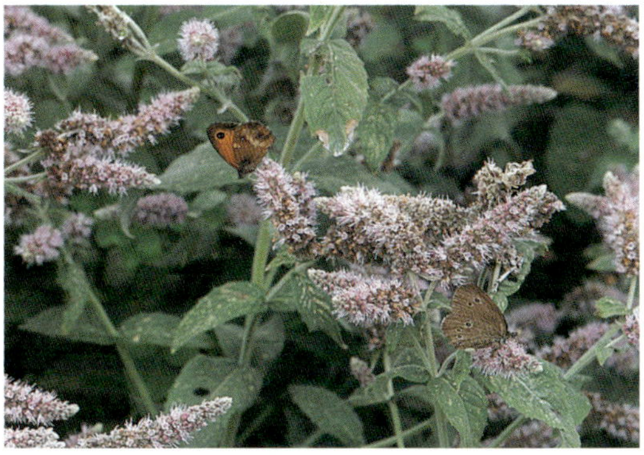

Rossminze (Mentha longifolia).

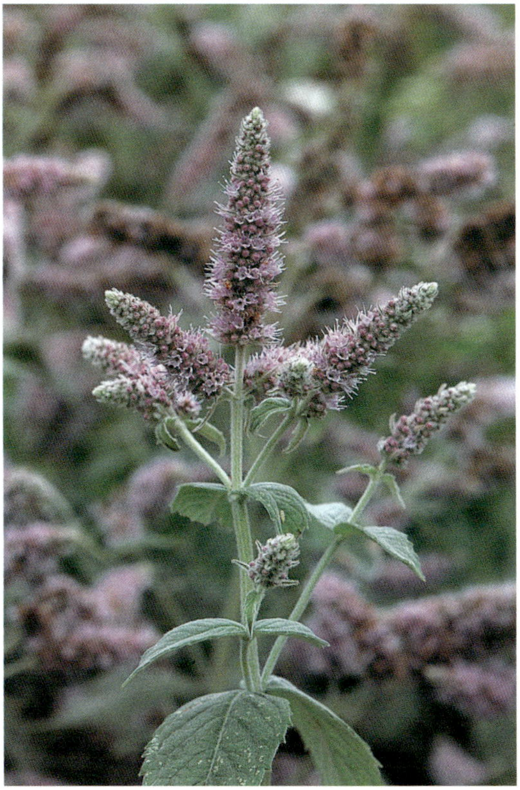

Foto: De Kruidhof, Buitenpost

Mentha longifolia *'Buddleia'*.

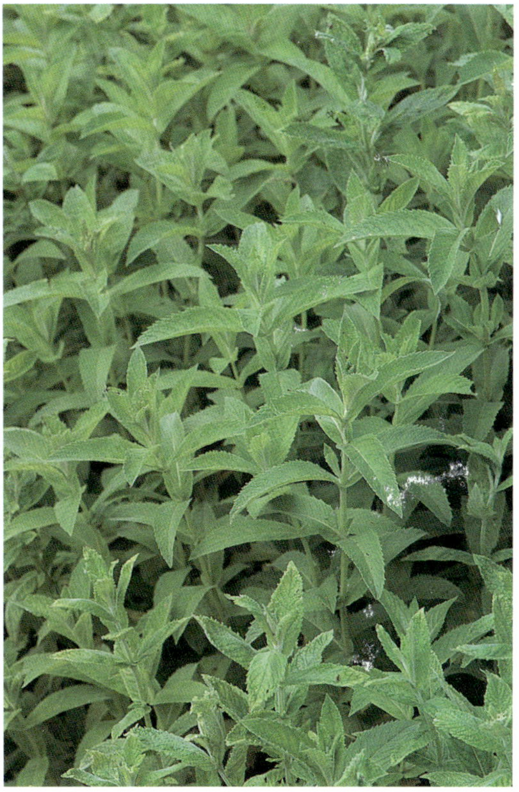

Mentha × *niliaca* syn. *M* × *rotundifolia*

APFELMINZE, BASTARD-ROSSMINZE

Die Apfelminze ist eine Kreuzung zwischen Rundblättriger Minze und Rossminze; der Bastard hat schmalere Blätter als die Rossminze und diese sind deutlich gekräuselt. Die ausdauernde Pflanze wird 1 m hoch und hat zwischen Juli und September blassrosa Blüten in endständigen Ähren. Die Pflanze nimmt durch ihre kriechenden Wurzeln gern überhand und wildert oft aus, wenn Gärtner Überzähliges entfernen.

Apfelminze wird als Küchenkraut weniger hoch geschätzt als die Pfefferminze, wird aber ähnlich verwendet (siehe *Mentha* × *piperita*). Minztee kann als Mundspülung bei entzündetem Zahnfleisch genutzt werden.

Apfelminze (Mentha × niliaca).

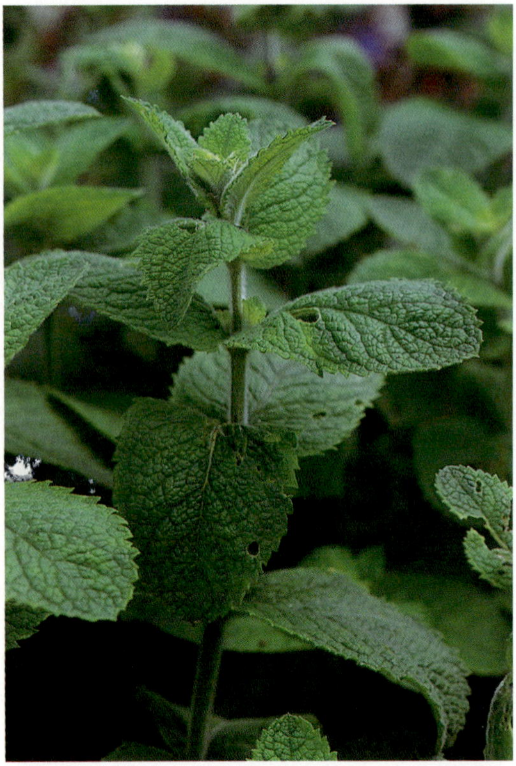

Foto: De Kruidhof, Buitenpost

Apfelminze (Mentha × niliaca), *Blüten*.

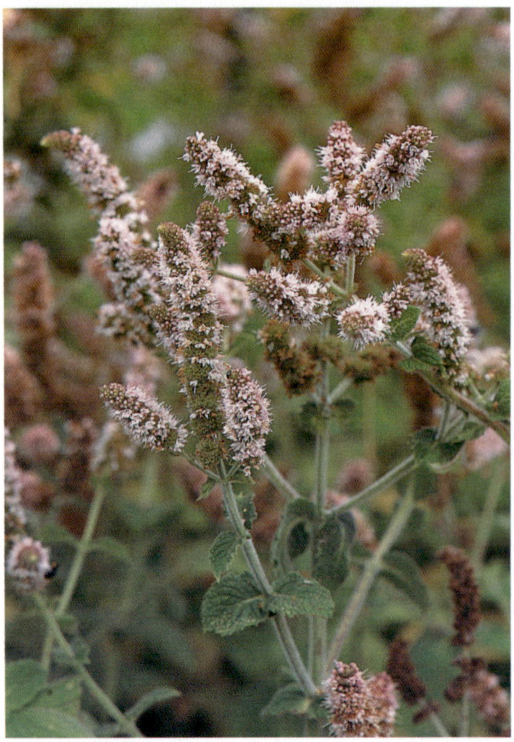

Mentha × *piperita* syn. *M. nigricans*

PFEFFERMINZE

Grüne Minze (*Mentha spicata*) ist eine Wildpflanze aus Südeuropa, die nach Norden verschleppt wurde. Eine Kreuzung zwischen dieser Art und der Wasserminze (*M. aquatica*) wurde 1696 in England entdeckt und wurde

Pfefferminze (Mentha × piperata).

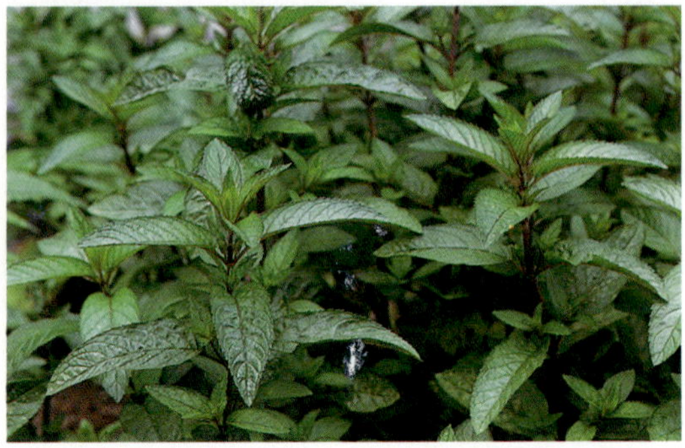

als Pfefferminze zur wichtigsten Minze überhaupt, mit dem reinsten Minzaroma.

Die Blätter sind recht lang und haben oft einen metallischen Schimmer auf der Oberseite. Die Blütenknäuel erscheinen im Juli und August in langen endständigen Ähren, häufig mit kleineren Knäueln in den Achseln des nächsten Blattpaares. Pfefferminze kann leicht in Gärten gezogen werden und bürgert sich schnell ein. Die Sorte *Mentha* × *piperita* 'Crispa' wird sehr oft angepflanzt. Sie hat auffällig gekräuselte, an der Spitze gezähnte Blätter, die auf die gleiche Weise wie Pfefferminze genutzt werden können. Pfefferminze gehört zu den wichtigsten Kräutern überhaupt. Die getrockneten Blätter liefern an heißen Tagen einen erfrischenden Minztee, und die frischen Blätter können in kleinen Mengen an Salate gegeben werden, ideal auch für Fisch, Käse und Quark. Sie ist die Grundlage für Minzsaucen und essbare Garnierung auf Gerichten, wie Eiscreme und Schokoladendesserts.

Pfefferminze wird häufig in Potpourris, Likören, Medikamenten, Tabak und Eiscremes verarbeitet. Medizinal wird das Kraut bei Unwohlsein, Erbrechen, Durchfall, Magen-Darm-Grippe, verminderter Gallenblasenaktivität, Erkältungen, Grippe, Magengeschwüren, Darmkrämpfen, Koliken, Nervenschmerzen und Rheumatismus verschrieben. Einige Personen reagieren allergisch auf Pfefferminze. Man sollte sie Kindern, gerade als konzentrierte Abkochung, nicht geben. Die ätherischen Öle bestehen zu 60 % aus Menthol. Auch Erwachsene sind gegen das Öl allergisch. Einige wenige Tropfen in einem Öllämpchen verbreiten das Mentholaroma und vertreiben Mücken.

Mentha × piperita *'Crispa'*

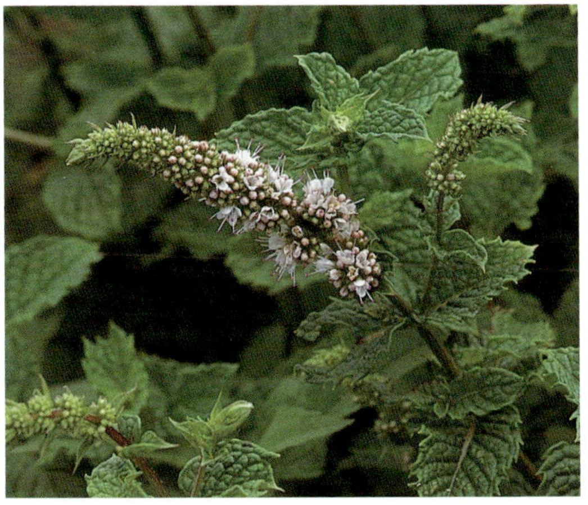

Poleiminze (Mentha pulegium).

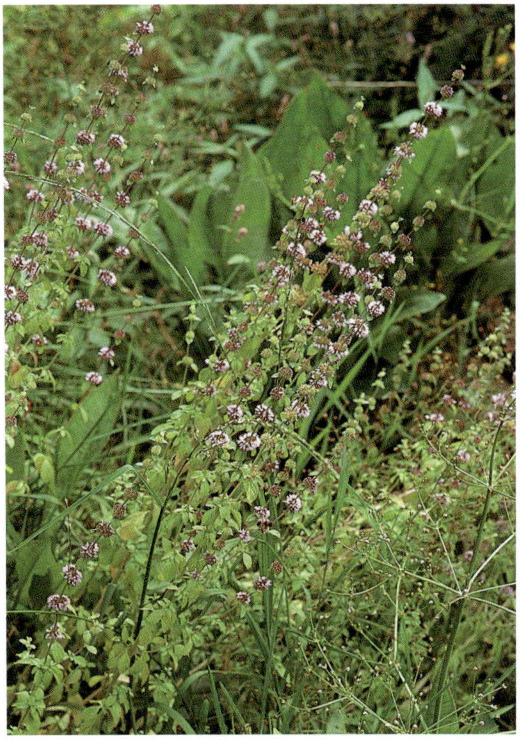

Poleiminze (Mentha pulegium).

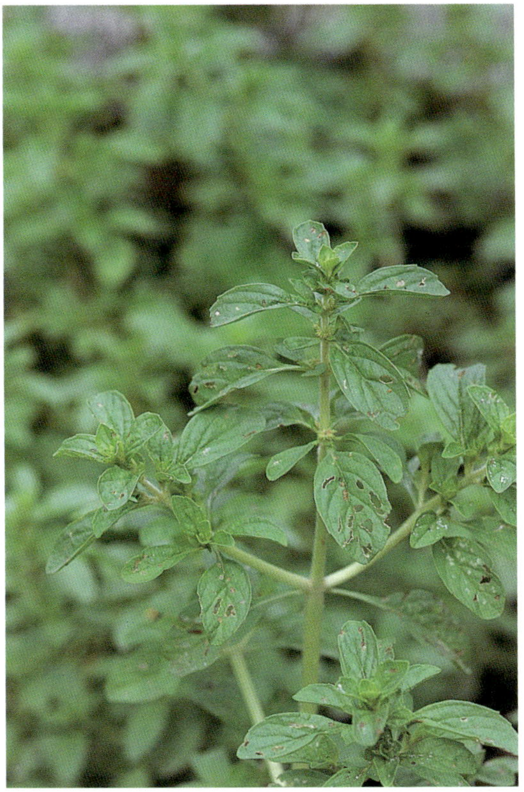

Foto: De Kruidhof, Buitenpost

Mentha pulegium

POLEIMINZE

Zunächst ist die Poleiminze klein und verbreitet einen starken Minzgeruch. Während des Sommers wachsen die Sprossen bis zu 50 cm in die Höhe. Oberhalb des obersten Blattpaares entwickeln sich zahlreiche Doppelwickel mit rosa- bis lilafarbenen Blüten. Das ursprüngliche Verbreitungsgebiet der Poleiminze, die selten wuchert, war Südwest- und Mitteleuropa, doch in Gärten hält sie sich fast überall, bis auf die kältesten Regionen. Die Art bevorzugt feuchte, saure Sandböden. Die sehr aromatische Pflanze kann in Maßen Salaten, Suppen und Saucen beigegeben werden. Früher wurde sie medizinal speziell zur Verdauungsförderung verabreicht. Außer bei Verdauungsstörungen und Koliken wirkt das Kraut krampflösend und lindert Menstruationsschmerzen. Schwangere sollten Poleiminze nicht einnehmen. Ihr Öl ist Bestandteil von Einreibemitteln, die die Hautdurchblutung fördern und Flöhe vertreiben. Einige wenige getrocknete Blätter im Kopfkissen oder in den Körbchen von Haustieren hält Flöhe fern.

Grüne Minze (Mentha spicata).

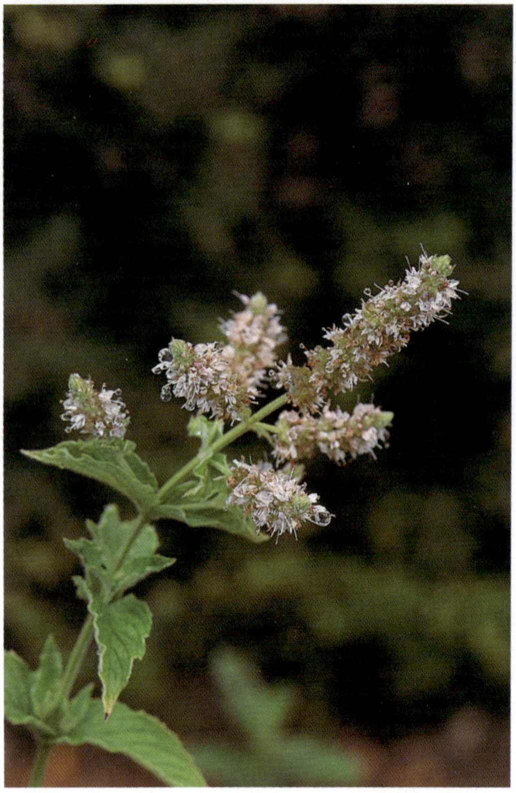

Krause Minze (Mentha spicata *'Crispa'*).

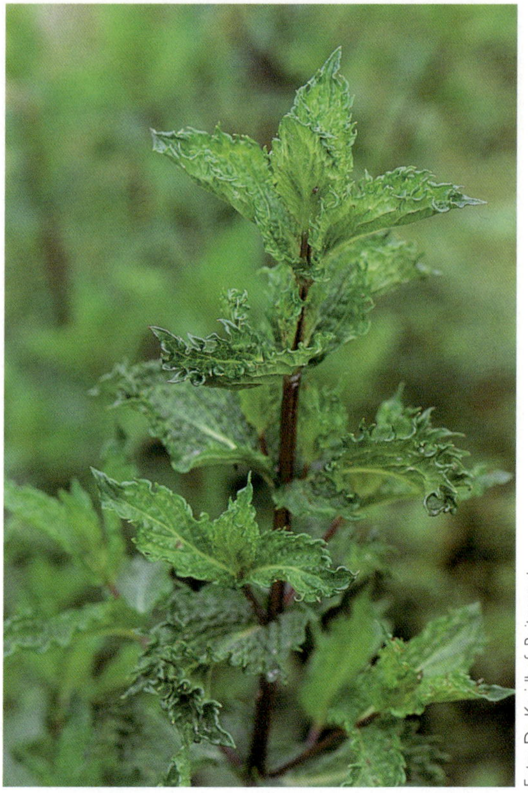

Foto: De Kruidhof, Buitenpost

Mentha spicata syn. *M. viridis*

ÄHRIGE MINZE, GRÜNE MINZE

Die Grüne Minze ähnelt der Apfelminze, trägt aber keine wolligen Haare auf den Sprossen und ihre intensiver grünen und spitzeren Blätter duften aromatisch-süß. Die Blütenähren sind gewöhnlich weniger stark verzweigt, als auf der Abbildung zu sehen, so dass der Name Ährige Minze berechtigt ist. Die Pflanze blüht ab August, ist also sehr gut für den herbstlichen Garten geeignet. Die Pflanze breitet sich über kriechende Wurzeln sehr schnell aus und kann als „Abfall" leicht auswildern. Sie wächst gut an feuchten Standorten und weiß sich zu behaupten. Sie ist Hauptbestandteil von Minzsaucen und -gelee, das zu Lamm gereicht wird, aber auch die Öle sind als Aromastoff in einer Reihe von Nahrungsmitteln und Süßigkeiten enthalten. Zur weiteren Verwendung siehe *Mentha × piperita*.

Mentha spicata 'Crispa'

KRAUSE MINZE

Es gibt auch eine krausblättrige Sorte der Grünen Minze, die im großen Stil zur Produktion von Minzöl angebaut wird. Das aus der Natur gewonnene Öl ist eher mild, während die Sorte ein sehr intensives Minzaroma hat und sich so ideal für Nahrungsmittel und Süßigkeiten eignet. Sie wird auf die gleiche Weise genutzt wie Pfefferminze (siehe *Mentha × piperita*). Minztee aus dieser Sorte schmeckt herrlich, doch wenn man den Geschmack nicht mag, kann man sich den Tee gegen Schuppen noch immer über den Kopf schütten.

Mentha spicata 'Nana' syn. *M. s.* 'Moroccan'

KRAUSE MINZE 'MOROCCAN'

Bei der Benennung von Minzen kommt es häufig zu Verwirrungen, denn selten gibt es reinerbige Pflanzen, weil die Arten sich untereinander gerne kreuzen. Wenn die Arten gut getrennt wachsen, ist dies kein Problem, aber sobald sie benachbart sind, bilden sich die verschiedensten Bastarde. Die meisten in Gärten angepflanzten Formen sind keine reinen Arten, sondern ihre Namen stehen für bestimmte charakteristische Merkmale. Dies gilt auch für die hier vorgestellte Sorte, die unter beiden Sortennamen bekannt ist.

Die Blätter haben einen köstlichen Geschmack und Duft und ergeben einen wundervollen Minztee, der mild und

Mentha spicata *'Nana' oder 'Moroccan'.*

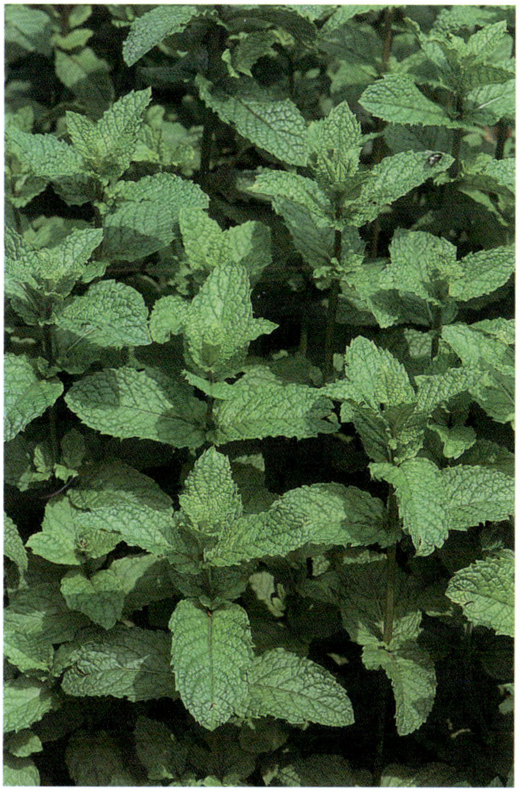

erfrischend ist. Ich halte ihn für den besten Minztee überhaupt. Die Pflanze hat die gleichen Verwendungsmöglichkeiten wie Pfefferminze (siehe *Mentha × piperita*).

Mentha suaveolens syn. *M. insularis, M. macrostachya*

RUNDBLÄTTRIGE MINZE

Die Rundblättrige Minze ist eher im östlichen und südlicheren Europa beheimatet, aber auch auf den Britischen Inseln und an den südschwedischen Küsten zu finden. An anderen Orten ist sie aus der Kultur ausgewildert. Durch die wuchernden kriechenden Wurzeln breitet sie sich rasch aus und erscheint auch zwischen Pflasterritzen. Die Triebe wachsen aufrecht bis zu einer Höhe von etwa 1 m und sind mit feinen Härchen bedeckt, ebenso die eiförmigen Blätter. Die endständigen Blütenähren sind zwischen Juli und September ein Blickfang. Die Rundblättrige Minze ist für das fruchtige Aroma ihrer Blätter bekannt, deshalb wird sie im Englischen auch Apfelminze genannt. Der Geschmack verträgt sich hervorragend mit süßen Gerichten. Man sollte die Blätter mitkochen, da ansonsten die Härchen stören. Deshalb sind die Blätter auch zur Garnierung

Ananasminze (Mentha suaveolens).

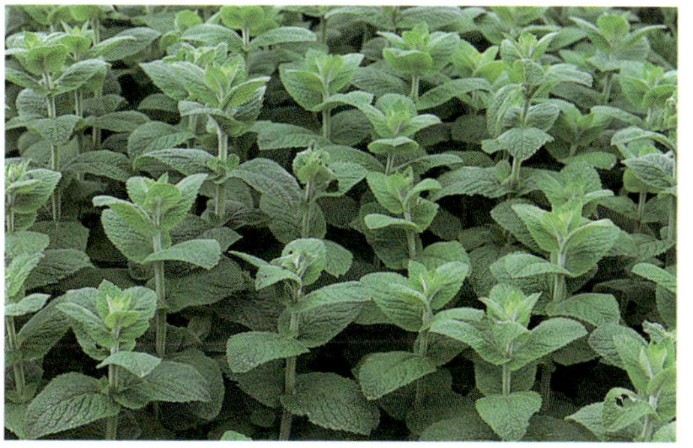

eher ungeeignet. Abgesehen davon wird sie genauso verwendet wie die Pfefferminze (siehe *Mentha × piperita*).

Mentha suaveolens 'Variegata'

ANANASMINZE

Die panaschierte Sorte der Rundblättrigen Minze wird wegen ihrer attraktiven Blätter häufig in Ziergärten gezogen.

Mentha suaveolens *'Variegata'.*

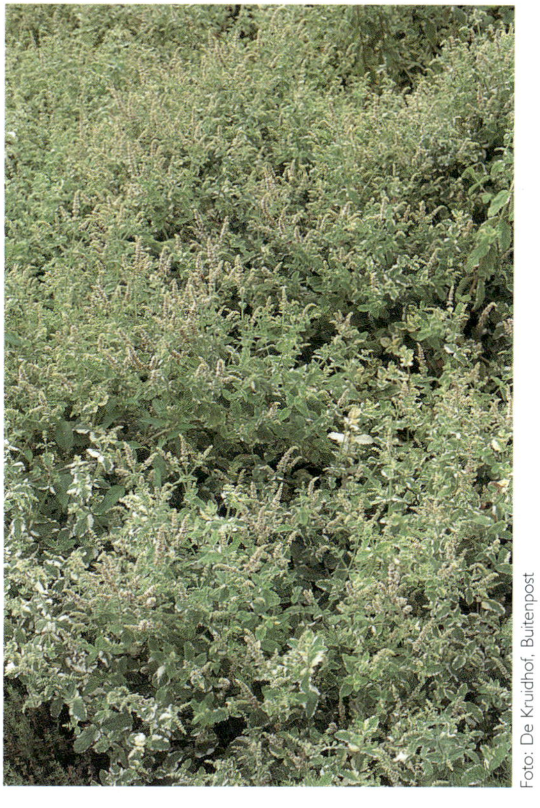

Foto: De Kruidhof, Buitenpost

Mentha suaveolens *'Variegata'*.

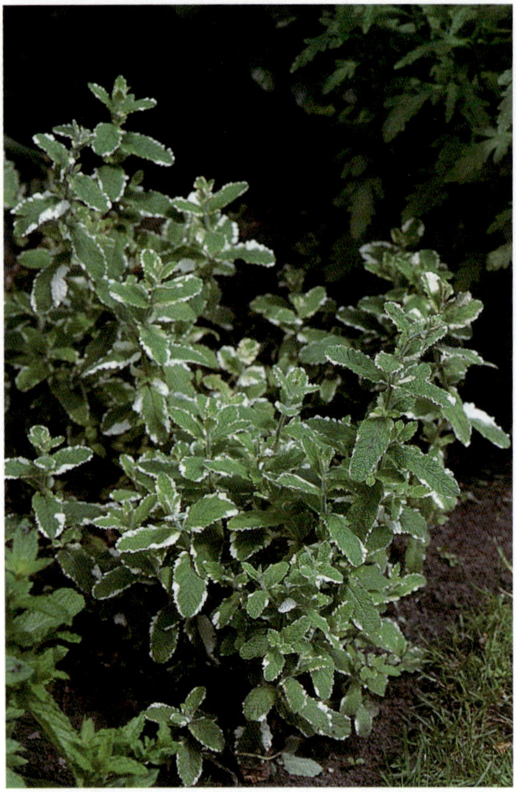

Diese ist grau-grün und hat weiße bis cremefarbene unregelmäßige Flecken entlang des Blattrandes. Wenn man die Blätter berührt, verbreitet sie ein süß-fruchtiges Aroma, das vermutlich nichts mit Ananas zu tun hat, von einigen aber so empfunden wird. Panaschierte Sorten sind meist weniger widerstandsfähig als die vollkommen grünen Sorten, aber die Ananasminze ist eine Ausnahme. Sie wächst problemlos und ist extrem frosthart. Ihre Verwendung entspricht der von Pfefferminze, aber sie hat einen eher fruchtigen als einen Mentholgeschmack.

Mentha × villosa

HAINMINZE

Diese Kreuzung zwischen Grüner und Rundblättriger Minze ist ein ausgesprochen variabler Hybrid, dessen Merkmale zwischen denen der Eltern liegen: Die Blätter sind runder als bei der Grünen Minze und weniger behaart als bei der Rundblättrigen Minze. Die Hainminze ist steril, produziert keinen Samen und vermehrt sich nur durch ihre kriechenden Wurzeln. Die Hainminze wird in ähnlicher Weise verwendet wie die Pfefferminze (siehe *Mentha × piperita*). Die Varietät *Mentha × villosa* var. *alopecuroides* wird häufig in Gärten angepflanzt.

Mentha × villosa.

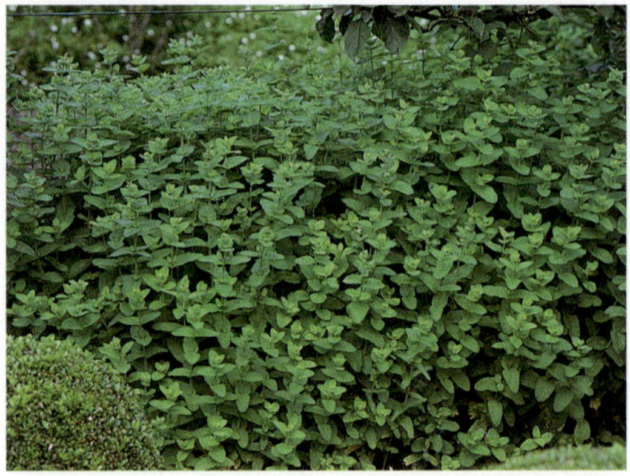

Menyanthes trifoliata

FIEBERKLEE, BITTERKLEE

Die dicken kriechenden Wurzeln des Fieberklees sind im flachen Wasser gewöhnlich untergetaucht oder in sumpfigen Gelände an der Oberfläche. Dreifiederige Blätter heben sich aus dem Wasser. Von Mai bis Juni erscheinen die schönen weißen bis blass rosafarbenen gefransten Blüten. Auf armen Böden blüht sie jedoch nicht. Fieberklee wächst wild in den Feuchtgebieten ganz Europas, wurde aber mit fortschreitender Entwässerung immer seltener. Die Pflanze ist leicht in einem Feuchtgarten oder Teich zu kultivieren. Die Blätter können getrocknet und zur Teebereitung genutzt werden, um alle Arten von Magen- und Darmbeschwerden zu behandeln. Die Gerbstoffe helfen bei Durchfall und zusammen mit anderen Bitterstoffen wirken sie appetitanregend und stimulieren die Gallen- und Magensaftproduktion. Allgemein wurde die Pflanze als Tonikum für Rekonvaleszenten verschrieben, die sich von ernsten Krankheiten oder Operationen erholen. In der Homöopathie wird sie zur Behandlung von Nervenschmerzen, im besonderen Ge-

Fieberklee (Menyanthes trifoliata).

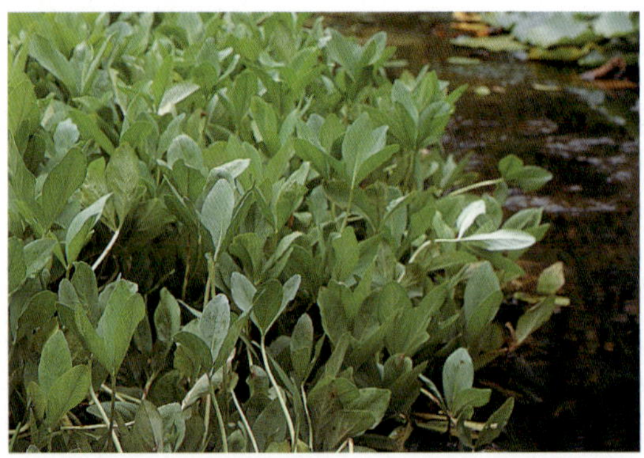

Scharlach-Monarde (Monarda didyma).

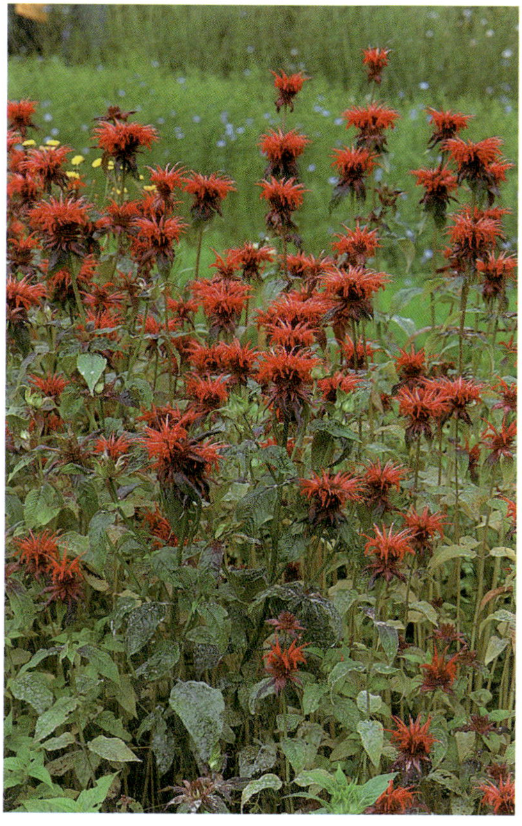

Scharlach-Monarde (Monarda didyma).

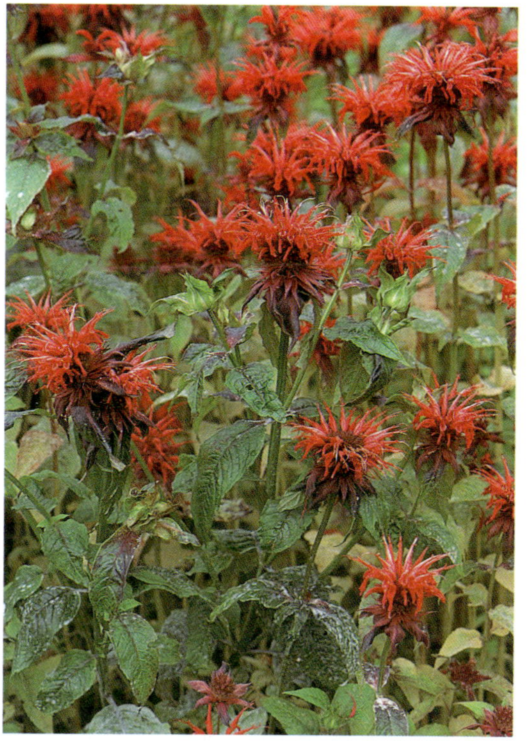

Monarda didyma 'Croftway Pink'.

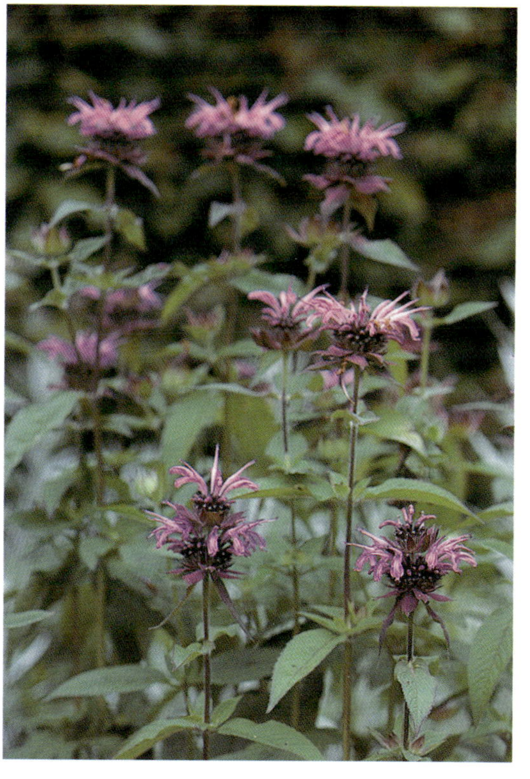

sichtsneuralgien, eingesetzt. Wie der Trivialname schon besagt, wird Fieberklee auch als fiebersenkendes Mittel verwendet.

Monarda didyma

SCHARLACH-MONARDE, INDIANERNESSEL

Die Blüten der Scharlach-Monarde können zur Bereitung eines Beruhigungstees verwendet werden. Man gibt einige Blätter an normalen Tee, um den Geschmack zu verfeinern, oder an Salat, um Farbe und Geschmack zu geben. Die Blüten werden auch häufig wegen ihres charakteristischen Duftes in Potpourris verarbeitet. Als die Europäer nach Amerika kamen, nutzten die Indianer die Pflanze als Heilkraut. Der Kräutertee hilft bei Erkältungen und wird zur Heilförderung auf Wunden gegeben. Heute werden die verschiedenen Kultursorten vornehmlich als Zierpflanzen angebaut. Sie bilden hübsche Bestände von etwa 1–1,5 cm Höhe und blühen im Spätsommer in Weiß, Pink, Rot oder Purpur. Diese in Nordamerika heimische Art sollte man in fruchtbaren Böden setzen, die die Feuchtigkeit gut halten; sie können in voller Sonne oder im Halbschatten wachsen.

Schwarzer Maulbeerbaum (Morus nigra).

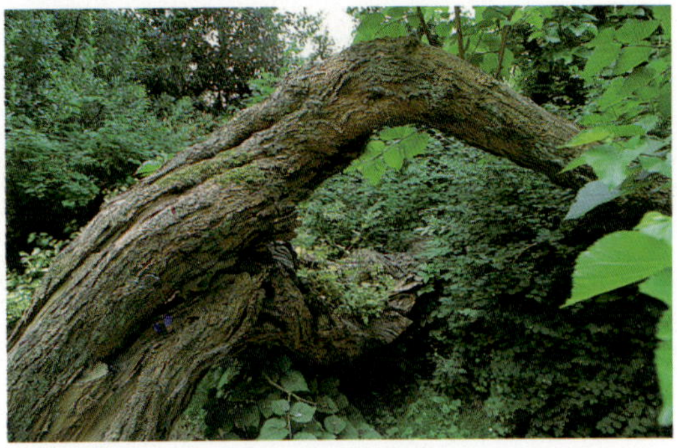

Morus nigra

SCHWARZER MAULBEERBAUM

Schwarze Maulbeeren findet man niemals in Geschäften, denn sie sind für den Transport viel zu empfindlich. Beim Pflücken hinterlassen sie auf den Fingern einen rot-schwarzen Saft. Die Früchte sind reif sehr schmackhaft, erinnern im Aussehen an Himbeeren, jedoch mit kleineren Teilfrüchten. Am besten verwendet man sie zur Herstellung von Saft oder Marmelade. Wenn man sie roh isst, schmecken sie süß, haben aber einen sauren Nachgeschmack und sind im Ganzen ein bisschen fad. Die Blätter, Früchte, Zweige und die Wurzelrinde werden in China seit Jahrtausenden medizinal genutzt.

Schwarzer Maulbeerbaum (Morus nigra).

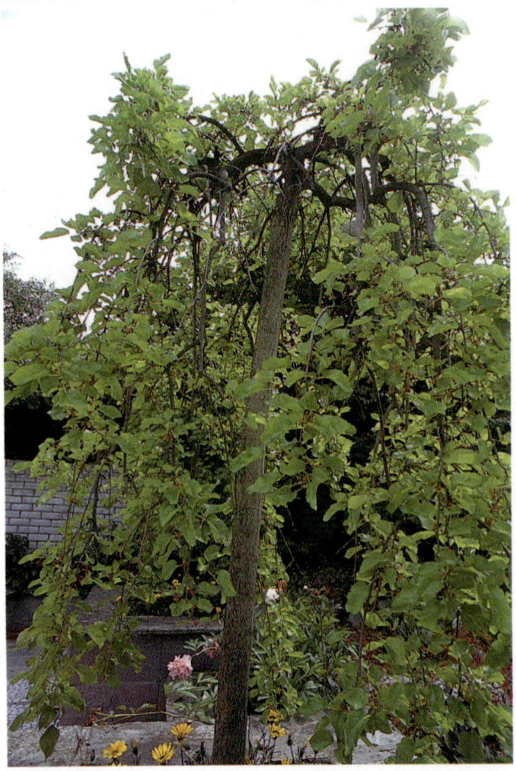

Die Maulbeeren wirken leicht abführend, stärkend und helfen bei Ohrensausen. Die Blätter wirken bakterizid und werden auf infizierte Wunden gelegt oder zu Erkältungstee verarbeitet. Eine Abkochung der Zweige senkt den Blutdruck und ist hilfreich bei Rheumatismus. Das Wasser, das zum Abkochen der äußeren Wurzelrinde verwendet wird, wirkt harntreibend und hilft bei Asthma. Aus den im Herbst geernteten Blättern wird ein gelber Farbstoff für Wolle und andere Textilien gewonnen. Der Schwarze Maulbeerbaum kann gelegentlich zu einem 15 m hohen Baum heranwachsen, obwohl in den Gärten gepfropfte Pflanzen mit hängenden Ästen, die wie grüne Säulen aussehen, wegen der leichteren Ernte bevorzugt stehen. Die Bäume sind winterhart, doch treiben die Blätter erst im späten Frühling.

⚕ 🖌 ‖

Morus alba syn. *M. bombycis*

WEISSER MAULBEERBAUM

Die Blätter des Weißen Maulbeerbaums stellen für die Seidenraupen einen unermesslichen Wert da. Ohne diesen Baum würden sie ihren Seidenfaden nicht spinnen. Der Weiße Maulbeerbaum enthält die gleichen Inhaltsstoffe wie der Schwarze und kann deshalb medizinal genauso genutzt werden (siehe *Morus nigra*). Der Weiße Maulbeerbaum kann ebenfalls 15 m hoch werden, ist aber weniger winterhart als sein schwarzer Verwandter, so dass er vor allem in Südeuropa gepflanzt wird. Es gibt hängende Sorten wie *Morus albus* 'Pendula', die etwas kompakter und breiter wächst (3 m Höhe, 5 m Breite).

⚕ ‖ *

Myosotis arvensis

ACKERVERGISSMEINNICHT

Seit dem Mittelalter wird das Ackervergissmeinnicht medizinal genutzt. Seine wohltuende Wirkung bei der Behandlung von Tuberkulose ist wissenschaftlich bewiesen. *Myosotis arvensis* wächst in ganz Europa als Ackerunkraut, auf Weideland oder im strauchigen Ackerrand-

Morus alba *'Pendula'*.

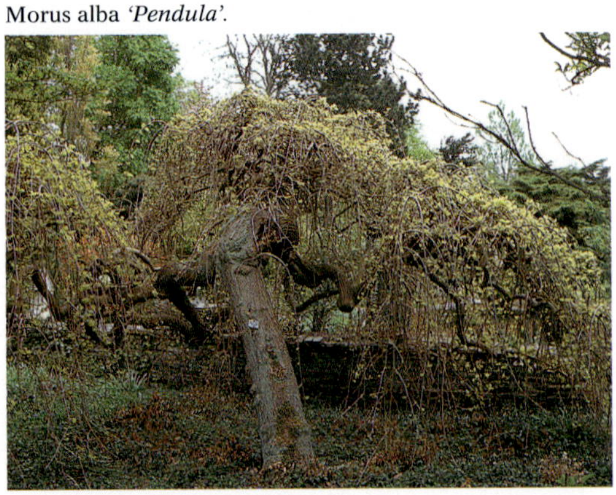

Ackervergissmeinnicht (Myosotis arvensis).

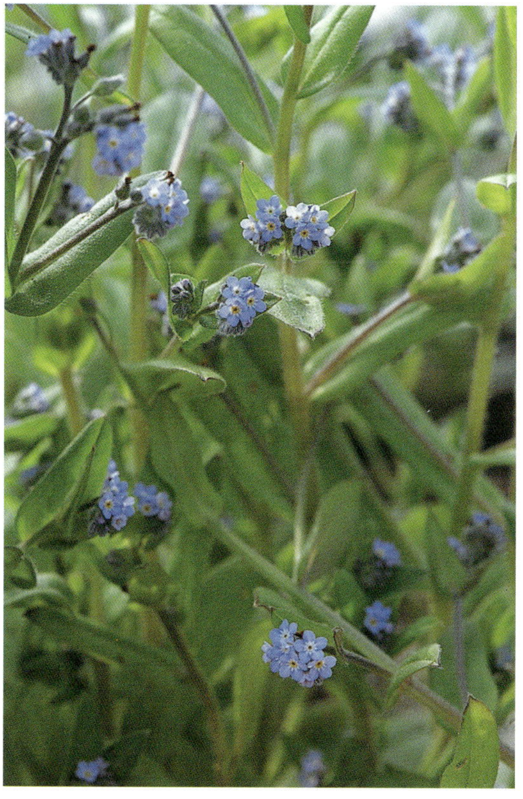

bereich. Die 1-jährige Art (gelegentlich 2-jährig) verbreitet sich leicht durch Selbstaussaat.

Myrica gale

MOOR-GAGELSTRAUCH

Aus den Beständen des Moor-Gagelstrauchs erhebt sich im Sommer ein wundervoll balsamischer Duft. Der einheimische Strauch wächst am besten in torfigem Boden in Wassernähe, wo er eine Höhe von 100–150 cm erreichen kann. Die Äste sind im Frühjahr mit länglichen braunen Kätzchen bedeckt, an denen sich im nächsten Jahr kleine gelb-braune, mit Harz bedeckte Früchte entwickeln. Der Moor-Gagelstrauch ist ideal für Naturgärten, wo er auf feuchtem, saurem Torf oder Sandboden stehen sollte. Das Harz der Pflanze wird in Kerzen verarbeitet, die beim Abbrennen ein balsamisches Aroma verströmen. Getrocknete Zweige riechen nicht nur süß, sie halten auch Motten und Flöhe fern und werden deshalb in Wäschekästen und -schränke gelegt. Der sehr intensiv schmeckende aromatische Kräutertee wird bei Durchfall verabreicht.

Moor-Gagelstrauch (Myrica gale).

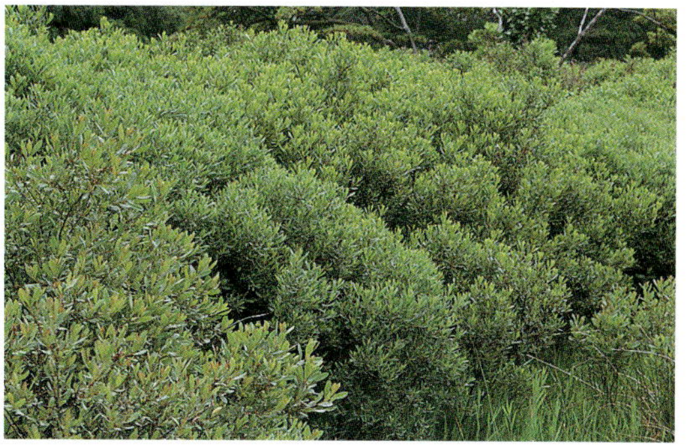

Myricaria germanica

DEUTSCHE TAMARISKE, RISPELSTRAUCH

Die Deutsche Tamariske ist ein niedriger Strauch, der aus den europäischen Hochlagen stammt. Er wird 1–2 m hoch und wächst vor allem an kiesigen Flussbetten und in felsigen Bergregionen. Er gehört in dieselbe Familie wie die Tamariske, aber zu einer anderen Gattung. Die grau-grünen Blätter überlappen sich an den schlanken aufrechten Trieben wie Dachziegel. Die blass rosafarbenen bis roten Blüten stehen von Mai bis August in endständigen Ähren. *Myricaria germanica* wird seit alters als Heilkraut verwendet. Hippokrates berichtet von dem

Deutsche Tamariske (Myricaria germanica).

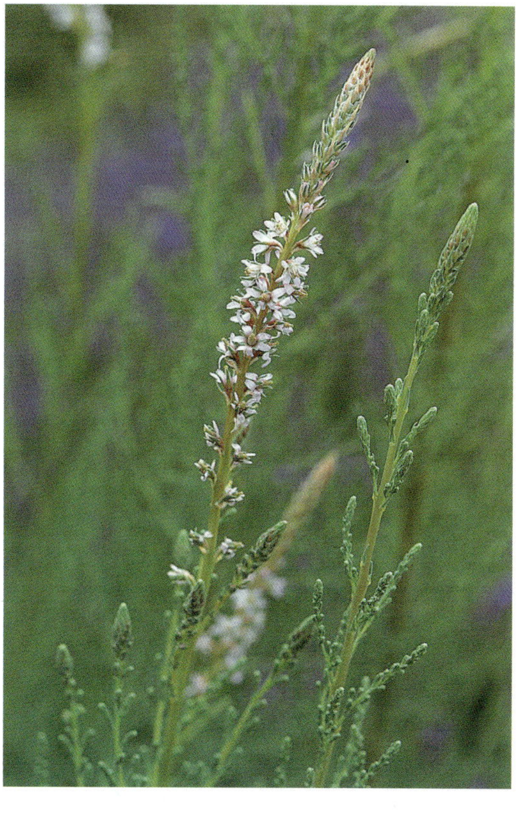

wohltuenden Effekt der Blätter auf Weißfluss bei jungen Frauen, während die Samen bei Unfruchtbarkeit helfen sollen. Die Wirkung bei Gelbsucht und Problemen mit der Milz wurde von Kräuterkundigen erst später entdeckt. Heute wird die Pflanze wegen ihrer giftigen Inhaltsstoffe nicht mehr verwendet und sollte auch nur unter ärztlicher Aufsicht genutzt werden.

Myristica fragrans

MUSKATNUSSBAUM

Wenn man sich heute Muskatnuss über den Reispudding streut, muss man sich keine Gedanken darüber machen, dass früher das Gewürz zum Auslösen von Fehlgeburten benutzt wurde, oder dass die Frauen, die zu diesem Zweck große Mengen zu sich nahmen, „durchdrehten". Muskatnuss enthält ein Halluzinogen (Myristicin), das außerdem noch giftig ist. Der Muskatnussbaum ist eine tropische Pflanze aus dem östlichen Indochina, die bereits vor Christi Geburt von arabischen Händlern entdeckt wurde, aber erst um 1500 in den Westen gelangte. Die weiblichen Bäume tragen fleischige, goldfarbene Früchte, in der ein karminroter Samenmantel, aus dem die Muskatblüte gewonnen wird, die Muskatnuss in ihrer braunen Schale umgibt. Sowohl Muskatblüte als auch Muskatnuss sind reich an ätherischen Ölen, die hohe Konzentrationen an Safrol und Myristicin enthalten. Die getrockneten Nüsse werden gerieben als Würze verwendet, die Muskatblüte wird gewöhnlich auch getrocknet, gemahlen und als Pulver in ähnlicher Weise verwendet, auch wenn sie weniger gehaltvoll ist. Geriebene Muskatnuss wird über Reispudding gestreut, würzt Backprodukte, Puddings, Getränke, Fleischgerichte, Gemüse (z. B. Spinat und Pilze), Käsegerichte, Saucen (z. B. Béchamel) und Pastetenfüllungen. Das etwas mildere Aroma der Muskatblüte wird zum Kochen von Suppen, Fisch und Geflügelgerichten verwendet.
Die frühere Verwendung als Medizin ist heute hinter der Nutzung als Küchengewürz zurückgetreten. Früher wurde es bei der Behandlung von morgendlichem Durchfall, Unwohlsein, Verdauungsstörungen oder Magenproblemen, die durch Infektion oder Nahrungsmittelvergiftung hervorgerufen wurden, hoch geschätzt. Das

Muskatnussbaum (Myristica fragans), *Muskatnüsse.*

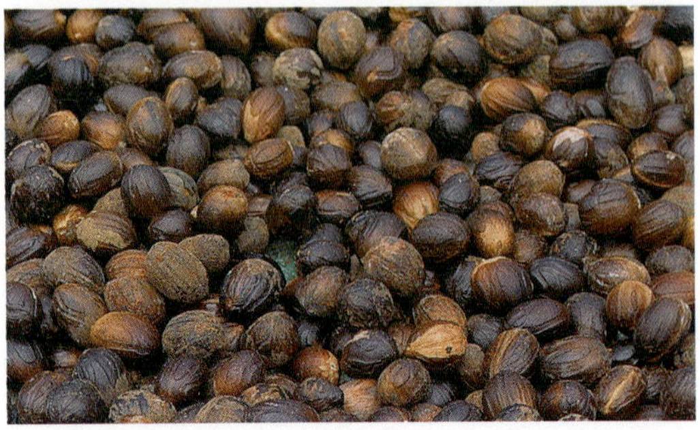

Samenmäntel des Muskatnussbaumes oder Muskatblüte.

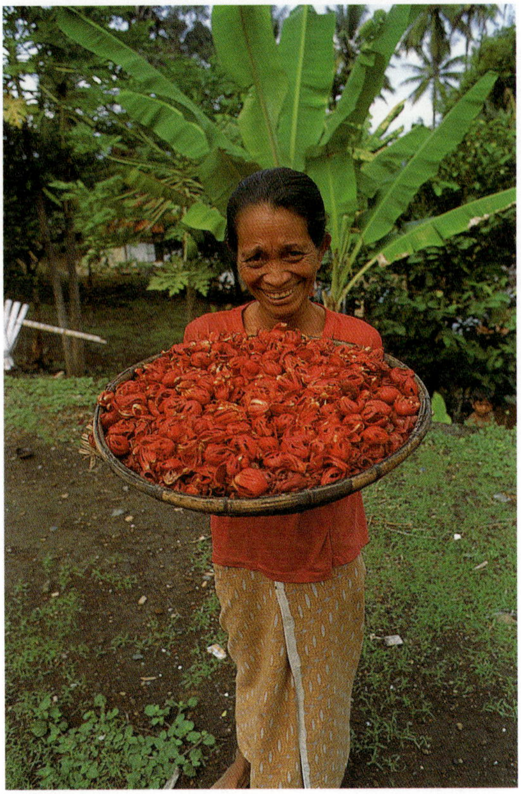

Öl kann bei Zahnschmerzen auf das Zahnfleisch gerieben werden und als Massageöle, die Muskatblüte enthalten, zur Behandlung von Rheumatismus und Muskelschmerzen verwandt werden. Ein Fett, das als „Muskatnussbutter" bekannt ist, wird wegen seines intensiven Duftes in Seife, Einreibemitteln, Kerzen und Parfüms verarbeitet.

Myrrhis odorata

SÜSSDOLDE

Wenn die Blätter der Süßdolde austreiben, sehen sie fast aus wie junge Farnwedel. Das Blatt ist sehr attraktiv wie ein Farn geformt und ist bei denjenigen, die Blätter zum Aufziehen auf Papier pressen, sehr beliebt. Diese Art ist eine ausdauernde Pflanze aus den Bergregionen Europas, wo sie an Flüssen und Rändern von Feuchtwäldern wächst. In Gärten treiben die Blätter im März aus, denen die Blütendolden im Mai und Juni folgen.
Nach der Blüte schmücken die Pflanze die aufrecht stehenden großen Früchte. Wenn sie noch grün sind, können sie gegessen und frischen oder Obstsalaten beigegeben werden. Sie haben einen süßen, anisartigen Geschmack. Die reifen Samen können gemahlen und als Möbelwachs verwendet werden. Wenn man die Blätter

Süßdolde (Myrrhis odorata).

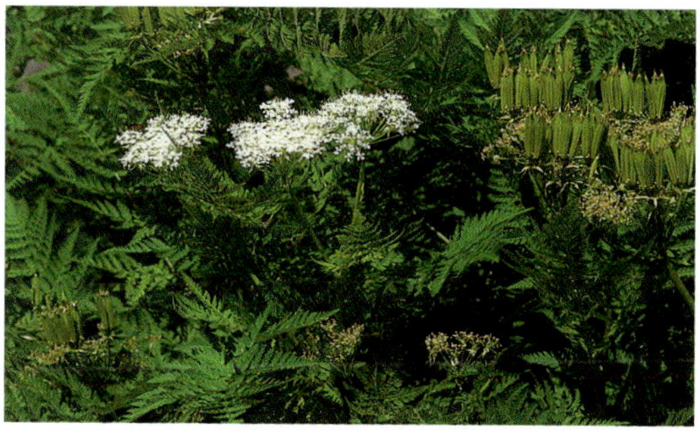

Foto: De Kruidhof, Buitenpost

zerreibt, riechen sie nach Lakritz. Sie können Salaten, Suppen oder Saucen beigegeben oder als natürlicher Süßstoff mit sauren Gerichten wie Rharbarber gekocht werden. Das Öl wird zum Würzen von Likören und Tabak verwendet. Die Süßdolde wirkt leicht abführend, hilft der Verdauung, wirkt stärkend und ist nützlich bei Anämie und Husten. Mit den Blattstielen können Wolle und andere Textilien grün oder orange-braun gefärbt werden. Diese ausdauernde Art wächst am besten in Böden, die Feuchtigkeit gut halten können und reich an Humus sind. Sie erreicht eine Höhe von etwa 1,5 m, ist frosthart und sät sich selbst aus.

Myrtus communis 'Variegata'.

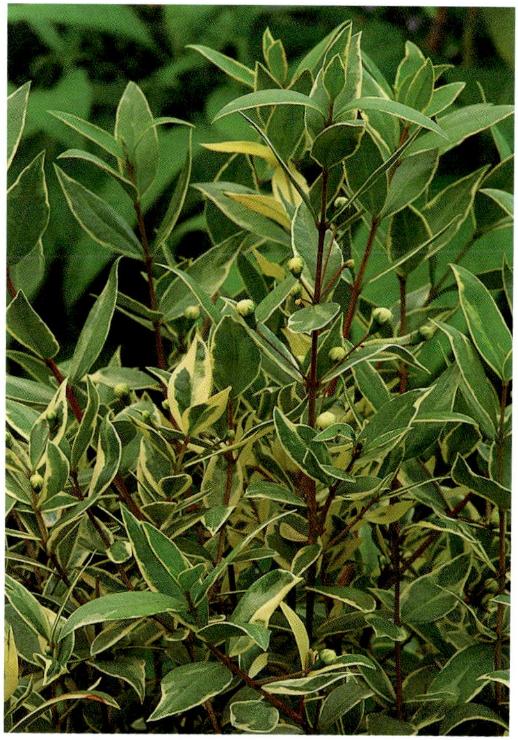

Myrtus communis

MYRTE

Die Myrte war in der griechischen Mythologie mit Schönheit und Liebe verknüpft. Die wundervoll duftenden Blüten boten sich sicherlich dafür an. Tatsächlich riecht nach dem Genuss der Pflanze selbst der Harn nach Veilchen. Die Blüten oder Knospen (ohne Kelchblätter) können an frische oder Obstsalate gegeben, Zweige zusammen mit Fleischgerichten gekocht werden, und die Beeren werden im Nahen Osten vielfach als Gewürz genutzt. Der Geschmack ist ähnlich, aber etwas milder als der von Wacholderbeeren. Getrocknete Blätter und Blüten verbreiten ihren Duft über eine lange Zeit hinweg und werden deshalb in Potpourris und Duftkissen verarbeitet. Myrtenöl ist Bestandteil von Parfüms, Seife, Einreibemitteln und Shampoos. Äußerlich wird es zur Behandlung von Akne und Zahnfleischkrankheiten eingesetzt. Zerriebene Blätter heilen Schwielen und lindern Schuppenflechte. Tee aus Blättern hilft bei Stirnhöhlenentzündung und Husten.

Myrtus communis ist in den Strauchgesellschaften rund ums Mittelmeer, der Maquis, heimisch. Der immergrüne Strauch kann Frost bis etwa –10 °C vertragen, weshalb man ihn in Nordeuropa als Kübelpflanze hält. Man sollte ihn an einen sonnigen Platz setzen, der kalkfrei ist, und mit Regenwasser oder abgekochtem Wasser gießen. Der Kübel sollte nie überwässert werden. Die Überwinterung sollte an einem lichten, kühlen Ort (2–12 °C) erfolgen. Gut gepflegte Kübelpflanzen können eine Höhe und Breite von bis zu 2 m erreichen, können durch Rückschnitt auch kleiner gezogen werden. *Myrtus communis* 'Variegata' ist eine panaschierte Sorte mit gelben Blatträndern.

Myrte (Myrtus communis).

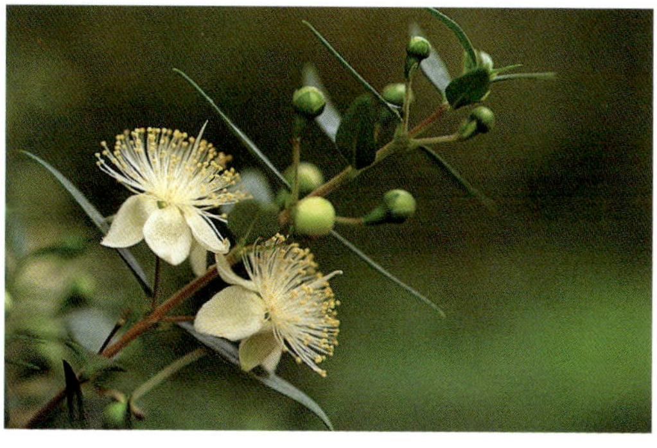

N

Narcissus *'Thalia'*.

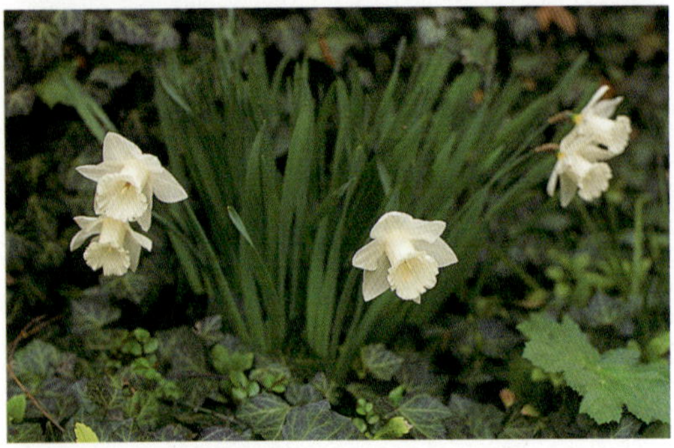

Narcissus 'Thalia'

TRILANDUS-STEINGARTENNARZISSE 'THALIA'

Es ist häufig der Fall, dass Pflanzen mit heilenden Eigenschaften auch gleichzeitig giftig sind; dies trifft auch für die Narzisse zu, deren Zwiebeln giftig sind. Die Blüten, speziell die der Dichter-Narzisse, haben einen wahrlich betäubenden Duft, wenn zu viele in einem geschlossenen Raum sind. Der Name *Narcissus* geht wahrscheinlich auf diesen narkotischen Effekt zurück, denn das griechische Verb *narcao* bedeutet „betäuben". Narzissen wurden seit alters als Heilkräuter verwendet. Kürzlich wurde entdeckt, dass sie Galanthamin enthalten, mit dem man Demenz behandeln kann. Eine schottische Gruppe von Wissenschaftlern erforscht, ob Galanthamin kommerziell zur Behandlung von Alzheimer produziert werden kann. Um dies zu unterstützen, wurde eine Narzisse nach dem Entdecker der Krankheit *Narcissus* 'Alois Alzheimer' genannt. Narzissenzwiebeln werden am besten im September gepflanzt, um ihnen eine Bewurzelung noch während des Herbstes zu ermöglichen. Dieses erhöht die Wahrscheinlichkeit, dass sie im Vorfrühling blühen. Die meisten Narzissen stammen aus Südeuropa, wachsen aber ohne Probleme auch weiter im Norden, vor allem wenn sie auf fruchtbarem, wasserspeicherndem Boden stehen. Dort blühen sie alljährlich und vermehren sich hauptsächlich über Tochterzwiebeln.

Narthecium ossifragum

BEINBRECH, MOOR-ÄHRENLILIE

Es ist zwar bekannt, dass Beinbrech ein natürliches Antibiotikum enthält, aber auf welche Weise es wirkt, ist unbekannt. Dies ist die positive Seite der Pflanze, die an sich recht giftig ist, so dass Vieh sie eigentlich in Ruhe lässt. Wo der Boden arm ist, und genau dort wächst der Beinbrech, weiden Schafe oder Rinder die Pflanze ab und werden dann übersensitiv gegen Sonnenlicht. Auf ungeschützter Haut führt dies zu Blasenbildung. Der lateinische Artname *ossifragum* („Beinbrecher") rührt daher, dass die Bauern annahmen, die Pflanzen würden Verletzungen an den Beinen der Schafe verursachen. Heute weiß man, dass dies auf Kalziummangel der Schafe beruht, d. h. eigentlich auf der Kalziumarmut des Weidelandes. Im Juli erscheinen auf den etwa 15 cm hohen Stängeln hübsche gelbe Blüten, denen im Herbst dunkel orangefarbene Früchte folgen. Die Pflanze wächst auf nassen Heiden, in Moor- und Feuchtgebieten und bergigen Regionen, besonders in den küstennahen Gebieten Westeuropas. Durch Drainage ist sie stark bedroht und bei uns geschützt.

Nasturtium officinale syn. *Rorippa nasturtium-aquaticum*

ECHTE BRUNNENKRESSE

Frühling ist nicht nur die Zeit des großen Hausputzes, sondern auch der Reinigung des Körpers. Für diesen Zweck ist Echte Brunnenkresse ideal, weil sie harntreibend ist, die Gallen-, Leber- und Nierenfunktion

Beinbrech (Narthecium ossifragum).

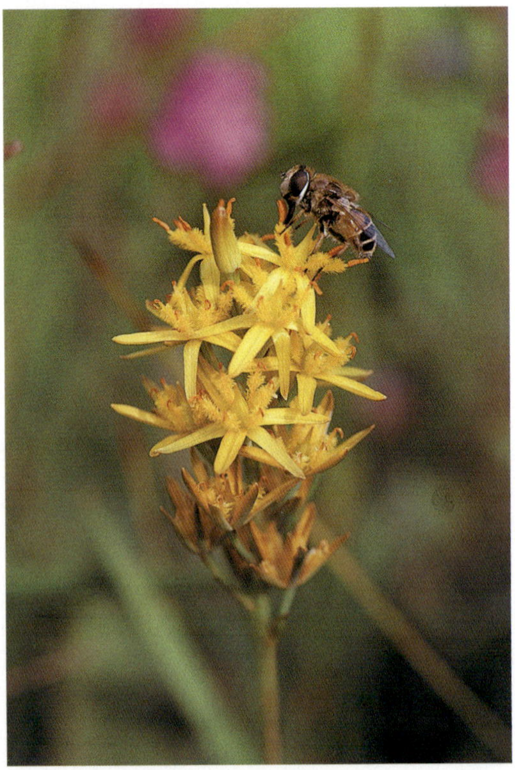

Echte Brunnenkresse (Nasturtium officinale).

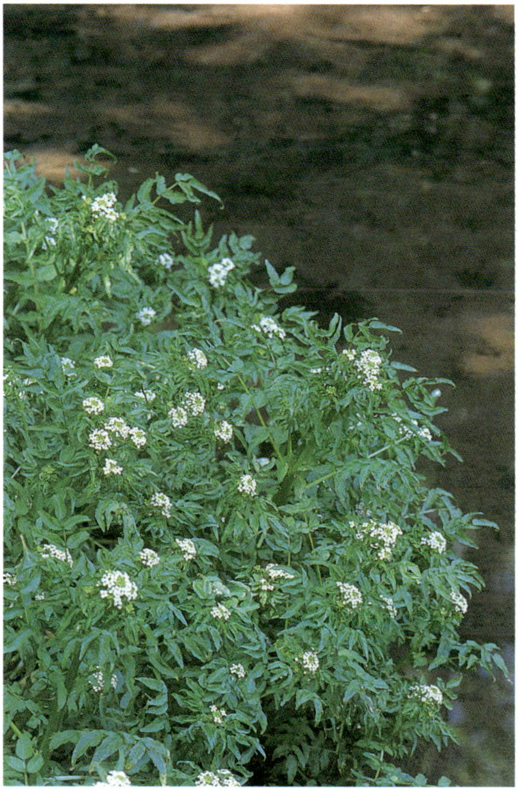

Nasturtium officinale.

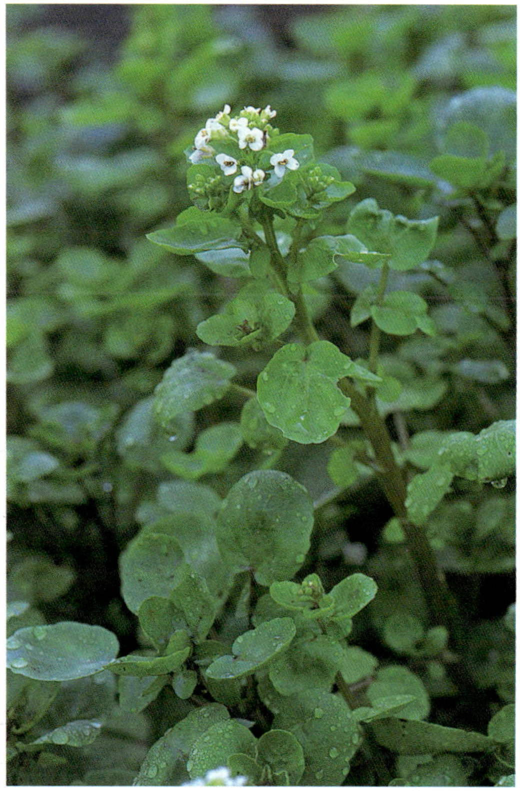

Foto: De Kruidhof, Buitenpost

anregt und die Verdauung fördert. Eine zusätzliche Wohltat ist, dass sie gleichzeitig bei Rheumatismus, Gicht und Ekzemen hilft. Die Echte Brunnenkresse ist besonders reich an Vitamin A, C und D und enthält andere wichtige Elemente wie Eisen und Kalium. Abgesehen von ihren gesundheitsfördernden Eigenschaften wird ihr würziger Geschmack von allen geschätzt, die die ungekochten Blätter an Salate geben oder eine Suppe daraus bereiten. Früher wuchs die Echte Brunnenkresse nur in den gemäßigten Regionen Europas und Asiens. Heute wird sie weltweit in allen Gebieten mit gemäßigtem Klima gezogen und wird auch als Wildpflanze gefunden. Bevor man die Pflanze jedoch aus der Natur erntet, sollte man sich der Reinheit des Standortwassers vergewissern. Wasser, das durch Weideviehexkremente oder Abwasser aus Kanalsystemen verunreinigt ist, kann zu einer Leberegelinfektion führen. Dieser Parasit kann die Leber ernsthaft schädigen. Auf dem europäischen Festland wird z. T. eine kleinblättrige Art (*N. microphyllum*) angebaut, die frosthärter ist, d. h. sie verträgt Temperaturen bis –15 °C, wenn die Blätter der Echten Brunnenkresse bereits Schaden nehmen und nicht mehr verkauft werden können. Daher wird häufig ein Hybrid aus beiden Arten kommerziell angebaut. Beide Arten wachsen in sauberem, vorzugsweise fließendem Wasser, in Flussbetten oder Bereichen mit oberirdischem Grundwasser. Die Echte Brunnenkresse bevorzugt kalkhaltige Gewässer oder andere basische Quellen, während die kleinblättrige Art weniger wählerisch ist. Beide Arten können auch in einem Topf gezogen werden, der in einer wassergefüllten Schale steht, die jeden Tag ausgetauscht werden sollte.

Nelumbo nucifera syn. *Nelumbium speciosum, Nelumbium nelumbo*

INDISCHE LOTUSBLUME

In Südasien ist der Lotus eine heilige Blume, die die Wiedergeburt der Sonne bei Sonnenaufgang symbolisiert. Diese Anschauung zeigt Parallelen zum altägyptischen Glauben, dass eine Seerose in Gestalt eines Skarabäus (Mistkäfer) die Sonne gebar. Im Fernen Osten werden Blätter, Blüten und Wurzeln des Lotus medizinal seit mindestens 1500 Jahren genutzt, speziell zur Blutstillung und zur Herzkräftigung. Die getrocknete Wurzel liefert ein essbares Mehl, das als „Chinesisches Pfeilwurzelmehl" bekannt ist. Der heilige Lotus wächst nur in tropischen Regionen, wobei die Wurzeln im Boden stehender Gewässer verankert sind. Die getrockneten Blütenböden werden in Blumengestecken verwendet.

Getrocknete Blütenböden (Nelumbo nucifera).

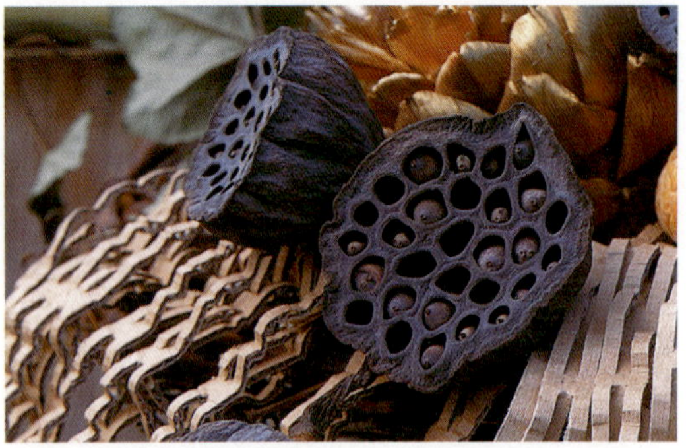

Nepeta cataria

GEWÖHNLICHE KATZENMINZE, KATZENMELISSE

Auf Menschen hat die Katzenminze eine beruhigende Wirkung, während sie Katzen verrückt macht. Sie reagieren so heftig auf das Kraut, dass sie die Pflanzen zerdrücken. Manchmal essen sie auch davon und bleiben dann zwischen den Pflanzenresten liegen. Für Menschen ist der Geruch der Katzenminze eine Mischung aus Minze und Zitrone. Unter günstigen Bedingungen kann man den Geruch in weitem Umkreis riechen. Bevor man richtigen Tee aus dem Osten kannte, wurde die Katzenminze recht häufig verwendet. Kräutertee wurde aus den Blättern bereitet und gleichzeitig nutzte man die heilenden Eigenschaften: gegen rauen Hals, Erkältungen, Bronchitis, Asthma und zur Krampflösung, nebenbei lindernd bei Menstruationsschmerzen sowie Magen- und Darmkrämpfen. Das Kraut wurde vor allem Babys und Kleinkindern verabreicht, die wegen Koliken nicht zur Ruhe kamen. Katzenminze hilft unruhigen Personen beim Einschlafen und eine Abkochung bei Spannungskopfschmerz. Die frischen Blätter können in kleinen Mengen als Salatwürze genutzt werden. Aus der Gesamtpflanze wird ein Woll- und Textilfarbstoff gewonnen.

Katzenminze stammt wahrscheinlich aus Osteuropa, wächst aber seit Menschengedenken in anderen Teilen Europas. Je nach Wachstumsbedingungen wird die Pflanze nur etwa 30 cm oder aber 100 cm hoch. Sie bevorzugt kalkreiche, fruchtbare Böden und wächst daher gut in den kalkreichen Dünen der Kreideküsten. Die Blätter erinnern an die Große Brennnessel, so dass man die Pflanze erst richtig wahrnimmt, wenn sie blüht. Die weißen Blüten mit purpurnen Flecken stehen in einer Scheinähre.

Katzenminze (Nepeta cataria).

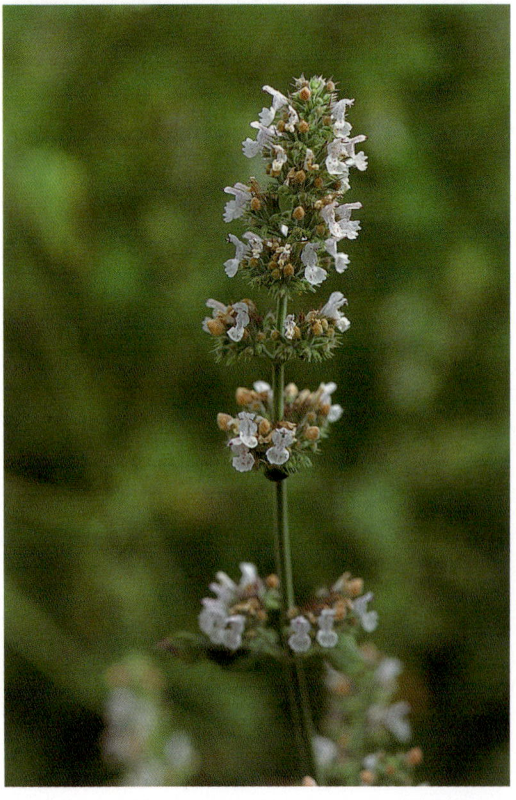

Nepeta cataria *'Citriodora'*.

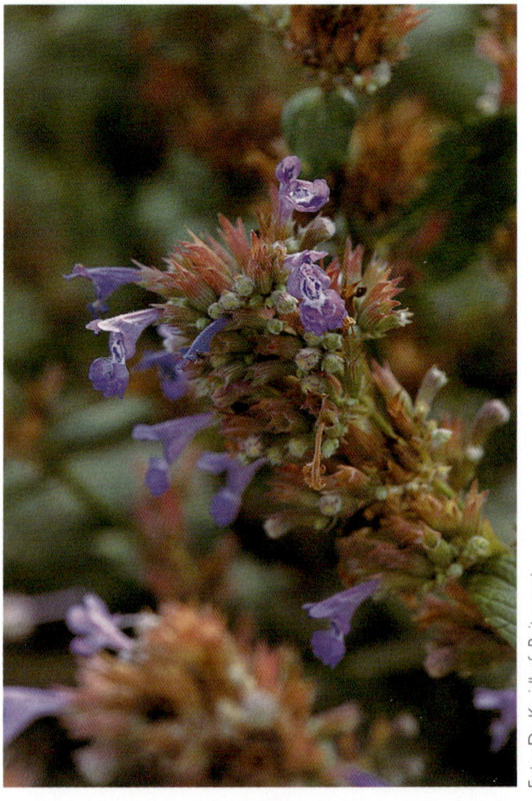

Foto: De Kruidhof, Buitenpost

Nepeta cataria 'Citriodora'

KATZENMINZE 'CITRIODORA'

Diese Sorte der Katzenminze wird wegen ihres ausgeprägten Zitronenaromas häufig der Vorzug bei Kräutertees gegeben. Er schmeckt dann köstlich. Die Blüten dieser Sorte haben eigentlich die gleiche Farbe wie die Art, sind aber auch in dunkleren Tönen erhältlich, wie man auf der Abbildung sieht.
Zur Verwendung siehe *Nepeta cataria*.

Nerium oleander

OLEANDER

Alle Teile des Oleanders sind so giftig, dass selbst kleine Dosen tödlich sein können. Soldaten sind sogar daran gestorben, weil sie Fleisch, das über einem Feuer mit Oleanderästen gebraten wurde, aßen. Die Pflanze enthält Herzglykoside, die in der richtigen Dosierung für Herzpatienten wohltuend sind, vor allem bei unregelmäßigem oder schwachem Herzschlag. Eine Selbstmedikation mit dieser extrem giftigen Pflanze steht vollkommen außer Frage. Oleander wird auch in der Homöopathie bei Herzproblemen eingesetzt. *Nerium oleander* wächst wild in einem schmalen Saum rund ums Mittelmeer, in den östlichen Teilen Kleinasiens und an den südlichen Ausläufern des Himalayas bis Westchina. Der Oleander erweckt den Anschein, als würde er unter trockenen Bedingungen wachsen, man findet ihn jedoch oft in ausgetrockneten Flussbetten und anderen Orten, wo die Wurzeln das Grundwasser erreichen können. Wenn man ihn als Kübelpflanze zieht, sollte man ihn während der Wachstumsperiode reichlich wässern und düngen. Während des Winters sollte man ihn trockener und frostfrei, aber nicht über 15 °C, halten. Er wird auch nur dann blühen, wenn er während des Winters ausreichend Licht bekam. Die Blüten sind normalerweise dunkelrosa; die Sorten jedoch weisen alle Farben auf von Weiß, Hellgelb (wie *Nerium oleander* 'Angiolo Pucci'), Gelb, Apricot, Lachs (wie *Nerium oleander* 'Papa Gambetta'), Dunkelrot bis Purpur.

Nerium oleander *'Papa Gambetta'.*

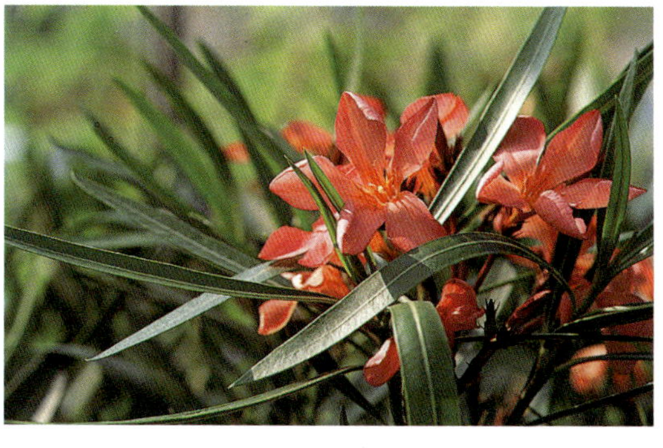

Nerium oleander *'Angiolo Pucci'.*

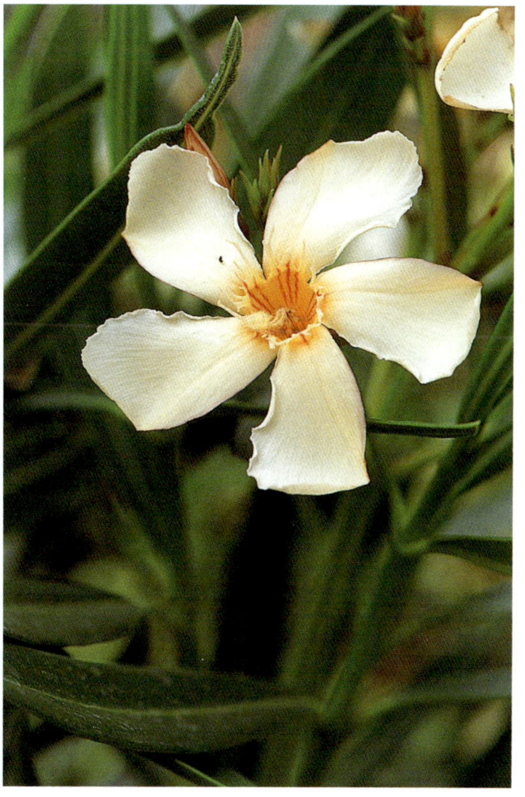

Nicotiana rustica

BAUERNTABAK

Bauerntabak wird wegen eines der wirkungsvollsten Insektizide kultiviert: Nikotin. Diese Substanz ist so giftig, dass ihre Verwendung als Pestizid in vielen Ländern verboten ist, während ihre Nutzung als Droge aus Tabak weiterhin toleriert wird, obwohl viele Regierungen ihre Bevölkerung vom Rauchen abhalten wollen. *Nicotiana rustica* wächst hauptsächlich in den niederen Bergregionen Süd- und Mittelamerikas. Als der „Weiße Mann" dort landete, sah er mit Verwunderung, dass Rauch aus den Mündern der Einheimischen kam. Man nahm die Tabakblätter mit nach Europa, wo sehr bald auch der Rauch aus den Mündern der Europäer strömte. Nach der Entdeckung des Virginischen Tabaks verlor der Bauerntabak seine Bedeutung. *Nicotiana rustica* ist eine 1-jährige Art, die etwa 150 cm hoch wird. Die Blätter selbst werden etwa 30 cm lang. Die Pflanze trägt im Spätsommer gelb-grüne Blüten, die während des Tages geöffnet sind. Die Art kann leicht aus Samen im Garten gezogen werden.

Bauerntabak (Nicotiana rustica).

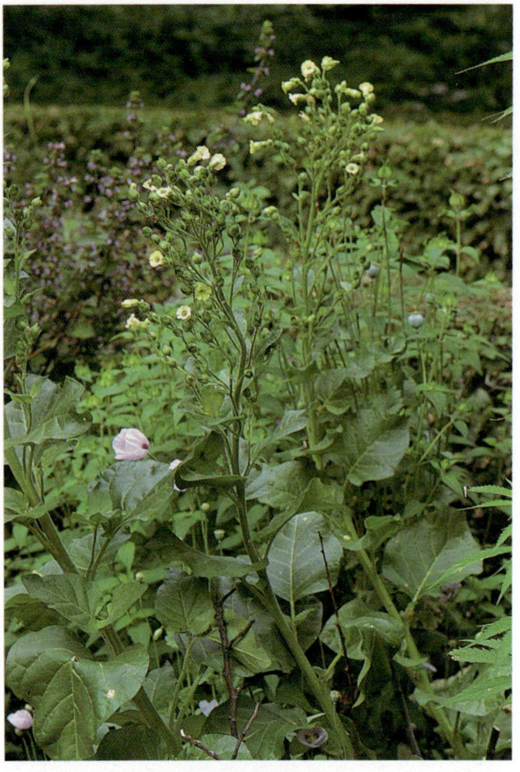

Nicotiana tabacum

VIRGINISCHER TABAK, ECHTER TABAK

Tabak stammt aus dem Grenzgebiet zwischen Argentinien und Bolivien, wo er durch die Europäer nach ihrer Bekanntschaft mit dem Bauerntabak entdeckt wurde. Die Einheimischen kannten die Pflanze sowohl als stimulierendes wie auch beruhigendes Genussmittel. Die Qualität des Virginischen Tabaks ist besser als die des Bauerntabaks und heute werden zahlreiche Kultursorten gezogen. Der Tabak enthält auch giftige Stoffe, wie Nikotin, auch wenn heute Nikotin in Form von Pflastern zum Entwöhnen von Rauchern eingesetzt wird. Früher wurde Nikotin zur Behandlung verschiedenster Krankheiten eingesetzt, doch heute wird eine innerliche Anwendung als zu gefährlich angesehen. Tabak wird vornehmlich in heißen Klimazonen angebaut, er kann aber auch in Europa angepflanzt werden. Das größte Problem ist das Beizen der Blätter. Dafür werden spezielle Holzhütten gebaut. In arabischen Ländern werden die ganzen getrockneten Blätter verkauft und der Kunde schneidet oder zerkrümelt den Tabak selbst. Er gibt etwas Sirup bei und raucht das Gemisch in einer Wasserpfeife. In Europa wird die Pflanze etwa 1 m hoch, trägt im Spätsommer grünlich-weiße bis rosa-rote Blüten, die während des Tages geöffnet sind.

✳ ⚕

Bauerntabak (Nicotiana rustica).

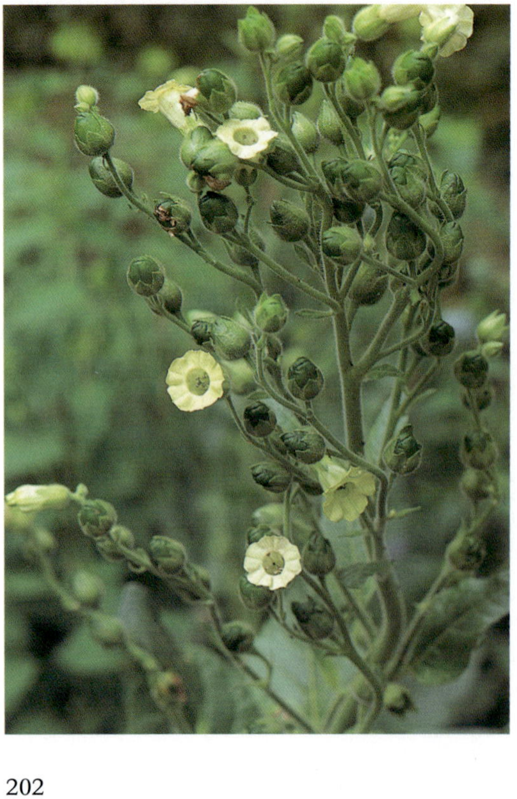

Virginischer Tabak (Nicotiana tabacum).

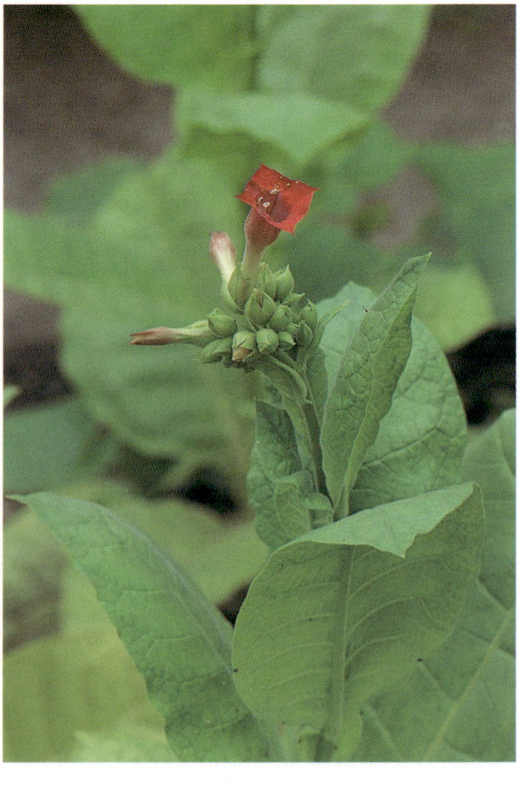

Virginischer Tabak, das Trocknen von Tabakblättern.

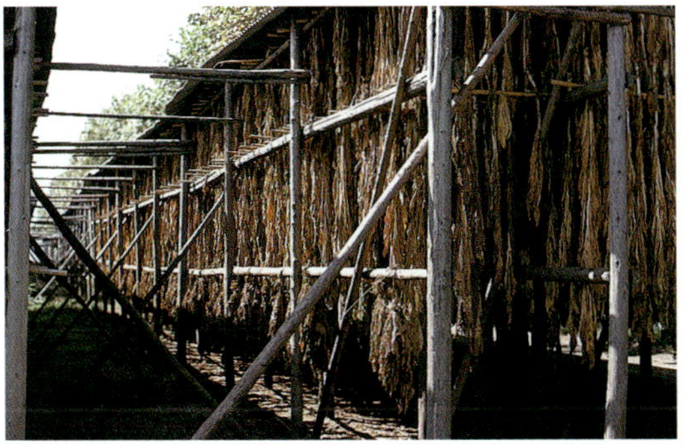

Virginischer Tabak, ein arabischer Tabakhändler.

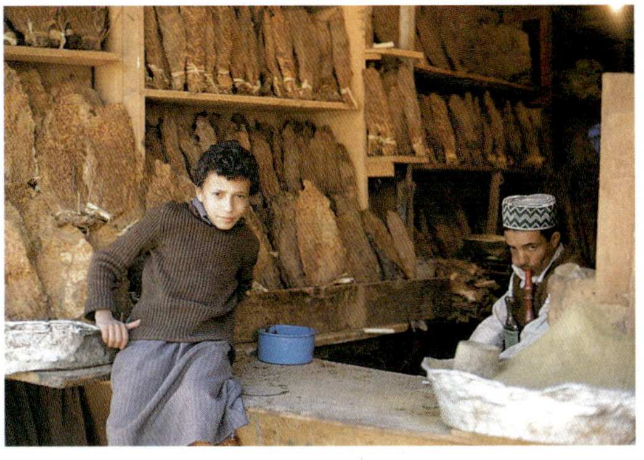

Nigella damascena

JUNGFER IM GRÜNEN, GRETEL IM BUSCH

Die Jungfer im Grünen, die aus Südeuropa und Nordafrika stammt, gehört mit zu den beliebtesten 1-jährigen Zierpflanzen. Sie wird 50 cm hoch, trägt ab Juli blaue, weiße oder rosafarbene Blüten. Nach der Blüte erscheinen hornartig aufgetriebene Früchte zwischen den geweihartig zerteilten Blättern. Die Samen von *Nigella damascena* enthalten Öle, die in der Kosmetik- und Parfümindustrie verwendet werden. Medizinale Eigenschaften werden manchmal für das Kraut in Anspruch genommen, doch liegt dann eine Verwechselung mit *Nigella sativa* vor.

Jungfer im Grünen (Nigella damascena).

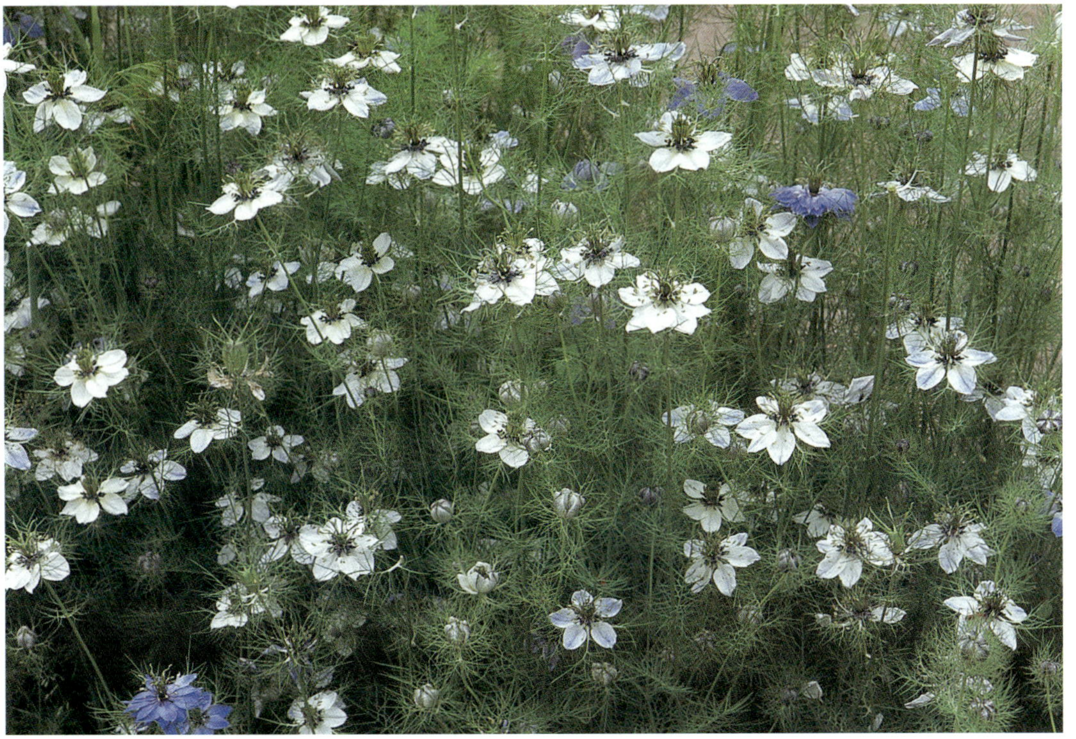

Nigella sativa

ECHTER SCHWARZKÜMMEL

Als der Pfeffer in Europa noch unbekannt war, wurde das Essen mit Schwarzkümmel gewürzt, d. h. mit den Samen von *Nigella sativa*. Die 1-jährige Art stammt aus den südwestlichen Gebieten Asiens und wurde während der Regentschaft Karls des Großen (742–814) in weiten Teilen Europas kultiviert. Die Pflanze wird etwa 30 cm hoch und hat im Juli blassgelbe Blüten, die leicht blau getönt sind. Nach der Blüte werden 8 zugespitzte Teilfrüchte gebildet, in denen sich die Samen befinden. Diese enthalten duftendes Öl, das u. a. in Parfüms verwendet wird. Der Echte Schwarzkümmel wirkt positiv auf die Gallenfunktion und die Magensäfte, so dass die Verdauung gefördert wird. Inhaltsstoffe des Krautes lindern Krämpfe und sind hilfreich bei Durchfall, Blähungen, Periodenschmerz und Nachwehen. Er kann auch wohltuend auf die Atemwege einwirken, z. B. bei Asthmatikern.

Nymphaea alba

WEISSE SEEROSE

Vielleicht hing es damit zusammen, dass man die Weiße Seerose mit Reinheit und Jungfräulichkeit assoziierte. Jedenfalls verabreichte man die Pflanze früher in der Volksmedizin zur Behandlung von Störungen der Sexualorgane, einschließlich Vaginalproblemen, Gonorrhö und Periodenschmerz. Die Wurzeln wurden getrocknet und pulverisiert und zur Unterdrückung von Lustgefühlen verwendet. Die Seerose wird in der Homöopathie noch immer zu diesem Zweck eingesetzt, aber auch bei Inkontinenz und Rückenproblemen. In der Medizin ist *Nymphaea* eigentlich ungenutzt. Die Seerose wächst in stehendem oder fast stehendem Wasser von 50–100 cm Tiefe. Die Blätter und Blüten erscheinen ab Frühsommer auf der Wasseroberfläche, können bei sinkendem Wasserstand auch herausragen. Die kriechenden Wurzeln wuchern schnell.

Echter Schwarzkümmel (Nigella sativa).

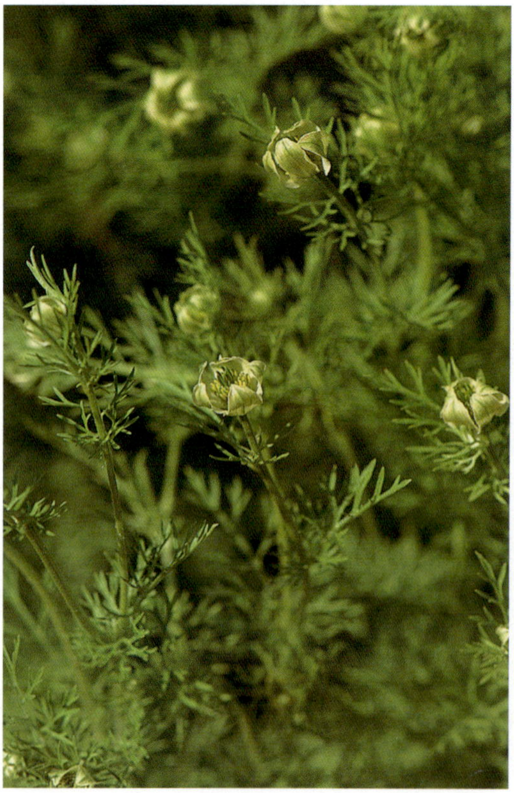

Foto: De Kruidhof, Buitenpost

Weiße Seerose (Nymphaea alba).

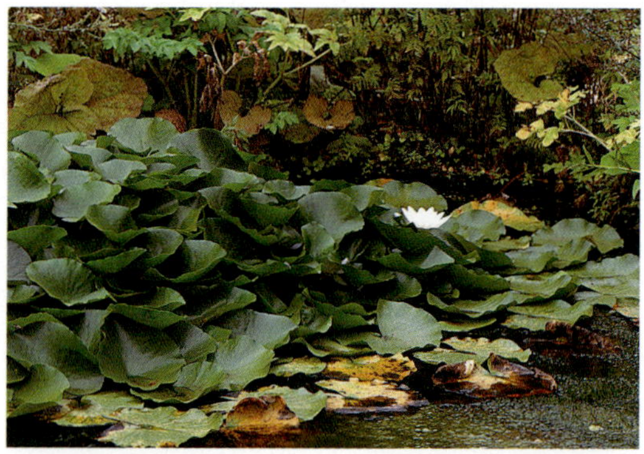

Weiße Seerose (Nymphaea alba).

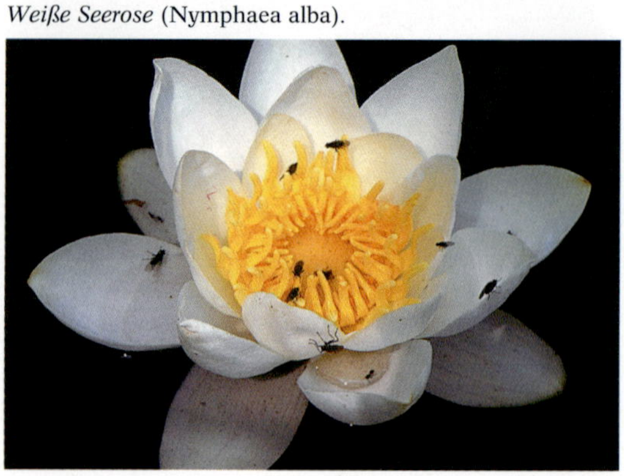

Foto: De Kruidhof, Buitenpost

Basilikum (Ocimum basilicum).

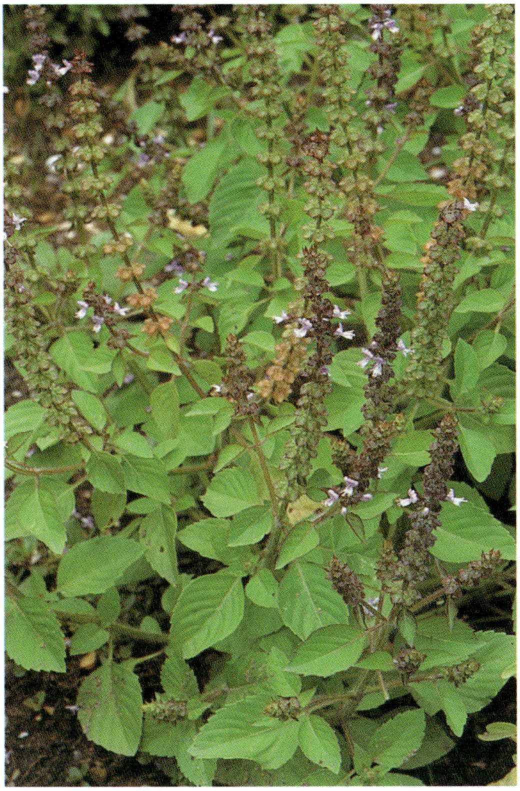

Ocimum basilicum

BASILIKUM, BASILIENKRAUT

An einem heißen Sommertag gibt es kaum eine erfrischendere Mahlzeit als einen Teller mit reifen Tomaten, Mozzarella und frischem Basilikum. Basilikum besitzt ein kaum zu beschreibendes Aroma, das man, wenn man es einmal genossen hat, nie wieder vergisst. Bereits in der Antike bezeichneten die Griechen diese 1-jährige Art als „Königskraut“ (das altgriechische *basileus* bedeutet „König“). Auf Malta ist Basilikum Teil eines Werberituals: Junge heiratsfähige Malteserinnen hängen links und rechts neben ihrem Fenster je einen Topf Basilikum auf, um allen Junggesellen kundzutun, dass sie „noch zu haben“ sind.

Ursprünglich stammt Basilikum aus Indien, ist aber schon seit der Antike im Mittelmeerraum bekannt und beliebt. Neben der bekannten Kombination mit Mozzarella und Tomaten findet sich das Kraut in der italienischen Küche auch fein gehackt im *pesto genovese* und vielen anderen Pasta-Saucen, aber auch vielen Eierspeisen wieder. Schwere Kost wird durch Basilikum bekömmlicher, weshalb man ihn oft mit fettem Fisch kombiniert. Getrocknetes Basilikum schmeckt zwar intensiver, verliert aber mit der Zeit an Aroma; daher bietet es sich auch an, ihn tiefgekühlt zu lagern. Im Norden Europas wird zwar auch mit Basilikum gewürzt, z. B. Braten und Wurstwaren, da er jedoch während des Kochens zugefügt wird, verliert er fast völlig sein Aroma und seinen Geschmack.

Basilikum (Ocimum basilicum).

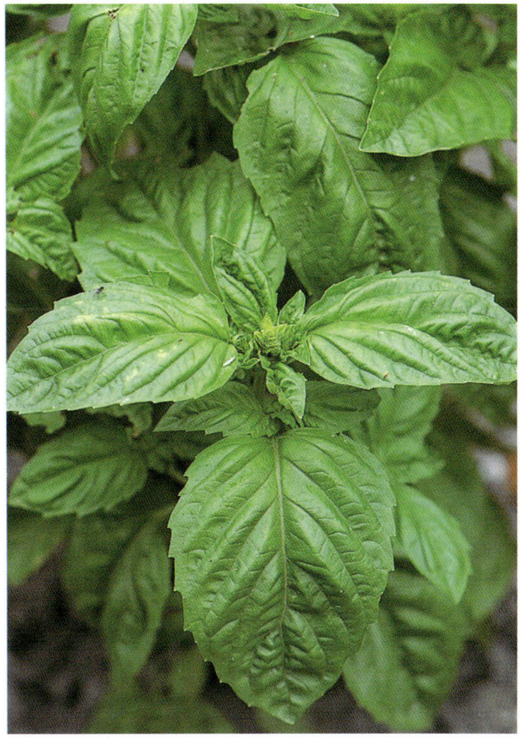

Basilikum enthält große Mengen an ätherischen Ölen, die auch zur Parfümherstellung genutzt werden. Allerdings empfinden nicht alle Lebewesen, dass er gut riecht; so dient ein Topf Basilikum auf der Fensterbank als Insektenrepellent.

Ein Aufguss aus den Blättern fördert die Verdauung, hilft bei Blähungen, Reizmagen und Magen-Darm-Krämpfen. Außerdem wirkt das Kraut beruhigend, es erleichtert das Einschlafen und vertreibt Migräne.

Leider lässt sich dieses „Wunderkraut“ nicht ganz unproblematisch züchten. Die 1-jährige Pflanze kann erst im Mai (nach den Eisheiligen) ins Freiland gesät werden, und dann auch nur an sonnigen, geschützten Stellen. Im Norden Europas ist es generell besser, das Kraut unter Glas zu ziehen, da es bei längeren Regenperioden von Pilzen befallen wird. Unter optimalen Kulturbedingungen wird Basilikum etwa 50 cm hoch. Durch Abschneiden oder Abknipsen blühender Stängel bildet Basilikum verstärkt neue Triebe und Blätter aus, so dass mehr geerntet werden kann.

Zitronenbasilikum (Ocimum basilicum *'Citriodorum'*).

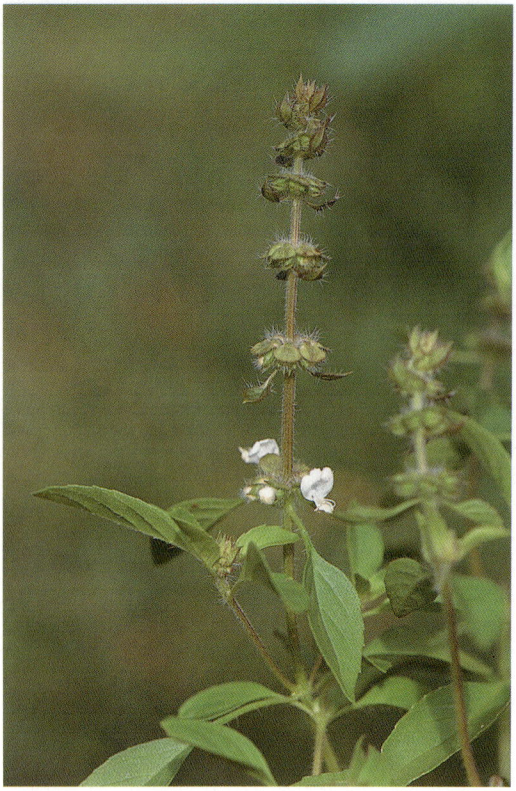

Anisbasilikum (Ocimum basilicum *HORAPHA*).

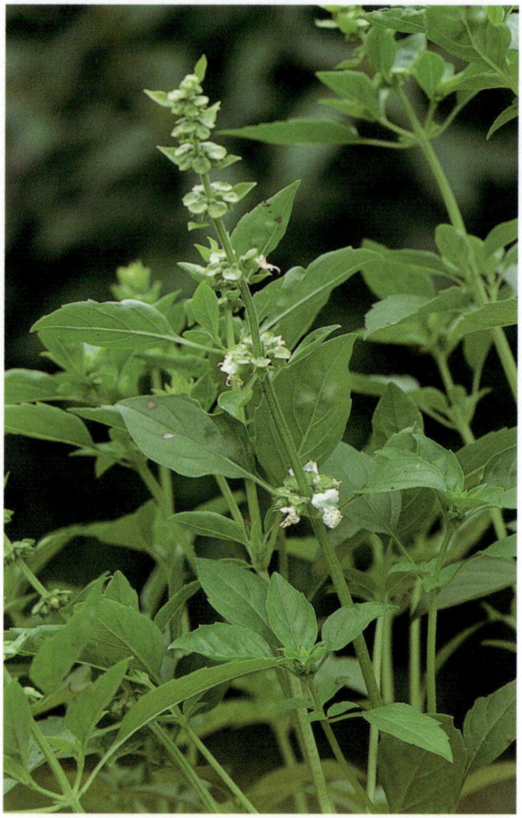

Ocimum basilicum 'Citriodorum' syn. *O. citriodorum*

ZITRONENBASILIKUM

Die Blätter dieser Sorte schmecken intensiv nach Zitrone, weshalb er sich besser zum Würzen von Fisch als von Eierspeisen und Tomaten eignet. Aus Schösslingen wird ein hervorragender Kräuteressig gemacht. Die kleinblättrige Sorte 'Citriodorum' lässt sich in Regionen mit kühlerem Klima besser ziehen als Sorten mit großen Blättern. Zur Verwendung siehe *Ocimum basilicum.*

Ocimum basilicum HORAPHA

ANISBASILIKUM

Anisbasilikum ist nur ein Beispiel für die vielen Basilikum-Sorten „in anderen Geschmacksrichtungen". Häufig werden diese nicht unter einem korrekten botanischen Namen, sondern unter einem Handelsnamen gehandelt, wie in unserem Beispiel HORAPHA. Geschmacklich ähnelt diese den Sorten 'Anise' bzw. 'Licorice' (beides Sorten von *O. basilicum*). Zur Zucht und Verwendung siehe *Ocimum basilicum.*

Gemeine Nachtkerze (Oenothera biennis).

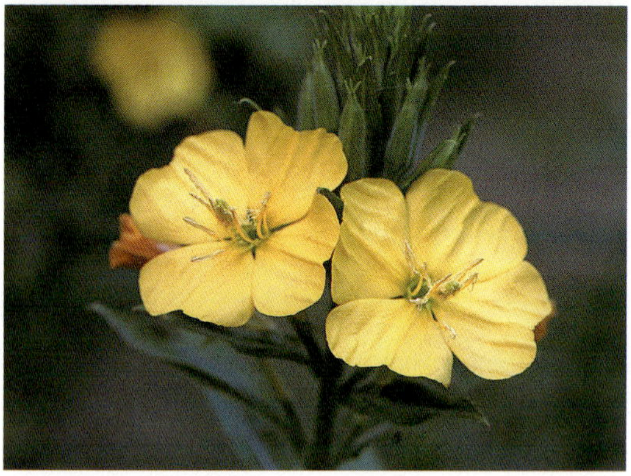

Oenothera biennis

GEMEINE NACHTKERZE, RAPONTIKA, SCHINKENWURZEL

Wenn der Abend dämmert, öffnen sich die Blüten der Gemeinen Nachtkerze. Innerhalb einer Minute entfalten sich die an der Spitze eines rot überlaufenen Stängels sitzenden Knospen zu großen, gelben Blüten, die vor allem von Nachtfaltern bestäubt werden. Am nächsten Morgen schließen sich die Blüten wieder und sind nach etwa 20

Stunden verwelkt. Dies wiederholt sich allnächtlich während der ganzen Sommermonate (Juni–September), derweil der Stängel mit seinen traubigen Blütenständen allmählich eine Höhe von 2 m erreicht. Die länglichen Kapselfrüchte reifen ebenfalls von unten nach oben; ab August entlassen sie bis zum Winter nach und nach Samen in größeren Mengen, die auf sonnigen Sandböden auskeimen. Im nächsten Jahr bildet *Oenothera biennis* eine Blattrosette, aus der dann erst im nächsten Jahr der neue Blütentrieb entsteht. Diese 2-jährige wurde im 17. Jh. aus Nordamerika nach Europa gebracht, wo sie dann an sandigen Standorten (Dünen, Ödland, Sandgruben usw.) verwilderte.

In seiner Heimat wurden die fleischigen Rübenwurzeln der Nachtkerze gegessen; diesen Brauch übernahm man bei uns, weshalb die wie Schwarzwurzeln schmeckenden Rüben auch Schinkenwurzeln oder Gelbe Rapunzeln genannt werden.

Aus den Samen wird ein hoch geschätztes Öl gepresst, das für Hautcremes und andere Kosmetika verwandt wird. Nachtkerzen sind reich an essentiellen Fettsäuren, insbesondere Gamma-Linolensäure; Nachtkerzenöl eignet sich zur Behandlung hormoneller Störungen (z. B. prämenstruellen Beschwerden), rheumatischer Arthritis, brüchiger Nägel, trockener Augen und Haut; es hilft aber auch bei Verbrennungen, Ekzemen, Akne, Bluthochdruck und Lebererkrankungen. In Kapselform wird es auch als „Katermittel" verabreicht. Aus den Blüten-

Gemeine Nachtkerze (Oenothera biennis), *Blüten.*

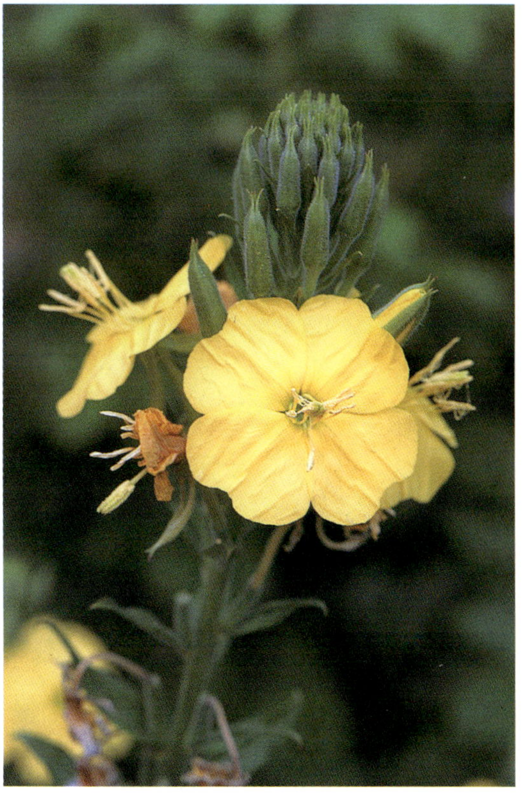

Echter Ölbaum (Olea europaea), *Blüte.*

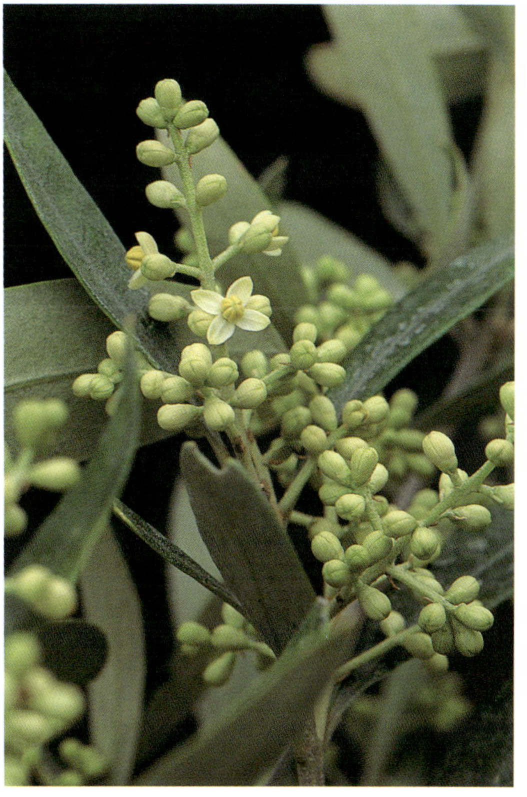

spitzen kochte man früher einen Tee gegen Husten und Magen-Darm-Krämpfe.

Olea europaea

ECHTER ÖLBAUM, OLIVENBAUM

Das Signet der Vereinten Nationen besteht aus den Buchstaben UN, flankiert von zwei Ölzweigen. Ölzweige sind seit der Antike Symbole für Frieden, Weisheit und Wohlstand. Dieser Gedanke ist gar nicht so abwegig, da Ölbäume nur sehr langsam wachsen und erst nach 8–10 Jahren zum ersten Mal Früchte tragen; die besten Erträge stammen von Bäumen, die 60–100 Jahre alt sind. Von daher hängt eine gesicherte Olivenernte von Frieden und gesicherten gesellschaftlichen Verhältnissen ab. Aus diesem Grund gab es bei den Griechen der Antike auch ein Übereinkommen, die Olivenbäume der Gegner nicht zu vernichten, und wer dies doch tat, galt als Kriegsverbrecher. Die charakteristisch geformten Früchte werden zermahlen, aus dem Brei in einer ersten, kalten Pressung das besonders feine „Jungfernöl", in einer zweiten, warmen Pressung ein akzeptables Speiseöl und in einer dritten, heißen Pressung ein nicht zum Verzehr geeignetes Öl gewonnen, das man aber für Seifen oder Schmierstoffe verwenden kann. Der übrig bleibende Presskuchen wird ver-

Ölbaum (Olea europaea), *Frucht.*

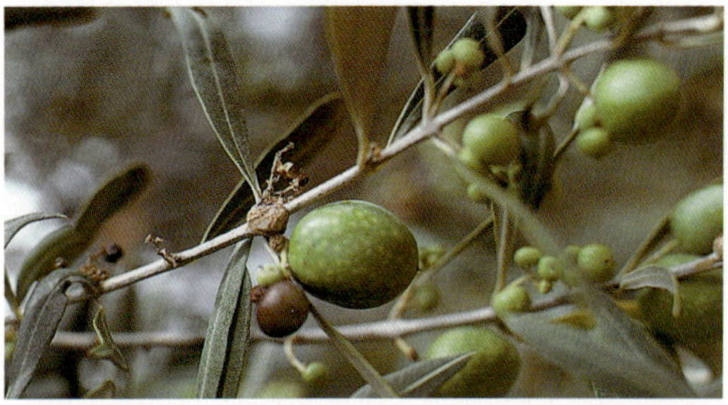

heizt oder an das Vieh verfüttert. Das gold- bis grüngelbe Olivenöl wird sehr häufig zum Kochen verwendet; zwar mag nicht jeder seinen typischen Geschmack, doch gilt es als außerordentlich gesundes Öl. Vor allem zu hohe Blutcholesterinwerte (infolge von übermäßigem Genuss tierischer Fette) verbessern sich durch den Verzehr von Olivenöl, wodurch die Gefahr von Arterienverkalkung und Herzinfarkt abnimmt. Sein reinstes Aroma entfaltet das Öl als Dressing in Salaten.
Speiseoliven finden sich ebenfalls in vielen Salaten, als Snack oder auf Pizzen wieder. Sie werden in Salzlake eingelegt und durch Zusatz von Knoblauch, Basilikum, Petersilie und anderen Kräutern auf verschiedenste Weisen mariniert. Neben Olivenpaste (*Tapenade*) werden oft auch entkernte Oliven angeboten, die mit Paprika, Sardellen, Mandeln, Knoblauch oder Schafskäse gefüllt sind. In der Kosmetikindustrie bildet Olivenöl die Grundlage für viele Cremes, Salben, Seifen, Shampoos und Emulsionen. Medizinal wurden die Blätter früher verwendet,

Dornige Hauhechel (Ononis spinosa).

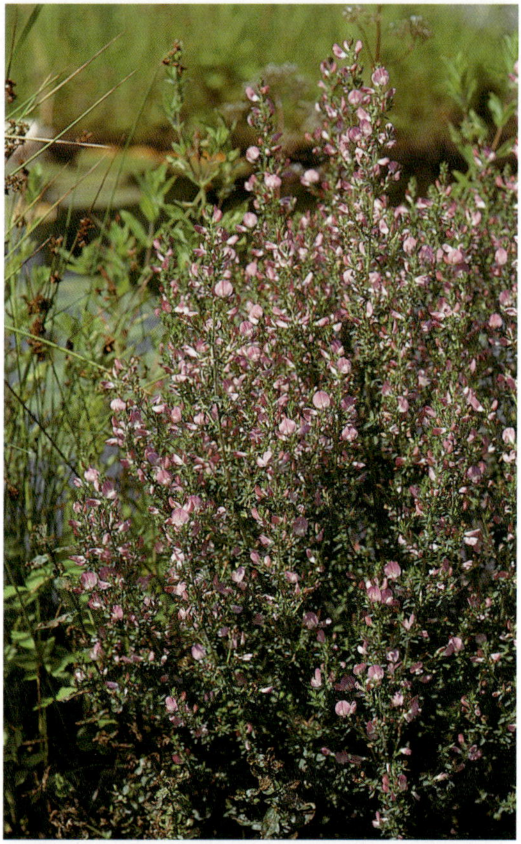

Dornige Hauhechel (Ononis spinosa), *Blüte.*

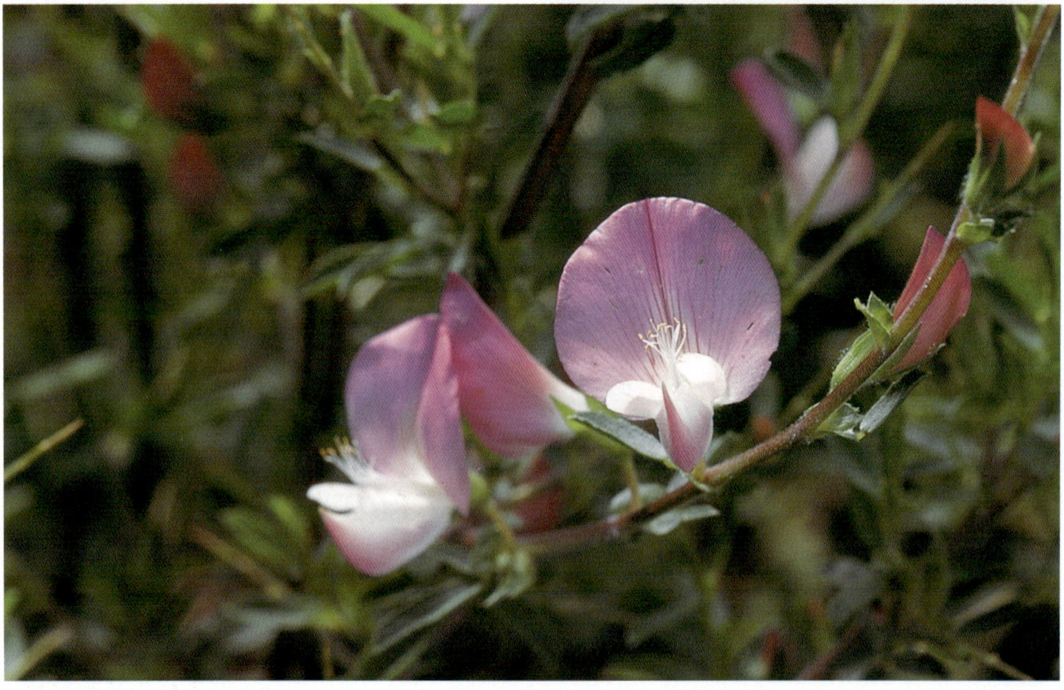

Foto: De Kruidhof, Buitenpost

Dornige Hauhechel (Ononis spinosa), *Blüten.*

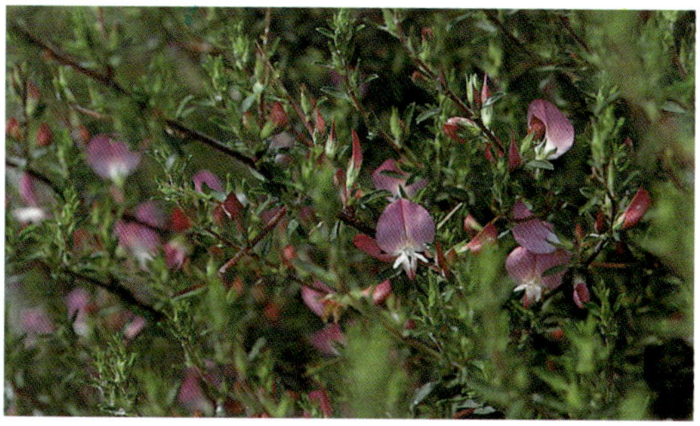

Foto: De Kruidhof, Buitenpost

um Wunden zu reinigen, sie wirken aber auch blutdrucksenkend, leicht harntreibend und kreislauffördernd.

Ononis spinosa

DORNIGE HAUHECHEL, HARNKRAUT

Die Dornige Hauhechel wächst in West- und Mitteleuropa auf sandigen, sonnigen Standorten wie Halbtrockenrasen, Magerweiden, Moorwiesen und Wegrändern. Sie gilt als Weideunkraut, da sie vom Vieh auf Grund der scharfen Stacheln verschmäht wird. Da *O. spinosa* jedoch sehr tief wurzelt, kann man sie allerdings nur schwer entfernen. Blumenliebhaber werden an dieser leicht verholzten, 20–50 cm hohen Staude mit den wunderschönen weiß-rosa Schmetterlingsblüten ihre Freude haben. Die Blüte dauert von Juni bis August.
Schon in der Antike bereitete man aus Hauhechel, die neben Phenolen, Lektinen und Triterpenen ein ätherisches Öl (Anethol) enthält, einen harntreibenden Kräutertee. Heute ist getrocknete Hauhechelwurzel ein wichtiger Bestandteil von Nieren- und Blasentees auf Kräuterbasis (daher auch der Name Harnkraut), die u. a. zur Entwässerung bei Nierensteinen, Gicht, Rheuma und Ödemen verabreicht werden. Bei manchen Patienten schlägt Hauhechel außerordentlich gut an, bei anderen zeigt sie keinerlei Wirkung. Der Grund ist, so glauben manche Experten, wahrscheinlich der schwankende Gehalt an Anethol in der Wurzel, andere machen die Zubereitungsweise des Tees hierfür eventuell verantwortlich: Bei zu hohen Temperaturen verlieren die ätherischen Öle an Wirkung, daher sollte man Hauhecheltee auch nie zu lange ziehen lassen.

Onopordum acanthium

GEWÖHNLICHE ESELSDISTEL

Die Blätter dieses fast 2 m hohen Korbblütlers sind so dicht befilzt, dass man sie früher erntete und als Kissenfüllung verwendete. Heute nehmen wir uns nicht mehr die Zeit für derartig arbeitsintensive Beschäftigungen; aber gleichzeitig stirbt auch der Brauch aus, die distelähnlichen Blütenstände wie Artischocken zu kochen.

Gewöhnliche Eselsdistel (Onopordum acanthium).

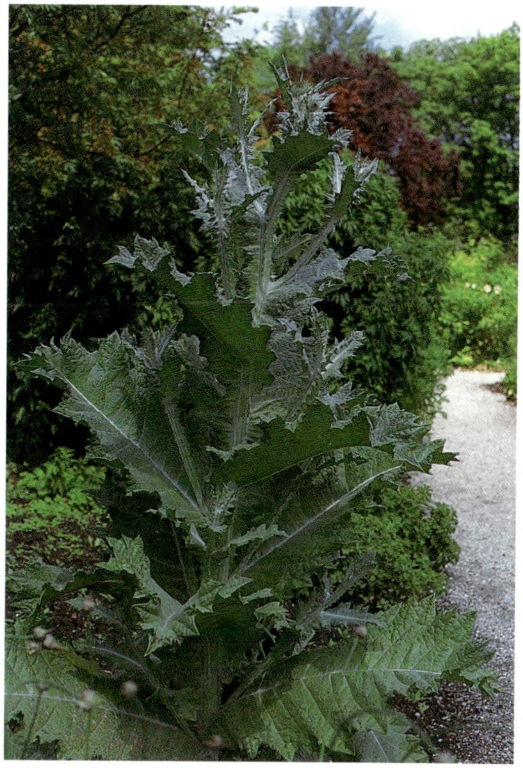

Mit 3–4 cm Durchmesser sind diese schon recht groß, allerdings nicht so groß wie Artischockenböden. Aus den Samen wird ein Öl gepresst, das früher als Lampenöl verwendet wurde.
In den Blättern enthaltene Gerb- und Bitterstoffe fördern die Wundheilung, als Tee bereitet sind sie gut gegen Husten. Abkochungen aus der Wurzel wirken schleimlösend, und junge Schösslinge werden blanchiert oder gekocht als Gemüse verzehrt.
Ursprünglich stammt die Eselsdistel aus Südeuropa, speziell der östlichen Levante, ist aber schon vor langer Zeit aus Gärten ausgewildert. Dies geschieht auch heute noch, da diese 2-jährige Art, die auf Grund ihrer robusten Statur, weißfilzigen Blätter und purpur-rosa Blüten gerne in naturbelassenen Gärten gepflanzt wird, sich oft von

Gewöhnliche Eselsdistel (O. acanthium), *Blätter.*

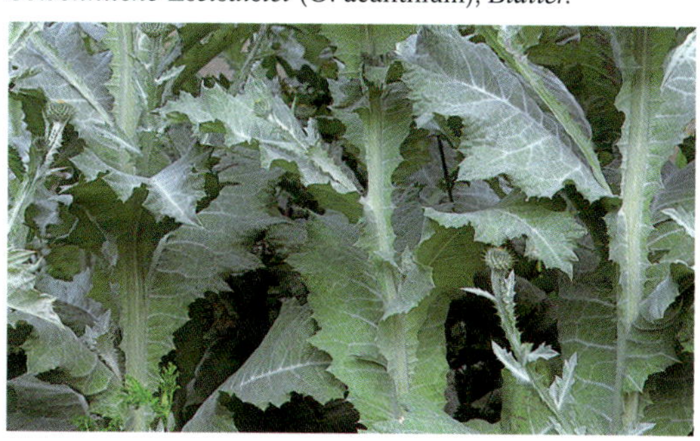

Sorte des Glatten Dostes (O. laevigatum *'Herrenhausen'*).

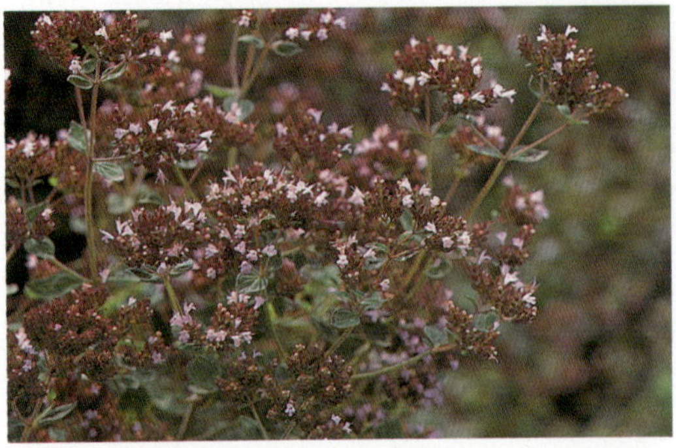

Foto: De Kruidhof, Buitenpost

dort aus erneut ausbreitet. *O. acanthium* wird gerne von Bienen, Hummeln und anderen Insekten besucht.

Origanum laevigatum 'Herrenhausen'

GLATTER DOST 'HERRENHAUSEN'

Dieser Dost, der mit Kräutern wie Marjoran und Oregano nahe verwandt ist, wird weniger als Küchenkraut, sondern meist nur als Zierpflanze gezogen. Seine Blätter duften ebenfalls nach Majoran und wirken antiseptisch. Die Staude stammt ursprünglich aus der östlichen Levante (Türkei, Zypern), ist aber dennoch winterhart und verträgt Frost von –5 °C bis –10 °C. Die erst vor kurzer Zeit gezüchtete Sorte 'Herrenhausen' verträgt sogar tiefere Temperaturen. Sie bringt von August bis September eine Vielzahl winziger, blass fliederfarbener Blüten hervor, die zahlreiche Bienen und Tagfalter anziehen. *O. laevigatum* kann als Zwischenpflanze in Rabatten und Kräuterbeete gesetzt werden.

Origanum majorana syn. *O. hortensis, Majorana hortensis*

MAJORAN, WURSTKRAUT

Der botanische Gattungsname *Origanum* – entstanden aus den griechischen Wörtern „Berg" (*oros*) und „Schmuck" (*ganos*) – ist durchaus zutreffend, denn wer im Sommer die Berge Griechenlands durchstreift, wird vom intensiven Duft der verschiedenen *Origanum*-Arten wie betäubt werden. Diese werden schon so lange als Küchenkräuter genutzt, dass man beispielsweise kaum noch weiß, wo die natürliche Heimat des Majorans liegt. Die Botaniker vermuten, dass er im Südwesten des asiatischen Kontinents zu Hause ist. Bereits die alten Ägypter kannten Majoran und nutzten ihn, um Nahrungsmittel zu konservieren und Wunden zu desinfizieren. Zur Verwendung siehe *O. vulgare* (Oregano).

Majoran besitzt ein milderes Aroma als Oregano, der viele Gerichte einfach dominiert. Bei uns wird er zum Würzen von Suppen und Eintöpfen, aber auch von Leberwurst, Blutwurst und anderen Fleischspezialitäten verwendet, weswegen er auch Wurstkraut genannt wird. Auch getrocknet verliert er sein Aroma kaum, weshalb er gerne in Trockensträußen und Potpourris verarbeitet wird.

Allerdings ist Majoran frostempfindlicher als Oregano und wird keinen strengen Winter überstehen. Die Staude wird hierzulande auch 1-jährig gezogen. Die Aussaat im Gewächshaus kann von März bis April erfolgen, im Freiland jedoch nicht vor Mitte Mai. Majoran bevorzugt kalkreichen Boden in sonniger, geschützter Lage.

Majoran (Origanum majorana).

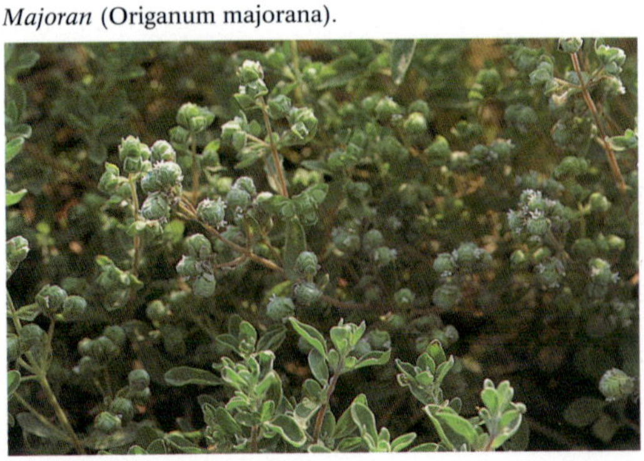

Oregano-Sorte (Origanum *'Rosenkuppel'*).

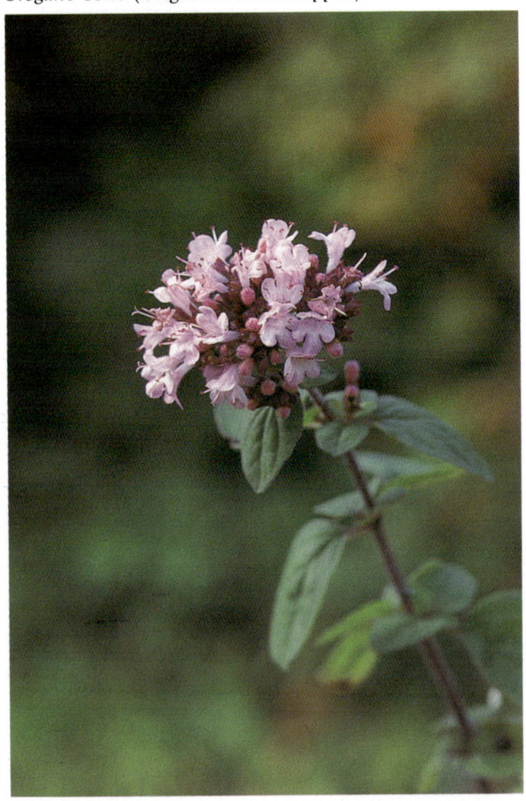

Wilder Dost (Origanum vulgare).

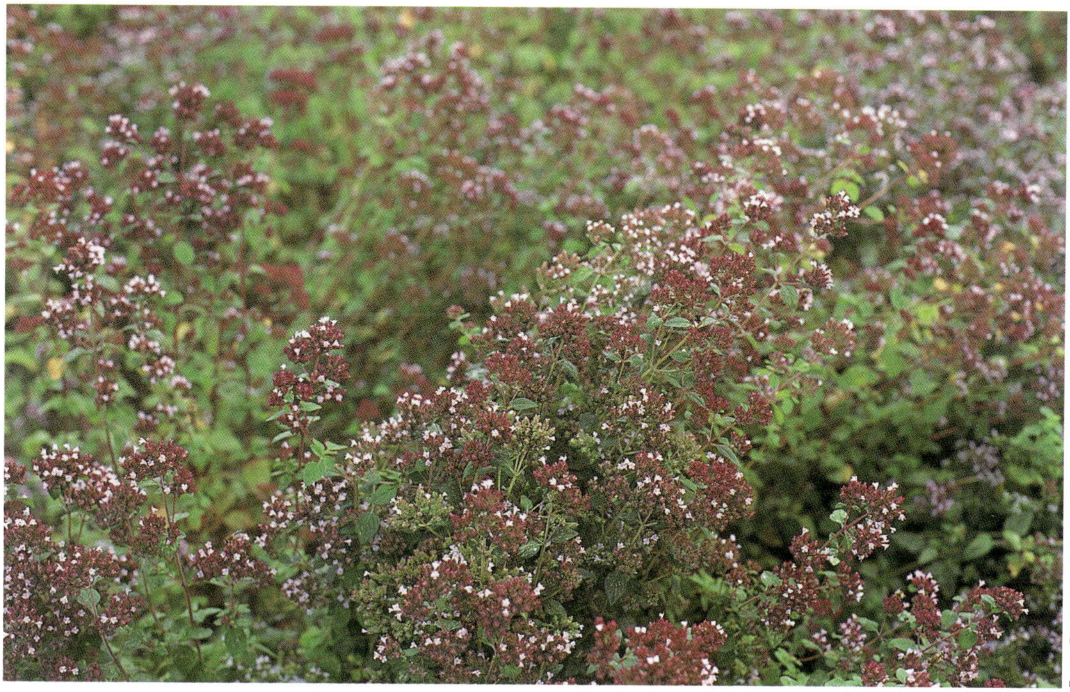

Foto: De Kruidhof, Buitenpost

Origanum 'Rosenkuppel'

'Rosenkuppel' ist nur eine von vielen gezüchteten *Origanum*-Sorten, die mal mehr als Küchenkraut, mal mehr als Zierpflanze gezogen werden. Diese Sorte dient rein der Dekoration; sie wird etwa 50 cm hoch, besitzt rot überlaufene Stängel und Blätter sowie kleine, rosa-fliederfarbene Blüten, die im Spätsommer erscheinen. Obwohl eine reine Zierpflanze, kann man ihre Blätter durchaus medizinal und zum Würzen verwenden.

Origanum vulgare

WILDER DOST, OREGANO, WILDER MAJORAN

Wilder Dost, allen Köchen auch eher als Oregano bekannt, zählt mit zu den bedeutendsten Küchenkräutern Südeuropas. Sein unverkennbares, kräftiges Aroma würzt Gerichte wie Pizzen, Tomatensaucen, Suppen und Ratatouille, aber auch Fleisch- und Pilzgerichte und Kräuteressig. In Spezialitäten wie Tabascosauce ist er ebenso enthalten wie im bekannten französischen Suppengewürz, dem *bouquet garni*.

Origanum vulgare erweckt Erinnerungen an den letzten Urlaub in Südeuropa. Getrocknete Blätter sind Bestandteile von Potpourris und Trockensträußen, die lange Zeit ihren Duft behalten. Das ätherische Öl der Pflanze findet sich in vielen Kosmetika wieder; in reiner, unverdünnter Form sollte es aber nicht eingenommen werden, und auch äußerlich kann es dann hautreizend

Wilder Dost (Origanum vulgare).

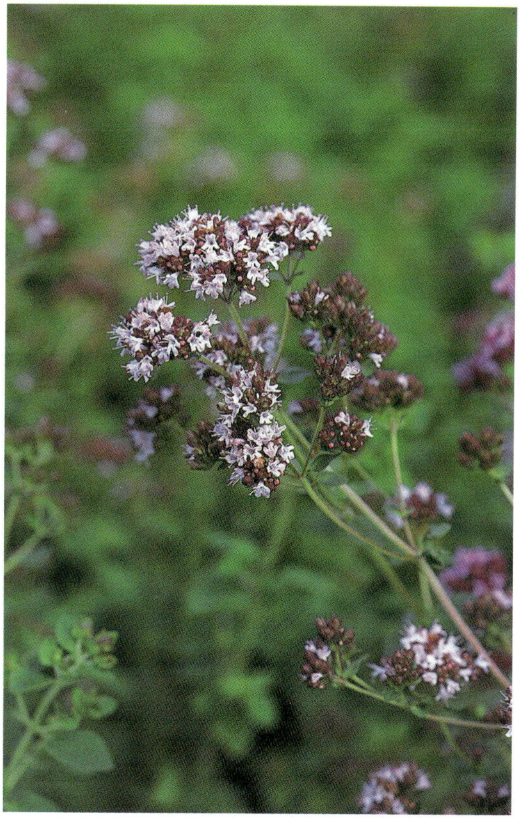

wirken. Wilder Dost ist auch Grundlage für eine purpurfarbene Wollbeize.
Wilder Dost gilt als stärkendes Mittel mit antiseptischen Eigenschaften. Tees fördern die Verdauung, regen den Gallefluss an und bekämpfen innere Infektionen. Daher gibt man Abkochungen auch als krampflösende Mittel und verabreicht sie gegen Durchfall, schmerzhafte Periode und spannungsbedingten Kopfschmerz. Säuglingen, die an Koliken leiden, kann mit einer Salbe aus Wildem Dost geholfen werden; bei Erwachsenen behebt diese rheumatische Schmerzen. Schwangere sollten das Kraut nicht einnehmen. Wer Oregano selbst trocknen will, sollte die Kräuter nicht in der Sonne, sondern im Schatten trocknen, da sonst zu viel an ätherischem Öl verloren geht.
Wilder Dost ist ursprünglich eine rein südeuropäische Pflanze, wurde jedoch im 16. Jh. als Küchenkraut über die Alpen zu uns gebracht und hat sich seitdem auch hier etabliert. Die Staude wird gut 70 cm hoch, wächst meist auf kalkreichem Boden im Saum sonniger Gebüsche und Waldränder oder an Wegen und Böschungen. Nachfolgend werden einige Zuchtsorten aufgeführt.

Origanum vulgare *'Album'*.

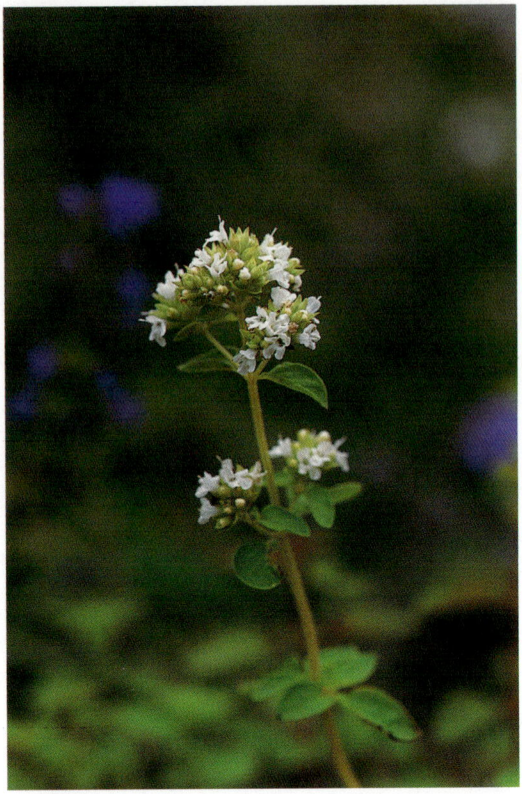

Origanum vulgare *'Aureum Crispum'*.

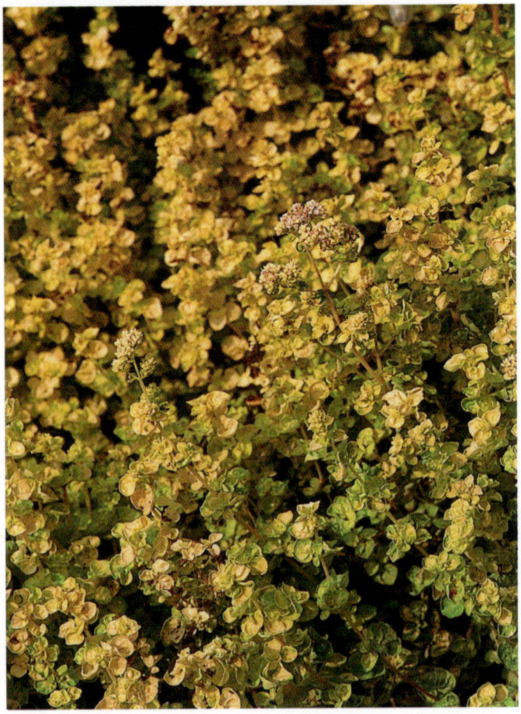

Foto: De Kruidhof, Buitenpost

Origanum vulgare 'Album'

Die wohl bekannteste weiß blühende Zuchtsorte des Wilden Dostes ist viel kleinwüchsiger als dieser, wird aber immerhin fast 30 cm hoch. Die buschig wachsende Staude hat auffällige hellgrüne Blätter und blüht im Spätsommer.
Zum weiteren Gebrauch siehe *Origanum vulgare.*

Origanum vulgare 'Aureum Crispum'

Im Frühjahr glänzen die Blätter dieser *Origanum vulgare*-Sorte besonders goldgelb. Man sollte die etwa 30 cm Pflanze nicht in die volle Sonne setzen, da sie dort verbrennt, ihre Blätter werden zunächst weiß, später dann braun. Wenn 'Aureum Crispum' dann im Juli zu blühen beginnt, färben sich die Blätter grün. Die kleinen, lavendelfarben bis blassrosa Blüten sind nicht sehr auffällig.
Zum weiteren Gebrauch siehe *Origanum vulgare.*

Origanum vulgare 'Charlie Gold'

Diese goldfarbene Oregano-Sorte wächst mehr oder weniger als Bodendecker und hat kleinere Blätter als 'Au-

Origanum vulgare *'Charlie Gold'.*

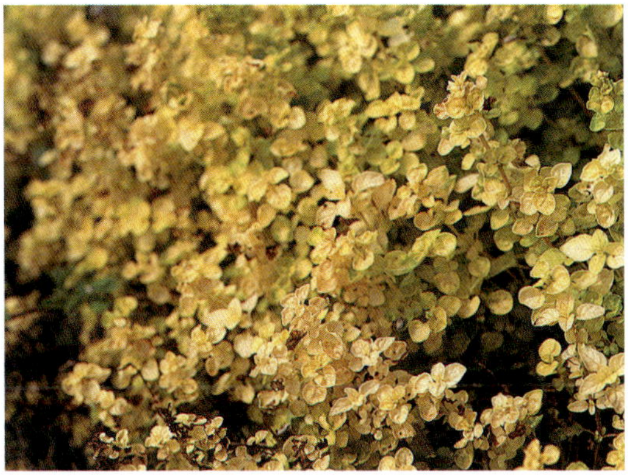

Foto: De Kruidhof, Buitenpost

reum Crispum', die jedoch die gleichen Nachteile aufweisen: An sonnigen Standorten verfärben sie sich erst weiß, später dann braun (infolge der Verbrennungen).
Zum weiteren Gebrauch siehe *Origanum vulgare.*

Origanum vulgare 'Compactum'

Sein kompakter Wuchs und die reichhaltige Blüte machen diesen Kultivar zu einer der beliebtesten Oregano-Sorten. Darüber hinaus eignet sich sein dichtes Laub auch hervorragend zum Würzen. Dieser Bodendecker wird höchstens 20 cm hoch und bringt im Spätsommer eine Vielzahl rosa-violetter Blüten hervor. 'Compactum' eignet sich sehr gut zum Einsäumen von Rabatten, als Bodendecker und Kübelpflanze.
Zum weiteren Gebrauch, siehe *Origanum vulgare.*

Origanum vulgare *'Compactum'.*

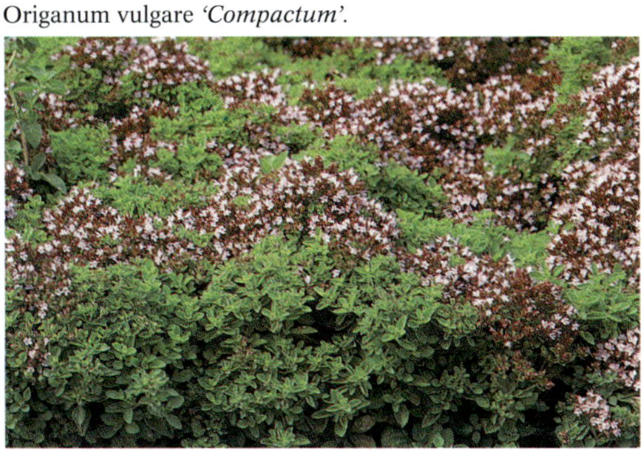

Foto: De Kruidhof, Buitenpost

Origanum vulgare creticum.

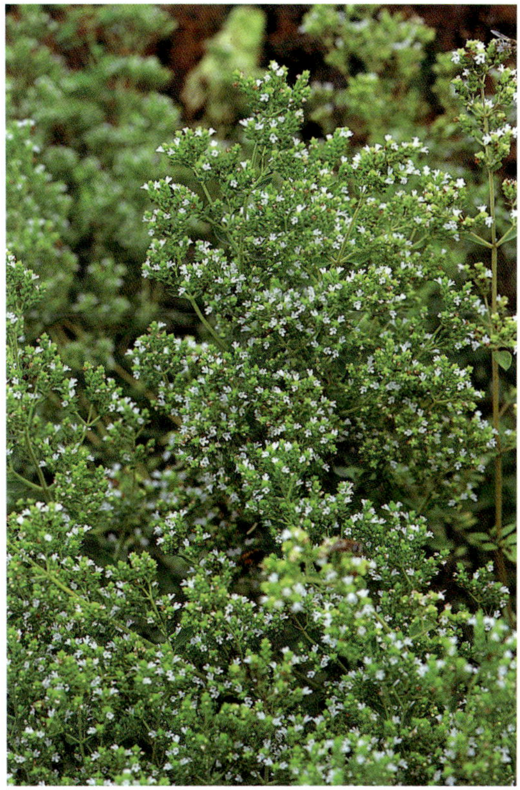

Foto: De Kruidhof, Buitenpost

Origanum vulgare var. *creticum*

Diese Varietät wird in der Literatur auch manchmal als eigene Art *Origanum creticum* beschrieben. Die Pflanzen werden 30 cm hoch und ziehen mit ihren unzähligen, in dichten Rispen stehenden Blüten alle Blicke auf sich. Die weißen, zartrosa überhauchten Blüten ziehen zahlreiche Insekten an, insbesondere Schwebfliegen.
Zum weiteren Gebrauch siehe *Origanum vulgare.*

Origanum vulgare 'Hortense'

Eine Vielzahl völlig verschiedener Oregano-Sorten werden unter diesem eher unpassenden Namen im Handel angeboten. Die einzelnen *Origanum*-Sorten kreuzen sich spontan auch untereinander, sofern man sie im Garten nebeneinander setzt. Aus diesen Hybriden (Bastarden) sind etliche Kulturformen hervorgegangen. Die hier abgebildete Pflanze wird knapp 1 m hoch, hat recht große, frisch-grüne Blätter und hellrote Blüten.
Zum weiteren Gebrauch siehe *Origanum vulgare.*

Origanum vulgare *'Hortense'*.

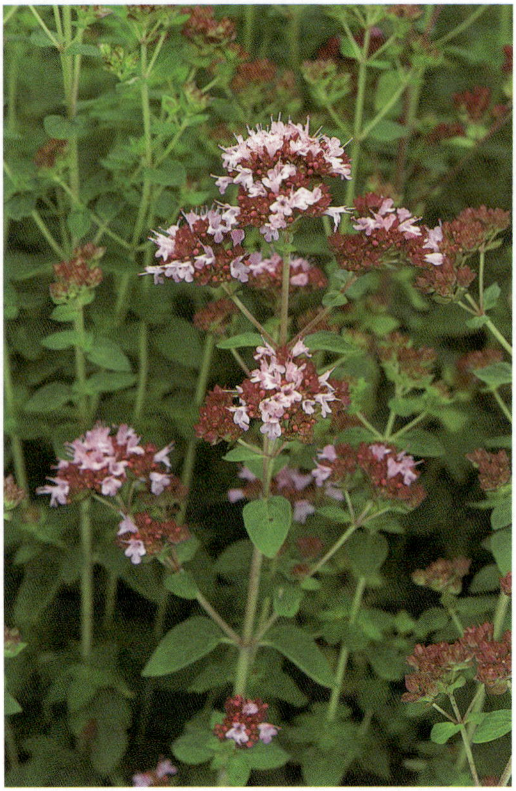

Origanum vulgare *var.* samotrake.

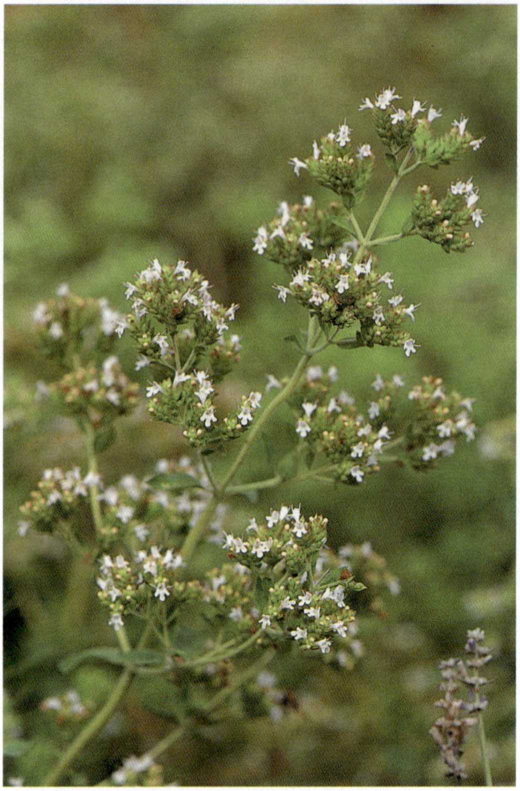

Foto: De Kruidhof, Buitenpost

Origanum vulgare var. *samotrake*

Diese Unterart des Wilden Dostes besitzt 40 cm lange Blütentriebe. Im Spätsommer ist sie von einem Meer kleiner weißer Blüten bedeckt, die von vielen Insekten angeflogen werden. Das Laub ist graugrün.
Zum weiteren Gebrauch siehe *Origanum vulgare.*

Origanum vulgare 'Thumble's Variety'

Die Blätter dieser Sorte sind im Frühjahr blassgelb; wenn die Sonne dann nach und nach immer kräftiger scheint, färbt sich das Laub grün-gelb, um zur Zeit der Blüte dann blassgrün zu werden. Im Gegensatz zu den goldblättrigen Zuchtsorten verbrennt 'Thumble's Variety' in der Sonne nicht. Die Pflanze erreicht eine Höhe von 30–40 cm und bildet im Spätsommer unauffällige, schmutzigweiße Blüten.
Zum weiteren Gebrauch siehe *Origanum vulgare.*

Origanum vulgare *'Thumble's Variety'*.

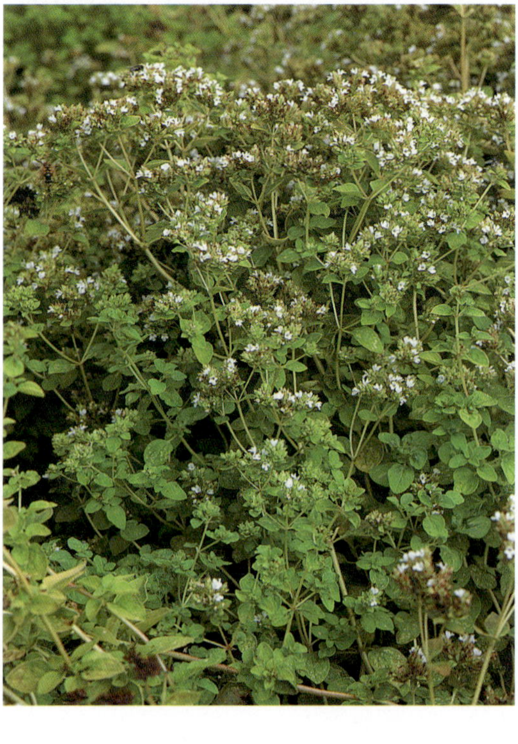

Foto: De Kruidhof, Buitenpost

Kapp-Milchstern (Ornithogalum longibracteatum).

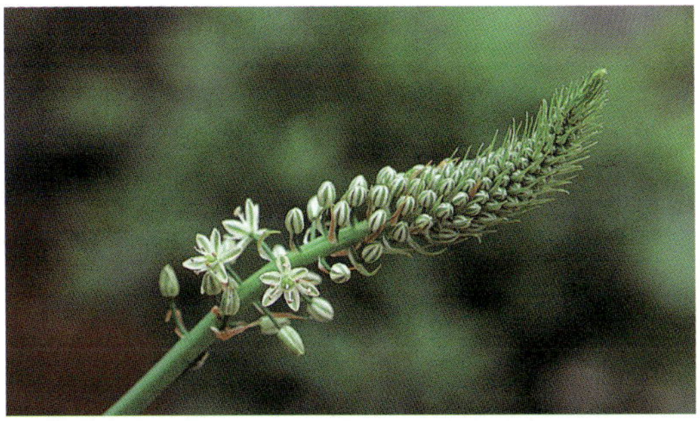

Ornithogalum longibracteatum syn. *O. caudatum*

KAP-MILCHSTERN

Dieser Milchstern wächst in der südafrikanischen Kapprovinz und zeichnet sich durch besondere Eigenschaften aus: Die breiten, bandförmigen Blätter enthalten Substanzen, die Brandwunden heilen und die Blasenbildung, wie sie nach einer Verbrennung auftritt, unterbinden. Hierzu bereitet man eine Abkochung aus dem Kraut und trägt es auf die betroffene Hautpartie auf.
Ornithogalum longibracteatum ist vielen Botanikern noch unter dem alten Synonym *O. caudatum* geläufig. Dieser Milchstern besitzt eine große Zwiebel, die teilweise aus dem Boden ragt und oberirdisch in den äußeren Schichten Chlorophyll bildet. Im Sommer treiben zwischen den Blättern glatte Blütenstängel aus, die bis 1,5 m hoch werden und bis zu 300 weiße, hellgrün gestreifte Blüten tragen können. Diese ähneln denen der europäischen Milchstern-Arten, wie etwa dem Dolden-Milchstern *(O. umbellatum)*. Die Pflanze sollte man als Kübelpflanze halten und im Winter vor Frost bewahren.

⚕

Oryza sativa

REIS

Für die Hälfte der Weltbevölkerung ist Reis das Hauptnahrungsmittel und konkurriert in der Produktion mit dem Mais (2. Platz). Er wird in den Tropen und Subtropen angebaut, benötigt reichlich Wasser, weshalb Reisfelder stets künstlich geflutet werden. Auch in Europa gibt es mehrere Reisanbaugebiete, beispielsweise das Po-Delta in Italien. Hier wird die Unterart *Oryza sativa* ssp. *japonica* angebaut, die etwas niedrigere Temperaturen verträgt als die tropische Unterart *Oryza sativa* ssp. *indica*. Generell verträgt Reis jedoch keinen Frost. Insgesamt kennt man über 1000 verschiedene Reissorten.
Abgesehen von seiner wichtigen Rolle als Grundnahrungsmittel kommt diesem wärmeliebenden Rispengras aber auch Bedeutung als Heilpflanze mit lindernden Eigenschaften zu. Reiswasser wird für Einläufe benutzt oder bei Magenbeschwerden verabreicht. Seit Jahrhunderten helfen junge Schösslinge gegen Verdauungsbeschwerden, Völlegefühl, Appetitlosigkeit und Husten, während Reiskörner harntreibend wirken. In der Traditionellen Chinesischen Medizin (TCM) werden die Wurzeln zur Behandlung von Lungenentzündung und Tuberkulose eingesetzt. Reis lässt sich aber auch zu Alkohol vergären, wie etwa zum bekannten Reiswein oder Sake.

Kap-Milchstern (Ornithogalum longibracteatum).

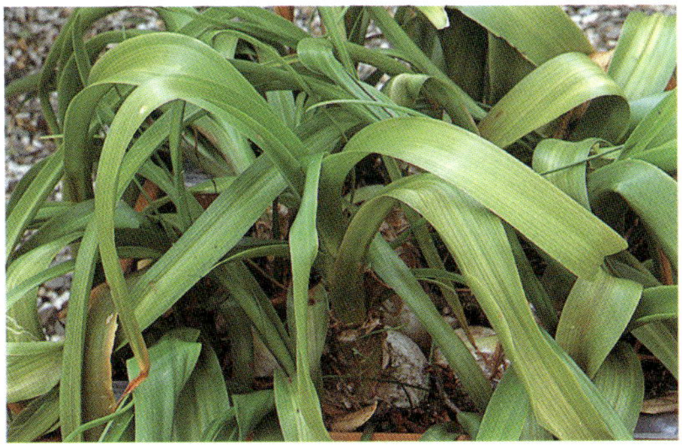

Gebündelte Reishalme wurden zum Trocknen aufgestellt.

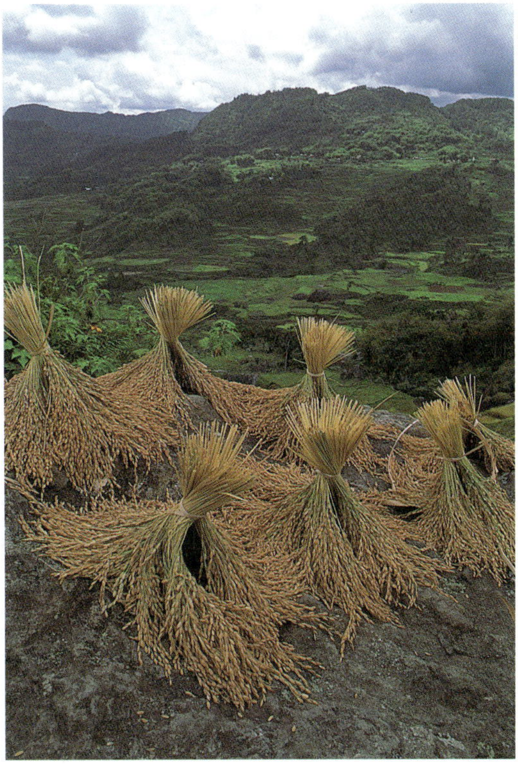

⚕ 🍴 ✳

Osmunda regalis

KÖNIGSFARN, GEWÖHNLICHER RISPENFARN

Die Wedel unserer größten heimischen Farnart können 1,5–2 m lang werden, aber das kann etliche Jahrzehnte

Reis (Oryza sativa).

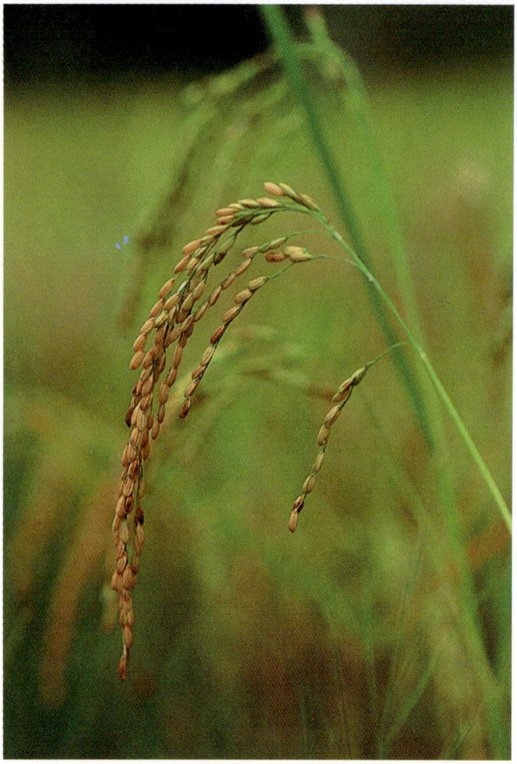

Königsfarn (Osmunda regalis).

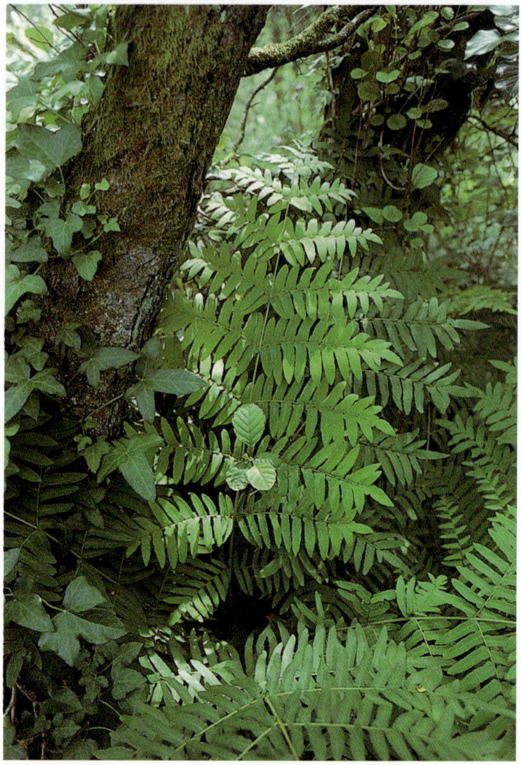

In Terassen angelegte Reisfelder.

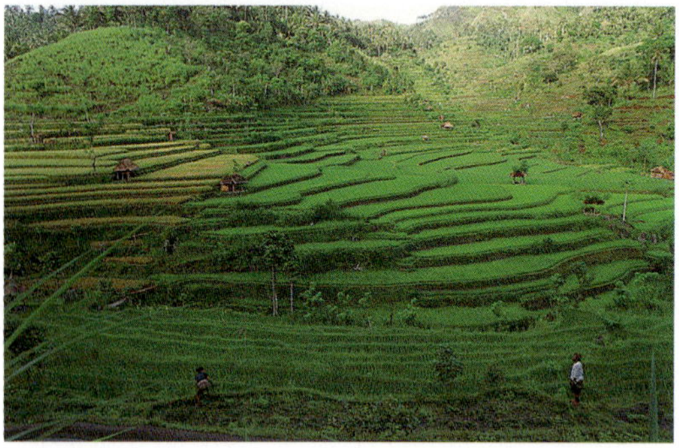

Königsfarn (Osmunda regalis), *Blätter.*

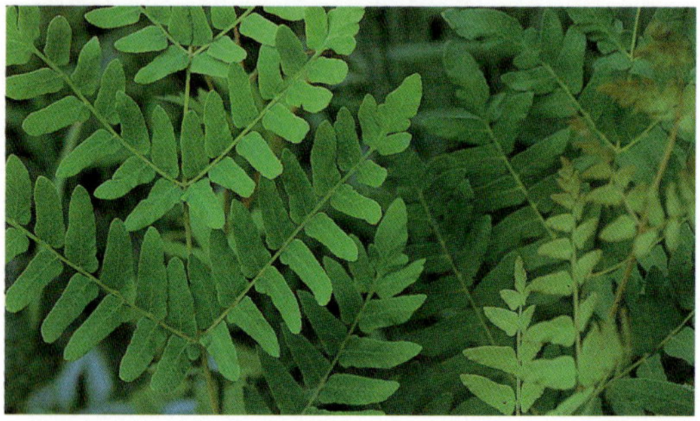

dauern, da *O. regalis* nur sehr langsam wächst. In jedem Herbst stirbt der oberirdische Spross ab, im kommenden Frühjahr wachsen ab Mai neue, etwas größere Wedel. Königsfarne können leicht 100 Jahre alt werden. In freier Natur wächst der seltene Rispenfarn im Halbschatten auf kalkarmem, stau- bis sickernassem Boden, gelegentlich auch in Abwässergräben, an alten Mühlgräben oder feuchten Mauern. Mittlerweile ist der Farn sehr selten geworden und wird bei uns in der roten Liste der gefährdeten Arten geführt.

Allerdings kann man den Farn auch als Zuchtpflanze kaufen und dann in Sumpfgärten oder Uferzonen von Zierteichen setzen. Sie sollten generell im Halbschatten und auf kalkfreiem Boden stehen. Aus dem „Mark“ der Hauptwurzel wurde früher ein nahrhafter Brei gekocht, während Abkochungen aus den Wurzeln gegen Durchfall, Gelbsucht, Kolik, Husten, Lungenerkrankungen und Gallenblasenbeschwerden verabreicht wurden. Salben aus *Osmunda* halfen bei Wunden und Quetschungen.

Nach einem alten Volksglauben wirkt der Farn auch vorbeugend gegen Zahnschmerzen: Wer in den ersten Wedel beißt, den der Farn im Frühjahr bildet, wird das ganze Jahr über keine Zahnschmerzen bekommen. Aus *O. regalis* wird auch eine Beize hergestellt, mit der man Wolle gelb oder braun färben kann.

P, Q

Echte Pfingstrose (Paeonia lactiflora), *Fruchtstand.*

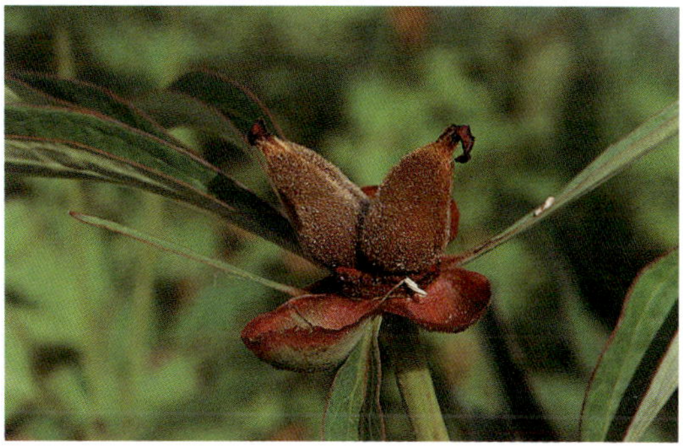

Foto: De Kruidhof, Buitenpost

Echte Pfingstrose (Paeonia lactiflora).

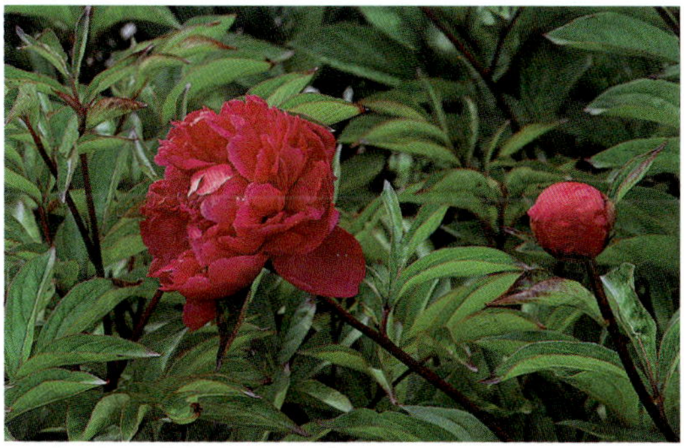

Chinesische Pfingstrose (Paeonia lactiflora).

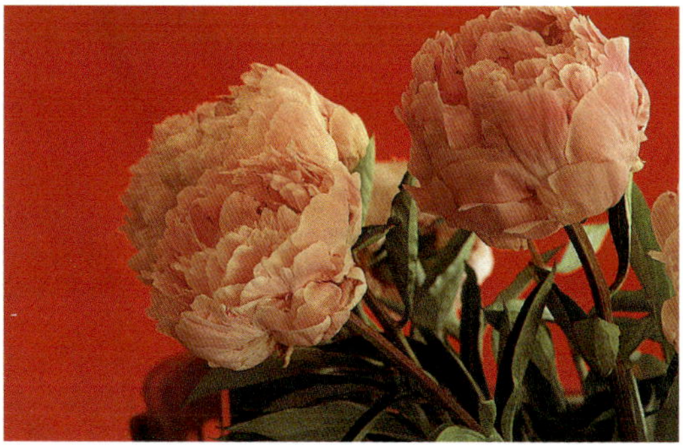

Paeonia lactiflora syn. *P. albiflora, P. edulis, P. fragrans, P. sinensis*

CHINESISCHE PFINGSTROSE, GARTENPFINGSTROSE, EDELPÄONIE, BAI SHAO YAO

Bei den meisten Pfingstrosen oder Päonien, die man bei uns im Blumenladen kaufen kann, handelt es sich um Zuchthybriden der Chinesischen Pfingstrose. Obwohl sie ursprünglich aus China, Tibet und Sibirien stammen, kann man sie auf gleiche Weise züchten wie die Echte Pfingstrose (*Paeonia officinalis*). Die Kultivare blühen in den unterschiedlichsten Farben, am häufigsten sind die Blüten jedoch weiß, rosa bis karmesinrot. Die 7–10 cm großen Blüten gibt es in einfach gefüllter, halb gefüllter bis doppelt gefüllter Form.

In China wird *Bai shao yao* schon seit Jahrhunderten als Heilpflanze verwendet. Die weiß blühenden Pflanzen werden als Kräftigungsmittel (Tonikum) verabreicht, z. B. in der „4-Kräuter-Suppe"; sie wirken auch krampflösend, beruhigen die Leber und helfen bei Menstruationsbeschwerden.

Paeonia officinalis

ECHTE PFINGSTROSE

Die zwei bis drei pistillförmigen Fruchtblätter, die gemeinsam den Fruchtstand der Pfingstrose bilden, geben nachts ein geheimnisvolles Licht ab. Dieses Phänomen der sog. Bio-Luminiszenz wurde schon von den alten Griechen beschrieben. In den folgenden Jahrhunderten zogen die Menschen daraus ihre eigenen Schlüsse und pflückten Pfingstrosen, die als Heilkräuter gedacht waren, nur bei Nacht. Die Pflanze galt als Mittel gegen Albträume, Halluzinationen, Hysterie, Epilepsie, nervöses Zucken (Tic), Veitstanz sowie Geisteskrankheiten. Heute sind diese Indikationen nicht mehr üblich, jedoch befinden sich des ungeachtet in den Wurzeln der Pflanzen heilende Substanzen. Getrocknete Wurzel wird zur Geburtseinleitung und zum Austreiben der Nachgeburt verabreicht, kann aber auch zur Abtreibung verwendet werden. *P. officinalis* ist eine südeuropäische Staude mit etwa 10 cm großen roten Blüten. Durch Kreuzungen und Selektion wurden doppelt gefüllte Formen in anderen Farben gezüchtet, allerdings sind diese weniger bekannt als *Paeonia-lactiflora*-Hybriden. Echte Pfingstrosen benötigen sehr nährstoffreichen, gut gelockerten Boden, die Oberseite der verdickten Wurzeln sollten nicht mehr als 2 cm mit Erde bedeckt sein. Anschließend sollte man die Pflanze mehrere Jahre lang nicht mehr umsetzen und in jedem Frühjahr gut düngen (z. B. mit Pferdemist).

Paeonia suffruticosa syn. *P. moutan*

STRAUCHPÄONIE, BAUMPÄONIE

In China, der Heimat dieses Strauchs, gibt es ganze Felder mit Strauchpäonien, die auch bei uns immer beliebter werden. Auch die Chinesen mögen die Schönheit ihrer Blüten und haben *P. suffruticosa* bereits einige Jahrhunderte vor der Zeitenwende in Kultur genommen, weshalb es immer wieder neue Sorten und Farben gibt. Der Anbau auf Feldern erfolgt jedoch meist, um an die Wirkstoffe in den Wurzeln zu gelangen. Aus getrockneter Wurzel wird eine Abkochung gegen fiebrige Entzündungen und Ekzeme bereitet.

Strauchpäonie (Paeonia suffruticosa).

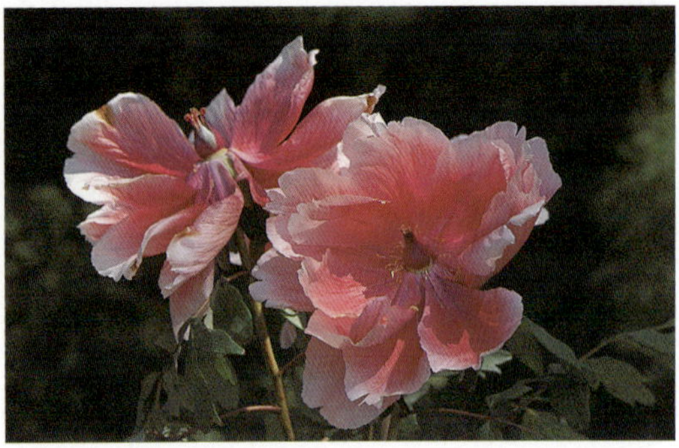

Foto: De Kruidhof, Buitenpost

Strauchpäonien wachsen wild in den Bergen von China, Tibet und Bhutan, wo die ersten Blätter nach der Schneeschmelze erscheinen. In unseren Breiten erwärmt sich die Luft früher, weshalb die Pflanze infolge dieses „Temperaturkicks" bereits im zeitigen Frühjahr ausschlägt und schon bald zu blühen beginnt. Wenn es dann im Mai noch mal frieren sollte, sind die Blätter und großblumigen Blüten gefährdet. Außer in den ersten Wintern, nachdem er gepflanzt wurde, ist der etwa 2 m hohe Strauch äußerst frosthart. Junge Pflanzen sollten daher in den ersten Wintern mit Farnwedeln und Kiefernzweigen zum Schutz vor Frost abgedeckt werden.
Aus dem Fernen Osten kommen jedes Jahr Hunderte neuer Sorten mit einfach, doppelt oder halb gefüllten Blüten in allen Formen und Farben. Doch genauso zahlreich und schnell, wie sie auf den Markt gekommen sind, verschwinden sie auch wieder, so dass es oft aussichtslos, eine bestimmte, bekannte Sorte beim Händler nachzukaufen.

Papaver rhoeas

KLATSCHMOHN, FELDMOHN, FEUERMOHN

Im Mai sieht man oft auf frisch angelegten, sandigen Straßenböschungen Hunderte von Klatschmohnpflanzen rot erblühen. Hier wird wieder einmal die erstaunliche Langlebigkeit der Samen dieser Mohnart verdeutlicht, der oft Jahrzehnte im Boden ruhen kann und erst, wenn er wieder an die Oberfläche gelangt, vom Tageslicht zur Keimung angeregt wird. Oftmals kommt es dann vor, dass diese 1-jährigen Pflanzen gleichzeitig in großer Vielzahl sprießen. Früher war Klatschmohn ein verbreitetes Ackerunkraut, heute wächst er mal in großen Mengen, um dann wieder für ein paar Jahre zu verschwinden. Er kann nur schlecht gegen andere Krautpflanzen konkurrieren und muss daher warten, bis er durch größere Erdarbeiten wieder eine neue Chance zur Besiedlung erhält. Während des Grabenkriegs im 1. Weltkrieg, z. B. in den Schlachtfeldern von Verdun, waren makabrerweise die Bedingungen für den Klatschmohn optimal; infolge des anhaltenden Artilleriefeuers entstanden immer wieder neue Granattrichter und -krater, die erst vom Blut der Gefallenen und später von den

Klatschmohn (Papaver rhoeas).

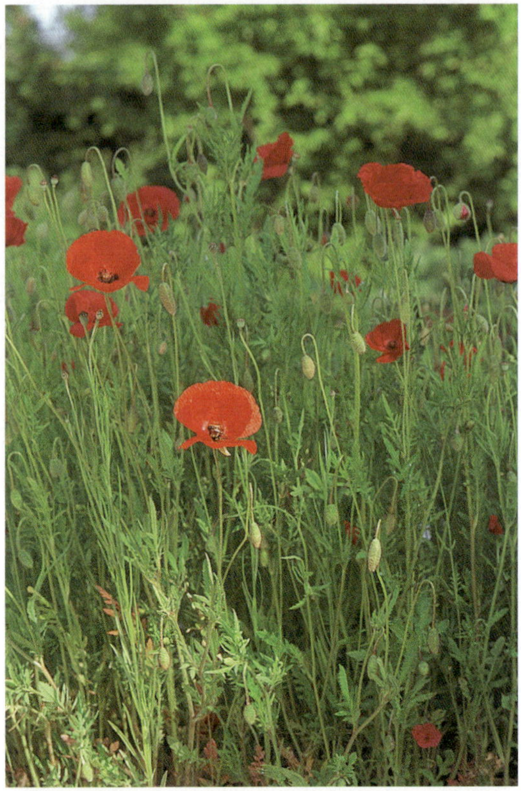

Foto: De Kruidhof, Buitenpost

Klatschmohn (Papaver rhoeas), *Blüte.*

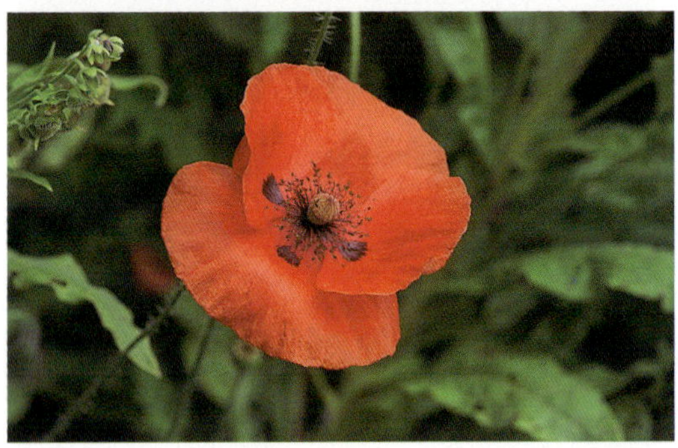

Blüten des Klatschmohns rot gefärbt wurden. Der 11. November, der Gedenktag zum Ende des 1. Weltkriegs, heißt deshalb in den Niederlanden auch „Tag des Klatschmohns".
Früher wurden Klatschmohnblüten getrocknet und aus den Blütenblättern ein Kräutertee gegen Schmerzen und Schlaflosigkeit gekocht. Auch heute noch ist Mohnsaft Bestandteil mancher Hustentee-Mischungen, insbesondere für Kinder. Der Saft aus den Blütenblättern wird teilweise zum Färben von Getränken und Sirup verwendet.

Papaver somniferum

SCHLAFMOHN, GARTENMOHN

Wenn man unreife Samenkapseln des Schlafmohns anschneidet, tritt ein klebriger, weißer Milchsaft aus, der an der Luft zu einer Art braunem Harz vertrocknet, dem Opium. In China wurde das Harz jahrhundertelang in speziellen „Opiumhöhlen" als einschläfernde Droge geraucht. Der Opiumhandel wurde sogar durch ein Staatsmonopol geregelt, worüber Mitte des 19. Jh.s zwischen Großbritannien und China zwei Kriege entbrannten, die sog. Opiumkriege. Die Briten setzten durch, dass keine ausländischen Kaufleute in China Handel mit Opium treiben durften. Heute ist der Opiumhandel fast überall auf der Welt verboten, da Morphin, der Hauptwirkstoff des Schlafmohns, süchtig macht. Auf Grund zahlreicher Drogenabhängiger stellt der Opiumhandel immer noch ein lukratives Geschäft dar. In bestimmten Ländern (z. B. Afghanistan und im so genannten „Goldenen Dreieck" zwischen den Grenzen Thailands, Myanmars und Laos) wird auch heute noch Schlafmohn im großen Stil angebaut.

Die Opiumbauern erzielen die höchste Morphinausbeute, wenn sie die Kapseln am frühen Vormittag ernten; gegen 10 Uhr morgens ist die Konzentration am höchsten, anschließend nimmt sie steil ab und erfährt erst wieder am Folgetag zur gleichen Zeit ein Maximum.

Auf Grund des starken Missbrauchs hat Morphium – so der Handelsname des Morphins – einen üblen Ruf bekommen, dennoch stellte es bis zum Aufkommen von pharmazeutischen Schmerzmitteln oft die einzige Möglichkeit dar, starke Schmerzen zu bekämpfen. Auch heute bekommen unheilbar kranke Patienten sog. Morphium-Cocktails, wenn sie etwa im Endstadium einer Krebserkrankung sehr große Schmerzen haben.

Früher gab man weinenden Kleinkindern, die nicht einschlafen konnten, Tee aus getrockneten Mohnkapseln; durch Überdosierung kam es dabei jedoch mitunter auch zu tödlichen Unfällen. Ausgereift enthalten die Samen keine Morphine mehr, weshalb man Schlafmohn bei uns auch in Feldern anlegt, um die Samen sowie ein daraus gepresstes Öl zu gewinnen. Mohnsamen wird zum Backen von Brot und Kuchen verwendet, während das Öl Farben, Seifen und Salben zugesetzt wird.

Schlafmohn lässt sich leicht 1-jährig ziehen und sät sich selbst Jahr für Jahr auf lockeren Ton- und Sandböden aus. Ursprünglich besitzt *P. somniferum* große violette

Schlafmohn (Papaver somniferum), *Samenkapseln.*

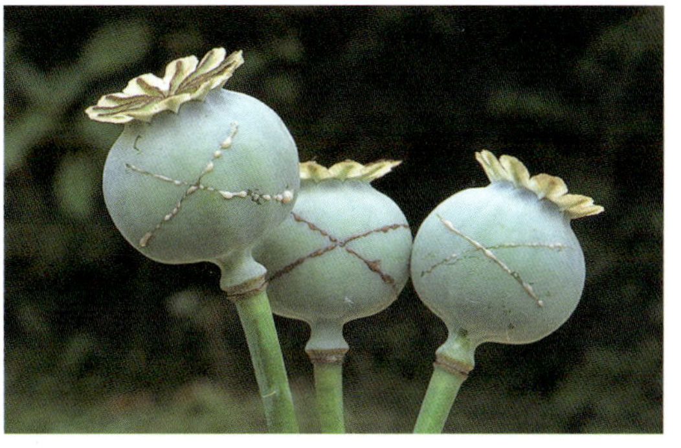

Schlafmohn (Papaver somniferum).

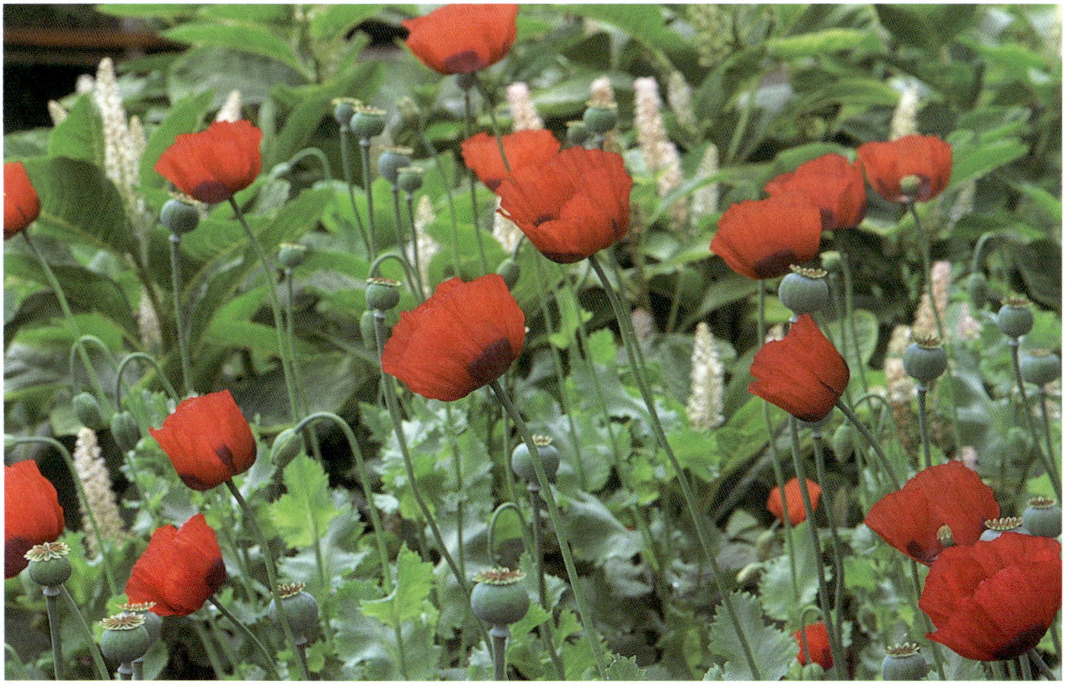

Felder mit Schlafmohn (Papaver somniferum).

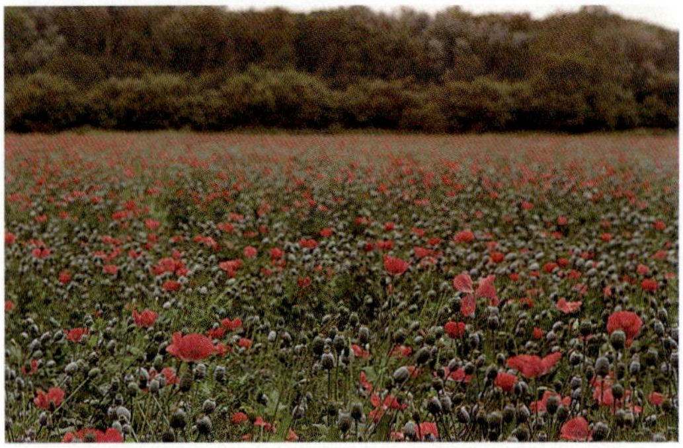

bis dunkelrosa Blüten, manche Zuchtformen für den Garten blühen jedoch rot oder weiß.

Parietaria officinalis syn. *P. erecta*

AUFRECHTES GLASKRAUT

Im Mittelalter verbrannte man in bestimmten Nächten Glaskraut zu rituellen Zwecken, da der Rauch angeblich böse Geister vertreiben sollte, und dem Aberglaube nach sollte der Gestank, den die brennende Pflanze verbreitete, dem Geruch des Höllenfeuers ähneln. Erklärbar wird dieses Phänomen, wenn man weiß, was in der Pflanze enthalten ist, u. a. große Mengen Kalium (was die hellorange Flamme erklärt), Schwefel und Salpetersäure, die der Grund für den stinkenden, ätzenden Rauch sind. Letztgenannte Verbindung wurde unbewusst von vielen Hausfrauen genutzt, die mit Glaskraut verrußte Lampenzylinder reinigten (daher der deutsche Name). Der wissenschaftliche Name *P. officinalis* weist auf die Bedeutung als Heilpflanze hin. Man setzte Glaskraut, das harntreibend wirkt, als Aufguss oder Absud vor allem zur Behandlung von Blasen- und Gallensteinen ein, aber auch bei Harnwegserkrankungen und Ödemen. Obwohl es heute nicht mehr so häufig gebraucht wird, gilt es immer noch als probates Mittel für chronische Nieren- und Blasenleiden. Bei Heuschnupfen und anderen Allergien sollte man es jedoch nicht nehmen.
Parietaria officinalis stammt ursprünglich aus dem Mit-

Glaskraut (Parietaria officinalis).

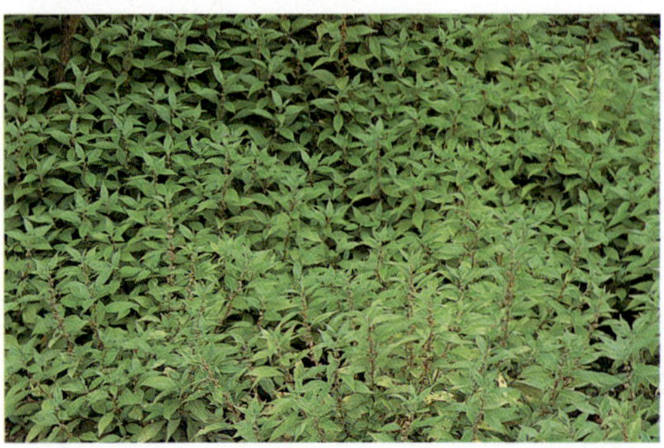

Glaskraut (Parietaria officinalis).

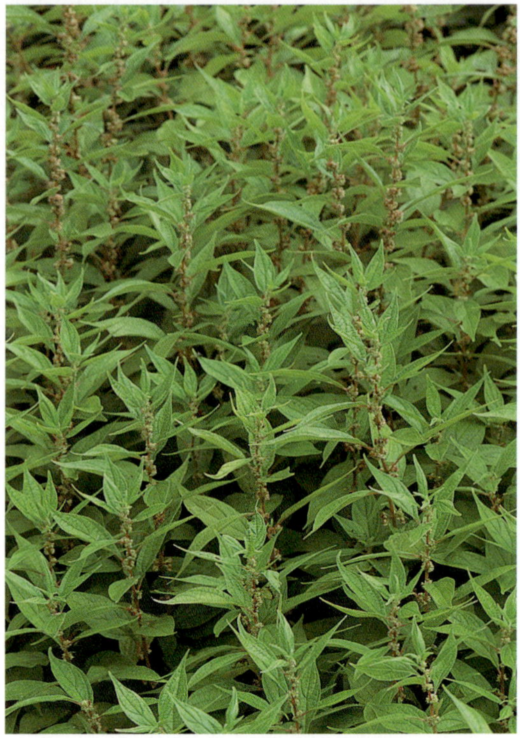

Glaskraut (Parietaria officinalis), *Blüte*.

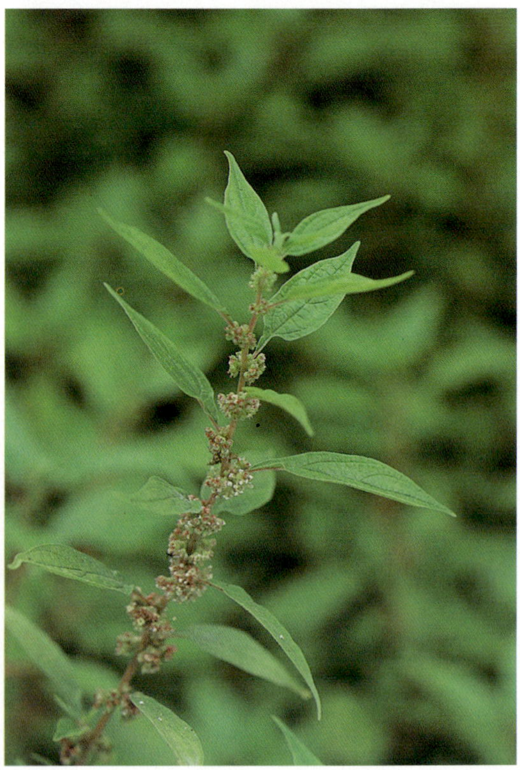

telmeerraum, wächst aber auch nördlich bis Mitteleuropa. Seine Ausbreitung nach Norden steht wahrscheinlich mit seiner Nutzung als Heilpflanze in Verbindung; heute findet man die 1-jährige Art oft in der Nähe alter Gemäuer und Ruinen. Die Blüten dieses Brennnesselgewächses sind eher unscheinbar, im Herbst stirbt der oberirdische Spross ab.

⚕ ✳

Paris quadrifolia

VIERBLÄTTRIGE EINBEERE, PESTBEERE

Paris quadrifolia ist eine sehr geheimnisvolle Pflanze, und nicht allein deshalb, weil sie stets in schattigen, dunklen Wäldern wächst. Aus dem kriechenden Rhizom wächst im Frühjahr ein einzelner Stängel, an dem meist nur ein Quirl mit vier kreuzförmig angeordneten Blättern entsteht. Zwischen Mai und Juni wird darauf eine einzelne Blüte gebildet, der eine ebenfalls einzelne schwarze Beere folgt. Die gesamte Pflanze ist giftig, die meisten Toxine befinden sich jedoch in der Beere und den Wurzeln. Es gab mehrere tödliche Unfälle, weil Kinder angenommen hatten, sie hätten eine dicke Waldbeere entdeckt. Sobald erste Vergiftungserscheinungen, u. a. Erbrechen, auftreten, kann eine ärztliche Behandlung noch helfen, da Einbeerengift sehr langsam wirkt.

Einbeere (Paris quadrifolia).

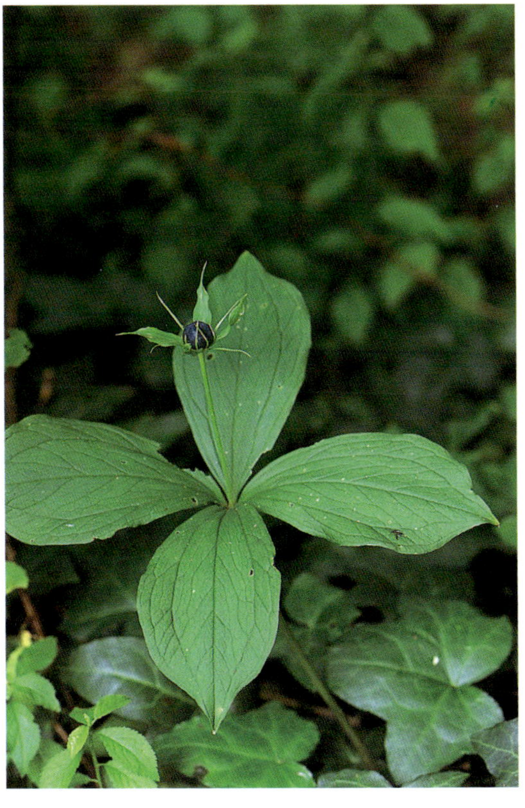

Pastinak (Pastinaca sativa *ssp.* sativa).

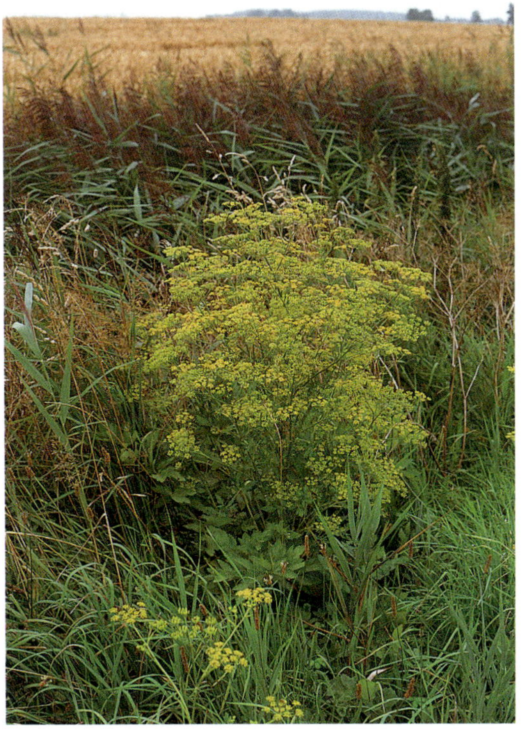

Im Mittelalter galt die Einbeere als Hexenpflanze, mit der man sich aber auch vor Zaubersprüchen schützen konnte. Hierzu wurde eine Beere in die Kleidung eingenäht. Auf gleiche Weise glaubte man sich auch während der großen Pestepidemien vor der Seuche schützen zu können (daher „Pestbeere“).
Heute wird *Paris quadrifolia* nur noch in der Homöopathie als Mittel gegen neuralgische Kopfschmerzen, Gesichtsneuralgien sowie chronische Bronchitis und andere Atemwegsinfektionen genutzt. Die Staude wächst auf sickerfeuchtem Ton- und Lehmboden in Auwäldern sowie krautreichen Eichen- und Buchenwäldern.

⚕ ✳

Pastinaca sativa ssp. *sativa*

PASTINAK, HAMMELMÖHRE

Vor dem Siegeszug der Kartoffel in Europa zählte Pastinak mit zu den bedeutendsten Grundnahrungsmitteln. Die bleichen Pfahlwurzeln dieses Doldenblütlers konnte man gut einlagern und im Winter als Gemüse verzehren (zumal er erst nach mehreren Wochen Lagerung am besten schmeckt). Heute gewinnt Pastinak wieder an Beliebtheit und wird sehr oft in „Bio-Läden“ verkauft und in Babynahrung verarbeitet.
Pastinak wächst etwa 90–100 cm hoch und bringt als 2-jährige Art im Juli des 2. Jahrs eine Dolde aus sattgelben Blüten hervor. Getrocknete Samen sind ein ideales

Küchengewürz, sie eignen sich gut für Salate, Gemüsesuppen und – kurz vor Ende der Garzeit – auch an Sauerkraut. Ähnlich wie Kümmel verhindern die Pastinaksamen starke Blähungen, wie sie nach dem Genuss von Kohlgerichten auftreten. In der Kräutermedizin verwendet man einen Aufguss aus getrockneten Samen bei Magen-Darm-Beschwerden, Ödemen sowie Nieren- und Blasenleiden. Manche Menschen sind gegen Pastinak

Sorte der Stinkenden Passionsblume.

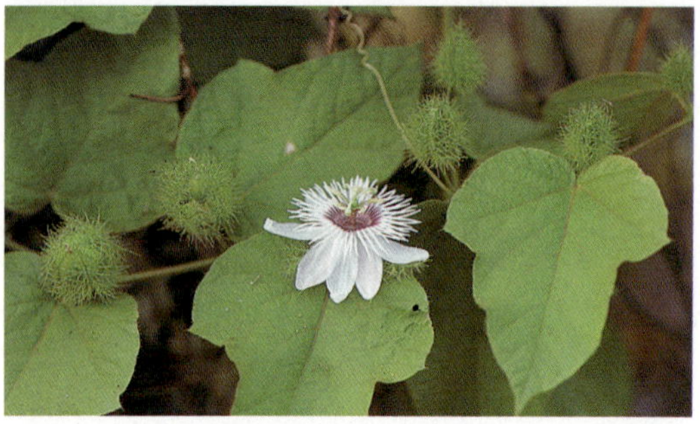

allergisch und reagieren mit Hautausschlag. In freier Natur wächst Pastinak europaweit an sonnigen Standorten mit Lehm- oder Kalkböden, besonders gedeiht er an Feldrainen und Straßenrändern.

Passiflora foetida

STINKENDE PASSIONSBLUME, STINKENDE GRANADILLA

Wenn man die fein behaarten Stängel dieser Passionsblume berührt, riecht man einen üblen Gestank. Diese Liane stammt aus Mittel- und Südamerika und liefert wohl schmeckende Früchte. *Passiflora foetida* ist sehr formenreich, und man kennt ca. 50 verschiedene Varietäten. Hier ist die von den Galapagos-Inseln stammende Varietät *P. fl.* var. *galapagensis* abgebildet. Ihre Knospen wie auch später die orange-gelben Früchte sind von einem geweihartig verästelten Blütenkelch umgeben; die Blüte selbst ist weiß mit purpurfarbener Mitte. Bei uns muss man Passionsblumen generell unter Glas züchten, wobei die Temperatur im Winter 5 °C nie unterschreiten sollte.

In Amerika nimmt man die Wurzeln der Liane als krampflösendes Mittel; sie wirken offenbar aber auch schleimlösend, bei Hysterie und typischen Frauenleiden. Hautinfektionen lassen sich mit einem Breiumschlag aus Blättern behandeln.

Passiflora incarnata 'Incense'

INKARNAT-PASSIONSBLUME

Die Ziersorte 'Incense' entstand bei dem Versuch, eine Passionsblume mit wohl schmeckender Frucht und

Sorte der Inkarnat-Passionsblume (P. incarnata *'Incense'*).

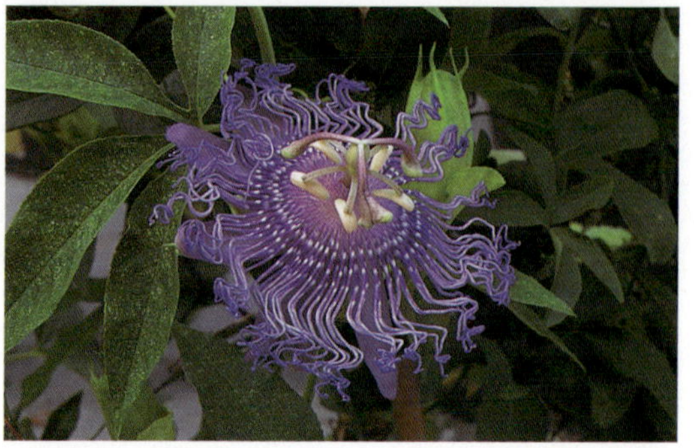

höherer Resistenz gegen niedrige Temperaturen zu züchten. Letzteres gelang zwar, jedoch schmeckt die Frucht eher mittelmäßig. 'Incense' ist ein Kultivar der medizinal bedeutenden Inkarnat-Passionsblume (*P. incarnata*). Die oberirdischen Sprossteile werden frisch oder getrocknet zu Arzneien gegen Schlaflosigkeit, Nervosität und Parkinson-Krankheit verarbeitet. Homöopathische Tinkturen lindern Schmerzen und Krämpfe. In ihrer Heimat Nordamerika wächst *Passiflora incarnata* wild an geschützten, trockenen Standorten, wo die Liane sogar winterliche Temperaturen bis –16 °C überdauert. Bei uns stirbt die Pflanze nach einem Frost oberirdisch komplett ab, um dann im nächsten Frühjahr nur allmählich wieder nachzuwachsen. Die Blüte erfolgt dann erst ab Herbst. Daher hält man sie in unseren Breiten idealerweise im Kübel. Nach Möglichkeit sollte man sie im Winter an einem sonnigen Ort aufstellen, wo die Temperaturen 12 °C nicht unterschreiten. Unter diesen Bedingungen bleibt die Kletterstaude weiterhin grün.

Pelargonium capitatum

Die Büschel der rosa- bis mauvefarbenen Blüten erheben sich bei dieser Duftpelargonie über die samtigen, gekräuselten Blätter. Mit etwa 2 cm Breite und Höhe sind die Blüten verhältnismäßig groß, zumal *P. capitatum* nicht auf Grund der Blüten gezüchtet wird. Der Duft wird aus den Blättern verströmt und insbesondere bei

Rosenpelargonie (Pelargonium graveolens).

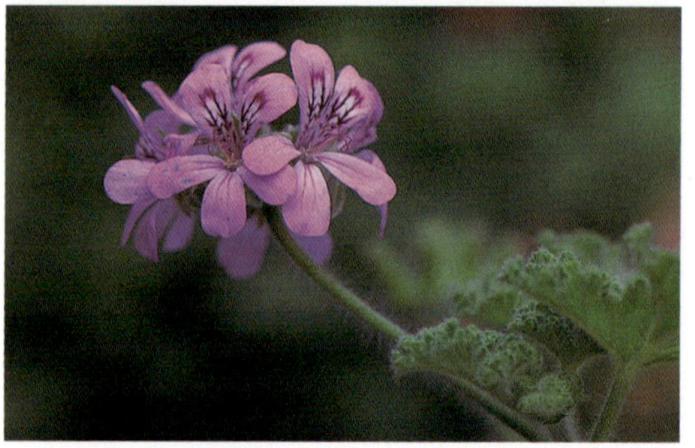

Rosenpelargonie (Pelargonium graveolens).

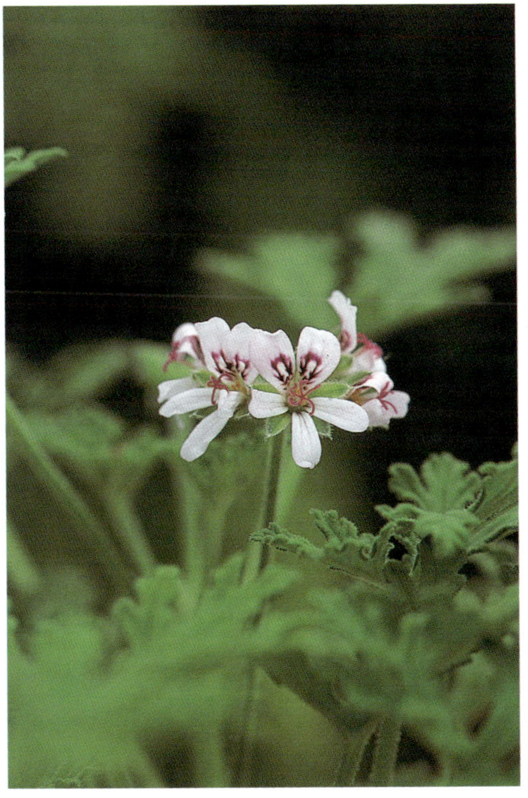

Berührung freigesetzt. Daher pflanzt man Duftpelargonien gerne am Wegrand, damit Spaziergänger den Duft auslösen und genießen können. Zu Gebrauch und Zucht siehe *Pelargonium graveolens.*

Pelargonium graveolens

ROSENPELARGONIE, ZITRONENDUFT-PELARGONIE

Die Entdeckung von *Pelargonium graveolens* in Südafrika stellte eine kleine Sensation dar: Die ätherischen Öle aus den Blättern rochen intensiver nach Rosen als Rosen selbst. Die Parfümhersteller waren begeistert und züchten seit dieser Zeit Rosenpelargonien, um daraus Geranienöl zu gewinnen, das häufig für Kosmetika, Seifen und Arzneimittel benötigt wird. Der irritierende Name „Geranie" statt „Pelargonie" behauptet sich im Volksmund hartnäckig, obwohl dies zu Verwechslungen mit den Vertretern der einheimischen Gattung *Geranium* (= Storchschnabel) führen kann, während alle Vertreter der Gattung *Pelargonium* aus Afrika stammen. Pelargonien vertragen kaum Frost und müssen deshalb im Haus überwintern. Man sollte sie an einen kühlen Ort stellen und kaum gießen. Auf diese Weise machen sie eine Ruhephase durch und wachsen im Frühjahr wieder schön nach. Schösslinge, die sich während dieser Zeit gebildet haben, sollte man im Frühjahr im Ganzen entfernen. Aus den Blättern der Rosenpelargonie kann man einen stärkenden Kräutertee zubereiten, der auch desinfizierend ist und den Kreislauf anregt. Akne oder Ekzeme lassen sich mit einer in dem Aufguss getränkten Kompresse behandeln.

Die intensiv duftenden Blätter halten auch Mücken und andere lästige Insekten fern. Junge Blätter kann man zum Garnieren von Eis, Dessert, Likören und Softdrinks verwenden, machen sich aber auch gut in Potpourris. Ein paar Tropfen Geranienöl, in einem Öllämpchen verbrannt, verbreiten einen aufmunternden Duft im Haus, der gleichzeitig beruhigend wirkt und prämenstruelle

Zitronenpelargonie (Pelargonium odoratissimum).

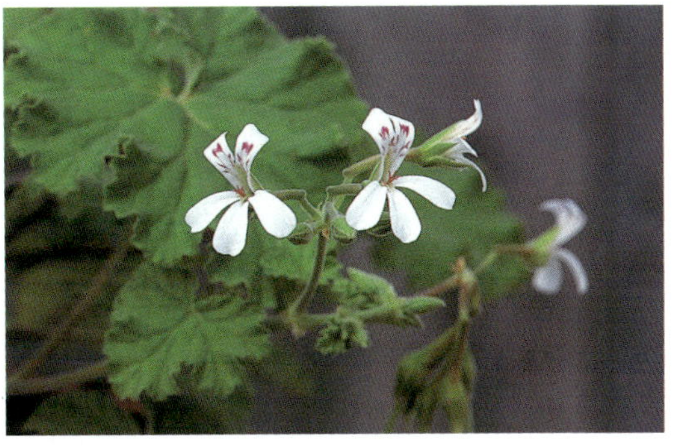

Pelargonium *'Rober's Lemon Rose'.*

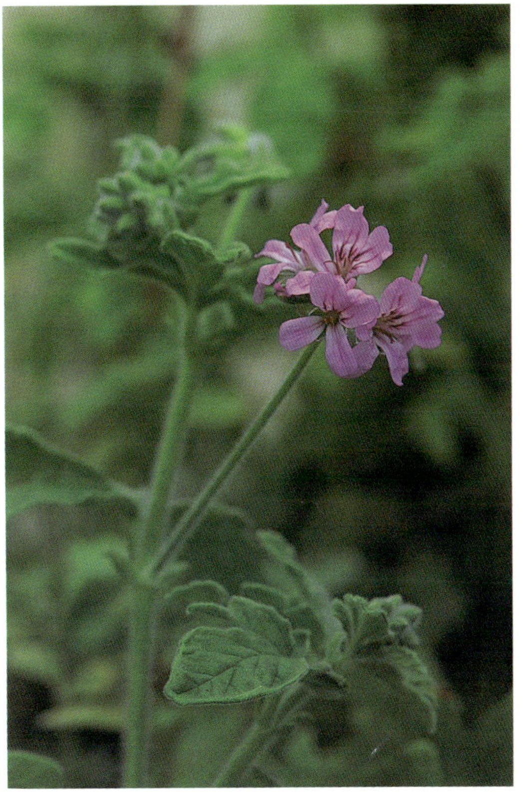

Anspannung behebt. Als Badezusatz wirkt Geranienöl ebenfalls entspannend und belebend.

Pelargonium odoratissimum

ZITRONENPELARGONIE

Die kleinen weißen, rot überhauchten Blüten der Zitronenpelargonie bilden einen scharfen Kontrast zu den großen, gewellten, beinahe runden, hellgrünen Blättern, die einen starken Apfel- oder Zitrusduft verströmen. Zu Gebrauch und Zucht siehe *Pelargonium graveolens.*

Pelargonium 'Rober's Lemon Rose'

Die flaumig behaarten Blätter dieses Kultivars enthalten ätherische Öle mit frischem Zitrus- und Rosenduft, der an den von Rosenpelargonien erinnert. Dies verwundert insofern kaum, da 'Rober's Lemon Rose' aus *P. graveolens* gezüchtet wurde. Beide sehen sich sehr ähnlich, wobei 'Rober's Lemon Rose' zwar kräftiger ist, jedoch kleinere Blüten besitzt. Zu Gebrauch und Zucht siehe *Pelargonium graveolens.*

Pelargonium tomentosum

PFEFFERMINZPELARGONIE

Die Blätter der Pfefferminzpelargonie werden jeweils etwa 6 cm breit und sind völlig mit drahtigen Härchen bedeckt. Die weißen, purpur gezeichneten Blüten sehen nicht sehr schön aus. *P. tomentosum* wird daher vor allem auf Grund seines Blattwerks gepflanzt, das bei Berührung nach Minze duftet. Zu Gebrauch und Zucht siehe *Pelargonium graveolens.*

Pfefferminzpelargonie (Pelargonium tomentosum).

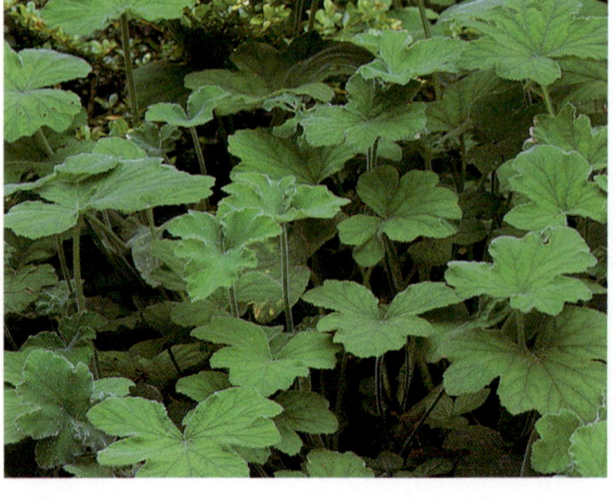

Pelargonium tomentosum *'Chocolate'.*

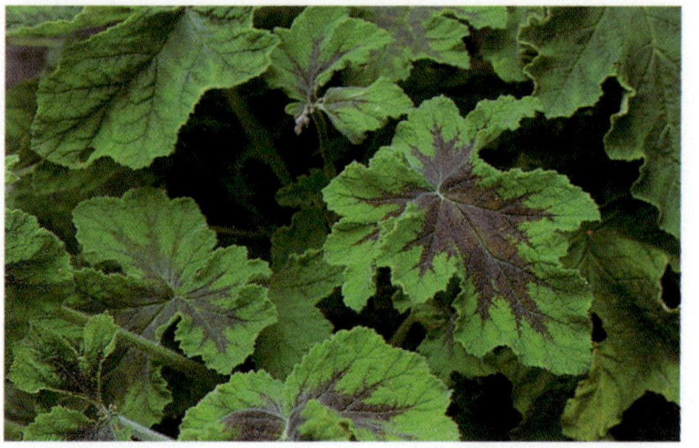

Pelargonium tomentosum 'Chocolate'

Bei diesem Kultivar der Pfefferminzpelargonie besitzt jedes Blatt in der Mitte eine große, schokoladenbraune Zeichnung (daher der Sortenname 'Chocolate'). Die Blätter duften wie *P. tomentosum* nach Pfefferminze. Zu Gebrauch und Zucht siehe *Pelargonium graveolens.*

Perilla frutescens

SCHWARZNESSEL, SHISHO

Schwarznessel zählt wie Basilikum zu den Lippenblütlern, wird jedoch trotz seiner aromatisch schmeckenden Blätter in der westlichen Küche nicht als Gewürz verwendet. Bei uns zieht man vor allem die rotblättrigen Sorten als Zierpflanzen. *Perilla frutescens* 'Atropurpurea' besitzt glänzende, rötlich-violette Blätter. Die Varietät *P. fr.* var. *nankinensis* besitzt zwar die gleiche Farbe, ihre Blätter sind jedoch gekräuselt und scharf gezähnt.

In der japanischen Küche nimmt *P. frutescens* eine wichtige Rolle ein. Mit *shisho* werden eingelegte Gemüse, aber auch roher Fisch gewürzt, der oft zusammen mit den Samen serviert wird. Das Kraut wirkt abführend, schleimlösend und bakterizid, weshalb es sich gut gegen Erkältungen mit hartnäckigem Husten und zähem, fest

Schwarznessel-Kultivar (Perilla frutescens *'Atropurpurea'*).

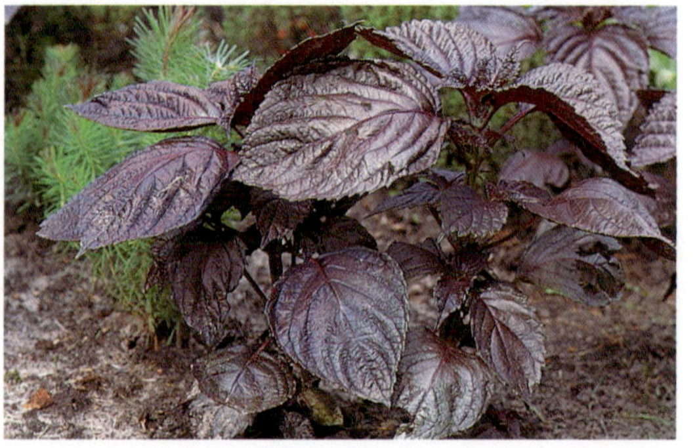

sitzendem Schleim eignet. Schwarznesselöl wird zur Aromatisierung von Lebensmitteln, Tabak und Kosmetika verwendet.

Persicaria bistorta syn. *Bistorta officinalis, Polygonum bistorta*

SCHLANGENKNÖTERICH, SCHLANGENWIESENKNÖTERICH

Die verdrehten, gewundenen Rhizome des Schlangenknöterichs ragen aus dem Boden heraus und erinnern an kleine Schlangen, weshalb man ihn - entsprechend der Signaturenlehre - für ein Mittel gegen Schlangenbisse hielt. Diese früher sehr populäre Theorie kann sich gegen moderne wissenschaftliche Erkenntnisse kaum halten, findet aber immer noch ihre Anhänger. Dennoch enthalten die Wurzeln heilende Wirkstoffe, z. B. adstringierende Gerbstoffe, die man etwa gegen Durchfall einsetzen kann. Auf Grund seiner schonenden Wirkung ist Tee aus Schlangenknöterich vor allem für Kinder und geschwächte Patienten geeignet, sollte aber von Magenpatienten gemieden werden. Aus den Blättern wird ein Mundwasser für entzündetes Zahnfleisch hergestellt.
Korrekterweise müsste der offizielle botanische Name des Schlangenknöterichs *Bistorta officinalis* lauten, den

Schlangenknöterich (Persicaria bistorta).

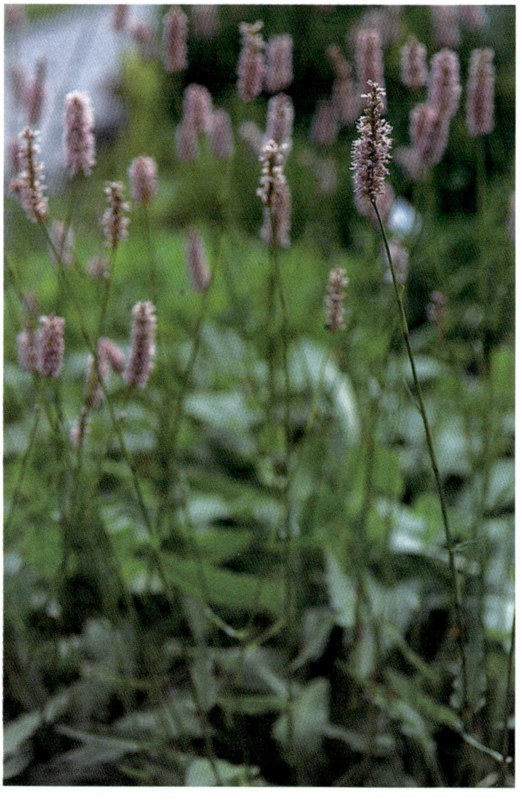

Gemeine Pestwurz (Petasites hybridus).

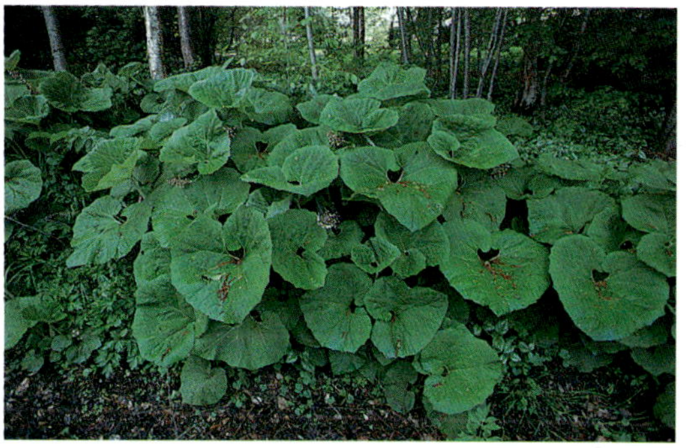

hier verwendeten Namen *Persicaria bistorta* wie auch den ebenfalls veralteten *Polygonum bistorta* findet man jedoch noch in vielen Lehrbüchern.
Schlangenknöterich findet man in ganz Europa vor allem auf Feuchtwiesen. An günstigen Standorten kann diese Staude große Bestände bilden. Von Mai bis September ist er besonders auffällig, wenn seine rosafarbenen, in Ähren stehenden Blüten aus dem Gras ragen.

Petasites hybridus

GEMEINE PESTWURZ

Wie der Name schon sagt, versuchte man früher, auch mit *Petasites hybridus* ein Kraut gegen die Pest zu finden. Man legte die großen Blätter auf die Pestbeulen der Erkrankten, um so den schwarzen Tod abzuwehren. Immerhin dürften bei manchen die Beulen kleiner geworden sein, da im Blatt desinfizierende und heilende Wirkstoffe enthalten sind. Wahrscheinlich wusste man dies schon in der Eisenzeit, wie Reste eines Bündels Pestwurzblätter belegen, die an einer prähistorischen Lagerstätte in Österreich gefunden wurden.
Während der letzten Jahrhunderte wurde Pestwurz vor allem zur Behandlung von Husten, Bronchialkatarrh und anderer Atemwegserkrankungen eingesetzt, obwohl Huflattich (*Tussilago farfara*) hierzu besser geeignet ist. Die medizinische Forschung hat jedoch einen neuen Verwendungszweck für diesen Doldenblütler gefunden: Pestwurz wirkt spasmolytisch, d. h. krampflösend, insbesondere bei Magen- und Gallenkoliken. In der Homöopathie wird das Kraut als schleimlösende, schmerzstillende und krampflösende Arznei verschrieben.
Pestwurz ist eine einheimische Staude, die man auf basischen Böden an fast jedem Bach oder anderen feuchten Standorten findet. Der große ährenförmige Blütenstand erscheint im Frühjahr vor den sehr großen Blättern, die mitunter den gesamten Uferbereich bedecken können.

Petersilie (Petroselinum crispum).

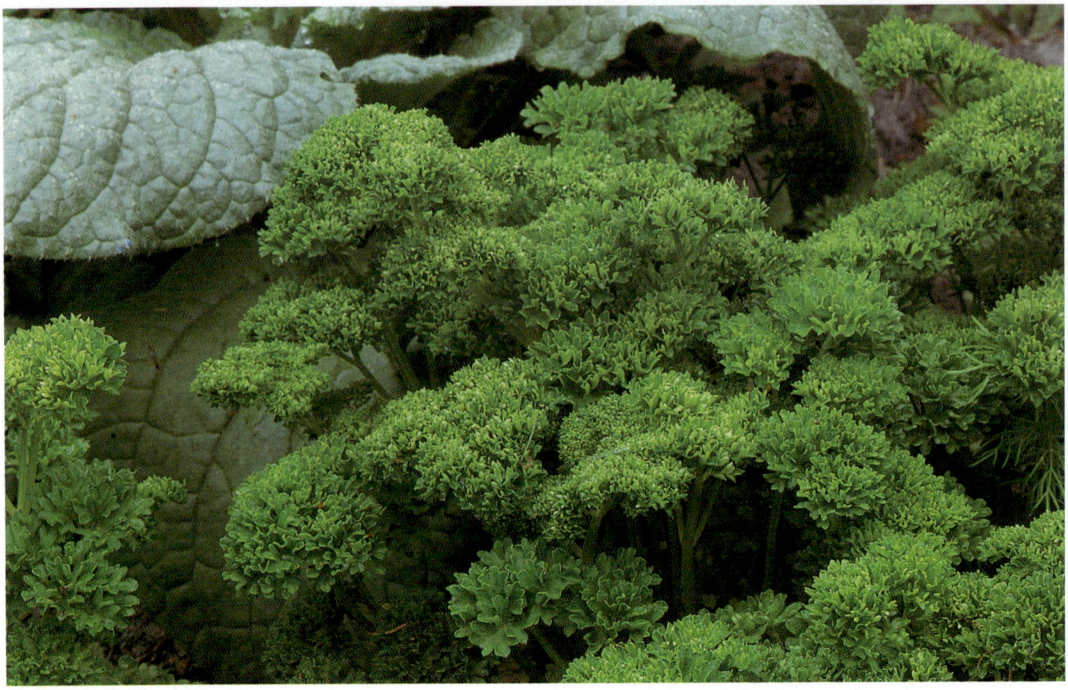

Petroselinum crispum

PETERSILIE, BITTERSILCHE

Petersilie zählt wohl mit zu den bekanntesten und am häufigsten verwendeten Küchenkräutern. Fein gehackt rundet es Suppen, Salate, Kartoffeln, Fischgerichte und Eierspeisen ab. Die Wurzel wird frisch oder getrocknet zum Anbraten bzw. als Suppengewürz verwendet, findet sich aber auch im bekannten *bouquet garni* wieder. Getrocknete Petersilie verliert ihr Aroma, weshalb man im Notfall auf tiefgefrorene Ware zurückgreift, wenn keine frische Petersilie zur Hand ist. Ansonsten kann man sie im Freiland nahezu ganzjährig ernten: Bei Aussaat im März kann bereits von Mai bis Ende des Sommers geerntet werden, wer später erneut aussät, hat dann noch bis Winterbeginn frische Petersilie aus eigenem Garten; Petersilie, die unter Glas gezogen wird, kann man sogar noch ernten, wenn die restliche Vegetation vom Frost bedroht ist. Das mineralstoff- und vitaminreiche Kraut (Petersilie enthält Vitamine A, C, E und Eisen) ist sehr gesund. Frische Petersilie verleiht guten Atem, fördert die Verdauung und wirkt entwässernd. Besonders deshalb eignet sie sich für Menschen, die an Ödemen, Rheuma sowie Nieren- oder Gallenbeschwerden leiden. Schwangeren wird davon abgeraten, Präparate aus Petersilienkonzentraten oder gar Petersilienöl einzunehmen. Petersilienöl wird zur Aromatisierung von Lebensmitteln sowie als Duftstoff in Parfüms verwendet.

Der 2-jährige Doldenblütler stammt ursprünglich aus dem Mittelmeerraum, wird bei uns jedoch meist 1-jährig gezogen. Die nur zögerlich keimenden Samen werden im

Petersilie (Petroselinum crispum), *Blüten.*

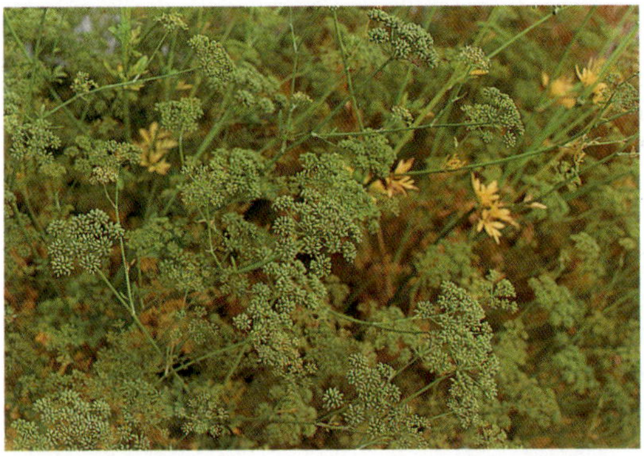

Foto: De Kruidhof, Buitenpost

März ausgesät, wobei der Boden nicht austrocknen darf. Auch die Pflanzen selbst sollten nicht auf trockenem Boden stehen, da sie sonst zu blühen beginnen und dann als Küchenkraut wertlos sind. Petersilie sollte man daher am besten im Halbschatten in leicht feuchte, ergiebige Böden pflanzen. Verdunstungsschutz erreicht man auch, wenn man die Keimlinge mit Plastikfolie abdeckt.

Der Gärtner kennt etliche Sorten, das intensivste Aroma besitzt aber nicht die krause Form (die vielleicht bei uns bekannter ist), sondern die sog. glatte Petersilie. Speziell als Petersilienwurzel wird die Varietät *Petroselinum crispum* var. *tuberosum* angebaut.

Bohne (Phaseolus vulgaris).

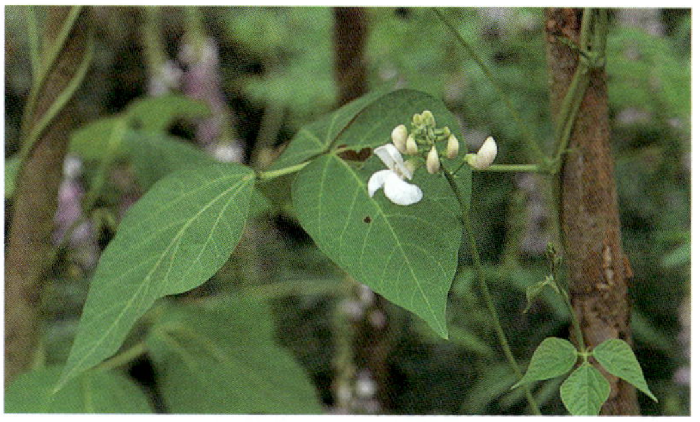

Phaseolus vulgaris

BOHNE, GARTENBOHNE, FISOLE

Die Bohne ist Ausgangsform einer Vielzahl von Hülsenfrüchten, wie z. B. Sau-, Brech-, Kidney- oder Dicken Bohnen. Die 1-jährige Kletterpflanze stammt aus den Tropen Südamerikas (wahrscheinlich den Anden) und wird in Europa als Gemüse gezogen; sie wird etwa 4 m hoch, indem sie sich an Stangen, Bäumen oder anderen Stützhilfen emporrankt. Bohnen blühen weiß, rosa oder karmesinrot.

Bohnen werden nicht nur gekocht, die Samen wie auch ihre Schalen („Hülsen") können getrocknet und dann auch als Medizin verwendet werden. Sie sind stark entwässernd, weshalb sie sich ideal zur Behandlung von Ödemen, Blasen- und Nierenleiden sowie Gicht und Rheuma eignen. Die blutzuckersenkende Wirkung von Bohnenschalen ist einerseits recht gering, zum zweiten auch nicht ausreichend bewiesen.

⚕ 🥄

Physalis alkekengi syn. *P. franchettii*

LAMPIONBLUME, WILDE BLASENKIRSCHE

In Herbst und Winter sind Zweige der Lampionblume ein beliebter Fensterschmuck. Am besten pflückt man sie, wenn sich die „Laternen" – d. h. die papierballonartigen Blütenkelche – orange zu verfärben beginnen. Lose Lampions werden auch gerne in Trockensträuße oder Obstarrangements eingebunden.

Im Innern einer solchen „Laterne" befindet sich eine orangerote Beere, die früher medizinal verwendet wurde. Getrocknete Beeren wurde als harntreibende Medizin bei Rheuma, Arthritis und Gicht verzehrt. In der Homöopathie wird eine Tinktur zur Behandlung von Gelbsucht sowie Nieren- und Blasenleiden verabreicht. *Physalis alkekengi* wächst als Wildpflanze in Südeuropa, bei uns ist sie sogar winterhart. Die etwa 50 cm hohe Staude verbreitet sich über Wurzelausläufer und kann so im Garten zur Plage werden. Wenn die Blüte im Sommer vorbei ist, reifen die Früchte im Herbst.

⚕ ✳

Lampionblume (Physalis alkekengi).

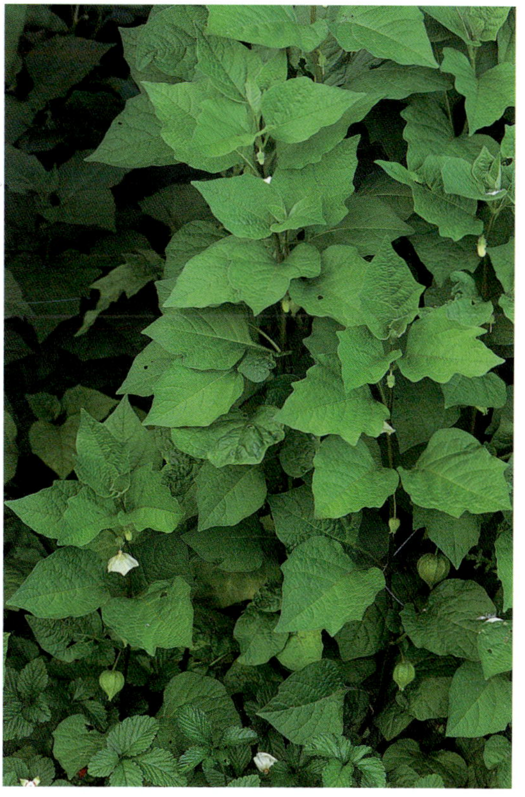

Lampionblume (Physalis alkekengi), *Blüte.*

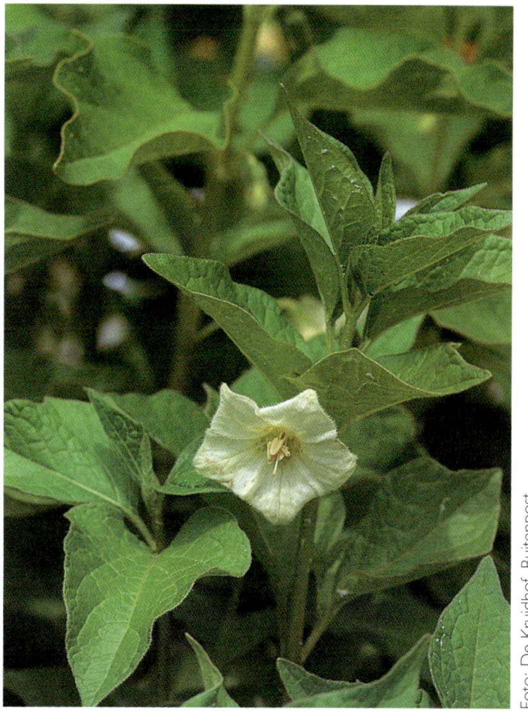

Foto: De Kruidhof, Buitenpost

Trockenstrauß aus Lampionblumen.

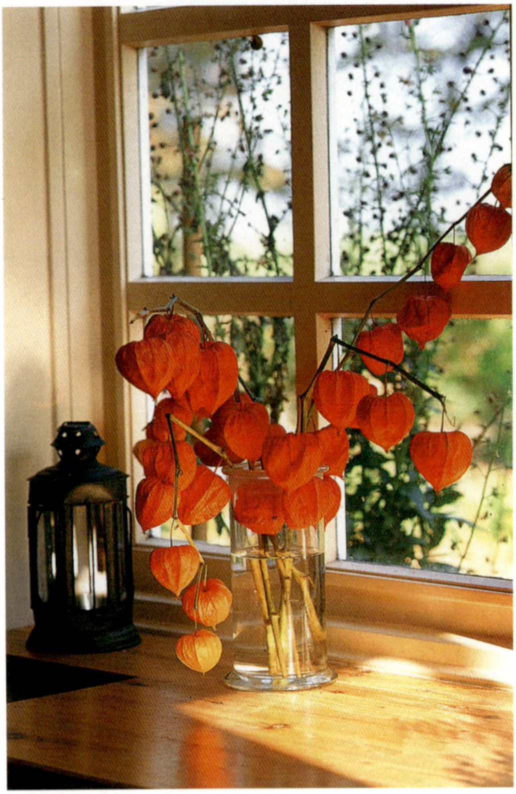

Phytolacca americana syn. *P. decandra*

AMERIKANISCHE KERMESBEERE

Diese nordamerikanische Staude gehört zu den vielen indianischen Heilpflanzen, deren medizinale Effektivität durch moderne Forschungsergebnisse bestätigt wurde. Die Indianer kauten Früchte und Samen der Kermesbeere, die einerseits arthritische Beschwerden linderten, andererseits drastisch abführten. Allerdings wussten die Uramerikaner genau, welche Dosis die richtige war, denn im Übermaß eingenommen ist *P. americana* giftig. Daher sollte man sämtliche Teile der Pflanze nur unter fachkundiger Aufsicht einnehmen.

Heute verwendet man getrocknete Wurzeln, um Rheuma und rheumatische Arthritis zu behandeln bzw. um das Lymphsystem bei Drüsenfieber, speziell pfeifferschem Drüsenfieber, zu „reinigen". Äußerlich gibt es Präparate auf Kermesbeeren-Basis gegen Krätze, Ekzeme, Schuppenflechte und Pilzinfektionen. Schwangere sollten das Kraut generell meiden.

Aus den Beeren lässt sich eine Beize bereiten, mit der man Wolle und Stoffe rot oder purpur färben kann. In ihrer Heimat wächst *Phytolacca americana* wild auf Ödland und lockeren Magerböden, wo sie meist 1,5–2 m hoch wird, auf humusreichem Grund kann sie mitunter eine Höhe von 4 m erreichen. In Europa wird sie seit Jahrhunderten als Zierpflanze gehalten, selten findet man verwilderte Exemplare. Kermesbeeren bringen weiße, in Trauben stehende Blüten hervor, denen dunkelpurpurne Beeren folgen, die burgunderroten Saft enthalten.

Die Beeren werden von Vögeln gefressen, die Samen mit deren Kot verbreitet.

Amerikanische Kermesbeere (Phytolacca americana).

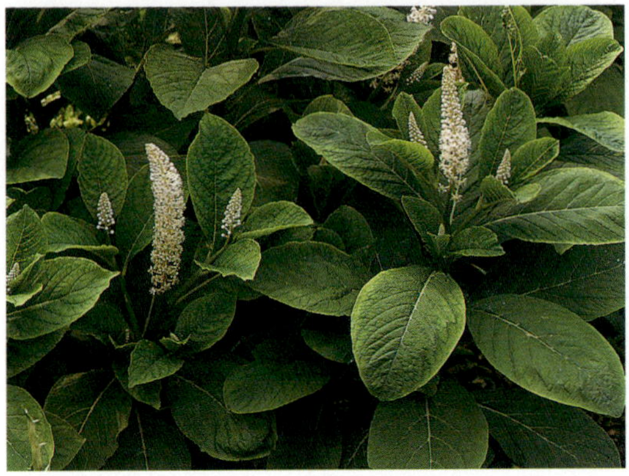

Amerikanische Kermesbeere (P. americana), *Blüten.*

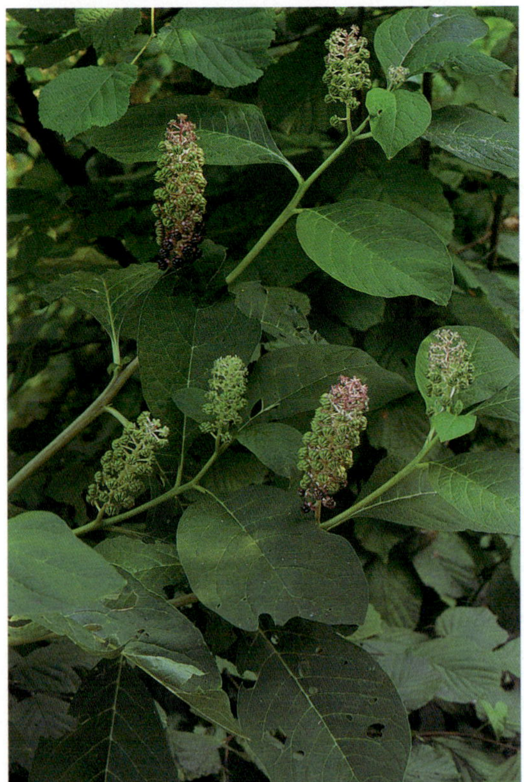

Picea abies *'Diedorfiana'*.

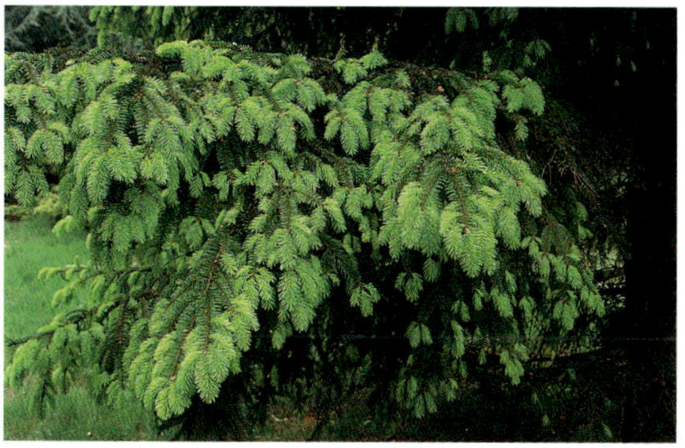

Picea abies

FICHTE, ROTTANNE

Fichten zählen mit zu den nützlichsten Bäumen Europas. Viele kennen sie vielleicht nur als Weihnachtsbaum, doch ist die Fichte der wirtschaftlich bedeutendste Lieferant von Weichholz. Außerdem wird aus ihrem Harz Terpentin gewonnen, mit dem man Farben und Lacke verdünnen sowie Pinsel reinigen kann.
Ihre Nadeln enthalten ein intensiv duftendes ätherisches Öl, das schleimlösend wirkt; als Inhalation oder Badewasserzusatz befreit es die Atemwege und wirkt entspannend. Fichtennadelöl hilft bei Erkältung, Asthma, Keuchhusten und anderen Atemwegserkrankungen.
In der Homöopathie wird *Picea abies* zum Schutz der Schleimhäute sowie zum Lösen von fest sitzendem Schleim verabreicht.

⚕ ♁ ✳

Pimpinella anisum

ANIS, BROTSAME

Anissamen enthalten zu etwa 2 % ätherische Öle (meist Anethol), die den typischen Anisgeschmack ausmachen. Seit der Zeit der Pharaonen werden die Samen als Küchengewürz verwendet. Heute werden sie bei der Herstellung von Backwaren, Curry-Gerichten und eingelegten Gurken verwendet, da sie die Verdauung fördern und Blähungen verhindern, weswegen man sie auch an manche Kohlgerichte gibt.
Anisöl wird zum Aromatisieren alkoholischer Getränke verwendet (z. B. Anisette, Pernod oder Aquavit) oder zu Hustensäften, Anisbonbons und Lutschpastillen verarbeitet. Die medizinale Wirkung von Anis besteht darin, Krämpfe zu lösen und Infektionen (insbesondere im Magen-Darm-Trakt) abzuwehren. Weiterhin regt es den Appetit an, löst zähen Schleim, lindert Hustenbeschwerden und ist leicht schmerzstillend. Stillende werden herausfinden, dass Anistee auch den Milchfluss fördert.
Anis ist ein aufrechter, 1-jähriger Doldenblütler, der aus der östlichen Levante stammt. Meist wird er in trockeneren Landstrichen auf kalkreichem Boden gezogen. Im

Anis (Pimpinella anisum).

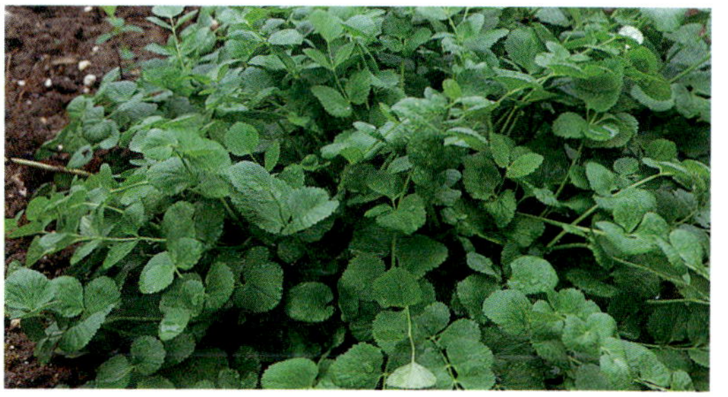

feuchteren Klima unserer Breiten tut sich Anis schwer. Die Aussaat ins Freiland sollte von April bis Mai erfolgen, wobei man auf einen warmen, geschützten Standort auf lockerem, gut drainiertem, kalkreichem Boden achten sollte.

⚕ ♁ ⫴ ✳

Pimpinella major

GROSSE BIBERNELLE, PIMPERNELL

Die Große Bibernelle galt früher – ähnlich wie die verwandte Kleine Bibernelle (*Pimpinella saxifraga*) – als Mittel gegen Nierensteine, Cholera und Pest. Moderne

Große Bibernelle (Pimpinella major).

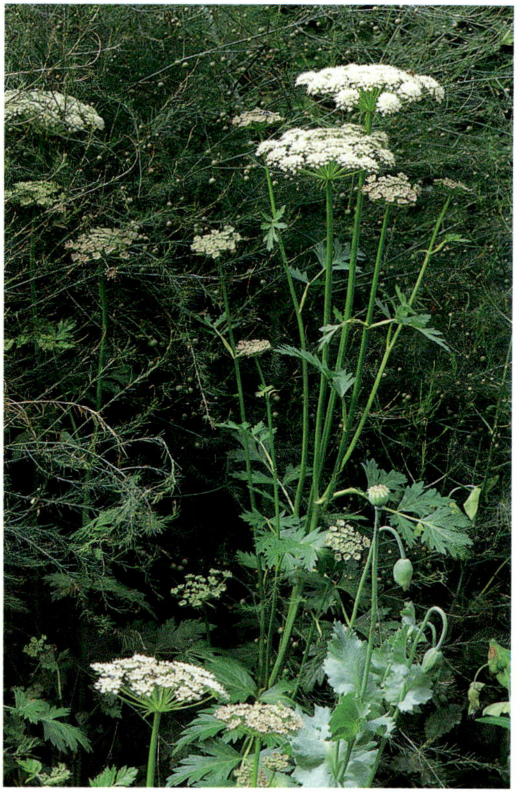

Forschungsergebnisse konnten dies allerdings nicht bestätigen.
Heute ist man sich einig, dass *P. major* zur Behandlung von Bronchial- und anderen Atemwegserkrankungen durchaus eingesetzt werden kann. Tee aus getrockneter Wurzel hilft u. a. bei Erkältung, Heiserkeit, Bronchitis, Asthma, Halsentzündung sowie als schleimlösendes Mittel. Trotz ihres kräftigen Aromas werden frische Bibernellblätter zum Würzen von Suppen, Saucen, Fischgerichten, Käse und Salaten (vor allem Tomatensalat) verwendet. Die Staude wird etwa 1 m hoch und bevorzugt Standorte mit feucht-frischem Tonboden, oft im Gebirge. In West- und Mitteleuropa findet man sie mitunter auch an Straßenrändern.

Pinus mugo syn. *P. pumilio*

KRUMMHOLZKIEFER, ECHTE LEGFÖHRE

Das ätherische Öl aus den Nadeln dieser Konifere („Latschenkiefernöl") wird von Bronchitiskranken geschätzt, da es ihnen nach Inhalation die Atemwege befreit. Darüber hinaus ist das Öl auch wichtiger Bestandteil von Antirheuma-Salben.
Pinus mugo wächst als flacher, buschiger Baum („Knieholz") in den Gebirgen Süd- und Mitteleuropas. Auf Grund ihres kompakten Wuchses eignet sich diese Kiefer ideal für Kleingärten. Im Laufe der Jahre wurden Hunderte von zum Teil sehr unterschiedlichen Kultivaren gezüchtet; so wird z. B. die sehr populäre 'Zundert' nie höher als 1 m. Ihre Nadeln vergilben im Winter stark, werden im Sommer jedoch wieder grün. Krummholzkiefern sollten nie in saurem Boden stehen, am Standort sollte mindestens pH 6 gegeben sein.

Pinus mugo *'Zundert'*.

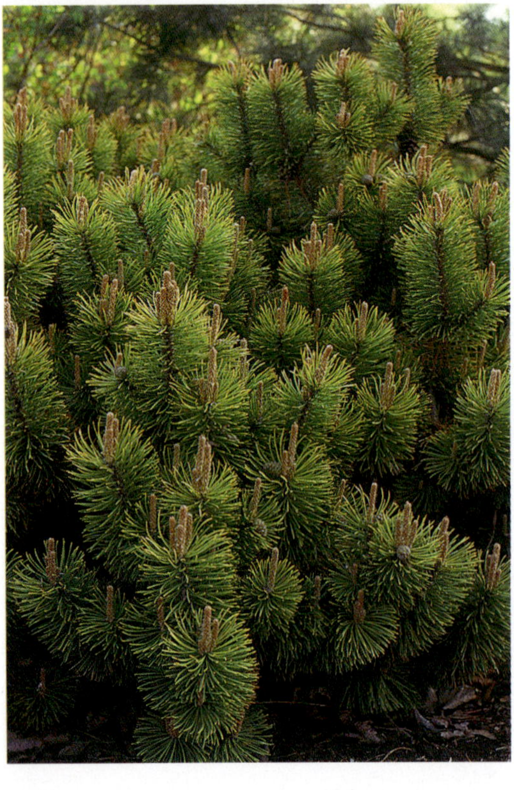

Waldkiefer (Pinus sylvestris).

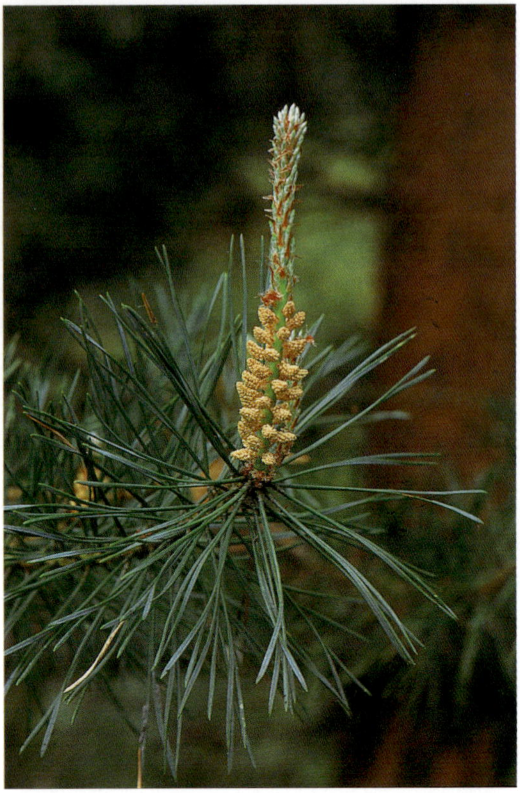

Pinus sylvestris

WALDKIEFER, FÖHRE

Auch der Stamm der Waldkiefer enthält Harz, aus dem das Farbverdünnungsmittel Terpentin hergestellt wird. Ihre ätherische Öle eignen sich ebenfalls bei Bronchialbeschwerden und sind Bestandteil von Antirheuma-Salben. *P. sylvestris* kommt von Natur in kälteren Höhenlagen des eurasischen Kontinents vor. Im 19. Jh. wurden auch weite Flachlandbereiche mit Waldkiefer aufgeforstet, um den Boden vor Erosion zu schützen. Die entstandenen Monokulturen haben zwar mit natürlichem Wald kaum etwas zu tun, liefern dafür jedoch reichlich Nadelholz. Die Art ist sehr anfällig für sauren Regen und Windbruch, weshalb man in den Mittelgebirgen dazu übergeht, an Stelle der Kiefernforste wieder natürliche Mischwälder anzulegen.

Pistacia lentiscus

MASTIXSTRAUCH, LENTISCO

Die Borke des Mastixstrauches enthält ein sehr reines Harz, das seit der Antike als Mastix-Harz bekannt ist. *Pistacia lentiscus* ist ein immergrüner mediterraner Strauch, der zwar weit verzweigt, aber dennoch 3–4 m hoch werden kann. Bei uns ist er nicht winterhart, kann aber als Kübelpflanze gezogen werden, sofern man ihn im Winter in ein beheiztes Gewächshaus stellt.

Firnis und Lacke auf Mastixbasis sind ideal, um Gemälde zu schützen. Auf Grund seiner antiseptischen, gerinnungsfördernden Eigenschaften kann man das Harz als Kompresse auch auf Wunden auftragen. Zudem wirkt das nach Fichte riechende Harz entwässernd und schleimlösend, weshalb es auch gut bei Bronchitis hilft. Weiterhin wird es zur Aromatisierung von alkoholischen Getränken und Tabak verwendet und dient in der Parfümindustrie als Trägersubstanz für Duftstoffe.

Pittosporum viridiflorum

KAP-KLEBSAME

Die Borke dieser Klebsamen-Art enthält Wirkstoffe, mit denen man offenbar gute Erfolge bei der Behandlung von Durchfall und Ruhr erzielt. Dieser süafrikanische Strauch oder kleine Baum besitzt großes, immergrünes Laub und gelb-grüne, intensiv nach Jasmin duftende Blüten. *Pittosporum viridiflorum* muss bei uns als Kübelpflanze gezogen und im Winter unter Glas gehalten werden.

Plantago afra syn. *P. psyllium*

Die Samen dieses südeuropäischen Wegerichs besitzen einen seltsamen Mantel mit zahlreichen hygroskopischen (d. h. Wasser aufsaugenden) Schleimzellen. In seiner trockenen Heimat ist dies ein Vorteil, da die Samen

Mastixstrauch (Pistacia lentiscus).

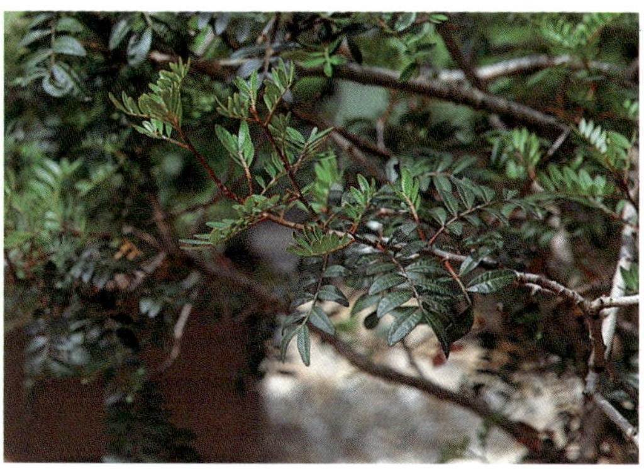

Kap-Klebsame (Pittosporum viridiflorum).

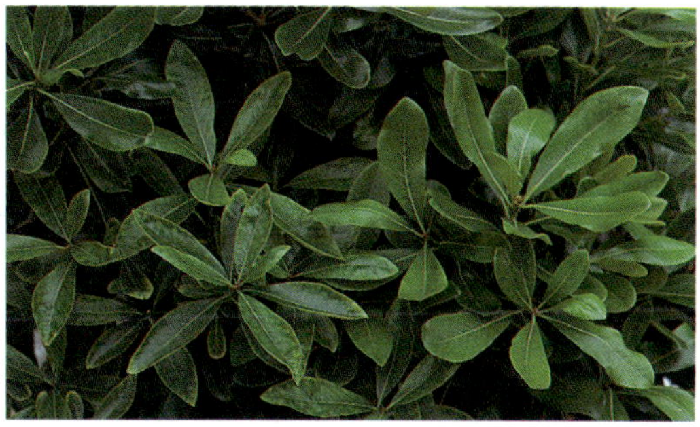

auch nach einem kurzen Regenschauer ausreichend Zeit zum Keimen haben. Diese Schleimstoffe wirken hautpflegend und werden daher manchen Kosmetika zugesetzt. Medizinal von größerer Bedeutung ist jedoch, dass *P. afra* als Ballastkost gegen Verstopfung eingesetzt werden kann und auf schonende Weise abführt. Das Samenöl wurde früher für Hustensaft verwendet. *P. afra* ist eine etwa 20 cm hohe 1-Jährige, die am besten an einem trockenen, sonnigen Standort gedeiht.

Plantago lanceolata

SPITZWEGERICH

Seit jeher gilt Spitzwegerich als Hustenmedizin. Während die Schleimstoffe lindernd wirken, wirken die enthaltenen Bitterstoffe tonisierend und alle zusammen bakterizid. Aus frischen oder getrockneten Blättern kann man Tee kochen. Um an diese Wegerich-Substanzen zu gelangen, verarbeitet die Pharmaindustrie insbesondere P. lanceolatum, weil diese Art die höchsten Konzentrationen aufweist. In der Homöopathie wird *Plantago* als Tinktur gegen entzündete Ohren eingesetzt. Zerquetschte Blätter werden auf Schürf- und kleine Wunden gepresst, um das Abheilen zu beschleunigen. Auch gegen juckende Insektenstiche soll dies helfen.

Spitzwegerich ist – wie der Name schon andeutet – eine häufige Pflanze an Wegrändern und Wiesensäumen. Die

Plantago afra.

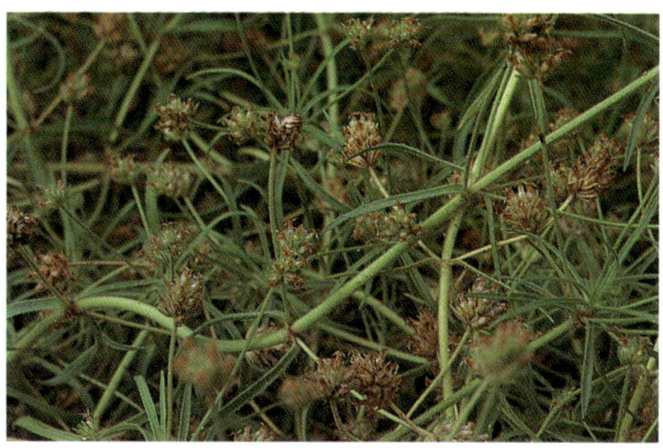

lanzettlichen Blätter werden bis 20 cm lang, werden aber noch von den ährigen Blütenständen überragt. Die Blüte dauert von Juni bis September.

Plantago major

BREITWEGERICH, GROSSER WEGERICH

Breitwegerich enthält die gleichen Wirkstoffe wie Spitzwegerich (*P. lanceolata*, siehe dort), jedoch in geringeren Konzentrationen, weshalb die Pharmaindustrie den Spitzwegerich als Lieferant bevorzugt. In der Kräutermedizin werden im Allgemeinen frische oder getrocknete Blätter verwendet, wobei man oft Insektenstiche mit frischen Blättern abreibt, um Juckreiz und Schmerzen zu lindern. Gerbstoffe in den Blättern kräftigen die Haut, weshalb man in früheren Zeiten vor längeren Fußmärschen Wegerichblätter in die Stiefel stopfte, um Blasenbildung zu verhindern.

Europaweit findet man Breitwegerich auf ergiebigen Böden, meist auf oder an Wegen und Pfaden. Meist liegt das Blatt platt auf dem Boden, nur zwischen anderen Pflanzen wächst die Staude aufrecht. Breitwegerich ist eine sehr trittfeste Art, d. h., er kann auch stärkere Belastung durch Abtritt von Füßen, Hufen, Rädern usw. vertragen. Dies bedeutet für ihn einen Standortvorteil ge-

Spitzwegerich (Plantago lanceolata).

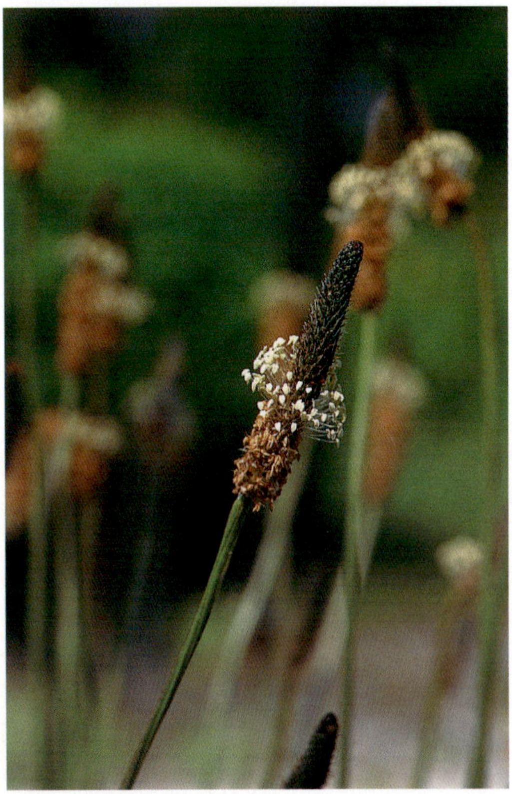

Foto: De Kruidhof, Buitenpost

Spitzwegerich (Plantago lanceolata), *Blüte.*

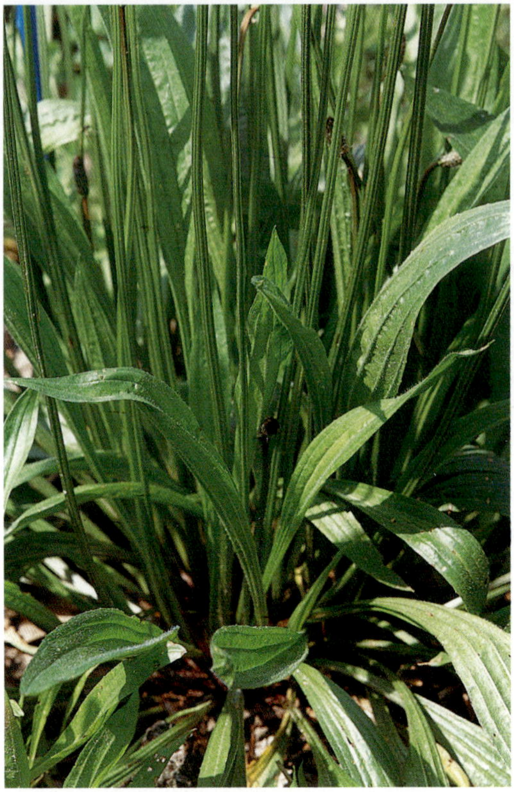

Foto: De Kruidhof, Buitenpost

genüber anderen, nicht trittfesten Pflanzen. Das Knöterichgewächs trägt vom Frühling bis in den Spätherbst eine Ähre aus eher unauffälligen Blüten.

Breitwegerich (Plantago major).

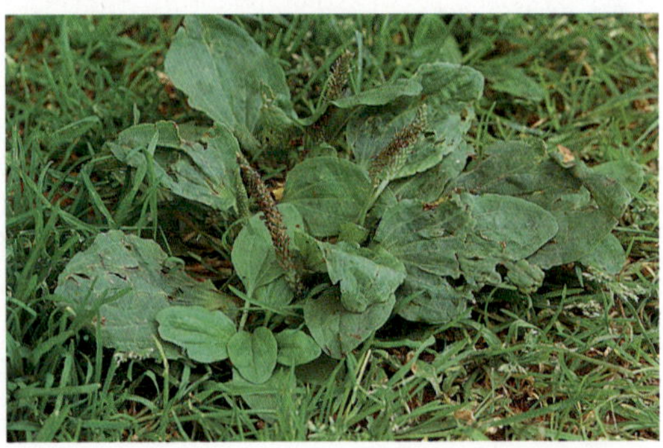

Plantago media

MITTLERER WEGERICH

Auch dieser Wegerich besitzt die gleichen Wirkstoffe wie andere Vertreter der Gattung *Plantago*, aber ebenfalls in geringeren Mengen als *P. lanceolata* (siehe auch dort).

Was die Blattgröße anbelangt, so liegt *P. media* zwischen Spitz- und Breitwegerich; in seinem Blütenstand unterscheidet er sich aber stark von den beiden. Von Mai bis August erscheinen lange, in Ähren stehende, zart fliederfarbene Blüten, die intensiv duften. Diese werden von vielen Bienen angeflogen und sind wohl auch ein Grund, warum *P. media* als Zierpflanze gezogen wird. In freier Natur wächst er auf Halbtrockenrasen, mageren Wiesen und reinen Lehmböden.

⚕

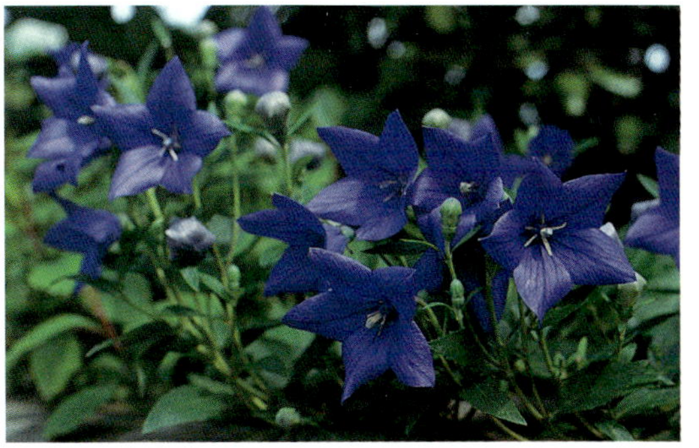

Ballonblume (Platycodon grandiflora).

Platycodon grandiflora

BALLONBLUME, BALLONGLOCKENBLUME, PLATTGLOCKE

Ballonblumen kennt man als prächtige Zierpflanzen, die im Spätsommer purpurfarbene, mitunter auch weiße oder rosa Blüten tragen. Ende Frühling erscheint auch erst das Blattwerk dieser Staude, das dann 50 cm Schösslinge hervorbringt, die vom Gewicht der ballonförmigen Blütenknospen nach unten gedrückt werden. *P. grandiflora* aus der Familie der Glockenblumengewächse ist winterhart, bevorzugt gut drainierten, fruchtbaren Boden und viel Sonne. Ursprünglich stammt die Ballonblume aus Ostchina, der Mandschurei und Japan. In Ostasien gilt sie als bedeutende Heilpflanze, die mittlerweile aber auch bei uns zu kaufen ist. Ihre schleimlösenden Wirkstoffe prädestinieren sie nachgerade für Hustensäfte.

⚕

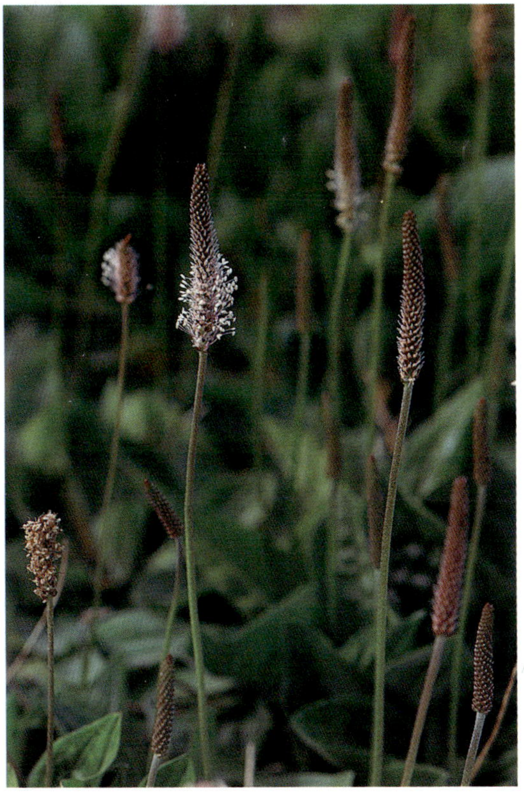

Mittlerer Wegerich (Plantago media).

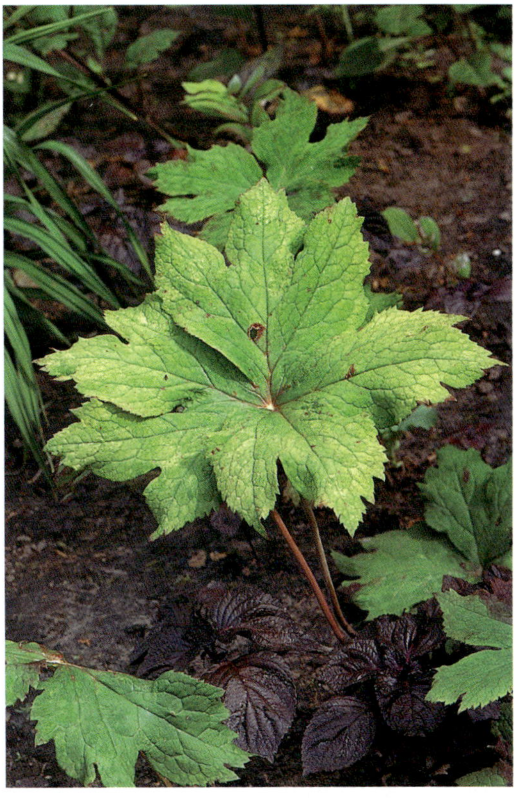

Himalaja-Maiapfel (Podophyllum hexandrum).

Foto: De Kruidhof, Buitenpost

Podophyllum hexandrum

HIMALAJA-MAIAPFEL

Wie der Name andeutet, wächst wilder *P. hexandrum* in den unteren, bewaldeten Hängen des Himalaya-Gebirges. In Europa bevorzugt er feuchte, leicht saure Böden im Halbschatten. Dieses Berberitzengewächs wird von Gartenliebhabern geschätzt, die einen Waldgarten anlegen wollen. Als erste erscheinen offene, becherförmige rosa Blüten, bevor sich Ende Frühling die Blätter entfalten. Die Blüte dauert bis Juli, ab August reifen dann längliche rot-orange Früchte heran, die etwas an Tomaten erinnern.
Die gesamte Pflanze enthält Podophyllotoxin, ein Lignan, das die Zellteilung hemmt und auf diese Weise Tumorwachstum verhindern kann. Aus diesem Grund interessiert sich die Krebsforschung sehr für diesen Maiapfel.

⚕

Podophyllum peltatum

GEWÖHNLICHER MAIAPFEL, FUSSBLATT, ENTENFUSS

Im Frühjahr erinnert der Zuwachs der Maiapfelpflanze an frisch gekeimte Rosskastanien. Die Staude breitet sich über unterirdische Wurzelausläufer aus und kann sich über große Flächen ausdehnen. Genauso wächst sie auch in ihrer Heimat, den Wäldern im Osten Nordamerikas. Die weißen, duftenden Blüten sind ebenso giftig wie der Rest der Pflanze, allein die reifen, gelben Früchte sind ungiftig und können sogar gegessen werden. Alle anderen Pflanzenteile enthalten ein toxisches Harz, das aber stark abführend wirkt: In Pulverform ist es als Podophyllin bekannt und wurde medizinal als Abführmittel eingenommen.
Diese Anwendung schaute man sich bei den Ureinwohnern ab, die Maiapfel darüber hinaus noch als Wurmkur, Brechmittel und Insektenrepellent verwendeten. Bei der Ernte der Wurzeln sollte man unbedingt Schutzhandschuhe und Augenschutz tragen, da der Saft äußerst hautreizend ist.

⚕

Gewöhnlicher Maiapfel (Podophyllum peltatum).

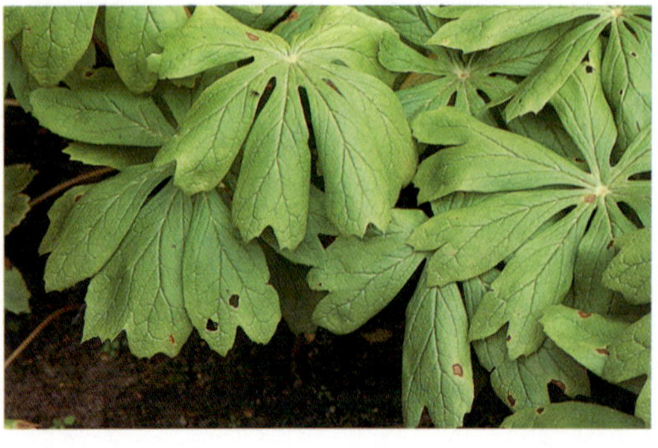

Polemonium caeruleum

BLAUE HIMMELSLEITER, BLAUE JAKOBSLEITER

Dieses Sperrkrautgewächs ist eine Pflanze, die in Bauerngärten, auf Feuchtwiesen und Steinschuttfluren bis in 2300 m Höhe vorkommt. Oft handelt es sich um verwilderte Exemplare. Die Staude, die sich auf ergiebigen Ton- und Lehmböden aussät, wird 1 m hoch und trägt von Juni–Juli himmelblaue, mitunter auch weiße Blüten; die Blüten der Sorte *Polemonium caeruleum* 'Album' sind reinweiß.
Diese wunderbaren Blüten sind der Grund, warum Blaue Himmelsleitern als Gartenblumen so beliebt sind. Früher wurden sie als Kraut gegen eine Reihe sehr unterschiedlicher Erkrankungen eingesetzt, wie z. B. Epilepsie, Syphilis, Tollwut und Ruhr.

⚕

Polygonatum multiflorum

VIELBLÜTIGE WEISSWURZ, VIELBLÜTIGES SALOMONSSIEGEL

Die einzelnen Weißwurz-Arten enthalten diverse chemische Verbindungen wie z. B. Steroidsaponine, Flavonoide und Vitamin A. Medizinal verwertet wird bei

Blaue Himmelsleiter (Polemonium caeruleum).

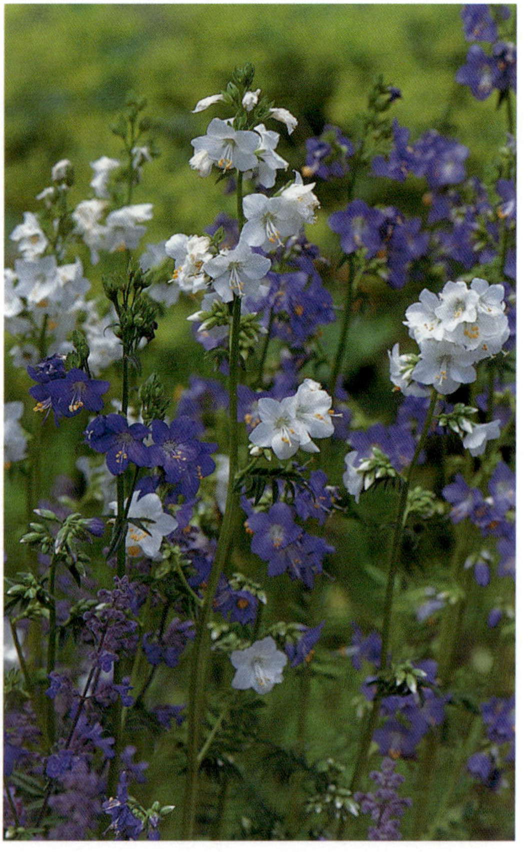

Vielblütige Weißwurz (Polygonatum multiflorum), *Blüten.*

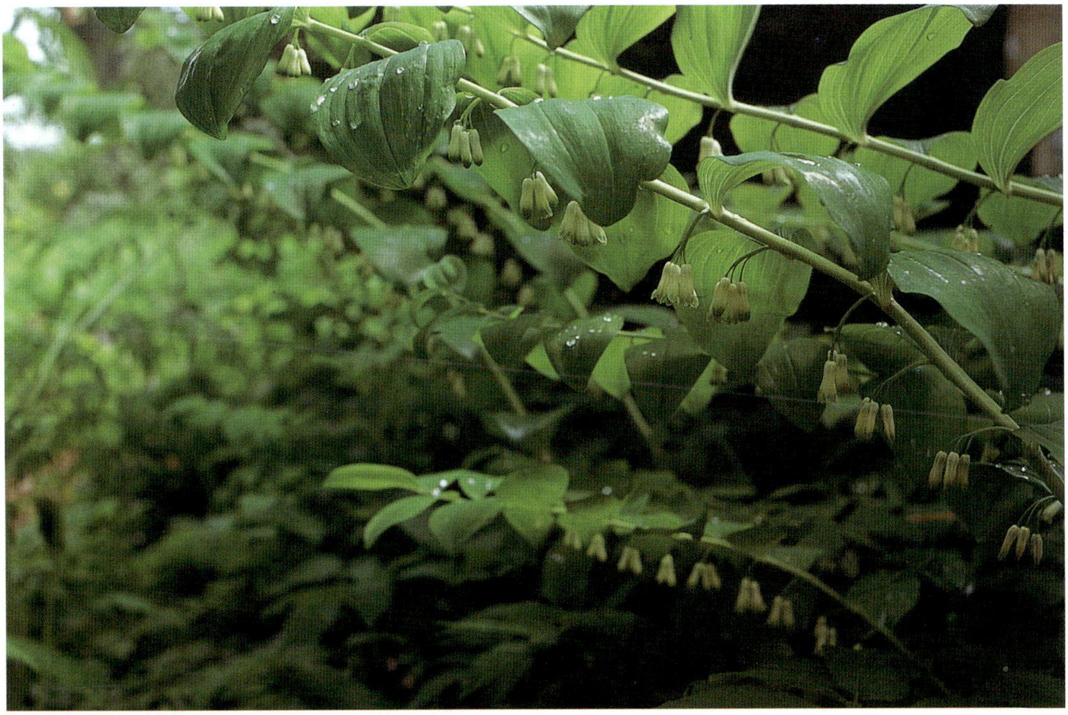

Polemonium caeruleum *'Album'.*

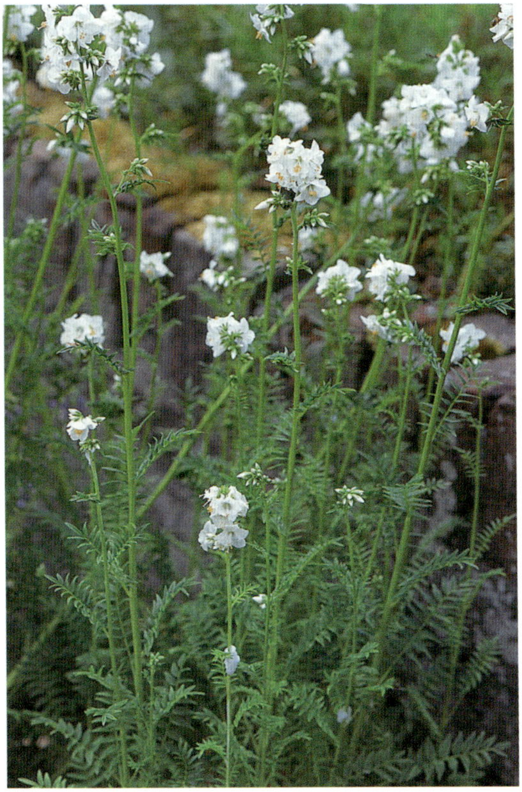

Vielblütige Weiswurz (Polygonatum multiflorum).

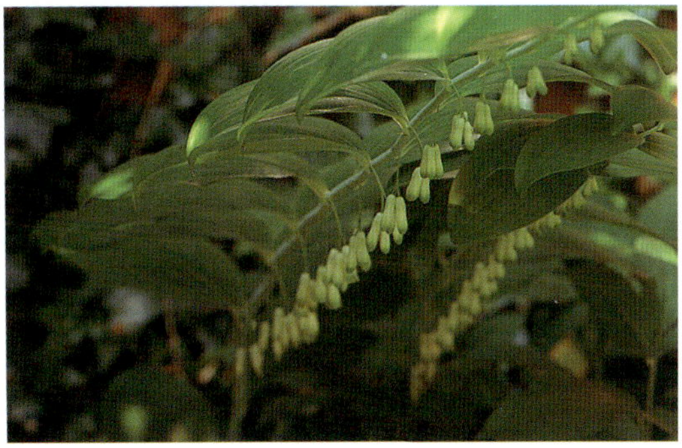

P. multiflorum das Rhizom, das mit Knoten und Auswüchsen bedeckt ist, die an Siegelabdrücke erinnern (daher auch der Name Salomonssiegel). Ein Breiumschlag aus der Wurzel fördert die Heilung von Quetschwunden, weiterhin wird die Pflanze bei Menstruationsbeschwerden sowie gegen Tuberkulose verabreicht. Die Chinesen behandeln mit dem Rhizom Erkrankungen der Atemwege, z. B. Husten, Erkältung und Halsschmerz. Diese europäische Waldstaude wächst oft auch auf Lichtungen und am Waldrand. Das Rhizom wächst jedes Jahr zu, und aus dem Zuwachs sprießen im Frühjahr neue, etwa 45 cm hohe Pflanzen. Zwischen Mai und Juni hängen weiße Blüten zu 2–6 aus den Blattachseln, gefolgt von giftigen blau-schwarzen Beeren.

Polygonum aviculare

AUFRECHTER VOGELKNÖTERICH, ACKER-VOGELKNÖTERICH

Kräutertee aus Vogelknöterich war lange Zeit ein beliebtes Hausmittel gegen Erkältungen und Husten. Als entwässernde Komponente fand man ihn auch in Entschlackungstees. Das Kraut wirkt zudem blutreinigend und ist hilfreich bei Rheuma und Gicht. Innere Blutungen wie auch Durchfall lassen sich durch Vogelknöterich ebenfalls stoppen. Dessen ungeachtet findet die moderne Medizin keine Verwendung für dieses Kraut.
Dieser Knöterich ist ein 1-jähriges Ackerunkraut, das überall wächst, wohin seine Samen fallen – auf Feldern, Brachen, Gärten, Wiesen, aber auch zwischen Pflasterritzen. Von den Wurzel aus geht ein schlanker Haupttrieb nach oben, der sich dann in zahlreiche Seitentriebe verzweigt. Von Juni bis November bringt er kleine weiße, rötliche oder graugrünliche Blüten hervor.

⚕

Polygonum hydropiper syn. *Persicaria hydropiper*

WASSERPFEFFER-KNÖTERICH

Zu den bedeutendsten Eigenschaften dieses Knöterichs zählt seine Fähigkeit, pflanzliche Parasiten bekämpfen zu können; u. a wirkt er gegen Befall mit Weizengallenälchen (*Anguina tritici*), einem Pflanzennematoden. Außerdem wird aus ihm der Wirkstoff Polygodal gewonnen, einem natürlichen, biologisch abbaubaren Insektizid speziell gegen Blattläuse. Kräutertees aus Wasserpfeffer-Knöterich helfen bei schmerzhafter Periode mit starken Blutungen, sie wirken entwässernd und antiseptisch. Das Kraut enthält adstringierende Substanzen, die allerdings auch Haut und Schleimhäute reizen können.
Bei uns wächst die 1-jährige Art auf frisch-feuchten bis staunassen Böden; sie wird etwa 80 cm hoch und bringt im Juli unscheinbare Blüten hervor.

⚕ ✳

Vogelknöterich (Polygonum aviculare).

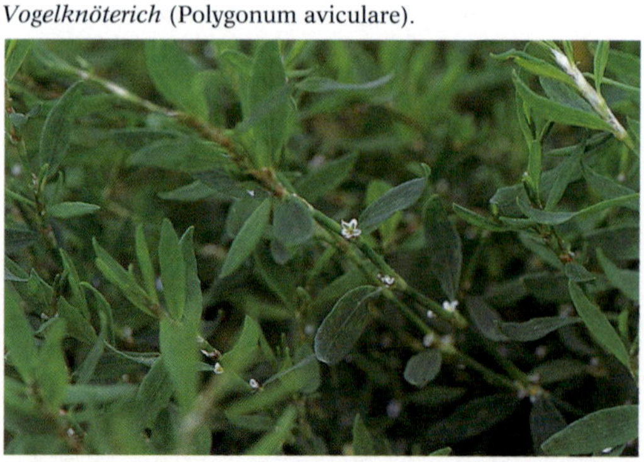

Foto: De Kruidhof, Buitenpost

Wasserpfeffer-Knöterich (Polygonum hydropiper).

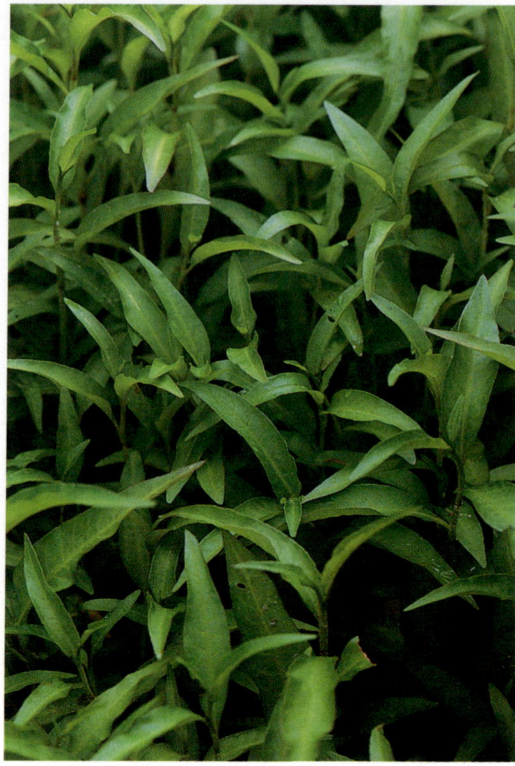

Foto: De Kruidhof, Buitenpost

Polygonum persicaria (Syn. *Persicaria maculosa*)

FLOHKNÖTERICH, PFIRSICHBLÄTTRIGER KNÖTERICH

Wie viele andere Heilpflanzen, die viele Gerbstoffe enthalten, wird auch Flohknöterich als adstringierende Kräuterarznei verwendet: äußerlich gegen Wunden, Krampfadern und Hämorrhoiden, innerlich bei Durchfall. Darüber hinaus wird die 1-jährige Art zur Entwässerung eingesetzt, insbesondere bei Nieren- und Blasensteinen sowie Rheumatismus. Zum Woll- und Textilfärben kann man die Pflanze ebenfalls verwenden, eine Beize aus Flohknöterich ergibt leuchtende Gelb- und Grüntöne.
P. persicaria wächst wild in vielen Ländern Europas, bevorzugt auf frisch-feuchten Böden, in Äckern und Feldern, Ufern oder Gräben. Die Pflanze wird etwa 80 cm hoch und trägt von Juli bis Oktober zartrosa Blüten in Ähren.

⚕

Flohknöterich (Polygonum persicaria).

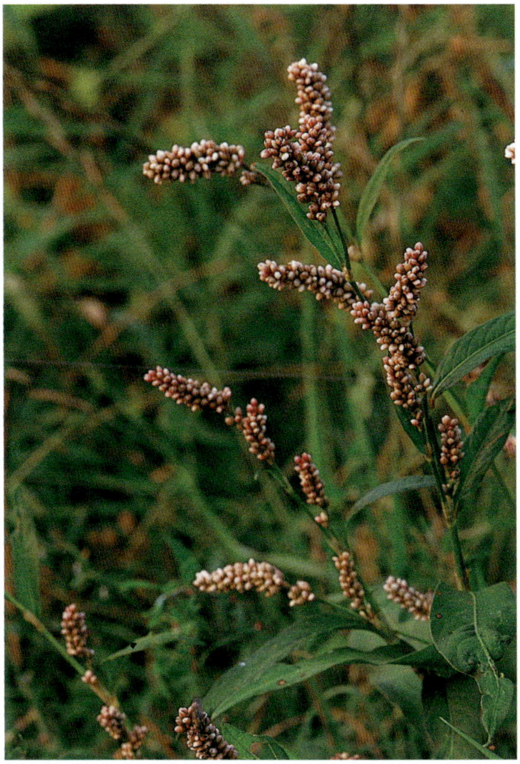

Polypodium vulgare

GEWÖHNLICHER TÜPFELFARN, ENGELSÜSS

Trockenheit und Dürre machen diesem Farn kaum etwas aus. Der etwa 20 cm hohe Tüpfelfarn wächst in den gemäßigten Breiten Europas im Mittelgebirge an Waldrändern. Bei längerer Trockenheit oder Frostperioden rollen sich seine Wedel nach innen auf, obwohl er winterhart ist. Die Vermehrung erfolgt über Sporen sowie durch kriechenden Ausläufer. Die süß schmeckenden Wurzeln helfen als Tee zubereitet bei Husten, Bronchitis, Asthma, Heiserkeit sowie anderen Erkrankungen der Lungen und Atemwege. Allerdings treten unbeabsichtigte Nebenwirkungen auf, da das Kraut entschlackend wirkt und die Galle anregt. Deshalb wird *Polypodium vulgare* medizinal heute nur noch selten verwendet.

Potentilla anserina

GÄNSEFINGERKRAUT

Dieses Rosengewächs ist für Frauen mit starken Periodenschmerzen ein ideales Mittel; darüber hinaus hilft es – als Aufguss verabreicht – bei schmerzhaften Krämpfen, z. B. Magen- und Darmkoliken.
Potentilla anserina wächst dicht am Boden. Aus einer Blattrosette mit gefiederten, fein silbrig behaarten Blättern breiten sich Ausläufer aus, die bei Bodenkontakt sofort Wurzeln schlagen und eine neue Blattrosette bilden.
Als niedrigwüchsige Pflanze unterliegt Gänsefingerkraut leicht der Konkurrenz höherer Pflanzen, die es beschatten; auf offenem, sonnigem Terrain kann es dieses vollständig bedecken. Solche Standorte sind beispielsweise Wegränder, Dünen und Gärten, wo es fast schon zur Plage werden kann. Die überall in Europa vorkommende Staude trägt stets nur ein paar gelbe Blüten, dies jedoch über einen längeren Zeitraum (Mai bis August).

Potentilla erecta syn. *P. tormentilla, Tormentilla erecta*

BLUTWURZ, AUFRECHTES FINGERKRAUT, RUHRKRAUT

Sowohl als Heilpflanze wie auch als Basis für eine rote Beize wird Blutwurz sehr geschätzt. Die Beize, die aus Wurzeln abgekocht wird, nutzt man, um Wolle oder andere Tuchstoffe gelb-braun zu färben; sie wirkt darüber hinaus antiseptisch, weshalb man sie als Gurgellösung zur Desinfektion von Mundhöhle und Rachen verwendet. Die Wurzeln enthalten zu 15–20 % Gerbstoffe, die sehr stark adstringierend wirken. Deshalb kann man Wurzelabkochungen nicht nur zur Blutstillung von Hautwunden, sondern auch gegen alle mit Durchfall ver-

Gewöhnlicher Tüpfelfarn (Polypodium vulgare).

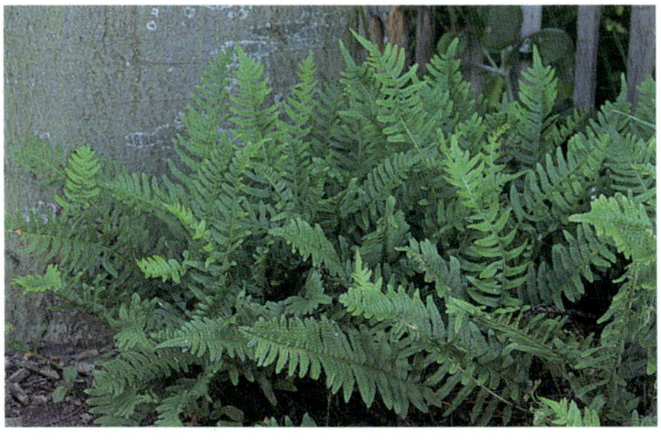

Gänsefingerkraut (Potentilla anserina).

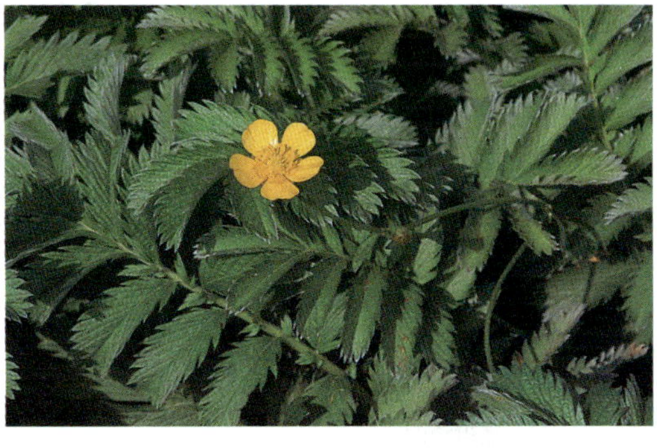

Foto: De Kruidhof, Buitenpost

Blutwurz (Potentilla erecta).

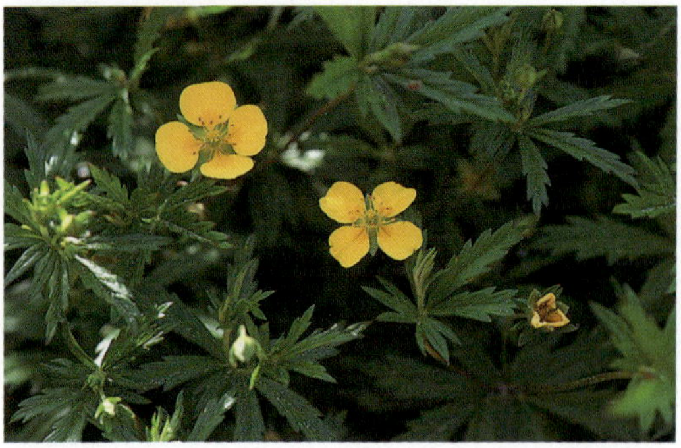

Foto: De Kruidhof, Buitenpost

bundenen Beschwerden wie z. B. Reizdarm oder sogar Ruhr nehmen.

Blutwurz wächst europaweit auf wechselfeuchtem Boden von Heide- und Moorwiesen, mageren Schnittwiesen und in lichten Wäldern. Die Staude wird knapp 30 cm hoch und blüht von Mai bis Oktober; ihre kleinen gelben Blüten kann man gut an den vier Petalen (Blütenblättern) erkennen, während andere Fingerkraut-Arten 5-blättrige Blüten besitzen.

Potentilla reptans

KRIECHENDES FINGERKRAUT, KRIECHENDER GÄNSEFUSS

Dieses Fingerkraut besitzt die gleichen antiseptisch und adstringierend wirkenden Inhaltsstoffe wie Blutwurz, allerdings in geringeren Konzentrationen. Zur Anwendung siehe *Potentilla erecta*.

Darüber hinaus glaubte man, dass in *P. reptans* auch besondere Zauberkräfte stecken. Daher war die Staude auch Bestandteil der „Hexensalbe“, die den bösen Blick und andere Zaubersprüche abwehren sollte.

Bei *P. reptans* sind die Blüten größer als bei der Blutwurz, wobei sich ihre fünf Petalen zu einem fast geschlossenen Kelch überlagern. Die Blüte dauert von Mai bis September. Die handförmigen Blätter sind ebenfalls geringfügig breiter als bei *P. erecta*. Aus einer Blattrosette breiten sich die jungen Schösslinge aus und bilden bei Bodenkontakt sofort eine neue Rosette. Kriechendes Fingerkraut wächst in ganz Europa als Kriechpionier an Wegen, Ufern und Feldrändern.

Primula elatior

GROSSE SCHLÜSSELBLUME, HOHE SCHLÜSSELBLUME

Wurzeln und Blüten dieser Schlüsselblume enthalten unterschiedliche Wirkstoffe und werden deshalb bei jeweils anderen Krankheitsbildern verabreicht: Insbesondere in den Wurzeln befinden sich große Mengen an Triterpensaponinen, die stark auswurffördernd sind. Als Tee oder Abkochung findet man sie daher auch in Hustensäften und Arzneien gegen Bronchitis wieder. Wurzelabkochungen helfen in Form einer feuchten Kompresse, um die Schmerzen arthritischer Gelenke zu lindern sowie bei Schwellungen.

In den Blüten findet man hingegen keine Saponine, sondern verstärkt Bitterstoffe. Kräutertee aus Schlüsselblumen wird seit Jahrhunderten bei Aufregung, Nervosität, Migräne und Schlaflosigkeit getrunken. Schlüsselblumenöl wirkt als Badezusatz entspannend und sorgt anschließend für einen guten Schlaf in der Nacht. Häufiger als diese Art wird übrigens die Arzneiprimel (*P. veris*) verwendet.

P. elatior ist eine Staude der Eichen-Hainbuchen-Wälder, die feucht-frische Kalkböden im Halbschatten bevorzugt. Als echter Frühjahrsblüher profitiert sie im März davon, dass die Bäume noch kahl sind und das gesamte Sonnenlicht zum Waldboden gelangt.

Alle Vertreter der Gattung *Primula* sind gesetzlich geschützt, jedoch gibt es auch etliche Zuchtsorten für Haus und Garten.

Kriechendes Fingerkraut (Potentilla reptans).

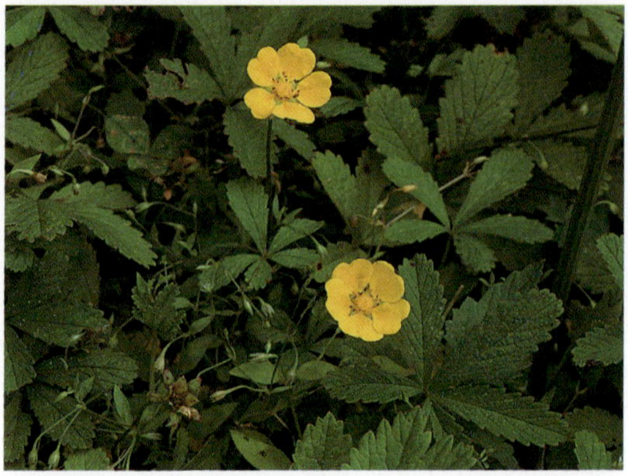

Große Schlüsselblume (Primula elatior).

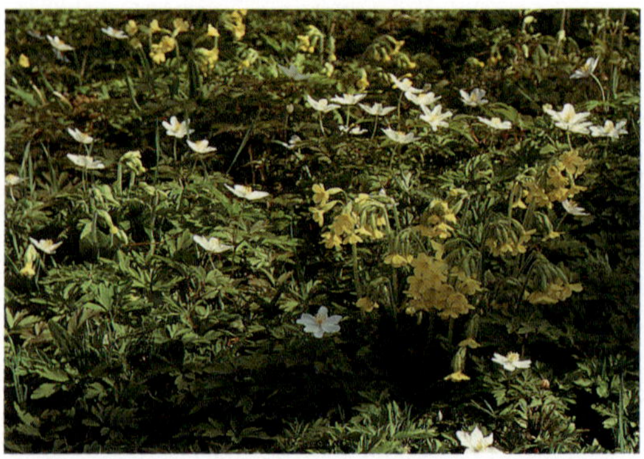

Primula vulgaris

KISSENPRIMEL, STÄNGELLOSE SCHLÜSSELBLUME

Primeln sind sehr beliebte Pflanzen in Wald und Garten. Aus der wilden Kissenprimel mit blassgelben Blüten wurden zahlreiche Kultivare gezüchtet, die in einer wahren Farbpalette erblühen: Dunkelgelb, Orange, Rosa, Rot, Violett oder Weiß, aber stets mit gelber Mitte. Aus den Blüten wurde ein reinigendes Gesichtswasser bereitet, während Blütentee gegen Kopfschmerz hilft. Zur weiteren medizinalen Verwendung siehe *Primula elatior*.

Die Staude bevorzugt feuchte, sickerfrische kalkfreie Böden, liebt aber auch Halbschatten. Sie blüht meist von März bis April, Kultivare oft das ganze Jahr über.

⚕

Prunella vulgaris

GEWÖHNLICHE BRAUNELLE

Dieser Lippenblütler besitzt eine lange Geschichte als Heilpflanze. Gewöhnliche Braunellen, die sich durch Wurzelausläufer und Selbstaussaat vermehren, wachsen oft etwas versteckt zwischen anderen Wiesenpflanzen. Man findet *Prunella vulgaris* häufig in den gemäßigten Breiten, wo sie auf frischen Böden und an sonnigen Standorten, mitunter auch im Halbschatten gedeiht. Von Juni bis Oktober erscheinen die schlundförmigen violetten, mitunter auch rosafarbene Blüten. Gelegent-

Gewöhnliche Braunelle (Prunella vulgaris).

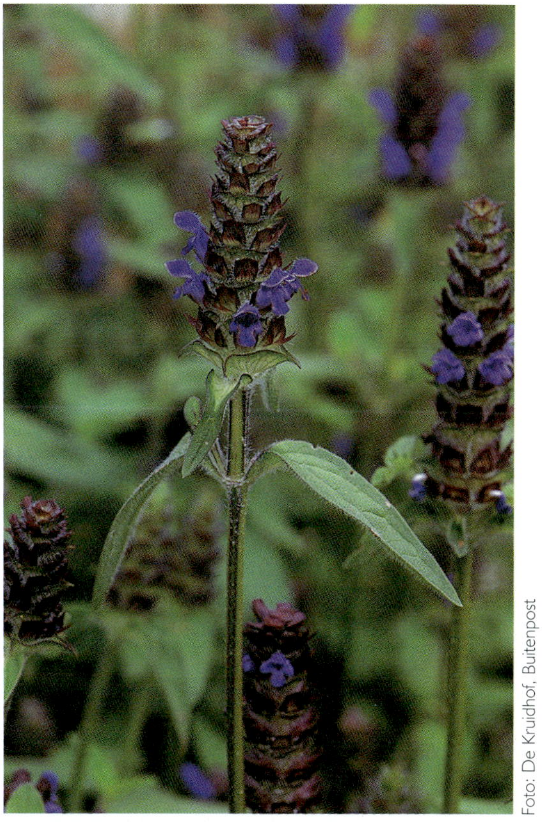

Foto: De Kruidhof, Buitenpost

Verschiedene Zuchtprimeln, wie man sie im Frühjahr oft kaufen kann.

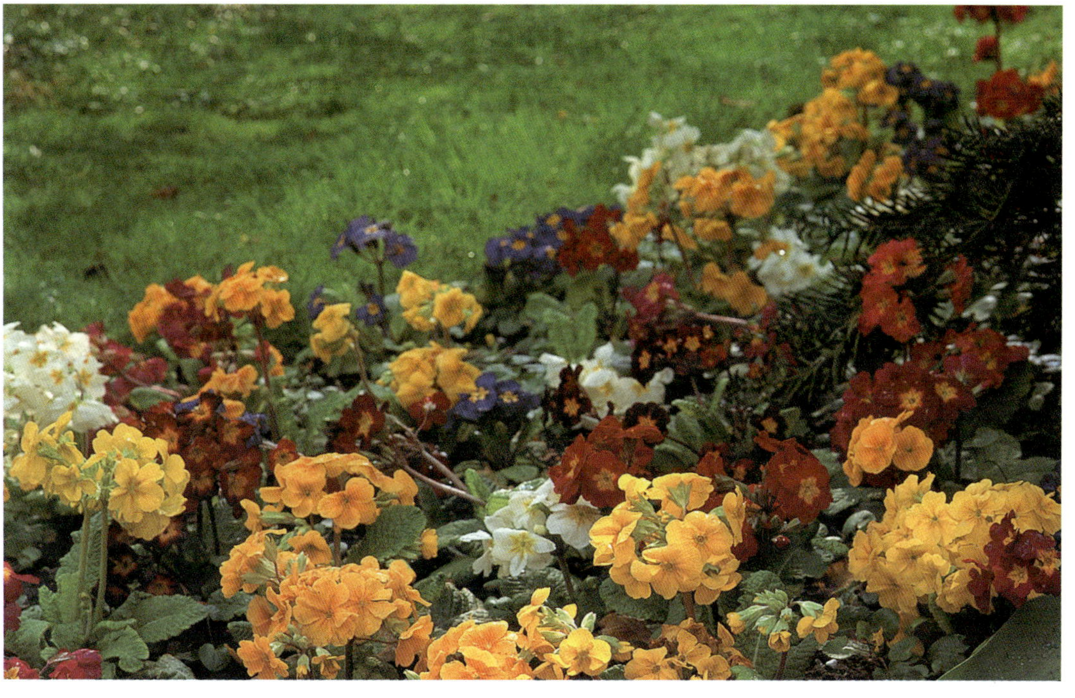

Gewöhnliche Braunelle (Prunella vulgaris).

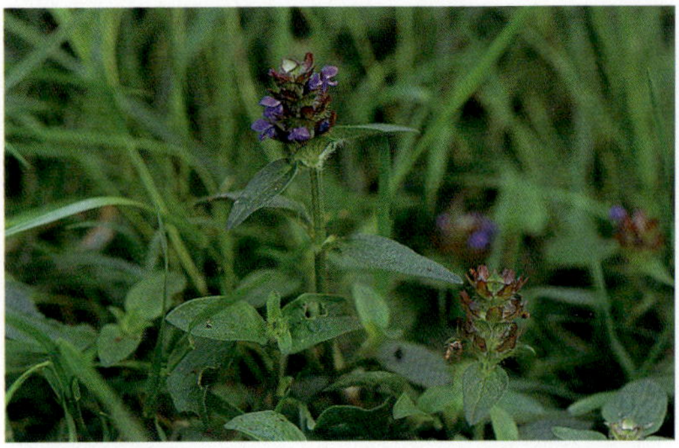

lich zieht man sie auch als Zierpflanze oder Bienenweide. Einzeln stehende Pflanzen werden bis zu 20 cm hoch.

Seit mehreren Jahrhunderten gilt die Gewöhnliche Braunelle als Wundheilkraut. Ein verdünnter Aufguss dient als Gurgellösung bei blutendem oder entzündetem Zahnfleisch. Zerdrückte Blätter legt man frisch (oder erhitzt als trockene Kompresse) auf saubere, blutende Schnittwunden, um die Blutung zu stillen, die Wunde zu schließen und zu desinfizieren.

Mandelbaum (Prunus dulcis).

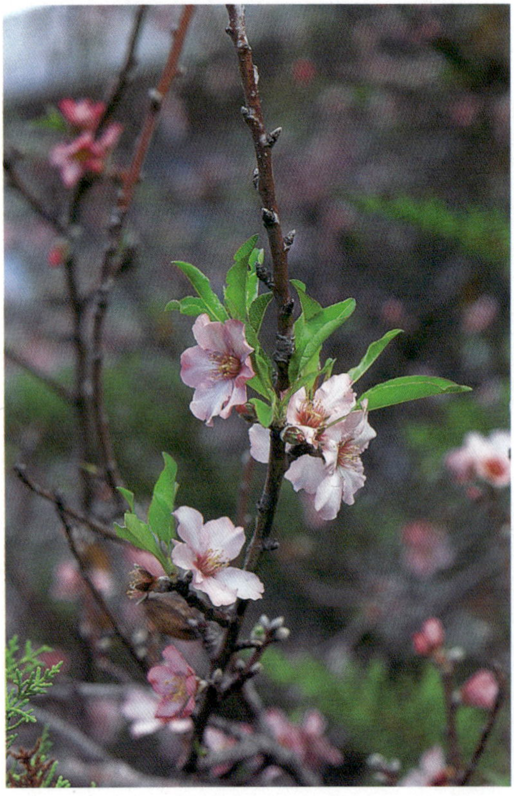

Prunus dulcis syn. *P. amygdalus*

MANDELBAUM

Mandelbäume werden in mehreren verschiedenen Varietäten gezogen. Die Bittermandel (*P. dulcis* var. *amara*) besitzt meist weiße Blüten und kleine Samen, die u. a. Blausäure enthalten. Das Samenöl wird als bitterer Geschmacksstoff für Lebensmittel und Getränke verwendet, gelegentlich auch für Arzneien.

Die süß schmeckenden Samen von *Prunus dulcis* hingegen enthalten praktisch überhaupt keine Blausäure. Geröstet oder kurz blanchiert (um die Samenhülle zu entfernen) sind sie eine wahre Delikatesse. Mit Mandelsplittern oder -blättchen garniert man Süßspeisen, Kuchen, Salate, Fisch- und Fleischgerichte.

Mandelöl wird zu Hustensaft verarbeitet, besonders bei Reiz- und Keuchhusten, es wirkt abführend und krampflösend. Darüber hinaus wird Mandelöl gerne für Duschlotionen, Hautcremes, Salben und andere Kosmetika verwendet.

Mandelbäume bringen nur in besonderen Klimazonen Erträge. Zum einen brauchen sie einen kühlen, aber nicht allzu langen Winter, damit die Blüten im Frühjahr nicht sofort erfrieren. Daher werden Mandelbäume vor allem in Mittelmeerländern wie Spanien, Italien, Südfrankreich und Griechenland, aber auch in Kalifornien (dem größten Anbaugebiet) und Südaustralien angebaut.

Mandelbaum (Prunus dulcis).

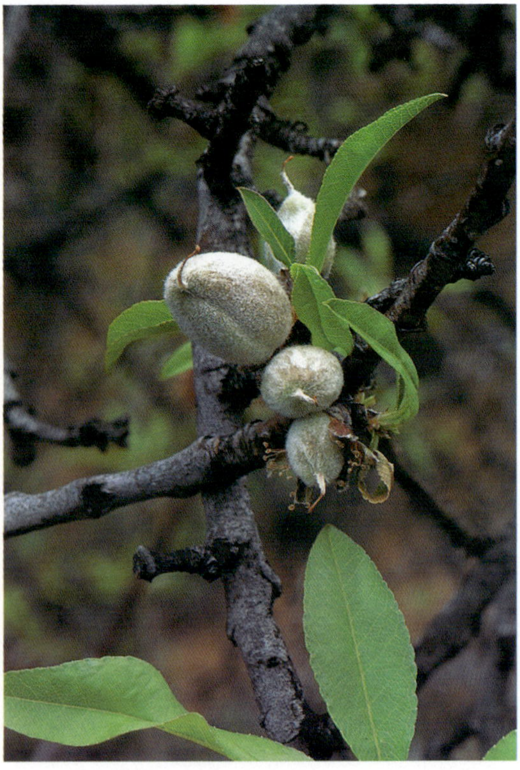

Schlehe (Prunus spinosa).

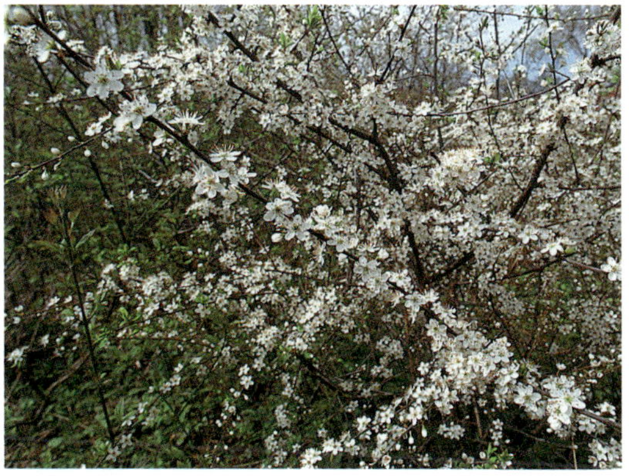

Prunus spinosa

GEWÖHNLICHE SCHLEHE, SCHWARZDORN

Kräutertee aus Schlehenblättern, vor allem aber Schlehenblüten, ist ein altbewährtes Universalhausmittel für eine ganze Reihe von Krankheiten und Zipperlein. Rein wissenschaftlich betrachtet, kann man Schlehentee nur ein paar medizinale Eigenschaften zuschreiben: Er wirkt abführend und harntreibend. Aus den Früchten kann man eine bitter schmeckende Marmelade kochen, sie aber auch in Alkohol (Rum, Korn, Wodka) einlegen und zu Schlehenlikör verarbeiten. Rohe Früchte enthalten sehr viele Gerbstoffe, im Übermaß genossen (was wohl kaum vorkommt), kann es zu Vergiftungserscheinungen kommen. Aus der Borke wird eine braun färbende Textilbeize hergestellt. Auf den dunklen, dornenbewehrten Zweigen der mitunter bis zu 5 m hohen Schlehenbüsche erblühen von März bis April unzählige kleine weiße Blüten, und erst viel später erscheint dann das Laub. Im Herbst bilden sich grau überlaufene, blau-schwarze Früchte, die von Vögeln gefressen werden. Das aus Europa stammende Rosengewächs wächst auch in angrenzenden Bereichen Afrikas und Asiens.

Pulicaria dysenterica

GROSSES FLOHKRAUT, FLOH-RUHRKRAUT

Der schwedische Botaniker Carl von Linné gab dem Flohkraut den wissenschaftlichen Namen *dysenterica*, weil ihm ein russischer General berichtet hatte, dieses Kraut habe seine Soldaten auf einem Feldzug gegen die Perser von der Ruhr, medizinisch Dysenterie, geheilt. (Auch der Name „Floh-Ruhrkraut" ist ein Hinweis auf diese Eigenschaft.) Tatsächlich enthält *P. dysenterica* Substanzen, die tatsächlich den Durchfall gestoppt haben mögen; allerdings kann man ansonsten keine großen Heilungserwartungen an sie hegen. Heute wird sie medizinal kaum noch gebraucht.

In ganz Europa, vor allem in West- und Mitteleuropa, wächst Floh-Ruhrkraut meist als Pionier- und Trittrasenpflanze an Wegrändern, Ufern, Gräben, auf Moor-

Großes Flohkraut (Pulicaria dysenterica).

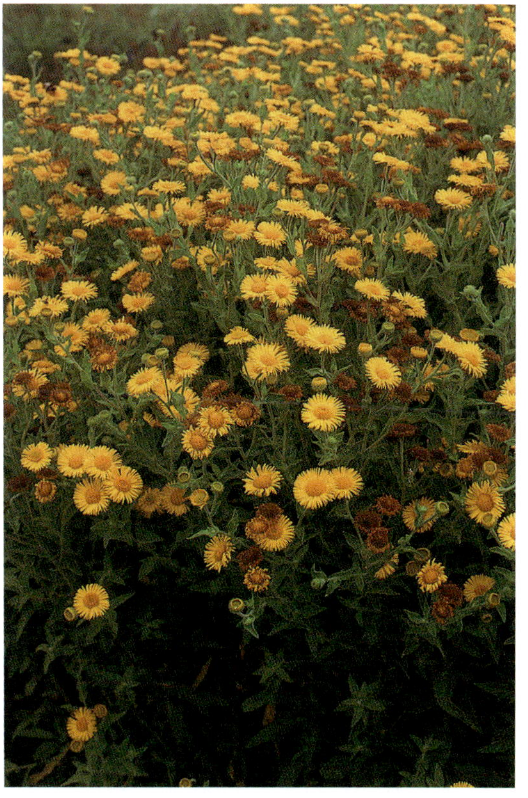

wiesen und Feuchtweiden. Von Juli bis August erscheinen die hübschen gelben Korbblüten, weshalb man die gut 50 cm hohe Staude auch als Zierpflanze in Gärten, insbesondere in Teichnähe findet.

Pulmonaria officinalis

LUNGENKRAUT

Der Signaturenlehre zufolge (die von der Gestalt einer Pflanze auf das Organ schloss, das sich damit heilen ließ)

Lungenkraut (Pulmonaria officinalis), *Blätter.*

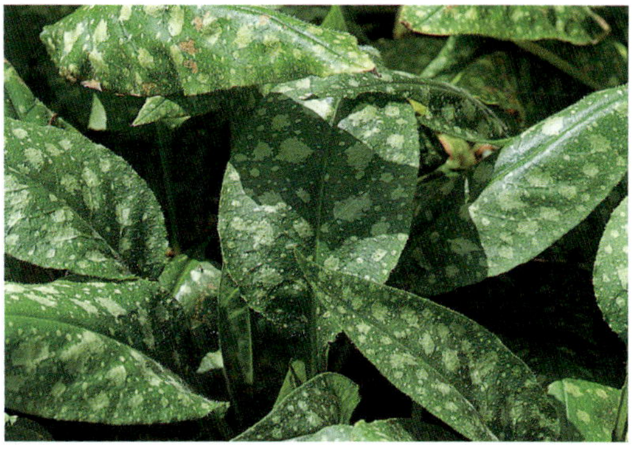

Lungenkraut (Pulmonaria officinalis).

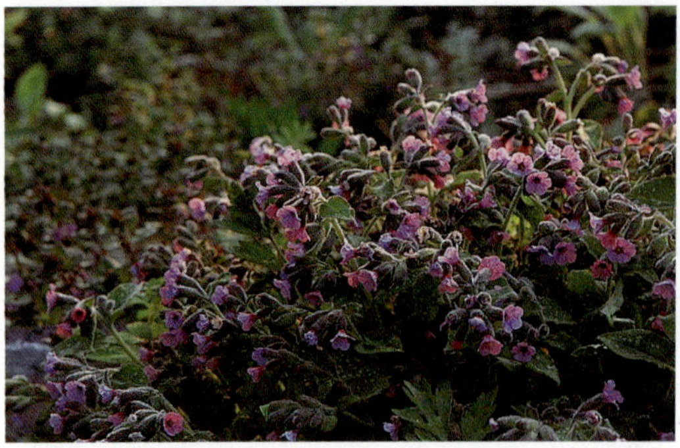

sahen die weiß gesprenkelten Blätter dieses Borretschgewächses wie Lungenflügel aus, folglich musste es bei Erkrankungen dieses Körperteils helfen. Tatsächlich enthält Lungenkraut schleimlösende Saponine, Gerb- und Schleimstoffe, die heilend auf entzündetes Bronchialepithel wirken. Doch gibt es in dieser Hinsicht kräftigere Heilpflanzen, weshalb man Lungenkraut als Expektorans selten verwendet. Stattdessen werden junge Blätter als Küchenkraut verwendet und klein geschnitten an Salate und Suppen gegeben, wodurch diese leicht nach Wermut schmecken.

Pulmonaria officinalis wächst bei uns auf ergiebigen, frischen Böden auf Feuchtwiesen, Weiden, an Waldrändern und Gräben. Auch als Gartenpflanze findet man sie immer mal – beispielsweise in Bauerngärten. Die mauve- oder rosafarbenen Blüten erscheinen ab März, im Laufe der Zeit färben sie sich dann blau oder violett. Am liebsten wächst sie im Halbschatten, da sie in der prallen Sonne oft von Mehltau befallen wird. Ansonsten ist Lungenkraut eine recht pflegeleichte Gartenpflanze.

Pulsatilla vulgaris (Syn. *Anemone pulsatilla*)

GEWÖHNLICHE KÜCHENSCHELLE, GEWÖHNLICHE KUHSCHELLE

Die blauvioletten, silbrig behaarten Blüten von *Pulsatilla vulgaris* prädestinieren sie nachgerade zur Gartenblume; besonders populär ist auch die weiß blühende Sorte 'Alba'. Leider lassen sich die Frühjahrsblüher manchmal nur sehr schwierig kultivieren. Küchenschellen benötigen einen basenreichen, sonnigen Standort, der ihrem natürlichen Lebensraum, dem Kalkmagerrasen, nahe kommt. Natürlicherweise kommen sie in Mitteleuropa in warmen Tief- bis mittleren Gebirgslagen (bis 1000 m Höhe) vor.

Frisch gepflückt, ist die Staude giftig, ihr Verzehr kann lebensgefährlich sein. Kommen Haut oder Schleimhäute mit dem Saft in Berührung, kann es zu Entzündungen kommen. In der Kräutermedizin galt getrocknete Küchenschelle als Heilmittel für Entzündungen der Geschlechtsorgane und des Magen-Darm-Bereichs. Weiterhin verwendete man sie zur Stärkung des Nervensystems,

Pulsatilla vulgaris *'Alba'*.

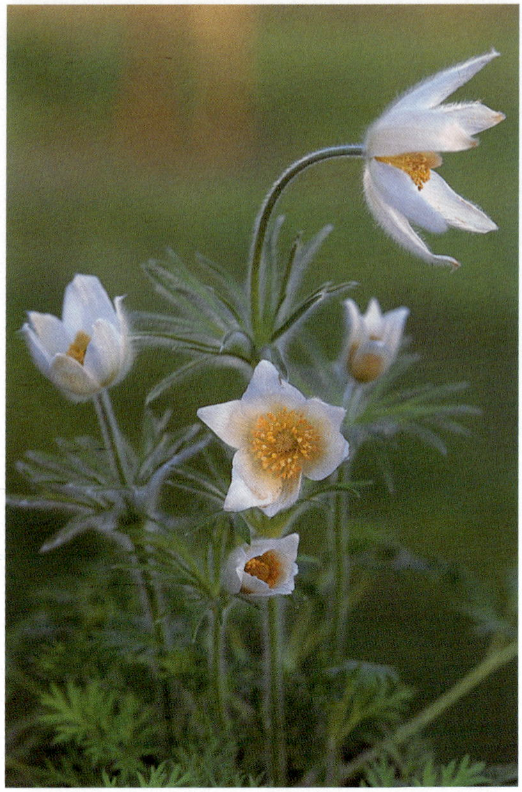

Gewöhnliche Küchenschelle (Pulsatilla vulgaris).

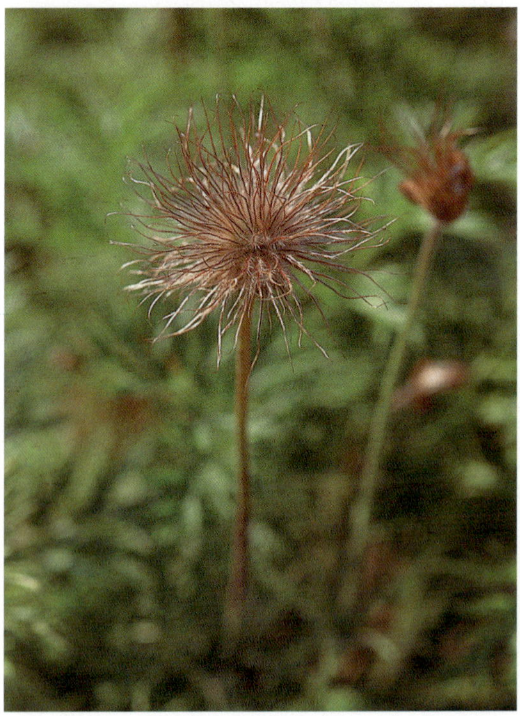

Foto: De Kruidhof, Buitenpost

verabreichte sie aber auch an cholerische und depressive Menschen, insbesondere Frauen mit postnataler Depression. Angesichts ihrer hohen Giftigkeit wird *Pulsatilla* heute nur noch in der Homöopathie verwendet, wo sie gegen Depression, prämenstruelle Beschwerden, Migräne und Magen-Darm-Beschwerden, bei verkürzter oder unregelmäßiger Periode, Weißfluss junger Frauen, Krampfadern, Gliederschmerzen, Rheuma, Gicht sowie chronischer Mittelohrentzündung eingesetzt wird.

Punica granatum

GRANATAPFELBAUM

In der Antike galt der Granatapfel als Symbol der Fruchtbarkeit, weshalb damals Ehefrauen, die keine Kinder bekamen oder bekommen konnten, die Frucht verzehrten, um ihren Wunsch nach Kindern auf diese Weise zu erfüllen. Heute würden sie wahrscheinlich Grenadine trinken, einen Sirup, der aus den Kernen des Granatapfels hergestellt und Cocktails beigemischt wird.
Fruchtschale und Stammrinde enthalten Alkaloide, die Bandwürmer lähmen und so von der Darmwand lösen. Bei Wurmbefall hilft eine Abkochung dieser Granatapfelteile und anschließende Einnahme eines starken Abführmittels, die Darmparasiten herauszuspülen. Mit der stark adstringierenden Borke lassen sich auch Durchfall und Ruhr kurieren. Heute wird Granatapfel vor allem als essbare Verzierung von Nachspeisen und Speiseeis verwendet. Beim Aufschneiden eines Granatapfels gelangt man an das intensiv rote, saftige Fruchtfleisch, das zahlreiche Kerne enthält. Die Kerne lassen sich etwas schwierig aus der Schale befreien und schmecken leicht scharf-säuerlich. Der aus Vorderasien stammende, bis 6 m hohe Laubbaum wird heute nicht nur im Mittelmeerraum, sondern in vielen subtropischen Ländern angebaut. Kleinwüchsige Kultivare kann man auch bei uns in Kübeln ziehen, sie müssen im Winter kühl (5–10 °C), aber frostfrei an einem hellen Ort stehen.

Granatapfelbaum (Punica granatum).

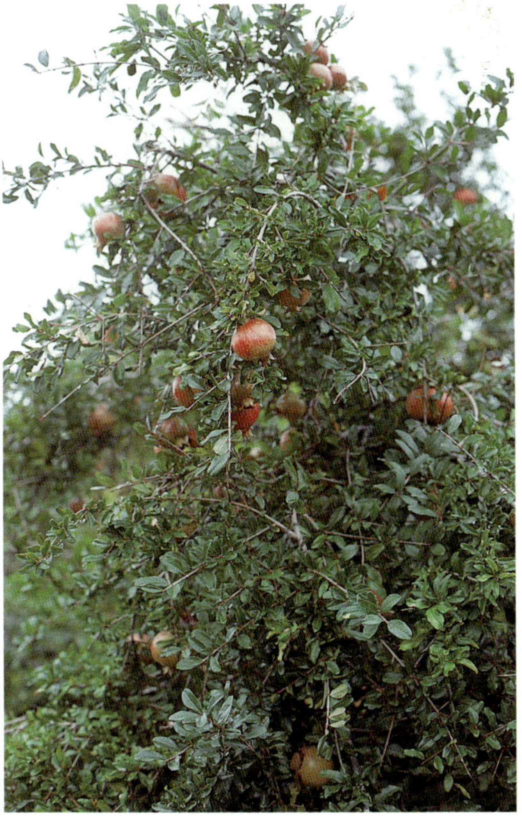

Quercus robur

STIELEICHE

Stieleichenrinde ist für ihren Gerbstoffgehalt bekannt, weshalb sie sowohl für die Lederindustrie als auch die Kräutermedizin von Belang ist. Gerbstoffe wirken adstringierend, entzündungshemmend und kräftigen die Schleimhäute. Abkochungen aus frischer oder getrockneter Rinde helfen als Gurgellösung oder bei Racheninfektionen, mit einem Rindenaufguss stoppt man Durchfall. Auch beim Färben von Woll- und anderen Stoffen spielt die Stieleiche eine wichtige Rolle, wobei Rindenbeize ein warmes Braun ergibt, der Farbstoff aus mulmigem Holz liefert Bronzetöne, während man aus Eichenblättern gelb-beige färbende Beizen gewinnt. Interessanterweise stellt man aus den Gallen (kugeligen Auswüchsen auf den Blättern, die meist durch Insekten hervorgerufen werden) ebenfalls einen grauen bzw. bronzenen Farbstoff her. Diese dokumentenechte Eisen-Gallus-Tinte wird daher auch heute noch zum Unterzeichnen von Staatsverträgen genommen.
Stieleichen, die bis 45 m hoch und sehr alt – z. T. bis 1300 Jahre – werden können, stellen einen Teil der natürlichen Waldvegetation Mittel- und Westeuropas dar. Ohne den Einfluss des Menschen entstünden also an geeigneten Standorten (etwas wärmere, leicht trockene Böden) wieder reine Eichen- bzw. Eichen-Hainbuchen-Wälder.

Stieleiche (Quercus robur).

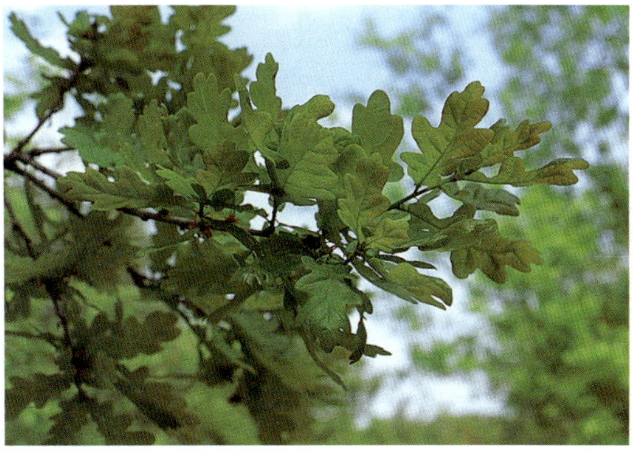

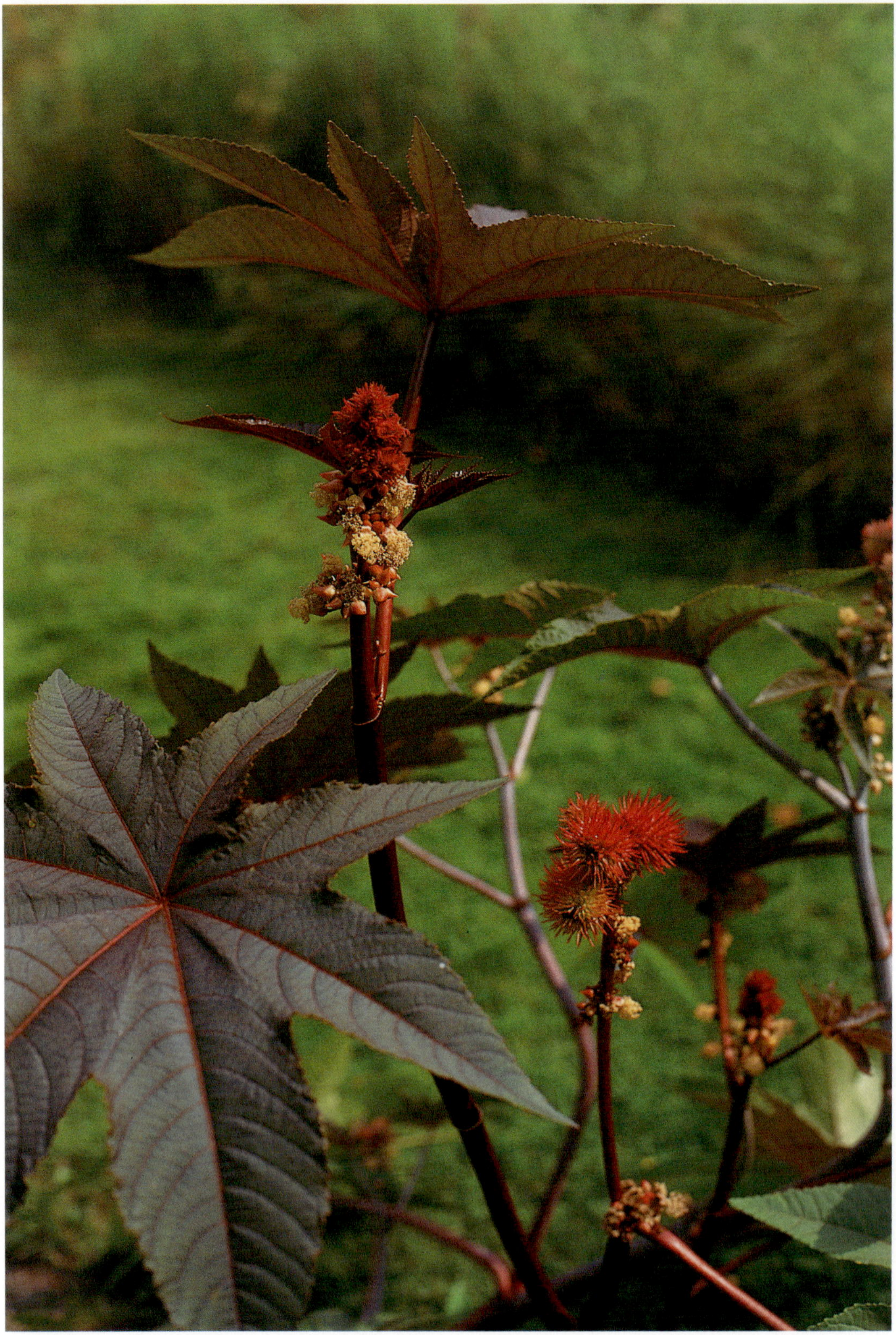

Foto: De Kruidhof, Buitenpost

R

Rettich (Raphanus sativus *var.* sativus).

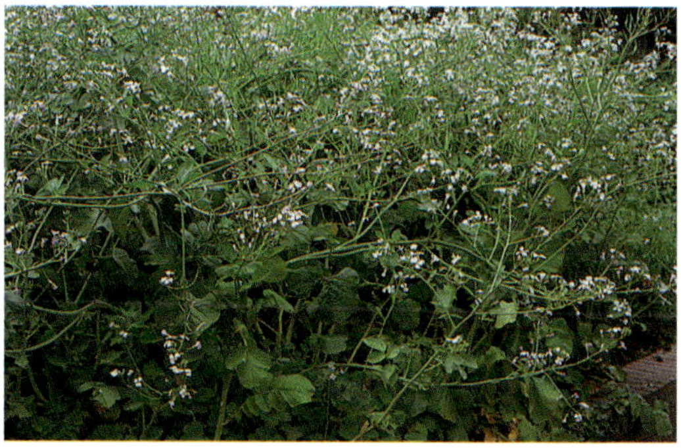

Raphanus sativus var. *niger*

RETTICH, RADI

Rettich unterscheidet sich in der Form seiner Blätter und Blüten kaum von seinem kleineren Verwandten, dem Radieschen; die Unterschiede befinden sich allerdings unterirdisch: Rettich bildet eine große grauweiße bis schwarze Pfahlwurzel, die roh oder gedünstet verzehrt wird. In Scheiben geschnitten und mit Salz bestreut ist „Radi" eine schmackhafte Brotzeit, die in Süddeutschland gerne zum Bier gegessen wird. Der scharfe Geschmack des Rettichs ist auf die enthaltenen Senföle zurückzuführen; er ist (wie auch das nachfolgend beschriebene Radieschen) reich an Vitamin C, und sein Verzehr ist gut für Galle und Leber.

Frisch gepresster Rettichsaft, nach Belieben mit Honig gesüßt, wird bei Verdauungsstörungen, Völlegefühl und Blähungen getrunken und kann sich positiv auf Infektionen der Gallenblase auswirken.

Rettich wird als 1-jährige Pflanze aus Samen gezogen. Er ist völlig winterhart und daher auch in der kalten Jahreszeit ein stets frisches Wintergemüse – das zudem den Vorteil bietet: Es kann direkt vor Ort geerntet werden und muss nicht erst unter großem Energiebedarf im Treibhaus gezüchtet oder einmal um die Erde geflogen werden.

Raphanus sativus var. *sativus* syn. *Raphanus sativus* var. *radicula*

RADIESCHEN

Radieschen (*R. s.* var. *sativus*), die es in runden und länglichen Formen gibt, sind eine beliebte Rohkost und verleihen – gewürfelt oder in Scheiben geschnitten – jedem

Links: Wunderbaum (Ricinus communis).

Rettich (Raphanus sativus *ssp.* niger).

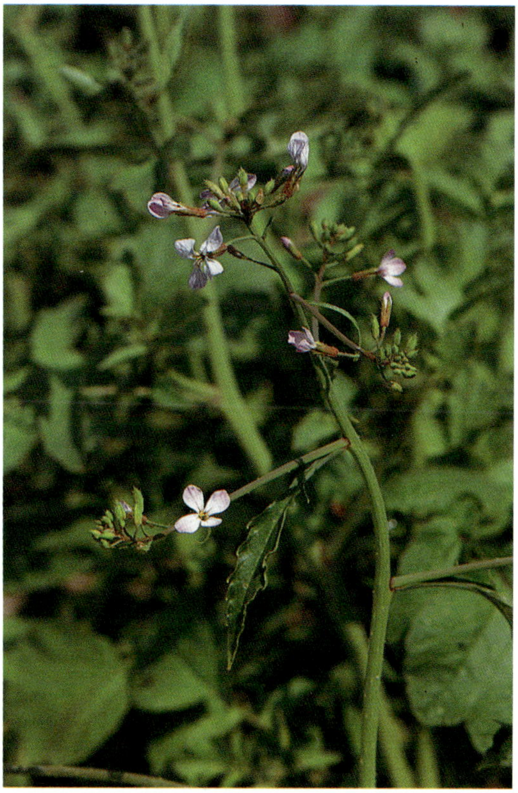

Foto: De Kruidhof, Buitenpost

Sommersalat Schärfe und Würze. Diese Schärfe hängt nicht allein von der Sorte, sondern auch vom Boden ab, auf dem die Pflanzen gezogen wurden. Tonböden beispielsweise lassen die Radieschen schärfer schmecken. Auch in der Farbe fallen Radieschen unterschiedlich aus – es gibt rote und weiße, mitunter auch schwarze Sorten. Sie lassen sich leicht zu Rosetten, Tieren und anderen Formen schnitzen und eignen sich daher sehr gut als essbare Verzierung. Radieschen, die eng mit dem Rettich verwandt sind, tauchten erst im 16. Jh. in Nordwesteuropa auf. Zur medizinalen Verwendung siehe *Raphanus sativus* var. *niger*.

Reseda lutea

GELBE RESEDE, WILDE RESEDE, GELBER WAU

Der botanische Gattungsname *Reseda* leitet sich vom lateinischen *resedare* (= heilen, wieder beruhigen) ab. In der Antike glaubte man, mit Gelber Resede das innere Gleichgewicht eines kranken Körpers wiederherstellen zu können. Weiterhin wusste man um die beruhigenden Eigenschaften dieser Staude. Heute wird die Pflanze nicht mehr medizinal verwendet.

Gelbe Reseden stammen ursprünglich aus Südeuropa und der Levante, wurden dann durch Reisende nach Norden gebracht. Bei uns findet man sie an trockenen, meist sandigen Standorten, wie Schuttplätzen, Bahndämmen und Steinbrüchen. Die 1-jährige bis kurzlebige Staude wird 70 cm hoch; ihre grün-gelben Blüten erscheinen von Mai bis September in Scheinähren. Ihr süßer Duft zieht viele Bienen und Hummeln an, so dass manche Imker diese Reseden gezielt als Bienenweide pflanzen.

Reseda luteola

WAU, FÄRBER-RESEDE

Wau besitzt große Ähnlichkeit mit der Gelben Resede, wird aber bedeutend höher als diese; im Durchschnitt erreichen die Triebe mit den endständigen Scheinähren 1,5 bis 2 m. Die 2-jährige Art hat ähnliche Bodenansprüche wie *R. lutea*, lässt sich aber auch im Garten ziehen, sofern dieser basisch ist oder gekalkt wird. Wau ist nicht nur eine hübsche, wohl duftende Zierpflanze und attraktive Bienenweide, sondern auch - wie der Name Färber-Resede verrät - ein bedeutender Lieferant für natürliche Farbstoffe. Aus der gesamten Pflanze, unmittelbar vor der Blüte geerntet, wird ein bekannter Textilfarbstoff gewonnen. Dieser erzeugt warme Gelbtöne, die je nach Zugabe anderer Färbekräuter Stoffe auch in den Farbtönen Orange, Lachsrosa und sogar Grün färbt.

Wau (Reseda luteola).

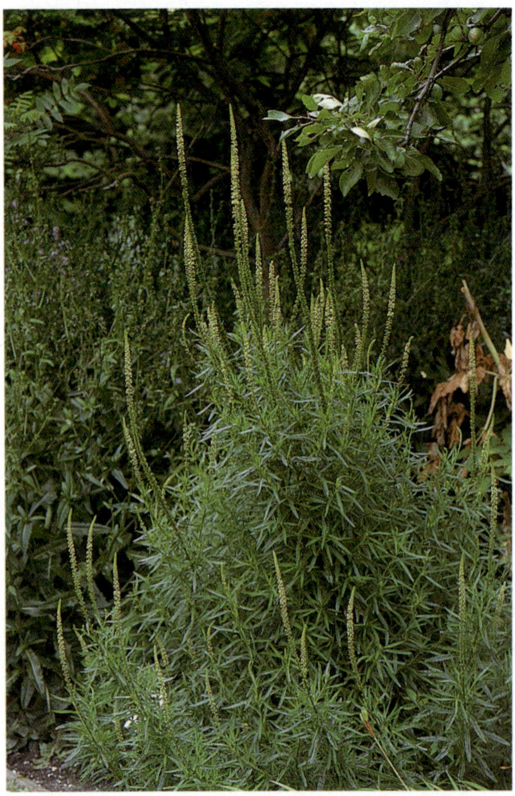

Faulbaum (Rhamnus frangula).

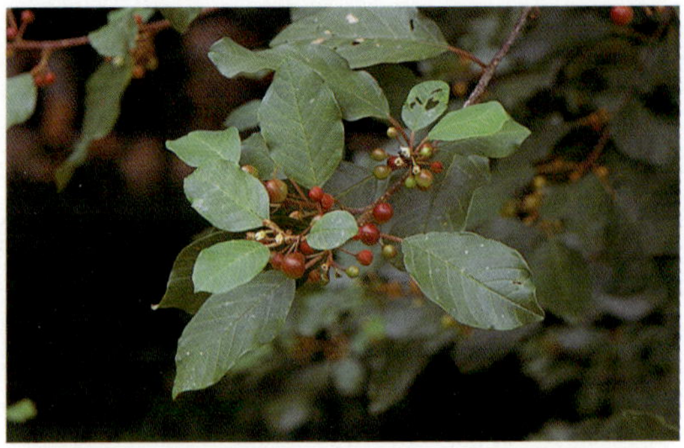

Wau-Extrakt wird auch zu Hautcremes und anderen Kosmetika verarbeitet.

Rhamnus frangula (Syn. *Frangula alnus*)

FAULBAUM

Bevor man Faulbaumrinde als Abführmittel verabreichen kann, müssen getrocknete Rindenteile eine Stunde lang bei 100 °C erhitzt werden, damit die Brechreiz erzeugenden Substanzen (Anthranole und Anthrone) diese Wirkung verlieren und nur noch abführend wirken. Normalerweise geschieht dies durch 1-jährige Lagerung, anschließend kann die Rinde als Laxans verabreicht werden. Oft findet man getrocknete Rinde in Entschlackungstees für Frühjahrs- oder Herbstkuren, wird aber auch für sich allein zu Tee verarbeitet. Diese Tees wirken schonend, aber doch kräftig abführend, insbesondere im Bereich des Dickdarms. Aus der Rinde wird ein brauner Textilfarbstoff gewonnen, früher wurde sie auch als Mittel gegen Kopfläuse gegeben.
Der bis zu 5 m hohe Strauch oder Baum wächst europaweit auf feucht-nassen, mäßig sauren Standorten. Den unauffälligen Blüten folgen im Laufe erst grüne, dann rote und schließlich dann schwarze Beeren.

Rheum palmatum

MEDIZINALRHABARBER, HANDLAPPIGER RHABARBER, TANGUTISCHER RHABARBER

Als der Medizinalrhabarber im 18. Jh. aus China und Tibet nach Europa gelangte, war er in seiner Heimat schon seit Jahrhunderten als Heilpflanze in Gebrauch. Die Chinesen nutzten die Wurzel bereits um die Zeitenwende. Schon kurz nach seiner Einführung in Europa wurde er zu einer anerkannten Heilpflanze. Die Wurzeln wurden klein geschnitten, getrocknet und später zu Abführtees gegeben. Zurzeit verwendet man häufiger Wurzelextrakte, die sich in ihrer Wirkweise besser dosieren lassen; diese werden bei Entzündungen der Magen- oder Darmschleimhaut sowie bei Menstruationsschwierigkei-

Medizinalrhabarber (Rheum palmatum).

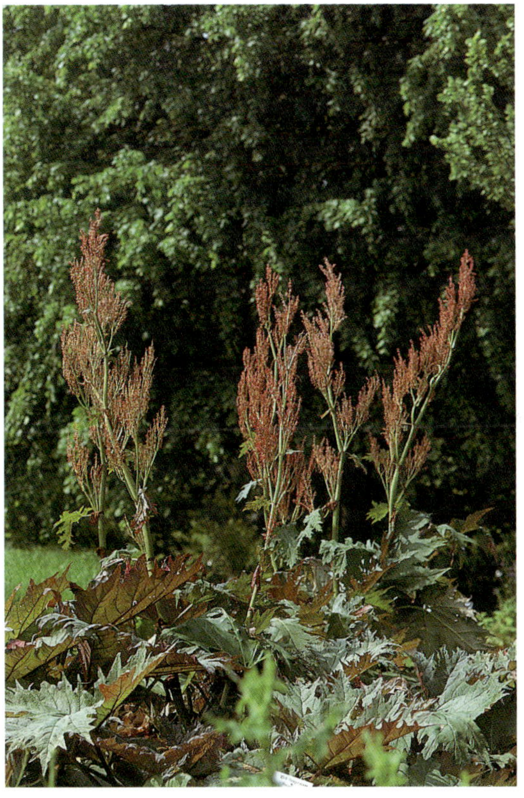

Foto: De Kruidhof, Buitenpost

ten verabreicht. Schwangere und Stillende sollten auf das Kraut verzichten; in der Homöopathie wird *Rheum palmatum* in Hochpotenzen gegen Durchfall verordnet. *Rheum palmatum* ist eine recht große Staude, die zur Blüte eine Höhe von 2–3 m erreichen kann. Von Natur aus wächst er in den Gebirgslagen im Nordwesten Chinas; daheim im Garten können Sie ihn aber auch auf nährstoffreichem, stark humösem Boden, der im Winter kein Stauwasser zurückhält, ziehen. Unter optimalen Bedingungen überdauert die Pflanze Fröste bis –15 °C.

⚕

Rhododendron ferrugineum

ROSTBLÄTTRIGE ALPENROSE

Die Rostblättrige Alpenrose findet man in den Alpen und Pyrenäen meist oberhalb der Baumgrenze auf nährstoff- und basenarmen Böden. Der Strauch wird meist 1,50 m hoch, aber nur 1 m breit. Von Mai bis August erscheinen dunkelrosa Blüten; bei Gartenpflanzen wird man aber niemals ein so farbenprächtiges Spektakel erleben wie im Gebirge.

Zwar gibt es sicherlich attraktivere Zierrhododendren, bei *R. ferrugineum* interessieren jedoch die dunkelgrünen, unterseits braun beschuppten Blätter. Diese enthalten das Hydrochinon Arbutin, mit dem sich Harnwegsinfektionen behandeln lassen, das aber auch entschlackend und harntreibend wirkt, einem interessanten Aspekt zur Behandlung von Gicht und Rheuma.

Rostblättrige Alpenrose (Rhododendron ferrugineum).

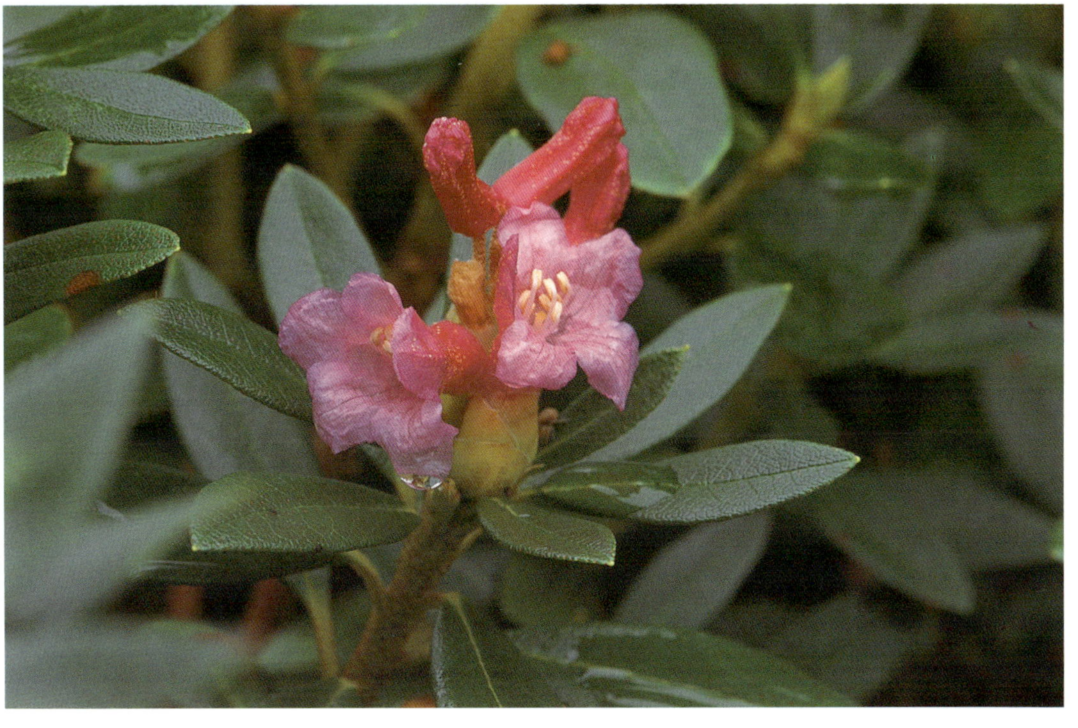

Alle Rhododendron-Arten sind giftig und sollten medizinal nur unter ärztlicher Aufsicht eingenommen werden.

⚕

Rhus radicans

KLETTERNDER GIFTSUMACH

Einige Indianervölker verwendeten die Pflanze, um daraus ein Pfeilgift zu machen, denn Giftsumach zählt mit zu den giftigsten Pflanzen Nordamerikas. Bei Kontakt mit der Haut verursacht der Saft starke Reizungen, weshalb man diesen flachwüchsigen Strauch nur mit größter Vorsicht behandeln sollte. Er wächst natürlicherweise in Mittel- und Nordamerika (außer im Nordwesten der USA) sowie auf den Antillen. Bei uns ist er frosthart und wird auf Grund seines farbenprächtigen Herbstlaubes gelegentlich in Gärten gepflanzt.
Die getrockneten Blätter werden homöopathisch aufbereitet und bei Hauterkrankungen (z. B. Ekzemen), Fieber, Rheuma, Neuralgien und Schleimhautentzündungen verabreicht. Häufiger greift man in der Homöopathie allerdings auf den verwandten Giftsumach *Rhus toxicodendron* zurück.

⚕

Ricinus communis

WUNDERBAUM, CHRISTUSPALME, RIZINUS

Das Öl aus den Samen von *Ricinus communis* ist seit der Antike ein altbewährtes Mittel gegen hartnäckige Verstopfungen; schon die alten Ägypter wussten um die abführende Wirkung des Samenöls. Allerdings wird sie sicherlich auch die außerordentlich hohe Giftigkeit der Samen selbst beunruhigt haben, wie es auch heute noch der Fall ist. Die Samen enthalten nämlich das Protein Rizin, das wohl giftigste bekannte pflanzliche Toxin. Der Verzehr von fünf bis zehn Samen kann den Tod bedeuten, während die Berührung mit Blättern und Samen oft bereits Hautreizungen auslöst.
Beim vorschriftsgemäßen Gebrauch von Rizinusöl (keine Überdosis) besteht keinerlei Gefährdung für die Gesundheit; Rizinusöl findet sich in vielen Produkten wieder, z. B. in Seifen, Kerzen, Kosmetika bis hin zu Schmierölen.
Die Heimat des Wunderbaums sind wahrscheinlich die Tropen Afrikas, wo er heute als strauchartige Staude wächst. Bei uns wird er 1-jährig gezogen; die Aussaat erfolgt im Treibhaus, die Umsetzung ins Freiland dann, wenn die Frostgefahr vorbei ist. *R. communis* gedeiht am besten in humösem, frischem Boden in der vollen Sonne.

⚕ ✳

Giftsumach (Rhus radicans).

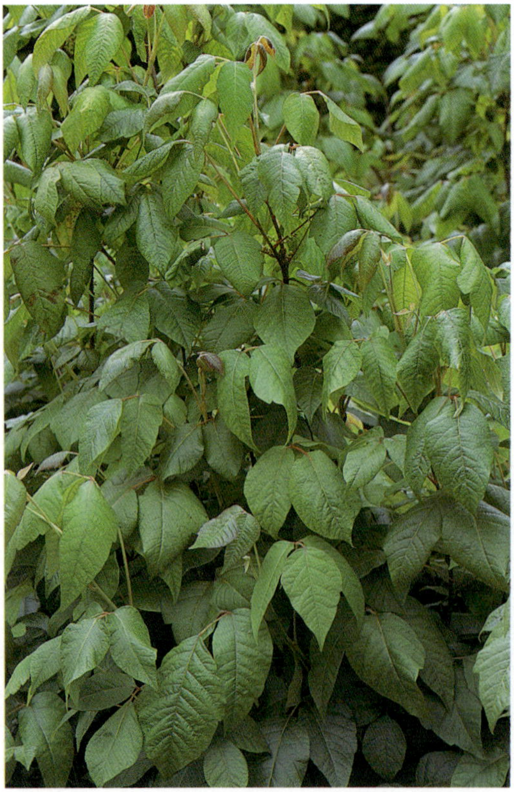

Wunderbaum (Ricinus communis).

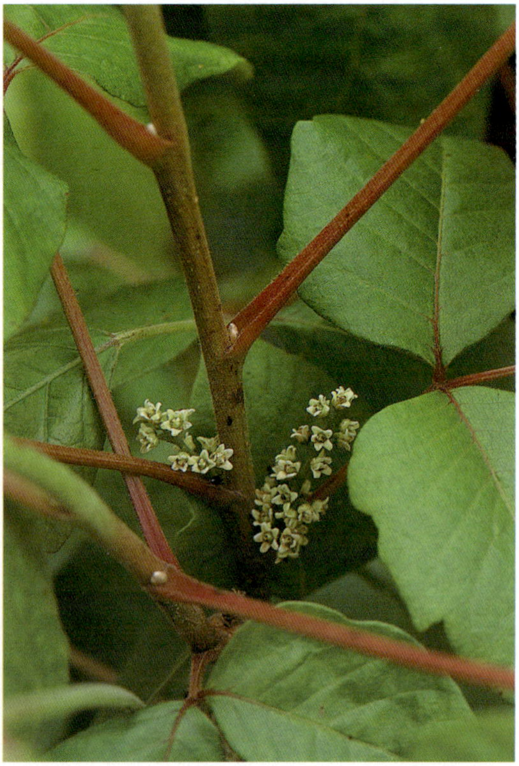

Hundsrose (Rosa canina).

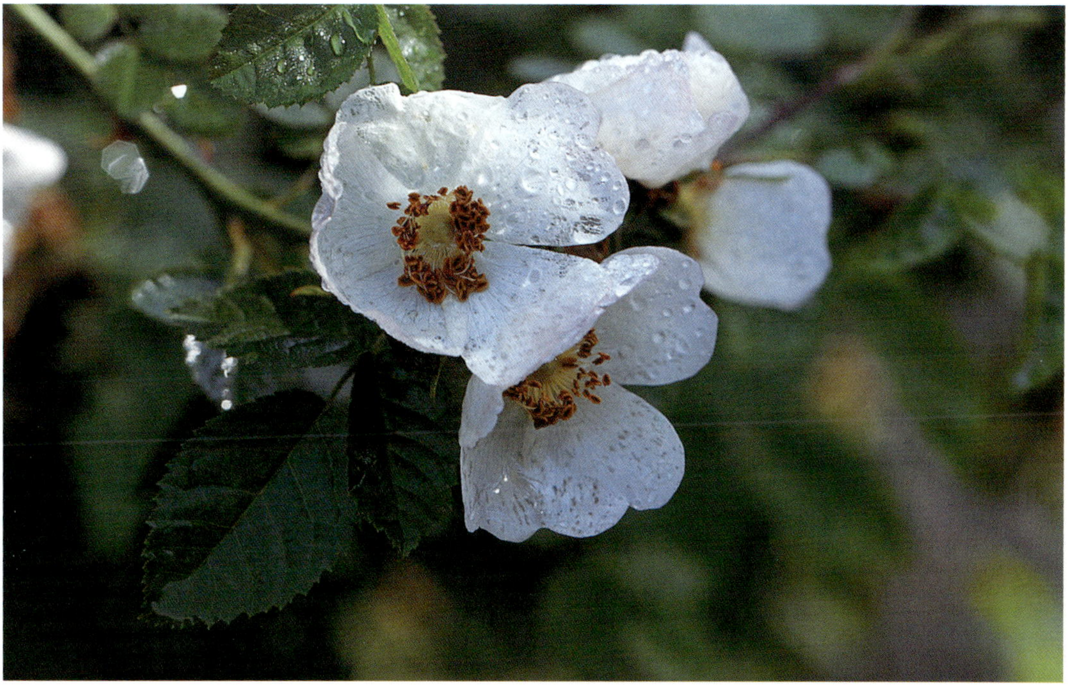

Rosa canina

HUNDSROSE, HECKENROSE

Obwohl reiner Hagebuttentee meist recht farblos aussieht (die rote Farbe kauffertiger Hagebutten-Teemischungen stammt von beigemengten Hibiskusblüten), wirkt er dennoch erfrischend, belebend und vorbeugend gegen Erkältungen und Grippe. Hagebutten sind reich an Vitamin C, enthalten aber auch größere Mengen an Vitamin A, B und K. Daher wundert es kaum, dass viele kräftigende Fruchtsäfte und -sirups häufig Hagebutten enthalten. Man kann sie aber auch zu leicht säuerlichen Marmeladen oder Gelees verarbeiten. Bei Kindern sind die leicht filzigen Samen übrigens seit Generationen als „Juckpulver" beliebt.

Die Römer verschrieben die Hundsrose, um Tollwut zu kurieren; wissenschaftlich ist eine Heilwirkung gegen diese Krankheit jedoch nicht belegt.

Ansonsten kann *R. canina* auf gleiche Weise eingesetzt werden wie die nachfolgend beschriebenen Rosenarten. Der Strauch wird etwa 2–4 m hoch und ebenso breit; er bringt für wenige Wochen im Juli hellrosa schalenförmige Blüten hervor. Diesen folgen leuchtend rote Hagebutten, die im reifen Zustand ihre vertrockneten Kelchblätter verlieren. Außer im äußersten Norden kommt die Hundsrose in ganz Europa vor.

Damaszenerrose (Rosa × damascena).

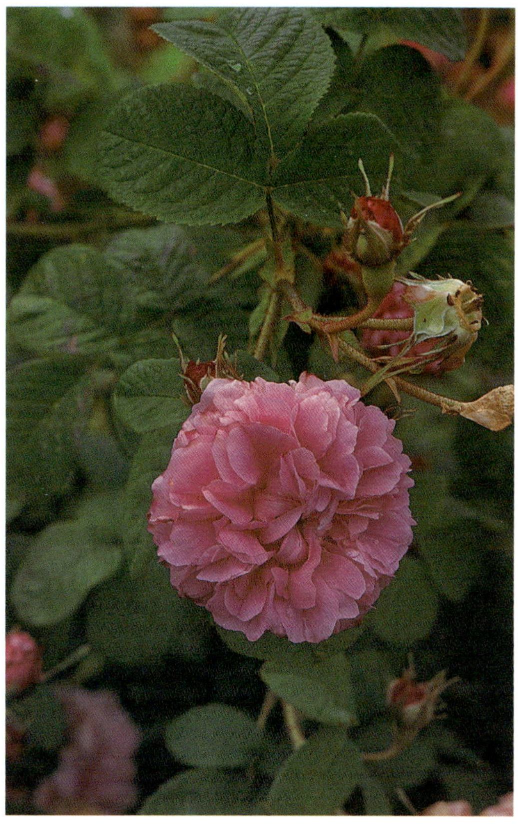

Rosa × damascena

DAMASZENERROSE, PORTLANDROSE

Damaszenerrosen sind schon so alt, dass man ihre botanischen Ursprünge kaum noch kennt, wahrscheinlich stammen sie aus Damaskus (daher der Name), von wo sie durch heimkehrende Kreuzritter nach Europa gelangten. Experten unterscheiden zwischen Sommer-Damaszenerrosen, die durch Kreuzung von *R. phoenicia* mit Gallica-Rosen entstand, und Herbst-Damaszenerrosen (hierzu wurden Gallica-Rosen mit *R. moschata* gekreuzt). Im Gegensatz zu anderen Wildrosen, die nur 5 Blütenblätter (Petalen) pro Blüten haben, bringen Damaszenerrosen einfach bis doppelt gefüllte Blüten mit zahlreichen Petalen hervor. Sie blühen nur drei Wochen im Juli und erreichen eine Höhe von etwa 2 m.
In ihren medizinalen Eigenschaften ähneln Damaszenerrosen der Apothekerrose (siehe *Rosa gallica*); die größte Nachfrage besteht jedoch seitens der Parfümindustrie. In Bulgarien gibt es beispielsweise riesige Felder mit Damaszenerrosen, aus deren Petalen dann das heiß begehrte Rosenöl destilliert wird, das für viele Parfümsorten benötigt wird. Rosenöl wird aber auch für andere Kosmetika sowie für Konfekt und Feingebäck verwendet.

Essigrose (Rosa gallica).

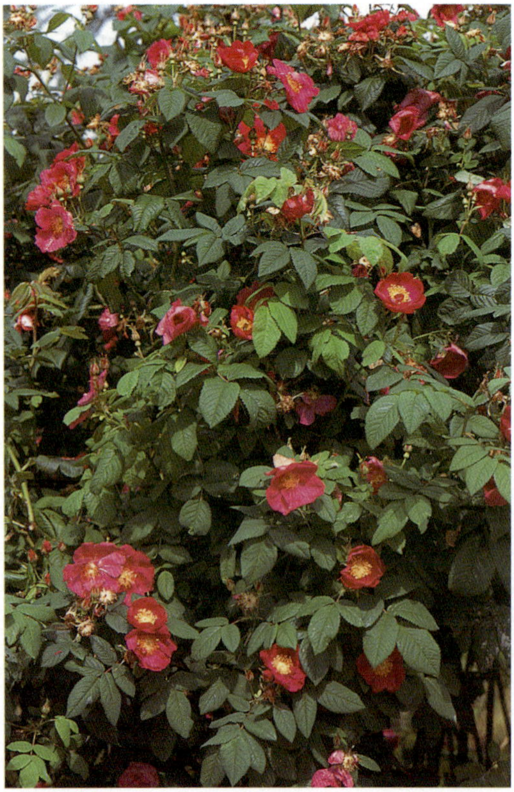

Essigrose (Rosa gallica).

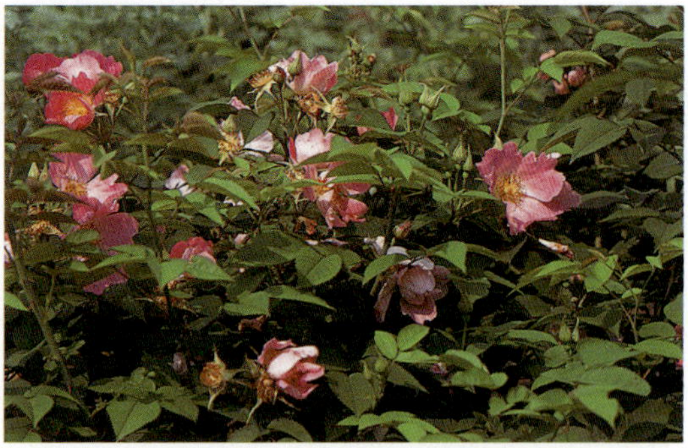

Rosa eglanteria syn. *R. rubiginosa*

WEINROSE, APFELROSE, SCHOTTISCHE ZAUNROSE

Das dunkelgrüne Laub dieser Rose verströmt einen süßen Apfelduft (besonders wenn es zerdrückt wird), der sogar noch aus größerer Entfernung wahrgenommen wird. Die hübschen einfachen, etwa 4 cm großen Blüten öffnen sich in zartem Rosa und duften schwach. Ihnen folgen leicht ovale, kräftig rote, essbare Hagebutten, die man zu Marmelade, Gelee oder Saft verarbeiten kann. In der Regel bevorzugt die Weinrose kalkreichen Boden, wo sie bis zu 2 m hoch werden kann. Medizinal kann sie wie alle anderen hier aufgeführten Rosen verwendet werden, in der Regel wird sie jedoch als Zierpflanze in den Garten gesetzt, weil sie so angenehm nach Äpfeln duftet.

Rosa gallica

ESSIGROSE, PROVINSROSE, GALLISCHE ROSE

Obwohl viele Rosensorten die gleichen Wirkstoffe enthalten wie *R. gallica* 'Officinalis' (Apothekerrose), wird meist nur diese Zuchtform von *Rosa gallica* als Heilpflanze verwendet. Hierbei handelt sich um eine flachwüchsige Zuchtsorte mit halb gefüllten dunkelrosa Blüten.
Die Blütenblätter der Essigrose enthalten Gerbstoffe, die adstringierend und antiseptisch wirken. Daher verarbei-

Weinrose (Rosa eglanteria), *Blüten.*

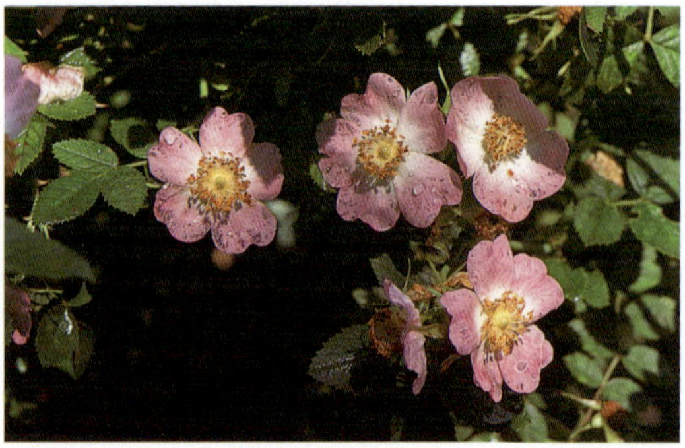

Weinrose (Rosa eglantaria).

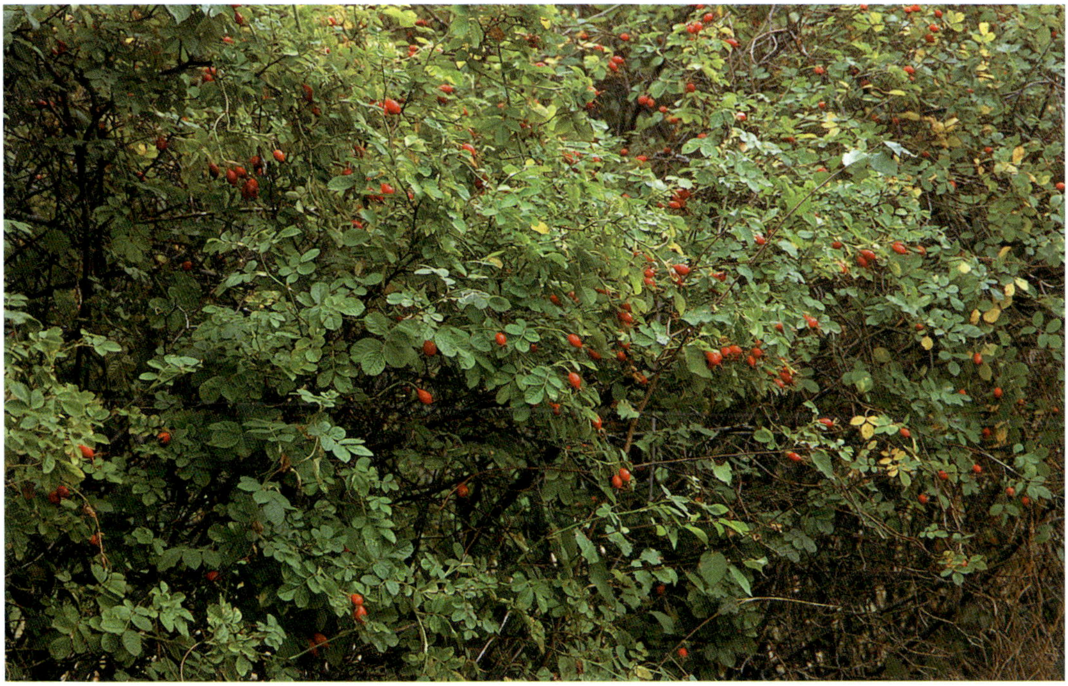

tet man sie zu schonend wirkenden Arzneien gegen Durchfall und Halsschmerzen. Rosenöl als Badezusatz gilt als Mittel zur Entspannung und gegen Depressionen, insbesondere für Frauen mit prämenstruellem Syndrom oder in den Wechseljahren. Schwangere sollten kein Rosenöl verwenden. Darüber hinaus soll Rosenöl angeblich die Libido erhöhen und das Schamgefühl vor dem eigenen Körper senken. Zur weiteren Verwendung von Rosenöl siehe *Rosa × damascena.*

Rosa gallica ist ein etwa 1,5 m hoher, scharf bestachelter Strauch mit duftenden rosa Blüten und scharlachroten Hagebutten. Dieser europäische Vorfahr der Gartenrosen wird seit etwa 500 gezüchtet; da die ersten Zuchten aus dem französischen Ort Provins stammen, entstanden die Namen Provins- und Gallische Rosen.

Rosmarinus officinalis

ROSMARIN

Mit Rosmarin assoziiert man sofort Sommer, Sonne und Mittelmeer. Das Küchenkraut wird u. a. zum Würzen von Grillgut, gebratenem Fleisch und Fisch sowie mediterranen Gemüseeintöpfen verwendet, ja, Grillfleisch wird sogar durch Verbrennen von Rosmarinholz gewürzt. In den gebogenen, derben, fast schon nadelartig aussehenden Blättern befindet sich ein würziges, intensives ätherisches Öl.

Seit alters gilt Rosmarin als Symbol der Treue zwischen Liebenden, und selbst die spröden Damen im Viktorianischen England wurden rot, wenn sie dem Auserwähl-

Rosmarin (Rosmarinus officinalis).

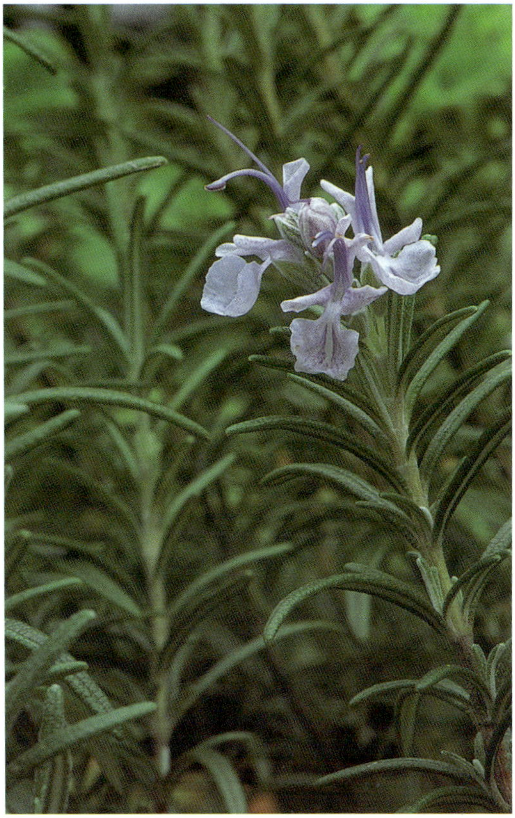

ten ihres Herzens heimlich einen Rosmarinzweig zugesteckt hatten. Falls die Liaison dann geglückt war, die beiden heirateten und die frisch gebackene Ehefrau schwanger wurde, sollte sie jedoch keinen Rosmarin mehr verzehren, da er stark adstringierend wirkt und so durch Anregung der Gebärmuttermuskulatur eine vorzeitige Geburt einleiten kann.

Mit Rosmarin muss man in Maßen würzen, da sonst alles durch sein kampferartiges Aroma überdeckt wird. Geringere Dosierungen kann man mit Hilfe von Rosmarinöl oder -essig bewirken; dazu setzt man Olivenöl bzw. Essig mit einem Rosmarinzweig an, lässt ihn einige Tage stehen, seiht dann die Rosmarinreste von der Flüssigkeit ab und kann mit dem Würzessig bzw. -öl Speisen abschmecken.

Gefährlich wird es, wenn man Rosmarin in höheren Dosen einnimmt, insbesondere während der Schwangerschaft. In Maßen gebraucht, wirkt das Kraut verdauungsfördernd, nervenstärkend, durchblutungsfördernd und blutdruckerhöhend. Rosmarin ist antiseptisch und harntreibend. Durch Einreiben mit alkoholischem Rosmarinliniment wird Haut besser durchblutet, weshalb man diese Arzneiform gerne bei Muskelkater, Rheuma, Arthritis und Neuralgien anwendet. Das ätherische Öl ist auch als Badezusatz sowie für Duftlampen sehr beliebt; darüber hinaus findet man es in vielen Parfüms und anderen Kosmetika. Von der Wortbedeutung her heißt Rosmarin übersetzt „Meerestau“, was vielleicht auf den ursprünglichen Lebensraum dieses mediterranen Strauchs zurückzuführen ist: An den Felsküsten des Mittelmeers wächst Rosmarin oft als niedriger, bis 2 m hoher Strauch. Rosmarin verträgt zwar Frost, jedoch nicht in Kombination mit Feuchtigkeit, da sonst seine Wurzeln wegfaulen. Im unbeheizten Gewächshaus oder Frühbeetkasten kann er aber problemlos bei niedrigen Temperaturen überwintern, um im Frühjahr dann zwischen Mai und Juni blau zu blühen. Zweige, an denen sich Früchte gebildet haben, sollten aber unbedingt im Frühjahr zurückgeschnitten werden.

Krapp (Rubia tinctorum).

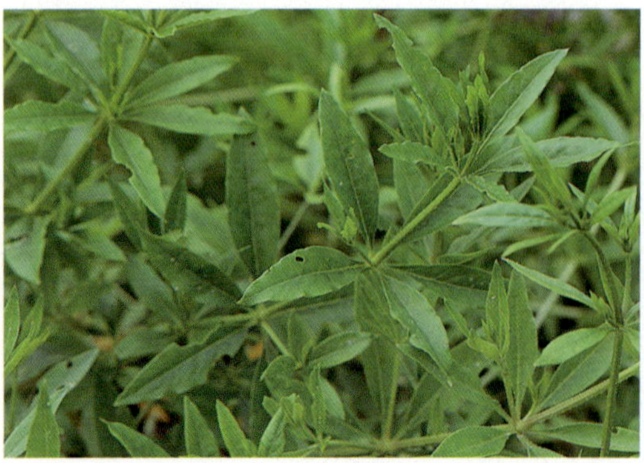

Foto: De Kruidhof, Buitenpost

Rubia tinctorum

KRAPP, FÄRBERRÖTE

Türkischrot oder Krapprot sind andere Bezeichnungen für die roten Farbpigmente (Alizarine), die aus der Krappwurzel gewonnen werden. Da dieser natürliche Farbstoff außerordentlich lichtecht ist (d. h., er bleicht in der Sonne nicht aus), war er seit alters in Asien und Europa ein begehrtes Beiz- und Färbemittel für Stoffe. Krapp wurde in großen Feldern angebaut, nach 2–5 Jahren ausgegraben und seine Wurzeln sorgfältig 1 Jahr lang getrocknet. Erst dann waren sie trocken genug, um sie fein mahlen zu können. Das dabei entstandene Pulver wurde in ein heißes Färbebad gegeben. Auch heute noch kann man in manchen Apotheken getrocknete Krappwurzel zu Färbezwecken kaufen. Als man 1868 eine Methode entwickelte, um Alizarin künstlich herzustellen, verschwand der Krappanbau auf dem Balkan, in Frankreich, der Türkei und anderen Ländern relativ rasch.

Als Heilpflanze wirkt Krapp abführend, harntreibend und antiseptisch. Früher wurde er daher zur Wundheilung eingesetzt. Die charakteristische rote Farbe geht übrigens auf Urin, Muttermilch und bei längerem Gebrauch auch in die Knochen über. Heute rät man auf Grund der möglicherweise genschädigenden Wirkung einiger Inhaltsstoffe des Krapps (die sog. Anthrachinone) davon ab, *Rubia tinctoria* innerlich einzunehmen.

Krapp ist eine immergrüne, knapp 1 m hohe Staude, die im östlichen Mittelmeerraum und in Nordafrika beheimatet ist. Auf Ton- und Sandböden und Äckern in wärmerem Klima (Pfalz, Elsass) findet man ihn auch heute noch. Als Gartenzierpflanze ist er ungeeignet.

Rubus fruticosus

BROMBEERE

Zwischen Ende August und Ende Oktober kann man reife Brombeeren direkt von ihren stacheligen Zweigen abernten und sie zu Hause in Kuchen bzw. zu Marmelade verarbeiten. Über die heilsamen Eigenschaften der Brombeerblätter, die getrocknet zu einem gesunden, schmackhaften Tee aufgebrüht werden können, wissen

Brombeere (Rubus fruticosus).

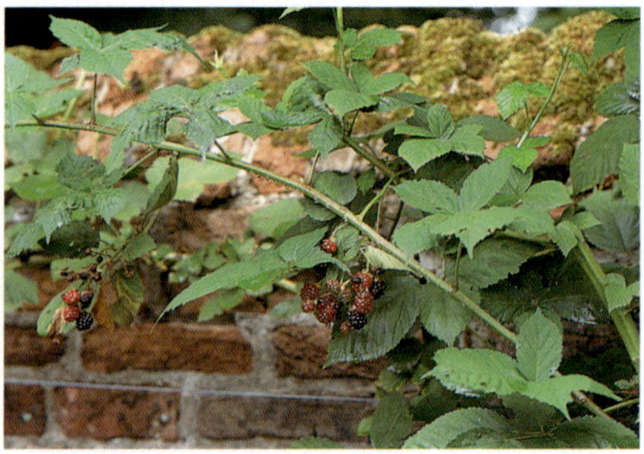

viele Menschen allerdings kaum Bescheid. Brombeertee wirkt gegen Durchfall und Schleimhautentzündungen und Erkältungsbeschwerden. Ein kräftiger Blattsud dient als Gurgelwasser bei entzündetem Rachen, Zahnfleisch sowie bei Entzündung der Rachenmandeln.
Brombeeren sind überall in Europa zu Hause; mit ihren verholzten Ranken wurzelt sie rasch überall fest, sobald sie den Boden berührt. Zwischen Mai bis Juli erfolgt die Hauptblüte, den weißen bis rosafarbenen Blüten folgen die bekannten Früchte.

Rumex obtusifolius

STUMPFBLÄTTRIGER AMPFER

Mit ihren unauffälligen Blüten und nahezu immergrünen Blättern zählt diese Ampfer-Art zu denjenigen Wiesenpflanzen, die man leicht übersieht. Dennoch gehört sie zu den häufigsten heimischen Stauden. Stumpfblättriger Ampfer wächst überall in Europa, bevorzugt auf stickstoffreichem Boden und im Halbschatten. Zur Blütezeit kann er eine Höhe von 120 cm erreichen.
Junge Blätter werden – ähnlich wie die des bekannteren Sauerampfers (*R. acetosa*) – als Salat oder Suppe verzehrt. Bedeutender ist allerdings seine Verwendung als Textilbeize, mit der sich grüne und gelbe Farbtöne erzielen lassen.

Alpenampfer (Rumex pseudoalpinus).

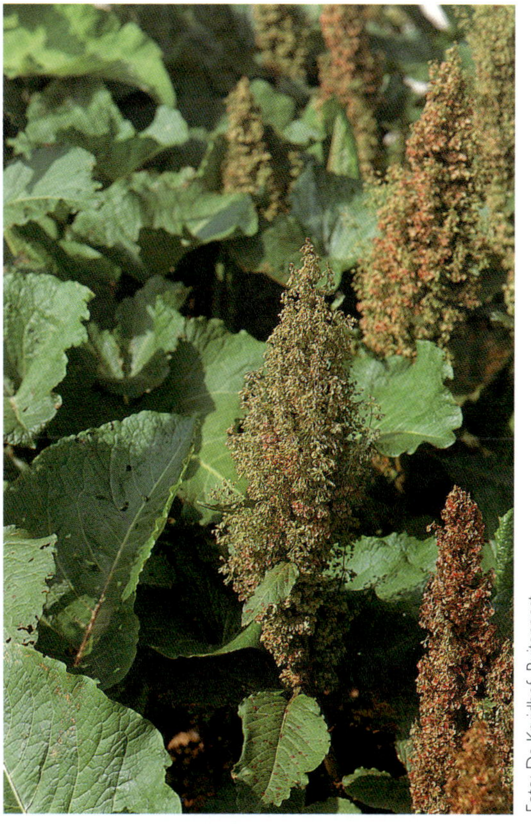

Foto: De Kruidhof, Buitenpost

Brombeere (Rubus fruticosus).

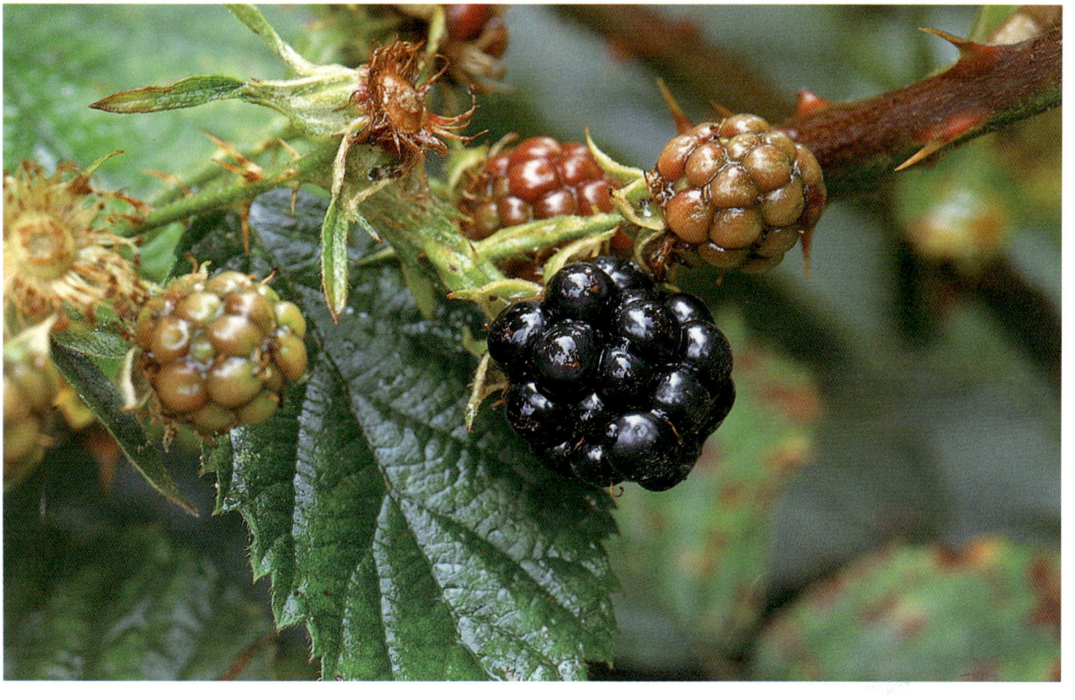

Rumex pseudoalpinus syn. *R. alpinus*

ALPENAMPFER, MÖNCHSRHABARBER, PLOTSCHE, BLACKE

Früher wickelte man Butter in die großen Blätter des Alpenampfers ein, damit sie länger frisch blieb. In den Blättern sind Bitterstoffe enthalten, die konservierend wirken. Die Inhaltsstoffe der Wurzeln wirken schwach abführend und wurden vor allem in Mitteleuropa als Laxativum (Abführmittel) eingesetzt.
Diese Staude ist eine winterharte Berglandpflanze, die in der Nähe von Bauernhöfen, Senn- und Almhütten auf nährstoffreichem Boden (z. B. an Viehlagern) wächst. Ihre Blätter werden etwa 50 cm lang und 20 cm breit. Von Juni bis August erscheinen die bräunlichen Blüten in Rispen an länglichen, bis 1 m hohen Stängeln.

Rumex rugosus syn. *R. acetosa* var. *hortensis*

GARTENSAUERAMPFER

Gartensauerampfer ist eine Zuchtform des Großen Sauerampfers (*R. acetosa*), besitzt jedoch breitere Blätter als diese Wildform. Die zarten, säuerlich schmeckenden Blätter müssen vor der Blüte (Mai bis August) geerntet

Stumpfblättriger Ampfer (Rumex obtusifolius).

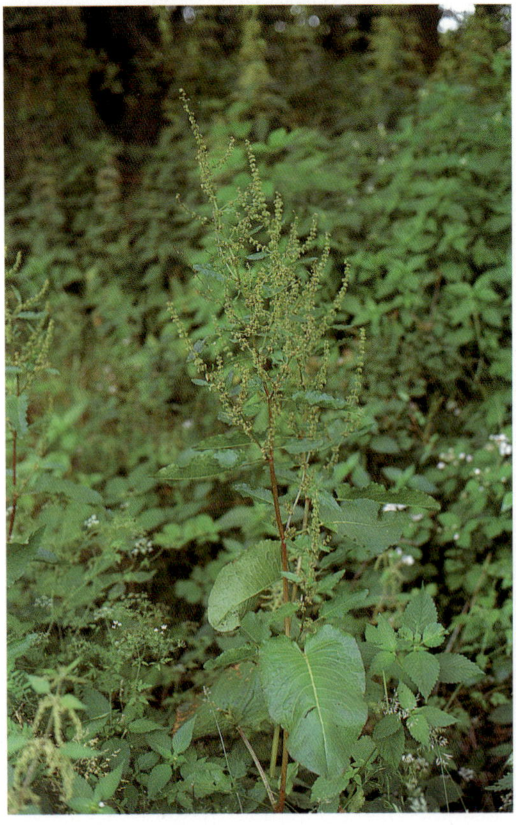

Gartensauerampfer (Rumex rugosus).

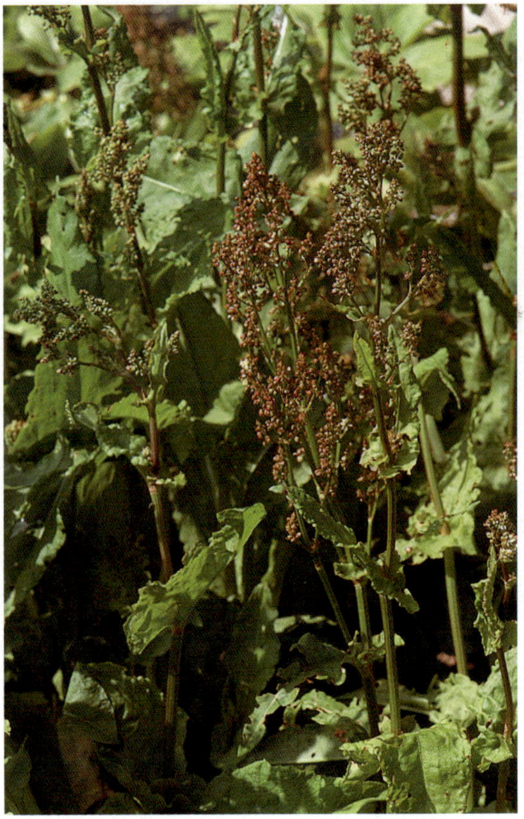

Foto: De Kruidhof, Buitenpost

werden, da sie sonst bitter werden. Fein gehackt dienen sie zum Abschmecken von Salaten, als angenehm schmeckende Suppen sowie als unersetzbare Zutat der Frankfurter Grünen Sauce. Allerdings sollten Rheumakranke und Arthritiker auf Grund des hohen Gehaltes an Oxalsäuren Sauerampfer nicht im Übermaß verzehren, da Oxalate diese Krankheitsbilder verschlimmern. Medizinal wird *Rumex* praktisch nur noch in der Homöopathie bei Schnupfen, Nebenhöhlenentzündung, Durchfall und anderen Magen-Darm-Beschwerden eingesetzt. Darüber hinaus wird aus Gartensauerampfer eine grün-gelb beizender Textilfarbstoff gewonnen.

Ruta graveolens

WEINRAUTE

Hunde, Katzen und angeblich auch böse Geister können sie nicht ausstehen. Wem das allein noch nicht genug ist, Weinraute zu pflanzen, den können vielleicht das hübsche fein geteilte grau-grüne Laub oder die grün-gelben Blüten, die von Juni bis Juli erscheinen, überzeugen.
In Südeuropa, der Heimat dieser Pflanze, galt Weinraute früher als bedeutendes Heilkraut. Maler und andere Künstler kurierten mit Weinrautenaufguss ihre überstrapazierten Augen, während man in der Küche das Kraut

Weinraute (Ruta graveolens).

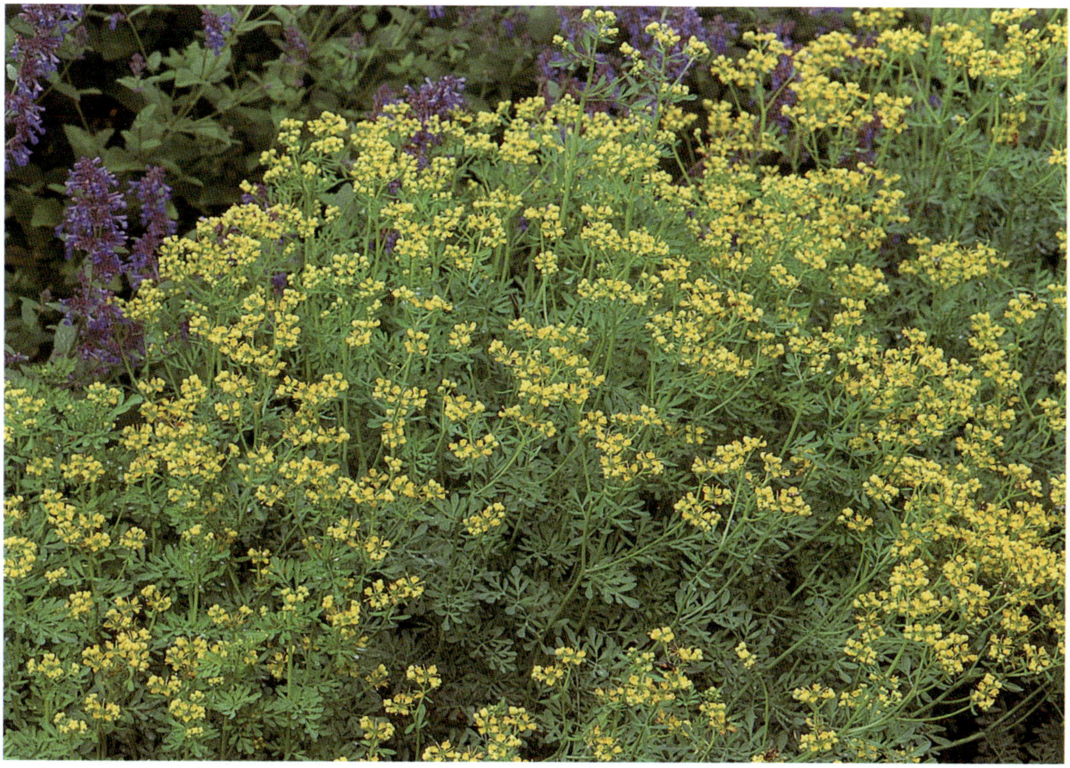

Foto: De Kruidhof, Buitenpost

Weinraute (Ruta graveolens), *Blüten.*

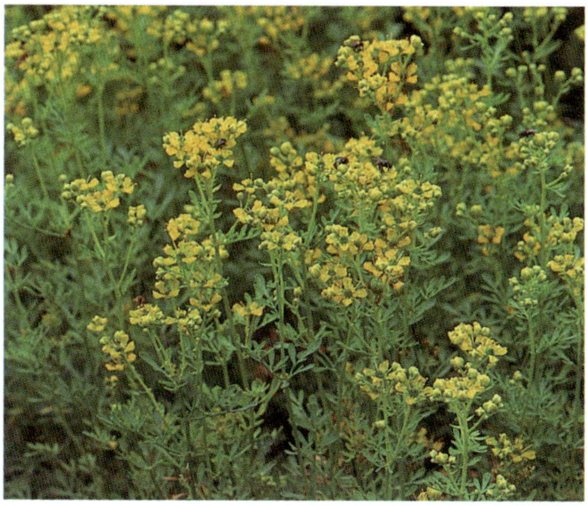

Eine Hecke aus Weinraute.

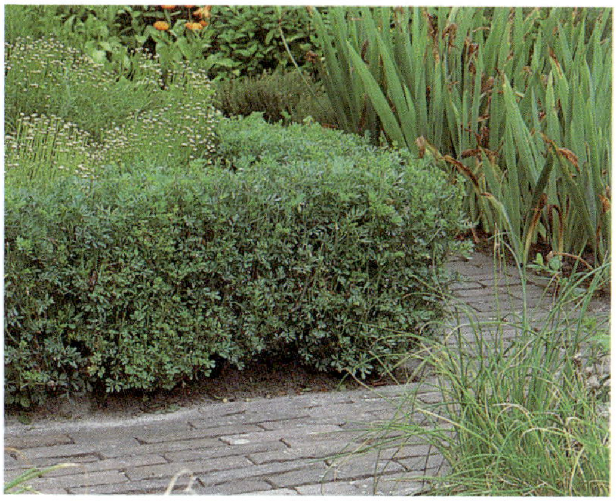

fein gehackt an Salate, Suppen und Fischsaucen gab. In manchen Grappa-Rezepturen ist das ätherische Öl von *Ruta graveolens* ebenfalls enthalten, wie auch in manchen Kräuterlikören und Parfüms.

Als Heilpflanze darf man Weinraute nur unter ärztlicher Aufsicht einnehmen, Schwangere jedoch auf gar keinen Fall. Medizinal wirkt sie nicht nur beruhigend und krampflösend, sondern auch appetitanregend, harntreibend sowie als Schlafmittel. Homöopathen verabreichen *Ruta* bei Rheuma, Quetschungen, Augenentzündung. Die frische Pflanze kann allergischen Hautausschlag und Hypersensitivität gegen UV-Strahlung auslösen.

In Südosteuropa, insbesondere auf dem Balkan, wächst *R. graveolens* wild an trockenen, sonnigen Standorten. Im Garten begnügt sich die Staude auch mit anderen Lagen und wird dort meist 50 cm hoch. Obwohl winterhart, kann sie bei langem Dauerfrost Schaden nehmen und muss im Frühjahr kräftig zurückgeschnitten werden.

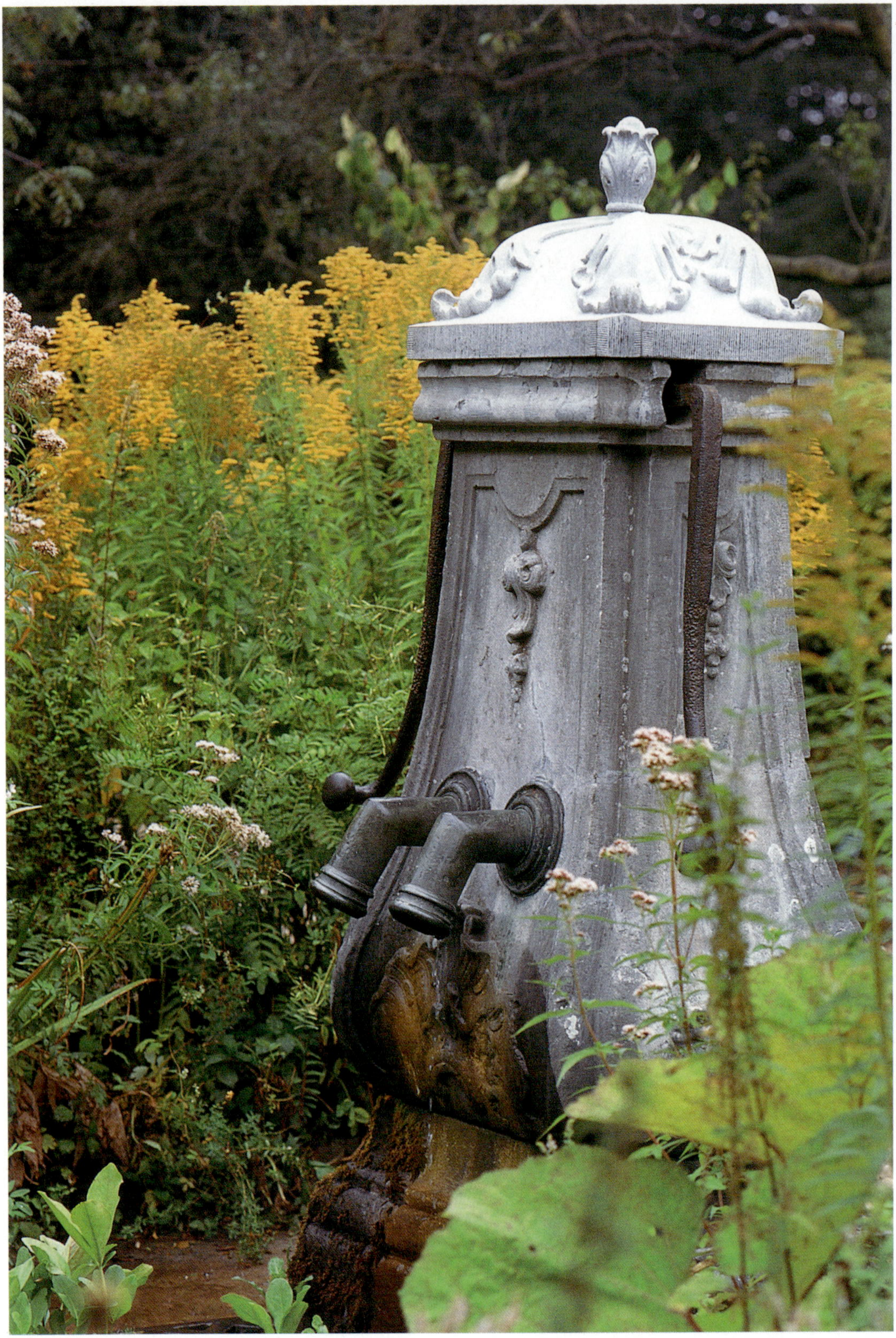

S

Silberweide (Salix alba).

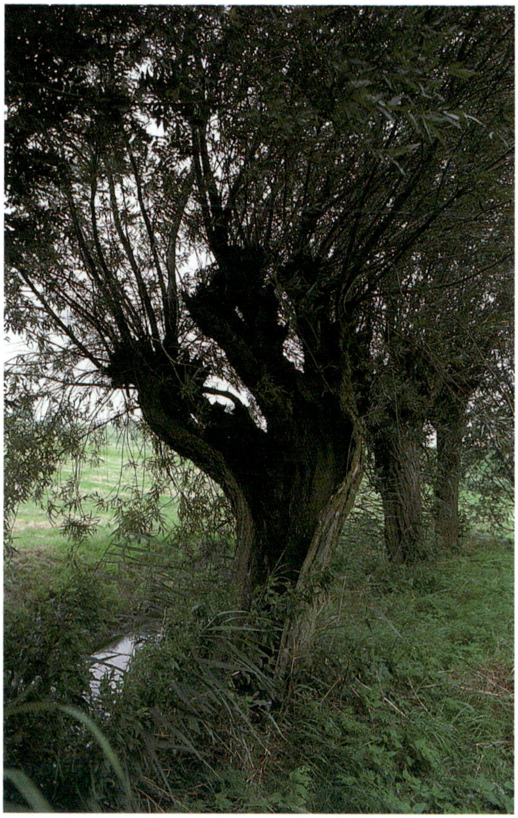

Geschälte Weidenzweige, Madeira (Salix *sp.*).

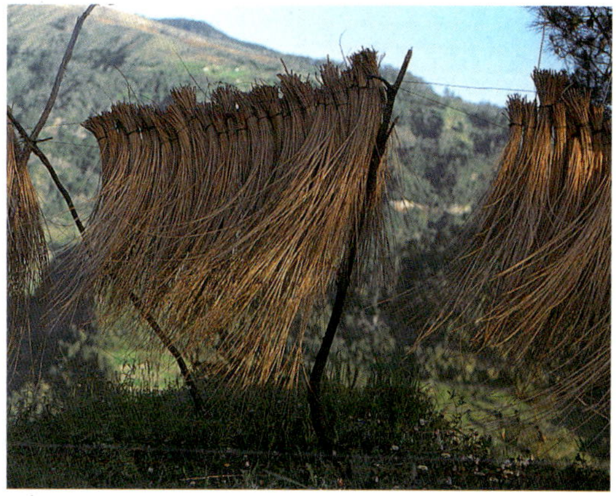

Salix alba

SILBERWEIDE

Die Weidenrinde war für die pharmazeutische Industrie der Ausgangspunkt für die Aspirin-Produktion, das aus der in Weiden natürlich vorkommenden Salicylsäure synthetisiert wird. Der schmerzstillende Effekt der Weidenrinde war seit Generationen in der Kräutermedizin bekannt, was zur Erforschung ihrer Eigenschaften führte. Die wirksamste Substanz der Rinde ist Salicin, das im menschlichen Körper zu Salicylsäure umgewandelt wird. Zusätzlich zur Salicylsäure enthält die Rinde noch Gerbstoffe und andere Komponenten von medizinischem Interesse. Ein Tee aus getrockneter Rinde wirkt schweißtreibend, senkt Fieber, verhütet Infektionen und hat eine adstringierende Wirkung, so dass er hilfreich bei Magen-Darm-Grippe und Durchfall ist. Neben der schmerzstillenden Wirkung ist Weidenrinde auch erfolgreich bei der Behandlung von rheumatischen Beschwerden. Die Rinde wird im Frühling von jungen Ästen abgeschält, die gerade Blätter bilden. Sowohl Rinde als auch Blätter können zum Grün- oder Gelbfärben von Stoffen benutzt werden. Junge geschälte Weidenschösslinge werden an vielen Orten, sei es Madeira oder Somerset, zum Flechten von Körben verwendet. *Salix alba* kann leicht an den auffallend grau-grünen Blättern identifiziert werden, aber auch andere Weiden eignen sich zu diesen Zwecken. Weil Weiden sich leicht untereinander kreuzen, ist es recht schwierig, die Arten voneinander zu unterscheiden. Es gibt zahllose Bastarde und Kulturformen. Häufig werden die Weiden alle paar Jahre zurückgeschnitten (Kopfweiden), um die Jungtriebe für alles Mögliche im Haus oder für Einzäunungen zu nutzen. Weiden lassen sich ausgesprochen einfach vermehren: Wenn man einen Ast absägt und ihn in die Erde steckt, bevor sich die Blätter entwickelt haben, entsteht daraus fast immer ein neuer Baum.

⚕ 🖌 *

Herstellung von Weidenkörben auf Madeira.

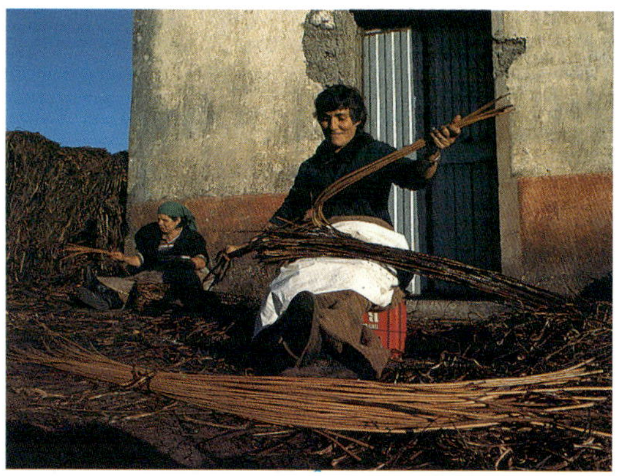

Links: Kanadische Goldrute (Solidago canadensis).

Echter Salbei (Salvia officinalis).

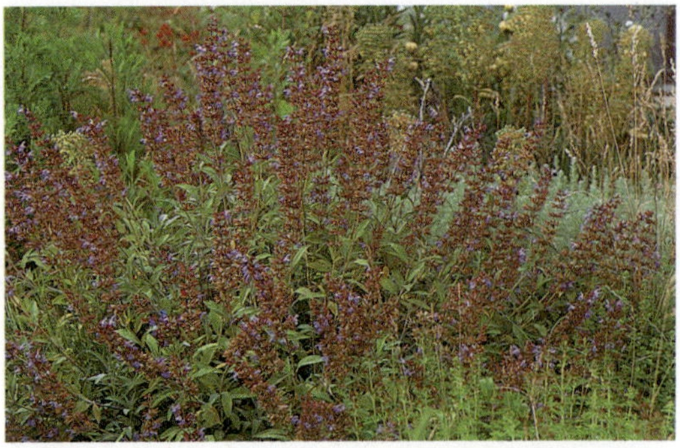

Salvia officinalis

ECHTER SALBEI

Man sagt, dass der Anbau von Salbei dem Gärtner ein langes Leben beschert. In früheren Zeiten wurde Salbei mit einer langen Lebenserwartung verknüpft. Das Kraut wurde als Stärkungsmittel gegen Altersvergesslichkeit verwendet.

Im Mittelalter wurde Salbei als Allheilmittel angesehen. Er wurde verabreicht zur Verdauungsförderung und gegen Blähungen. Weitere Verwendung fand er als Krampflöser, schweißtreibendes Mittel, bei Katarrh, als milchflussförderndes Mittel für stillende Mütter und bei Durchfall, dazu noch als Infektionshemmer und Beruhigungsmittel. Heute wird Salbei kaum noch medizinal eingesetzt, obwohl der Tee ideal zum Gurgeln ist bei Infektionen von Mund, Zahnfleisch und Rachen oder in Kompressen auf schlecht heilenden Wunden.

Salvia wird in der Homöopathie eingesetzt, um übermäßiges Schwitzen zu verringern, als Antiseptikum bei Mund- und Zahnfleischentzündungen und um den Milchfluss bei stillenden Müttern zu senken.

Bei der homöopathischen Anwendung gibt es keine Nebeneffekte, doch können größere Dosen bei Schwangeren die Geburt auslösen und sollten deshalb vermieden werden. Überhaupt sollte niemand *Salvia* in größeren Mengen zu sich nehmen, da der Inhaltsstoff Thujon in großer Dosis giftig ist und epileptische Anfälle auslösen kann. Salbei wird häufig als Küchenkraut genutzt, vor allem in südlichen Ländern. Frische Blätter in Fleischwickel oder fein gehackt in Suppen und Fischsaucen sind empfehlenswert.

Das Kraut ist als Gewürz auch in Geflügelfüllungen, in Würstchen und Pasteten zu finden. *Salvia officinalis* stammt aus den heißeren Klimazonen des Mittelmeerraums, wird aber im nördlichen Europa seit dem Mittelalter angepflanzt. Er war eines der bedeutenderen Kräuter in den Klostergärten, die sich in der Renaissance etablierten, und breitete sich von dort in die privaten Gärten aus, wo er sowohl als medizinales wie auch als Küchenkraut angebaut wurde. Heute wird die ausdauernde Art vor allem wegen ihrer grau-grünen Blätter als Zierpflanze gezogen.

Echter Salbei (Salvia officinalis).

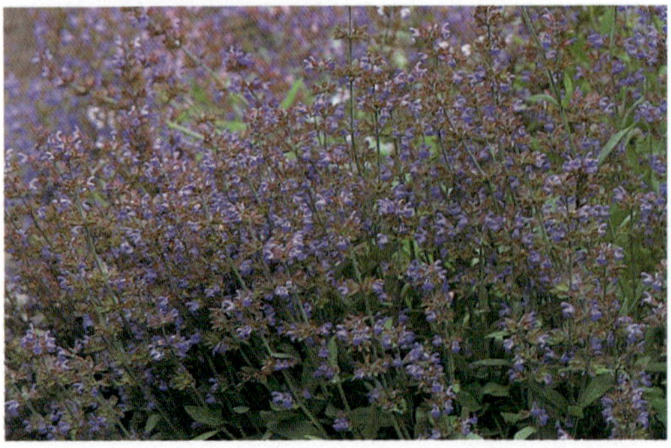

Salvia officinalis *'Icterina'*.

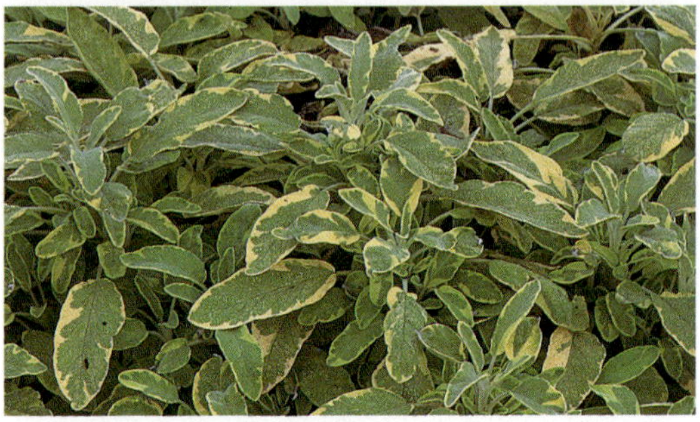

Foto: De Kruidhof, Buitenpost

Salvia officinalis *'Purpurascens'*.

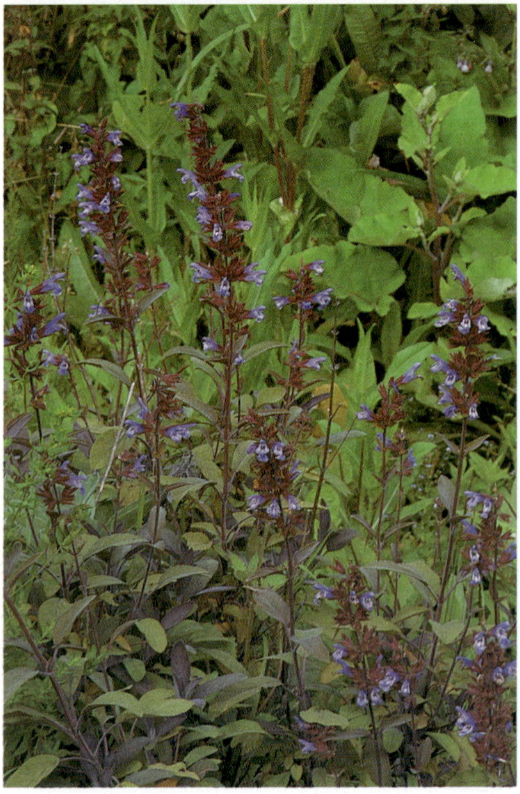

Salvia officinalis *'Purpurascens'*.

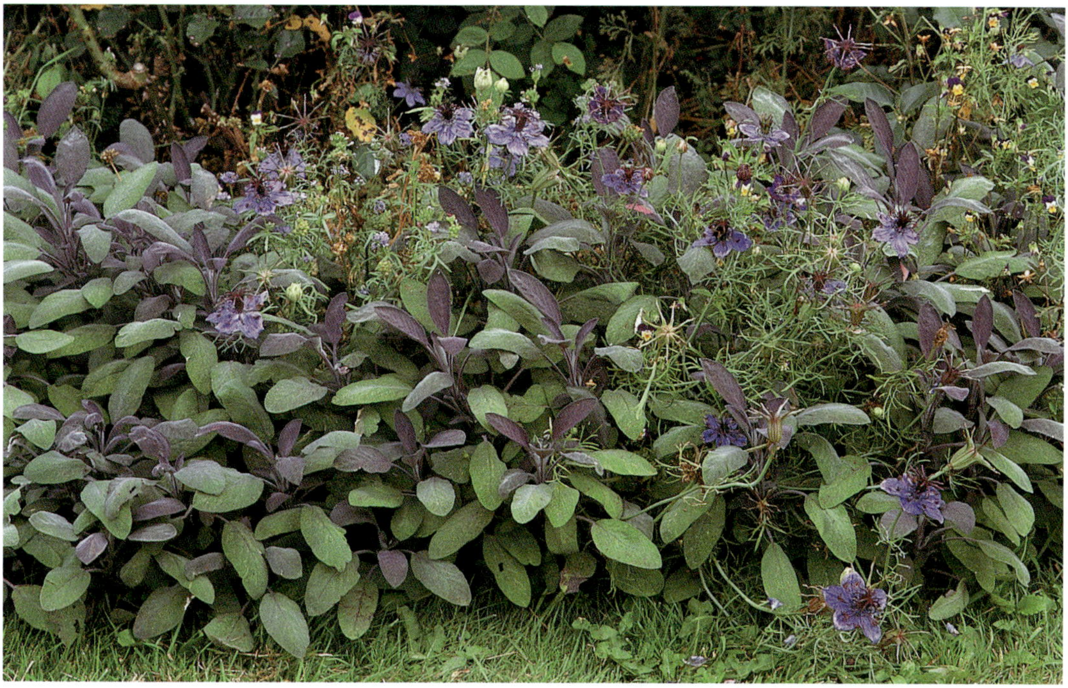

Salvia officinalis *'Purpurascens'*.

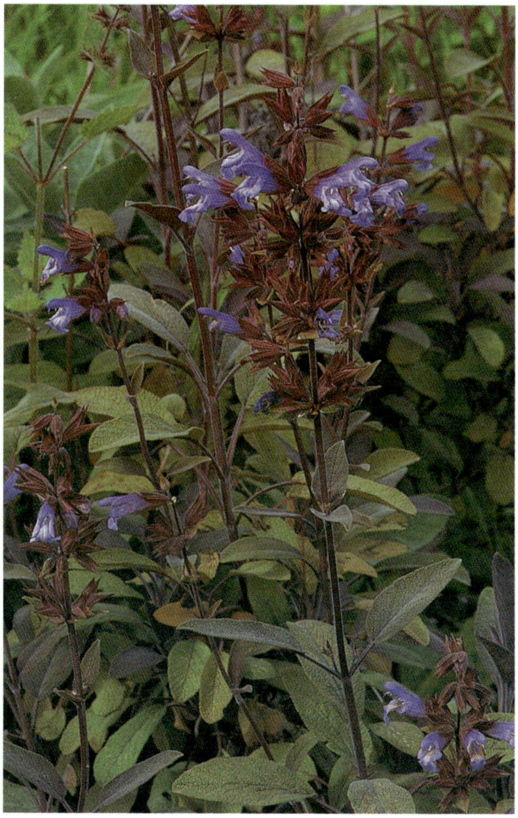

Salvia officinalis *'Tricolor'*.

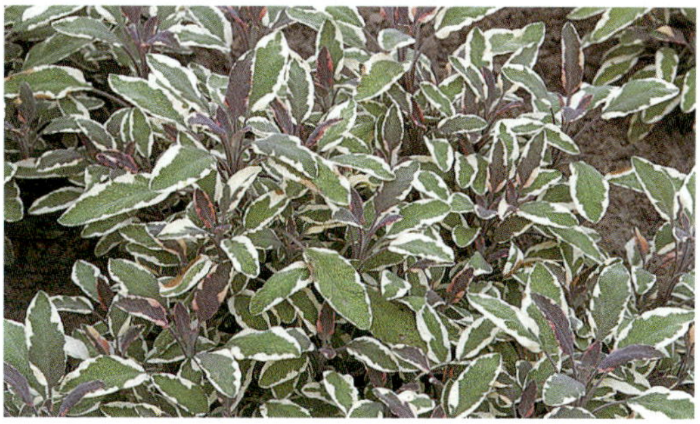

Foto: De Kruidhof, Buitenpost

Die Pflanze ist weitgehend winterhart und leidet nur in extremen Wintern. Im Handel sind zahlreiche Sorten erhältlich, die sich vor allem in ihren Blättern unterscheiden. Dazu gehören *Salvia officinalis* 'Icterina' mit gelb-grünen, gelb gerandeten Blättern, *Salvia officinalis* 'Purpurascens' ist die am häufigsten angebaute Sorte zu medizinischen Zwecken, weil sie höhere Konzentrationen der aktiven Substanzen enthält. Die Blätter sind dunkel purpurrot. Die neuen Blätter von *Salvia officinalis* 'Tricolor' sind rosafarben mit Purpur vermischt, wechseln aber während der Entwicklung zu grau-grün mit cremigem Rand.

Wiesensalbei (Salvia pratensis).

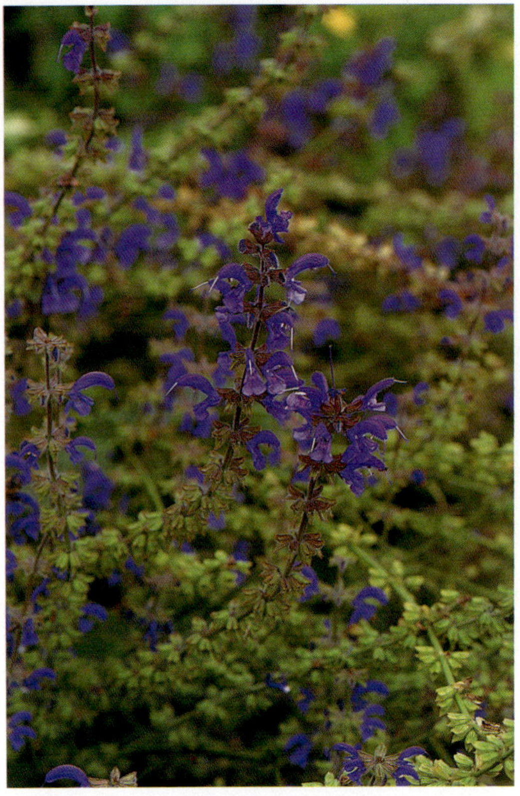

Wiesensalbei (Salvia pratensis).

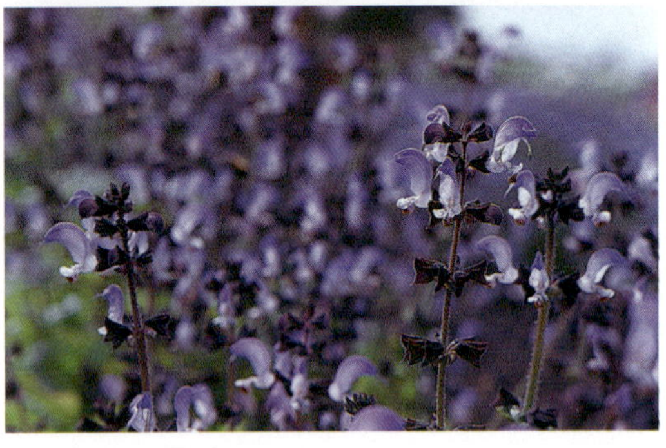

Salvia pratensis

WIESENSALBEI

Oberflächlich betrachtet ähnelt der Wiesensalbei dem Echten Salbei sehr; er hat jedoch wesentlich weniger attraktive Blätter, dafür die Blüte eine wesentlich größere Oberlippe. Diese erscheinen von Mai bis Juli in Purpurrot bis Blau. Das Kraut stammt aus dem südlichen Europa und wächst vor allem auf felsigem, grasigem Untergrund an sonnigen Stellen wie Randstreifen und Abhängen. Das Hauptverbreitungsgebiet geht bis Mitteleuropa mit einigen wenigen isolierten Standorten in Skandinavien und Großbritannien. Wiesensalbei wird als Küchenkraut nicht verwendet. Es enthält zwar dieselben Inhaltsstoffe wie Echter Salbei, jedoch in gringeren Konzentrationen. Auch die medizinale Verwendung ist gleich.

Salvia sclarea

MUSKATTELLERSALBEI

Muskatellersalbei ist zurzeit eine sehr beliebte Gartenpflanze wegen seiner großen grau-grünen Blätter und langen dreifarbigen Blütenähren (weiß, rosa, violett). Die Blüten sind auch sehr aromatisch, doch die Meinungen über den Duft gehen auseinander. Männer meinen allgemein, dass die Pflanze stinkt, Frauen finden den Duft angenehm. Es ist möglich, dass die Pflanze einen „männlichen" Duft verbreitet.

Das „Muskatelleröl" aus dieser Pflanze ist Bestandteil von Produkten „for men". Parfüms senden tatsächlich Sexualsignale aus und viele Düfte für Männer, Lotionen und Rasierwasser enthalten Moschusaroma, das eigentlich nie in Düften für Damen enthalten ist. Muskatelleröl aus dieser Pflanze wird zwar als Aromastoff bestimmten Rheinweinen zugesetzt, aber ansonsten hat dieses Kraut keine eigentliche Bedeutung für die Küche. Medizinale Verwendungen gehören auch der Vergangenheit an, obwohl die Art dieselben Substanzen enthält wie Echter Salbei und sicherlich bei der Behandlung von Hals- und Zahnfleischinfektionen nützlich wäre.

Salvia sclarea wächst wild in Südosteuropa und in angrenzenden Gebieten Asiens an trockenen und felsigen Stellen. In Nordeuropa wächst die 2-jährige Pflanze eigentlich problemlos in normaler Gartenerde. Die Blüte beginnt im Juli und geht bis in den August.

Muskattellersalbei (Salvia sclarea).

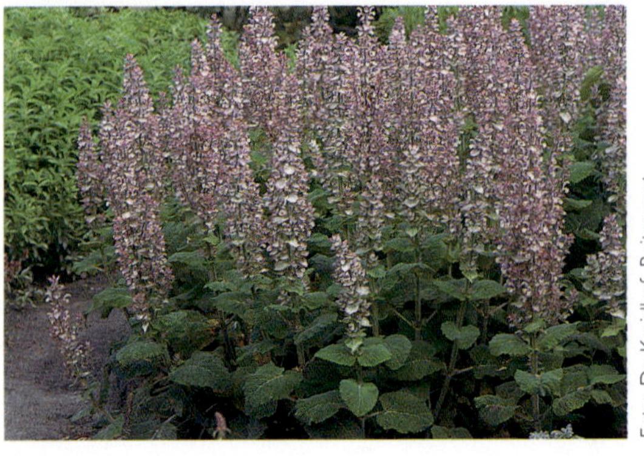

Foto: De Kruidhof, Buitenpost

Muskattellersalbei (Salvia sclarea).

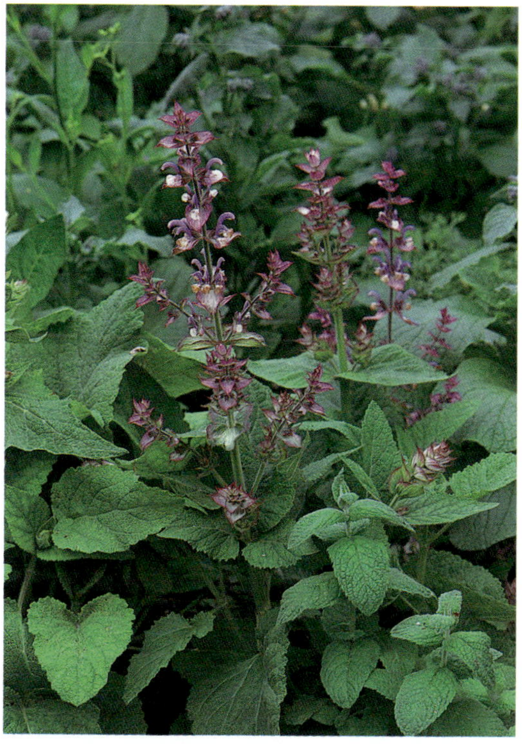

Sambucus ebulus

ATTICH, ZWERGHOLUNDER

Zwergholunder sieht eigentlich eher wie ein 100–120 cm hoher Strauch aus, ist aber einc ausdauernde krautige Pflanze. Die Sprosse sterben im Winter bis zum Boden ab. Die Art wächst in sehr fruchtbaren Böden an feuchten Orten in West-, Mittel- und Südeuropa und angrenzenden Gebieten Asiens und Afrikas. Nach der Blüte im Juli und August erscheinen schwarze Beeren. Diese sind genauso giftig wie alle anderen Teile der Pflanze. Früher wurden sie als stark abführendes Mittel verabreicht, aber wegen der aufgetretenen Unfälle hat man davon abgelassen. Die Wurzeln werden ausgegraben und getrocknet und zu Tee verarbeitet. Dieser wirkt abführend und harntreibend, mit wohltuender Wirkung auf Ödeme und Rheumatismus. Aus den Sprossen und Blättern wird ein gelber Farbstoff und aus den unreifen Beeren ein blauer Farbstoff zum Färben von Stoffen gewonnen.

Der Zwergholunder ist in fruchtbarem Boden leicht zu kultivieren und kann durch Rhizome überhand nehmen. Offensichtlich kann unter Zwergholunder keine andere Pflanze gedeihen.

Muskattellersalbei (Salvia sclarea).

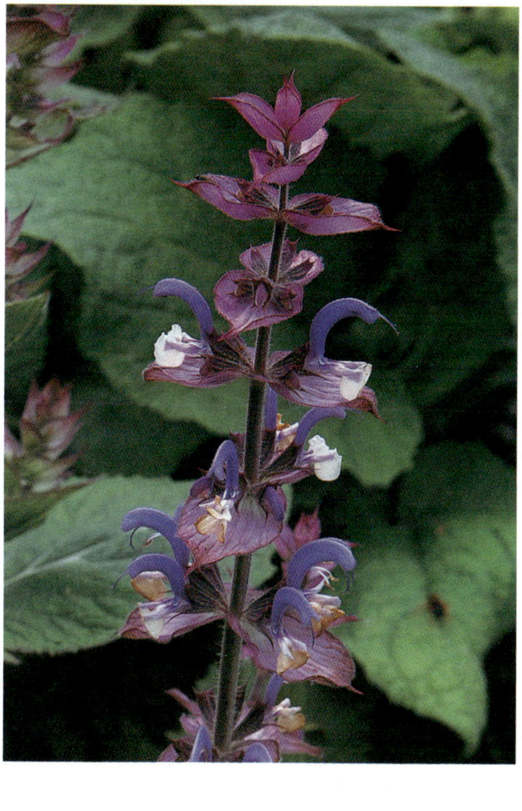

Zwergholunder (Sambucus ebulus).

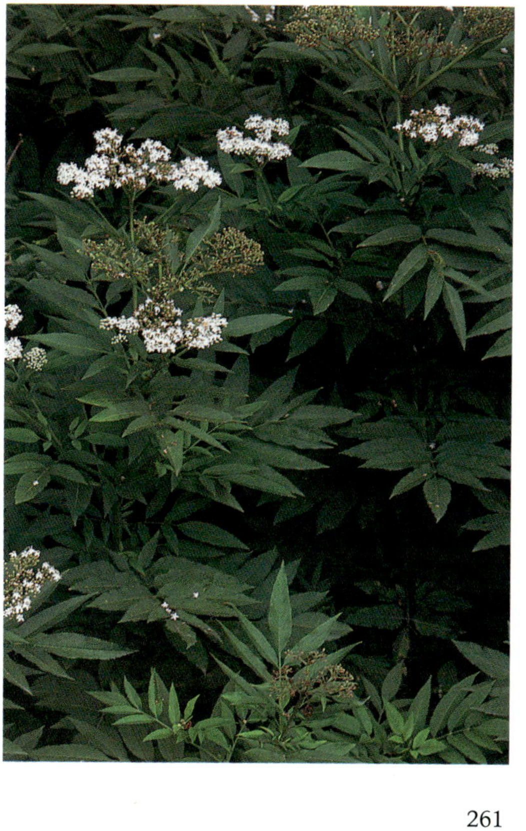

Zwergholunder (Sambucus ebulus).

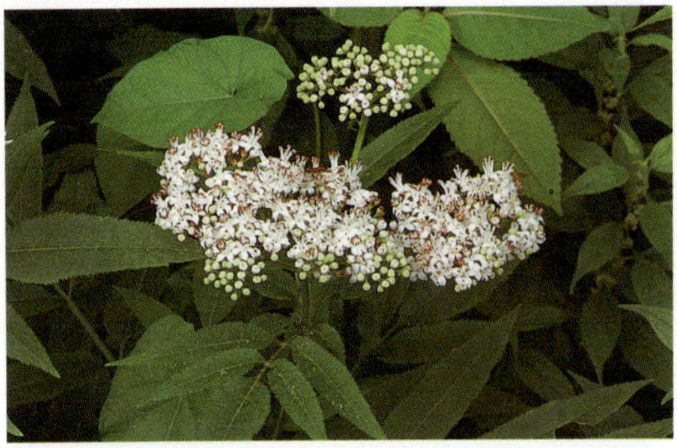

Sambucus nigra *'Laciniata'*.

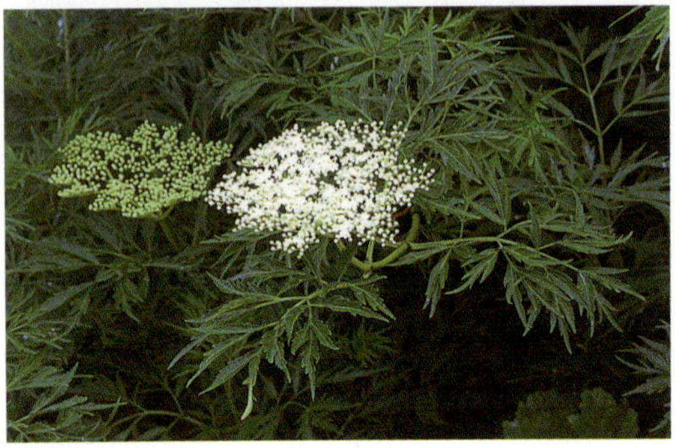

Sambucus nigra

SCHWARZER HOLUNDER

Im Spätsommer gibt es ein Fest für die Stare, wenn die schwarzen Beeren des Holunders reif sind. Wenn sie sich auf die Beeren stürzen, die dann in ihren Mägen gären, bringt der gebildete Alkohol die Vögel dazu, laut und wild hierhin und dahin zu fliegen. Menschen können die rohen Beeren nicht essen, es sei denn, sie leiden an Verstopfung, denn die Beeren wirken abführend. Wenn sie erst einmal gekocht sind, verschwindet diese Wirkung und die Beeren können eingemacht werden.
Reife Beeren, die zusammen mit Äpfeln vergoren werden, ergeben einen köstlichen Fruchtwein. Die blühenden großen Scheindolden können auch im Juni geerntet werden, um Holundersekt zu machen, der leichter und geschmacklich weniger intensiv ist. Alkoholfreier Holundersirup mit Mineralwasser gemischt ist ein erfrischendes Sommergetränk.
Der Sirup wird hergestellt, indem man die Blüten kurz in Zuckerwasser mit Zitronensaft kocht und die Lösung über 48 Stunden eindampfen lässt. Holunderpfannkuchen entstehen, wenn man die Blüten in Teig taucht und dann frittiert. Holunder wird medizinal als schweißtreibendes und somit fiebersenkendes Mittel verwandt. Weil die Inhaltsstoffe auch die Abwehrkräfte allgemein stärken, werden getrocknete Blüten häufig Kräuterteemischungen gegen Erkältung und Grippe beigefügt. Die Beeren und Blätter werden häufig zum Färben von Stoffen verwendet. Der Beerensaft liefert einen lila-roten bis grau-schwarzen Farbstoff, die Blätter einen gelben bis gelb-grünen.

Sanguisorba minor

KLEINER WIESENKNOPF

Die Pollen des Kleinen Wiesenknopfs werden vom Wind verbreitet, so dass die extrem kleinen Blüten keine auffälligen Blütenblätter benötigen, um Insekten anzulocken. Wenn man sich allerdings die Mühe macht, die Blüten näher zu betrachten, wird man ihre Schönheit erkennen. Die Blüten stehen in dichten endständigen Ähren, die weiblichen an der Spitzen, die männlichen darunter. Die Art wird etwa 40 cm hoch und blüht von Mai bis Juni.
Die ausdauernde Pflanze bevorzugt kalkhaltige Wiesen und ist in ganz Europa außer in den nördlichsten Regionen zu finden. Sie hat gefiederte Blätter, die jung gepflückt und an frische oder Obstsalate, an Kräuterbutter und Weichkäse gegeben werden. Der Geschmack erinnert an Gurke, ist aber schärfer. Gehackte Blätter werden kurz vor dem Servieren an Suppen und Saucen, besonders an Fisch gegeben. Der Kleine Wiesenknopf wirkt leicht adstringierend und stoppt Blutungen, Durch-

Schwarzer Holunder (Sambucus nigra).

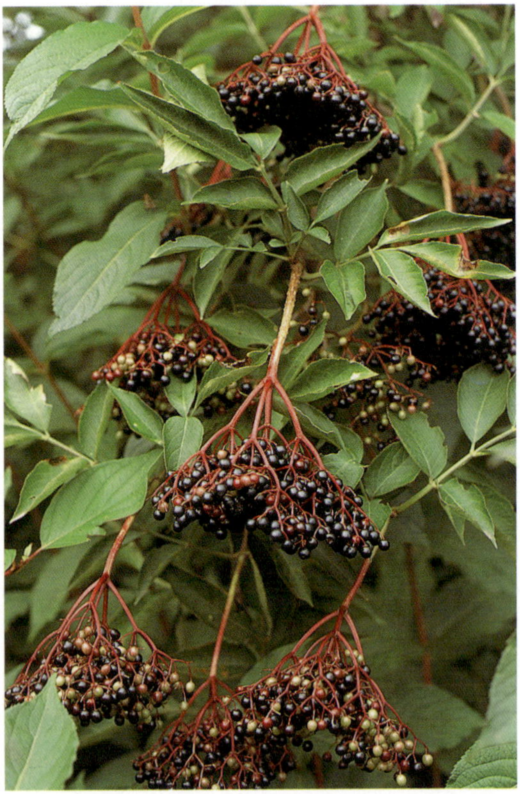

Schwarzer Holunder (Sambucus nigra), *Holundersekt.*

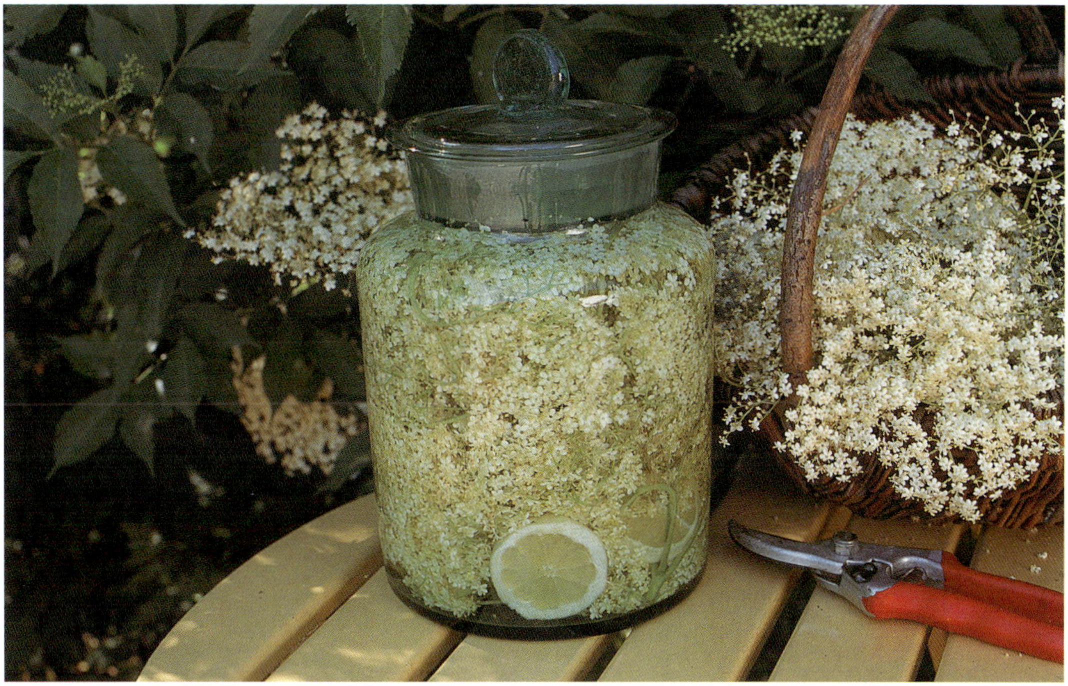

Kleiner Wiesenknopf (Sanguisorba minor).

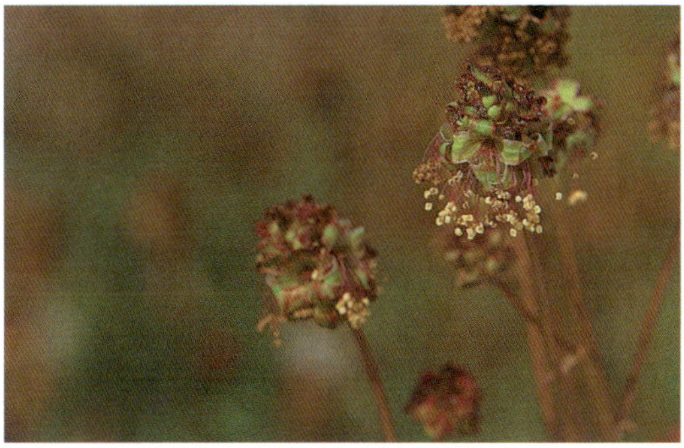

Foto: De Kruidhof, Buitenpost

Großer Wiesenknopf (Sanguisorba officinalis).

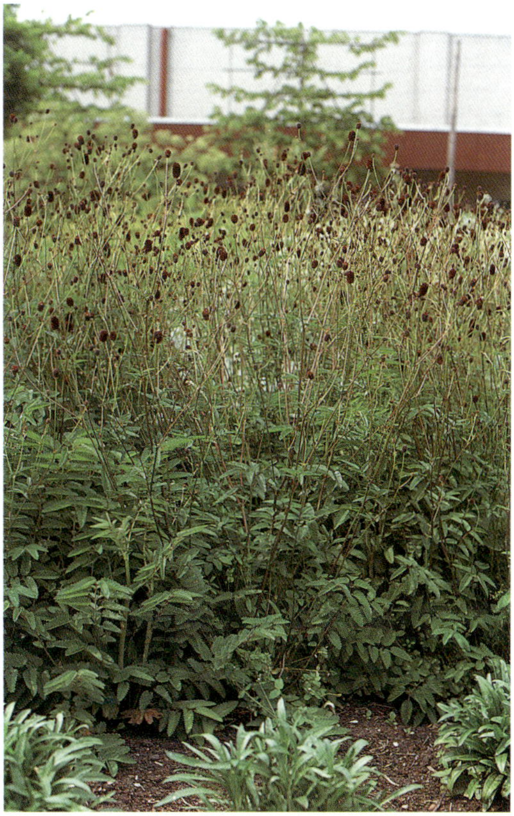

fall und wirkt wohltuend bei Hämorrhoiden und auf die Verdauung. Ansonsten wird das milde Kraut kaum eingesetzt.

Sanguisorba officinalis syn. *S. maior, Poterium officinalis*

GROSSER WIESENKNOPF

Früher wurde der Große Wiesenknopf als blutstillendes Kraut hoch geschätzt. Die getrocknete Wurzel, die sehr hohe Konzentrationen an Gerbstoffen enthält, wurde für diesen Zweck bevorzugt. Die oberirdischen Teile der Pflanze haben einen schwächeren Effekt, wurden aber ebenfalls getrocknet, um daraus Tee zur Behandlung von Durchfall zu bereiten. Der Tee kann auch als Gurgel-

Großer Wiesenknopf (Sanguisorba officinalis).

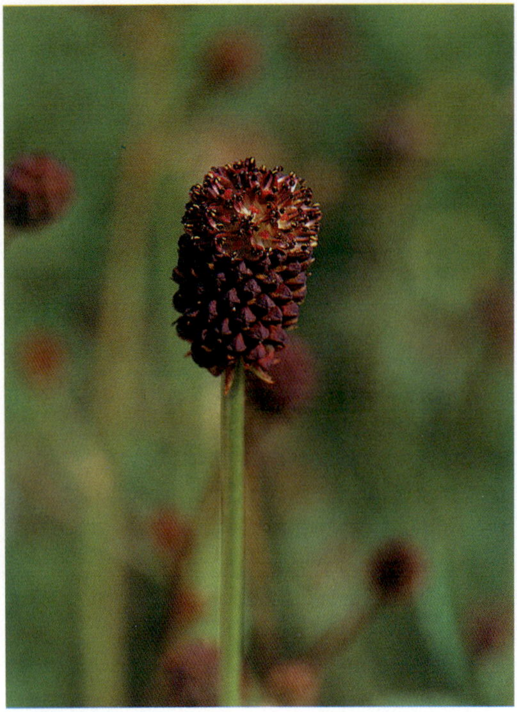

Foto: De Kruidhof, Buitenpost

mittel gegen Infektionen von Mund, Rachen und Zahnfleisch verwendet werden; in der Homöopathie wird er gegen Krampfadern verabreicht. Der Große Wiesenknopf wächst in ganz Europa an feuchten, grasigen Stellen. Die ausdauernde Art wird etwa 1 m hoch und in den Ähren stehen ab Juni rot-braune winzige Blüten.

Sanicula europaea

WALD-SANIKEL

Die Gerbstoffe, andere Bitterstoffe und Saponine im Sanikel wirken adstringierend und antiseptisch. Ein Tee aus dem getrockneten Kraut (oder den getrockneten Wurzeln) stoppt Durchfall und Blähungen und ist wohltuend bei Magen- und Darmbeschwerden; hilfreich auch bei extremen Monatsblutungen. Als Gurgelmittel hilft der Tee bei Infektionen von Mund und Hals und bei Zahnfleischentzündungen; in feuchten Kompressen lindert er Quetschungen und Hautabschürfungen. *Sanicula europaea* ist in ganz Europa heimisch, in Deutschland zerstreut, und wächst in Wäldern auf kalkreichen Böden. Von Mai bis Juni trägt die Pflanze sehr kompakte Dolden aus weißen bis rosafarbenen Blüten. Die ausdauernde Art wird etwa 50 cm hoch und kann im Schatten oder Halbschatten auf feuchtem, humusreichem Boden gezogen werden.

Wald-Sanikel (Sanicula europaea).

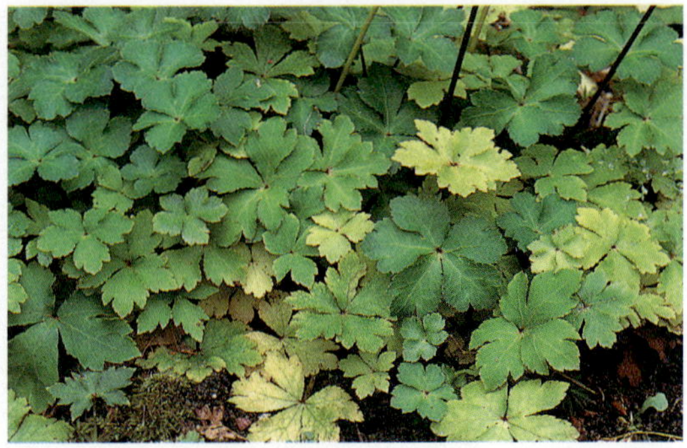

Santolina chamaecyparissus syn. *S. ericoides, S. incana*

GRAUE HEILIGENBLUME

Die Graue Heiligenblume wächst an ariden, sonnigen Standorten in den westlichen und zentralen Regionen des Mittelmeerraums. In Nordeuropa können die niedrigen Sträucher, die etwa 50 cm hoch werden, zwar Frost ertragen, aber nicht bei gleichzeitig feuchten Böden, so dass man sie am besten als Kübelpflanze hält. Vorausgesetzt, dass sie nicht zurückgeschnitten wurden, tragen die Sträucher im Sommer gelbe Blütenköpfchen. In milden europäischen Klimata, wo sie in trockenen Böden winterhart sind, werden sie häufig zu Hecken gestutzt, blühen dann aber nicht. Die abgeschnittenen Teile verströmen einen wundervoll süßen Geruch und können auf den Boden gestreut werden. Einem Potpourri verleiht die Pflanze einen angenehmen Duft, und man sagt, dass sie Insekten fern hält. Aus diesem Grund legt man auch Zweige zwischen Wäsche, um Motten zu vertreiben. Die Blüten wurden früher als Wurmmittel verabreicht, aber heute hat die Art keine medizinale Verwendung.

Graue Heiligenblume (Santolina chamaecyparissus).

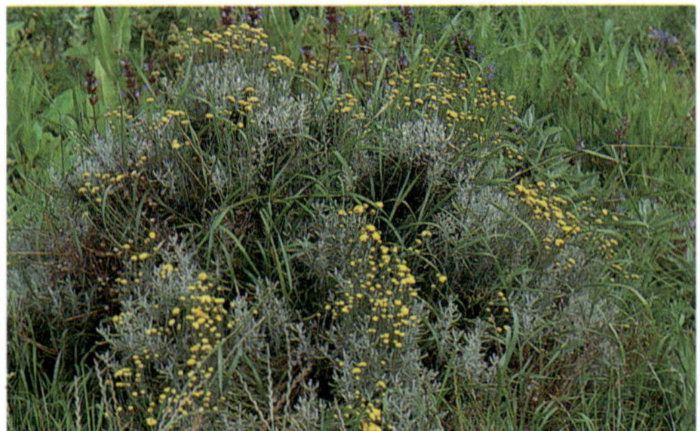

Echtes Seifenkraut (Saponaria officinalis).

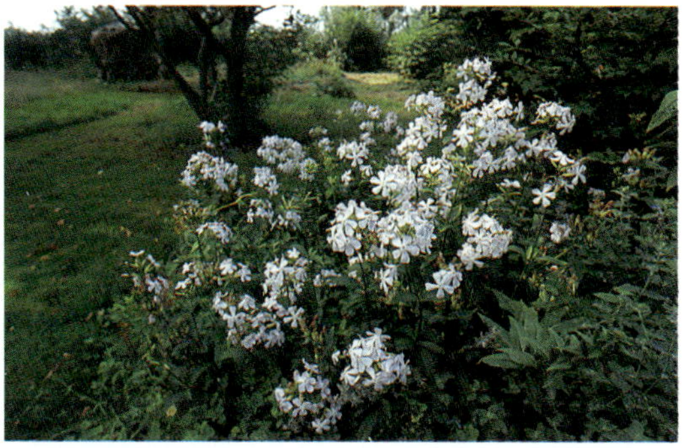

Echtes Seifenkraut (Saponaria officinalis).

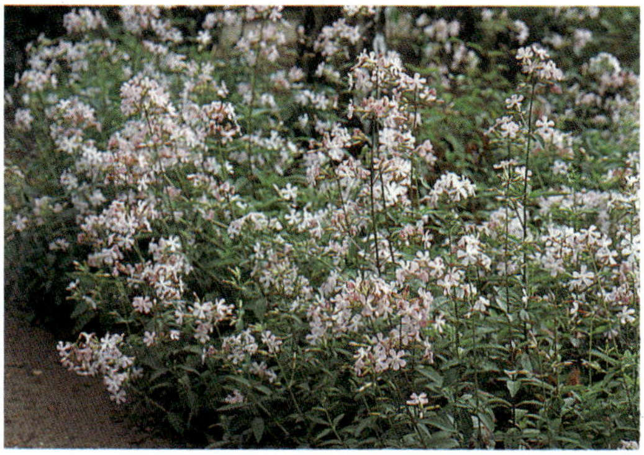

Saponaria officinalis

ECHTES SEIFENKRAUT

Saponaria enthält hohe Konzentrationen an Saponinen, die in Wasser Schaum erzeugen und milde reinigende Eigenschaften haben. Bevor die Seifenherstellung bekannt war, wurden die zerdrückten Wurzeln des Seifenkrautes als Waschmittel in Wasser eingeweicht. Heute wird das Seifenkraut nur noch von Restauratoren eingesetzt, um alte Wandbehänge und historische Kleidung zu reinigen. Die medizinale Verwendung des Seifenkrautes ist auch nicht mehr von Bedeutung. Das Kraut wirkt abführend, blutreinigend und schleimlösend, aber Saponin ist giftig, so dass falscher Gebrauch zu Magen- und Darmentzündungen führen kann. Innerliche Anwendung der Pflanze ist deshalb nicht ratsam. Eine Abkochung der Wurzeln kann Badewasser zugefügt werden, um Schuppenflechte und andere Hautunreinheiten zu behandeln. Es ist auch ein beliebtes Antischuppenmittel.

Die Blüten, die zwischen Juni und August erscheinen, verbreiten einen herrlichen Duft und sind daher hübsche Schnittblumen. Die Blüten sind groß und von einem hübschen, sanften Pink bis Weiß. Obwohl Seifenkraut wahrscheinlich ursprünglich aus den Wäldern Südeuropas stammt, ist sie weit verbreitet. Die ausdauernde Art wird etwa 1 m hoch und fühlt sich auf fruchtbaren, wasserspeichernden Böden am Rand von Wäldern und Hecken zu Hause. Seifenkraut gibt eine hübsche, kaum auszurottende Gartenpflanze ab.

Satureja hortensis

SOMMERBOHNENKRAUT, PFEFFERKRAUT

Sommerbohnenkraut konnte man in allen Kräutergärten des Mittelalters finden, denn es galt als Allheilmittel. Davon nimmt man heute Abstand, aber die verschiedenen Formen des Bohnenkrautes sind als Heil- und Küchenkraut immer noch von Bedeutung. Gerichte aus Hülsenfrüchten wie z. B. Bohnen können schwer verdaulich sein und verursachen Blähungen. Durch die Beigabe von etwas Bohnenkraut entfällt dieses Problem. Das Kraut stimuliert die Verdauung, regt den Appetit an und stoppt Durchfall. Kräutertee aus dem getrockneten Kraut wirkt schleimlösend und hilft bei Husten. Ein Teelöffel voll Honig lässt den Tee herrlich schmecken. Honig kann den Geruch von Bohnenkraut annehmen, wenn Bienen ihren Nektar aus dieser Pflanze holen. Bienen mögen dieses Kraut sehr gern. Kurz vor der Blüte im Spätsommer sollte man es zum Trocknen ernten. Wegen seines strengen Geschmacks sollte man das Kraut nur in Maßen nehmen. *Satureja hortensis* hat einen milderen Geschmack als *Satureja montana*. Schwangere Frauen sollten den Gebrauch vermeiden. Sommerbohnenkraut

Sommerbohnenkraut (Satureja hortensis).

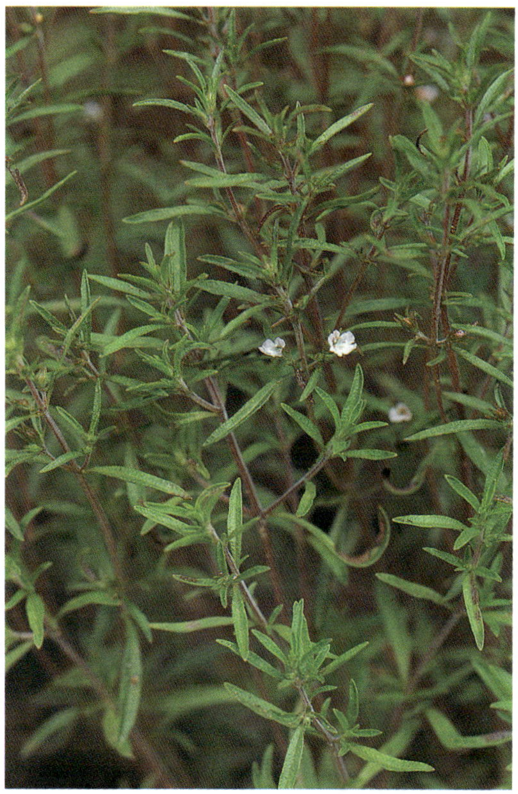

stammt aus Südosteuropa und angrenzenden Gebieten Kleinasiens. Die 1-jährige Art kann im Frühling in der Stube oder ab Mitte April an sonnigen und geschützten Stellen ausgesät werden. Die Pflanze bevorzugt fruchtbare und gut durchgearbeitete Böden.

⚕ ⫿

Satureja montana

WINTERBOHNENKRAUT

Winterbohnenkraut kann auf dieselbe Art verwendet werden wie *Satureja hortensis* (siehe dort). Winterbohnenkraut wächst als kleiner Strauch von etwa 50 cm Höhe. Es stammt aus Südeuropa, aber ist ausreichend frosthart, um die Winter Nordeuropas zu überleben, vorausgesetzt der Boden ist nicht zu nass. Die Pflanze bietet sich als niedrige Hecke an Stellen an, wo das Pflaster auf Sand liegt, so dass Wasser schnell abgeleitet wird. Die Hecken können, wenn Erntezeit ist, zurückgeschnitten werden. Dies geht auf Kosten der blassrosa Blüten, die im Spätsommer erscheinen.

⚕ ⫿

Winterbohnenkraut (Satureja montana).

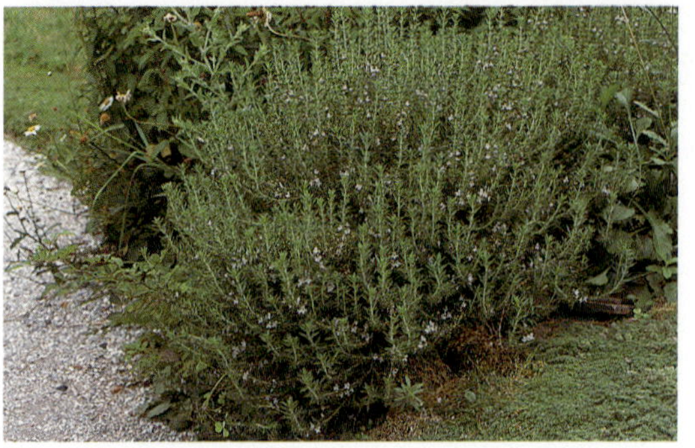

Schisandra chinensis

CHINESISCHES SPALTKÖLBCHEN

Das Chinesische Spaltkölbchen verbreitet Ende Mai einen herrlich süßen Duft mit seinen weißen bis rosafarbenen Blüten. Der Laub werfende Kletterstrauch stammt aus den nordöstlichen Teilen Chinas, wo er zu aller Zeit medizinal genutzt wurde. Die Pflanze erhöht die Spannkraft (einschließlich der sexuellen Aktivität) und ist bei einer Reihe von Krankheiten wohltuend: Durchfall, Inkontinenz, Husten, Herzflimmern und Vergesslichkeit. Die Früchte werden zu diesem Zweck geerntet und wachsen nur an weiblichen Pflanzen. In

Winterbohnenkraut (Satureja montana).

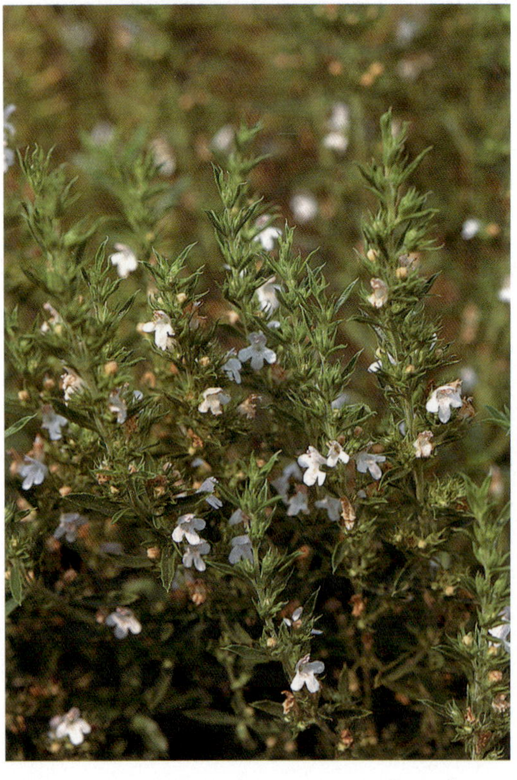

Foto: De Kruidhof, Buitenpost

Chinesisches Spaltkölbchen (Schisandra chinensis).

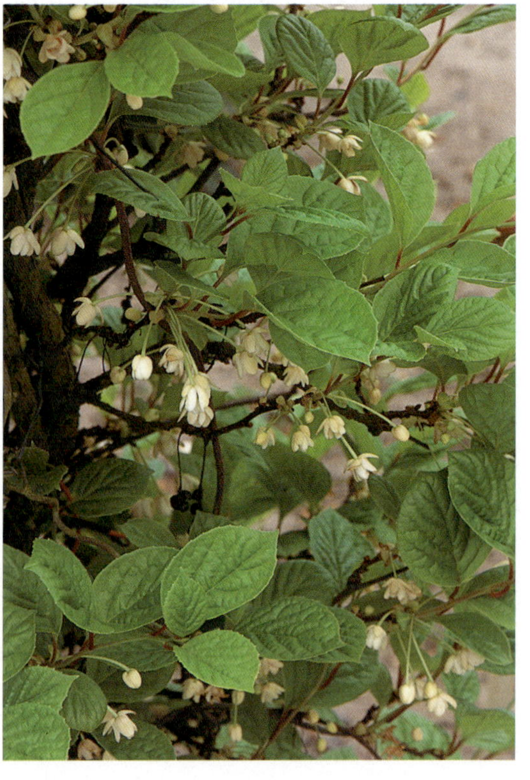

Nordeuropa wird das Spaltkölbchen als feiner Strauch gezogen, der, wenn man ihn an eine Südwand setzt, eine Höhe von 5 m erreicht und die Wand mit seinen attraktiven Blättern bedeckt. Man sollte darauf achten, dass die Pflanze ausreichend gewässert wird und mit Humus, der die Feuchtigkeit hält, versorgt ist, gerade wenn sie an einer Wand gezogen wird. Die Erde muss sehr fruchtbar sein.

⚕

Scopolia carniolica syn. *S. atropoides*

TOLLKRAUT

Das Tollkraut ist nicht unbedingt ein Blickfang, denn es ist vor allem grün mit Glockenblüten, die außen rotbraun und innen gelblich-grün sind. Diese krautige ausdauernde Art stirbt im Winter bis auf den Grund ab, aber die Wurzeln überleben. Diese wurden wegen ihres Gehaltes an Alkaloiden (Hyoscin und Hyoscyamin) ausgegraben. Diese Substanzen, die man auch im Bilsenkraut (*Hyoscyamus niger*) und in der Tollkirsche (*Atropa belladonna*) findet, sind halluzinogen. Im Mittelalter benutzten sowohl die Hexen als auch die Hexenjäger die Substanzen. Patienten wurden vor Operationen dadurch betäubt. Heute wird Hyoscyamin zur Lösung von Krämpfen und Zittern, wie sie mit der Parkinsonkrankheit verbunden sind, eingesetzt. Äußerlich angewandt hat das Kraut wohltuende Wirkung bei rheumatischen und anderen Schmerzen, doch sollte die gesamte Pflanze nur unter ärztlicher Aufsicht verabreicht werden. Die ausdauernde Art wächst im Halbschatten auf normal wasserspeichernden Böden.

⚕

Tollkraut (Scopolia carniolica).

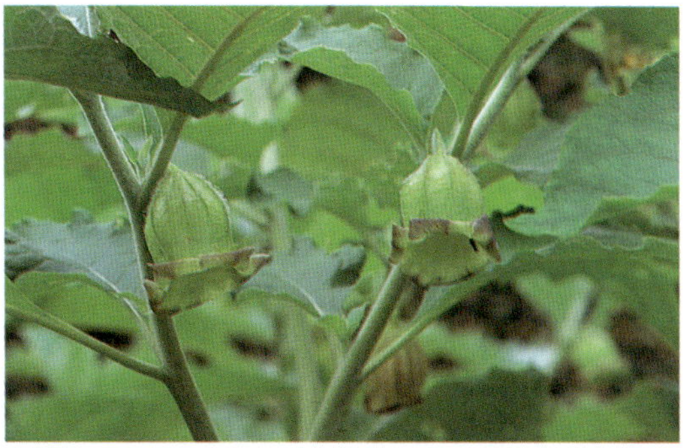

Tollkraut (Scopolia carniolica).

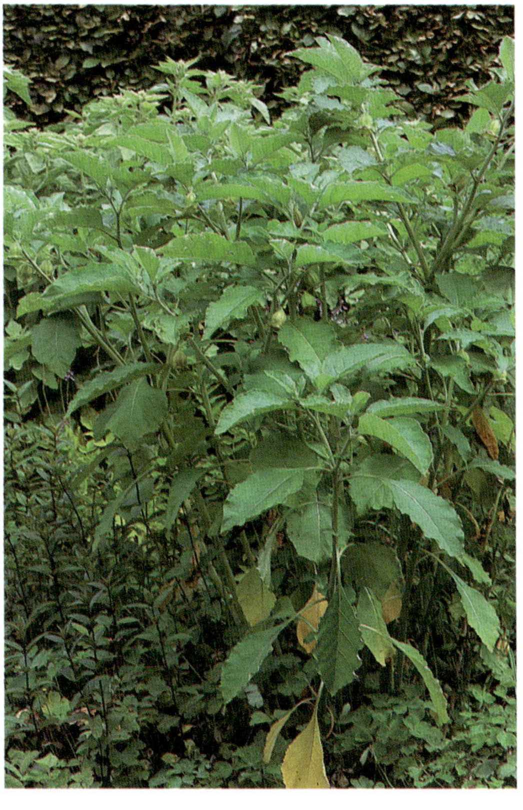

Tollkraut (Scopolia carniolica).

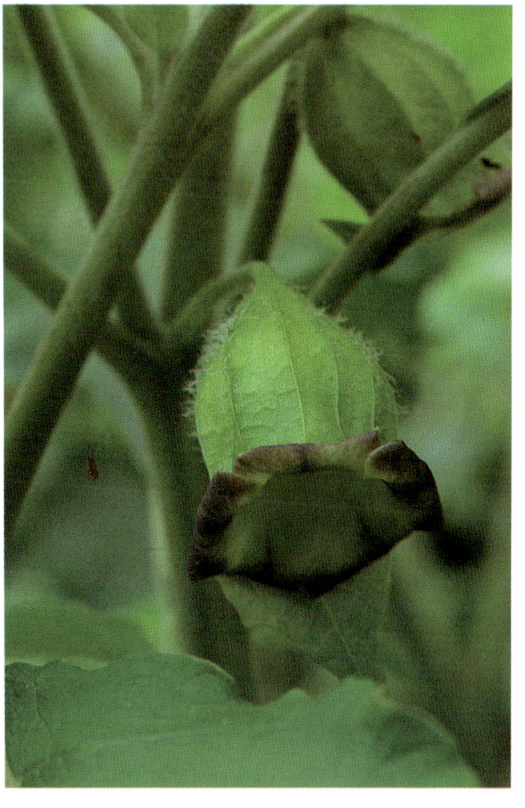

Gartenschwarzwurzel (Scorzonera hispanica).

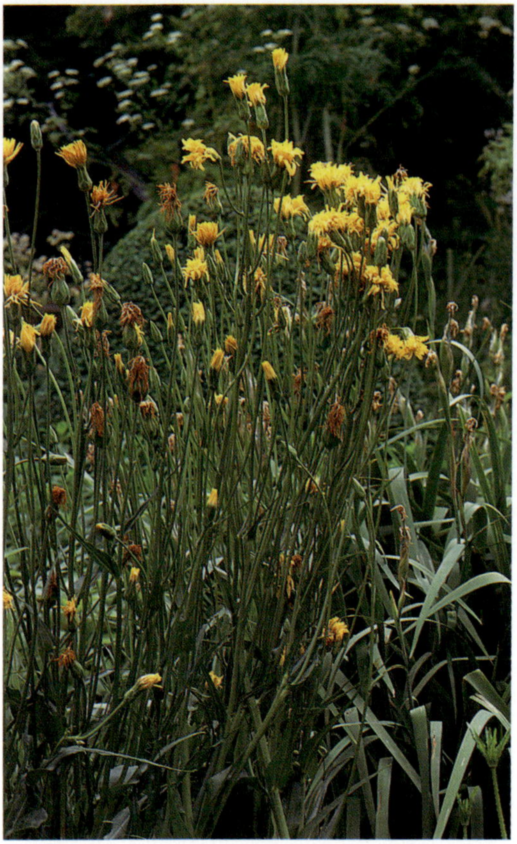

Scorzonera hispanica

GARTENSCHWARZWURZEL

Die dünne und extrem lange Pfahlwurzel der Schwarzwurzel ist innen weiß mit einer schwarzen Außenschicht. Der Name leitet sich aus dem Italienischen ab und bedeutet so viel wie schwarze Rinde („scorza nera"). Die Wurzeln wurden früher verbreitet als Gemüse angepflanzt, erleben jetzt aber eine Renaissance. Das Gemüse kann von Diabetikern unbesorgt gegessen werden, denn die süßen Inhaltsstoffe haben nur wenig Einfluss auf den Blutzuckerspiegel. Eine andere Erklärung für den lateinischen Namen lautet, dass er sich vom altfranzösischen „scorzon" für Schlange ableitet. Ganz früher wurde die Pflanze bei der Behandlung von Giftschlangenbissen verabreicht. Heute wird es zur Unterdrückung übermäßiger Schweißbildung verwendet. *Scorzonera hispanica* ist eine ausdauernde Art aus Südeuropa und angrenzenden Gebieten Asiens. Sie wächst wild auf trockenen Böden, begnügt sich aber auch mit normaler Gartenerde. Abhängig vom Nährstoffgehalt des Bodens wird sie zwischen 50 cm und 120 cm hoch und trägt im Sommer gelbe Blütenköpfchen.

Scrophularia nodosa

KNOTIGE BRAUNWURZ

Die Blüten der Knotigen Braunwurz werden im Sommer eifrig von Bienen und Wespen besucht, weil sie in ihnen Nektar in Überfluss finden. Die unscheinbare ausdauernde Art wird 100–200 cm hoch und findet sich wild auf Waldlichtungen, kommt aber auch an sonnigen und eher halbschattigen Plätzen zurecht, wenn die Erde fruchtbar genug ist. Die Pflanze stirbt im Winter bis zum Boden ab. Ihre kurzen blassen Rhizome findet man knapp unter der Erdoberfläche. Das Rhizom und die Spitzen der Pflanze wurden seit dem Mittelalter als reinigendes Mittel verwendet. Tee aus gehackten und getrockneten Blättern soll angeblich Ekzeme, Akne, Schuppenflechte und geschwollene Lymphdrüsen heilen.

Scutellaria galericulata

SUMPFHELMKRAUT

Das blaublütige Sumpfhelmkraut wächst an Gewässern und in Marschen in ganz Europa. Die violetten Blüten dieser ausdauernden Art erscheinen paarweise ab Mittsommer oberhalb der Laubblätter. Stängel von 50 cm treiben aus den kriechenden Wurzeln. Sumpfhelmkraut

Knotige Braunwurz (Scrophularia nodosa).

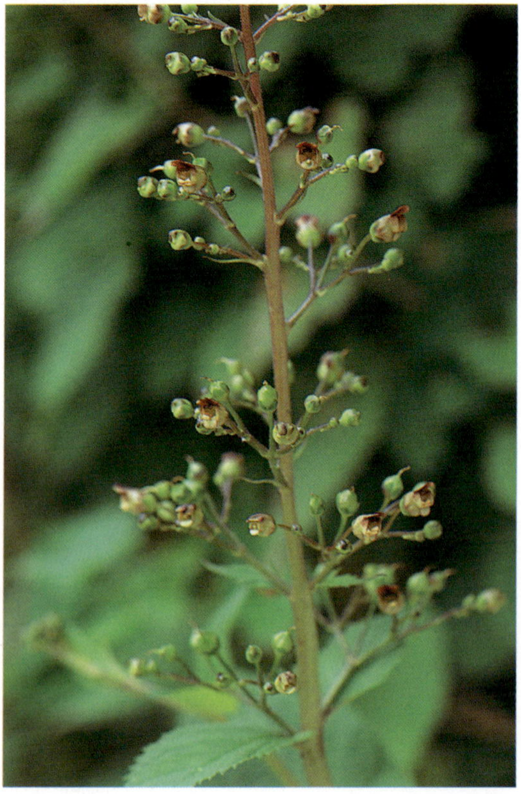

wird heute gar nicht mehr verwendet, obwohl es dieselben Inhaltsstoffe hat wie seine medizinisch anerkannten Verwandten aus Asien (*Scutellaria baicalensis*) und Amerika (*Scutellaria laterifolia*). Das Kraut wurde früher bei Epilepsie, Nervenschmerzen, Fieberdelirium, Veitstanz und Hysterie verabreicht. Die Blätter werden noch immer in nervenstärkendem Tonikum und in der Homöopathie zu ähnlichen Zwecken verwendet.

⚕

Sedum acre

SCHARFER MAUERPFEFFER

Der Scharfe Mauerpfeffer wächst an fast unmöglichen Orten: auf Mauern, Dächern und an den Rändern und Mittelstreifen von Autobahnen (besonders da, wo der Regen das Streusalz auswäscht). Diese sukkulente Art bildet dort große Bestände und blüht zwischen Mai und Juli mit gelber Fülle. *Sedum acre* ist eine immergrüne ausdauernde Pflanze, die in ganz Europa an trockenen, sonnigen Standorten vorkommt, besonders auf flachgründigem, sandigem Boden. Mauerpfeffer wird in kleinen Mengen als Abführmittel, bei Kopfschmerzen und zur Blutdrucksenkung gegeben. Egal in welcher Dosierung verursacht das Kraut Erbrechen wegen seines Gehalts an giftigen Alkaloiden. D. h., mit dem Gebrauch des Krautes ist immer eine gewisse Gefährdung verbunden, wenn man es nicht in homöopathischer Dosis zur Behandlung von Hämorrhoiden verwendet.

⚕

Sumpfhelmkraut (Scutellaria galericulata).

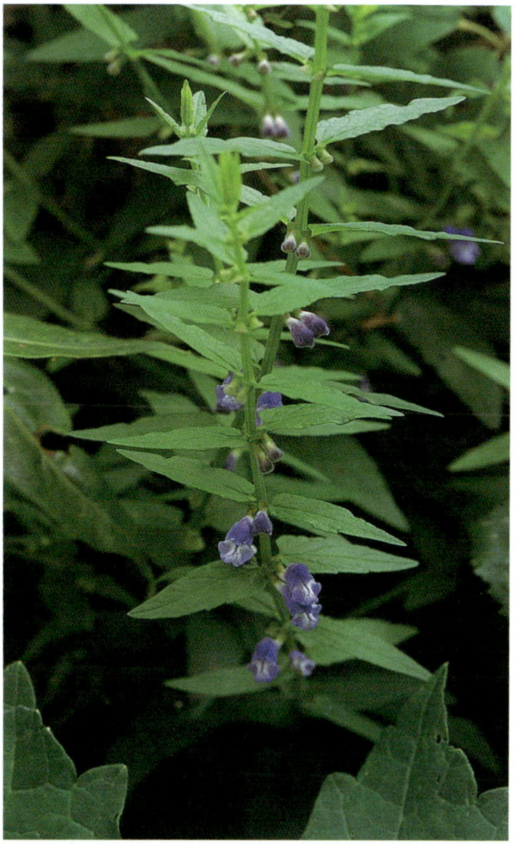

Sumpfhelmkraut (Scutellaria galericulata).

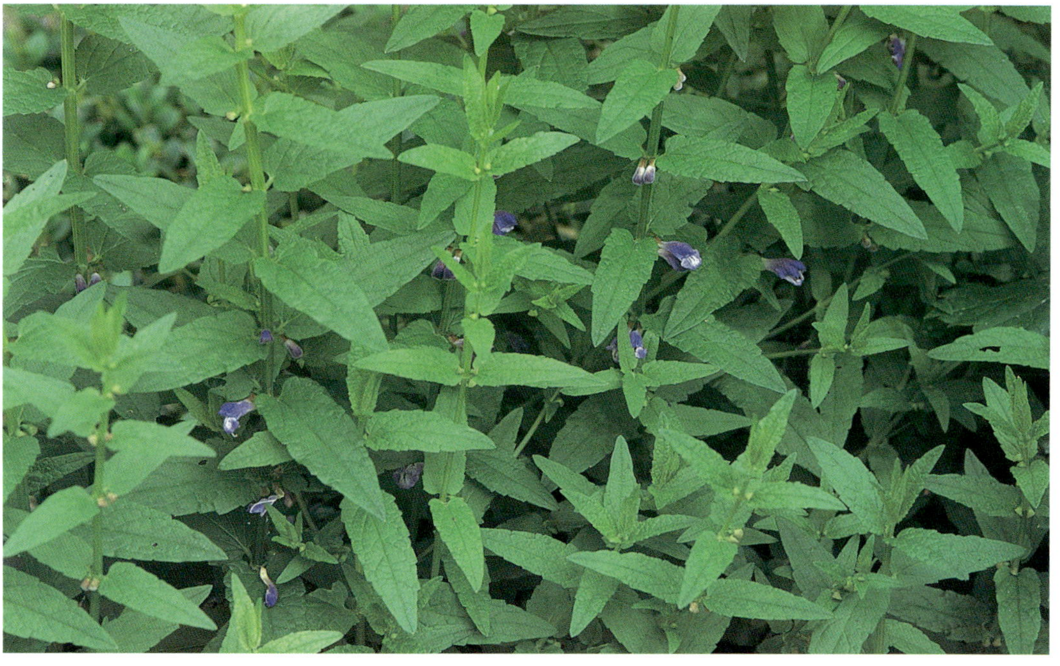

Scharfer Mauerpfeffer (Sedum acre).

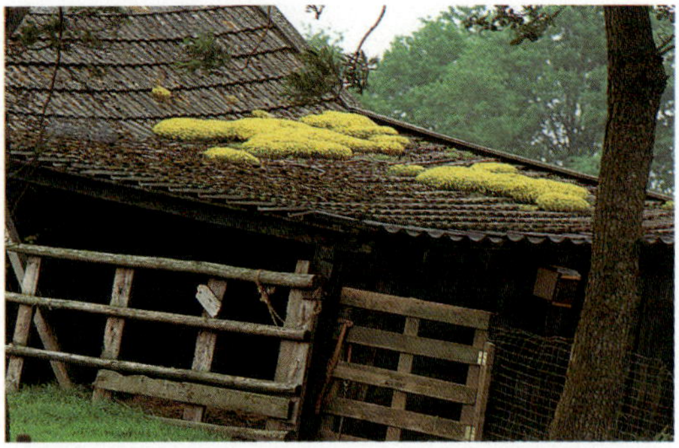

Felsenfetthenne (Sedum rupestre).

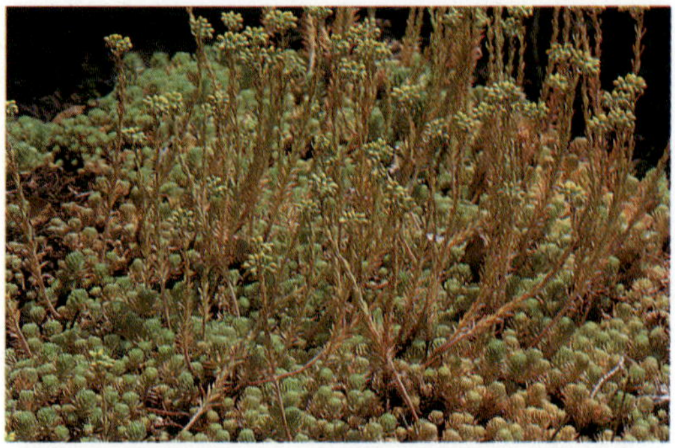

Felsenfetthenne (Sedum rupestre).

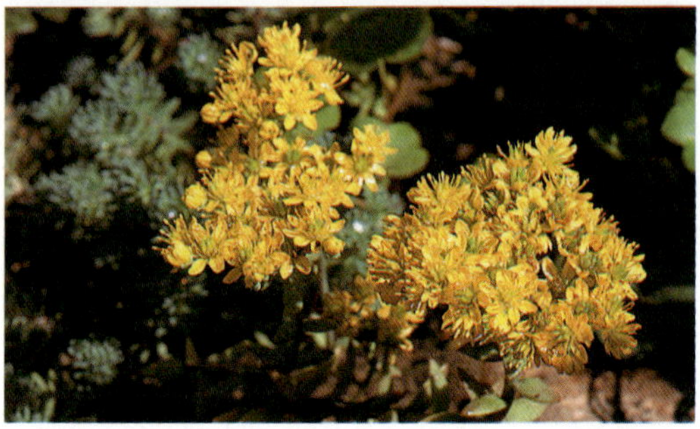

Sedum rupestre syn. *S. reflexum*

FELSENFETTHENNE

Die Felsenfetthenne wächst an trockenen und felsigen Orten oder auf sandigen Plätzen, wo es nur gelegentlich feucht ist. In diesen kurzen Perioden speichert die Pflanze so viel Flüssigkeit in ihren rundlichen sukkulenten Blättern, dass diese herrlich saftig und von einer kühlen Frische sind. Sie eignen sich dann hervorragend als Beigabe zu Salat. Die jungen, oberen Sprossen werden zu diesem Zweck im Frühling geerntet. Früher wurden die Blätter äußerlich zur Schmerzlinderung bei Hämorrhoiden und Hautentzündung aufgelegt, doch sind diese medizinalen Anwendungen weitgehend vergessen. *Sedum rupestre* wächst in ganz Europa, aber nur an offenen, sonnigen Stellen auf Fels oder Sand. Sie blüht von Juni bis August und kann leicht in Gärten gezogen werden, solange sie armen, aber offenen Boden hat. Die Art ist ideal für einen Steingarten, kann aber stark wuchern.

Sedum telephium

PURPURFETTHENNE

Die sukkulente Purpurfetthenne speichert in ihren Blättern Feuchtigkeit. Diese Flüssigkeit enthält neben anderen Substanzen Alkaloide, die Erbrechen hervorrufen, wenn man sie in großen Mengen zu sich nimmt. Wegen der Giftigkeit ist vom Genuss der Pflanze in Salaten und als Kräutermedizin abzuraten. Früher wurde sie in Milch gekocht gegen Durchfall und zur Förderung der Nierenfunktion verabreicht. Jahrhundertelang wurde sie äußerlich als Wundkraut aufgelegt. Sie fördert die Durchblutung, und die Gerbstoffe im Pflanzensaft wirken leicht zusammenziehend und sichern so einen schnellen Wundverschluss. Auf Grund seiner antiseptischen Eigenschaften wurden die Blätter auf entzündete Haut, Hämorrhoiden und Brandblasen gelegt. Sukkulenten wachsen fast immer an sehr sonnigen und trockenen Stellen. Die Purpurfetthenne ist eine Ausnahme, da man sie in Wäldern und Buschwerk, aber auch an felsigen Orten findet. Die ausdauernde Art stirbt im Winter bis zum Boden ab. Die Pflanze wächst etwa 60 cm und hat purpurne bis violette Blüten von Juli bis August. Die Pflanze kann in Gärten leicht gezogen werden und wuchert.

Felsenfetthenne (Sedum rupestre).

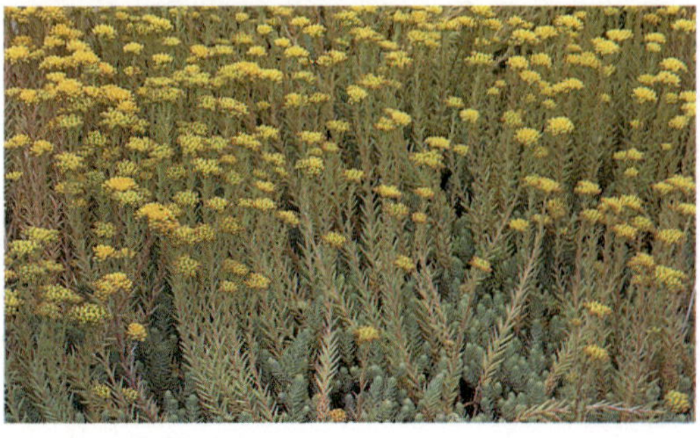

Foto: De Kruidhof, Buitenpost

Purpurfetthenne (Sedum telephium).

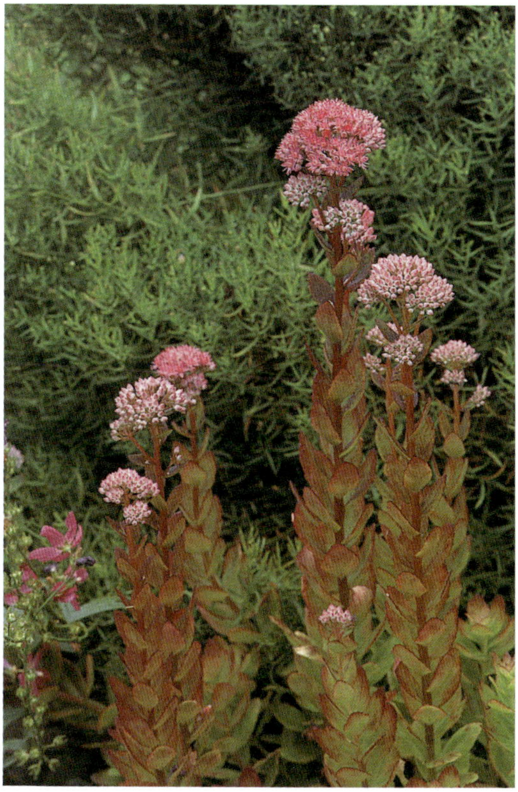

Sedum telephium ssp. *maximum*

GROSSE FETTHENNE

Die Fetthenne ist eine ausgesprochen variable Pflanze mit deutlichen Unterschieden in Blättern und Blütenfarbe. Diese blasse Unterart hat purpurspitzige Blütenknospen, aber, wenn sich die Blüten öffnen, sind diese cremefarben bis blassgelb. Weil die Fetthenne in Nordeuropa kaum Samen produziert und sich vorwiegend durch ihre kriechenden Wurzeln verbreitet, kreuzt sie sich nicht so leicht mit anderen Varietäten oder Sorten. Diese Große Fetthenne ist in Gärten sehr beliebt und

Große Fetthenne (Sedum telephium *ssp.* maximum).

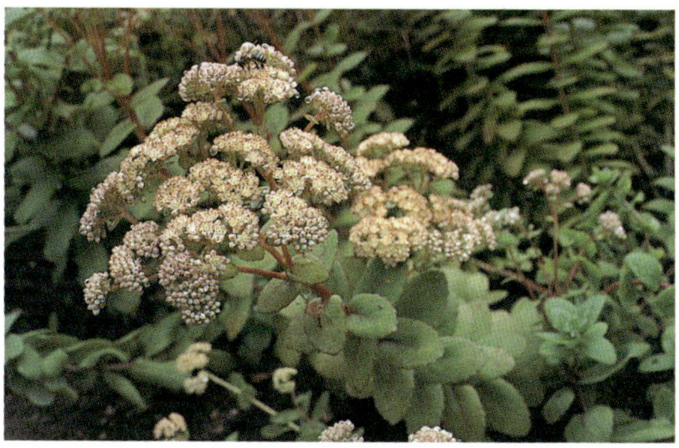

Große Fetthenne (Sedum telephium *ssp.* maximum).

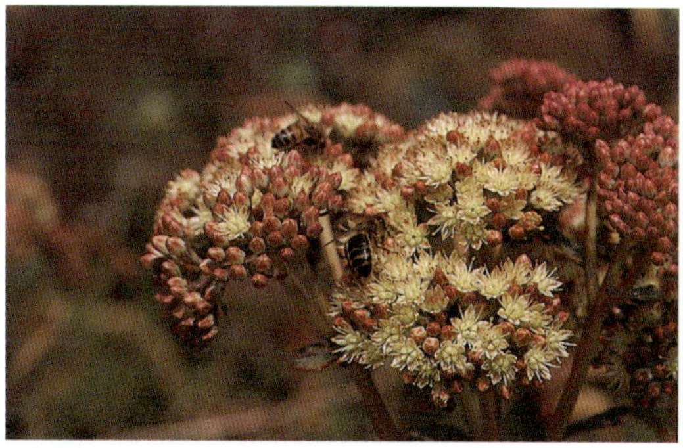

daher häufig zu sehen. Zur Verwendung siehe *Sedum telephium*.

Sempervivum tectorum

DACH-HAUSWURZ

Die Dach-Hauswurz wurde seit Menschengedenken auf die Dächer der Häuser gepflanzt. Das lateinische Wort „tectum" bedeutet Dach und „sempervivum" immer lebend, weil die Pflanze ob Sommer oder Winter grün ist. Man sagte, dass Hauswurz auf dem Dach Blitzschlag abwendet, und es gibt Leute, die immer noch daran glauben. Auch wenn Sie mehr Vertrauen in einen Blitzableiter haben, sieht Dach-Hauswurz auf dem Dach doch recht gut aus. Die Art stammt aus den Alpen und wird anderenorts in Gärten, aber auch auf Dächern und Mauern gepflanzt, wo sie eine ganze Zeit überleben kann. Die Dach-Hauswurz wächst am besten an sonnigen, trockenen Stellen. Sie ist nur eine Art aus der Gattung Sempervivum, die alle als Hauswurz bekannt sind. Der Saft aus den Blättern der Dach-Hauswurz enthält Substanzen, die kühlend und zusammenziehend wirken, so dass sie ein perfektes Wundkraut ist. Die zerriebenen Blätter werden auf die blutende Wunde oder die Verbrennung, die entzündete Haut oder den Insektenstich gebracht. Der Genuss des Krautes ist jedoch wenig ratsam, weil es giftige Alkaloide enthält. Das

Dach-Hauswurz (Sempervivum tectorum).

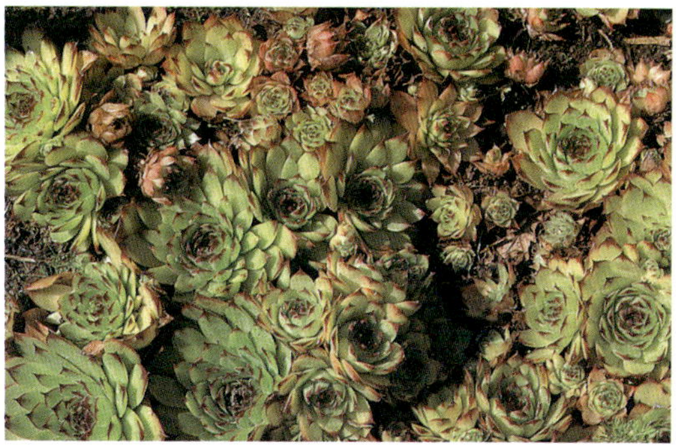

Foto: De Kruidhof, Buitenpost

Dach-Hauswurz (Sempervivum tectorum).

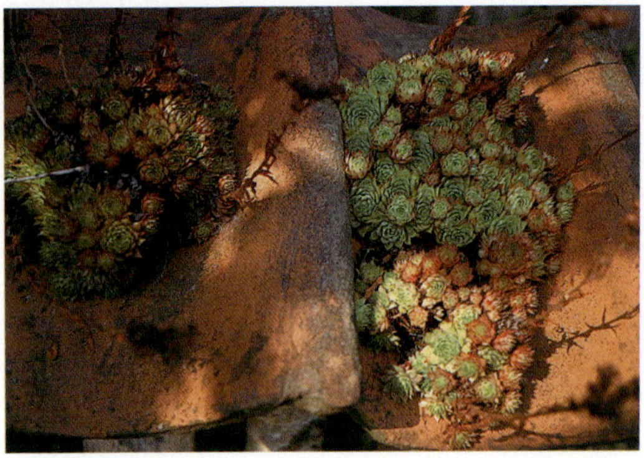

Kraut wird in der Homöopathie bei Menstruationsproblemen verordnet.

Senecio jacobaea

JAKOBS-GREISKRAUT

Lange Zeit war das Jakobs-Greiskraut ein wichtiges Medikament bei Menstruationsproblemen und heftigen Periodenschmerzen. Die pulverisierte Wurzel wirkte abführend, während die Pflanze selbst bei Durchfall und Husten verschrieben wurde. Innerlich sollte sie auf keinen Fall angewandt werden, denn die Einnahme größerer Dosen über einen längeren Zeitraum verursacht Leberschäden, sowohl beim Menschen als auch beim Weidevieh. Darüber hinaus sind die Alkaloide krebserregend. Die Pflanze wird heute noch als gelber Stofffarbstoff verwendet. *Senecio jacobaea* wächst wirklich überall in Europa auf Wiesen und anderem Grasland. Die 2-jährige oder gelegentlich auch ausdauernde Art beginnt im Juni mit der Blüte, wenn sie etwa 100–150 cm hoch ist.

Jakobs-Greiskraut (Senecio jacobaea).

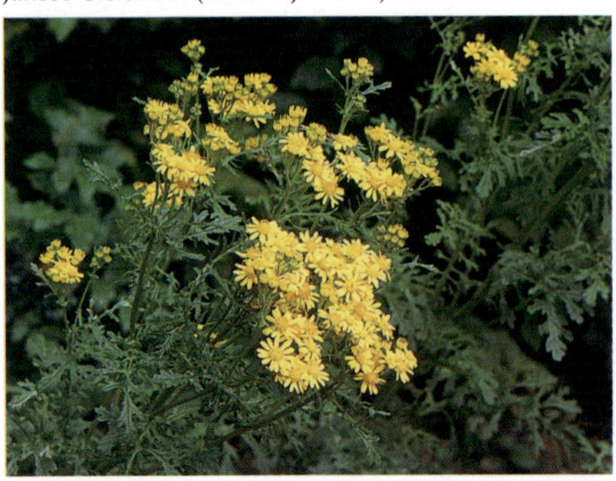

Färberscharte (Serratula tinctoria).

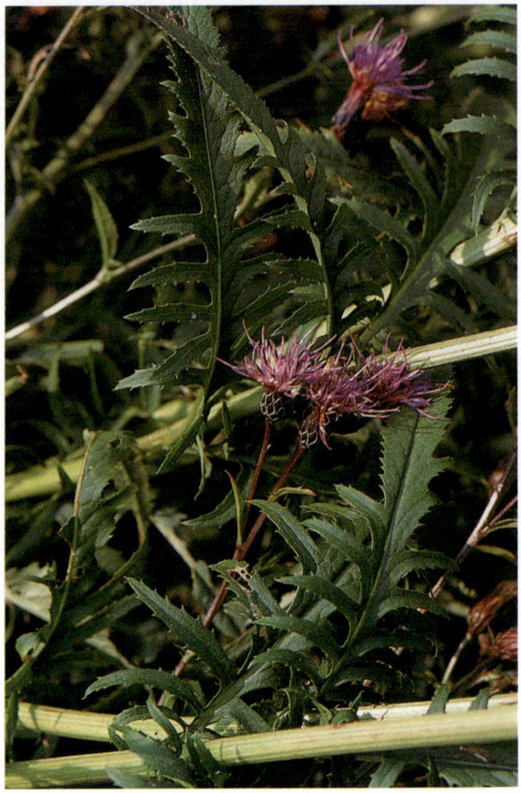

Foto: De Kruidhof, Buitenpost

Serratula tinctoria

FÄRBERSCHARTE

Die Färberscharte gehört zu den bekannteren Pflanzen, aus denen Farbstoffe gewonnen werden können. Die oberirdischen Pflanzenteile werden zur Herstellung eines gelben Woll- und Textilfarbstoffes verwendet. Die Ernte dieser distelartigen Pflanze stellt kein Problem dar, da sie nicht sticht. Die purpur-rosa Blütenköpfchen der Färberscharte an den bis zu 100 cm hohen Trieben erscheinen ab Juli. Die Färberscharte ist in den meisten Teilen Europas heimisch. Sie überlebt wild auf sehr armen Böden, wächst aber auf guter Gartenerde genauso gut und wird dann etwa 150 cm hoch.

Silphium perfoliatum

BECHERPFLANZE

Wenn man die Blütenböden der Becherpflanze zerschneidet oder zerbricht, quillt ein aromatisches Harz heraus. Die Indianer Nordamerikas kauten dieses Harz gegen Mundgeruch. Ein Nebeneffekt ist allerdings ein sehr streng riechender Urin. Substanzen im Harz wirken harntreibend und auch schleimlösend bei Hustenpati-

Becherpflanze (Silphium perfoliatum).

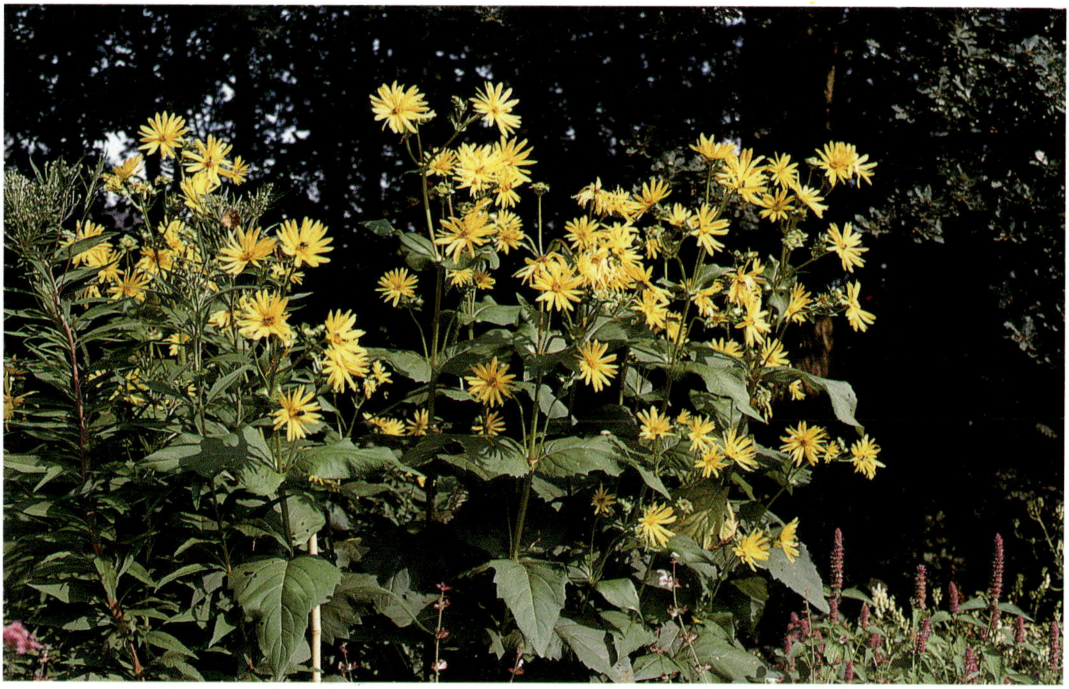

enten. Das Kraut wird sowohl gegen Malaria als auch Lungenentzündung verabreicht, doch muss die Dosis von einem Experten bemessen sein, denn eine Überdosis löst Erbrechen aus. Die Pflanze stammt aus den feuchten Wäldern Nordamerikas und wird in Europa nur als Zierpflanze angebaut, wo sie fruchtbaren, feuchtigkeitsspeichernden Boden braucht. Die Becherpflanze blüht im Spätsommer mit 5 cm breiten Blütenköpfchen an mehr als 2 m hohen Trieben.

Silybum marianum

GEMEINE MARIENDISTEL

Die Adern der Gemeinen Mariendistel entstanden nach der Legende durch die Milch der Jungfrau Maria, die an den Blättern herunterlief. Daher auch der lateinische Artname „marianum". Man findet die Pflanze häufig an der französischen Atlantikküste und in Großbritannien, auch im Inland an sonnigen Stellen. Die Art wächst 1- oder 2-jährig, dann haben die Blätter im Frühling deutlich weiße Nerven. Die rötlich-purpurnen Blütenköpfchen erscheinen ab Juni an 100 cm hohen Trieben. Die Blütenköpfchen bilden gegen Ende des Sommers schwarze Achänen mit weißen Pappushaaren. Dieser wird gesammelt, getrocknet und zu Tee verarbeitet. Der Tee wirkt wohltuend auf die Leber, verhindert Fettleber, was zu gesundheitlichen Problemen führen würde. Viele Menschen betrachten Mariendistel als Wunderkur. In der Homöopathie wird die Pflanze zu ähnlichen

Gemeine Mariendistel (Silybum marianum).

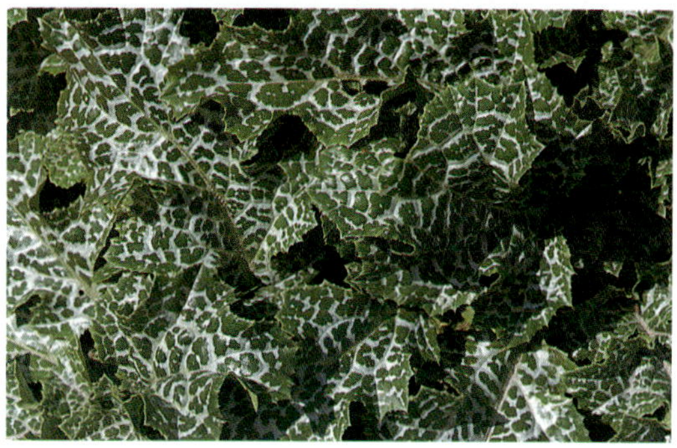

Foto: De Kruidhof, Buitenpost

Gemeine Mariendistel (Silybum marianum).

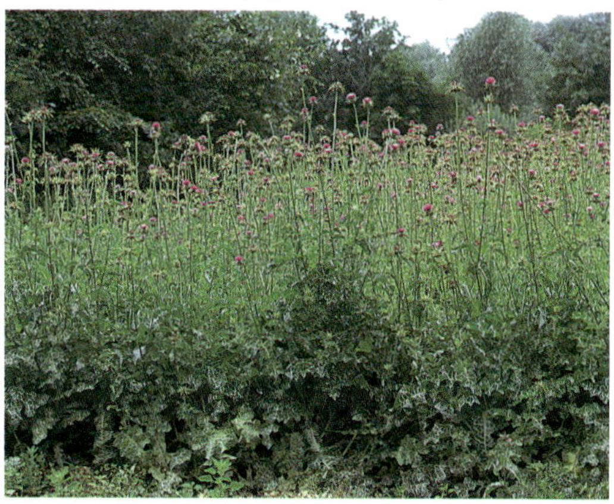

Gemeine Mariendistel (Silybum marianum).

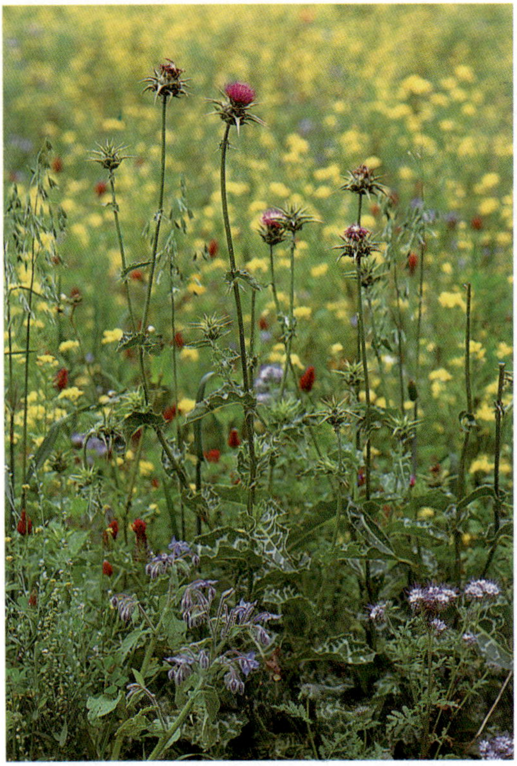

Wegrauke (Sisymbrium officinale).

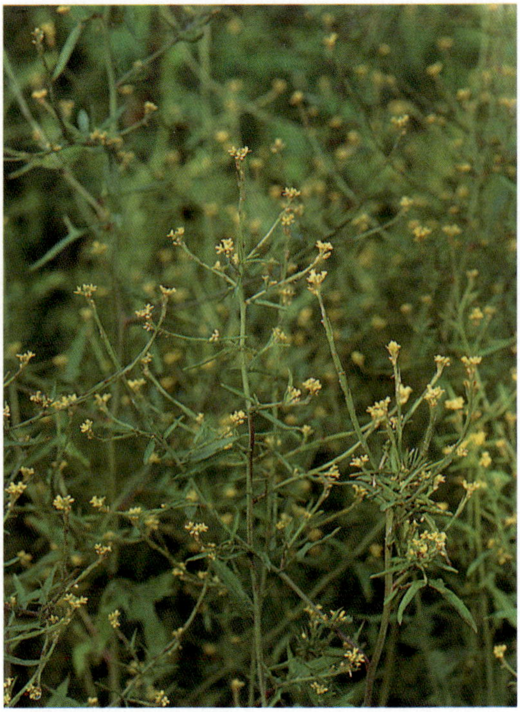

Foto: De Kruidhof, Buitenpost

Zuckermerk (Sium sisarum).

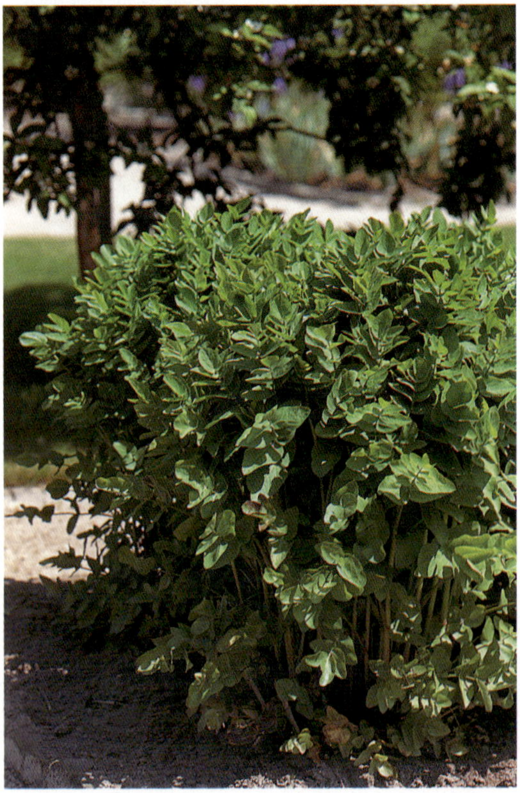

Foto: De Kruidhof, Buitenpost

Zwecken und zur Stimulation der Gallenblase, zur Behandlung von Gallensteinen und Depressionen verwendet.

⚕

Sisymbrium officinale

WEGRAUKE

Die Wegrauke ist eine typische Pflanze der Wegränder und rauen Gelände. Diese 1-jährige oder ausdauernde Art trägt zwischen Mai und Oktober sehr kleine gelbe Blüten an 100 cm hohen Sprossen. Die jungen Blätter und Triebe können vor der Blüte in Salaten verwendet werden, um einen feinen Senfgeschmack beizusteuern, und können auch Saucen und Suppen einen scharfen Geschmack verleihen. Das Kraut wirkt stärkend auf den ganzen Körper und stimuliert die Verdauung, wirkt leicht abführend, harntreibend und schleimlösend. Es ist auch wohltuend bei Blasenproblemen, Husten und Bronchitis.

⚕ 🥄

Sium sisarum

ZUCKERMERK, ZUCKERWURZEL, SÜSSWURZEL

Zuckermerk wird erst nach dem ersten herbstlichen Frost süß. Der Zuckermerk war früher ein wichtiges

Wintergemüse, das im frühen Winter zur Lagerung in feuchtem Sand geerntet wurde, wenn andere Gemüse nicht verfügbar waren. Die Wurzeln wurden roh gegessen, blanchiert oder kurz gekocht, wie Möhren geschnitten oder zusammen mit Minze und Schweine- oder Rindfleisch gekocht. Sie wurden als Beilage zu kalten Gerichten in Essig eingelegt. Die jungen Blätter sind ideal zum Überbacken. Zuckermerk ist ein reinigendes und harntreibendes Kraut, speziell für Menschen, die an Leberproblemen leiden, einschließlich Gelbsucht. Die Heimat dieser Art ist unbekannt, doch wird sie schon sehr lange kultiviert. Im alten Rom wurde sie hoch geschätzt und ist in China seit frühesten Zeiten als Küchen- und Heilkraut in Nutzung. Diese ausdauernde Art ist vollkommen frosthart in Nordeuropa, wächst etwa 1 m hoch und blüht im Sommer. Man sollte sie in fruchtbarer Gartenerde kultivieren und vor Austrocknung schützen.

Solanum dulcamara

BITTERSÜSSER NACHTSCHATTEN

Bittersüßen Nachtschatten kann man an Hecken und den Rändern feuchter Wälder finden. Die purpurnen Blüten mit den gelben Staubblättern treiben im Sommer an langen Trieben aus, die in Büschen bis zu 2 m emporsteigen. Den Blüten folgen grüne Beeren, die sich im Spätsommer rot verfärben. Nur die reifen Früchte sind relativ ungiftig, während alle andere Pflanzenteile extrem giftig sind und für Menschen und Tiere sogar bei ausreichender Menge tödlich. In angemessenen Dosen hat die Pflanze wohltuende medizinale Eigenschaften. Tee aus den Sprossen werden in der Kräutermedizin zur Behandlung von Rheumatismus, Gicht, Gelbsucht, Ödemen, Hautentzündungen, Ekzemen, hartnäckigem Katarrh, verstopften Atemwegen, Husten und Asthma verwendet. Obwohl die Pflanze bei all diesen Krankheiten nützlich ist, sollte sie nur unter Aufsicht eines erfahrenen Spezialisten angewandt werden.

Bittersüßer Nachtschatten (Solanum dulcamara).

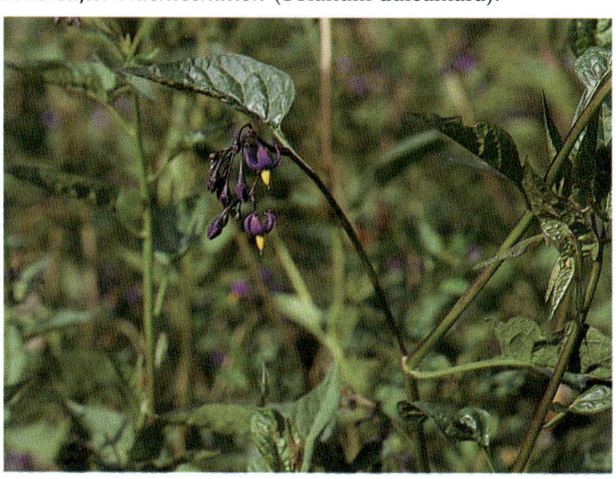

Foto: De Kruidhof, Buitenpost

Bittersüßer Nachtschatten (Solanum dulcamara).

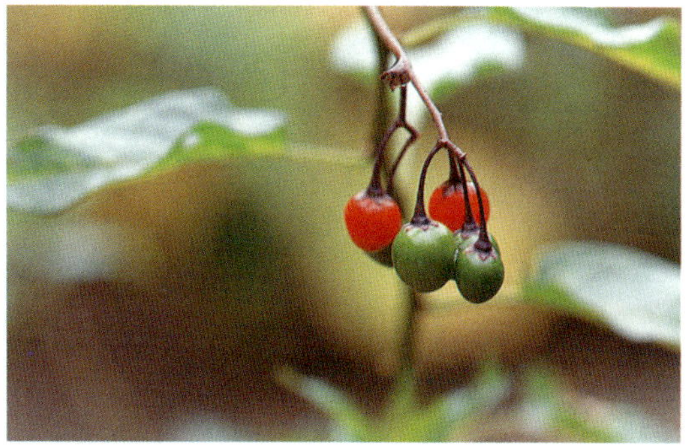

Solanum melongena

AUBERGINE, EIERFRUCHT

Die Eierfrucht *Solanum melongena* ist nur eine Form der Aubergine, ein Gemüse, das im 13. Jh. aus Südostasien nach Europa gelangte. Die Früchte der Aubergine, die normalerweise angebaut wird, ist braun mit einem violetten Farbstich. Dieser Farbton wird auch als aubergine bezeichnet. *Solanum melongena* ähnelt eher der ursprünglichen Eierfrucht, die aus dem Fernen Osten eingeführt wurde, mit Früchten von der Größe eines Hühnereis, die zunächst weiß, bei der Reife gelb-

Eierfrucht (Solanum melongena).

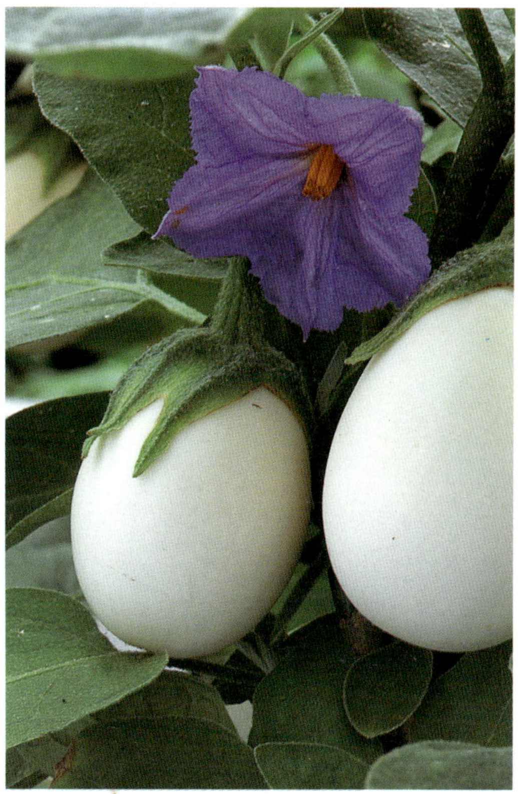

orange sind. Die Früchte werden auf dieselbe Art zubereitet wie die kommerziell angepflanzte Aubergine. Kleine Mengen, gewürfelt und in Olivenöl gebacken, verleihen Salaten ihren Geschmack. *Solanum melongena* ist eine ausdauernde Art, wird in Nordeuropa jedoch einjährig gezogen. Der Samen sollte im Frühling unter einer Abdeckung ausgesät werden. Die Pflänzchen sollten jedoch nicht vor Juni und dann an einen geschützten, sonnigen Platz ausgepflanzt werden. Wegen ihrer Wärmebedürftigkeit ist die Zucht in einem Gewächshaus vorzuziehen.

Solanum tuberosum

KARTOFFEL

Jeder kennt die Kartoffel, das Hauptnahrungsmittel der Europäer und Nordamerikaner. Bevor die Kartoffel in Amerika entdeckt wurde, mussten sich die Europäer mit anderen Nahrungsmitteln begnügen. Die Indianer beider Amerika hatten zahlreiche Kultursorten selektiert und es besteht erneut Interesse an diesen frühen Formen, die weniger anfällig gegen Krankheiten sind. Abgesehen von der Nutzung der Knollen als Nahrungsmittel hat die Kartoffel auch medizinische Bedeutung. Die Kartoffelstärke lindert Krämpfe und Sodbrennen. In der Homöopathie wird sie zu demselben Zweck verwendet: Reduktion der Magensäure, bei Magenschleimhautentzündung, Appetitlosigkeit und Magenschmerzen. Saatkartoffeln werden im Frühjahr gesetzt und bringen eine belaubte Pflanze von etwa 50 cm hervor, die im Sommer purpurne oder weiße Blüten trägt. Das Laub stirbt ab (oder wird chemisch abgetötet) und dann werden die Knollen, die sich in der Erde gebildet haben, geerntet: die Kartoffeln.

Solidago canadensis

KANADISCHE GOLDRUTE

Die Kanadische Goldrute ist eine wohl bekannte Gartenpflanze, die auf offenen Böden schnell überhand nimmt und große Flächen füllt. Im Spätsommer trägt sie gelbe Blüten an 150 cm hohen Trieben. Die Pflanze bürgert sich an trockenen, sonnigen Plätzen, wie Bahndämmen, schnell ein. Die Art stammt aus Nordamerika,

Kanadische Goldrute (Solidago canadensis).

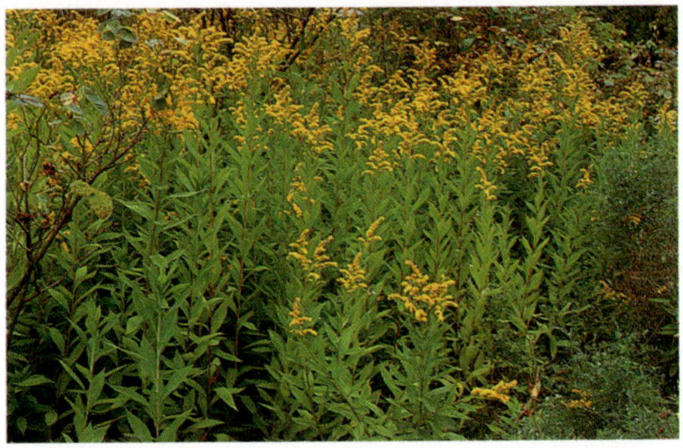

Kartoffel (Solanum tuberosum).

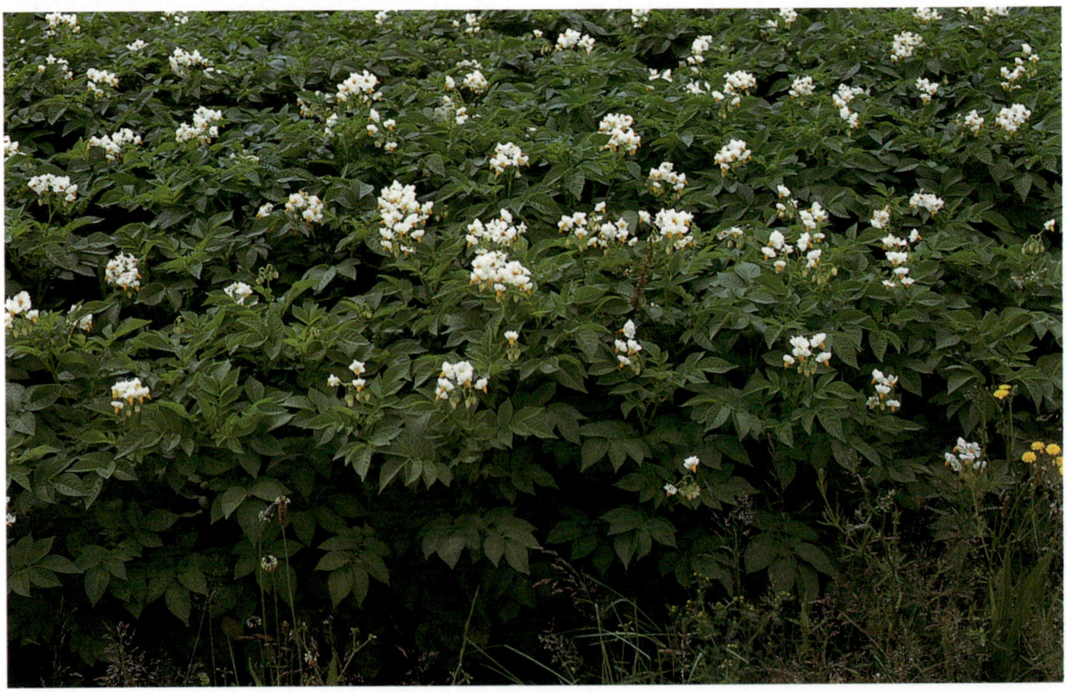

Kanadische Goldrute (Solidago canadensis).

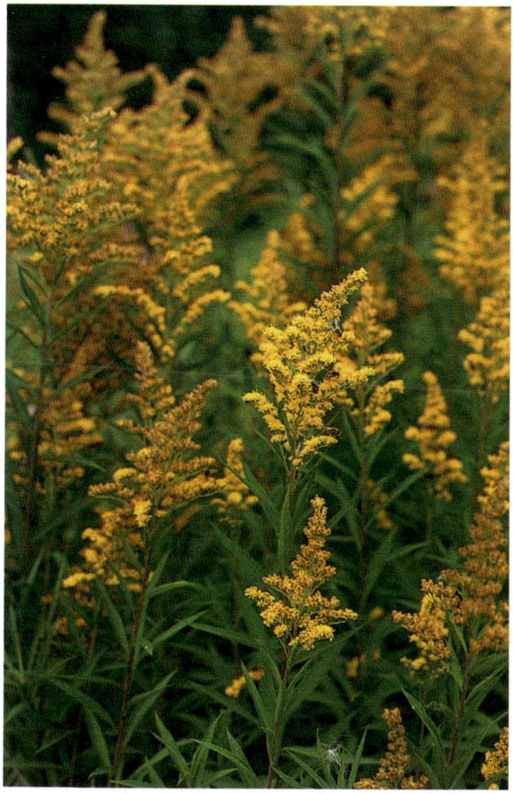

Foto: De Kruidhof, Buitenpost

Gewöhnliche Goldrute (Solidago virgaurea).

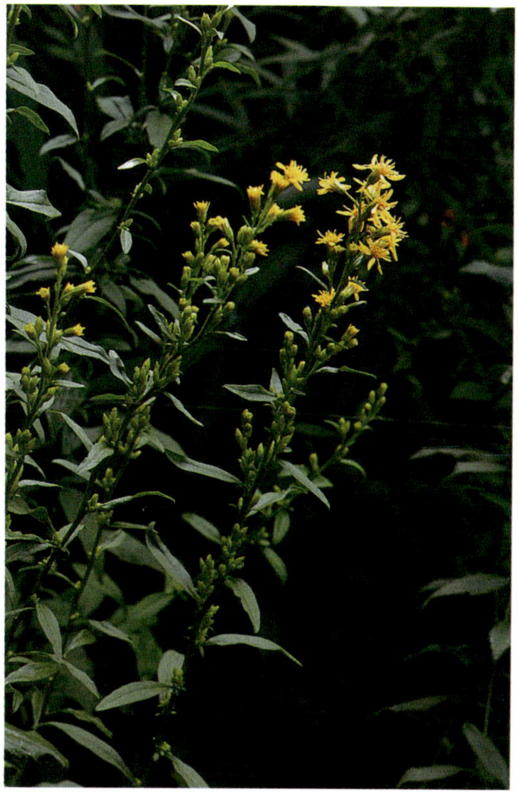

wo die Indianer sie als Wundkraut und zur Behandlung von rauen Hälsen einsetzten. Die nordamerikanische Goldrute ist in Europa niemals medizinal gebraucht worden, ist aber eine wichtige Quelle als gelber Woll- und Textilfarbstoff.

Solidago virgaurea

GEWÖHNLICHE GOLDRUTE

Die einheimische Goldrute wird als gelber Farbstofflieferant noch häufiger zum Färben von Wolle und Textilien verwendet. Zusätzlich wurde die Art lange Zeit als wichtiges Heilkraut eingesetzt, das einen blutreinigenden Kräutertee abgibt. Die Sprossspitzen liefern Substanzen, die harntreibend wirken, so dass rheumatische Beschwerden und Hautschwellungen behandelt werden können. Darüber hinaus stimuliert die Pflanze die Nierenfunktion und hilft wohltuend bei Nieren- und Blasenentzündungen. Sie wird auf ähnliche Weise in der Homöopathie gebraucht. Die Goldrute ist eine heimische Pflanze des Graslandes, der Randstreifen, der felsigen Plätze und sandigen Böden in ganz Europa. Sie blüht im Spätsommer und wird mehr als 100 cm hoch.

Sorbus aucuparia

EBERESCHE, VOGELBEERE

Die orangefarbenen Beeren der Eberesche oder Vogelbeere enthalten neben anderen Stoffen Gerbstoffe und Blausäure, so dass sie roh nicht essbar sind. Durch Kochen verschwindet die Blausäure und die Struktur anderer Substanzen ändert sich. Mus oder Marmelade aus den Beeren ist sehr gesund. Vögel haben keine Probleme, die rohen Beeren zu verdauen, Drosseln und Amseln laben sich besonders gern an den Beeren. Die schmackhaften Zubereitungen stimulieren die Verdauungssäfte im Magen, was der Verdauung hilft. Das Vogelbeerenmus oder die Marmelade regen den Appetit an und schmecken in kleinen Mengen köstlich zu Wild. Die Eberesche wächst hauptsächlich in den kühleren Gebieten Europas, einschließlich im hohen Norden. Der kleinwüchsige Baum vermehrt sich häufig über Samen, die von Vögeln gefressen wurden, und hat eine Vorliebe für saure Böden.

Echter Ziest (Stachys officinalis).

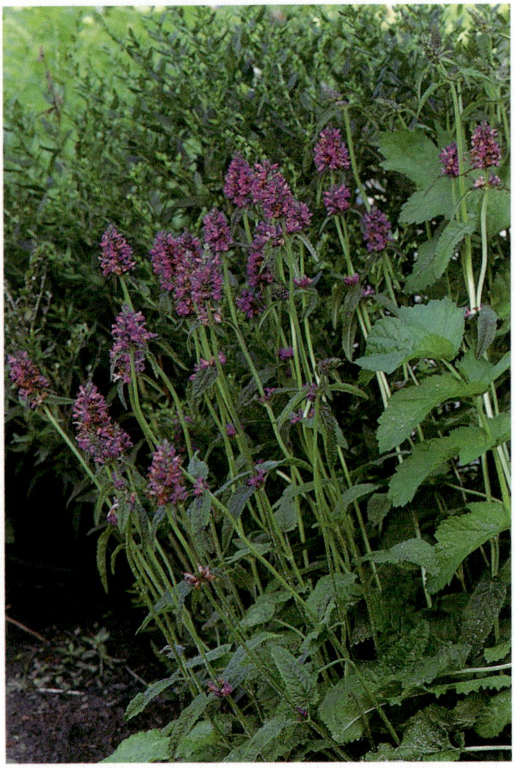

Foto: De Kruidhof, Buitenpost

Stachys officinalis syn. *Betonica officinale*

ECHTER ZIEST

Früher dachte man, dass Niesen einen starken reinigenden Effekt habe, so dass Schnupfen als ein Weg angesehen wurde, die Atemwege zu klären und Kopfschmerzen vorzubeugen. Ziest gehörte zu den Pflanzen, die man zu Schnupftabak zerrieb. Zu jenen Zeiten gab es etwa 90 verschiedene Krankheiten, die von Ziest geheilt werden konnten. Unter anderem galt der Ziest als wichtiges Wundkraut und sollte die Durchblutung zum Gehirn fördern und so geistige Ermattung beheben. Es wurde auch Frauen in den Wechseljahren verschrieben. Schwangere sollten es jedoch meiden. Heute werden noch Tees gebraut, die in Maßen genossen bei Durchfall helfen, in größeren Mengen jedoch Durchfall und Erbrechen bewirken. Der Tee kann auch zum Gurgeln bei Mund- und Halsinfektionen verwendet werden. *Stachys officinalis* wächst südlich von Schweden überall in Europa.

Die ausdauernde Art wird 50 cm hoch, hat auffallend rot-purpurne Blüten zwischen Juni und September und kann im Garten im Halbschatten leicht gezogen werden, vorzugsweise auf offenem Boden.

Stachys palustris

SUMPFZIEST

Sumpfziest findet man verbreitet an Flüssen und Teichen. Diese ausdauernde Art wird etwa 1 m hoch und blüht von Juni bis August. Die Blätter verbreiten einen starken unangenehmen Geruch. Die Pflanze wurde lange Zeit in der Kräutermedizin verwendet und wurde als eines der besten Wundkräuter angesehen. Es wurde zu Beginn der Blüte gesammelt. Die zerriebene Pflanze, eine Tinktur oder ein Tee aus getrockneten Blättern wurde auf die Wunde gebracht. Substanzen im Kraut wirken adstringierend und garantieren eine schnelle Wundheilung.

Stachys sylvatica

WALDZIEST

Waldziest wächst an feuchten schattigen Stellen. Wenn die Blüten ab Juli erscheinen, erinnern die Pflanzen, die an Hecken oder Waldrändern stehen, auf den ersten Blick an Orchideeen. Die Blüten stehen an vierkantigen Stängeln, die bis 1 m hoch werden. Die Blätter sind breiter als beim Sumpfziest und erinnern an die Große

Sumpfziest (Stachys palustris).

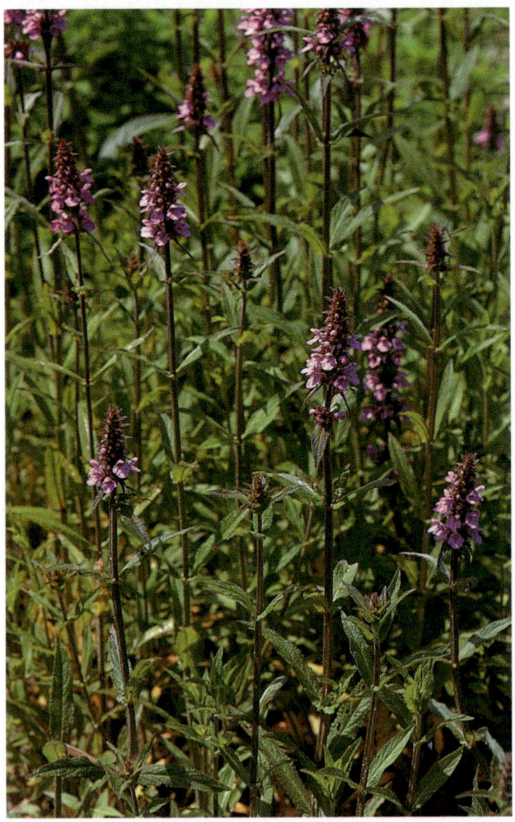

Foto: De Kruidhof, Buitenpost

Waldziest (Stachys sylvatica).

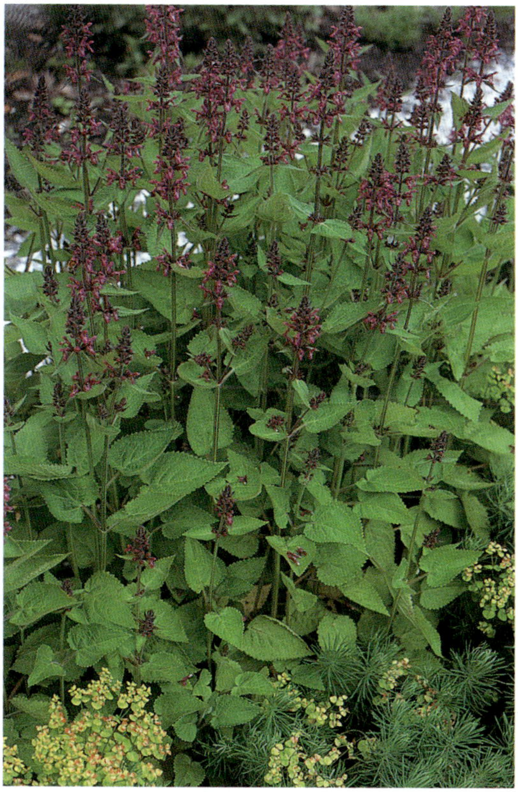

Brennnessel. Der Waldziest kann als Wundkraut auf die gleiche Weise wie der Sumpfziest verwendet werden (siehe *Stachys palustris*).

Succisa pratensis

GEWÖHNLICHER TEUFELSABBISS

Sowohl die oberirdischen Pflanzenteile wie die verdickten Wurzeln enthalten dieselben Substanzen, darunter Saponin, Gerbstoffe, Bitterstoffe und Glycoside. Die Pflanze wird als Küchenkraut verwendet, wobei die rohen Blätter an Salate gegeben oder gekocht wie Spinat gegessen werden. Trotzdem, betrachtet man den Substanzencocktail, scheint dies nicht ganz ungefährlich zu sein. Kühe leiden an entzündeten Zungen und Mäulern, wenn sie zu große Menge gefressen haben. Der Teufelsabbiss findet vor allem in der Volksmedizin Verwendung. Tee aus getrockneten Blättern oder Wurzeln sind ein erprobtes Mittel gegen Husten und hartnäckigen Katarrh. Es soll auch reinigend wirken, ist harntreibend, abführend und befreit von Würmern. Teufelsabbiss ist eine typische Pflanze der feuchten Mähwiesen, der Waldränder und des armen Graslands. Abhängig von Standort und Konkurrenz kann sie 15–100 cm hoch werden. Sie blüht blau, manchmal lila-

Waldziest (Stachys sylvatica).

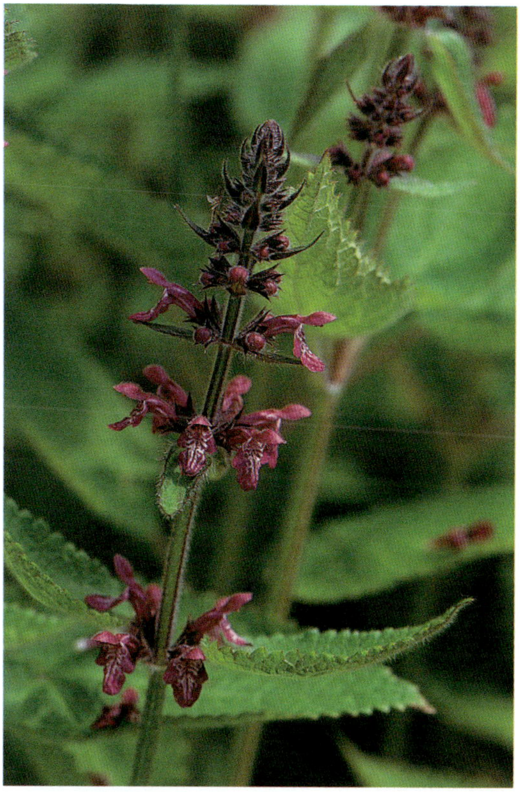

Gewöhnlicher Teufelsabbiss (Succisa pratensis).

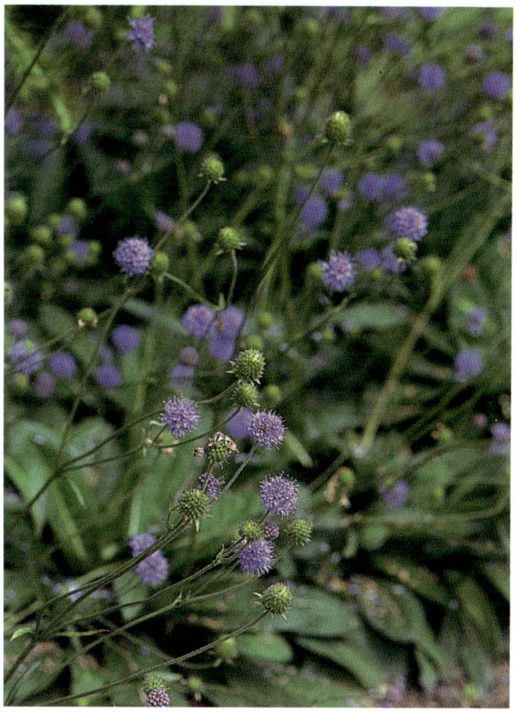

rosa, weiß oder gelblich, und zwar zwischen Juni und Oktober.

Symphytum officinale

GEWÖHNLICHER BEINWELL, ARZNEIBEINWELL

Der Kräuterkundler Culpeper war 1653 von Beinwell hoch erfreut. Er schrieb, dass sich Fleischstücke, die zusammen mit Beinwell gekocht würden, wieder zusammenfügen würden. Heutige Kräuterspezialisten drücken sich etwas zurückhaltender aus, obwohl die Eigenschaften von Beinwell noch immer gepriesen werden. Die Pflanze ist als Wundmittel unübertroffen. Die aktiven Substanzen umfassen u. a. Allantoin, das in den Wurzeln ist. Diese werden, frisch oder getrocknet, abgekocht und in Kompressen verwendet. Wunden heilen nach dieser Behandlung extrem rasch, selbst wenn sie eitern. Das Kraut wird häufig in Einreibemitteln und Cremes bei Quetschungen, Krampfadern, Hämorrhoiden, Rheumatismus und Gicht verarbeitet, in der Homöopathie bei Muskel- und Gelenkschmerzen. Die jungen Blätter des Beinwells sind roh oder gekocht schmackhaft. Tee aus Blättern wird zur Behandlung von verschiedenen Krankheiten verwendet. Innerliche Anwendung sollte trotzdem vermieden werden, weil Leberschäden auftreten können und das Tumorrisiko sich erhöht. Beinwell wird auch Shampoos, Seifen und Hautcremes beigefügt. *Symphytum officinale* wächst wild in ganz Europa außer in Skandinavien und Nordschottland, meist in feuchtem Grasland und an den Ufern von Flüssen, Bächen und Teichen. Die ausdauernde Art wird etwa 1 m hoch und hat purpurne oder manchmal weiße, gelbe oder rosa Blüten zwischen Juni und August.

Gewöhnlicher Beinwell (Symphytum officinale).

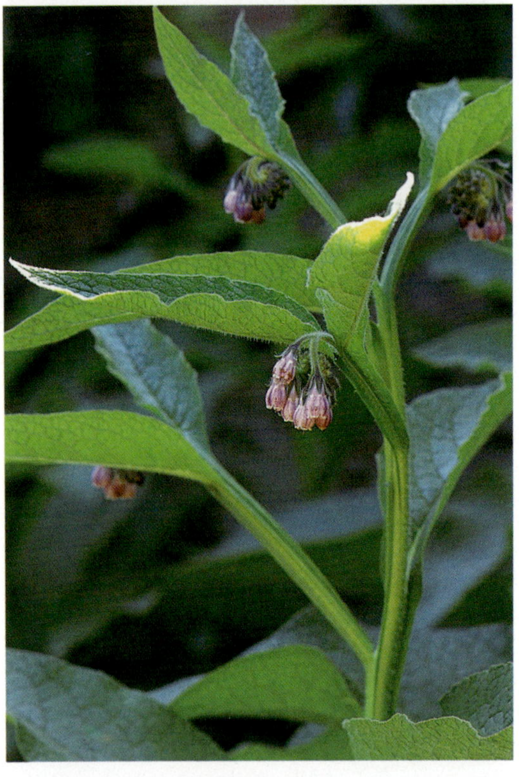

Symphytum × uplandicum syn. *S. peregrinum*

FUTTERBEINWELL

Futterbeinwell ist eine Kreuzung zwischen Gewöhnlichem und Rauhem Beinwell (*Symphytum asperum*), der aus dem Kaukasus stammt. Die Blüten des Futterbeinwells sind zunächst rosa, werden dann jedoch leuchtend blau. Die Pflanze kann man als Kulturflüchtling finden, ist in Nordeuropa jedoch nicht heimisch. Die ausdauernde Pflanze enthält dieselben Inhaltsstoffe wie der Gewöhnliche Beinwell (siehe *Symphytum officinale*).

Gewöhnlicher Beinwell (Symphytum officinale).

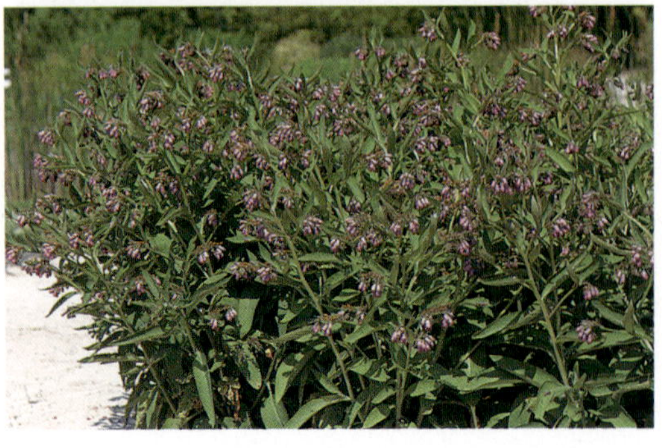

Foto: De Kruidhof, Buitenpost

Futterbeinwell (Symphytum × uplandicum).

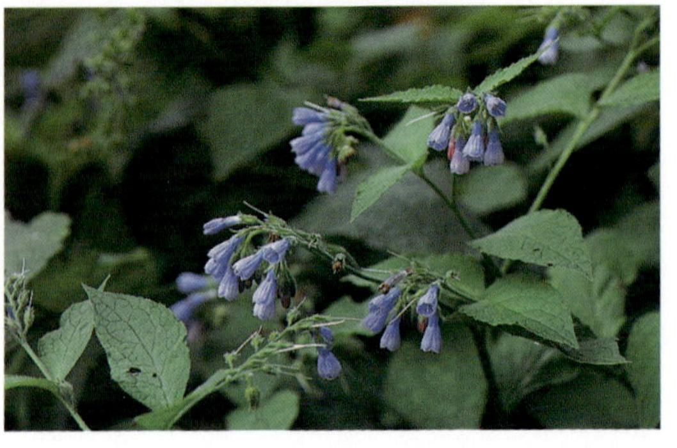

Gewürznelkenbaum (Syzygium aromaticum).

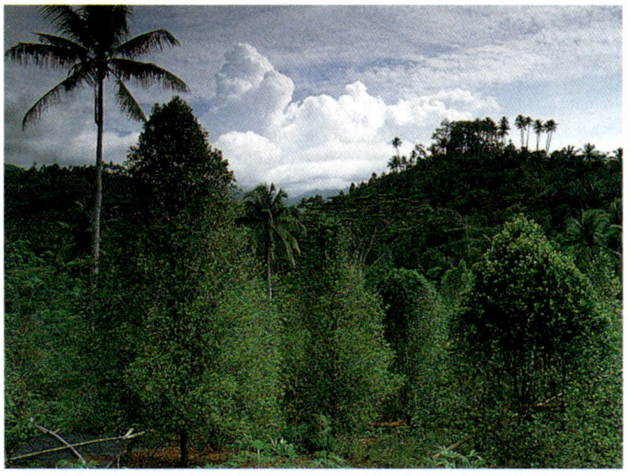

Syzygium aromaticum syn. *Eugenia caryphyllata, E. aromatica, Jambosa caryophyllus, Charyophyllus aromaticus*

GEWÜRZNELKENBAUM

Kauen auf Gewürznelke hilft bei Zahnschmerzen. Die getrockneten Knospen, die Gewürznelken, geben nicht nur ihr charakteristisches Aroma und den Geschmack, sondern auch ätherische Öle und Gerbstoffe ab, die den Schmerz lindern. Das würzige Aroma wurde bereits vor Christi Geburt von den Chinesen hoch geschätzt. Adlige durften sich dem Kaiser nur nähern, wenn sie ihren Atem mit Gewürznelke parfümiert hatten. Der bezeichnende Geschmack und Duft von Gewürznelke ist so stark, dass nur sehr wenig nötig ist, um ein Gericht zu würzen. Ein wenig Gewürznelke mit Schinken gebacken und zusammen mit Zwiebel an Kohl gegeben, ändert den Geschmack entscheidend. Deshalb wird Gewürznelke zur besseren Dosierung auch gemahlen. Gemahlene Gewürznelken halten jedoch nicht lange, weil die ätherischen Öle schnell entweichen. Sie halten sich viel besser in Gewürznelkenöl. Dieses kann Speisen wie Pasteten und anderen Gebäcken sowie Getränken beigefügt werden. Gewürznelkenöl wird auch zum Reinigen von optischen Geräten verwendet und oft in Kosmetika verarbeitet. Gewürznelken werden auch in Potpourris gemengt oder in Duftkissen u. Ä. oder z. B. in eine Orange gesteckt, die dann wie ein Igel aussieht. Die aktiven Inhaltsstoffe haben eine leicht antiseptische Wirkung und beruhigen den Magen. Früher wurden der Gewürznelke noch weitere medizinale Eigenschaften zugeschrieben, so wurden z. B. Pestpatienten von den Ärzten nur mit einer Gewürznelke zwischen den Lippen behandelt. Im Fernen Osten, und speziell in Indonesien, werden mit Gewürznelke aromatisierte Zigaretten „kretek“ geraucht. Der Gewürznelkenbaum kann sich zu einem großen Baum entwickeln. Die in Plantagen kultivierten Bäume sind eher Büsche in Pyramidenform, aber trotzdem braucht man Leitern, um die Knospen zu ernten, bevor sie sich öffnen. Wenn die Blüten sich öffnen, scheinen sie nur aus einem Büschel Staublättern und Narben zu bestehen. Der Gewürznelkenbaum wächst nur in tropischen Küstenregionen mit sehr gleich bleibender Temperatur. Heute kommen die meisten Gewürznelken aus Sansibar und Madagaskar.

⚕ 🧴 🥄 ✳

Gewürznelkenbaum (Syzygium aromaticum), *geöffnete Blüte.*

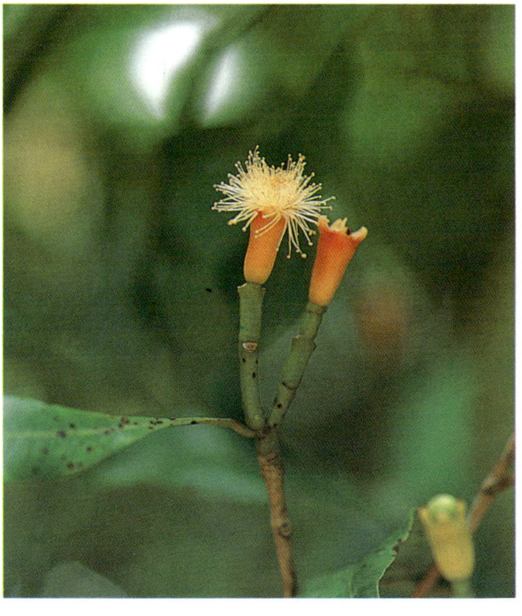

Gewürznelkenbaum (Syzygium aromaticum), *frische Knospen und Blüten.*

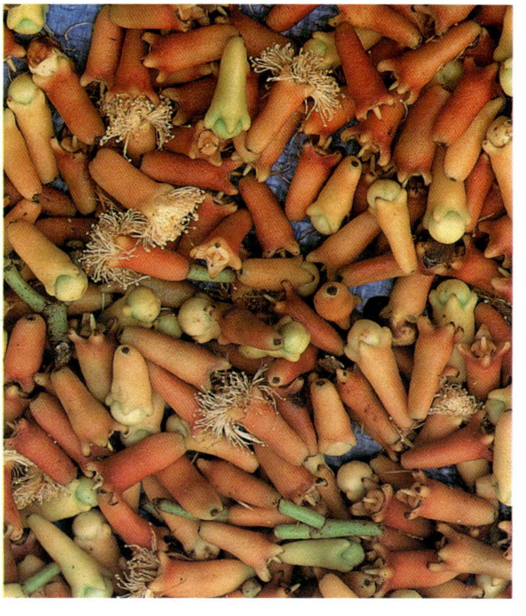

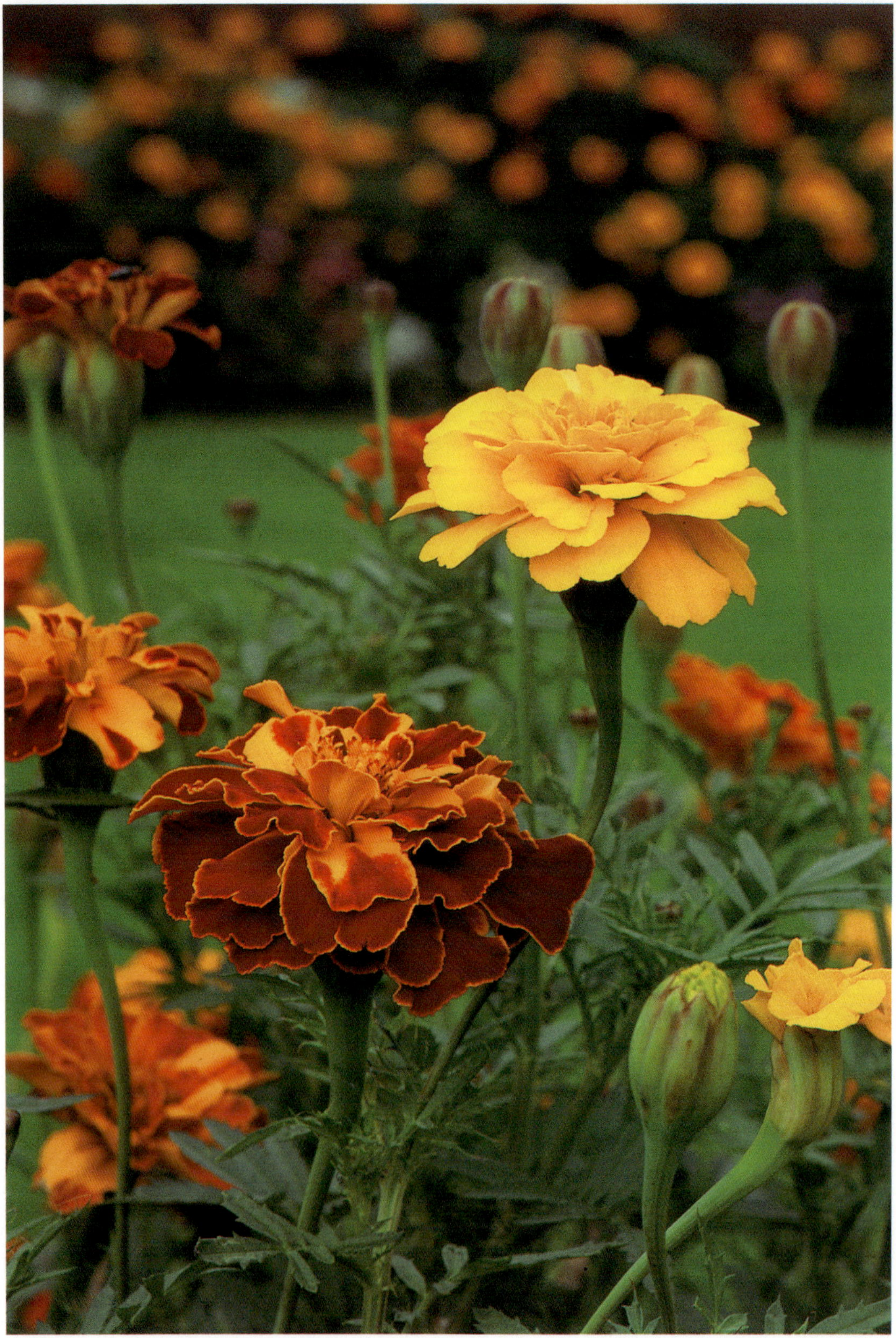

T

Tagetes tenuifolia.

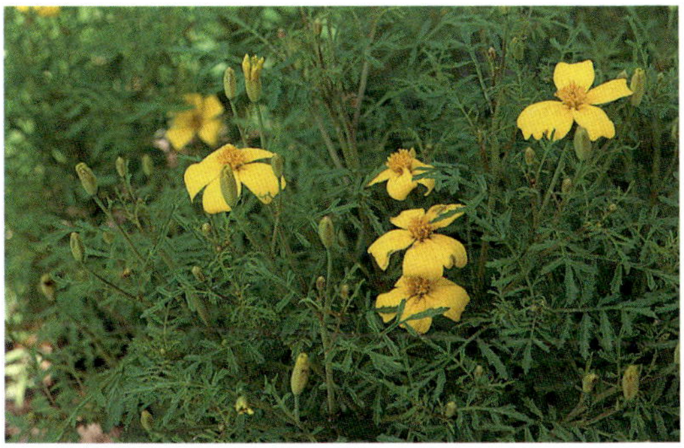

Foto: De Kruidhof, Buitenpost

Tagetes patula

STUDENTENBLUME, SAMMETBLUME

Wenn man mit der Blüte einer Studentenblume über ein Blatt Papier reibt, wird dies je nach Färbung der Sorte rot, orange oder gelb gestreift sein. Frische und verblühte Blütenköpfe werden daher zu gelb bis rot färbenden Beizen verarbeitet.

Wer seinen Garten unter ökologischen Gesichtspunkten und chemiefrei von Gartenschädlingen und Unkraut befreien will, sollte Studentenblumen pflanzen. Die Wurzeln solcher Pflanzen, die mindestens 3 Monate alt sind, sondern Substanzen ab, die – wissenschaftlich erwiesen – Bodennematoden (Älchen) abtöten. Man kann die hübschen Korbblütler auch rund um anfällige Nutzpflanzen, wie etwa Tomaten, setzen und so vor Befall mit der Weißen Fliege schützen. Unter allen 1-Jährigen bereitet die Aussaat von *Tagetes* wohl am wenigstens Probleme. Die aus Mittelamerika, speziell Mexiko stammenden Blumen sind nicht winterhart, weshalb man sie erst ab Mai ins Freiland säen sollte. Die Aussaat im Gewächshaus kann bereits ab März erfolgen, die jungen Pflänzchen dürfen aber erst Mitte Mai nach draußen umgesetzt werden.

Tagetes tenuifolia

SCHMALBLÄTTRIGE SAMMETBLUME

Tagetes tenuifolia ist mit ca. 80 cm Höhe von Natur aus etwas höher als die Studentenblume, allerdings gibt es auch Zwergformen. Diese Tagetes-Art enthält keine Substanzen, die Nematoden und Schadinsekten vertreiben, wie beispielsweise *T. minuta, T. erecta* und *T. patula* (siehe oben). Frische Blüten, Verblühtes und Stängel dienen als Basis für einen natürlichen Textilfarbstoff.

Links: Studentenblume (Tagetes patula), *Blüten.*

Tanacetum balsamita syn. *Balsamita major, B. vulgaris*

BALSAMKRAUT, MARIENBLATT, FRAUENMINZE

Balsamkraut wird als bitter schmeckende, adstringierende Heilpflanze gegen Würmer und starke Menstruationsbeschwerden verwendet. Auf Grund seiner stark entwässernden Eigenschaften sollte Balsamkraut nicht von Schwangeren eingenommen werden. Ironischerweise ist die Staude, die mancherorts auch Marienblatt genannt wird, der Gottesmutter Maria geweiht. Heute wird Balsamkraut in erster Linie als Zierpflanze verwendet. Ihre schwach nach Minze schmeckenden Blätter werden mitunter (stets in geringer Menge) zum Abschmecken von Fleischgerichten verwendet. Getrocknet duften sie nach Balsam und werden daher gerne Duftsäckchen oder Potpourris beigemengt. Ehe sich Hopfen als einzige Bierwürze etablieren konnte, wurde auch das bitter schmeckende Balsamkraut an die Stammwürze gegeben.

Tanacetum balsamita ist eine winterharte Staude, die in Osteuropa und Asien zu Hause ist. Sie blüht im Spätsom-

Balsamkraut (Tanacetum balsamita).

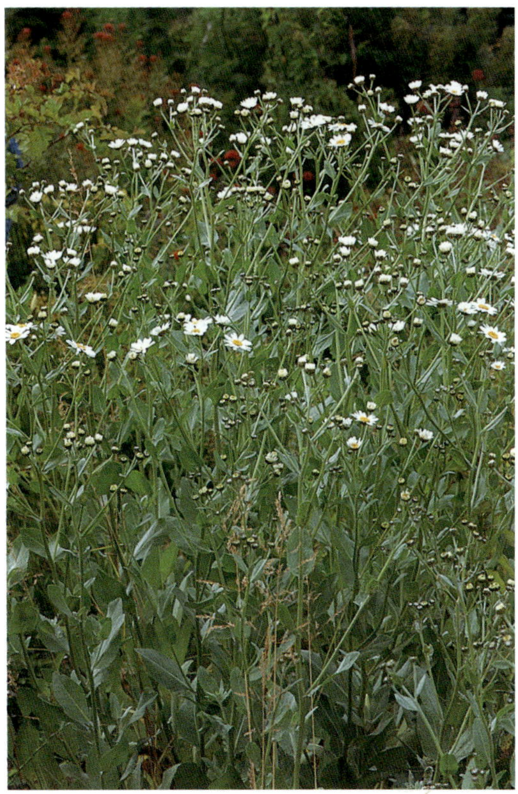

Balsamkraut (Tanacetum balsamita), *Blüten.*

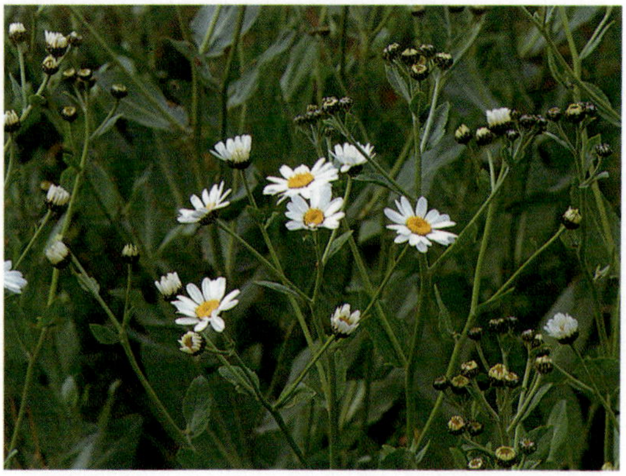

mer, wird etwa 80 cm hoch und lässt sich problemlos auf fast allen Böden ziehen, sofern diese nicht zu nass sind.

Tanacetum parthenium syn. *Matricaria parthenium, Chrysanthemum parthenium*

MUTTERKRAUT

Beim ersten Hinsehen wird der Laie keine Unterschiede zwischen Mutterkraut und Balsamkraut ausmachen

Mutterkraut (Tanacetum parthenium).

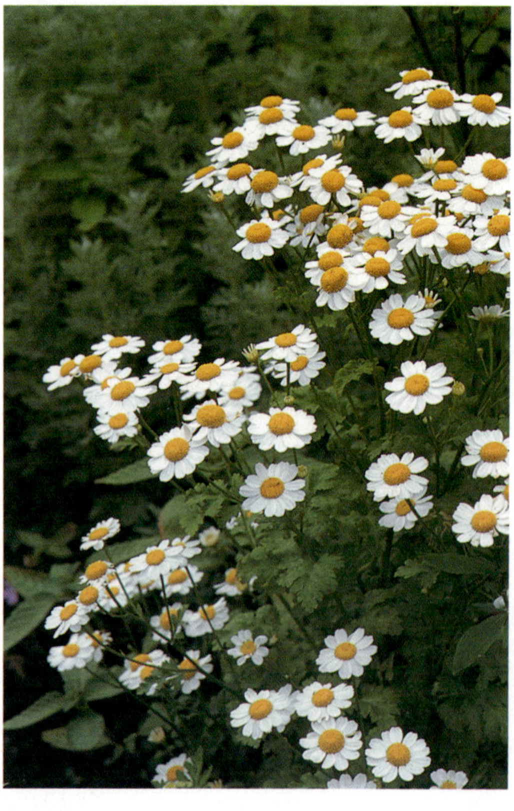

können; beim Mutterkraut sind die Blätter 4fach fiederspaltig gelappt. Die Staude stammt ursprünglich aus dem Südosten Europas, wurde aber als Heil- und Zierpflanze auch anderswo in Europa eingeführt. In früheren Jahrhunderten starben viele Frauen nach der Geburt an Kindbettfieber und anderen Komplikationen. Tee aus bitter schmeckendem Mutterkraut enthält wehenfördernde Substanzen, wodurch die Geburt beschleunigt und auch die Nachgeburt schneller ausgetrieben wurde. Allerdings enthält die Pflanze auch einige Giftstoffe, weshalb man sie nicht zu hoch dosieren darf.

Erst vor kurzem fand man heraus, dass sich bestimmte Formen der Migräne ebenfalls erfolgreich mit Mutterkraut behandeln lassen. Zwar klingen diese Beschwerden ab, jedoch bildeten sich manchmal dafür Mundgeschwüre. Durch kurzes Erhitzen, ähnlich wie von Pfannengemüse, verschwand auch dieses Problem. Schwangere sollten kein Mutterkraut nehmen.

Von diesem Korbblütler kennt man mehrere Kultivare, z. T. mit doppelt gefüllten Blüten. In der Regel wächst er problemlos auf allen Böden, er wird 50 cm hoch und blüht den ganzen Sommer hindurch.

Tanacetum vulgare

RAINFARN, WURMKRAUT

Der unangenehme Geruch des Rainfarns wird wohl die Menschen auf die Idee gebracht haben, ihn auch als Insektenrepellent zu verwenden. Daher legte man Blütenstängel von *T. vulgare* an Stellen, an denen sich Tiere, die von Flöhen befallen werden, normalerweise ruhen (z. B. Hundedecken, Katzenkörbchen). Rainfarn wird aber auch benutzt, um Mücken und Motten fern zu halten.

Bekannter ist die Pflanze aber als innerlich verabreichte Wurmkur (daher der Name „Wurmkraut“) sowie als Mittel zur Schwangerschaftsunterbrechung. In beiden Fällen war die Einnahme jedoch riskant, da die Inhaltsstoffe des Rainfarns in größeren Mengen den Tod bringen können. In den Blütenständen befinden sich auch

Rainfarn (Tanacetum vulgare).

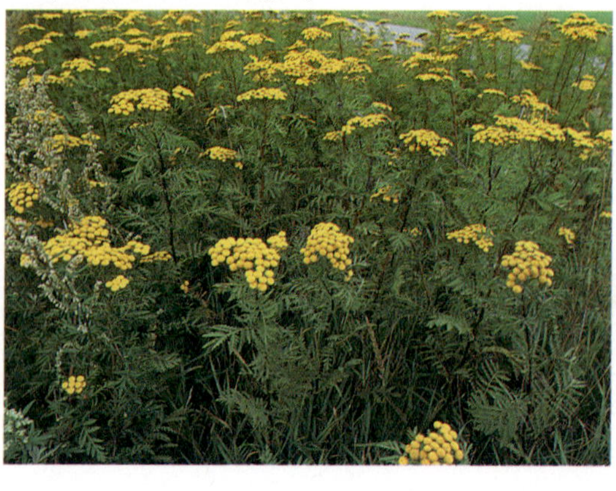

Rainfarn (Tanacetum vulgare), *Blüten.*

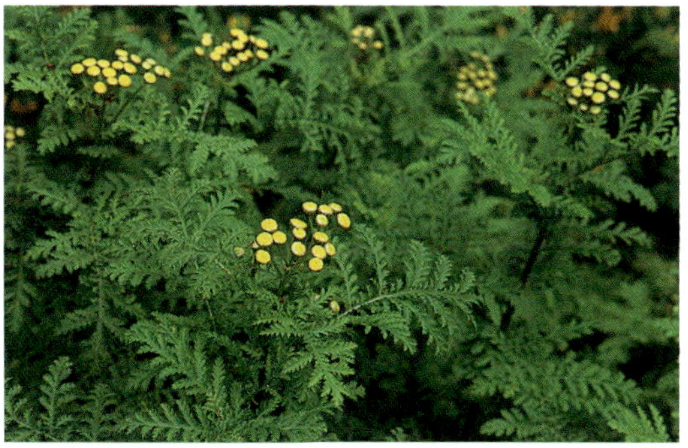

Pigmente, mit denen man Textilien grün oder braun färben kann.
Die bis zu 1,5 m hohe Staude wächst europaweit an Wegrändern, Ruderalflächen und Böschungen. Im Spätsommer erscheinen die gelben, an Knöpfe erinnernde Blüten in Trugdolden.

Taraxacum officinale

GEWÖHNLICHER LÖWENZAHN, GEWÖHNLICHE KUHBLUME, BUTTERBLUME

Der wissenschaftliche Artname *officinale* bedeutet in der botanischen Literatur, dass diese Spezies für eine Heilpflanze gehalten wird oder wurde. Für den Löwenzahn, der als gelber Farbtupfer viele sommerliche Wiesen ziert, trifft dies sicherlich zu. Löwenzahn wirkt entwässernd und reinigt das Blut, weshalb er Bestandteil vieler sog. „Frühjahrs- und Herbstkuren" ist. Insbesondere Rheumakranke profitieren von dem Kraut, das Leber und Nieren aktiviert und große Mengen an Schlackstoffen zusammen mit dem reichlich gebildeten Urin ausscheidet.
Kräutertee aus getrockneten Wurzeln und Blättern wirkt abführend, appetitanregend und allgemein stärkend. Frische Blätter enthalten viel Vitamin C und werden daher auch als Salat verzehrt. Der leicht bittere Geschmack verschwindet, wenn man die Blätter eine Zeit lang vergeilen lässt; dazu bedeckt man die Rosette mit einem Topf, damit kein Licht herangelangen kann. Der weiße Milchsaft wirkt mitunter hautreizend, vor allem bei Kindern. Theoretisch enthält der Korbblütler Toxine, die in großer Menge eingenommen Magen-Darm-Beschwerden oder sogar Herzrhythmusstörungen bewirken können.

Taxus baccata

EUROPÄISCHE EIBE, GEWÖHNLICHE EIBE

Außer im hohen Norden wächst die Eibe als Strauch oder kleiner Baum in ganz Europa. Den unauffälligen Blüten folgen im Spätsommer leuchtend rote „Beeren", bei denen es sich in Wirklichkeit um einen fleischigen Samenmantel (Arillus) handelt, der die Samen umschließt. Der reife Arillus ist der einzige Teil der Eibe, der

Gewöhnlicher Löwenzahn (Taraxacum officinale).

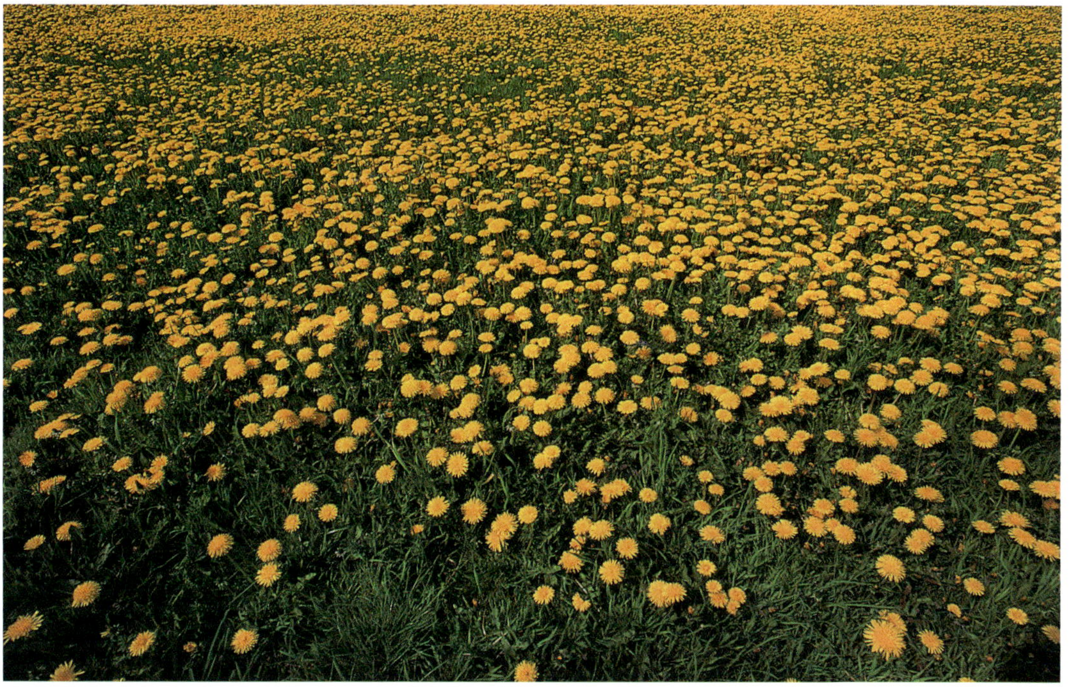

Europäische Eibe (Taxus baccata), *Zweige.*

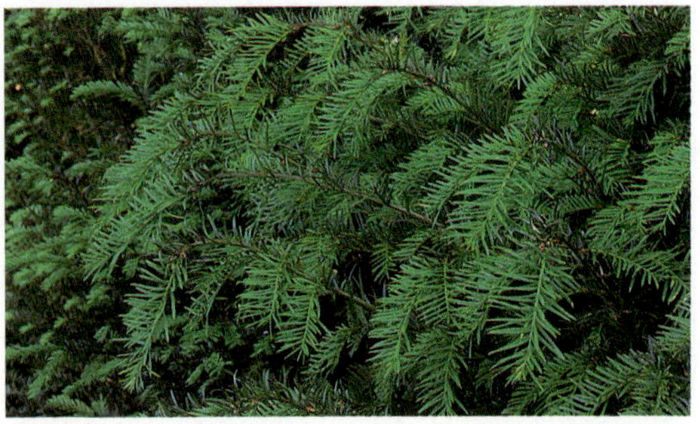

nicht giftig ist. Man kennt zahlreiche Fälle, in denen sich Rinder und vor allem Pferde vergiftet haben und eingingen.

Dessen ungeachtet kann die Eibe aber auch Leben retten. In den Nadeln des Baums befindet sich Taxol. Dieses Alkaloid hemmt die Zellteilung und wurde erfolgreich bei einigen Formen von Brust- und Eierstockkrebs angewandt. Generell ist der Taxolgehalt in Eibennadeln sehr hoch, und den höchsten findet man in den Nadeln der Pazifischen Eibe (*Taxus brevifolia*), die an der Westküste der USA wächst. Eine Zeit lang wurden auf Grund vermehrter Nachfrage nach Taxol die natürlichen Bestände dieser Art so stark dezimiert, dass sie auszusterben drohte. Nach einem Verbot durch die US-Regierung entdeckte die pharmazeutische Forschung, dass man aus Vorstehen des Taxols, die in recht hoher Konzentration in allen Eiben vorkommen, ebenfalls das gewünschte Alkaloid synthetisieren kann.

Taxus baccata ist ein entwicklungsgeschichtlich sehr alter Baum (er stammt noch aus dem Tertiär), der das ganze Jahr hindurch grünt und dennoch sehr winterhart ist. Idealerweise pflanzt man Eiben so, dass sie vor kühlen Ostwinden geschützt sind. Als immergrüne Bäume, die sich gut auf Form schneiden lassen, sind sie ideale Heckenpflanzen.

⚕

Europäische Eibe (Taxus baccata).

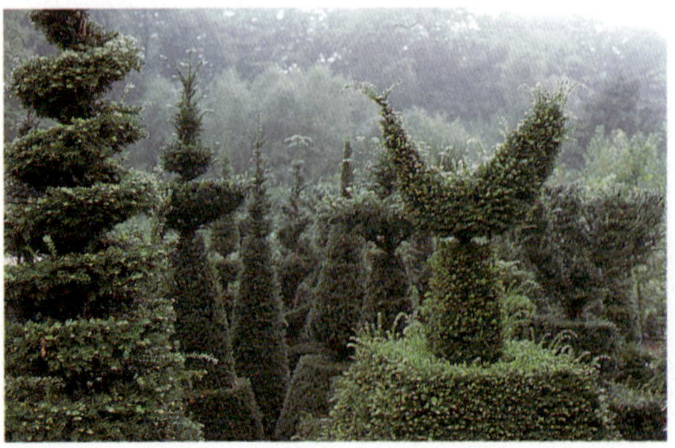

Edelgamander (Teucrium chamaedrys).

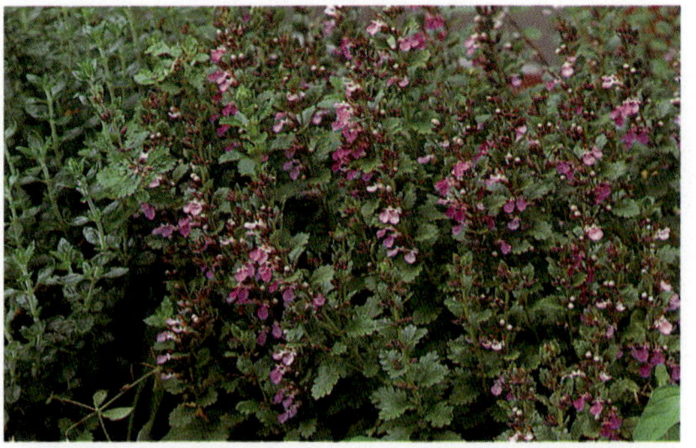

Edelgamander (Teucrium chamaedrys), *Blütenstand.*

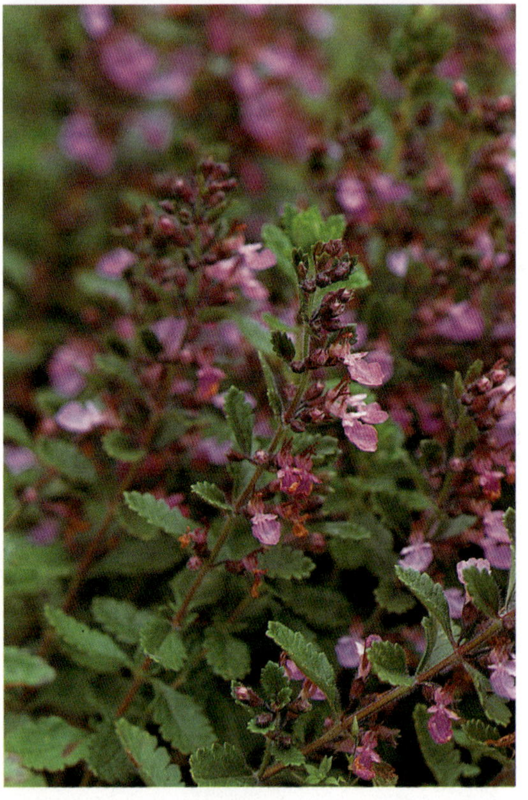

Teucrium chamaedrys

EDELGAMANDER, ECHTER GAMANDER

Edelgamander besitzt ein ausgeprägtes Aroma, weswegen er in der Rezeptur mancher Kräuterliköre auftaucht; allerdings ist er als Zutat in manchen Ländern verboten, nachdem festgestellt wurde, dass er Leberschäden verursachen kann.

Der Halbstrauch enthält u. a. Bitter- und Gerbstoffe, die ihn zur idealen Magenarznei prädestinieren: *T. chamaedrys* regt den Appetit an, fördert die Arbeit von Gallenblase und Nieren und zusätzlich noch die Verdauung. Ein Aufguss aus getrocknetem Kraut wirkt entwässernd

und wird als Entschlackungstee bei Rheuma, Gicht, Ausschlag und Bronchitis getrunken.
Edelgamander wächst auf Kalkmagerrasen und in lichten Eichen-Kiefern-Wäldern. Der europäische Halbstrauch wird ca. 40 cm hoch und blüht von Juli bis August.

⚕

Teucrium × lucidrys

BASTARDGAMANDER

Bastardgamander entstammt einer Kreuzung des Edelgamanders (*T. chamaedrys*) mit der alpinen Gamander-Art *T. lucidum*. Diese äußerst frostresistente Hybride ergibt eine hervorragende immergrüne Hecke. Obgleich sie theoretisch die gleichen Wirkstoffe wie ihre Elternpflanze besitzen müsste, ist über eine Nutzung als Heilpflanze nichts bekannt.

✳

Teucrium scorodonia

SALBEIGAMANDER, LAUCHGAMANDER

Salbeigamander gehört zu den wenigen Pflanzen, die nicht von Kaninchen gefressen werden. Die Staude enthält zwar viele unterschiedliche Substanzen, u. a. Gerbstoffe und Iridoglykoside, warum genau sie aber von den Kaninchen verschmäht wird, weiß man nicht.
Als Heilpflanze zeigt *T. scorodonia* ähnliche Wirkungen auf die Verdauung wie Edelgamander (siehe dort), gilt aber auch als Wundheilkraut. Durch Verreiben frischer Blätter auf eine Wunde wird diese rascher verheilen und sich nicht entzünden. Als Aufguss lindern die Blätter quälenden Husten und lösen zähen Schleim.
Der etwa 5–20 cm hohe Wurzelkriecher wächst in vielen Teilen Europas mit mild-atlantischem Klima, nach Osten hin wird er seltener. Salbeigamander bevorzugt nährstoffarme, saure Böden und ist an Weg- und Waldrändern, auf Heiden und in lichten, grasigen Eichen-Kiefern-Wäldern zu finden. Zwischen Juni und August erscheinen blassgrün-gelbliche Lippenblüten mit kastanienfarbigen Staubblättern.

⚕

Lauchgamander (Teucrium scorodonia), *Blütenstand.*

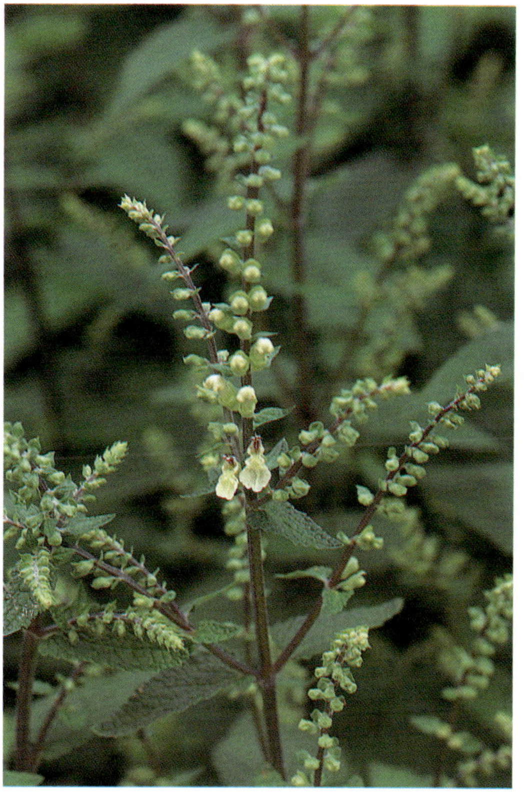

Lauchgamander (Teucrium scorodonia).

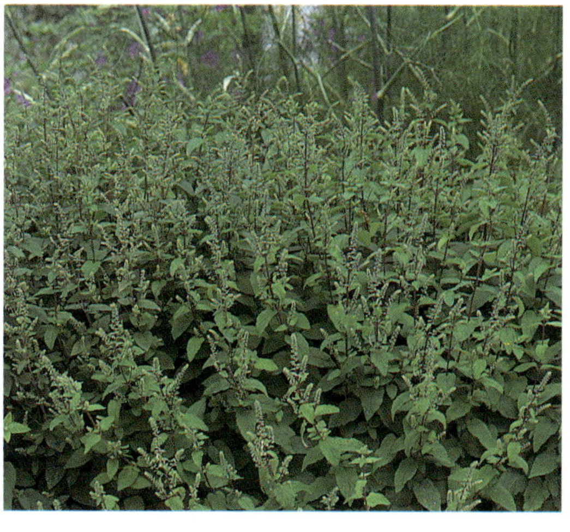

Foto: De Kruidhof, Buitenpost

Bastardgamander (Teucrium × lucidrys).

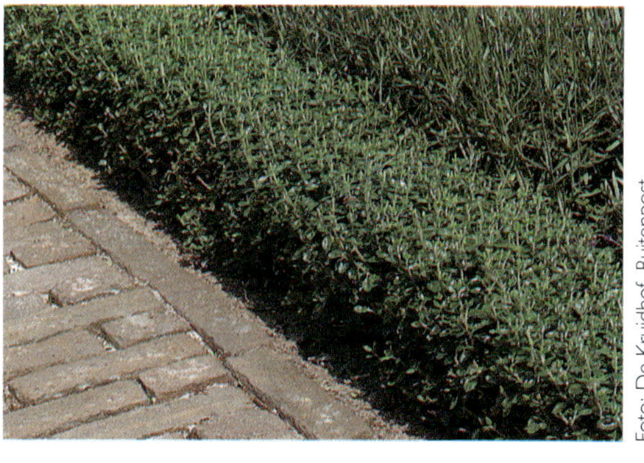

Foto: De Kruidhof, Buitenpost

Akeleiblättrige Wiesenraute (Thalictrum aquilegifolium).

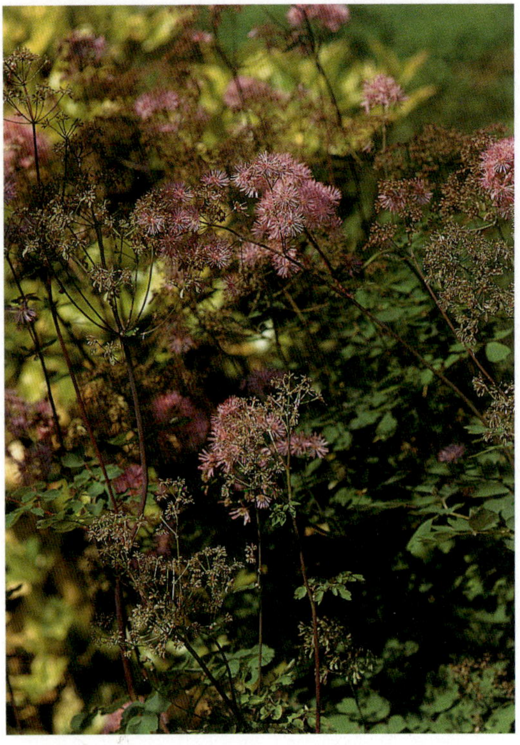

Thalictrum aquilegifolium

AKELEIBLÄTTRIGE WIESENRAUTE

Die Blüten dieser Wiesenraute sehen zwar völlig anders aus als die der Akelei (*Aquilegia vulgaris*), dennoch gehören beide Arten zur Familie der Hahnenfußgewächse. Nur an der Form der Blätter erkennt man die nahe Verwandtschaft, und diese sind sich so ähnlich, dass Linnè dieser Wiesenraute den wissenschaftlichen Artnamen *aquilegifolium* - also „akeleiblättrig" - gab.
Auf frischem, nährstoffreichem Boden wird diese Staude gut 1,5 m hoch. In den Mittel- und Hochgebirgen Mittel- und Osteuropas trifft man sie in Auenwäldern, an Gebüschrändern und Felshängen an. Von Mai bis Juni erscheinen die Blüten, deren Blätter rasch abfallen, so dass nur die hellvioletten, selten weißen Staubfäden stehen bleiben. *T. aquilegifolium* ist eine uralte Färberpflanze, mit der Wolle und andere Textilien gebeizt wurden.

Thalictrum flavum ssp. *glaucum* syn. *T. speciosissimum*

GELBE WIESENRAUTE

Eigentlich wäre die Gelbe Wiesenraute ein wunderbares Mittel gegen Epilepsie und Gelbsucht. Der Nachteil ist, dass sie mindestens zwei sehr giftige Alkaloide enthält, Berberin und Magnoflorin. Daher darf sie nur unter strenger ärztlicher Aufsicht verabreicht werden. Da man genug Arzneien kennt, die nicht so gefährlich sind, ist das Kraut als Heilpflanze in Vergessenheit geraten. Am höchsten sind die Giftstoffe übrigens in der Wurzel konzentriert.
In der freien Natur wächst die Gelbe Wiesenraute (*T. fl.* ssp. *flavum*), die von der Iberischen Halbinsel bzw. aus Nordafrika stammt, als etwa 1 m hohe Staude auf den fruchtbaren Böden der Tiefebenen Europas; als Zierform findet man in manchen Gärten die Unterart *T. fl.* ssp. *glaucum*, eine nur etwa halb so große Staude (50–60 cm).

Gelbe Wiesenraute (Thalictrum flavum *ssp.* glaucum).

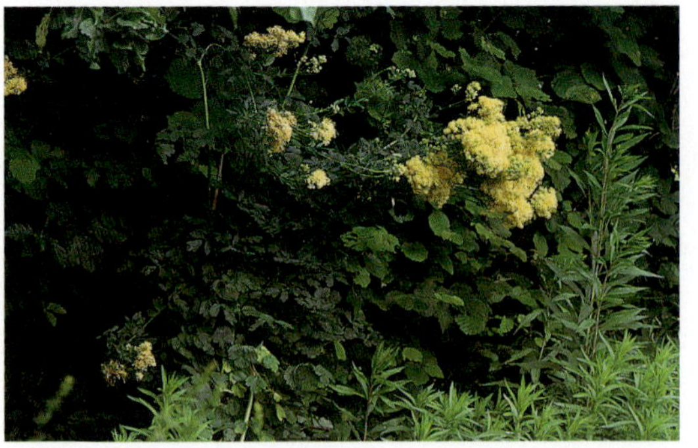

Gelbe Wiesenraute (T. flavum *ssp.* glaucum), *Blüte.*

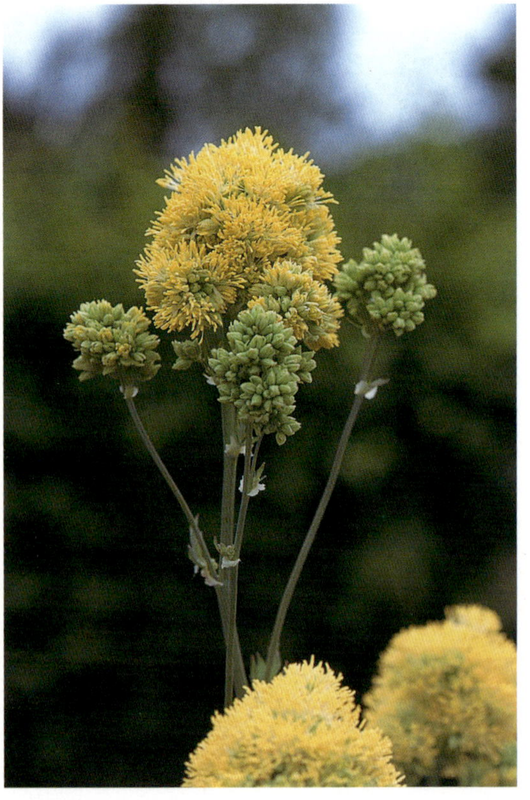

Kakaobaum (Theobroma cacao), *Frucht.*

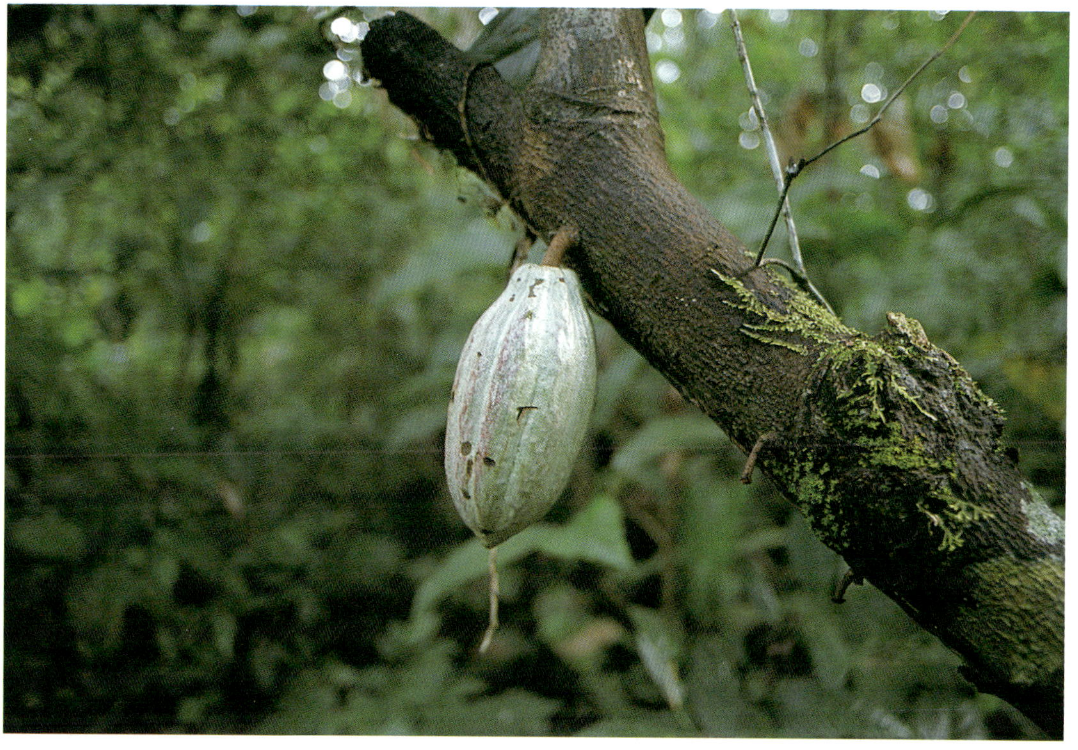

Theobroma cacao

KAKAOBAUM

Schokolade darf nur dann Schokolade heißen, wenn sie einen Kakaogehalt von mindestens 25 % aufweist. Gegenwärtig versucht die Lobby der Schokoladenhersteller, an dieser Norm zu feilen, und hat der EU-Kommission Petitionen vorgelegt, den Kakaogehalt in der Schokolade weiter zu senken. Dies beunruhigt natürlich die Kakao produzierenden Länder Südamerikas und Afrikas, vor allem Ghana und Elfenbeinküste, die in hohem Maße vom Kakao-Export leben.

Theobroma cacao kommt ursprünglich aus Südamerika, wächst aber mittlerweile in vielen anderen tropischen Ländern.

Theobroma cacao ist ein immergrüner, bis 8 m hoher Baum. Den kleinen, duftenden, stammbürtigen (d.h. fast direkt auf dem Stamm sitzend), gelb-weißen Blüten folgen etwa 30 cm lange, gurkenförmige Beerenfrüchte. Diese enthalten die Samen (die sog. Kakaobohnen), aus deren Kerne dann in einer Reihe von Arbeitsschritten Kakaopulver und Kakaobutter (ein fettes Öl) gewonnen werden. Kakaobutter wird u. a. für Hautcremes und Lippenbalsam verwendet und dient als Trägersubstanz von Zäpfchen. Die Schalen der Früchte werden neuerdings zu Mulch verarbeitet.

Thuja occidentalis *'Danica'.*

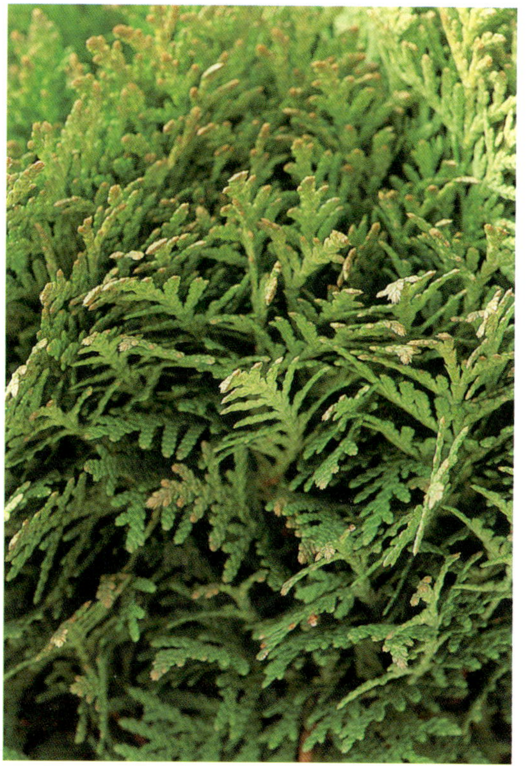

Thuja occidentalis

ABENDLÄNDISCHER LEBENSBAUM

Diese gerne als Heckenpflanze verwendete Konifere enthält zahlreiche Wirkstoffe, die medizinal verwendbar sind. Wie die medizinische Forschung festgestellt hat, wirkt die Pflanze antiviral (d. h., sie tötet Viren ab), außerdem fand man heraus, dass Gebärmutterkrebs mit einer *Thuja*-Therapie bekämpft werden kann. In der Homöopathie wird Lebensbaum als Mittel gegen Warzen, starkes Schwitzen, fettige Haut, Impfreaktionen (insbesondere bei der seinerzeit üblichen Pockenschutzimpfung) sowie Nachwirkungen von Infekten verabreicht.
Thuja occidentalis ist ein immergrüner, 10 m hoher Nadelbaum mit schuppenähnlichen Blättern, der in Nordamerika sogar Höhen von 20 m erreichen kann. Allerdings gibt es auch viele kleinwüchsige Kultivare. Im Gegensatz zu den meisten anderen Koniferen gedeiht der Lebensbaum auch an feuchten Standorten.

Thymus × citriodorus

ZITRONENTHYMIAN

Zitronenthymian ist eine Kreuzung von *Thymus pulegioides* (Arzneithymian) und *T. vulgaris* (Echter Thymian), die auffällig nach Zitrus schmeckt und duftet. Auf Grund ihres frischen Aromas gibt man seine Blätter gerne an Salate, insbesondere an Obstsalat. Allerdings wird er oft im Übermaß verwendet. Das Kraut enthält die gleichen Wirkstoffe wie Echter Thymian und kann daher auch medizinal auf die gleiche Weise wie *T. vulgaris* zum Tragen kommen.
Die Hybride mit dem schmucken Laub ist Ausgangsform für eine Reihe von Kultivaren geworden: *Thymus × citriodorus* 'Aureus' besitzt goldgelbe Blätter, die besonders im Winter und in den ersten Frühjahrsmonaten sehr hübsch aussehen. Im Verlauf des Sommers werden seine Blätter allmählich immer grüner und verlieren irgendwann ihre Gelbfärbung völlig. Dagegen ist die Färbung von *Thymus × citriodorus* 'Silver Queen', dessen Blattränder silbrig-weiß gesäumt sind, wesentlich beständiger.

Thymus × citriodorus *'Aureus'*.

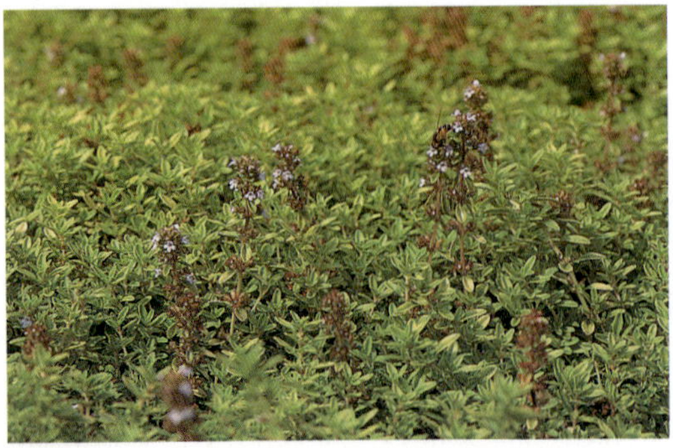

Foto: De Kruidhof, Buitenpost

Thymus × citriodorus *'Silver Queen'*.

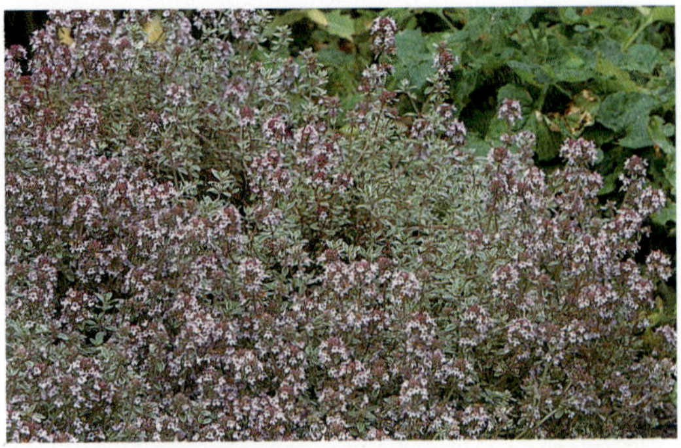

Thymus praecox

GEWÖHNLICHER FRÜHBLÜHENDER THYMIAN, NIEDERGESTRECKTER THYMIAN, FRÜHBLÜHENDER THYMIAN

Dieser Thymian ist sehr eng mit dem Echten Thymian verwandt, und beide sind Kriechwurzler. *Thymus praecox* trifft man vom äußersten Norden bis hin zu den Mittelgebirgen Mitteleuropas. In einzelnen europäischen Regionen sind weitere Unterarten verbreitet. *Thymus praecox* ssp. *arcticus* kommt auf Grönland, Island und in Skandinavien vor, während *Thymus praecox* ssp.

Thymus praecox *ssp.* arcticus.

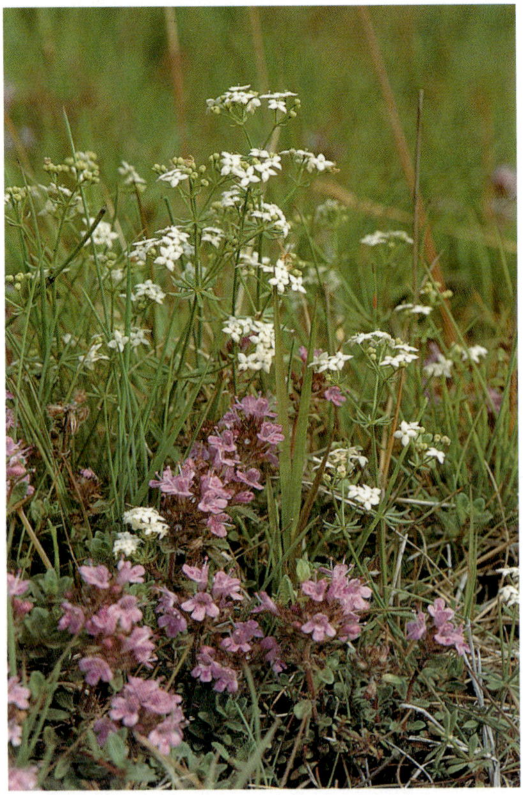

praecox eine Unterart aus Mittel- und Osteuropa ist. Auf den Britischen Inseln trifft man als weitere Unterart *Thymus praecox* ssp. *britannicus* an. In Gebieten mit intensiver Landwirtschaft leidet die 2-Jährige stark unter Überdüngung. Sie blüht Mai bis Juli. *T. praecox* und seine Unterarten enthalten die gleichen Wirkstoffe wie Echter Thymian, allerdings ist ihr Aroma schwächer, weshalb man stärker dosieren muss, um das gleiche Resultat zu erzielen.

Arzneithymian (Thymus pulegioides).

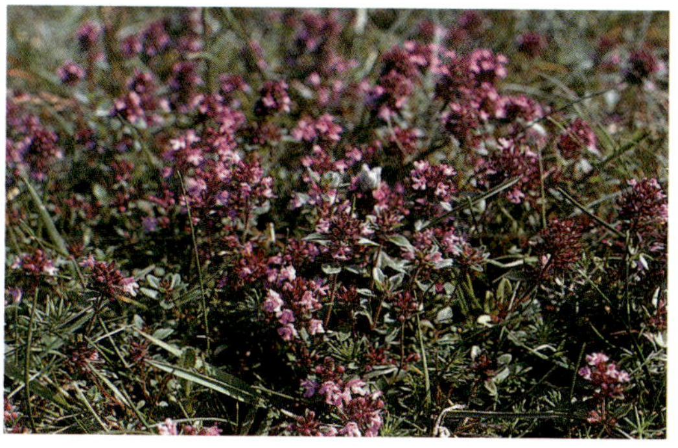

Arzneithymian (Thymus pulegioides).

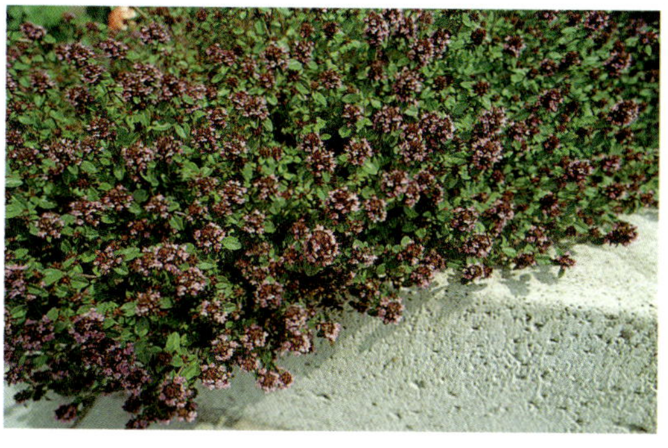

Weitere Informationen findet man unter *Thymus vulgaris*.

Thymus pulegioides

ARZNEITHYMIAN

Dieser Thymian wächst kompakter und kräftiger als seine kriechenden Verwandten, und er trägt auch etwas größere Blüten. Ansonsten besitzt Arzneithymian in etwa die gleichen Wirkstoffe und Eigenschaften. Auf Grund seiner dichten Wuchsform ist *T. pulegioides* in Ziergärten sehr beliebt, wo man ihn oft als Bodendecker oder zur Einfassung von Rabatten pflanzt. Arzneithymian zieht auch viele Insekten an, insbesondere Bienen, die seinen Pollen für den ebenfalls sehr würzigen Thymianhonig sammeln.
Sein Verbreitungsgebiet ist in erster Linie auf Mitteleuropa, mit Ausläufern, die bis Südskandinavien, Großbritannien, Portugal und zum Balkan reichen. Der 5–20 cm hohe Halbstrauch bevorzugt meist kalkarme Lehm-, Sand- und Steinböden und ist entsprechend auf Magerrasen und -wiesen, an Böschungen und in Kiesgruben zu finden. Zu weiteren Verwendungen siehe *Thymus vulgaris*.

Sandthymian (Thymus serpyllum).

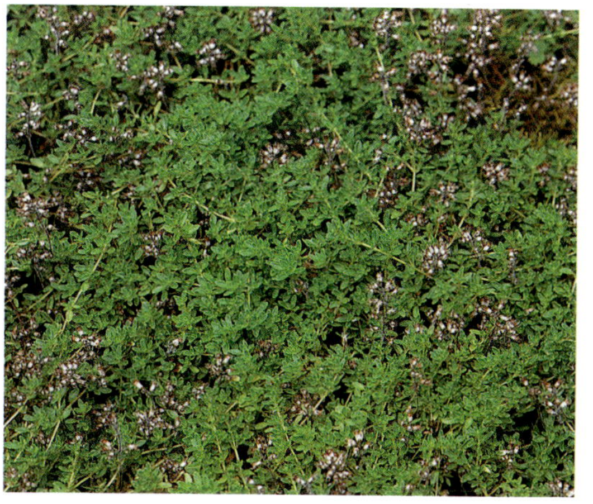

Thymus serpyllum

SANDTHYMIAN, FELDTHYMIAN, QUENDEL

Thymus serpyllum und *Thymus praecox* lassen sich nur schwer unterscheiden. Sandthymian ist eine typische Pflanze Mitteleuropas, die im Gegensatz zu seinem mediterranen Verwandten auf kalkarmen, sauren Sandböden wächst, in sonnigen, warmen Lagen auf Dünen, Heiden und Magerrasen. Der Halbstrauch wird leicht von dichter, höher wachsender Vegetation überwuchert und leidet daher stark unter der Überdüngung mit Stickstoffdünger, die auf vielen Wiesen und Weiden praktiziert wird. *Thymus serpyllum* blüht von Juni bis September und ist in dieser Zeit eine ergiebige Bienenweide. Sandthymian duftet insbesondere im Frühjahr stark nach Zitrone, weshalb man die Blätter gut für Obstsalat und bestimmte Nachspeisen verwenden kann. Die krampflö-

Echter Thymian (Thymus vulgaris).

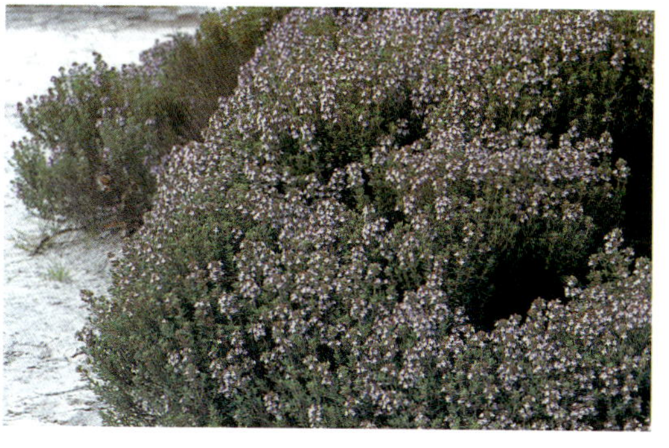

Echter Thymian (Thymus vulgaris), *Blüten.*

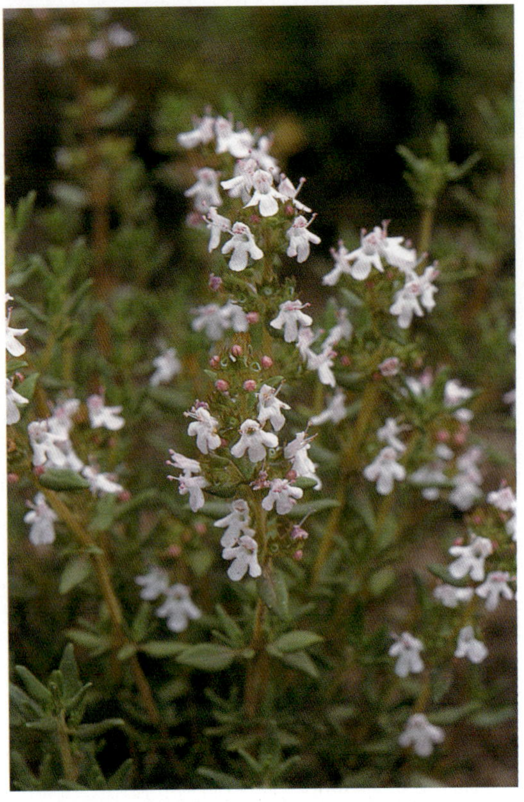

sende Wirkung ist bei dieser Thymian-Art stärker ausgeprägt als bei Echtem Thymian, weshalb das Kraut gut für schmerzhafte Menstruation geeignet ist. Schwangere sollten die Heilpflanze meiden. Zu weiteren Verwendungen siehe *Thymus vulgaris.*

Thymus vulgaris

ECHTER THYMIAN, GARTENTHYMIAN

Schimmelpilze und Bakterien sind dem Echten Thymian buchstäblich nicht gewachsen. Das wussten wohl auch schon die alten Ägypter, die ihn zum Einbalsamieren ihrer Pharaonen verwendeten. Echter Thymian half als natürliches Antimykotikum (Pilzmittel), die Leichen länger zu konservieren. Thymianblätter enthalten 1–3 % an ätherischen Ölen, die den charakteristischen Duft der Pflanze ausmachen. Ihr Aroma ist warm und sehr intensiv, weshalb man überhaupt nur kleine Mengen benötigt. Thymian wird – sparsam dosiert – zum Abschmecken vieler sehr unterschiedlicher Gerichte verwendet: Saucen und Suppen, Fleisch, Wild und Geflügel, aber auch Eierspeisen, Gemüse und Hülsenfrüchte. Insbesondere bei schwer verdaulichen Speisen erweist sich Thymian als die optimale Kombination, da er verdauungsfördend und entblähend wirkt. Mitunter werden auch Thymianöl oder -essig zum Kochen verwendet, die in ihrer Dosis schwächer sind.

Thymian-Kräutertee fördert die Verdauung, verhindert bzw. stoppt Durchfall, beruhigt den Magen, wirkt antiseptisch und lässt sich zur Behandlung von Mund- und Rachenentzündungen sowie zur Linderung von Husten, Asthma und Bronchitis verwenden. Als Badezusatz hilft Thymianöl gerade bei diesen Atemwegserkrankungen wie auch bei Rheuma und allgemeiner Erschöpfung. Das Öl findet sich auch in manchen Kosmetika wieder und wird gerne für Massageöle verwendet, mit denen man Magen- und Atemwegserkrankungen sowie neuralgischen Kopfschmerzen behandelt. Schwangere sollten Thymian nur sparsam gebrauchen.

Thymus vulgaris ist eine 2-Jährige bis Halbstrauch aus dem Mittelmeerraum, der bei uns auch als 1-Jährige gezogen wird, da er leicht verholzt. Um dies zu verhindern, sollte man die 20–40 cm hohen Pflanzen tief zurückschneiden, allerdings erst nach der Blüte. Im Garten sollte Echter Thymian an einem sonnigen Platz stehen. Auf feuchtem Boden wird er den Winter nicht überstehen, an trockenen Standorten verträgt er jedoch sogar Fröste bis –15 °C und tiefer.

Tiarella cordifolia

WALDSCHAUMKRAUT, WALDSCHAUMKERZE

Waldschaumkraut ist eine beliebte Gartenpflanze, die man in den meisten Gärtnereien und Gartencentern kaufen kann. Ab Mai ragen langstielige Ähren weißer bis rosafarbener Blüten aus den hübschen, grundständigen Blättern hervor. Die Staude ist in den Auwäldern im Osten Nordamerikas beheimatet und vermehrt sich über unterirdische Wurzelausläufer.

Ein Aufguss aus den Blättern belebt den Körper, wirkt harntreibend und regt die Lebertätigkeit wie die Verdauung an. Waldschaumkraut wird insbesondere zur Behandlung von Blasensteinen verwendet.

Holländische Linde (Tilia × vulgaris), *Blüten.*

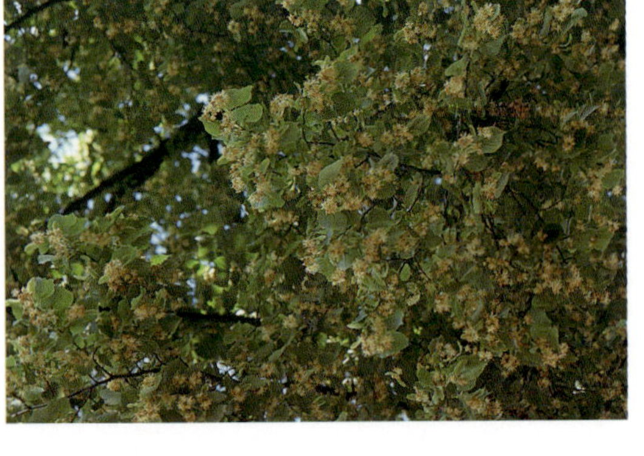

Waldschaumkraut (Tiarella cordifolia).

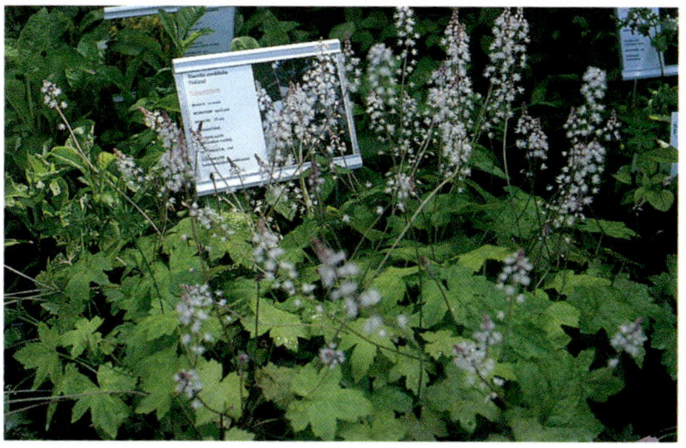

Tilia × *vulgaris* syn. *Tilia* × *europaea*

HOLLÄNDISCHE LINDE

Bereits im Hochsommer kann man sich gegen die Maläsen des nächsten Winters wappnen: Denn wenn zwischen Juni und Juli die Lindenblüten ihr schweres, süßes Aroma verbreiten, dann ist es Zeit, sie - samt ihrer flügelartigen Tragblätter - zu pflücken, zu trocknen und anschließend luftdicht zu lagern. Im Winter lässt sich daraus ein wunderbarer Kräutertee bereiten, der Erkältungen vorbeugt bzw. heilt. Lindenblütentee wirkt schweißtreibend, fiebersenkend und außerdem entwässernd.
Die Holländische Linde ist eine Kreuzung zwischen Winterlinde (*Tilia cordata*) und Sommerlinde (*Tilia platyphyllos*). Alle drei Lindenarten besitzen süß duftende Blüten, die zu heilsamem Kräutertee verarbeitet werden können.

Tragopogon porrifolius

HAFERWURZEL, AUSTERNPFLANZE, HAFERWURZ

Die lange, weiß berindete Rübe der Haferwurzel kann auf die gleiche Weise als Gemüse genutzt werden wie die Schwarzwurzel (*Scorzonera hispanica*, siehe dort). Die jungen Rüben müssen vor der Blüte geerntet werden, da sie sonst nicht mehr zu genießen sind. Sie schmecken nach Austern, was diesem Korbblütler auch den Namen „Austernpflanze" eingetragen hat. Früher galt sie als ein Mittel gegen Gelbsucht und andere Lebererkrankungen, heute wird sie nicht mehr medizinal verwendet. Der Artname *porrifolius* („lauchblättrig") bezieht sich auf die 2-zeilige Anordnung der Blätter, die wie Lauchblätter aussehen.

Haferwurzel (Trapogogon porrifolius), *Blüte.*

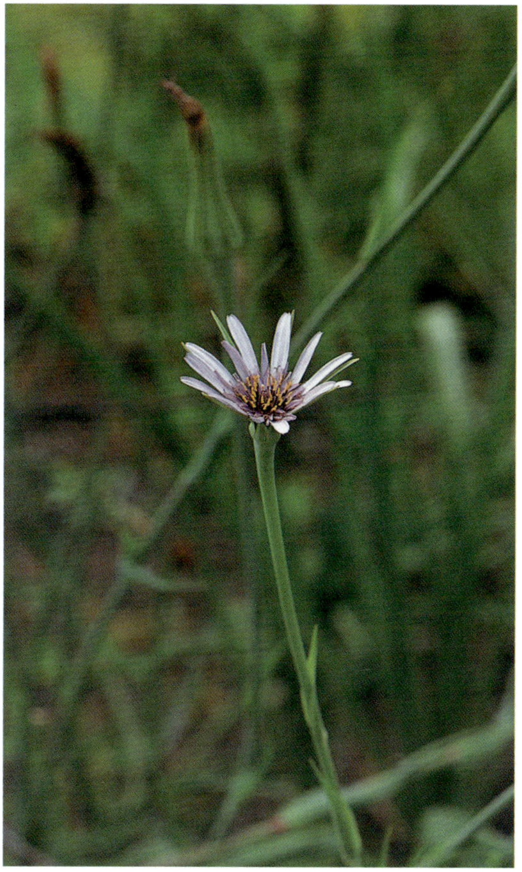

Wiesenbocksbart (Tragopogon pratensis), *verblühte Blüte.*

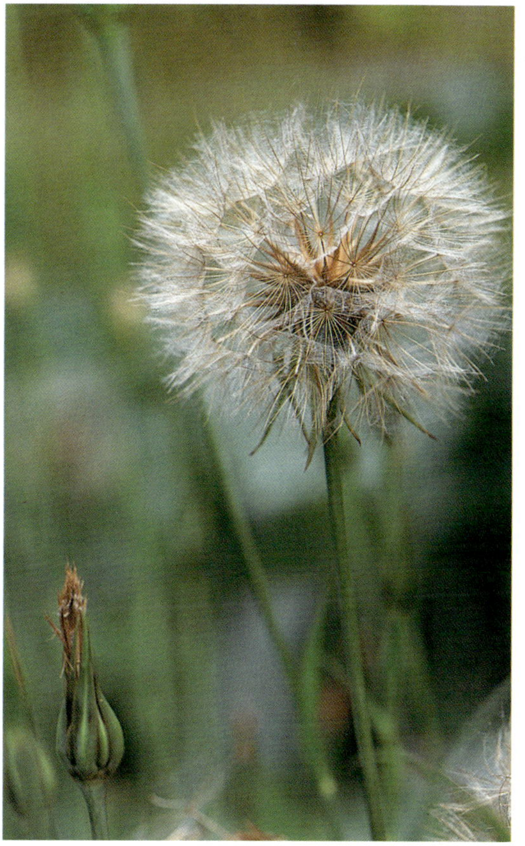

Die aus Südeuropa und Nordafrika stammende Haferwurzel ist eine 1- bis 2-Jährige, die schon seit der Antike kultiviert wird und mit den Römern nach Norden gelangte. Im Juni erscheinen auf den 60–120 cm hohen Stängeln weinrote bis violette einzelne Blütenköpfchen. Die Aussaat kann schon ab März ins Freiland erfolgen, da die Pflanze Frost verträgt.

Tragopogon pratensis

GEWÖHNLICHER WIESENBOCKSBART

Ähnlich wie bei Schwarzwurzel und Haferwurzel richtet sich auch beim Wiesenbocksbart das kulinarische Interesse auf die lange, essbare Pfahlwurzel. Zur Zubereitung siehe *Tragopogon porrifolius*. Medizinal sind nur die jungen Blätter von Belang, die als Presssaft bei zu starkem Gallenfluss verabreicht werden.
Wiesenbocksbart wächst in Europa auf Fettweiden und Halbtrockenrasen, seltener in Unkrautsäumen, und bevorzugt frische, basenreiche, ergiebige Böden. Die 2-Jährige bis Staude bringt zwischen Mai und Juli etwa 3–5 cm breite, gelbe Blüten hervor, aus denen sich geschnäbelte Früchte mit fedrigen Pappushaaren bilden. Zur Zucht siehe *Tragopogon porrifolius*.

Wiesenklee (Trifolium pratense).

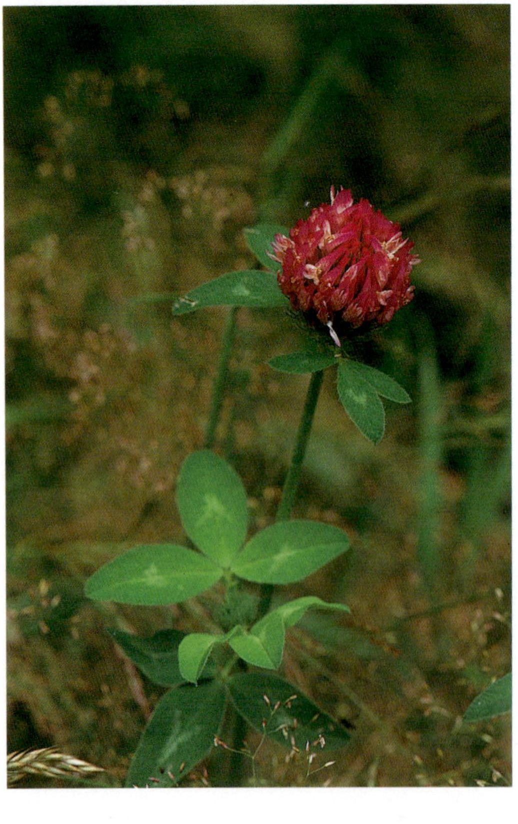

Trifolium pratense

WIESENKLEE, ROTKLEE

Wer einmal an den Blütenköpfen des Wiesenklees gesaugt hat, wird verstehen, warum so viele Hummeln von dem süßen Nektar angezogen werden. Früher war der Schmetterlingsblütler eine bedeutende Futterpflanze, heute ist er jedoch wie viele andere Wiesenkräuter infolge der Monokultur in der Landwirtschaft stark zurückgegangen. Allerdings findet man ihn oft an grasgesäumten Wegrändern und in reinen Mahdwiesen. Die Staude besitzt eine bis 2 m lange Wurzel und blüht von Juni bis Juli. Ein Aufguss aus getrockneten Blättern wirkt antiseptisch; er wird äußerlich zur Behandlung von Wunden und Brandverletzungen, innerlich bei Husten, Halsschmerzen und Durchfall angewandt. Wiesenklee-Tee gilt als guter Blutreinigungstee. Aus den Blüten gewinnt man eine gelb bis braun färbende Textilbeize.

Trifolium repens

WEISSKLEE

Weißklee zählt wie viele Leguminosen (Schmetterlingsblütler) zu den Stickstofffixierern, die über symbiontische Wurzelknöllchen-Bakterien den Stickstoff aus der Luft auffangen und auf diese Weise als sog. Gründünger die Qualität des Bodens verbessern. *T. repens* findet man

Weißklee (Trifolium repens).

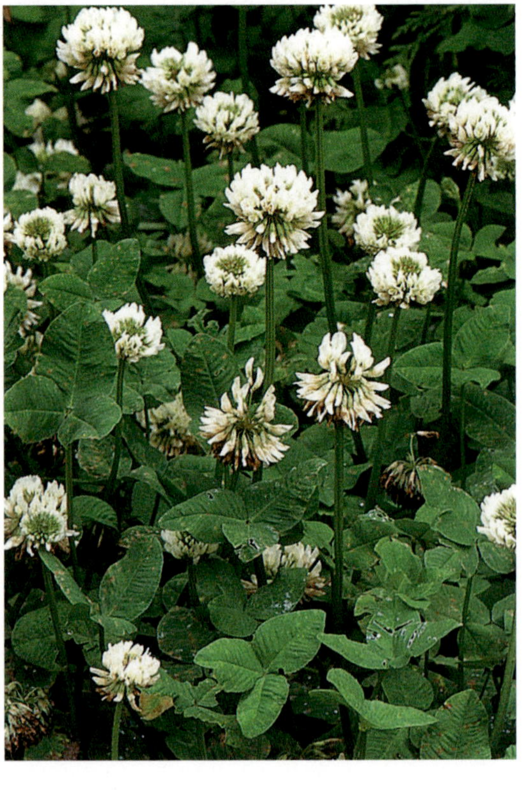

Bockshornklee (Trigonella foenicum-graecum).

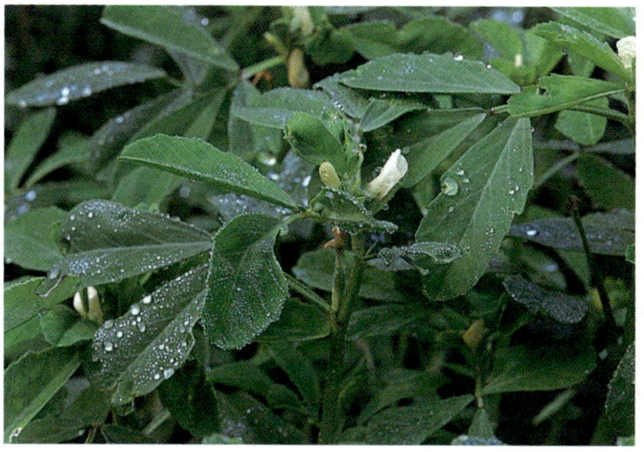

Foto: De Kruidhof, Buitenpost

oft auf Parkrasen und Weiden, in Gärten und Äckern, aber auch am Wegesrand. Weißklee enthält die gleichen Wirkstoffe wie Wiesenklee, weshalb er medizinal genauso wie *T. pratense* verwendet kann (siehe oben). Darüber hinaus hilft er auch gegen Rheuma und Gicht.

⚕

Trigonella foenicum-graecum

GRIECHISCHER BOCKSHORNKLEE, GRIECHISCHES HEU

Getrockneter Bockshornklee-Samen wird zu Pulver gemahlen und dann zu Curry-Mischungen gegeben. Als eigenständiges Gewürz ist er sehr intensiv und sollte nur sparsam verwendet werden. Keimlinge und gekochte Blätter sind wesentlich milder, weshalb man sie auch in größeren Mengen verzehren kann. Bockshornklee ist seit alters eine bedeutende Heilpflanze gewesen. Möglicherweise wird das Kraut in Zukunft stärker medizinal genutzt: So ist nachgewiesen, dass es antidiabetisch wirkt und den Blutcholesterinspiegel senkt; andere Experimente zeigten, dass es Leberkrebs hemmt. Mancherorts wird Bockshornklee gegen Impotenz und Menstruationsstörungen verabreicht. Er fördert auch die mütterliche Milchbildung; die Mütter sollten das Kraut aber erst nach der Niederkunft einnehmen. Ein Breiumschlag aus gemahlenem Bockshornklee-Samen lässt Furunkel und Abszesse abheilen. Die 1-Jährige wird 50–80 cm hoch; sie wächst wild in ganz Südeuropa. Die cremeweißen Blüten erscheinen von Juni bis Juli, ihnen folgen geschnäbelte, 8–14 cm lange Früchte (Hülsen).

⚕ 𝄽

Tropaeolum majus

GROSSE KAPUZINERKRESSE

Die Blätter der Großen Kapuzinerkresse schmecken leicht bitter. Als Zutat an Salate, Weichkäse und Omeletts verleihen sie den Gerichten eine pikante Note. Am besten pflückt und verwendet man nur ganz junge Blätter (und diese auch nur in Maßen), da es sonst evtl. zu Magen-Darm-Reizungen kommt. Die zinnoberroten Blüten schmecken hingegen mild und werden deshalb gerne als essbare Dekoration verwendet. In Essig eingelegt, behalten sie auch über längere Zeit ihre Farbe. Die Samen sitzen in fleischigen, blasigen Kapseln, die man auf ähnliche Weise wie Kapern verwenden kann.

Tropaeolum majus stammt aus den Andenstaaten Kolumbien, Ecuador, Peru und Bolivien, wo die 1-Jährige bis Staude als Wundheilkraut verwendet wird. Die Wunden heilen rasch zu und entzünden sich nicht. Auf Grund ihrer bakteriziden Eigenschaften wird sie auch bei inneren Infektionen verabreicht, v. a. bei Blasen- und Harnwegsentzündung. Darüber hinaus erhöht sie die allgemeine Widerstandskraft des Körpers.

Kapuzinerkresse gibt es in den verschiedensten Sorten, von hängenden, rankenden bis zum Bodendecker. Im Garten blühen sie von Juni bis zum ersten Frost, der die Pflanze in sich zusammenfallen lässt. Die verbleibenden Samen keimen nach einem trockenen Winter spontan aus.

⚕ 𝄽

Große Kapuzinerkresse (Tropaeolum majus).

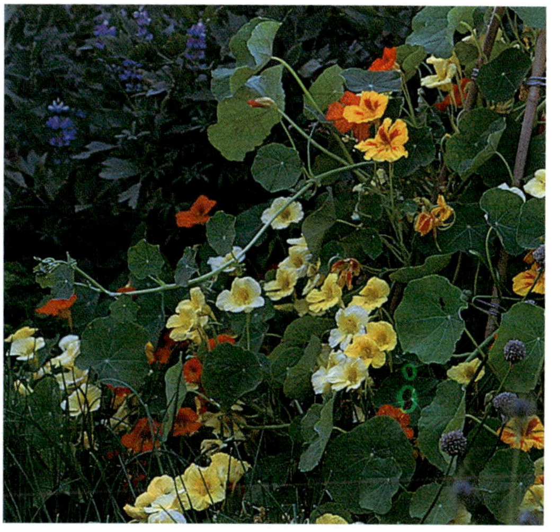

Große Kapuzinerkresse (Tropaeolum majus), *Blüte.*

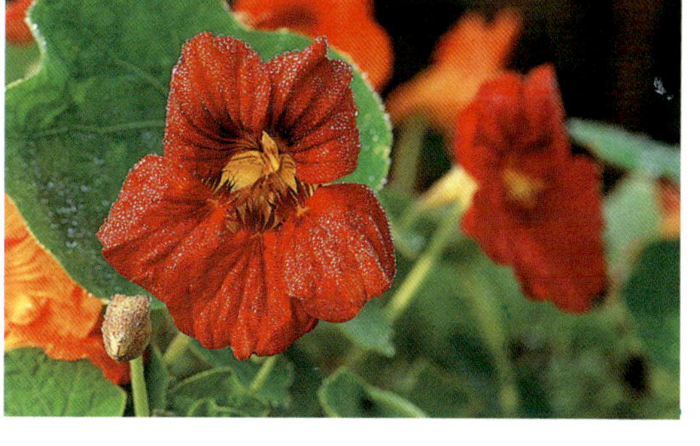

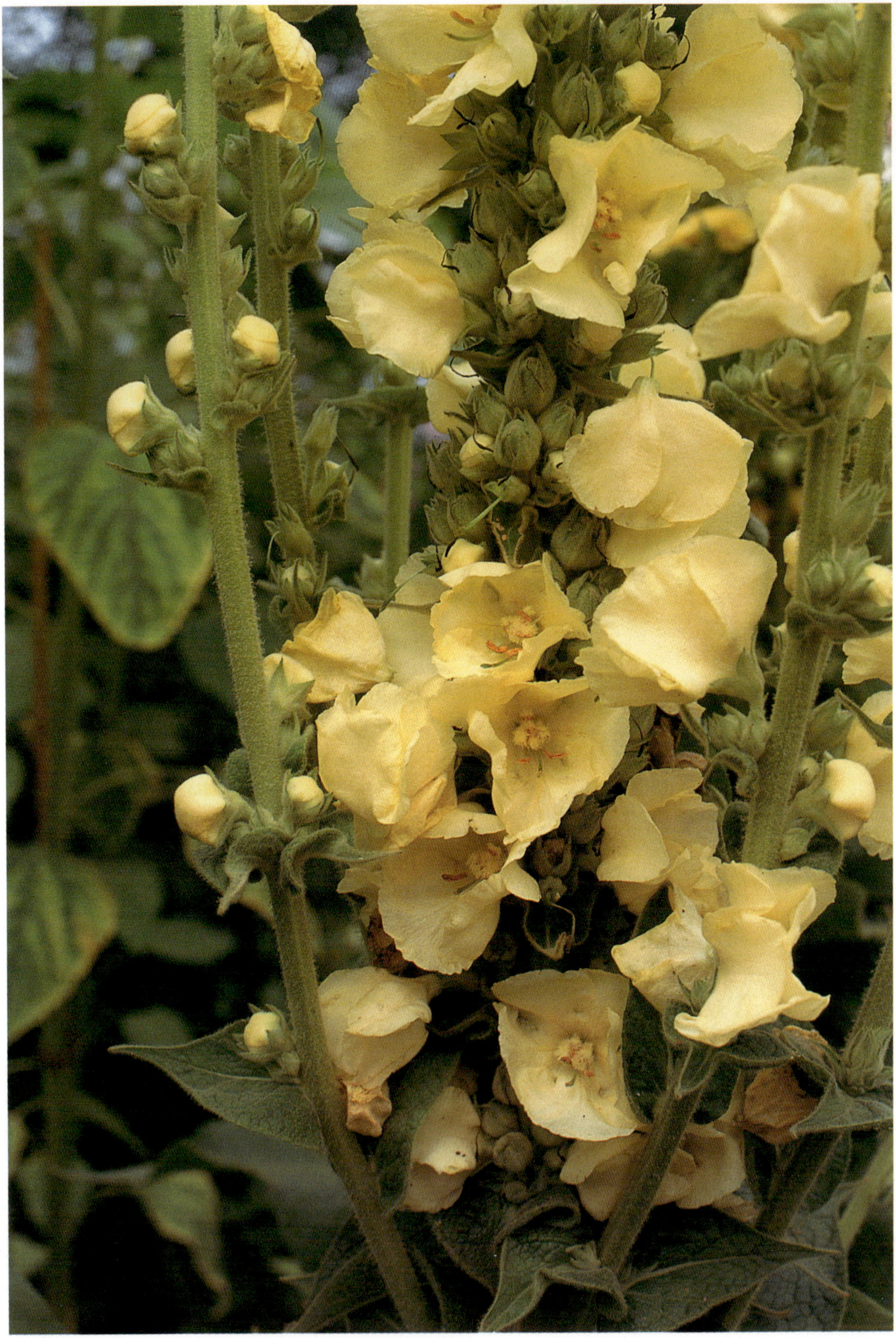

U-Z

Brennnessel (Urtica dioica).

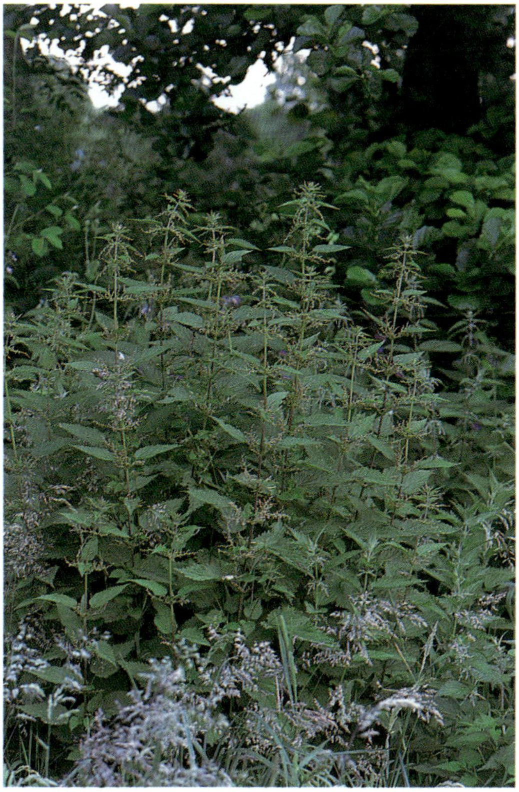

Große Brennnessel (Urtica dioica), *Blüte.*

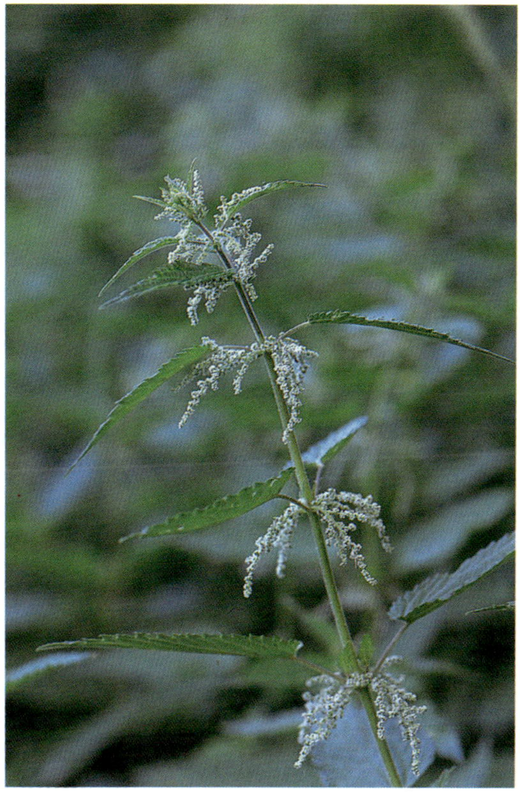

Urtica dioica

GROSSE BRENNNESSEL

An den Blättern und Stängeln von Brennnesseln befinden sich feine, hohle Brennhärchen, die Histamin, Acetylcholin, Serotonin und Spuren von Ameisensäure enthalten. Bei Berührung brechen die Härchen ab, die Amine geraten in die Haut und rufen das bekannte „Brennen", gefolgt von Rötung, Anschwellen und Juckreiz, hervor.
Im Frühjahr werden junge Sprossteile und Blätter geerntet und als Salat, Suppe und Gemüse verzehrt. Brennnesseln enthalten neben Aminen auch Flavonoide, Vitamin A, B und C sowie Mineralstoffe, insbesondere Kalium und Eisen. Das Kraut wirkt auf den ganzen Körper tonisierend und wird gerne bei Blutmangel verabreicht. Brennnesseltee wird bei Frühjahrskuren getrunken, insbesondere von Gicht- und Rheumakranken, die bei starken Beschwerden mitunter sogar frische Blätter auf die schmerzenden Körperteile legen. Eine Abkochung aus Brennnesselwurzeln hilft gegen Schuppen und Haarausfall. Industriell werden aus Brennnesseln nicht nur Ersatzfasern gewonnen (Ramie, Nesselstoff), sondern es wird auch Chlorophyll extrahiert, das dann als Farbstoff für Arznei- und Lebensmittel verwendet wird. Chlorophyll ist mittlerweile auch von der EU als Lebensmittelfarbstoff anerkannt und wird auf Waschzetteln und Packungsbeschriftungen unter der Bezeichnung E 140 geführt.
Brennnesseln sind gute Stickstoffzeiger. Die Staude mit unterirdischen Wurzelausläufern wächst - meist im Halbschatten - an Wegen, Gräben, Waldrändern, auf Schuttplätzen und in Auenwäldern. Sie wird 50–150 cm hoch und bevorzugt nährstoffreiche, tiefgründige Kalk- und Lehmböden. Im Garten wird sie als Unkraut nicht gerne gesehen, obwohl sie den Raupen einiger heimischer Tagfalterarten wie Admiral, Kleiner Fuchs und Tagpfauenauge als Futterpflanze dient.

Urtica urens

KLEINE BRENNNESSEL

Die Kleine Brennnessel wird nur etwa 50 cm hoch und stammt ursprünglich aus Südeuropa; mittlerweile findet man sie als Unkraut in allen gemäßigten Klimazonen Europas. Die 1-jährige Pflanze ist Sommer wie Winter

Links: Windblumen-Königskerze (Verbascum phlomoides).

Kleine Brennnessel (Urtica urens).

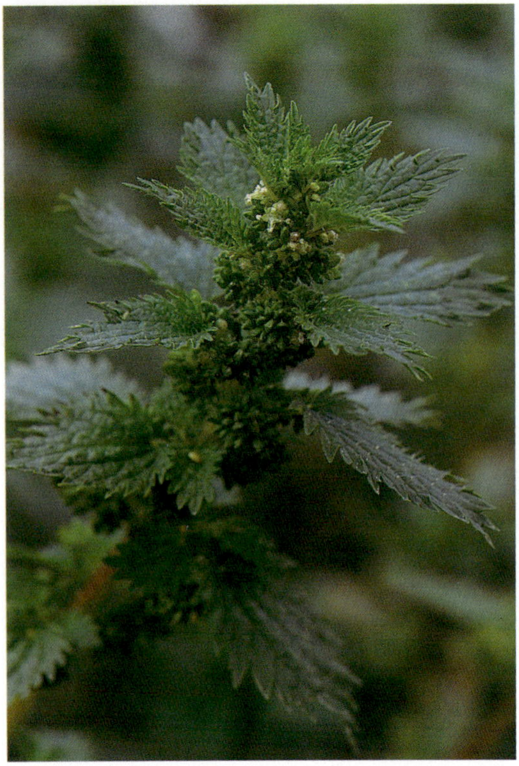

Foto: De Kruidhof, Buitenpost

grün und ist besonders häufig in ländlichen Gebieten, an Schutthalden, Misthaufen und in Gemüsebeeten anzutreffen. Sie nesselt ebenfalls und enthält die gleichen Wirkstoffe wie die Große Brennnessel. Zu Gebrauch und Verwendung siehe *U. dioica.*

Vaccinium vitis-idaea

PREISELBEERE, KRONSBEERE

Preiselbeeren wachsen als flachwüchsige, oft kriechende Zwergsträucher in ganz Nordeuropa sowie in den Gebirgslagen Mitteleuropas; die Pflanze bevorzugt saure, feuchte Böden und ist daher in Mooren, Bergheiden sowie in Fichten- und Kiefernwäldern anzutreffen. Den glockenförmigen, weißlich-rosa Blüten folgen leuchtend rote Beeren, die zu einem leicht säuerlich schmeckenden Kompott verarbeitet werden.

Preiselbeerblätter enthalten Arbutin, das speziell für die Harnwege stark antiseptisch wirkt. Daher hilft ein Tee aus getrockneten Blättern gerade bei diesen Leiden, aber auch bei Blasenentzündung und Nierensteinen. In hoher Dosierung kann es jedoch zu Vergiftungserscheinungen kommen.

Preiselbeere (Vaccinium vitis-idaea).

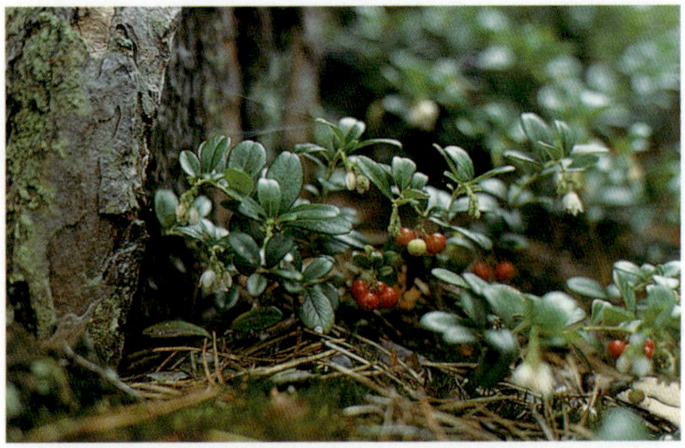

Preiselbeere (V. vitis-idaea), *Blüten und Beeren.*

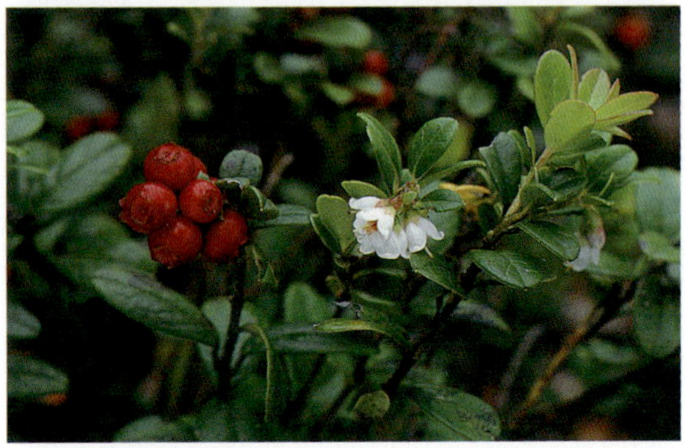

Echter Baldrian (Valeriana officinalis), *Blüten.*

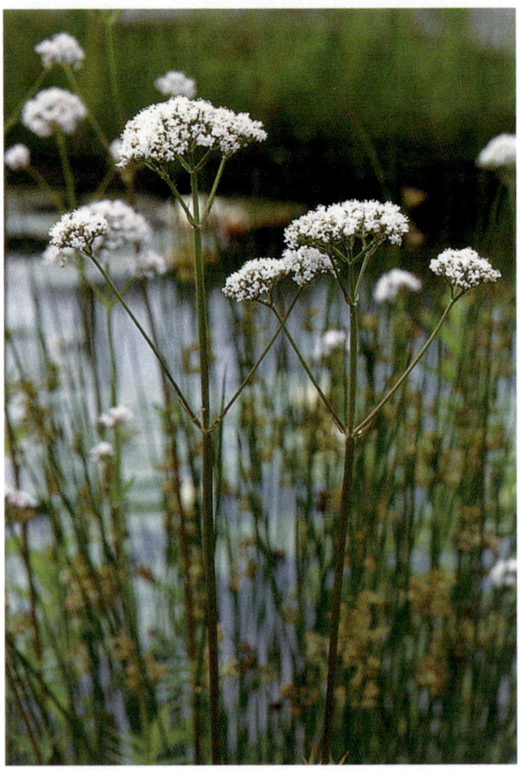

Valeriana officinalis

ECHTER BALDRIAN

Baldrian ist seit alters her für seine beruhigende Wirkung bekannt. Diese wird auf die sog. Valepotriate, einer Gruppe bestimmter Iridoide, sowie einige andere Wirkstoffe zurückgeführt, deren Wirkweise man allerdings noch nicht genau kennt. Skeptiker machen allein den Alkohol, mit dem die Wurzel extrahiert wird, für die beruhigende Wirkung verantwortlich; allerdings gibt es ja auch andere Darreichungsformen als Tinkturen. Baldriantee wirkt erfolgreich gegen Schlaflosigkeit, nervöse Angstzustände und stressbedingte Störungen. Außerdem wirkt Baldrian auch bei verspannten Muskeln und Bluthochdruck.

Über längere Zeit in hoher Dosis eingenommen kann Baldrian süchtig machen und bei anfälligen Personen Nebenwirkungen wie Kopfschmerzen und Herzrasen verursachen. Unter Umständen sollte man dann lieber homöopathisch aufbereiteten Baldrian verwenden.

Baldrianöl wird als Zusatz für Parfüms und zur Aromatisierung von Speisen und Getränken verwendet.

Baldrian ist eine weit verbreitete europäische Wiesenpflanze und wächst an feuchten Standorten, wie etwa Uferzonen stehender und fließender Binnengewässer, wo seine reich verzweigten Wurzeln als natürlicher Erosionsschutz dienen. Da das Rhizom sehr kompakt ist, lässt sich wilder Baldrian schwierig ernten, weshalb man ihn für pharmakologische Zwecke auch anbaut. Die Staude wird 50–150 cm hoch; die blassrosa bis weißen Schirmblüten erscheinen von Juni bis August.

Echter Baldrian (Valeriana officinalis).

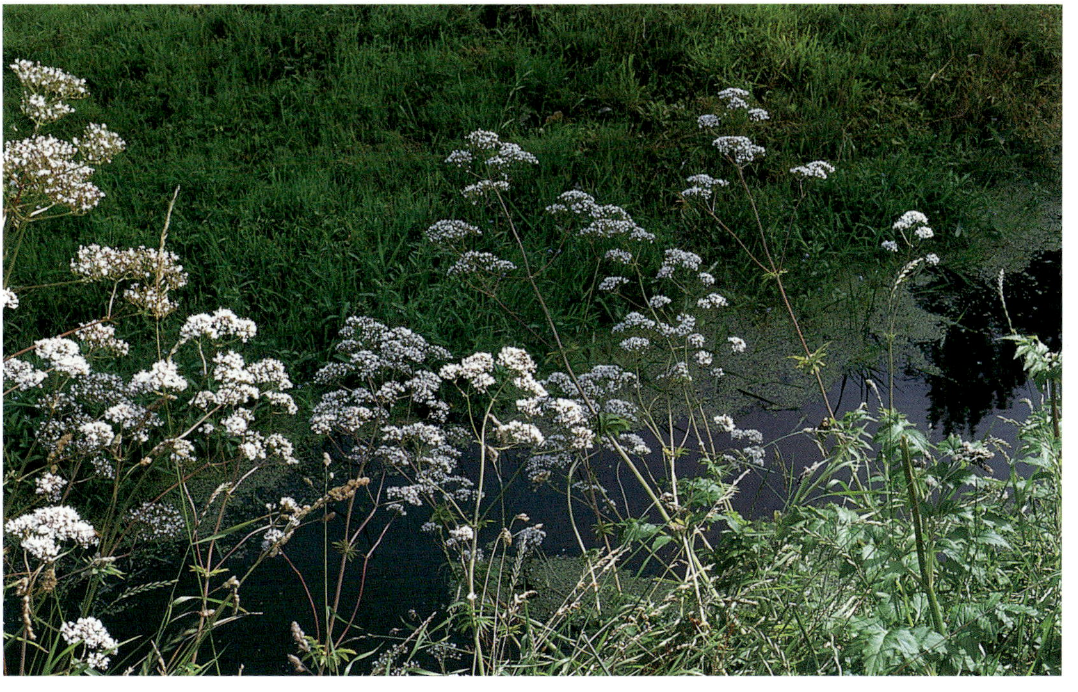

Vanilla planifolia

ECHTE VANILLE

Vanilleschoten sind nichts anderes als die lang gestreckten Früchte der Orchideenart *Vanilla planifolia*. Diese Orchidee aus Zentralamerika wurzelt im Boden, rankt sich mit ihren langen, dicht belaubten Stängeln bis zu 15 m an Bäumen empor. Die wächsernen, grün-gelblichen Blüten sehen nicht besonders hübsch aus, duften aber sehr stark. Nach der Bestäubung bilden sich etwa 15–20 cm lange „Schoten“, die noch nicht duften. Den typischen Vanilleduft und ihre schwarz-braune Farbe erhalten sie erst im Laufe eines arbeitsintensiven Fermentationsverfahrens. In den Schoten sitzen die Samen, von einem aromatischen Gel umhüllt. Wenn man die „Schote“ bei der Herstellung von Pudding, Kompott und anderen Süßspeisen mitkocht, wird das charakteristische Vanillearoma frei. Mittlerweile lässt sich dieses auch künstlich herstellen, geschmacklich erreicht es aber nicht die Qualität Echter Vanille. In vielen Tropenländern ist der Vanilleanbau deshalb noch immer ein wichtiger Wirtschaftszweig.

Veratrum album

WEISSE NIESWURZ, WEISSER GERMER

Früher wurden getrocknete Nieswurzwurzeln zu einem Pulver gemahlen, dem man eine sehr hohe Purgierkraft beimaß; es war jedenfalls ein sehr starkes Niespulver (was den deutschen Namen erklärt) und wurde in klei-

Reife „Schoten" von Vanilla planifolia.

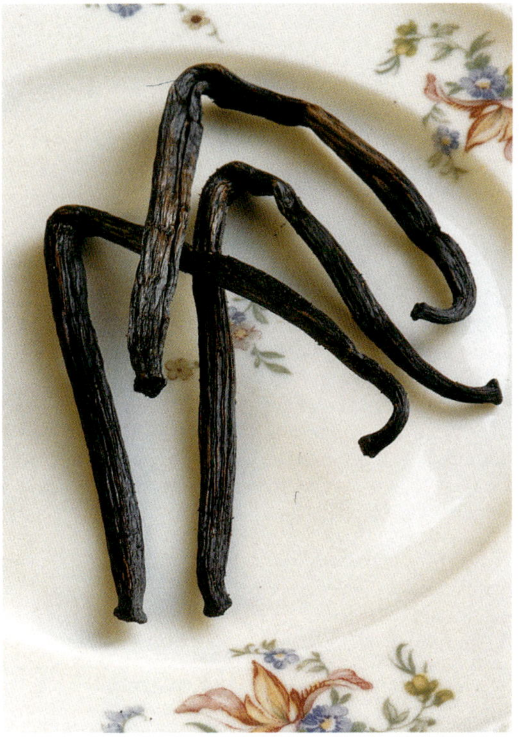

Weiße Nieswurz (Veratrum album).

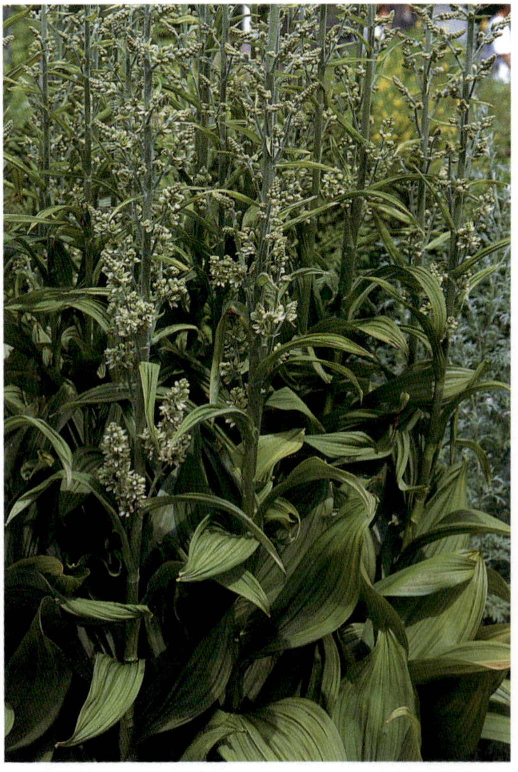

Foto: De Kruidhof, Buitenpost

nen Mengen Schnupftabak beigemischt. Zu intensives Schnupfen mit Nieswurzpulver führte zu heftigem Nasenbluten, und man erkannte mitunter recht drastisch, dass die Pflanze ein tödliches Gift enthält.
Alle Teile der Nieswurz, vor allem aber die Wurzel, enthalten äußerst giftige Alkaloide, die selbst in getrockneten Pflanzen nicht ihre Wirkung verlieren. Wenn das Vieh Heu frisst, dem Nieswurz beigemengt ist, kann es daran eingehen. Früher nutzte man Nieswurzpulver auch zur Senkung von Bluthochdruck. Weiterhin wirkt es entschlackend und galt u. a. daher als Mittel gegen Wassersucht (Ödeme), Rheuma und Schuppenflechte, aber auch gegen Asthma und Depressionen. Die ebenfalls hochgiftige Amerikanische Nieswurz (*Veratrum viride*) wurde bei den Indianern bei Erkältung und rheumatischen Beschwerden verwendet. In der Homöopathie wird *V. album* verabreicht, um einen langsameren Herzschlag zu erzielen, aber auch bei zu niedrigem Blutdruck, Depressionen, Bronchitis, Hexenschuss, Durchfall und Neuralgien.
Die Staude, die zu den Liliengewächsen zählt, wächst im Bergland von Nordskandinavien, Mittel-, Süd- und Osteuropa sowie angrenzenden Gebieten Asiens (bis hin nach Sibirien), meist auf Almweiden, Moorwiesen oder am Ufer von Bergseen und -bächen. In ihrem Verbreitungsgebiet wird die pulverisierte Wurzel als Mittel gegen Insekten (Läusepulver) verwendet. Man kann Nieswurz auch im Garten ziehen, allerdings nur auf feuchtem Grund; überdies ist die Zucht sehr langwierig, da es 8 bis 10 Jahre dauert, bis aus dem Samen eine blühende Pflanze wird. Schnellere Erfolge erzielt man durch Wurzelstockteilung. Voll erblüht wird die Pflanze, deren weiße,

Weiße Nieswurz (Veratrum album).

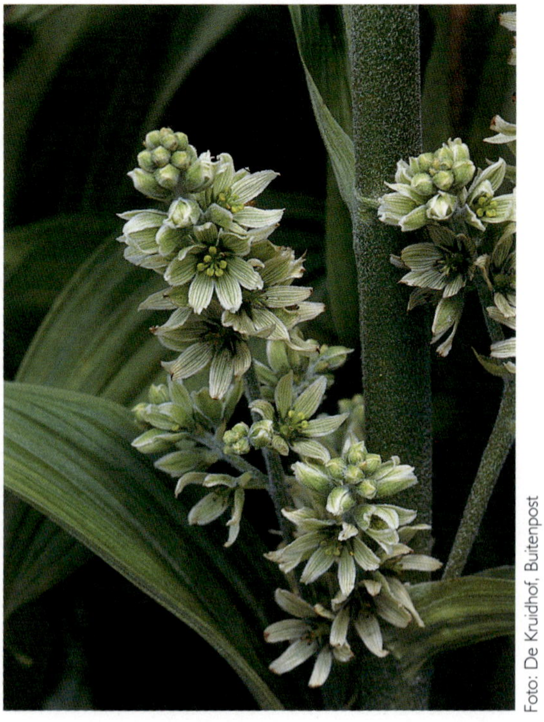

Foto: De Kruidhof, Buitenpost

Schwarze Nieswurz (Veratrum nigrum).

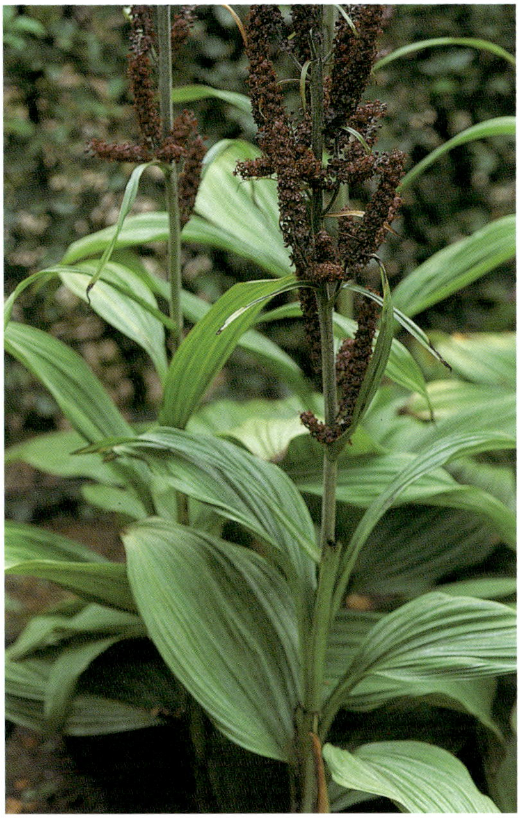

grün gestreifte Blüten in verzweigten Ähren stehen, 50–150 cm hoch.

⚕ ✳

Veratrum nigrum

SCHWARZE NIESWURZ, SCHWARZER GERMER

Wenn er nicht blüht, kann man *Veratrum nigrum* kaum von Weißer Nieswurz (*V. album*) unterscheiden. Doch wenn sich im Alter von 8 bis 10 Jahren die Blütenknospen öffnen, stellt sich heraus, dass sie dunkelpurpurn sind. Die Blüten verströmen einen starken Duft nach faulendem Obst, der Käfer und Fliegen von weit her anlockt, die dann für die Bestäubung sorgen.
Veratrum nigrum wächst meist in höheren Bergregionen als *V. album* und benötigt auch weniger Feuchtigkeit als die Weiße Nieswurz. Obwohl sie 1,5 m hoch werden kann, fällt die Staude, die gerne im Halbschatten am Waldrand oder auf Lichtungen von Auwäldern wächst, selbst voll erblüht (Juli bis August) kaum auf. Ihre natürliche Heimat sind die Bergregionen Südeuropas und des südlichen Mitteleuropas sowie Ostasiens. Als winterharte Staude kann sie auch im Norden Europas gezogen werden, benötigt dann aber fruchtbaren, gut durchfeuchteten Boden. Schwarze Nieswurz enthält die gleichen giftigen Alkaloide wie Weiße Nieswurz. Zur Verwendung als Heilpflanze siehe *Veratrum album*.

Schwarze Nieswurz (Veratrum nigrum).

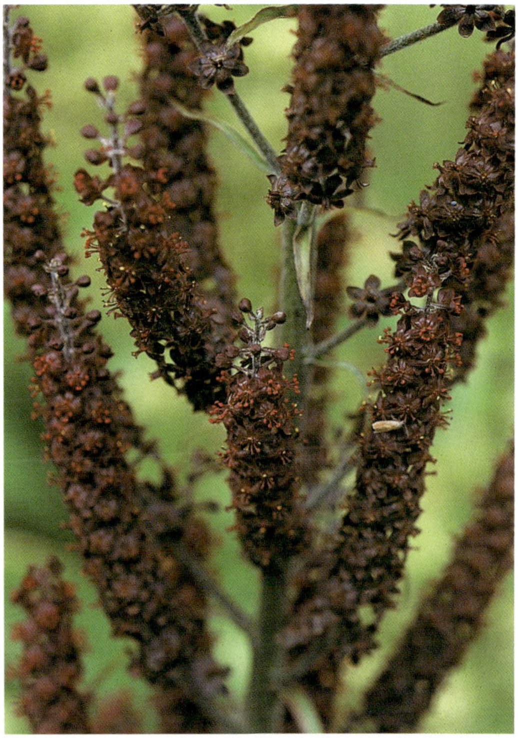

⚕ ✳

Verbascum nigrum

DUNKLE KÖNIGSKERZE, WETTERKERZE, UNHOLDSKERZE, SCHWARZE KÖNIGSKERZE

Die verschiedenen Königskerzen-Arten sind mitunter nur sehr schwer zu unterscheiden, da sie sehr stark untereinander bastardieren. Die Dunkle Königskerze kann man verhältnismäßig leicht an den Staubfäden erkennen, die auffallend purpurrot behaart sind. Die schlanke Staude blüht von Juni bis September und wird 50–150 cm hoch. Sie ist in ganz Europa verbreitet, man findet sie in Unkrautfluren an Wegrändern, Böschungen und auf Waldschlägen, meist auf frischen, nährstoffreichen Lehmböden. Die Blätter sind kaum behaart, weshalb man aus der Pflanze keine Fasern gewinnen kann; ansonsten lässt sie sich ähnlich verwenden wie die Windblumen-Königskerze (siehe *Verbascum phlomoides*).

⚕

Verbascum phlomoides

WINDBLUMEN-KÖNIGSKERZE

In manchen Hustentee-Mischungen findet man die getrockneten Blüten dieser Königskerze. Diese enthalten

Schwarze Königskerze (Verbascum nigrum).

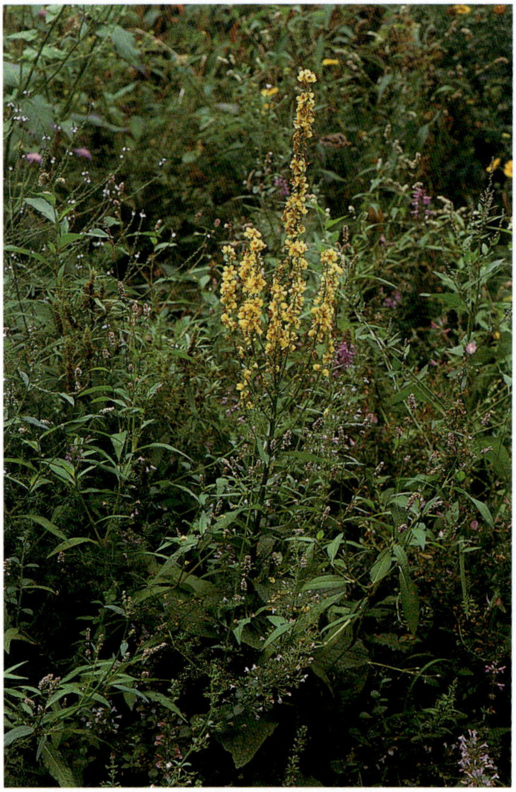

Windblumen-Königskerze (Verbascum phlomoides).

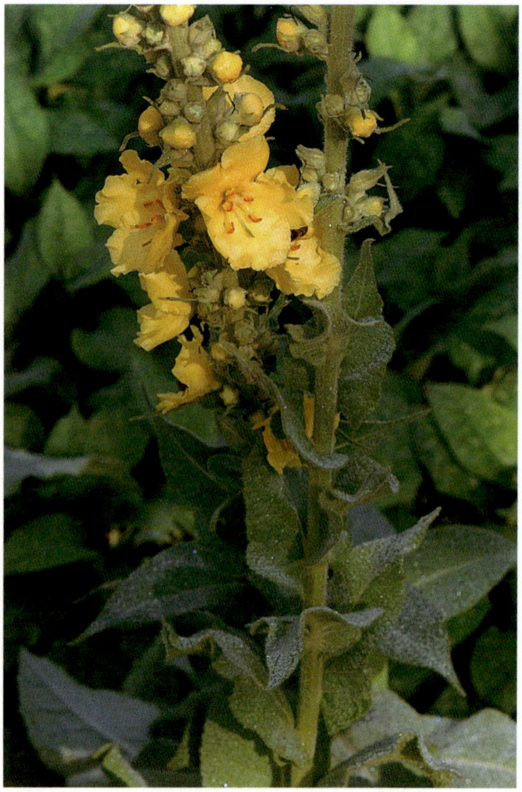

Foto: De Kruidhof, Buitenpost

Windblumen-Königskerze (Verbascum phlomoides).

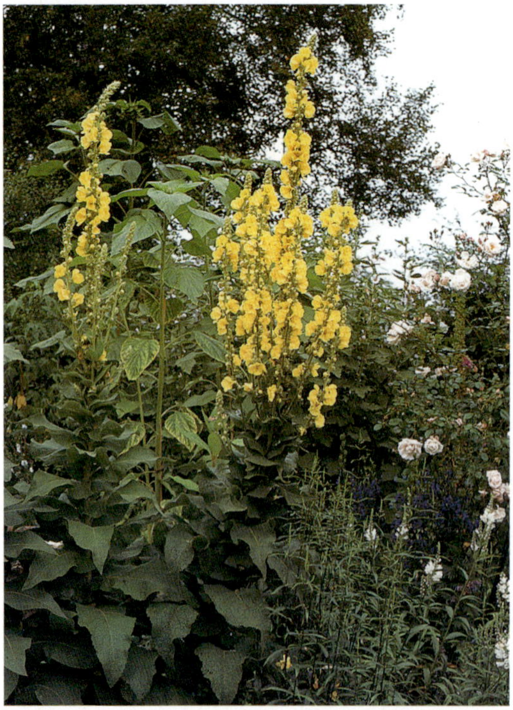

lindernde Schleimstoffe und Saponine, die zähen, fest sitzenden Schleim lösen; andere Inhaltsstoffe wirken bakterizid. Aus diesem Grund dient *V. phlomoides* als Mittel bei Entzündungen von Hals und anderen Atemwegen, der Rachenmandeln sowie der Magen-Darm-Schleimhaut. Darüber hinaus wirken die Blüten harntreibend und eignen sich daher als Nierentee. Geerntet und getrocknet werden nur die gelben Kronblätter, die sich leicht aus dem grünen Kelch lösen lassen.
Hieraus wird ein Öl gewonnen, das man zur Wundreinigung, Verhinderung von Infektionen und gegen Neuralgien verwendet. Besonders beruhigend wirkt das Öl bei Kopfneuralgien und Ohrenschmerzen. In der Homöopathie wird *Verbascum* bei den oben beschriebenen Beschwerden und Leiden verabreicht, aber auch an ältere Kinder, die immer noch ins Bett nässen.
Aus der gesamten Pflanze kann man ein Färbebad bereiten, um Wolle und andere Textilien gelb, orange oder braun zu färben. Die Blätter wurden früher auch als Tabakersatz geraucht, während man den Wollfilz der Blattoberfläche zu Lampendochten für Ölfunzeln verdrillte. Außerdem enthalten die Blätter Substanzen, welche die Kiemenatmung der Fische blockiert. In Südeuropa machte man sich früher diese Eigenschaft zu Nutze und warf die Blätter der Windblumen-Königskerzen in Fischteiche; die Fische gerieten im Wasser in Sauerstoffnot, tauchten luftschnappend zur Oberfläche auf und brauchten dann von den Anglern nur noch eingesammelt zu werden.

Verbascum phlomoides ist europaweit verbreitet, südlich bis Italien und Spanien, östlich bis nach Vorderasien. Die 2-jährige Art blüht von Juli bis September und wird bis 2 m hoch.

Verbascum speciosum

PRACHT-KÖNIGSKERZE, WOLLBLUME

In freier Natur neigen die einzelnen Königskerzen-Arten dazu, sich untereinander zu kreuzen; auf diese Weise entstanden viele Bastardformen. Die meisten Kultivare der Gattung *Verbascum* sind auf diese Weise entstanden. Botanisch fasst man viele dieser Bastarde unter dem Begriff Pracht-Königskerze *(Verbascum speciosum)* zusammen. Bezüglich der Verwendung als Heilpflanzen sind solche Bastarde unbedenklich, da alle Königskerzen die gleichen Wirkstoffe und folglich gleiche medizinale Eigenschaften besitzen. Zur Verwendung, siehe *V. phlomoides*.

Verbascum thapsus

KLEINBLÜTIGE KÖNIGSKERZE, WOLLBLUME

Kleinblütige Königskerze, Windblumen-Königskerze und Großblütige Königskerze neigen dazu, sich untereinander zu kreuzen. Auch hier gibt es bei den Heilpflanzen kein Problem, da Königskerzen – wie schon gesagt – die gleichen Wirkstoffe und Eigenschaften haben. Zur Verwendung siehe *V. phlomoides*. Die Großblütige Königskerze (*V. densiflorum*) besitzt im Durchmesser 4 cm große Blüten, die etwa doppelt so groß sind wie von *V. phlomoides* und *V. thapsus*. *V. densiflorum* stammt ursprünglich aus Südeuropa, hat sich mittlerweile aber in vielen anderen Teilen Europas sowie weltweit in gemäßigten Klimazonen eingebürgert. Oft findet man sie entlang von Bahndämmen, obwohl sie aber wahrscheinlich nicht, wie manche Getreideun-

Pracht-Königskerze (Verbascum speciosum).

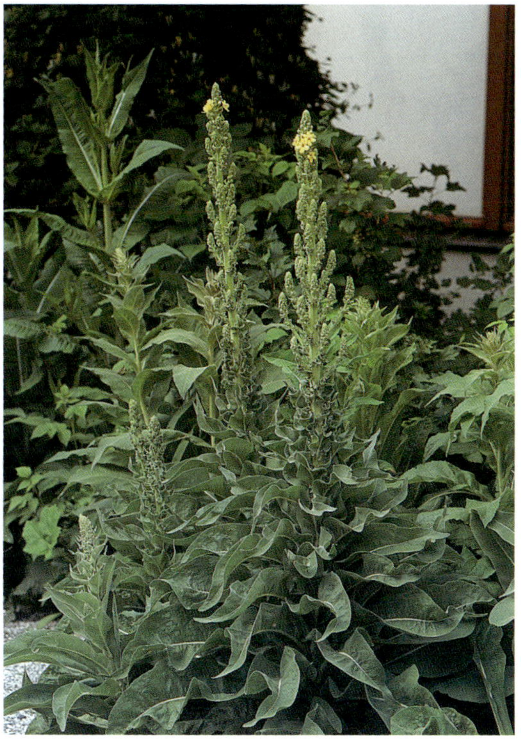

Pracht-Königskerze (Verbascum speciosum).

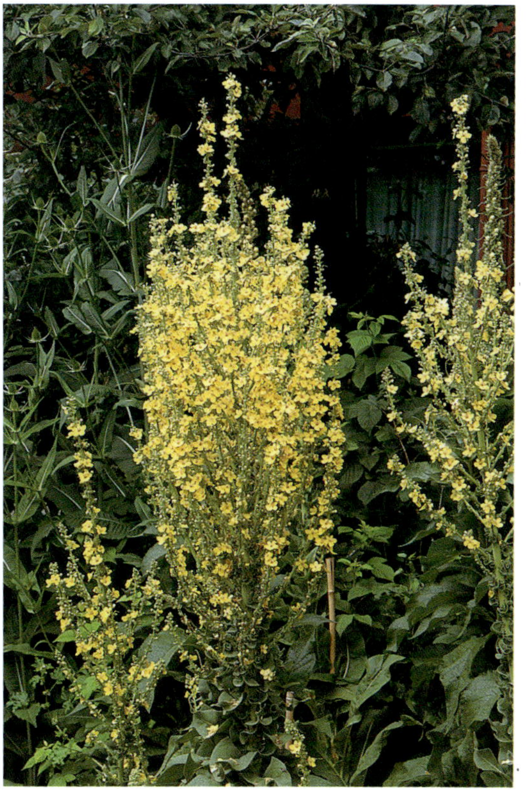

Wolle, die mit Wollblume (V. thapsus) *gefärbt wurde.*

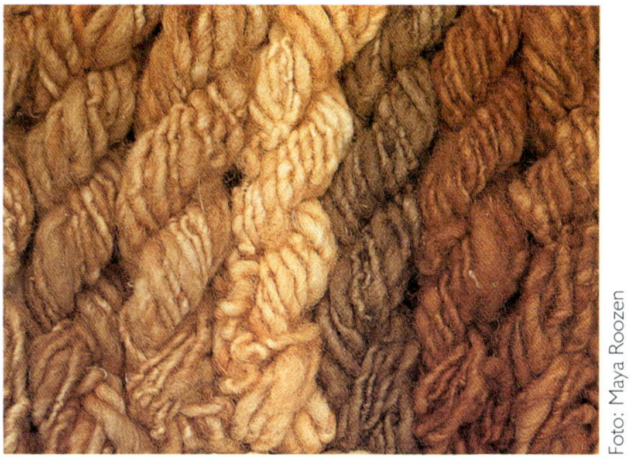

Foto: Maya Roozen

Kleinblütige Königskerze (Verbascum thapsus).

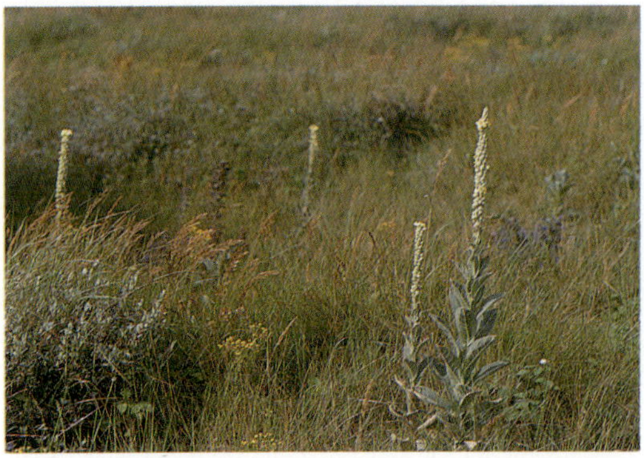

kräuter, zusammen mit Saatgut auf dem Schienenweg verschleppt wurde. Vielmehr bieten Bahndämme der Königskerze ideale Standortbedingungen: viel Sonne und trockenen, steinigen, warmen Boden. Auch in vergleichbaren Lebensräumen wächst sie gut, z. B. auf Dünen, Dämmen und Schotterhalden. Die 2-jährige Art wird etwa 2 m hoch, auf Sanddünen (wie hier abgebildet) aber nur 1 m. Auf ergiebigerem Boden verzweigt die Pflanze stärker. Sie blüht von Ende Mai bis Anfang September.

⚕ ✐ ✳

Lanzen-Eisenkraut (Verbena hastata).

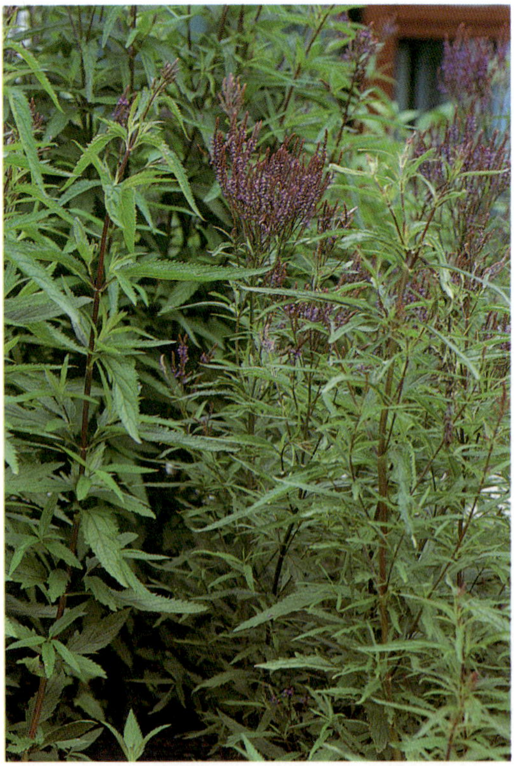

Lanzen-Eisenkraut (Verbena hastata), *Blüten.*

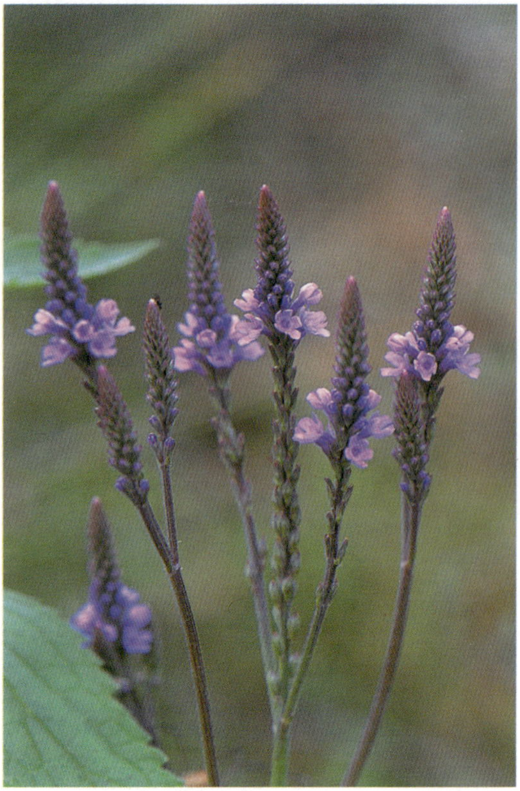

Verbena hastata

LANZEN-EISENKRAUT, AMERIKANISCHES EISENKRAUT

Diese nordamerikanische Staude wächst in Sumpf- und Auenwäldern sowie in Uferfeuchtgebieten von Flüssen und Seen. Bei uns lässt sich dieses Eisenkraut recht einfach auf nährstoffreichem, feuchtem Boden ziehen. Auf Grund seiner hübscheren Erscheinung erfreut es sich als Gartenpflanze höherer Beliebtheit als das heimische Echte Eisenkraut (*Verbena officinalis*). Die Pflanze wird gut 1,5 m hoch und blüht von Juni bis September.
Früher wurde Lanzen-Eisenkraut in erster Linie als Mittel gegen Erkältungen verabreicht; heute setzt man es medizinal, wenn auch eher selten, gegen Leber- und Menstruationsbeschwerden ein. Schwangeren wird von diesem Kraut generell abgeraten.

⚕

Verbena officinalis

ECHTES EISENKRAUT

In vielen Kulturen werden dem Eisenkraut Zauberkräfte nachgesagt. So wurden Kultstätten und Altare mit dem Kraut gereinigt, und Liebende gaben bis in jüngste

Echtes Eisenkraut (Verbena officinalis).

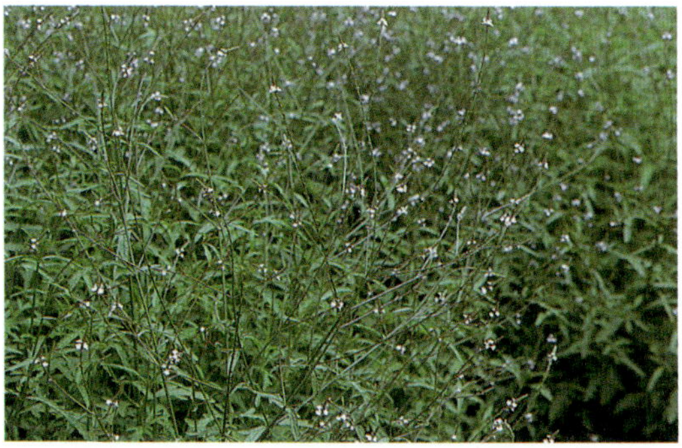

Echtes Eisenkraut (Verbena officinalis), *Blüten.*

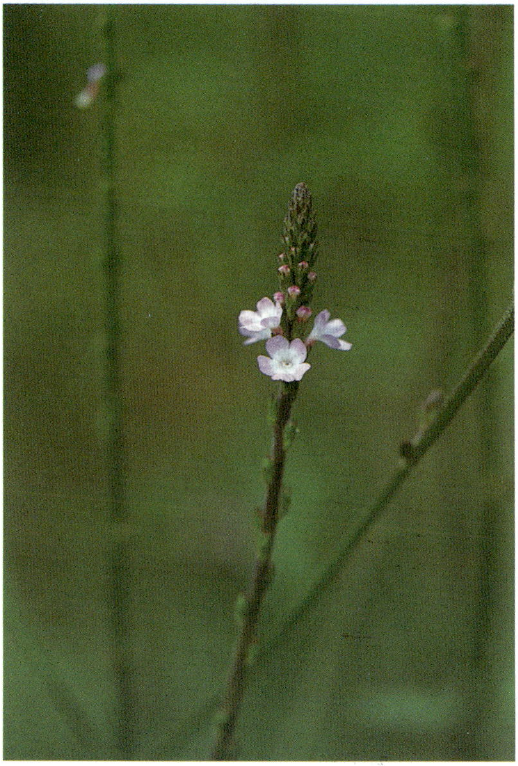

Zeit heimlich Eisenkraut in die Trinkgefäße derjenigen, die sie liebten, da man glaubte, dass das Kraut die Leidenschaft erhöhe. Heute wirkt dieser Hokuspokus eher lächerlich, und die wenigen Wirkungen, die man dem Kraut attestiert, bestehen darin, dass es die Verdauung fördert und gegen Magenschmerzen und Durchfall hilft. Verabreicht wird Eisenkraut als Tee.
Die etwa 60 cm hohe Staude wächst europaweit, meist auf trockenen Wiesen und Weiden. Ab Juni erscheinen die blassvioletten, rosafarbenen oder weißen Blüten in Ähren.

⚕

Echter Ehrenpreis (Veronica officinalis).

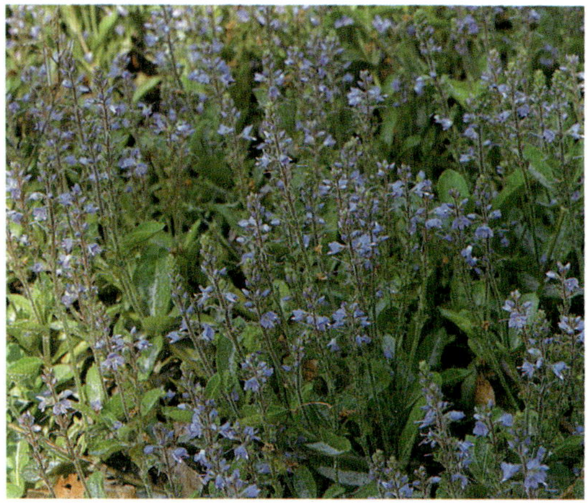

Foto: De Kruidhof, Buitenpost

Veronica officinalis

ECHTER EHRENPREIS, WALD-EHRENPREIS

Tee aus getrocknetem Ehrenpreis galt als Universalmittel, um Infektionen im Mund-Rachen-Raum, Husten und andere Erkältungskrankheiten, Magen- und Leberbeschwerden, Rheuma, Gicht, Blasenentzündungen sowie Durchfall zu heilen. Heute wird sein therapeutischer Nutzen allerdings in breiten Kreisen angezweifelt; dessen ungeachtet kann man Ehrenpreis auch nur als schmackhaften Kräutertee genießen. In früheren Zeiten wurde er vielfach anstelle von Schwarzem Tee getrunken. Echter Ehrenpreis ist eine typische, heimische Waldpflanze, wo er auf eher saueren Böden (Heiden und Trockenrasen) wächst. In Ziergärten sollte er nur schwach gedüngt werden. Von Juni bis August bringt er unermüdlich eine Fülle blauer Blüten hervor.

⚕

Veronicastrum virginicum syn. *Veronica virginica*

Mit ihren fein gesägten, lanzettlichen Blättern und den in Ähren stehenden, hübschen hellblauen oder weißen Blüten erfreut sich die bis 2 m hohe Staude aus dem Osten Nordamerikas bei uns als Gartenpflanze großer Beliebtheit. In ihrer Heimat wächst die winterharte Pflanze, die eng mit dem Ehrenpreis verwandt ist, wild in Au- und anderen Feuchtwiesen, an feuchten Waldrändern und in frischen Wäldern, bei uns kann man sie aber auch sehr gut auf allen nicht zu trockenen Böden halten.
Frische Ehrenpreiswurzel wird verabreicht, um die Lebertätigkeit und den Gallenfluss anzuregen, aber auch als Mittel gegen Magenstörungen. Wurzelknollen sollte man besser nicht verwenden, da sie stark abführend wirken und in größeren Mengen zu Erbrechen führen.

⚕

Veronicastrum virginicum.

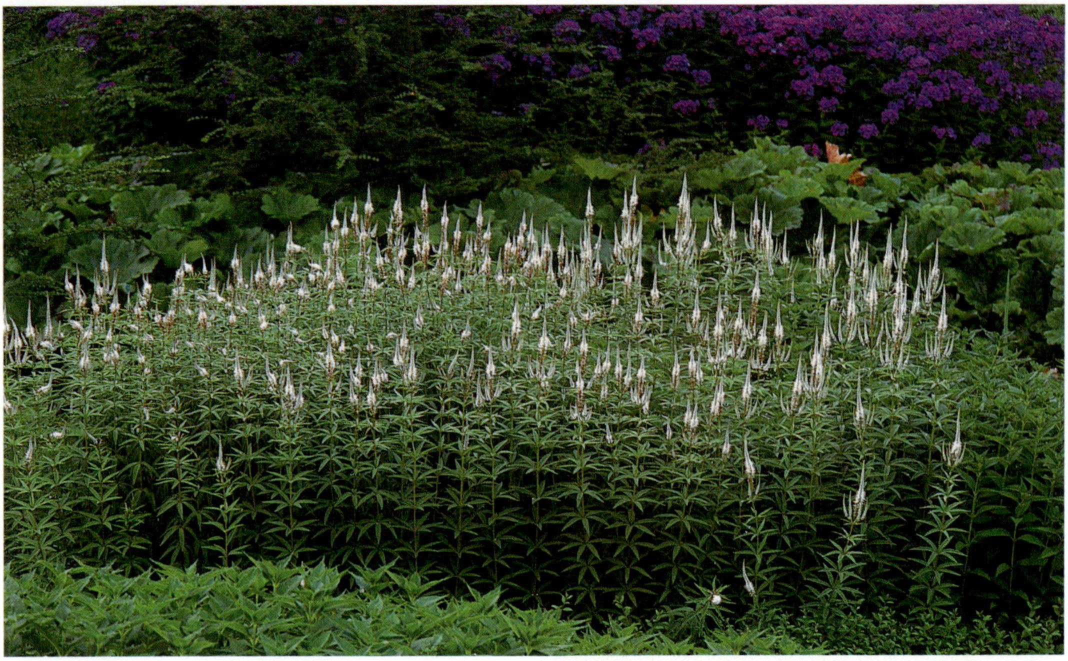

Schneeball (Viburnum opulus), *Früchte.*

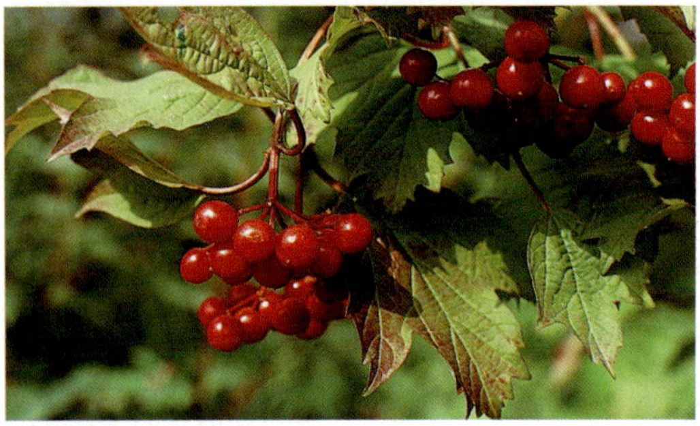

Viburnum opulus

GEWÖHNLICHER SCHNEEBALL

Viele erachten den Gewöhnlichen Schneeball als einen der schönsten einheimischen Sträucher. Von Mai bis Juni bringt er große Trugdolden cremeweißer Blüten hervor, denen orange-rote Beeren folgen. Das Laub verfärbt sich im Herbst sehr bunt. Der Strauch wird etwa 4 m hoch und ebenso breit.

Im Winter findet man die Beeren lange Zeit am Strauch, da die Vögel sie zunächst verschmähen und erst gegen Ende der kalten Jahreszeit, wenn das Futter knapp wird, die mittlerweile verschrumpelten Früchte verzehren. Roh sind die Beeren für den Menschen giftig und lösen Magen-Darm-Reizungen aus, gekocht oder als Marmelade können sie jedoch gegessen werden. Die ebenfalls giftige Rinde wirkt in kleinen Mengen krampflösend; daher kann sie bei Muskel- und Eingeweidekrämpfen sowie krampfartigen Menstruationsbeschwerden verabreicht werden. Generell sollten krampflösende Mittel nicht von Schwangeren eingenommen werden, da sie Fehlgeburten einleiten können. Interessanterweise wird Schneeball verabreicht, um gerade drohende Fehlgeburten zu verhindern; auf Grund seiner hohen Giftigkeit sollte er aber nur unter ärztlicher Aufsicht eingenommen werden.

⚕

Vinca major

GROSSES IMMERGRÜN

Großes Immergrün ist ein naher Verwandter des bekannteren Kleinen Immergrüns (*Vinca minor*). Diese immergrüne einheimische Kriechpflanze eignet sich hervorragend als Bodendecker für schattige Plätze im Garten. Mitunter erscheinen bereits im Februar die blauen Blüten dieses Hundsgiftgewächses, und erst im Laufe des Sommers verringert sich die Zahl der Blüten nach und nach. Die zwei *Vinca*-Arten ähneln einander sehr stark, in jeder Hinsicht ist *V. major* jedoch der größere Halbstrauch von beiden und daher oft die beliebtere Gartenpflanze. Großes und Kleines Immergrün galten beide als Giftpflanzen, neuere Erkenntnisse zeigen jedoch, dass sie die Substanz Vincamin, ein Indolalkaloid, enthalten, die von der pharmazeutischen Industrie zu Medikamenten gegen Arteriosklerose und Demenz verarbeitet wird. Schwangere sollten Immergrün jedoch nicht einnehmen. In der Homöopathie gibt man *Vinca* zur Verbesserung der Gehirndurchblutung sowie bei Kopfschmerzen, Schwindel und schlechtem Erinnerungsvermögen.

⚕

Großes Immergrün (Vinca major).

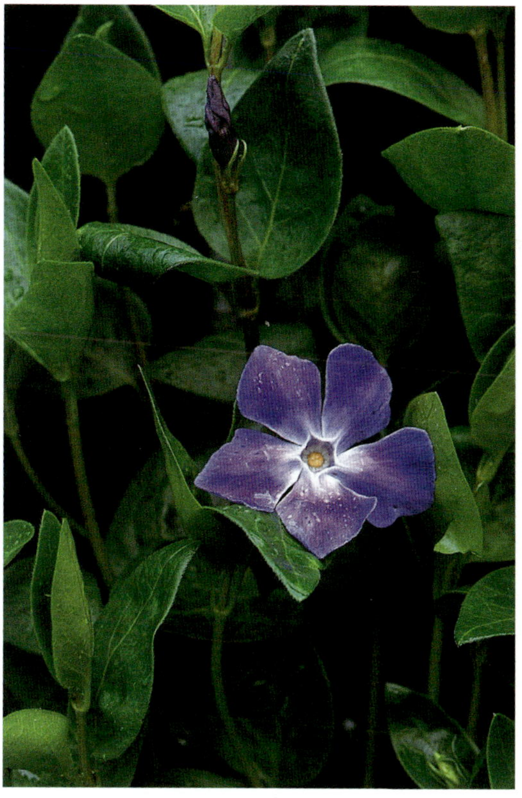

Vincetoxicum nigrum

SCHWARZE SCHWALBENWURZ

Das lateinische *vince* heißt übersetzt „Besiege!", *toxicum* hingegen bedeutet so viel wie „giftig", und der Name erklärt die Verwendung als Heilpflanze: Früher wurde sie gegen Schlangenbisse verabreicht. Heute kennt man effektivere Gegengifte, zumal Schwarze Schwalbenwurz auch nicht ungefährlich, sondern in allen Teilen giftig ist. Daher sollte niemals eine Eigenbehandlung durchgeführt werden. Die Pflanze wirkt harntreibend, die Wurzel löst Brechreiz aus. Ähnliche Wirkungen zeigt die verwandte Weiße Schwalbenwurz (*V. hirundinaria*). Schwarze Schwalbenwurz stammt aus Süd- und Westeuropa, wo die Staude nie höher als 1 m wird. Aus den weißen Blüten, die im Sommer erscheinen, bilden sich lange, 2-lappige, schotenähnliche Früchte.

Schwarze Schwalbenwurz (Vincetoxicum nigrum).

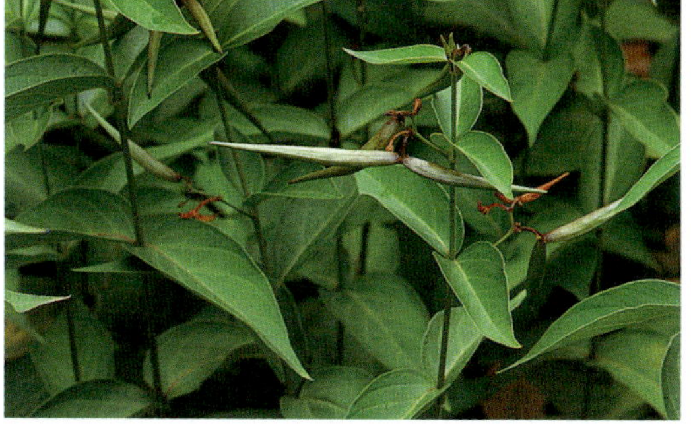

Viola tricolor

WILDES STIEFMÜTTERCHEN

Wer Wilde Stiefmütterchen in seinem Garten aussät oder setzt, wird sie wahrscheinlich Jahr für Jahr wiedersehen. Die Samen der ein- bis mehrjährigen Pflanzen keimen zwischen Kiesel, Wegplatten und auf Sandböden. In freier Natur wächst die europaweit vorkommende *V. tricolor* generell auf Sandboden, z. B. Äckern oder Dünen. In Kultur sind zahlreiche Bastarde aus Kreuzungen mit anderen Veilchen-Arten entstanden; diese Gartenpflanzen werden unter dem Sammelbegriff *Viola tricolor* 'Hortensis' zusammengefasst. Diese Sorten enthalten die gleichen Wirkstoffe wie Wilde Stiefmütterchen. Die Pflanzen blühen meist im Sommer, beginnen aber bereits sehr früh (ab März) und halten ihre Blüten bis weit in den Herbst.

Stiefmütterchen gelten als außerordentlich gutes Mittel gegen Windeldermatitis, Milchschorf und andere Hautbeschwerden; die Sprossteile werden in Salben und Cremes verarbeitet, als Abkochung wirken sie reinigend.

Wildes Stiefmütterchen (Viola tricolor).

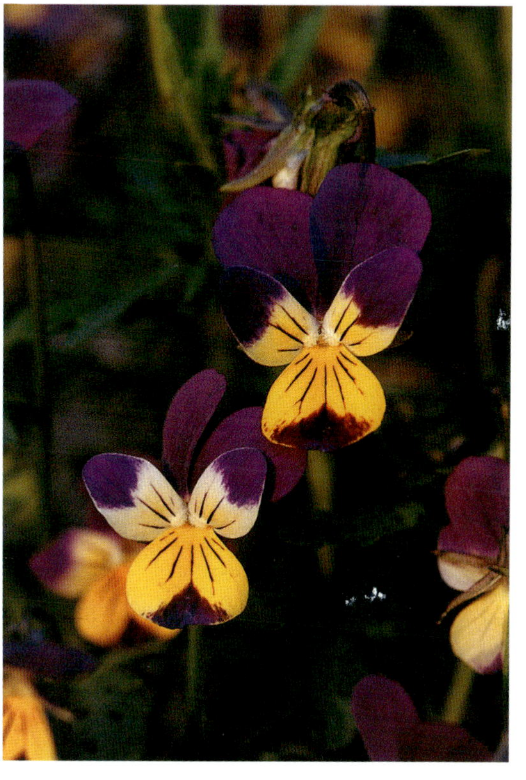

Garten-Stiefmütterchen (Viola tricolor *'Hortensis'*).

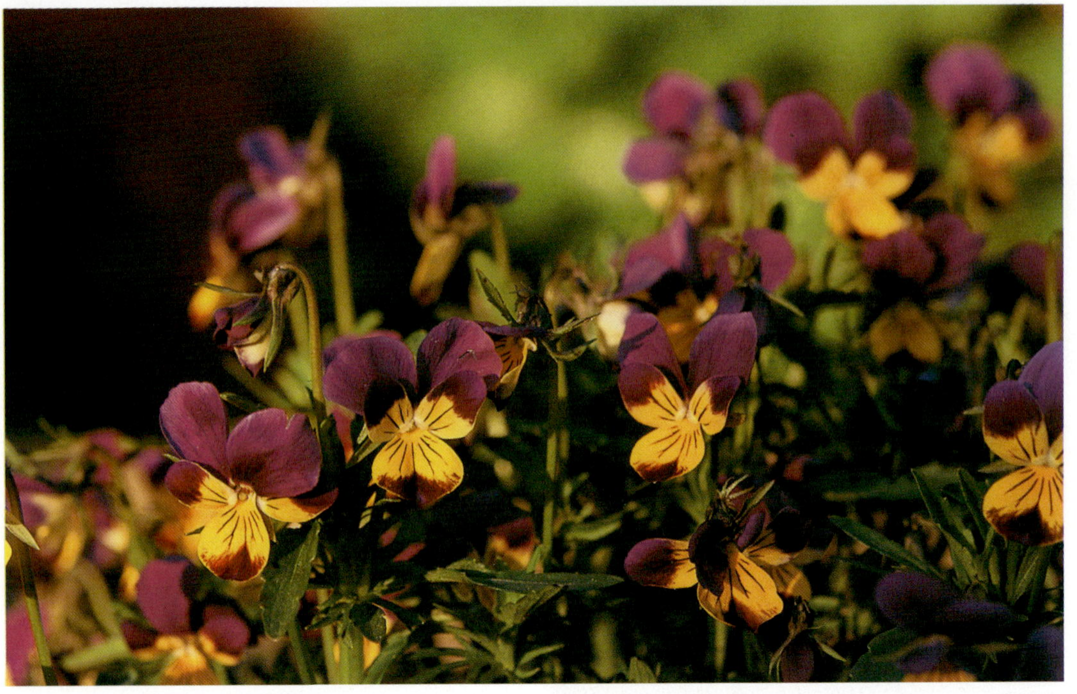

Kräutertee aus Stiefmütterchen fördert bei Kindern den Appetit. In der Homöopathie wird *Viola* zu ähnlichen Zwecken eingesetzt.

Mistel (Viscum album).

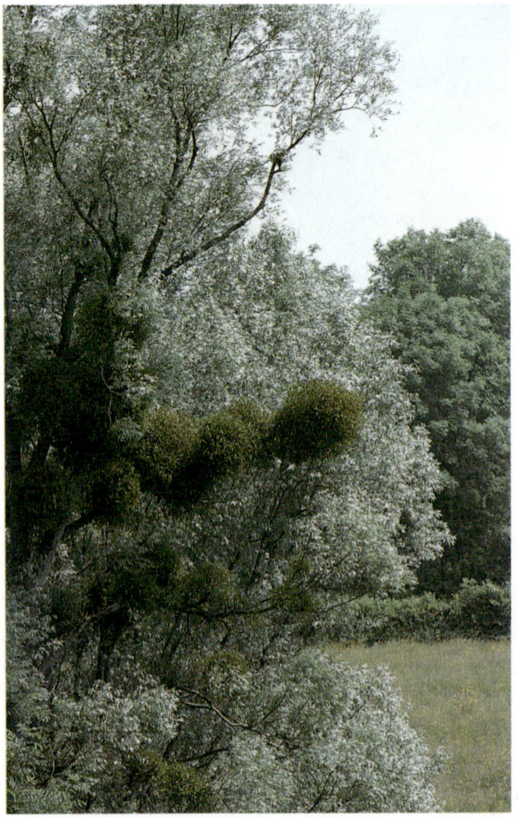

Viscum album

LAUBHOLZ-MISTEL

Misteln sind parasitische, immergrüne Halbsträucher, die mit den Wurzeln in ihre Wirtspflanzen (Laub- und Nadelbäume) eindringen und deren Wasser „abzapfen". Bevorzugt werden Obstbäume aus der Familie der Rosengewächse, besonders Apfelbäume, sowie Pappeln, aber auch Linden, Weiden und Eichen. Ihr Verbreitungsgebiet ist ganz Europa. Die weißen, innen klebrigen Beeren, die wie das Laub giftig sind, werden gerne von Vögeln gefressen.

Mistel (Viscum album).

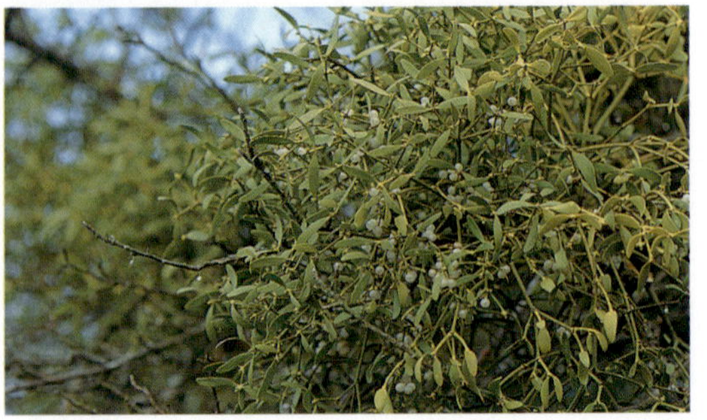

Weinstock (Vitis vinifera).

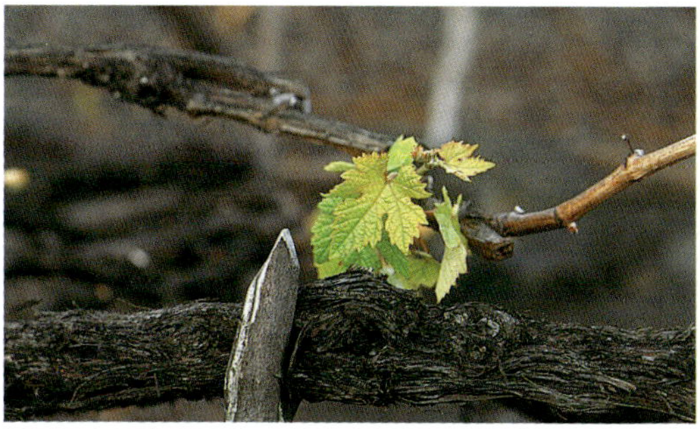

Der Mistel werden seit alters besondere Kräfte zugesprochen. Aus den Blättern werden Substanzen gewonnen, die u. a. den Blutdruck senken, Arterienverkalkung vorbeugen und den Herzmuskel kräftigen. Die enthaltenen Viscotoxine hemmen das Wachstum von Tumoren, insbesondere bei Lungen- und Eierstockkrebs.

Vitis vinifera

WEINSTOCK, ECHTE WEINREBE

Ein Glas Rotwein am Tag senkt nachgewiesenermaßen das Risiko von Herzkrankheiten und Thrombosen beträchtlich – ein Argument, das viele Weintrinker schon seit langem erwartet haben, so dass die Gläser nun noch munterer klingen. In Dänemark führten diese Resultate sogar zur Entwicklung einer „Weinpille“, die speziell für solche Menschen gedacht ist, die vom „heilsamen Wein“ profitieren wollen, allerdings keinen Wein vertragen können.

Weinblätter und -trauben wurden auch schon früher zu Heilzwecken genutzt, beispielsweise gegen Bluthochdruck und Übergewicht; dieser Nutzen ist heute allerdings etwas in den Hintergrund gerückt.

Kulinarisch werden die Früchte nicht nur als Tafeltrauben genutzt, sondern auch zu Most gepresst und getrocknet als Rosinen, Korinthen oder Sultaninen angeboten. Junge Weinblätter, mit Gehacktem und Reis gefüllt, sind in der Mittelmeerküche als schmackhafte *dolmades* bekannt. Die Pressrückstände beim Keltern werden nicht nur zu Essig, sondern auch zu Trester, Marc oder Grappa gebrannt, und sogar der Weinstein (d. h. ausgefällte Weinsäure), der in den Weinfässern zurückbleibt, wird genutzt, z. B. als Backpulver oder in der Textilfärbung.

Der Weinanbau wird seit Jahrtausenden gepflegt, die Ägypter zählten zu den ersten Winzern. Allerdings brachten erst die Römer die Rebe in unsere Gegend. Die Kletterpflanze kann sich gut emporranken, wird im Wingert jedoch meist durch Anbinden und Schnitt niedrig gehalten. Im Alter verholzt die Rebe zum Stock. Im Laufe der Geschichte des Weins entstanden viele Rebsorten, die sich durch Geschmack, Wuchskraft und Krankheitsresistenz unterscheiden.

Ingwer (Zingiber officinale).

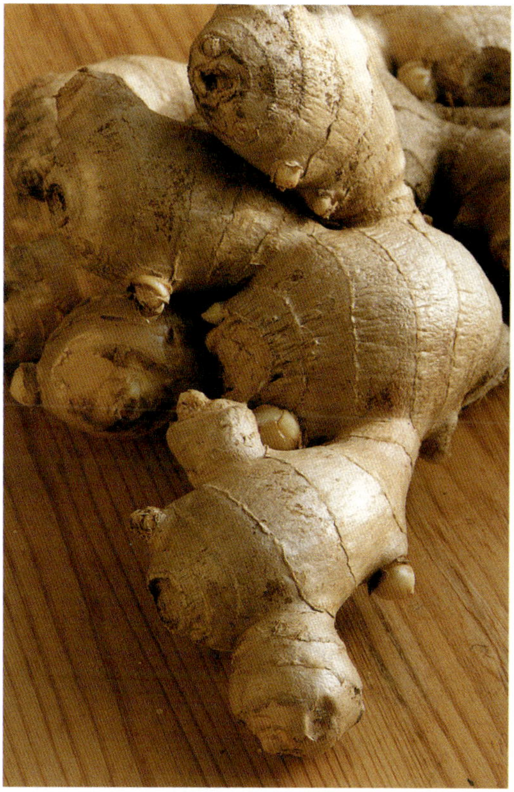

Zingiber officinale

INGWER

Was man hierzulande als Ingwergewürz kauft, sind die gemahlenen Wurzeln des Ingwers, einer Staude aus Südasien, die heute auch in anderen Regionen mit heißem Klima angebaut wird. Das Rhizom bildet fortlaufend neue knollenartige Abschnitte, aus denen fortlaufend neue, etwa 1 m hohe Stängel mit lineallanzettlichen Blättern hervorsprießen. Wenn das Laub abgestorben ist, werden die Rhizome geerntet, wobei die jungen Zuwachsabschnitte den besten Ingwer liefern. Seine Qualität hängt aber auch von Zuchtform und Anbauweise ab.

Fernöstliche Speisen erhalten oft durch Ingwer ihren warmen, scharfen und süßen Geschmack. Bei uns wird er als Marmelade oder kandiert als Konfekt gegessen, er dient als Suppen- und Backgewürz oder wird zur Herstellung von Ingwerbier (Ginger Ale) benötigt. Das sehr aromatisch riechende, ätherische Ingweröl wird für Liköre und Parfüms benötigt.

In der Traditionellen Chinesischen Medizin nimmt Ingwer, hier bekannt als *Sheng jian*, eine wichtige Rolle ein. In der westlichen Pflanzenmedizin gilt er als probates Mittel, um Appetit und Verdauung anzuregen sowie um Magenbeschwerden vorzubeugen. Selbst Magengeschwüre können – allerdings nur unter medizinischer Aufsicht – mit Ingwer behandelt werden. In der Homöo-

Zinnia angustifolia.

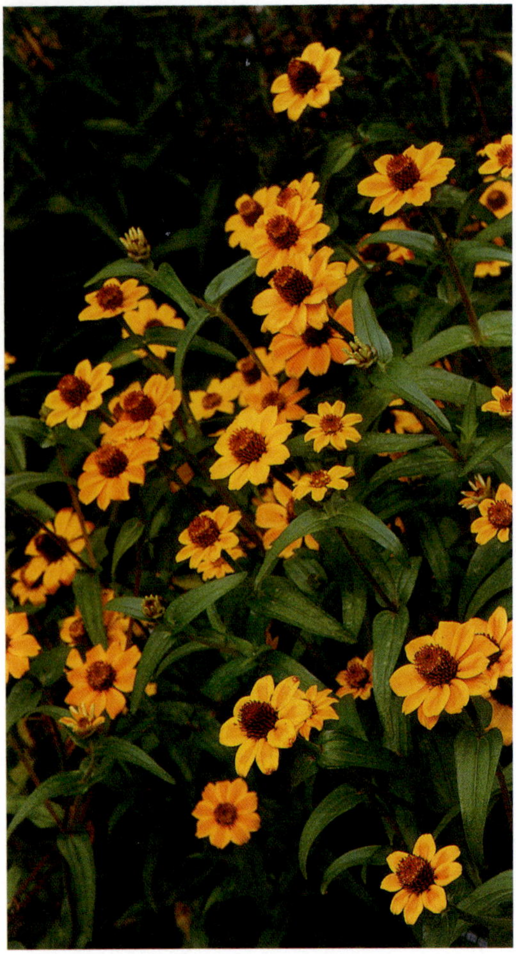

pathie gilt er als Mittel gegen Asthma bronchiale. Aus getrockneter Ingwerwurzel werden Kapseln gegen Reisekrankheit und Übelkeit hergestellt.

⚕ ♁ ‖ ✳

Zinnia angustifolia syn. *Z. haageana, Z. mexicana*

Diese Zinnienart bildet große Horste, die bis 50–60 cm hoch werden können und ab Juli eine Vielzahl gelborangefarbener Blütenköpfchen mit erhabener, dunkler Mitte hervorbringen. Aus den Blüten kann man gelbe, orangefarbene oder rote Textilfarben gewinnen, allerdings muss man sie rasch ernten, da sie getrocknet ihre Farben verlieren. Durch Ausputzen von Verblühtem wird die Nachblüte angeregt.

Zinnia angustifolia ist eine 1-jährige aus Mexiko und dem Süden der USA, die nur sehr wenig Frost verträgt. Die Aussaat erfolgt im März ins Frühbeet oder im Mai direkt ins Freiland. In vielen Gartenbüchern findet man *Zinnia angustifolia* noch unter ihrem Synonym *Z. haagena.*

Zinnia elegans

ZINNIE

Die Kultivare von *Zinnia elegans* zählen mit zu den bekanntesten Zinnien. Je nach Sorte wird diese 1-Jährige 20–70 cm hoch. Die größeren Sorten mit ihren dahlienartigen Blüten eignen sich besonders gut zum Färben; dabei ist die Blütenfarbe, die zwischen Creme, Gelb, Orange, Rot bis hin zu Purpur variiert, überhaupt nicht ausschlaggebend, da man generell nur Farbtöne von warmem Gelb bis hin zu Rot erzielt.

Zinnia elegans stammt ebenfalls aus Mexiko und verträgt gleichfalls praktisch keinen Frost. Die Aussaat erfolgt im März ins Frühbeet oder im Mai direkt ins Freiland.

Zinnie (Zinnia elegans).

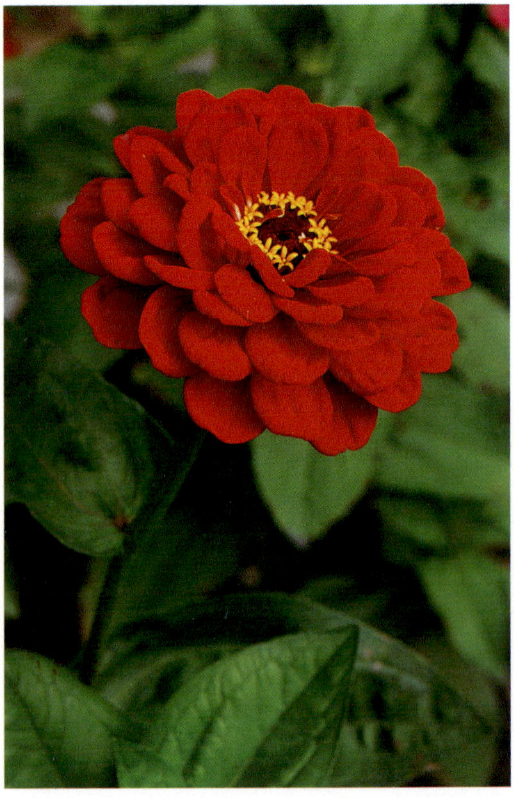

Literatur

Nachfolgend finden interessierte Leser ein Verzeichnis wissenschaftlicher und populärwissenschaftlicher Literatur, in denen sie Wissen und Informationen aus diesem Buch erweitern und vertiefen können. Dies bietet sich an, da das vorliegende Werk sich nur als Einführung in das Thema „Kräuter, Heil- und Gewürzpflanzen" versteht, das es in seiner Gesamtheit kaum abdecken kann.

Bremness, Lesley: *Kräuter, Gewürze und Heilpflanzen.* Ravensburger Buchverlag, Ravensburg, 1994

Cheers, Gordon (Hrsg.): *Botanica – Das ABC der Pflanzen.* 3. Auflage, Könemann Verlag, Köln, 2000

Chevallier, Andrew: *Die BLV-Enzyklopädie der Heilpflanzen.* BLV Verlagsgesellschaft, München, 1996

Erhardt, Walter, Erich Götz, Nils Bödeker und Sigmund Seybold: *Zander – Handwörterbuch der Pflanzennamen.* 16. Auflage, Eugen Ulmer Verlag, Stuttgart, 2000

Franke, Wolfgang: *Nutzpflanzenkunde.* 6. Auflage, Georg Thieme Verlag, Stuttgart, 1997

Grey-Wilxon, Christopher: *Wildpflanzen.* Ravensburger Buchverlag, Ravensburg, 1994

So kann ein privater Kräutergarten aussehen.

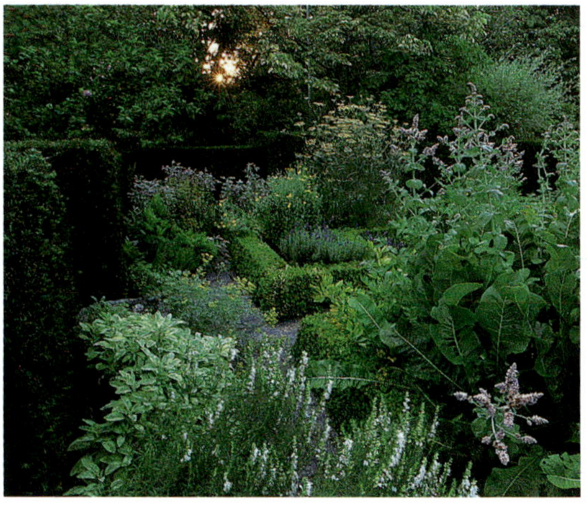

Oberdorfer, Erich: *Exkursionsflora.* 6. Auflage, Eugen Ulmer Verlag, Stuttgart, 1990

Ody, Penelope: *Naturmedizin Heilkräuter.* 3. Auflage, BLV Verlagsgesellschaft, München, 1996

Roth, Lutz, Max Daunderer und Kurt Kormann: *Giftpflanzen – Pflanzengifte.* 4. überarbeitete Auflage, ecomed Verlagsgesellschaft, Landsberg, 1994

Schubert, Rudolf, und Günther Wagner: *Botanisches Wörterbuch.* 9. Auflage, Gustav Fischer Verlag, Stuttgart, 1988

Wichtl, Max (Hrsg.): *Teedrogen.* Wissenschaftliche Buchgesellschaft, Stuttgart, 1984

Register

Angelika oder Engelwurz (Angelica archangelica)

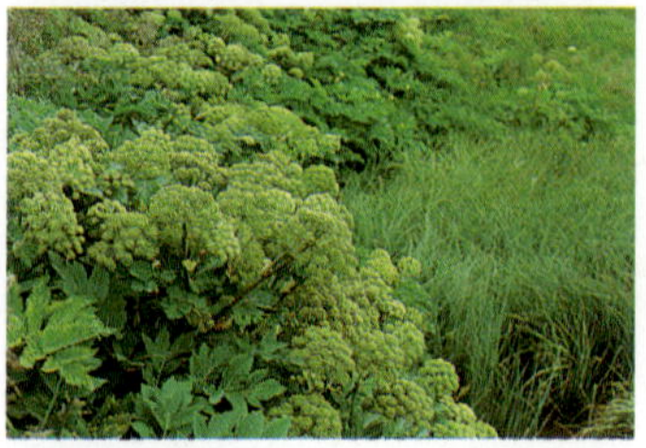

Sumpf- oder Bertramsgarbe (Achillea ptarmica).

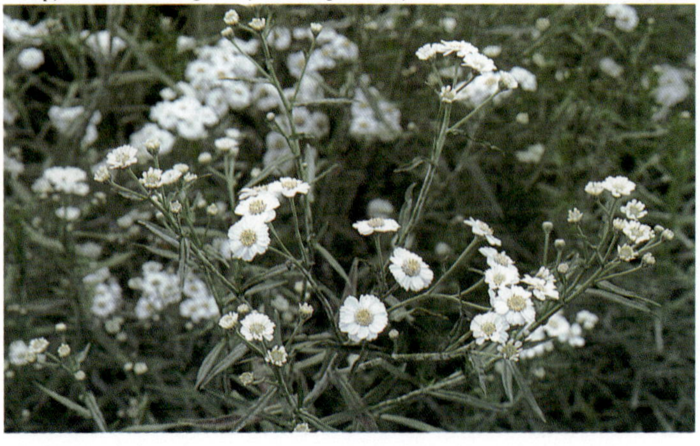

Dill (Anethum graveolens).

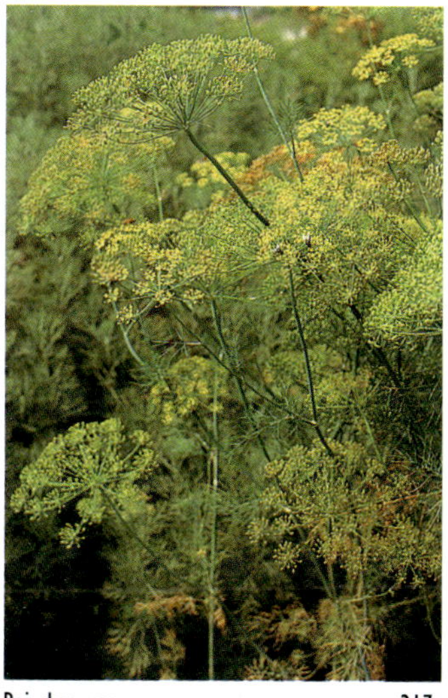

Foto: De Kruidhof, Buitenpost

Echtes Labkraut (Galium verum).

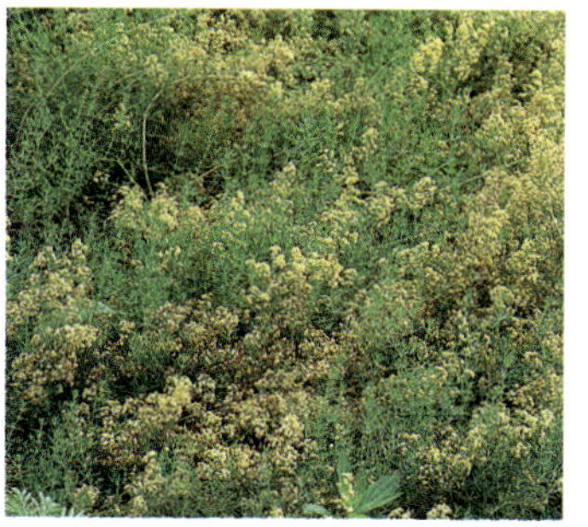

Schwarzer Holunder (S. nigra).

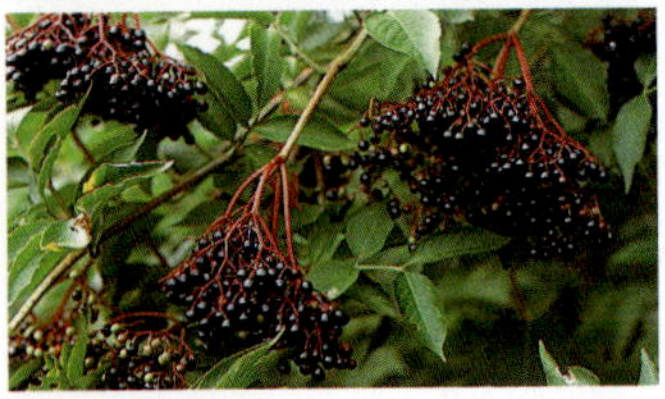

Schnittlauch (Allium schoenoprasum).

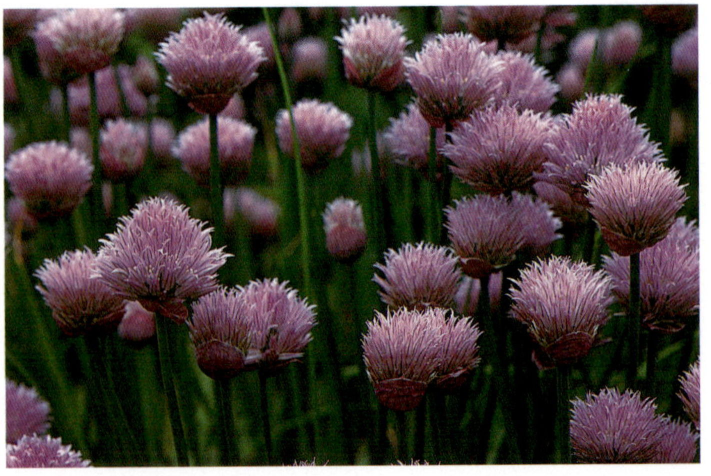

Schmetterlinge auf einer Rossminze (Mentha longifolia *'Buddleia'*).

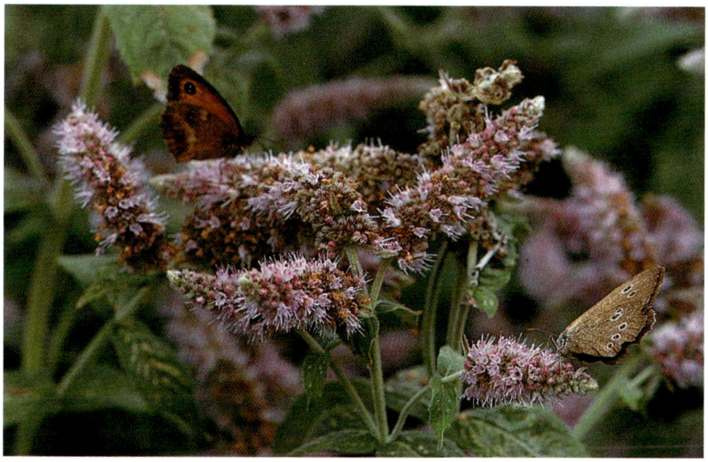

Boretsch (Borago officinalis).

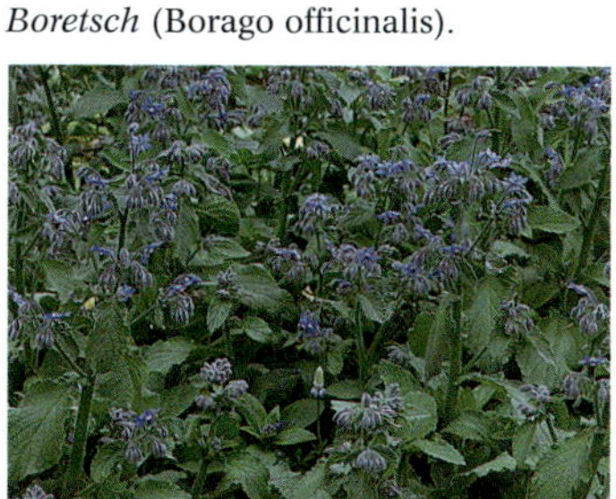

Ahornstab (Arum italicum).

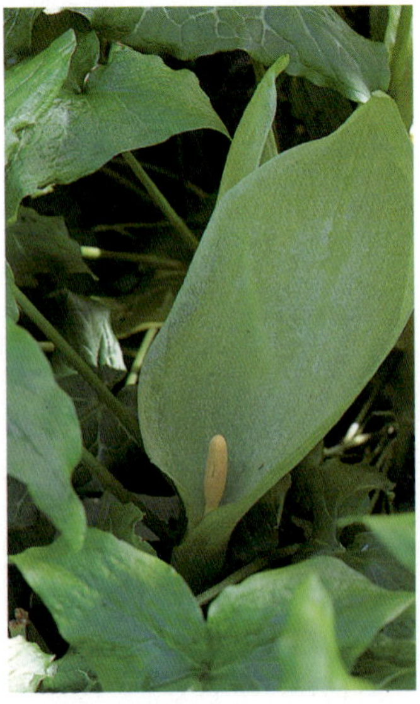

Kräutergarten in Eext, Niederlande.

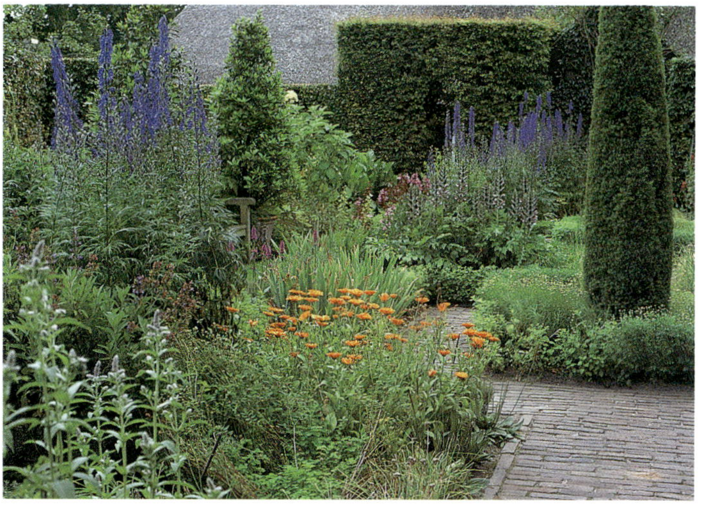

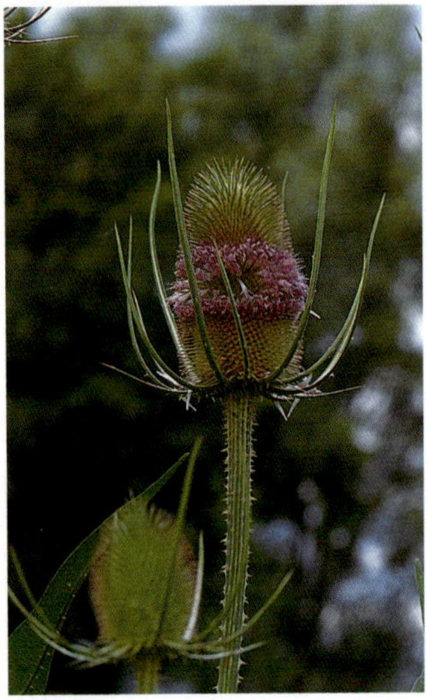

Wilde Karde (Dipsacus fullonum).

Eine „Hecke“ aus Schnittlauch.

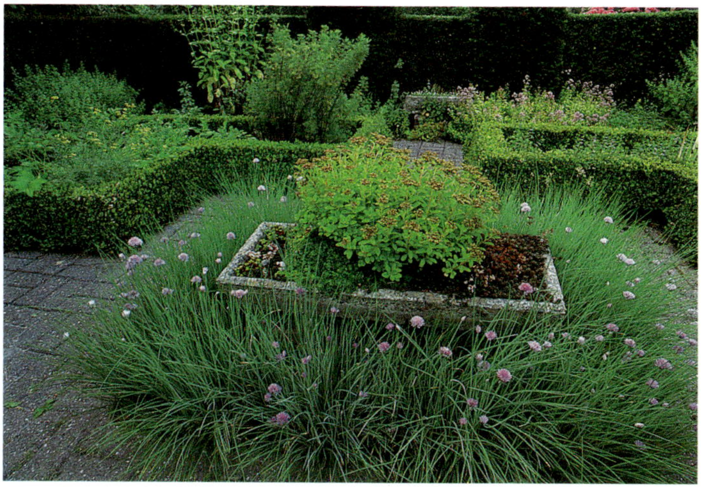

Rittersporn (Delphinium staphisagra).

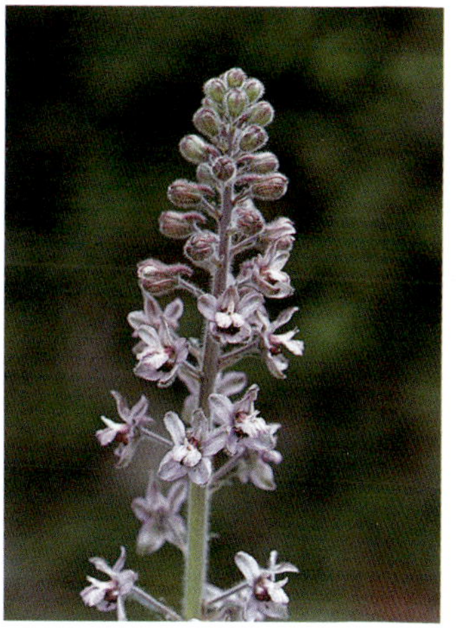

Danksagungen

Autor und Verlag danken den folgenden Personen und Einrichtungen für ihre Mitarbeit und Mithilfe, ohne die das vorliegende Buch nicht ermöglicht worden wäre.

Ad van't Hoff, Bioharma, Elburg
Els und Jan de Boer, Warffum
Fausto Naddeo, Oudenhoorn
Frank Linschoten und Pieter Baak, Eext
Freilichtmuseum Arnheim
Henk Jongsma, De Kruidenhof, Buitenpost
Herr van Hoorn und Frau de Boer, Burg Verhildersum, Leens
Jan de Koning und Carla Teune, Botanischer Garten der Universität Leiden, NL
Klaas van Nierop und Domies Toen, Pieterburen
Rob und Ansje Leopold
Roger und Linda Bastin, Brunssum
Ronald Medema und Marjo Többen, Zevenhuizen
Tom Tressel, Eenrum